W0339905

Guide pratique des Aliments Santé Aliments Danger

Sélection
READER'S DIGEST

PARIS • BRUXELLES • MONTRÉAL • ZURICH

Guide pratique des aliments santé, aliments danger
publié par Sélection du Reader's Digest,
est l'édition mise à jour de *Aliments santé, Aliments danger*

adaption française de *Foods That Harm, Foods That Heal,*

5 à 7, avenue Louis-Pasteur, 92220 Bagneux
Site Internet : www.selectionclic.com

20, boulevard Paepsem, 1070 Bruxelles

Räffelstrasse 11, « Gallushof », 8021 Zurich

1100, boulevard René-Lévesque Ouest, Montréal, Québec H3B 5H5

Code projet : US4577/G

Pour nous communiquer vos suggestions ou remarques sur ce livre,
utilisez notre adresse e-mail : editolivre@readersdigest.tm.fr

ISBN : 978-2-7098-2238-1

Nous remercions tous ceux qui ont collaboré
à cet ouvrage :

Conseillers de la rédaction

Marie-France Six, diététicienne diplômée d'État

René Gentil, médecin généraliste
(DEA de nutrition)

Réalisation éditoriale

Adaptation française : Agence Media

Coordination : Élise Lejeune

Lecture-correction : Élisabeth Le Saux

Montage PAO : Laurence Canaveira

Index : François Berland

Prépresse

Damien Noirot

Fabrication

Marie-Pierre de Clinchamp

**Sous la direction de l'équipe éditoriale
de Sélection du Reader's Digest**

Responsable éditoriale : Anne Grégoire

Directeur artistique : Didier Pavois

Lecture-correction : Béatrice Argentier

Iconographie : Danielle Burnichon

AVERTISSEMENT

Les renseignements contenus dans ce livre sont proposés aux fins de référence et d'éducation seulement. Ils ne visent en aucun cas à remplacer un médecin ou une thérapie. Pour un problème de santé précis, suivez en priorité l'avis d'un médecin.

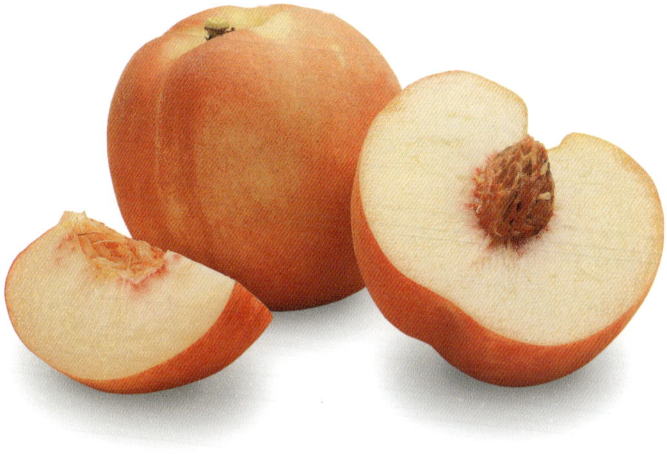

TABLE DES MATIÈRES

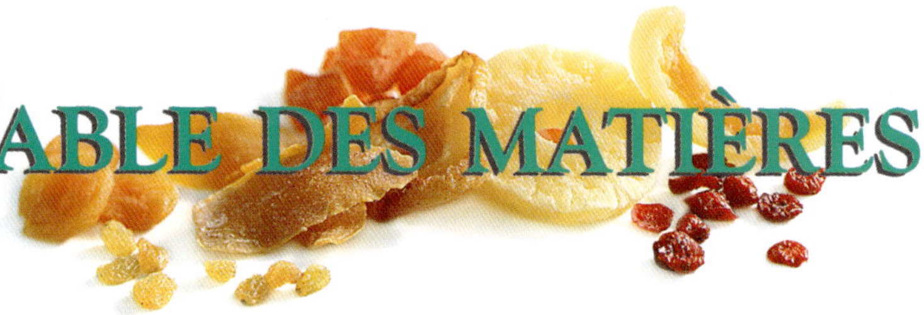

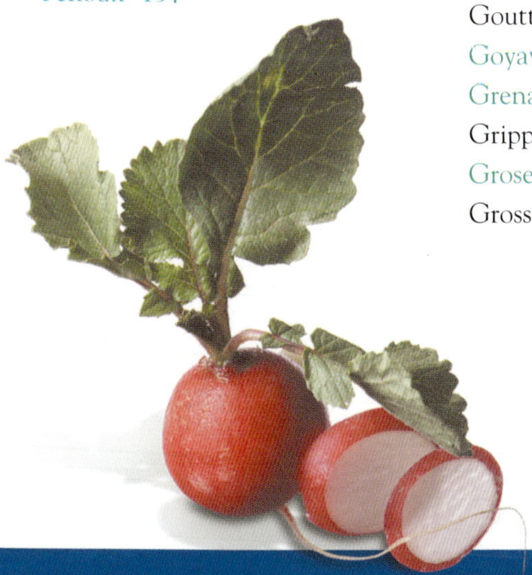

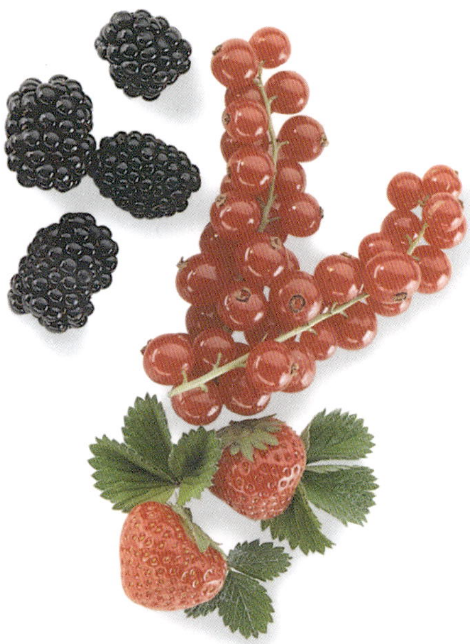

M

N

O

P

Q R

S

T U

Thématiques

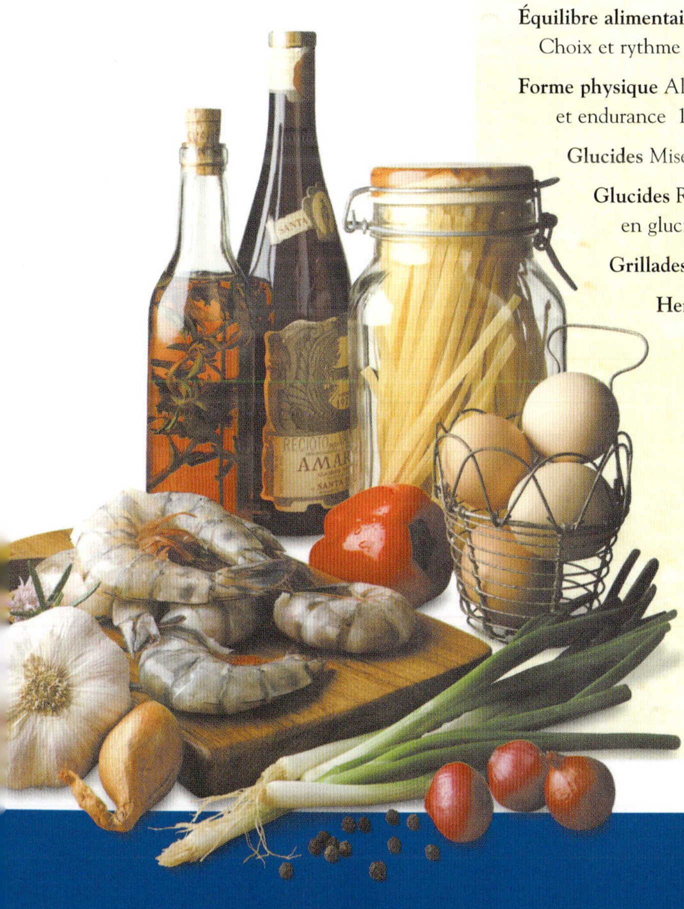

Introduction

Consommer moins de viande rouge et davantage de poisson et de volaille, utiliser de l'huile plutôt que du beurre, mettre au menu au moins cinq fruits et légumes par jour... Depuis quelques années, le « manger sain » a envahi notre quotidien. Nous sommes nombreux – près de 9 Français sur 10 – à vouloir privilégier une alimentation permettant de préserver au mieux notre santé.

Or, dans le domaine de la nutrition, les connaissances progressent, les informations évoluent, et il n'est pas toujours facile de se faire une opinion. Ainsi, par exemple, vous utilisez de l'huile d'olive, convaincu que c'est la meilleure pour la santé. Et maintenant, vous entendez dire que l'huile de colza est la plus bénéfique... Vous avez essayé de réduire votre consommation de viande, comme le préconisent certains nutritionnistes. Pourtant, d'autres affirment que, sans elle, la carence en fer vous guette... Certes, il est recommandé de manger plus de poisson pour ses apports en oméga-3, mais vous apprenez qu'il est contaminé par le mercure. Bref, vous vous posez sans arrêt des questions et vous hésitez sur la conduite à tenir pour bien manger et nourrir votre famille. Grâce à *Guide pratique des aliments santé, aliments danger*, vous allez vraiment savoir ce que vous mettez dans votre assiette et pourrez sélectionner les aliments essentiels à votre bien-être et à votre équilibre.

Cet ouvrage étudie plus de 150 aliments, présentés par ordre alphabétique. Vous y trouverez la valeur nutritionnelle de chacun d'eux, depuis Abats et Abricots jusqu'à Volaille et Yaourt, en passant par Œuf, Poisson ou Soja. Cherchez Chocolat : vous découvrirez que le chocolat noir est meilleur pour la santé que celui au lait. À Noix et autres fruits secs oléagineux, on vous explique que ces aliments sont

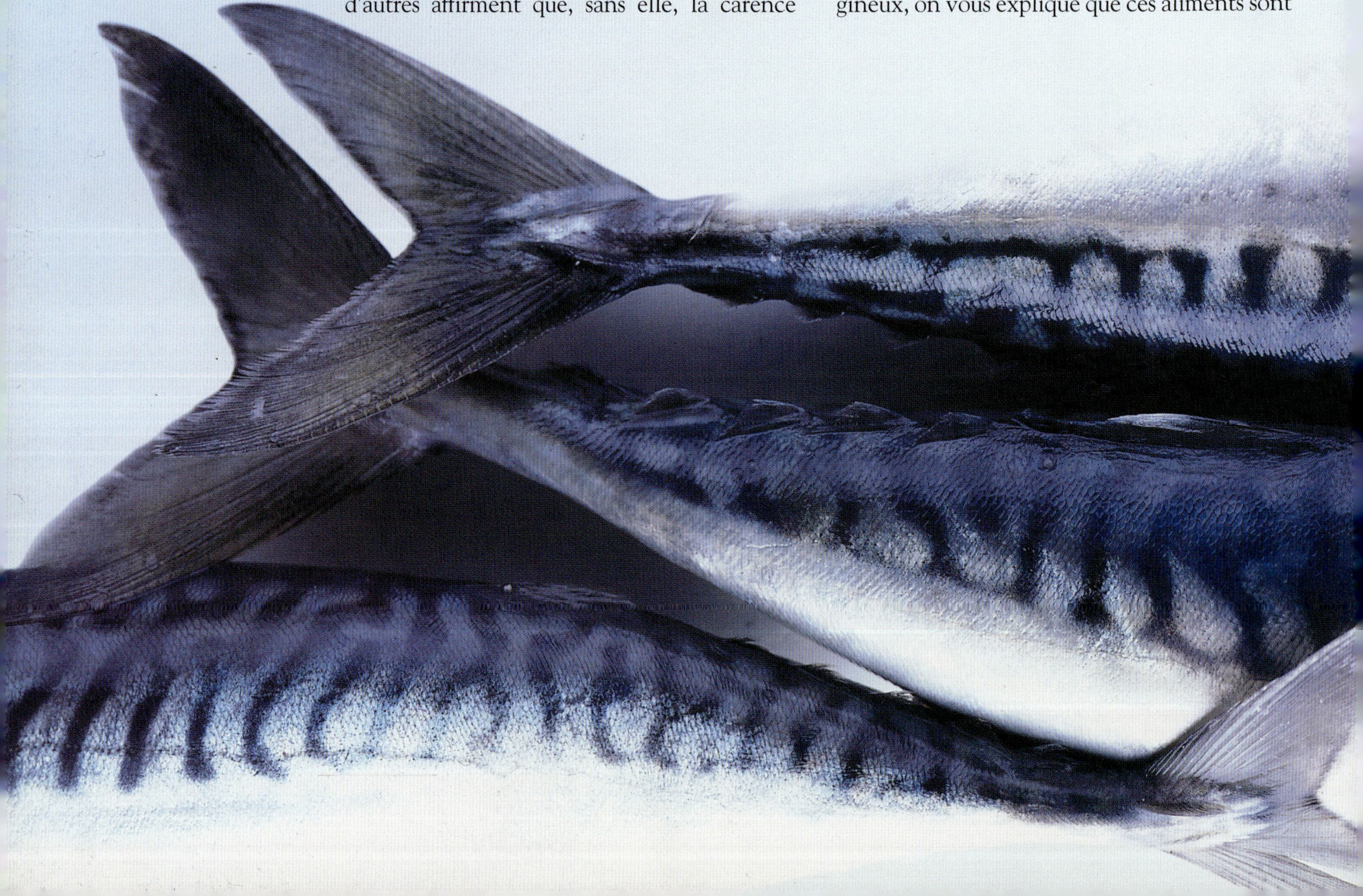

riches en vitamine E. L'entrée Tomate vous informe que le lycopène a des propriétés anticancérogènes récemment mises en évidence.

Ce que vous mangez peut non seulement vous garder en bonne santé, mais aussi vous aider à soulager vos maux. Plus de 80 entrées concernent des maladies. Elles contiennent les plus récentes informations sur les aliments qui peuvent agir contre une inflammation, arrêter une crise d'asthme, éviter l'encrassement des artères et même prévenir l'accident vasculaire cérébral (AVC), la maladie d'Alzheimer ou les cancers. À Dépression, vous trouverez de bonnes raisons pour manger plus de poisson. Allez à Rhume des foins : vous identifierez des aliments déclencheurs de cette allergie.

Enfin, plus de 30 chapitres spéciaux répondront à vos questions : les produits biologiques sont-ils vraiment fiables ? Les grillades provoquent-elles le cancer ? Les OGM et pesticides constituent-ils un danger pour la santé ? Vous apprendrez également à choisir les aliments les plus riches en antioxydants ou ceux qui renforcent le système immunitaire. Rendez-vous à Oméga-3 et oméga-6, et vous saurez où trouver les « bons » acides gras nécessaires à ceux qui souffrent d'arthrite, de diabète ou de troubles cardio-vasculaires.

L'équipe d'experts que nous avons consultée a examiné avec attention les dernières études scientifiques sur la santé et la nutrition pour faire de *Guide pratique des aliments santé, aliments danger* le livre de référence le plus fiable et le plus pertinent qui soit. Servez-vous-en pour démêler le vrai du faux et suivez ses nombreux conseils pour adapter votre alimentation au quotidien, selon vos besoins.

Nous en savons aujourd'hui plus qu'hier sur les bienfaits des aliments et leur capacité à traiter, prévenir, voire soulager les maladies, bénignes ou graves. Ce livre sera votre allié pour rester en bonne santé, avec plaisir et le plus longtemps possible. Bonne lecture !

L'éditeur

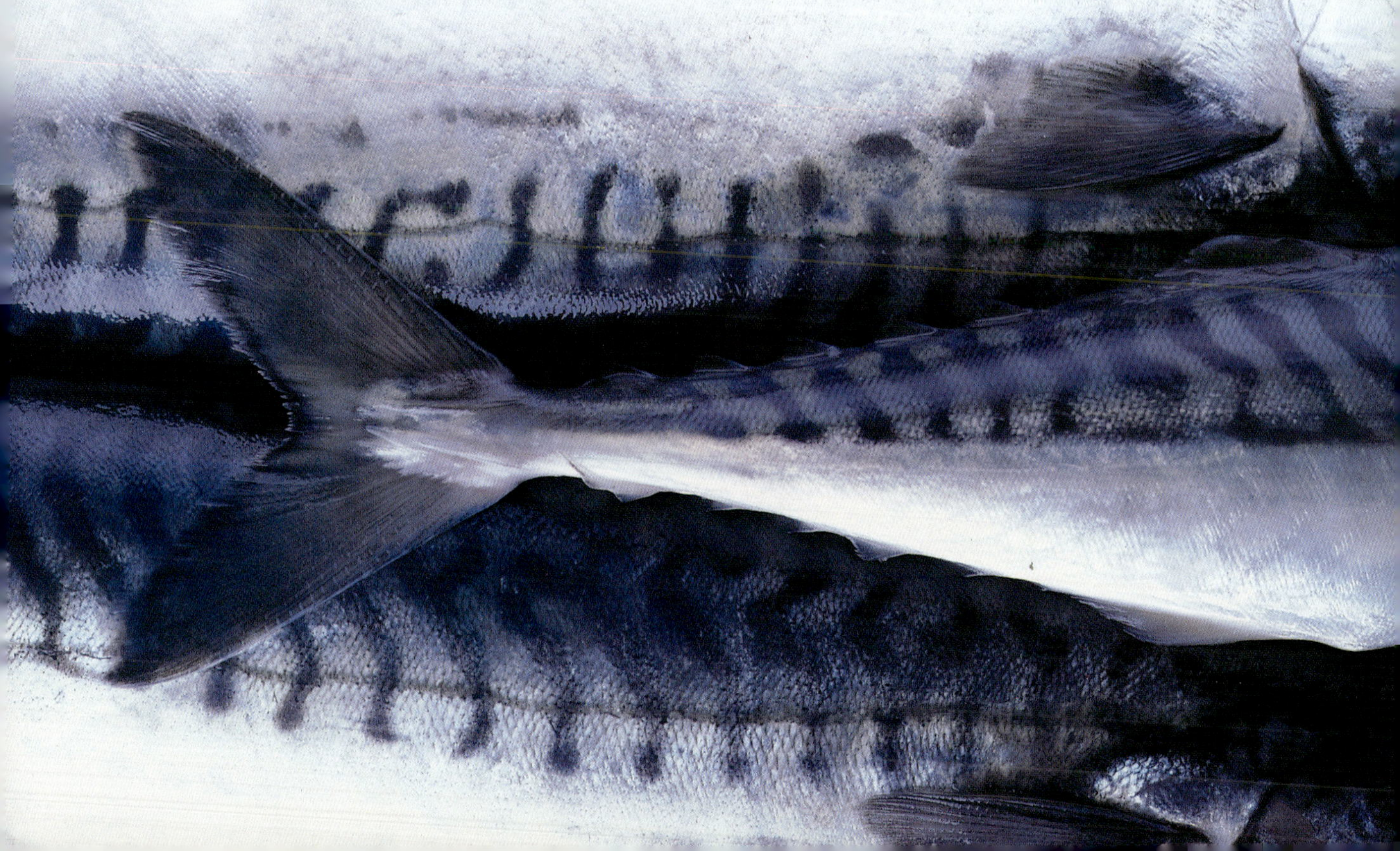

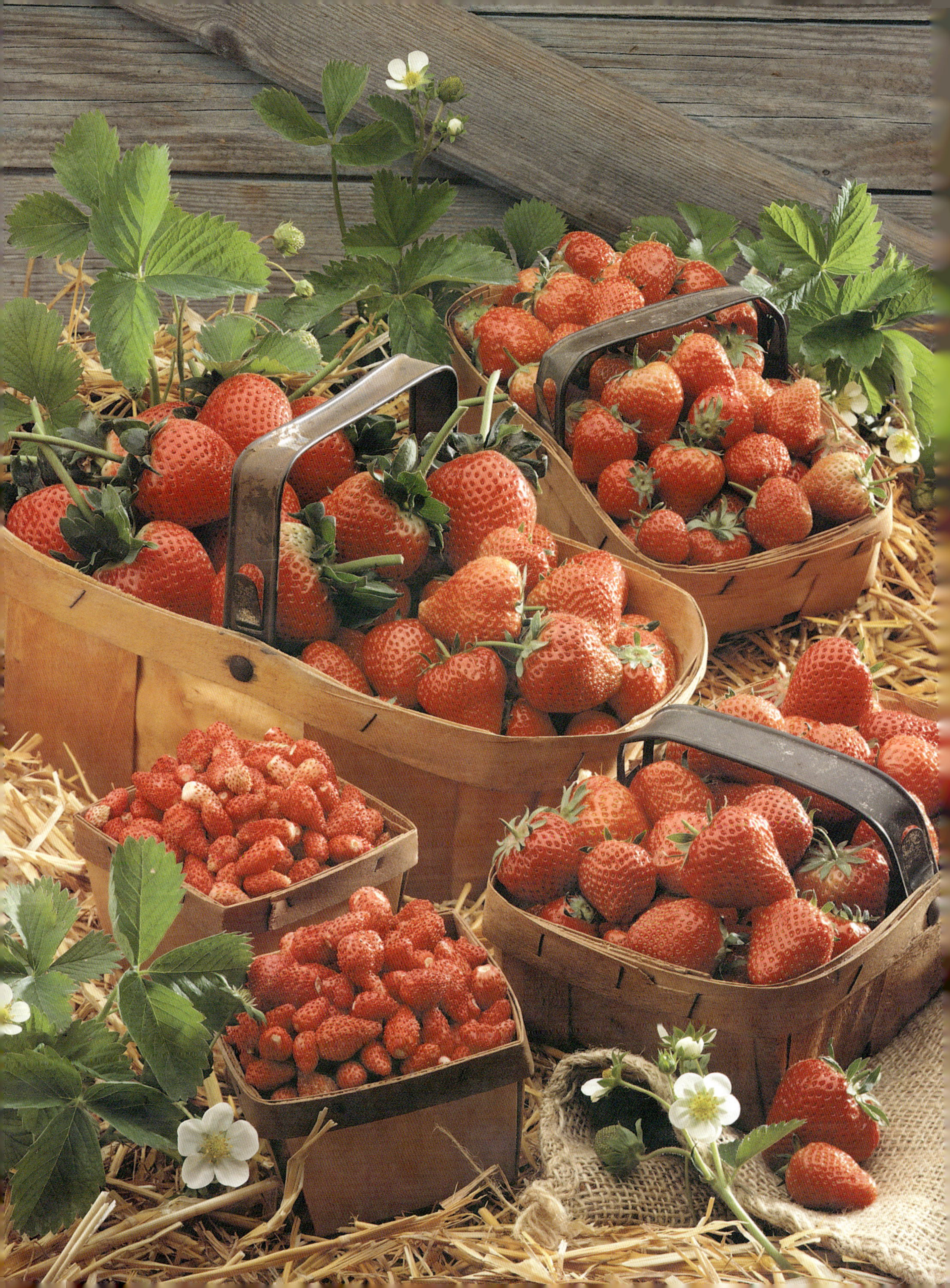

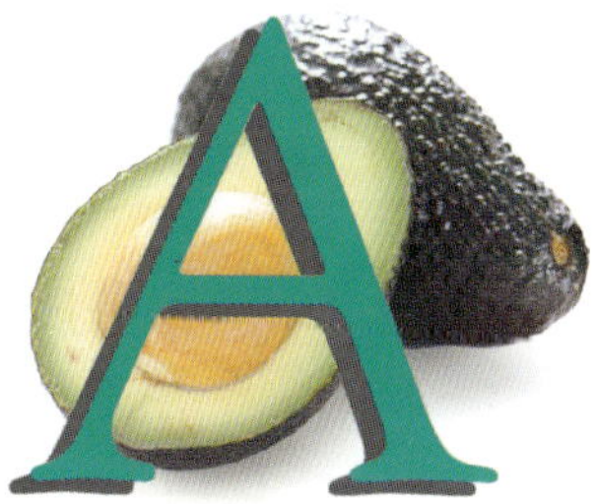

Abats

AVANTAGES

- source peu onéreuse de protéines
- le foie et les rognons sont très riches en vitamines A, B_3, B_9 et B_{12}, ainsi qu'en minéraux, notamment en fer, zinc et sélénium

INCONVÉNIENTS

- teneur généralement élevée en cholestérol et en acide urique
- le foie peut renfermer des toxines et des résidus d'antibiotiques

On désigne par le terme abats toute pièce de viande de triperie. On distingue les abats dits rouges (foie, cœur, langue, rognons…) et les abats blancs (cervelle, ris, pieds, tête, tripes…).

Les abats ont toujours été appréciés des gourmets, et certains d'entre eux figurent parmi les grands plats de la cuisine française. Produits savoureux mais fragiles, ils doivent être achetés dans un état de parfaite fraîcheur et consommés dans les 24 heures. D'un point de vue nutritionnel, les abats sont comparables aux viandes et apportent, comme elles, des protéines de qualité. Certains sont particulièrement riches en vitamines B, en fer et en zinc, mais aussi en purines et en acide urique, ce qui doit les faire écarter de l'alimentation des personnes sujettes aux crises de goutte.

LE FOIE

Le foie de veau est jugé le plus tendre et le plus fin, mais c'est également le plus coûteux ! Les autres – agneau, génisse, porc – sont aussi intéressants nutritionnellement.

C'est un aliment modérément énergétique, avec 135 kcal pour 100 g, et peu gras, puisque son taux de lipides ne dépasse pas 5 %. Mais sa teneur en cholestérol, de l'ordre de 300 à 360 mg pour 100 g, est très supérieure à celle des viandes de boucherie (de 70 à 80 mg en moyenne pour 100 g). De ce fait, il s'agit d'un abat à éviter quand on souffre d'une maladie cardio-vasculaire ou quand on présente un taux de cholestérol sanguin trop élevé.

Le foie est l'un des aliments les mieux pourvus en fer : une portion de 100 g de foie d'agneau procure plus de 60 % de l'apport nutritionnel conseillé (ANC) pour la femme et 100 % de l'ANC pour l'homme ; le foie de veau en fournit respectivement 30 % et 50 %. Le foie est aussi remarquablement riche en vitamines B : une portion de 100 g apporte plus de 30 fois l'ANC pour la vitamine B_{12}, 200 % de l'ANC pour la vitamine B_2 et 100 % pour les B_3, B_5 et B_9.

C'est l'une des principales sources alimentaires de vitamine A. Une portion de 100 g de foie en renferme 10 000 à 20 000 µg, soit 15 à 30 fois l'ANC et 10 à 20 fois la limite de sécurité admise. Or, si cette vitamine est absorbée régulièrement en quantité trop importante, elle s'accumule dans l'organisme et peut entraîner des dommages sévères pour les cellules du foie et une atteinte hépatique chronique. En début de grossesse, un apport excessif de vitamine A risque de provoquer des lésions graves pour le fœtus. C'est pour ces raisons qu'on recommande de ne pas consommer du foie plus d'une fois par semaine et qu'on le déconseille aux femmes enceintes.

LES AUTRES ABATS

- **Cervelle.** C'est de loin l'aliment le plus riche en cholestérol, puisqu'elle en renferme plus de 2 000 mg pour 100 g ! La cervelle est aussi très chargée en purines, c'est la raison pour laquelle elle ne doit pas occuper une place trop importante dans l'alimentation des jeunes enfants, comme ce fut autrefois le cas.
- **Cœur.** Très maigre (2 à 3 % de lipides), il fournit des protéines de qualité, ainsi que des quantités élevées de fer et de vitamines B.
- **Langue.** Cet abat est celui dont la composition se rapproche le plus de celle d'une viande maigre. Sa teneur en cholestérol ne dépasse pas 70 mg pour 100 g.
- **Pieds et tête.** Ils sont assez maigres, mais leur forte proportion de cartilages et de tissu conjonctif rend leur qualité protéique inférieure à celle des viandes. Ceci n'a qu'une faible incidence nutritionnelle, ces produits n'étant pas fréquemment consommés.
- **Ris de veau.** Bien pourvu en protéines, peu gras, il est moins riche en fer que les autres abats.
- **Rognons.** Ils sont plutôt maigres (moins de 4 % de lipides), riches en vitamines B, en fer et en zinc, mais aussi en acide urique et en cholestérol.
- **Tripes.** Préparées à partir des tissus formant l'estomac des bovins et ovins, elles sont particulièrement maigres. ❖

ABATS ET ESB

Depuis l'apparition de l'ESB, ou encéphalopathie spongiforme bovine (« maladie de la vache folle »), des mesures de précaution ont été prises pour retirer systématiquement de la consommation les produits tripiers qui pourraient être porteurs de l'agent infectieux contaminant. Il s'agit notamment :
– de la cervelle, pour les bovins et ovins de plus de 12 mois ;
– des amygdales, de la rate et des intestins (bovins et ovins).
En revanche, le thymus, ou ris, est désormais autorisé pour les bovins nés en France après le 1er janvier 2002. On peut donc consommer sans aucun risque les abats mis sur le marché.

LE NOYAU D'ABRICOT CONTRE LE CANCER ?

Le laetrile, parfois surnommé vitamine B_{17}, est un produit très controversé tiré du noyau d'abricot. Il ne peut pas être vendu comme médicament, mais on prétend qu'il pourrait constituer un traitement alternatif du cancer et des maladies cardiaques, entre autres. Cependant, les nombreuses études effectuées sur le laetrile n'ont pu prouver aucune de ces allégations. En outre, le laetrile peut dégager des cyanures et causer un empoisonnement ; c'est pourquoi le noyau de l'abricot ne doit jamais être ingéré, sous quelque forme que ce soit.

Abricot

AVANTAGES

- source intéressante de bêta-carotène et de potassium
- peu calorique
- les abricots secs sont énergétiques, riches en fibres et quasiment dépourvus de graisses

INCONVÉNIENTS

- les sulfites qui servent parfois à la conservation des abricots secs peuvent déclencher des réactions allergiques ou de l'asthme
- les abricots secs collent aux dents et peuvent favoriser les caries

Fruit savoureux et digeste, l'abricot frais est peu calorique (environ 55 kcal pour 120 g net, soit 2 beaux abricots) et quasiment dépourvu de graisses.

Sa couleur jaune orangé est due à la présence de pigments caroténoïdes, notamment de bêta-carotène, important antioxydant qui intervient dans la lutte contre les radicaux libres. Deux abricots en fournissent environ 1 600 mg, soit plus de 75 % de l'apport nutritionnel conseillé (ANC) pour la journée. Ses fibres sont constituées en grande partie de pectine, bien tolérée par les intestins et qui aide à faire baisser le taux du « mauvais » cholestérol (LDL).

Il renferme de nombreux minéraux, en particulier du potassium (240 mg pour 100 g), précieux pour le bon fonctionnement neuromusculaire, et du fer (0,4 mg pour 100 g), indispensable à la formation des globules rouges. On y trouve aussi des vitamines B et un peu de vitamine C (5 mg pour 100 g).

À noter qu'un salicylate naturel présent dans les abricots peut déclencher une réaction allergique chez des sujets sensibles à l'aspirine.

LES ABRICOTS SECS

Les abricots secs font partie du régime alimentaire des habitants de la vallée de la Hunza, au Pakistan, qui prétendent (mais cela reste à vérifier !) détenir le record de longévité…

Chez nous, on les apprécie pour leur saveur et leur moelleux, mais aussi parce qu'ils représentent de bonnes sources d'énergie facilement disponible, de minéraux et de fibres : en effet, la déshydratation concentre tous leurs composants (à l'exception de la vitamine C, qui disparaît presque entièrement). Leur apport calorique s'élève ainsi à 230 kcal pour 100 g (soit 20 à 25 abricots secs). Leur teneur en potassium dépasse 1 500 mg, et celle en bêta-carotène atteint 2 300 µg. C'est un aliment recommandé aux sportifs, car il fournit les nutriments nécessaires aux muscles pendant l'effort.

Les abricots sont souvent traités à l'anhydride sulfureux pour conserver leur couleur, ce qui peut déclencher des réactions allergiques chez les sujets sensibles. Les personnes asthmatiques, en particulier, devraient toujours bien lire la liste des ingrédients pour s'assurer que les abricots secs qu'elles consomment ne contiennent pas de sulfites (E 220 à E 228). ❖

Accident vasculaire cérébral (AVC)

PRIVILÉGIER

- fruits et légumes frais pour la vitamine C, le potassium et d'importants antioxydants
- noix et fruits secs oléagineux, huiles végétales, germe de blé pour la vitamine E
- poissons gras pour les acides gras oméga-3
- son d'avoine, légumineuses et fruits pour les fibres solubles
- oignon et ail pour prévenir la formation de caillots

RÉDUIRE

- produits laitiers entiers et viandes grasses riches en acides saturés et en cholestérol
- sel, susceptible d'élever la pression artérielle
- alcool

ÉVITER

- prise de poids excessive
- tabagisme

Dans les pays industrialisés, les accidents vasculaires cérébraux (AVC) sont la troisième cause de mortalité (de 10 à 12 %) et la première cause de handicap. En France, plus de 130 000 personnes en sont victimes chaque année et 50 000 en meurent. 90 % de ceux qui y survivent gardent de lourdes séquelles. Les principaux facteurs de risque d'AVC sont l'obésité, l'hypertension, le tabagisme, le diabète et l'hypercholestérolémie.

Environ 80 % des AVC sont ischémiques, c'est-à-dire qu'ils sont causés par un caillot qui bloque le flux sanguin vers une partie du cerveau. La plupart du temps, ces caillots se forment dans une artère déjà rétrécie par l'athérosclérose, soit dans le cerveau, soit, plus couramment, dans la carotide (artère du cou). Dans 20 % des cas, les AVC sont d'origine hémorragique : rupture d'un vaisseau sanguin ou traumatisme crânien. Les accidents hémorragiques, plus souvent mortels que ceux déclenchés par un caillot, se rencontrent davantage chez les sujets hypertendus.

Parmi les signes avant-coureurs d'une crise, on note : fatigue soudaine ; engourdissement d'un côté du visage, d'un bras ou d'une jambe ; difficulté à parler ou à comprendre ; vision altérée d'un côté ; étourdissement ou chute inexplicable. Une intervention immédiate s'impose, même si les symptômes disparaissent, comme dans le cas d'un accident ischémique transitoire (AIT), prélude courant à un AVC avéré. Un traitement rapide peut sauver la vie et diminuer les séquelles permanentes, qui consistent en des atteintes de la motricité, du langage, de la vision ou des fonctions mentales.

LES MESURES PRÉVENTIVES

Bien que la mortalité par AVC tende à diminuer grâce aux progrès de la neurochirurgie et de la réanimation, le nombre total d'AVC augmente sans cesse avec le vieillissement de la population. Même si nous en comprenons mieux les causes, les Européens sont de plus en plus nombreux à avoir de mauvaises habitudes qui augmentent le risque d'AVC : consommation excessive de tabac, obésité et sédentarité.

L'alimentation joue un rôle important dans la réduction et même l'élimination des facteurs de risque. La plupart des recommandations alimentaires faites aux personnes souffrant d'une maladie cardiaque, d'hypertension artérielle ou de cholestérolémie s'appliquent aussi aux personnes à risque ou ayant été victimes d'un AVC.

Adopter une alimentation pauvre en graisses. Diminuer l'apport des graisses, surtout les graisses saturées d'origine animale, les graisses « trans » et les graisses solides (huile de palme et de coco), constitue un bon point de départ. Vitamines, minéraux et flavonoïdes seront fournis par les fruits, les légumes, les légumineuses (notamment les lentilles) et les fruits secs oléagineux. Les fibres solubles, que l'on trouve dans l'avoine, les lentilles et les graines de lin, aident à contrôler le taux de cholestérol et à réduire les risques d'athérosclérose ; cette dernière génère un rétrécissement des artères et la formation de caillots qui peuvent bloquer la circulation sanguine cérébrale. Des études scientifiques indiquent que manger des fruits secs oléagineux (amandes surtout) peut réduire le risque d'AVC. On pense que c'est le resvératrol, un phytonutriment aux effets antioxydants présent dans les noix et le raisin, et donc dans le vin rouge, qui inhibe la formation de caillots et favorise la dilatation des vaisseaux sanguins. Des études de cohorte semblent indiquer que les flavonoïdes alimentaires, comme la quercétine des pommes et des baies, peuvent réduire les dépôts de cholestérol dans les artères, dépôts susceptibles de bloquer le flux sanguin vers le cerveau.

Consommer beaucoup d'oméga-3. D'autres aliments semblent diminuer les risques d'AVC. Les acides gras oméga-3, présents dans certains poissons, aident à prévenir la formation de caillots en diminuant l'adhérence des plaquettes. Les médecins recommandent de manger deux ou trois fois par semaine du saumon, de la truite, du maquereau, des sardines ou d'autres poissons gras des eaux froides. Les noix de Grenoble et huiles de noix, de colza et de soja, ainsi que les légumes à feuilles vert foncé, sont également riches en oméga-3.

Manger de l'ail et des oignons crus. L'ail et l'oignon diminueraient la formation de caillots et renforceraient les mécanismes naturels d'anticoagulation. Pour un effet optimal, il est préférable de les consommer crus ; on les propose aussi sous forme d'extraits, qui ne semblent pas toujours aussi efficaces que les aliments frais.

L'AIT, UN SIGNAL D'ALARME

L'AIT (accident ischémique transitoire) est en réalité un mini-AVC pendant lequel une partie du cerveau est temporairement privée d'un apport suffisant de sang. Une enquête récente a montré que 2,5 % des personnes de plus de 18 ans sont victimes de ce genre d'incident, relativement courant chez les personnes âgées. Bien qu'il soit de courte durée, pouvant aller de quelques secondes à 24 heures, et qu'il ne laisse aucune séquelle durable, un AIT est un avertissement. On estime que 30 % des personnes qui ont eu un AIT feront un AVC avéré.

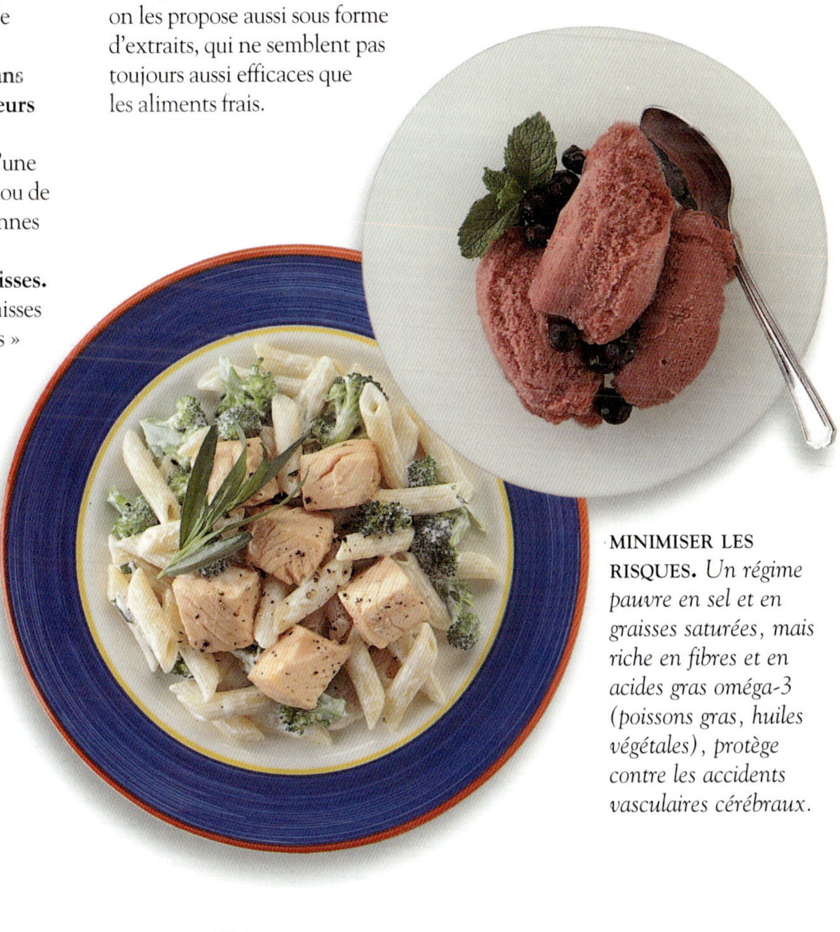

MINIMISER LES RISQUES. *Un régime pauvre en sel et en graisses saturées, mais riche en fibres et en acides gras oméga-3 (poissons gras, huiles végétales), protège contre les accidents vasculaires cérébraux.*

LE SAVIEZ-VOUS ?

L'ALIMENTATION PEUT RÉDUIRE LE RISQUE D'AIT OU D'AVC

Une étude menée auprès de 43 000 professionnels de la santé a montré que les hommes qui mangeaient de 85 à 140 g de poisson une à trois fois par mois avaient 43 % moins de risques de subir, dans les 12 années à venir, un AIT (accident ischémique transitoire) ou un AVC causé par un caillot. Le fait d'en consommer plus souvent ne modifiait pas sensiblement les résultats, prouvant qu'une petite quantité suffit. Une étude auprès d'environ 80 000 femmes a fait apparaître, elle aussi, que manger du poisson réduisait l'incidence des accidents ischémiques (causés par un caillot), lesquels représentent 80 % des AVC. Avec deux à quatre plats de poisson par semaine, ces femmes diminuaient le risque de 48 %, alors qu'il n'était que légèrement réduit avec un repas de poisson par semaine. Enfin, une étude a suggéré qu'hommes et femmes pouvaient réduire le risque d'accident ischémique en prenant cinq à six portions de légumes et de fruits (agrumes, entre autres) chaque jour.

Essayer les champignons chinois et le thé vert. Le champignon séché dit oreille-de-Judas (*mo-er* en chinois) aurait un effet similaire. D'après une étude récente, consommer 1 cuillerée à soupe de ces champignons réhydratés trois ou quatre fois par semaine pourrait s'avérer aussi efficace pour prévenir les AVC et les infarctus qu'un comprimé d'aspirine par jour. De récentes études indiquent aussi que le thé vert, grâce à sa richesse en catéchines, réduirait le risque d'AVC. Mais il faut en boire au moins 3 à 5 tasses par jour pour un effet tangible.

Consommer des aliments riches en vitamines, minéraux et antioxydants. Un nombre croissant d'études scientifiques montre que la vitamine E diminue, elle aussi, la formation de caillots : cet antioxydant se trouve dans les fruits secs oléagineux (amandes, noix…), le germe de blé et les légumes à feuilles vert foncé. D'autres antioxydants comme la vitamine C, qui est présente dans la plupart des fruits (en particulier les agrumes, le kiwi et les fraises) et des légumes (notamment les choux, le persil et les épinards), renforcent les parois des vaisseaux et fournissent une protection contre les hémorragies cérébrales. En outre, les fruits et les légumes sont riches en potassium, qui contribue à maintenir une tension artérielle normale.

Enfin, toute personne hypertendue ou qui a des antécédents familiaux d'hypertension ou d'AVC devrait limiter sa consommation de sel ; l'abus de sodium, principal composant du sel ou chlorure de sodium, augmente le volume hydrique de l'organisme et, en conséquence, élève la pression sanguine.

Diminuer l'alcool et ne pas fumer. Beaucoup d'études relient la consommation d'alcool (plus de deux verres par jour pour un homme et plus d'un verre pour une femme) à une plus grande incidence d'AVC ; le risque s'accroît chez les fumeurs. En revanche, s'en tenir à deux verres de vin par jour pour les hommes et un verre pour les femmes semble diminuer ce risque.

Se dépenser. Faire régulièrement de l'exercice diminue les risques d'AVC et d'infarctus en aidant à maintenir le poids et les taux de cholestérol sanguins à un bon niveau. ❖

CERTAINS PRODUITS CHIMIQUES ET DROGUES ILLICITES PROVOQUENT DE L'ACNÉ

L'exposition à des produits chimiques tels que les dioxines est à l'origine de ce que l'on appelle la chloracné. Celle-ci est bien connue des vétérans du Viêt Nam ayant été exposés à un défoliant appelé l'agent orange. Les stéroïdes et l'ecstasy sont aussi associés à des éruptions acnéiformes.

Acné

PRIVILÉGIER

- fruits et légumes frais pour le bêta-carotène et la vitamine C
- fruits de mer, viande, volaille, poisson, laitages, levure de bière et fruits secs oléagineux pour le zinc et les vitamines B

RÉDUIRE

- suppléments d'iode ou d'algues
- sel iodé
- fortes doses de vitamines B_6 et B_{12}

Presque tout le monde peut avoir une poussée d'acné à un moment donné, mais c'est surtout pendant l'adolescence que l'acné apparaît, touchant 85 % des adolescents à des degrés divers. C'est aux hormones qu'il faut imputer la plupart des cas d'acné. L'alimentation et les autres facteurs liés au mode de vie, dont l'hygiène corporelle et l'activité sexuelle, n'influent pas sur l'acné. Dans de rares cas, une sensibilité à un aliment peut exacerber une acné déclarée, mais aucun aliment ne provoque d'acné, à l'exception du sel iodé et des laminaires (algues), qui peuvent déclencher une sévère crise d'acné kystique. Si vous croyez que votre acné est due à une sensibilité alimentaire, essayez d'éliminer les aliments suspects de votre nourriture pendant plusieurs semaines, puis réintégrez-les un par un et voyez si l'acné recommence.

Il existe une prédisposition génétique à l'acné. Des médicaments peuvent aussi la provoquer, en particulier les corticostéroïdes et d'autres traitements hormonaux (dérivés des hormones mâles), les préparations iodées, le lithium et les anticonvulsivants. Le stress déclenche souvent des poussées d'acné, probablement en modifiant les niveaux hormonaux. À leur tour, ces changements hormonaux peuvent entraîner des fringales ; c'est pour cela que l'on pense souvent, à tort, que l'acné est due à l'alimentation,

MYTHE ET RÉALITÉ

Mythe Manger du chocolat, des frites ou d'autres aliments gras donne de l'acné ou l'aggrave.

Réalité Les dermatologues affirment qu'aucun aliment ne cause d'acné, mais qu'un régime sain et équilibré peut l'atténuer.

alors qu'en réalité, elle est probablement induite par le stress.

UNE ALIMENTATION CIBLÉE

La peau est le reflet de notre état de santé. Une jolie peau s'obtient en prenant quelques précautions simples : faire de l'exercice, bien dormir, ne pas fumer, éviter de s'exposer en plein soleil et surtout consommer des aliments riches en nutriments clés, qui vont aider à freiner l'apparition de l'acné.

Privilégier les aliments riches en vitamines A et C. Le bêta-carotène, qui est transformé en vitamine A par l'organisme, diminuerait la production de sébum. Les meilleures sources de bêta-carotène sont les fruits très colorés et les légumes à feuilles vert foncé. Agrumes, baies, kiwi, fraises, poivron, brocoli et choux sont très riches en vitamine C.

Penser aux vitamines B. Viande, poisson, volaille, fruits secs oléagineux, laitages, légumineuses et surtout levure de bière en contiennent. Ces aliments peuvent combattre l'acné en aidant à la régulation des hormones qui provoquent les poussées.

Ne pas oublier le zinc. Certaines études établissent un lien entre ce minéral et la santé de la peau. Le zinc favorise un bon niveau hormonal. Les fruits de mer (huîtres, en particulier), la viande, le lait et les noix sont riches en zinc.

Ne pas abuser des complexes vitaminiques. N'essayez pas de traiter l'acné avec des doses importantes de complexes vitaminiques : cela pourrait empirer. Selon certaines études, de fortes doses de vitamines B_6 et B_{12} peuvent aggraver l'acné ; de fortes doses de vitamine A peuvent assécher la peau et faire tomber les cheveux, et un excès accroîtrait le risque d'ostéoporose.

PRÉVENIR ET TRAITER L'ACNÉ

Une acné légère et modérée se contrôle en général avec une bonne hygiène de la peau, une bonne nutrition et des préparations à base de peroxyde de benzoyle à 2,5 ou 10 % (en vente libre).

Un dermatologue pourra prescrire de la trétinoïne, un dérivé de la vitamine A, ou un antibiotique. L'isotrétinoïne (Roaccutane®), un médicament puissant par voie orale, est réservée aux cas graves d'acné kystique ; elle peut entraîner des anomalies congénitales justifiant des mesures contraceptives chez la femme. ❖

Additifs

Voir p. 16

Agneau/Mouton

AVANTAGES

- excellentes sources de protéines et de vitamines B
- très bonnes sources de fer et de zinc

INCONVÉNIENT

- certains morceaux sont gras

Tendre, fine et succulente, la viande d'agneau est très appréciée. Elle provient d'un animal âgé de moins de 1 an, en général de 5 à 7 mois. On distingue l'agneau de lait, âgé de 2 mois au maximum et proposé au printemps chez les bouchers, celui de pré salé, élevé près du Mont-Saint-Michel et dont la chair est très parfumée, ainsi que les agneaux fermiers et sous Label rouge, élevés avec beaucoup de soin. La viande de mouton, qui est celle d'un animal adulte, a une saveur bien plus prononcée.

À l'achat, la viande doit avoir un grain serré et une graisse de couleur blanche ou jaune pâle, pas trop abondante. L'agneau est d'un rose plus ou moins soutenu, le mouton, rouge vif. Gigot, épaule, rôti, côtelettes, collier et poitrine sont les morceaux les plus classiques. La viande d'agneau doit être servie rosée ou juste à point. Trop cuite, elle sèche et perd de sa finesse.

DEUX VIANDES DE GRANDE QUALITÉ NUTRITIONNELLE

L'agneau et le mouton fournissent des protéines de très bonne qualité, assimilées par l'organisme : en moyenne 18 à 20 g pour 100 g de viande.

Ces viandes ont la réputation d'être grasses, mais leur teneur en lipides dépend pour beaucoup de l'âge de l'animal et du morceau considéré. L'agneau est plus maigre que le mouton, et le gigot ou l'épaule (10 à 12 % de lipides, 165 à 190 kcal pour 100 g), par exemple, apportent moins de graisses – et de calories – que le collier ou les côtelettes (15 à 20 % de lipides, 210 à 280 kcal pour 100 g). Surtout, avant ou après la cuisson, on peut facilement retirer le gras de couverture situé autour des morceaux, afin de rendre le plat moins riche et plus digeste. Ainsi, une portion de 100 g de gigot dégraissé renferme à peine 10 % de graisses et ne représente que 165 kcal. Les graisses des ovins sont en grande partie saturées (45 à 50 % des acides gras totaux), mais renferment de l'acide linoléique composé (ALC), qui pourrait avoir un effet bénéfique en retardant la survenue de l'athérosclérose.

Enfin, ces viandes apportent du fer sous forme héminique, donc très assimilable (le mouton en contient plus que l'agneau), et tout l'éventail des vitamines B, notamment la B_{12}, très abondante. ❖

VIANDE TENDRE ET PEU ALLERGISANTE

La viande d'agneau a la particularité d'être pauvre en collagène, ce qui la rend très tendre et facile à digérer. Elle présente aussi l'intérêt d'être rarement allergisante.

ADDITIFS

LA PRUDENCE S'IMPOSE

Depuis toujours, grâce à des additifs, on a cherché à mieux conserver les aliments, à améliorer leur saveur ou leur apparence. Mais ces additifs ne risquent-ils pas d'être dangereux pour la santé ? Sont-ils si utiles ?

On entend par additif toute substance ajoutée aux aliments pour en faciliter la conservation ou l'utilisation, en améliorer la qualité gustative, la présentation, voire la valeur nutritive. On distingue différentes catégories : colorants, arômes, conservateurs, épaississants, émulsifiants, gélifiants, etc. Certains additifs, comme l'acide ascorbique (vitamine C), l'acide citrique ou la pectine, sont des substances présentes naturellement dans de nombreux aliments ; d'autres sont artificiels. Tout additif – sauf les arômes, dont le statut est un peu différent – est obligatoirement mentionné dans la liste des ingrédients des produits préemballés, à l'exception du vin et de la bière, qui bénéficient de dérogations. Sont indiqués sa catégorie ainsi que sa dénomination en toutes lettres, ou son numéro d'identification dans la classification européenne (c'est-à-dire la lettre E suivie de 3 ou 4 chiffres).

Études et contrôles

Actuellement, plusieurs centaines d'additifs sont déjà autorisés en France. Mais, si on prend en compte les arômes, on s'aperçoit que leur nombre total est beaucoup plus élevé, de l'ordre de plusieurs milliers. L'harmonisation européenne va sans doute élargir les possibilités d'emploi de ces substances. Toutefois, des contrôles et une autorisation préalables seront toujours exigés, ce qui devrait rassurer les consommateurs.

En effet, il faut être sûr que les additifs ne présentent pas d'inconvénients pour la santé. Avant d'autoriser leur utilisation, on procède donc à de nombreuses études permettant de vérifier leur non-toxicité, de fixer pour chacun la dose journalière admissible (DJA) et d'en déterminer les conditions d'emploi. C'est à partir de cette valeur de la DJA qu'on peut préciser, pour chaque substance, les doses à ne pas dépasser en fonction des différents types d'aliments et de leur fréquence de consommation.

Quoi qu'il en soit, on ne peut jamais affirmer la totale innocuité des additifs. Certains d'entre eux peuvent ainsi provoquer des allergies chez des personnes sensibilisées. Il est en outre difficile d'apprécier à long terme les effets d'une consommation régulière et prolongée. Et on ne connaît pas parfaitement toutes les conséquences des interactions entre les différents additifs utilisés...

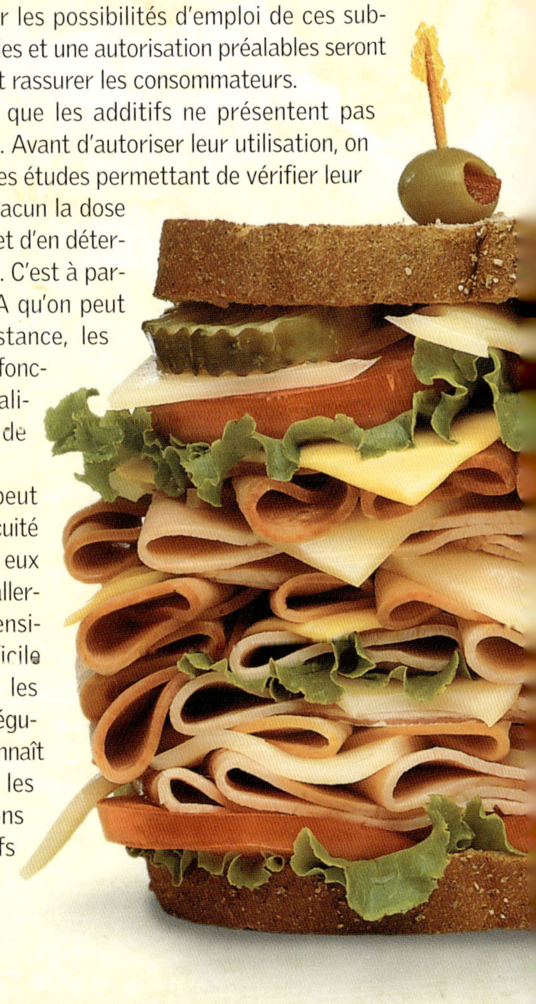

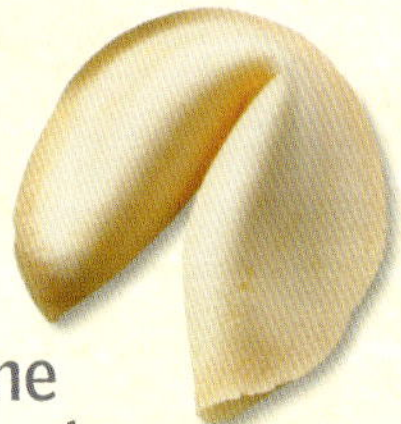

Le syndrome du restaurant chinois

Le glutamate, ou plus précisément, le monoglutamate de sodium, remplace parfois le sel dans la cuisine asiatique. Cet additif sert, non pas à modifier les saveurs, mais à les intensifier. Il agit sur les papilles et les rend plus sensibles à certains goûts agréables, masquant ainsi ceux qui le seraient moins. Le glutamate de sodium est présent à l'état naturel dans les algues séchées ; néanmoins, on le fabrique en général avec du gluten de blé ou de maïs, ou à partir des résidus du sucre de betterave raffiné.

Chez certaines personnes, cet additif peut déclencher des réactions d'intolérance, comme des migraines, des bouffées de chaleur ou des nausées.

Les principaux additifs : utilisations et effets

La réglementation précise les denrées dans lesquelles chaque additif peut être employé, et à quelle dose. Ils sont mentionnés sur l'emballage, parmi les autres ingrédients du produit, soit sous leur dénomination, soit sous leur numéro de code européen : E suivi de 3 ou 4 chiffres.

ADDITIFS	PRODUITS CONCERNÉS	EFFETS
CONSERVATEURS		
Nitrites et nitrates (E 249 à E 252)	Charcuteries non stérilisées	Ces additifs protègent les denrées du développement bactérien et des moisissures et augmentent la durée de conservation.
Acide benzoïque et ses dérivés (E 210 à E 213)	Boissons sucrées type sodas	Nitrites, anhydride sulfureux et sulfites préservent aussi la couleur des denrées.
Anhydride sulfureux, sulfites et bisulfites (E 220 à E 228)	Fruits séchés, vin blanc, bière...	Dans de rares cas, les composés soufrés peuvent entraîner des réactions allergiques ou de l'asthme. Les nitrites peuvent se transformer en nitrosamines potentiellement cancérogènes.
ANTIOXYDANTS		
Acide ascorbique et ses dérivés (E 300 à E 304)	Jus de fruits, fruits au sirop, légumes en conserve...	L'acide ascorbique évite aux fruits et aux légumes de brunir et aux graisses de rancir. On peut aussi en ajouter à la levure pour favoriser la levée de la pâte à pain.
BHA, BHT (E 320, E 321)	Purées instantanées, matières grasses destinées à la friture, potages déshydratés...	Préviennent le rancissement des graisses.
COLORANTS		
Tartrazine (E 102) Jaune de quinoléine (E 104) Jaune orangé (E 110) Rouge de betterave (E 162) Caramel (E 150)...	Beaucoup d'aliments industriels, en particulier les desserts, les margarines, les boissons sucrées, les confiseries et bonbons...	Rendent les denrées plus appétissantes, répondent aux attentes des consommateurs en ce qui concerne l'apparence des aliments. Certains de ces colorants (E 102, E 120, E 123) peuvent provoquer des réactions allergiques chez des sujets prédisposés.
EXHAUSTEURS DE GOÛT		
Monoglutamate de sodium et ses dérivés (E 620 à E 625)	Produits asiatiques, bouillons en cube, potages déshydratés, soupes et sauces préparées, chips et amuse-gueule pour l'apéritif...	Renforcent les saveurs des préparations salées et leur apportent un goût spécifique, rappelant l'extrait de viande. Ils pourraient être à l'origine du « syndrome du restaurant chinois », qui correspond à des manifestations d'intolérance plus ou moins marquées.
ÉMULSIFIANTS ET AGENTS DE TEXTURE		
Lécithine (E 322) Agar-agar (E 406) Gomme de guar (E 412) Pectine (E 440) Cellulose et ses dérivés (E 461 à E 466)	Mayonnaises et sauces du commerce, soupes et plats préparés, margarines et matières grasses allégées, chocolat, flans, glaces, desserts...	Maintiennent stables les émulsions eau/matière grasse, épaississent et donnent du corps et du moelleux. Ces additifs contribuent à rendre les aliments plus consistants qu'ils ne le sont en réalité. Gommes et celluloses en excès peuvent causer des flatulences et des désordres intestinaux.

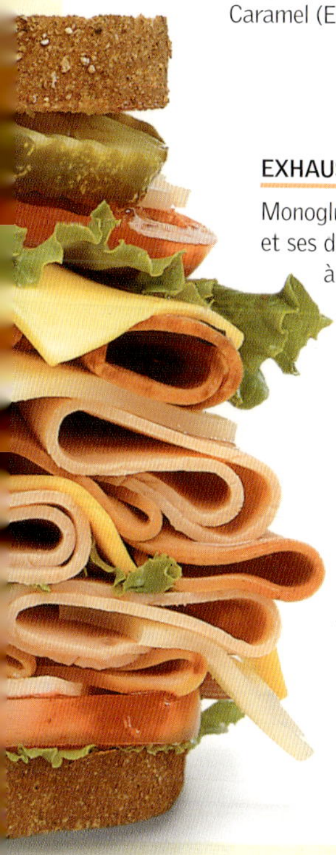

ATTENTION

Il faut se méfier de certains additifs qui, chez des sujets souffrant d'une intolérance à l'aspirine, d'allergie ou d'asthme, peuvent avoir des effets indésirables : urticaire, démangeaisons, écoulement nasal, voire crises d'asthme. C'est le cas notamment de la tartrazine (E 102), colorant jaune, et du rouge cochenille (E 120), des colorants utilisés dans de très nombreux produits (confiseries, boissons, desserts, crevettes, etc.).

Certains conservateurs peuvent aussi provoquer des réactions allergiques chez des personnes prédisposées :
- l'anhydride sulfureux (E 220) ainsi que les sulfites et bisulfites (E 221 à E 228), fréquemment ajoutés aux vins blancs, aux fruits séchés et à la bière ;
- l'acide benzoïque et ses dérivés (E 210 à E 213), employés dans les sodas.

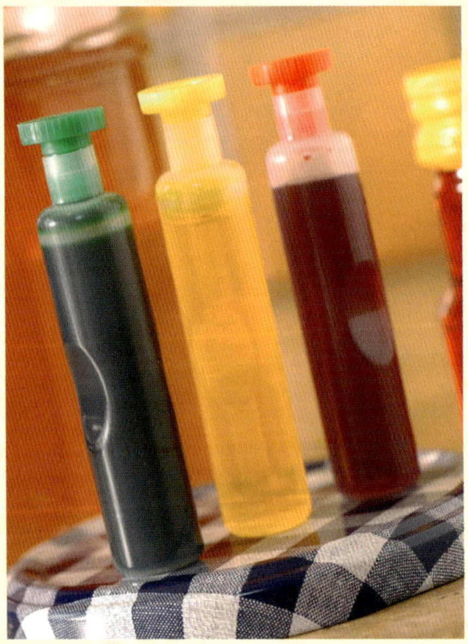

Colorants et conservateurs : prudence

Les fabricants ajoutent des colorants dans leurs produits pour leur donner un aspect plus agréable. On colore ainsi artificiellement sirops, boissons sucrées, desserts, biscuits, gâteaux... sans oublier, bien sûr, les bonbons et confiseries ! Parmi les colorants utilisés, on trouve des substances aussi naturelles que la chlorophylle, les caroténoïdes, l'extrait de paprika ou le rouge de betterave – mais aussi la tartrazine, le rouge cochenille ou l'amarante, qui peuvent entraîner des réactions allergiques.

Les conservateurs et antioxydants ont pour fonction d'empêcher l'altération des aliments sous l'action de moisissures, de levures ou de bactéries. Certains, tels l'acide ascorbique (vitamine C), la vitamine E ou l'acide citrique, sont bien connus et parfaitement maîtrisés. D'autres, comme le BHA (butylhydroxyanisol : E 320) et le BHT (butylhydroxytoluène : E 321), suscitent encore des interrogations. On les emploie principalement dans les purées instantanées. Leur innocuité a donné lieu à de multiples controverses. Selon certaines études, des rats soumis à de très fortes doses de BHA et de BHT se sont montrés plus vulnérables au cancer. Inversement, d'autres tests ont démontré que des rats qui recevaient des quantités plus modérées de ces mêmes additifs vivaient plus longtemps. Il semble donc qu'à faible dose ces antioxydants puissent avoir un effet protecteur. En ce qui concerne l'anhydride sulfureux, ajouté aux fruits secs, et l'acide benzoïque, incorporé dans les boissons sucrées et les sodas, on peut leur reprocher d'être parfois mal supportés. Les jeunes enfants, qui sont susceptibles d'en absorber de grandes quantités, risquent même de dépasser la dose journalière admissible (DJA).

Les conservateurs utilisés pour les charcuteries

Le cas des nitrites et nitrates est particulier. Ces additifs employés dans les charcuteries ont l'inconvénient de pouvoir donner naissance, dans l'organisme, à des composés potentiellement cancérogènes. Toutefois, ils représentent le seul moyen parfaitement efficace de s'opposer à la prolifération du redoutable *Clostridium botulinum*, dont la toxine est mortelle. C'est pourquoi la législation les autorise dans ces produits, mais en très faibles quantités et dans des conditions strictement contrôlées.

Des additifs au service de la diététique

On se sert d'émulsifiants pour stabiliser le mélange eau/huile dans les sauces ou les margarines. On emploie des épaississants pour donner une consistance satisfaisante à beaucoup de produits : potages, sauces, desserts, glaces, etc. Il peut s'agir de dérivés d'algues, de pectine, d'amidon de maïs, mais également de dérivés cellulosiques dont on ignore les effets précis à long terme. L'industrie alimentaire ne cesse de mettre au point des aliments nouveaux, dont l'élaboration serait impossible sans l'utilisation d'additifs tels que les arômes, les colorants ou les agents de texture. Or il est maintenant confirmé que certaines de ces créations, comme les produits de substitution de la viande à partir des protéines de soja ou de champignon, peuvent offrir de réels avantages économiques et diététiques. Il en va de même pour les produits allégés, qu'on fabrique en remplaçant tout ou partie des graisses par de l'eau et des gélifiants ou des épaississants : on peut ainsi disposer d'aliments moins riches en calories et en lipides, mais qui gardent une apparence et une saveur satisfaisantes.

Quoi qu'il en soit, la prudence et la modération restent de mise : il est important de vérifier la présence d'additifs sur l'emballage, afin de pouvoir choisir les produits qu'on consomme en toute connaissance de cause.

Ail

AVANTAGES

- empêcherait la formation de caillots
- pourrait prévenir ou aider à combattre certains cancers
- ses propriétés antivirales et antibactériennes sont précieuses contre les infections
- pourrait soulager la congestion nasale

INCONVÉNIENTS

- donne mauvaise haleine
- se digère difficilement, surtout quand il est consommé cru
- le contact direct irrite la peau et les muqueuses

Depuis des millénaires, les médecines traditionnelles font appel à l'ail pour traiter toute une myriade de maux. Du temps des pharaons, il avait la réputation de décupler la force physique ; chez les Grecs, il faisait office de laxatif ; les Chinois, quant à eux, le prescrivaient pour faire diminuer la tension artérielle. Au Moyen Âge, il était préconisé pour lutter contre la peste. L'ail est donc utilisé depuis longtemps et, si l'on sait aujourd'hui que beaucoup de ses prétendues vertus n'existent pas, les recherches modernes ont pu mettre en évidence les réels bienfaits de ce petit bulbe.

Au XIXe siècle, Louis Pasteur a été le premier à démontrer les propriétés antiseptiques de l'ail, lesquelles ont été exploitées au siècle suivant dans les armées britannique, allemande et russe, au cours des deux guerres mondiales. Depuis lors, la recherche a amplement confirmé l'efficacité de l'ail pour faire échec aux bactéries, champignons, virus et parasites. En phytothérapie, on continue de le prescrire contre le rhume, la grippe et d'autres maladies infectieuses.

LA RECHERCHE SUR L'AIL

Plusieurs centaines d'études sur l'ail ont paru dans les revues médicales depuis une trentaine d'années. Elles concernent généralement des composés soufrés qui se forment lorsque l'allicine, responsable de l'odeur caractéristique de l'ail, est soumise à diverses réactions chimiques. C'est à ces composés qu'on devrait l'action anticancérogène, anticoagulante, antifongique, antihypertension et antioxydante de l'ail.

L'allicine n'existe pas dans l'ail entier. Celui-ci renferme de l'alliine, substance quasiment dépourvue d'odeur. Mais, dès que les gousses sont coupées ou écrasées, une enzyme présente dans les membranes des cellules, l'alliinase, entre en contact avec l'alliine pour la transformer en allicine. Par oxydation, l'allicine donne naissance à différents composés : ajoène, sulfure d'allyle, sulfoxyde d'allylcystéine, des substances auxquelles on attribue les effets particuliers de l'ail.

Lorsqu'on consomme de l'ail, ces transformations s'effectuent tout naturellement pendant la mastication.

Il n'en va pas de même avec les suppléments à base d'ail concentré. Pour que ceux-ci soient actifs dans l'organisme, il faut que de l'allicine puisse se former à partir de l'alliine présente dans l'extrait d'ail. Cela impose de protéger l'alliinase des sucs gastriques, qui détruiraient immanquablement cette enzyme, empêchant alors l'allicine de se constituer. C'est pourquoi les suppléments à base d'ail se présentent sous forme de gélules ou de comprimés gastro-résistants, ne se dissolvant que dans l'intestin, où le milieu est moins acide.

Il existe un test pour vérifier la formation d'allicine en simulant les conditions dans lesquelles les suppléments exécutent leur parcours dans le tube digestif. Les résultats de ce test sont édifiants. Plus de 80 % des produits vendus sur le marché dégagent moins de 15 % du potentiel d'allicine allégué. On est loin d'une dose thérapeutique.

En ce qui concerne la valeur thérapeutique de l'ail, seuls les tests cliniques peuvent trancher. Ainsi, même si on a pu montrer, in vitro, que l'extrait d'ail retarde l'oxydation du cholestérol dans les cellules, cela ne prouve pas que son action soit identique dans l'organisme.

L'AIL ET LES MALADIES CARDIO-VASCULAIRES

De nombreuses études ont été faites sur les bienfaits de l'ail pour la santé. Au début, elles ont pu laisser croire qu'il avait bel et bien la capacité d'abaisser le taux de cholestérol. Mais la suite a été décevante. En effet, une fois les résultats compilés et analysés, il a bien fallu se rendre à l'évidence : la capacité de l'ail à diminuer le cholestérol était minime et son effet sur la tension artérielle, insignifiant. Les effets bénéfiques de l'ail ne sauraient donc suffire à traiter ces maladies, mais peuvent cependant y contribuer.

S'il ne fait pas baisser le cholestérol, l'ail pourrait tout de même se révéler bénéfique pour le cœur. L'ajoène, un sous-produit de l'allicine, réduirait le risque de crise cardiaque en empêchant la formation de caillots dans le sang.

L'AIL ET LE CANCER

L'horizon semble plus prometteur dans le domaine du cancer ; les études se concentrent pour la plupart

UN ANTIBIOTIQUE QUI SE MANGE

L'ail renferme de puissants agents antibactériens, antiviraux et antifongiques. Il est prouvé qu'il combat les champignons causant le pied d'athlète, les infections vaginales à levures et bien des infections de l'oreille. Dans certains cas, il se révèle aussi efficace que les antifongiques de synthèse. Des études en laboratoire ont démontré que l'extrait d'ail peut neutraliser *Helicobacter pylori,* la bactérie à l'origine de la plupart des ulcères. Mais on ignore encore si l'effet est le même dans l'organisme.

LE SAVIEZ-VOUS ?

L'AIL S'OXYDE VITE

L'ail se conserve au frais et à l'abri de l'humidité. N'oubliez pas de retirer le petit « germe » vert, peu digeste, et évitez de hacher l'ail à l'avance, surtout si vous le mélangez à du persil ou à de l'oignon : il s'oxyde vite et devient alors amer.
L'ail rose de Lautrec, précoce, bénéficie d'une AOC (appellation d'origine contrôlée) ; fin et digeste, il se garde aussi plus longtemps.

sur l'effet de l'ail cru ou cuit plutôt que sur celui des suppléments d'ail. Une analyse de grande ampleur a démontré que la consommation moyenne de 6 gousses d'ail ou plus par semaine abaissait de 30 % le risque de cancer colorectal et de 50 % celui de cancer de l'estomac, par rapport à la consommation de 1 gousse ou moins. L'incidence du cancer de la prostate pourrait également être moindre, selon une étude menée par l'Institut national du cancer à Shanghai, qui a évalué à 50 % l'abaissement du risque. Il faut cependant se méfier de toutes ces études qui reposent sur les réponses des participants et uniquement sur leur mémoire. Autre hypothèse à ne pas écarter : une consommation d'ail élevée correspond souvent à un régime végétarien.

Il n'y a pas consensus au sujet de la quantité d'ail qui doit être consommée pour produire un effet anticancérogène. On ne sait pas non plus si l'ail cuit ou séché a la même valeur que l'ail cru. Une chose est sûre : pour que l'ail dégage tout son potentiel, il faut le hacher ou l'écraser avant consommation. C'est ce qui permet la formation de l'allicine et de ses puissants dérivés.

LES INCONVÉNIENTS DE L'AIL

L'ail a tendance à donner une haleine forte. Pour remédier à ce désagrément, il est conseillé de mâcher, à la fin du repas, quelques feuilles de menthe ou de persil : ces deux herbes sont très riches en chlorophylle, qui purifie l'haleine. L'ail cru entraîne parfois des problèmes de digestion. Le contact direct avec l'ail peut aussi irriter la peau et les muqueuses. Enfin, l'ail, tant naturel qu'en comprimés, peut augmenter l'effet des médicaments qui servent à fluidifier le sang. Il faut donc en tenir compte si l'on en prend régulièrement. ❖

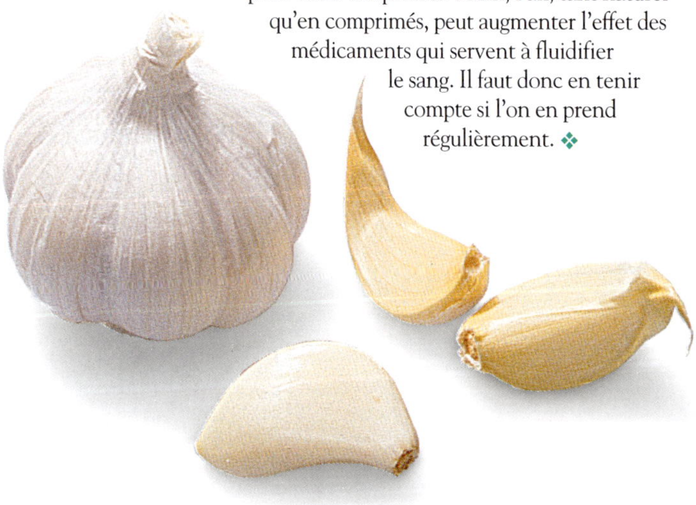

Alcool

AVANTAGES

- consommé avec modération, augmente le « bon » cholestérol (HDL) et ralentit la formation de caillots, diminuant ainsi le risque d'infarctus
- protégerait de la démence sénile
- à petites doses, stimule l'appétit et favorise la digestion

INCONVÉNIENTS

- éventuellement sautes d'humeur, agressivité, « gueule de bois » et dépendance
- nombreuses interactions médicamenteuses
- à long terme, si la consommation est trop élevée, risque accru de cancer, ainsi que de maladies cardiaques et hépatiques
- nocif durant la grossesse

Si de nombreuses études ont mis en évidence certains effets bénéfiques liés à une consommation modérée de boissons alcoolisées, ceux-ci pèsent peu face aux risques associés à l'alcool : même les « petits excès » sont dangereux, surtout s'ils sont fréquents. Une consommation modérée correspond à deux à trois verres de boisson alcoolisée par jour pour les hommes, soit de 20 à 30 g d'alcool pur au total, et un à deux verres pour les femmes, soit de 10 à 20 g d'alcool pur.

QU'EST-CE QUE L'ALCOOL ?

L'alcool éthylique (éthanol), composant caractéristique des boissons alcoolisées, provient de l'action de levures sur des fruits ou des grains qui, en fermentant, donnent le vin pour le jus de raisin, la bière pour le malt d'orge, par exemple. La distillation permet de relever la concentration en alcool et d'obtenir le whisky, le gin et les différentes eaux-de-vie, par exemple.

Dans l'organisme, l'alcool n'est pas transformé comme les aliments. Il passe dans le sang en moins d'une heure, puis est métabolisé dans le foie en utilisant des quantités importantes de vitamines B. Il faut entre 3 et 5 heures pour métaboliser 30 g d'alcool ; cette durée varie en fonction de nombreux paramètres : sexe, poids, seuil de tolérance, âge, type de boisson alcoolisée, mais aussi selon qu'elle est bue seule ou en mangeant.

DÉCOUVERTES RÉCENTES SUR L'ALCOOL

Selon des travaux menés dans le monde entier, consommer de l'alcool en petites quantités, surtout du vin rouge, diminue le risque d'infarctus.

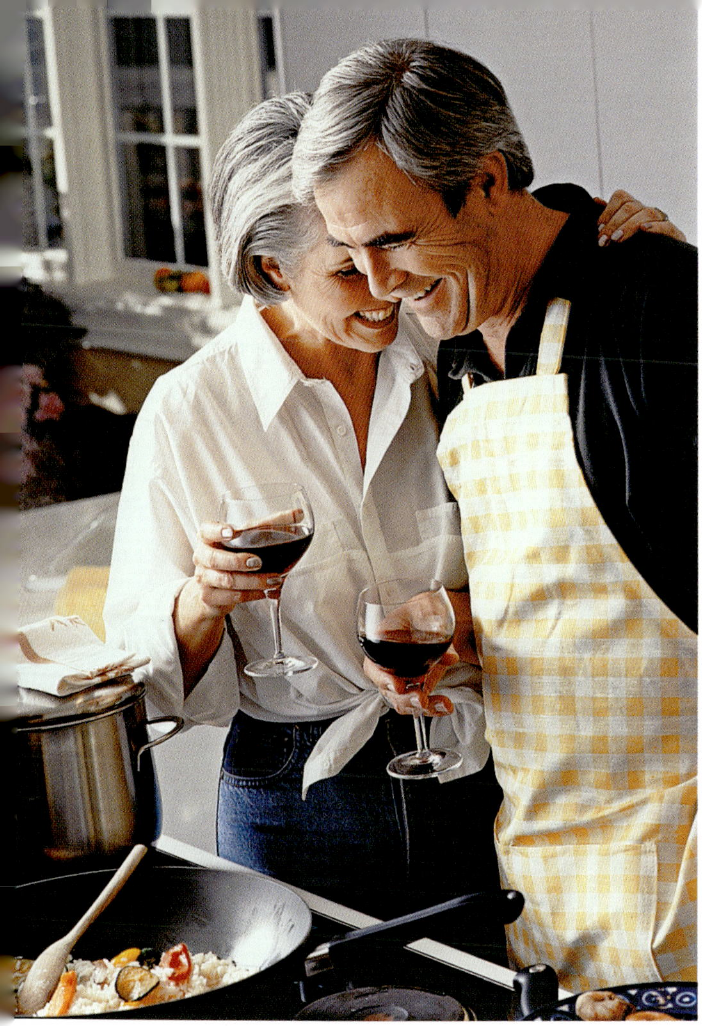

SANTÉ ! *Il est aujourd'hui prouvé que, consommé avec modération, l'alcool stimule l'appétit et peut faciliter la digestion.*

Plusieurs études ont confirmé le lien entre une consommation modérée d'alcool – qu'il soit apporté par du vin rouge, du vin blanc ou de la bière – et une diminution du risque cardio-vasculaire. D'autres études suggèrent que, pour les buveurs réguliers mais légers, le risque de diabète diminue également. Il apparaît même qu'une consommation quotidienne de deux à trois verres de boisson alcoolisée protège davantage contre les maladies cardio-vasculaires que quand on en prend moins : chez l'homme, le risque à long terme diminue de 5 % avec un verre par jour, contre 10 à 13 % avec deux verres.

Comment l'alcool agit-il ? Il réduit l'impact nocif d'une hypercholestérolémie, en même temps qu'il freine la formation des caillots dans le sang. De plus, il peut abaisser le taux du « mauvais » cholestérol (LDL) et celui des triglycérides, deux facteurs importants de risque cardio-vasculaire. Dans certaines études, on a également noté qu'une consommation régulière et modérée d'alcool augmente le taux du « bon » cholestérol (HDL), aux effets protecteurs. Les résultats sont particulièrement significatifs chez les femmes de plus de 50 ans, dont le risque augmente en flèche après la ménopause.

TOUJOURS AVEC MODÉRATION

Dans le vin rouge, les polyphénols (surtout le resvératrol) pourraient intervenir eux aussi en complément de l'alcool. Ces antioxydants protègent les cellules des vaisseaux sanguins contre les dégâts causés par les radicaux libres. Ils pourraient également réduire l'oxydation du cholestérol LDL, processus à l'origine de la formation des caillots sanguins.

L'alcool pourrait d'autre part avoir des effets bénéfiques pour le fonctionnement cérébral des personnes âgées : comme il liquéfie le sang, il empêche les caillots d'obstruer les capillaires et de provoquer des microembolies dans le cerveau. Il pourrait aussi stimuler la production d'acétylcholine, un neuromédiateur qui intervient dans l'apprentissage et la mémorisation. Selon plusieurs enquêtes, une consommation très modérée et régulière d'alcool est susceptible d'améliorer les facultés cognitives des gens âgés et de réduire le risque de démence sénile et de maladie d'Alzheimer.

DES RISQUES BIEN RÉELS

Tout cela ne vaut que pour deux à trois verres maximum par jour. Car, sans même parler d'alcoolisme, dès que l'on dépasse cette consommation, on observe une augmentation significative de nombreuses pathologies comme l'hypertension, l'arythmie cardiaque, les maladies du foie et du pancréas, les accidents vasculaires

QUELLE TENEUR EN ALCOOL ?

Le degré alcoolique correspond au pourcentage d'alcool (en volume) dans la boisson. Par exemple, un vin à 12 % vol. contient 12 % d'alcool, soit 12 cl (ou 96 g) d'alcool pur par litre (la densité de l'alcool étant de 0,8) ; 1 litre de bière à 4,5 % vol. en renferme 4,5 cl (ou 36 g).

L'EXCÈS D'ALCOOL ET LA « GUEULE DE BOIS »

Les alcools forts agissent plus vite que le vin et la bière, mais, dans tous les cas, l'absorption est accélérée par les boissons gazeuses. En pénétrant dans le sang, l'alcool atteint rapidement le cerveau, où il agit d'abord comme stimulant et déclenche de l'euphorie. Ensuite s'instaure une sensation d'engourdissement qui mène d'abord au sommeil, puis à la perte de conscience (« coma éthylique »). L'ingestion rapide d'une grande quantité d'alcool peut être fatale. La gravité de la « gueule de bois » découle aussi de la présence des congénères, substances qui se forment au cours de la fermentation et donnent à chaque boisson son goût et ses arômes distinctifs. C'est le cognac qui en renferme le plus ; viennent ensuite le vin rouge, le rhum, le whisky, le vin blanc et la vodka.

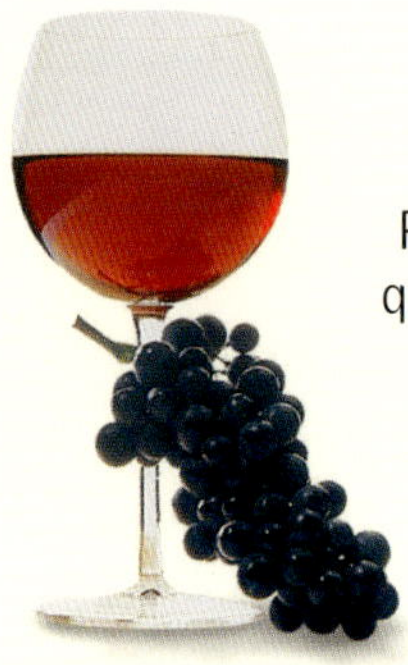

Que contient mon verre ?

Ce tableau vous indique quelle quantité d'alcool et de calories vous apportent les boissons alcoolisées les plus courantes. Pour faciliter les comparaisons, on peut utiliser l'« unité d'alcool », qui correspond à 10 g d'alcool pur. N'oubliez pas que l'alcool fournit 7 kcal par gramme (à comparer avec 4 kcal pour les protéines et les glucides, 9 pour les graisses). Rappel des limites admises : 20 à 30 g par jour pour l'homme, soit 2 à 3 unités d'alcool, et 10 à 20 g par jour pour la femme, soit 1 à 2 unités d'alcool.

TYPE DE BOISSONS	DEGRÉ ALCOOLIQUE*	VOLUME** (contenance du verre)	UNITÉS D'ALCOOL***	CALORIES
ALCOOLS FORTS				
(whisky, pastis, eaux-de-vie...)	40	3 cl	1	70 kcal
VINS CUITS				
(porto, xérès...)	18-20	6 cl	1	75-80 kcal
VIN				
(rouge ou blanc)	10-12	10-12,5 cl	1	70-85 kcal
CHAMPAGNE				
	10-11	10 cl	1	70-75 kcal
VINS DOUX NATURELS				
(muscat, banyuls...)	12	10 cl	1	80 kcal
BIÈRE ORDINAIRE				
	3,5 4,5	25 cl (petite bouteille)	0,8	90-105 kcal
		33 cl (canette)	1	120-140 kcal
		50 cl (demi pression)	1,5	180-210 kcal
BIÈRE DE LUXE				
	6-8	25 cl (petite bouteille)	1,5	135-145 kcal
		33 cl (canette)	2	180-190 kcal
		50 cl (demi pression)	3	270-290 kcal

* En proportion du volume de liquide (% vol.).

** Il s'agit des verres standard utilisés dans les cafés et restaurants ; on est souvent plus généreux sur les quantités quand on est chez soi ou entre amis.

*** Chaque unité d'alcool correspond à environ 10 g d'alcool pur.

cérébraux, certains cancers. De plus, l'alcool peut créer une dépendance, avec toutes ses conséquences tragiques, y compris sur le plan social. Chez les femmes, une consommation d'alcool trop élevée peut augmenter le risque de cancer du sein ; durant la grossesse, l'alcool est à bannir totalement, car même un faible apport est préjudiciable pour le bébé.

Les boissons alcoolisées peuvent certes s'intégrer dans une alimentation saine si elles sont absorbées en quantités modérées, de préférence lors des repas. Mais, au-delà de deux à trois verres par jour, les risques pour la santé deviennent très supérieurs aux bénéfices éventuels.

Surtout, si on ne consomme pas d'alcool, il est inutile de commencer à le faire sous prétexte que c'est bon pour la santé : il y a bien d'autres moyens efficaces pour se maintenir en forme ! ❖

Alcoolisme

PRIVILÉGIER

- fruits de mer, porc maigre, pain et céréales complètes pour la thiamine (B_1)
- légumes à feuilles vert foncé, jus d'orange, foie, lentilles pour l'acide folique (B_9)
- légumineuses, pâtes, riz et féculents pour les glucides complexes

ÉVITER

- alcool sous toutes ses formes

L'alcoolique boit de façon chronique, ce qui perturbe sa vie personnelle, familiale et professionnelle. Si boire un verre ne nuit pas, il faut savoir quand on va trop loin.

Plusieurs facteurs favorisent l'alcoolisme. Héritage génétique, observation des parents et expériences pendant l'enfance prédisposent à l'alcoolisme. La progression de la maladie varie d'une personne à une autre. Dans certains cas, elle se développe dès que le sujet commence à boire ; mais la plupart du temps, elle progresse lentement, évoluant de la fête sociale à la prise solitaire d'alcool régulière, jusqu'à la dépendance.

Certains alcooliques font des beuveries puis ne boivent plus pendant des semaines. Mais, dès qu'ils reprennent un verre, ils ne s'arrêtent que quand ils ne savent plus ce qu'ils font ou ont perdu connaissance. Même si ces buveurs ont des difficultés à rester sobres, ils ont rarement de graves symptômes de sevrage quand ils cessent de boire. Dans d'autres cas, l'abstinence pendant 12 à 24 heures entraîne des symptômes de sevrage tels que sueurs, irritabilité, nausées, vomissements et faiblesse. Au bout de 2 à 4 jours, les symptômes s'aggravent, allant même jusqu'au delirium tremens. L'abus chronique d'alcool a un impact psychologique et physique. Souvent, les alcooliques ne semblent pas intoxiqués, mais ils ont de plus en plus de mal à accomplir leurs tâches quotidiennes. Ils sont enclins à la dépression, à des sautes d'humeur et à des comportements violents. Le taux de suicide est plus élevé chez eux que dans le reste de la population. L'alcoolisme diminue l'espérance de vie, car il accroît le risque d'autres maladies fatales comme le cancer du pancréas, du foie et de l'œsophage ou la cirrhose.

Les femmes qui boivent pendant leur grossesse peuvent mettre au monde un bébé atteint du syndrome d'alcoolisme fœtal, de malformations congénitales et d'un retard mental.

LES CONSÉQUENCES NUTRITIONNELLES DE L'ALCOOLISME

L'alcoolisme peut mener à la malnutrition, non seulement parce que les buveurs se nourrissent mal, mais aussi parce que l'alcool modifie la digestion et le métabolisme de la plupart des nutriments. La carence en thiamine est fréquente et se manifeste par divers symptômes : crampes, fonte musculaire, nausées, perte d'appétit, problèmes neurologiques et dépression. Il en va de même pour les carences en acide folique, riboflavine, vitamine B_6 et sélénium. Comme beaucoup d'alcooliques manquent de vitamine D, qui permet à l'organisme d'absorber le calcium, ils sont sujets aux fractures osseuses et à l'ostéoporose. Des dysfonctions hépatiques et pancréatiques peuvent conduire à une mauvaise assimilation des graisses. En outre, l'alcool stimulant la production d'insuline, le métabolisme du glucose s'accélère et peut entraîner une hypoglycémie. Enfin, les alcooliques peuvent être en surpoids, en raison des calories qu'apporte l'alcool.

Alimentation et suppléments. Une fois qu'un alcoolique est sevré, on règle les problèmes de nutrition un par un : des suppléments pour traiter les carences ; un régime pour traiter les problèmes sous-jacents – par exemple, une personne obèse a besoin de manger pour combler les carences nutritionnelles sans prendre de poids. En cas de lésions du foie, l'apport de protéines doit être contrôlé. ❖

BON À SAVOIR

- La douche froide, le café fort et tous ces vieux remèdes n'ont pas le moindre effet sur une personne en état d'ébriété.
- L'alcool en quantité diminue la performance sexuelle masculine. En abaissant la production de testostérone, l'hormone sexuelle mâle, et en augmentant les niveaux d'œstrogènes, l'alcool peut mener à l'impuissance, à la diminution de volume des testicules et à la croissance mammaire masculine.
- L'alcool lève les inhibitions : de nombreux gestes ou actes, impensables à jeun, sont réalisés sous son emprise.

LES SIGNAUX D'ALARME

- Boire pour se sentir bien, gagner de l'assurance ou oublier ses ennuis.
- Augmenter les doses pour obtenir l'effet désiré.
- Oublier ce que l'on a dit ou fait sous l'influence de l'alcool.
- Boire en cachette.
- Conduire en état d'ivresse.
- Accumuler les gueules de bois, que l'on fait passer avec un nouveau verre.
- Négliger régulièrement de manger, mais pas de boire.
- Préférer boire seul.
- Devenir sujet aux sautes d'humeur, source de problèmes au travail ou à la maison.
- Être pris de tremblements, avoir des hallucinations et des suées nocturnes.
- Se sentir incapable d'arrêter de boire.

ALIMENTS BIOLOGIQUES

DES ATOUTS RÉELS

Quand on craint les résidus de pesticides dans les aliments, on a tout intérêt à opter pour les produits biologiques. En outre, ceux-ci sont souvent supérieurs sur le plan nutritionnel, voire parfois meilleurs au goût, que ceux ne provenant pas de l'agriculture biologique.

On peut désormais acheter ces produits sur les marchés, dans les boutiques spécialisées, ainsi que dans les grandes et moyennes surfaces, qui en proposent une vaste gamme – fruits et légumes, mais aussi œufs, lait et produits laitiers, les aliments bio les plus consommés avec le pain, les biscuits et les céréales. Viande et volaille ne sont pas en reste, tout comme les plats préparés, la charcuterie, le vin, les produits à base de soja et même les petits pots et farines pour bébés. Bref, tout ce qu'il faut pour bien se nourrir !

Ces produits sont vendus en général de 20 à 30 % plus cher que leurs homologues ordinaires, en raison de leurs méthodes de production spécifiques et de leurs rendements plus modestes. Le marché augmente de 10 % en moyenne par an (une progression très forte pour le secteur de l'agroalimentaire). La production nationale reste toutefois faible : seuls 2 % de la surface agricole française sont consacrés à l'alimentation biologique, contre 3,5 % pour l'ensemble des pays de l'Union européenne. On importe donc de plus en plus de produits biologiques, afin de répondre à la demande des consommateurs. Selon les dernières enquêtes, 43 % des Français déclarent consommer ce type d'aliments au moins une fois par mois, et 23 % au moins une fois par semaine.

Qu'entend-on par produits biologiques ?

Il ne faut pas les confondre avec des produits dits naturels ou du terroir. Les produits biologiques, ou plus précisément issus de l'agriculture biologique, sont des denrées végétales ou animales obtenues grâce à un mode de production très exigeant, sans produits chimiques de synthèse et respectueux de l'environnement.

Pour obtenir des produits biologiques, on ne peut employer aucun engrais chimique tel que des substances azotées, des phosphates ou de la potasse. La fertilité du sol est maintenue et améliorée grâce à des « engrais verts » (culture alternée de légumineuses, de plantes à enracinement profond…) ou encore avec des amendements organiques ou du compost. Par ailleurs, aucun produit phytosanitaire de synthèse n'est autorisé pour lutter contre les parasites ou les maladies. On doit recourir à la lutte biologique intégrée ou utiliser des préparations à base d'extraits végétaux et de substances naturelles expressément autorisées. L'emploi d'organismes génétiquement modifiés (OGM) est strictement interdit. Enfin, les animaux (vaches, porcs, volailles, agneaux) destinés à la production de viande et d'œufs biologiques sont élevés en plein air, avec un vaste espace vital, nourris à 90 % au moins avec des fourrages et produits issus de l'agriculture biologique, cultivés en grande partie sur place, et ils ne reçoivent aucun antibiotique.

Les produits biologiques, qui répondent à des critères très précis inscrits à la fois dans la loi française et dans les règlements communautaires, doivent obligatoirement subir des contrôles rigoureux pour obtenir la certification

Des logos très officiels

Comment reconnaître les « vrais » produits biologiques ? Il suffit de vérifier qu'ils portent bien l'un des deux logos officiels (parfois les deux), qui constituent une réelle garantie pour le consommateur.
Il peut s'agir :

AGRICULTURE BIOLOGIQUE

- ✔ soit du logo français AB, apposé sur la majorité des produits biologiques commercialisés en France ;
- ✔ soit du logo européen, dont la présence est obligatoire depuis 2010 sur les produits biologiques commercialisés dans l'Union européenne .

Ces logos sont réservés aux produits composés d'au moins 95 % d'ingrédients issus de l'agriculture biologique. Si moins de 95 % mais au moins 70 % des ingrédients proviennent de l'agriculture biologique, il peut seulement en être fait mention sur l'emballage, sans le logo.

délivrée par un organisme indépendant agréé, leur donnant le droit d'utiliser le logo AB et la mention « agriculture biologique ».

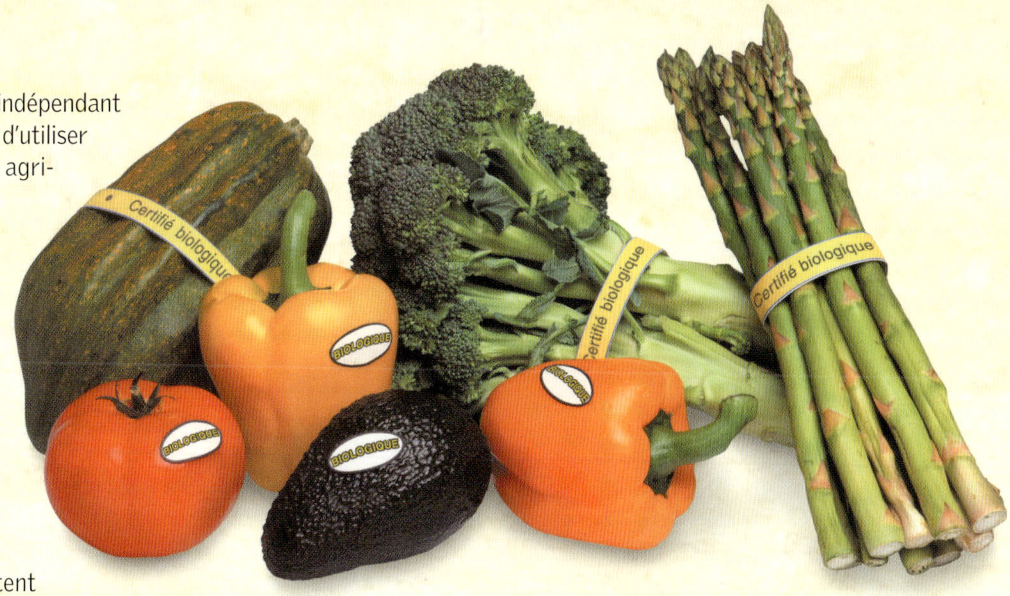

Sont-ils meilleurs ?

Beaucoup de consommateurs sont persuadés que les produits biologiques sont plus savoureux que les autres. En réalité, dans les tests réalisés à l'aveugle, les denrées classiques sont souvent aussi bien notées qu'eux !

Les tenants du bio mettent régulièrement en avant la meilleure qualité nutritionnelle des produits, à juste titre si l'on en croit les études les plus pointues menées sur le sujet. Des chercheurs français de l'INRA ont ainsi montré que les productions biologiques ont souvent une teneur en matière sèche plus élevée (elles sont moins « forcées » et gonflées d'eau) et que leur densité nutritionnelle est supérieure. D'après une vaste étude européenne, conduite récemment, les fruits et légumes biologiques renferment en moyenne 40 % d'antioxydants et de micronutriments protecteurs (polyphénols, caroténoïdes, lycopène, vitamine C) de plus que les produits ordinaires.

Sont-ils plus sûrs ?

Certains détracteurs font remarquer que l'appellation « agriculture biologique » garantit, certes, le mode de production, mais non la qualité du produit final. Par exemple, en ce qui concerne les résidus, le risque de contamination par des pesticides présents dans l'environnement est évident. On peut toutefois être rassuré sur ce point : une étude réalisée en France de 1993 à 2000, sur près de 15 000 échantillons de produits biologiques, a montré que 93,7 % d'entre eux étaient totalement exempts de résidus de pesticides. Des mesures ont été prises afin de réduire encore ce taux. Ainsi, on peut considérer que les aliments biologiques ne renferment que peu ou pas de pesticides.

Ils sont également moins chargés en nitrates. C'est particulièrement sensible pour les carottes, les épinards et les laitues. Or les nitrates peuvent se transformer en nitrites, lesquels sont impliqués dans la formation de composés cancérogènes, les nitrosamines.

En revanche, il ne faut pas oublier que l'appellation « agriculture biologique » n'est pas une garantie contre les micro-organismes qui pourraient contaminer les aliments et causer des maladies : on doit prendre les mêmes précautions d'hygiène pour les utiliser et les consommer.

Conclusion

Les consommateurs qui adoptent une alimentation biologique en attendent souvent des avantages pour leur santé. À ce jour, aucune étude épidémiologique n'a pu démontrer encore qu'il y avait une relation de cause à effet. Cependant, pour ceux qui souhaitent manger plus sainement, avec moins de résidus, et qui veulent en même temps agir pour protéger l'environnement, l'alimentation biologique est sans aucun doute un début de solution.

Le b.a.-ba du bio

Les produits biologiques étant plus chers que les autres, il faut savoir se montrer sélectif. On privilégiera donc ce type d'achat dans les cas où il a été prouvé que le produit conventionnel peut renfermer une quantité particulièrement élevée de pesticides. Si l'on veut se mettre au bio, c'est sûrement par ces produits-là qu'il faut commencer.

✔ Optez bio pour les fruits suivants : pommes, raisin, fraises, pêches, nectarines, poires, cerises.

✔ Choisissez sans hésiter les légumes biologiques suivants : épinards, salades, carottes, haricots verts, poivrons, céleri, pommes de terre.

✔ Si vous consommez des céréales complètes et du pain complet, prenez-les de préférence biologique : en effet, c'est dans la partie externe des céréales, le son, que se concentrent les résidus de produits de traitement.

✔ Pensez au bio pour les œufs (des produits de traitement phytosanitaires peuvent se concentrer dans le jaune), pour le beurre et le lait, tous deux de très bonne qualité gustative en général.

✔ Le bio peut aussi s'avérer judicieux pour la viande et les volailles (surtout si vous consommez les foies), dans la mesure où graisses et abats peuvent renfermer des traces non négligeables de résidus).

ALIMENTS FONCTIONNELS

EFFICACES POUR LA SANTÉ

Le lien entre alimentation et santé ne cesse de se confirmer, et les chercheurs ont commencé à étudier les effets bénéfiques que présentent certains aliments, au-delà de leur valeur nutritive. On s'intéresse à ce qu'on appelle les aliments fonctionnels, ou alicaments, dont les composants, naturels ou ajoutés, réduiraient le risque de développer certaines maladies.

Par nature, beaucoup d'aliments ont un tel rôle protecteur. On peut dire ainsi du brocoli, de la carotte ou de la tomate qu'ils sont des aliments fonctionnels. En effet, quelques-uns de leurs composants diminuent le risque de contracter certaines maladies. Mais on appelle habituellement aliments fonctionnels ceux qui ont été modifiés ou enrichis avec des nutriments, des phytocomposés ou des extraits de plantes dans le but de prévenir ou de traiter des pathologies tels l'arthrite, le cancer, les maladies cardio-vasculaires, le diabète ou l'hypertension.

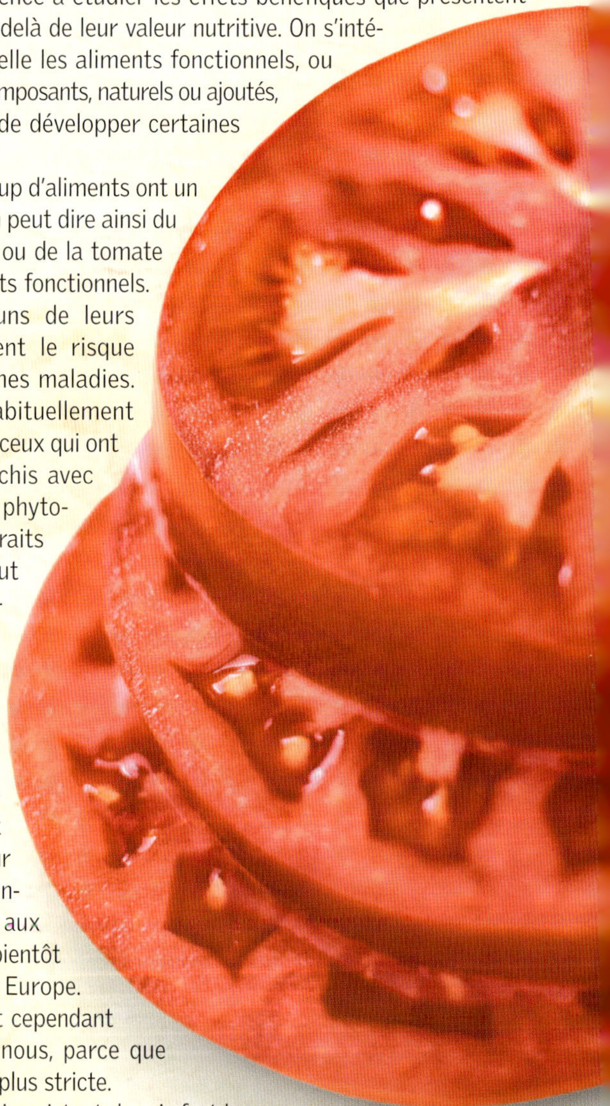

Le marché des aliments fonctionnels est actuellement le secteur le plus florissant de l'industrie alimentaire aux États-Unis et le sera bientôt au Japon, ainsi qu'en Europe. Cette évolution se fait cependant plus lentement chez nous, parce que la réglementation est plus stricte.

Les aliments enrichis existent depuis fort longtemps. On a ajouté de la vitamine D aux laits infantiles et de l'iode au sel pour réduire respectivement les cas de rachitisme et ceux de goitre. Mais, devant l'intérêt croissant de la recherche pour la prévention par l'alimentation, l'industrie alimentaire n'a pas tardé à réagir en produisant toutes sortes d'aliments auxquels on prête presque des vertus de médicaments. Ainsi, aux États-Unis, on vend des céréales enrichies de psyllium pour faire baisser le cholestérol. Les Japonais, quant à eux, proposent des boissons aux extraits de plantes pour améliorer la vision sur un écran d'ordinateur, ou pour favoriser la détente. Dans leur pays, ces produits ne sont pas vraiment définis et régle-

Précisions

Les aliments dits fonctionnels ne peuvent recevoir que trois types d'allégations, reconnues par le *Codex alimentarius*, qui fait référence à l'échelle internationale :

- ✔ les allégations nutritionnelles, concernant les teneurs en un ou plusieurs nutriments spécifiques. Elles portent soit sur des aliments enrichis (en vitamines, en minéraux, etc.), soit sur des aliments courants, par exemple le kiwi et la vitamine C, le gruyère et le calcium ;
- ✔ les allégations fonctionnelles, qui établissent un lien entre la présence d'un nutriment et une fonction physiologique : par exemple, « le calcium contribue à la minéralisation de l'os » ;
- ✔ les allégations santé, qui établissent un lien entre l'aliment et la santé ou la prévention. Ces allégations sont très réglementées en France.

mentés ; le consommateur ne connaît donc pas les proportions de l'ingrédient « actif » dans l'aliment en question. Aucun de ces produits n'est vendu en France, où d'ailleurs des ingrédients comme le kava sont désormais interdits.

Les aliments fonctionnels suscitent beaucoup de controverses. On prétend qu'ils font oublier l'importance d'une alimentation équilibrée. On s'indigne aussi que les industriels fassent miroiter des effets bénéfiques non prouvés sur le plan médical. Mais, d'après certains, ils pourraient bien être une des clés pour réduire l'incidence des maladies chroniques et le coût des traitements.

Quelques éléments qui entrent dans la composition des aliments font actuellement l'objet d'une recherche intense.

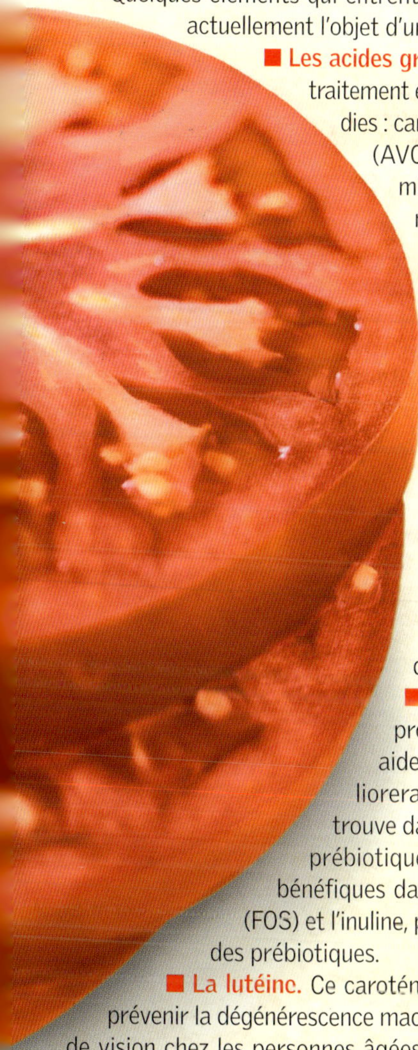

■ **Les acides gras oméga-3.** Ceux-ci ont été associés au traitement et à la prévention de bon nombre de maladies : cardiopathies et accident vasculaire cérébral (AVC), mais aussi lupus érythémateux disséminé, diabète, syndrome intestinal inflammatoire, arthrite et cancer du sein, du côlon et de la prostate. Les aliments qui contiennent le plus d'acides gras oméga-3 sont les poissons gras, les huiles de noix et de colza et les graines de lin.

■ **Les protéines de soja.** La recherche a démontré leur rôle dans l'abaissement du taux de cholestérol sanguin. On étudie actuellement les effets des isoflavones, des composés végétaux associés aux protéines de soja, dans la lutte contre le cancer et l'ostéoporose. On trouve ces protéines dans le soja et tous ses dérivés : tofu, tonyu, « lait » de soja, par exemple.

■ **Les probiotiques et prébiotiques.** Les probiotiques sont des ferments vivants qui aident à restaurer la flore intestinale et amélioreraient les réactions immunitaires ; on en trouve dans les yaourts et les laits fermentés. Les prébiotiques stimulent la croissance de bactéries bénéfiques dans le côlon. Les fructo-oligosaccharides (FOS) et l'inuline, provenant de la racine de chicorée, sont des prébiotiques.

■ **La lutéine.** Ce caroténoïde antioxydant pourrait aider à prévenir la dégénérescence maculaire, cause principale de la perte de vision chez les personnes âgées. On en trouve dans l'œuf, le maïs, le kiwi, l'orange, le brocoli, les épinards et les feuilles de bette.

■ **Le psyllium.** Sa fibre soluble pourrait abaisser le taux de cholestérol. En France, on en ajoute dans certains produits minceur.

■ **Le bêta-glucane.** L'avoine contient une fibre soluble, le bêta-glucane, susceptible d'abaisser le taux de cholestérol.

■ **Les stanols et autres phytostérols.** Ces composés tirés de l'huile de bois sont ajoutés à certains aliments (margarines, produits laitiers) pour faire baisser le cholestérol. Ces produits enrichis en phytostérols ont d'ailleurs été les premiers véritables « alicaments » autorisés en France : on peut mentionner que leur consommation (dans des conditions bien précises) permet d'abaisser significativement le taux de cholestérol sanguin.

LIEN ENTRE MALADIE ET ALIMENTATION

Réduction d'incidence liée à une bonne alimentation

Athérosclérose	50 %
Hypertension	50 %
Accident vasculaire cérébral (AVC)	50 %
Diabète de type II	50 %
Maladie coronarienne	40 %
Cancer	35 à 50 %

Aliments fonctionnels naturels : des valeurs sûres

Alors que les chercheurs et l'industrie alimentaire s'efforcent de démontrer les liens entre l'alimentation et la prévention ou le traitement des maladies, il ne faut pas perdre de vue que la nature a prévu une abondance d'aliments fonctionnels. Fruits et légumes, céréales complètes, légumineuses, graines, noix et autres fruits secs oléagineux regorgent de phytonutriments qui réduisent le risque de cancer, de maladie cardiaque, d'hypertension et d'autres maladies chroniques. Avec les aliments fonctionnels que fournit la nature, on ne risque pas de se tromper.

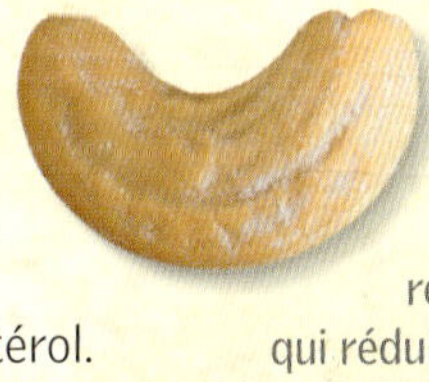

ALLERGIES

ET INTOLÉRANCES ALIMENTAIRES

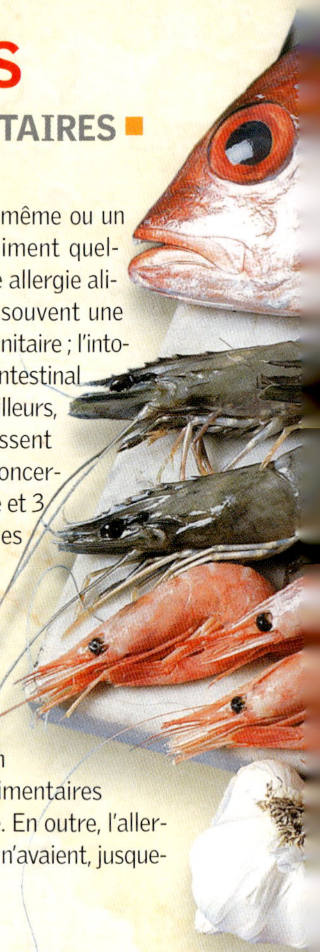

Environ une personne sur trois affirme qu'elle-même ou un membre de sa famille est allergique à un aliment quelconque. Or seulement 2 à 3 % des adultes ont une allergie alimentaire avérée. Ce qu'on qualifie d'allergie est souvent une intolérance. L'allergie met en cause le système immunitaire ; l'intolérance provient de l'incapacité du système gastro-intestinal à digérer ou à absorber certaines substances. Par ailleurs, chez les enfants, les allergies alimentaires ne cessent d'augmenter. Les statistiques montrent qu'elles concernent au moins 5 à 8 % des enfants d'âge préscolaire et 3 à 4 % des enfants plus âgés, soit près du double des chiffres observés il y a une quinzaine d'années. On incrimine divers facteurs (modification de l'alimentation, pollution, stress), mais l'hérédité y est sûrement pour beaucoup. Deux parents allergiques ont 50 % de risque d'avoir un enfant allergique, contre 15 % si un seul est atteint. L'allaitement maternel et la diversification tardive de l'alimentation en diminuent sans doute le risque. Les allergies alimentaires du nourrisson peuvent disparaître durant l'enfance. En outre, l'allergie alimentaire touche de plus en plus d'adultes qui n'avaient, jusque-là, jamais eu ce type de problème.

Les symptômes de l'allergie

L'allergie évolue par étapes. La première fois que le système immunitaire rencontre un allergène, il le prend pour un dangereux envahisseur et commande aux cellules spécialisées de fabriquer des anticorps, les immunoglobulines. Il n'y a pas de réaction allergique proprement dite lors de la première exposition. Mais, si la substance est de nouveau ingérée, les antigènes qui ont été programmés pour la combattre entrent aussitôt en action. Tout est en place pour une éventuelle réaction antigène-anticorps et donc une réponse allergique.

L'allergie alimentaire peut se manifester par de nombreux symptômes : nausées, vomissements, diarrhée, constipation, indigestion, migraine, urticaire, démangeaisons, essoufflement, crises d'asthme et, dans les cas graves, œdème généralisé de la peau et des muqueuses. L'œdème de la bouche et de la gorge peut se révéler fatal, car il empêche le passage de l'air vers les poumons. Dans les cas extrêmes, il peut se produire un choc anaphylactique qui paralyse les systèmes respiratoire et circulatoire. En général, les allergènes déclenchent toujours les mêmes symptômes, mais leur degré d'intensité varie en fonction de nombreux facteurs, notamment la quantité d'aliment ingérée et son mode de préparation. Enfin, certains facteurs favorisent l'apparition des symptômes (gastrite, exercice physique intense, prise de boissons telles que cola ou alcool).

L'identification des allergènes

Certains allergènes sont facilement identifiables, car les symptômes se manifestent dès l'ingestion de l'aliment. Les allergènes les plus fréquents chez le jeune enfant sont l'œuf, le lait, les arachides, le poisson et le soja (environ

Bonnes nouvelles concernant l'allergie aux arachides

L'allergie aux arachides est l'une des plus dangereuses parce que les produits à base d'arachide s'utilisent à grande échelle dans l'industrie alimentaire et qu'une quantité infime de la protéine peut déclencher un choc anaphylactique fatal.

On sait cependant qu'un diagnostic d'allergie aux arachides n'est pas irréversible. L'enfant chez qui on a détecté la présence d'anticorps spécifiques pourrait bien s'en débarrasser en grandissant. Il faut donc vérifier, avec une très petite quantité de protéine et sous strict contrôle médical, si le sujet est encore allergique à l'arachide. La procédure doit être répétée à intervalles réguliers.

DEUX PISTES POUR LES CHERCHEURS

✔ Mise au point d'un vaccin pour atténuer les réactions de l'organisme à l'arachide.

✔ Utilisation de charbon actif pour absorber et neutraliser les protéines d'arachide après ingestion accidentelle.

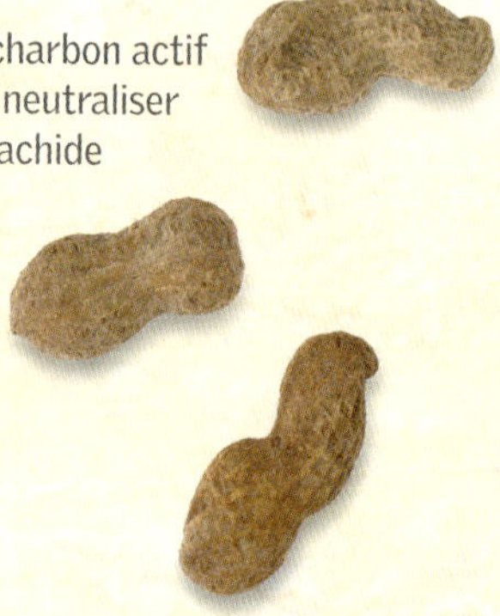

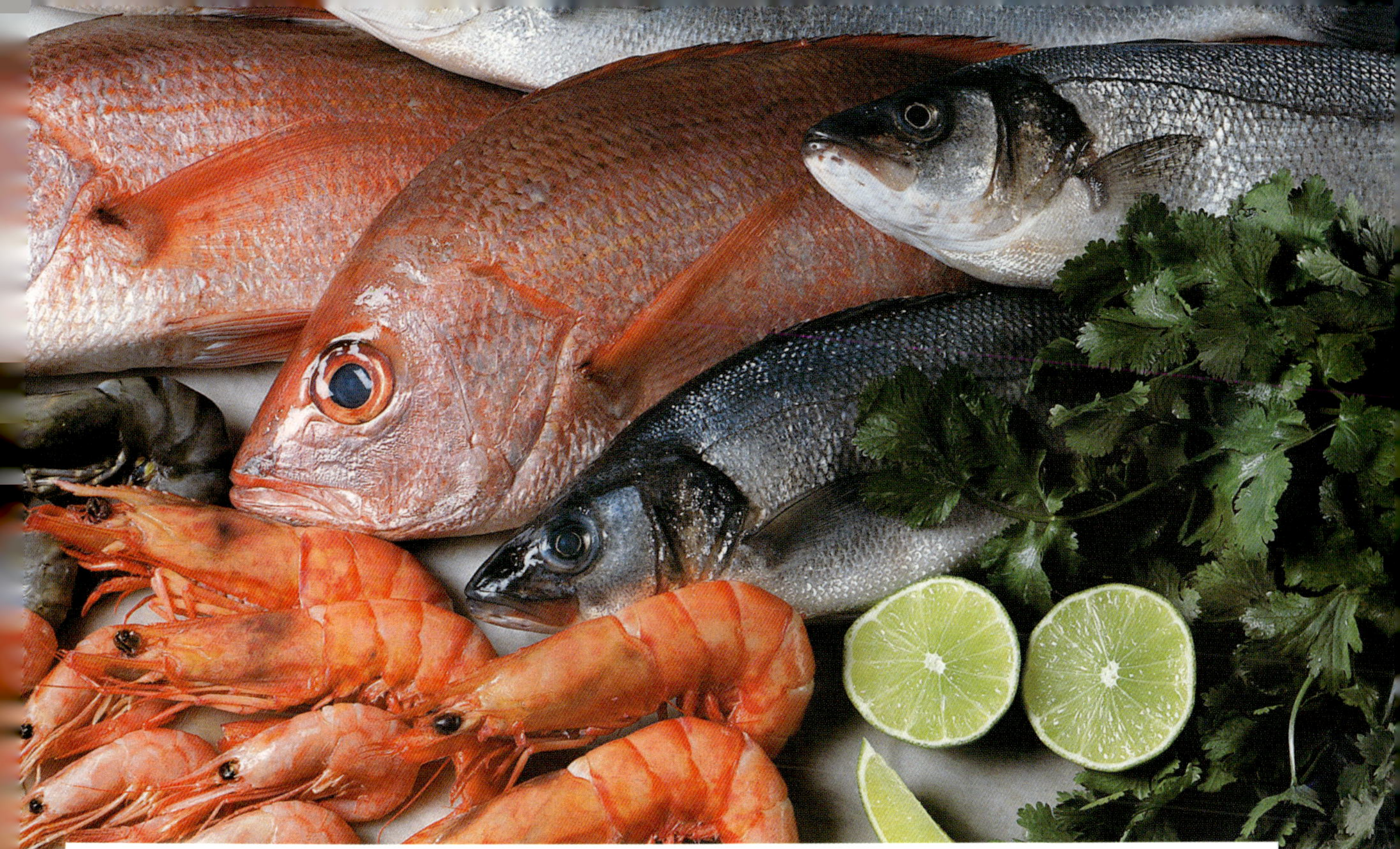

LES ALLERGÈNES COURANTS

Presque tous les aliments sont susceptibles de déclencher une réaction allergique.
Neuf classes d'aliments, cependant, sont responsables de 90 % des allergies.

CLASSE	PRINCIPAUX ALIMENTS	SOURCES CACHÉES
Lait et produits laitiers	Tous les laitages (lait, fromage, yaourt, crème fraîche, glaces), certaines pâtisseries, certains desserts.	Certaines sauces, succédanés du lait, certaines charcuteries.
Œufs (en particulier le blanc)	Gâteaux, mousses, glaces, certains sorbets et autres desserts ; mayonnaise, meringues, crêpes et viennoiseries.	Garnitures de desserts, certains substituts d'œuf, pâtes alimentaires.
Soja et produits dérivés	Soja, sauce soja, tofu, protéines végétales texturées, protéines hydrolysées, miso, tamari, tempeh, arômes naturels et artificiels, bouillon de légumes, amidon végétal.	Omniprésents dans les aliments du commerce et produits industriels.
Arachides	Arachides et huile d'arachide, beurre de cacahouètes, pâtisseries, confiseries et biscuits pour l'apéritif pouvant en renfermer.	Nombreuses confiseries, graines de tournesol, nourritures africaine, thaïe, chinoise, vietnamienne et mexicaine.
Noix et autres fruits secs oléagineux, lupin	Pâtisseries et confiseries contenant pacanes, noix, amandes, noix de cajou, noisettes, pistaches, lupin ; l'huile de toutes ces noix ; biscuits pour l'apéritif.	Essences naturelles et artificielles, sauce barbecue, certaines céréales, biscuits, glaces, pâtisseries.
Poisson	Poissons frais, fumés, marinés ou en conserve, huiles de foie de poisson, caviar, bisques, bouillons et soupes de poisson.	Pizza, surimi.
Fruits de mer	Crustacés (crevettes, crabes, homards, écrevisses...) ; mollusques (huîtres, palourdes, pétoncles...) ; quenelles de fruits de mer.	Caviar, surimi.
Blé et produits dérivés	Céréales, pain et dérivés, potages déshydratés, gâteaux, pâtes alimentaires, sauces, quenelles, produits avec de la farine ; bière.	Certaines glaces, soupes en boîte, surimi, certaines confiseries.
Kiwi	Allergie croisée avec banane, châtaigne, sarrasin, fruit de la Passion, figue, poivron, ou avec le latex et le pollen (allergie non alimentaire).	Farines de châtaigne et de sarrasin dans des pains spéciaux, plats préparés, pâtisseries.

Les allergènes cachés

Avec une allergie alimentaire, on peut éprouver des réactions allergiques en consommant des aliments sûrs. Pourquoi ?

✔ L'aliment sûr peut avoir été contaminé en cours de manipulation.

✔ L'étiquetage peut induire en erreur, par exemple avec la mention « émulsifiant » au lieu de « œufs ».

✔ Certains ingrédients ont pu être remplacés par d'autres, comme de l'huile d'arachide à la place de l'huile de colza.

CE QU'IL FAUT FAIRE

✔ Toujours bien lire la composition.

✔ Être vigilant au restaurant ou en visite. Ne pas avoir peur de poser des questions concernant les ingrédients.

✔ Éviter les aliments transformés.

✔ Porter sur soi de l'adrénaline auto-injectable en cas d'urgence.

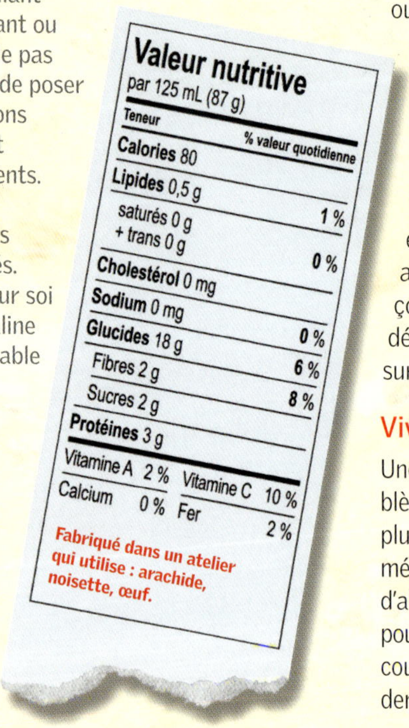

Qu'est-ce qu'un choc anaphylactique ?

Une forte allergie à un aliment peut déclencher un choc anaphylactique, une défaillance des systèmes respiratoire et circulatoire pouvant mener à la mort. Quiconque a déjà subi un choc de cette nature, ou croit y être exposé, devrait toujours avoir sur soi une fiche médicale et l'information d'urgence. Le médecin traitant peut aussi prescrire à l'avance une ampoule d'adrénaline auto-injectable.

85 % des enfants perdent cette sensibilité entre 3 et 5 ans). Chez l'enfant plus grand et chez l'adulte, les fruits de mer, les arachides et le kiwi sont les plus susceptibles de provoquer des réactions allergiques. Beaucoup de gens éprouvent des allergies mineures à divers fruits et légumes. La cuisson diminue souvent le potentiel allergène des aliments, les protéines en cause étant décomposées par la chaleur. Cette règle a des exceptions : par exemple, griller les arachides augmente leur allergénicité.

Les allergènes ne sont pas toujours faciles à identifier. Dans certains cas, il faut noter l'heure et le menu de tous les repas, y compris les collations, pour les relier à l'apparition des premiers symptômes. Au bout d'une semaine ou deux, on est en mesure d'éliminer quelques aliments suspects. Si les symptômes disparaissent, on réintroduit les aliments en cause un par un, sur une semaine à chaque fois, ce qui permet une contre-expertise.

Dans les cas plus complexes, il faut recourir à un ou plusieurs tests d'allergie. Les plus courants sont les suivants.

Tests cutanés. Ils consistent à scarifier la peau pour permettre à une petite quantité de divers allergènes de pénétrer. L'apparition d'une irritation ou d'un œdème sur le site indique généralement une réaction allergique.

Test sanguin RAST *(radioallergosorbent test)*. On prélève un peu de sang du patient et on le mélange avec des extraits d'aliments pour vérifier la présence d'anticorps. Ce test est recommandé chez les patients dont la peau réagit vivement aux tests cutanés.

Régime d'exclusion. Il consiste à éliminer les aliments le plus souvent incriminés pendant 7 à 10 jours. Si, passé ce délai, l'allergie se manifeste encore, c'est qu'elle trouve son origine ailleurs. Les manifestations d'allergie ayant cessé, on introduit alors une très faible quantité de l'aliment soupçonné d'être responsable de la réaction allergique, pour voir si celle-ci se déclenche. Ces tests, qui ne sont pas sans risques, doivent se faire sous étroite surveillance médicale.

Vivre avec ses allergies

Une fois les allergènes identifiés, les éliminer de son alimentation résout le problème. Mais cela est plus facile à dire qu'à faire, car certains des allergènes les plus courants sont des ingrédients cachés de bon nombre d'aliments transformés (voir « Les allergènes courants », page précédente). Par ailleurs, beaucoup d'aliments ont des parentés chimiques. Ainsi, une personne allergique aux citrons pourrait aussi l'être aux oranges et aux autres agrumes. Dans certains cas, le vrai coupable est peut-être un contaminant ou une substance qui se retrouve accidentellement dans l'aliment.

Le plan d'accueil individuel (PAI)

Un enfant allergique à un aliment courant ne peut pas manger ce qui est au menu de la cantine scolaire. Il doit bénéficier, en accord avec le médecin scolaire, d'un plan d'accueil individualisé (PAI) qui permet à ses parents de fournir le repas qu'il prendra à l'école.

Les aliments génétiquement modifiés

La modification génétique implique l'introduction de protéines nouvelles dans un aliment et soulève le problème d'une allergénicité accrue. Il a ainsi été question de prélever le gène d'un poisson (la plie arctique) pour l'introduire dans la tomate afin de la rendre résistante au gel. Dans ce cas, une personne allergique au poisson pourrait-elle l'être aussi à cette tomate ? De telles expériences sont exclues tant que l'on n'aura pas réglé la question du transfert des allergènes.

Algues

AVANTAGES

- excellente source d'iode et de fibres
- large éventail de minéraux et oligoéléments, tels que calcium, cuivre, fer, magnésium, potassium et sélénium
- certaines algues sont riches en vitamines B, en vitamine C et en bêta-carotène
- certaines sont une bonne source de protéines

INCONVÉNIENT

- certaines ont une teneur élevée en sodium

Il existe plus de 2 500 variétés d'algues, que l'on classe généralement d'après leur couleur : brunes, rouges, vertes et bleu-vert.

Les algues, aliments peu courants chez nous, constituent en revanche jusqu'à 25 % du régime alimentaire des Japonais, qui les apprêtent de multiples façons, de la soupe à la salade, tandis qu'elles rehaussent avec bonheur les viandes et les fruits de mer. Le kombu, une algue brune de la famille du varech, s'utilise pour faire des bases de bouillon. Autre membre de la même famille, le wakame s'intègre bien aux soupes et aux sautés.

On compte beaucoup d'autres cultures où les algues font partie de la cuisine. La porphyra – laitue pourpre, *nori* en japonais – sert, en Irlande et au pays de Galles, à préparer des galettes. La dulse – *Palmaria palmata* – relève les potages en Écosse, tandis que la mousse d'Irlande, une autre algue rouge, constitue la principale source de carraghénanes, des fibres utilisées comme épaississant dans de nombreux produits du commerce (sauces, desserts…). Si la majorité des algues proviennent de la mer, certaines vivent en eau douce, telles les spirulines. Ces algues microscopiques, de couleur bleue ou verte, sont traditionnellement consommées au Mexique et en Afrique, où elles enrichissent en protéines l'alimentation de certaines populations. Elles sont maintenant employées dans des compléments alimentaires.

Les algues sont une source privilégiée de nutriments essentiels, dont les protéines (très abondantes dans les spirulines). Elles sont pour la plupart riches en iode, dont la thyroïde a besoin pour produire les hormones qui régissent les métabolismes. Leurs fibres aident à faire baisser les taux de cholestérol et de glucose dans le sang.

La teneur en minéraux et oligoéléments varie d'une algue à l'autre, mais on y trouve calcium, cuivre, fer, potassium, magnésium, sélénium, fluor, nickel, silicium, zinc, cobalt, phosphore et manganèse. Certaines algues rouges, riches en pigments, fournissent du bêta-carotène, précurseur de la vitamine A.

Une portion de 100 g d'algues fraîches ou réhydratées (environ 15 g d'algues sèches) n'apporte que de 50 à 60 kcal, mais jusqu'à 4 à 6 g de protéines, 120 mg de magnésium (soit 30 % de l'apport nutritionnel conseillé, ou ANC), 200 µg de vitamine B_9 ou acide folique (les deux tiers de l'ANC), ainsi que des quantités intéressantes de fer, de calcium, de bêta-carotène.

Les algues ont l'inconvénient d'avoir une teneur en sodium généralement élevée : elles ne conviennent pas aux régimes hyposodés. Par ailleurs, des valeurs limites ont été fixées pour les métaux lourds (mercure, plomb, etc.) dans les algues mises sur le marché, afin d'éviter les risques de contamination par ces toxiques. La teneur maximale en iode est également prévue par la législation (5 000 mg par kilo d'algue séchée, 6 000 mg pour les laminaires), car un excès peut être nocif. ❖

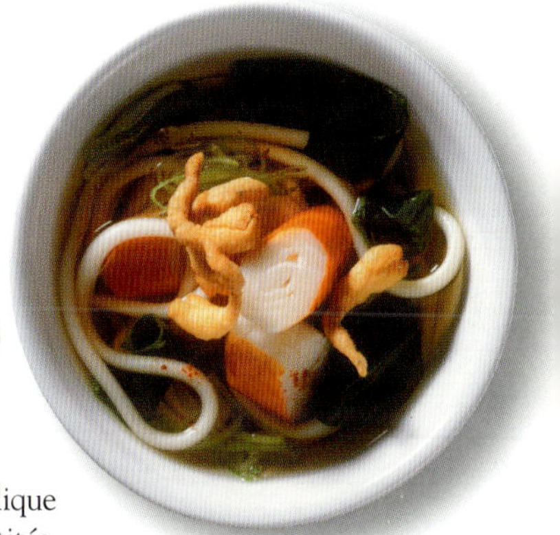

ASSAISONNER AVEC DES ALGUES

Leur haute teneur en sodium confère aux grandes feuilles d'algue séchée qu'on appelle nori un goût salé distinctif. Vendu dans les épiceries asiatiques et les boutiques d'aliments naturels, le nori relève les salades, les soupes et les nouilles. Après l'avoir mis à tremper, on l'enroule aussi autour des gâteaux de riz et des sushis.

MYTHE ET RÉALITÉ

Mythe Les suppléments d'algues, comme les comprimés de varech, la spiruline et la chlorelle, donnent un regain d'énergie. Les adeptes de médecines douces prétendent qu'ils renforcent aussi le système immunitaire.

Réalité Ces allégations n'ont jamais été prouvées. En revanche, certains suppléments d'algues causent des problèmes de santé. Leur haute teneur en iode menace la thyroïde si elles sont consommées en excès. Elles peuvent aussi déclencher une poussée d'acné.

Aliments biologiques

Voir p. 24

Aliments fonctionnels

Voir p. 26

Allégés (produits)

AVANTAGE

- moins caloriques que les aliments traditionnels

INCONVÉNIENT

- compensation calorique possible

Les aliments allégés (ou « light ») ont la même apparence et le même goût que les aliments traditionnels, mais ils sont moins caloriques car leur teneur en graisses et/ou en sucres a été réduite.

Certains d'entre eux sont devenus la référence, comme le lait demi-écrémé, qui a presque totalement remplacé le lait entier, ou les yaourts maigres aux fruits et aux édulcorants, souvent aussi savoureux que les yaourts aux fruits classiques. On vend aujourd'hui davantage de beurres et margarines à tartiner allégés que de leur version traditionnelle, et il en est de même pour les sauces salades. Enfin, les sodas et boissons « light » aux édulcorants sont de plus en plus consommés.

Les produits allégés sont très appréciés par ceux qui surveillent leur ligne ou qui veulent maigrir. Ils y voient une solution pour perdre du poids sans peine. Mais ce n'est pas toujours aussi simple.

LES RÉACTIONS DE L'ORGANISME

Différentes études ont montré que, lorsqu'on consomme des produits allégés, l'organisme tend à compenser ce dont on l'a partiellement privé. La compensation est plus ou moins importante selon le type d'allègement et les aliments concernés. Par exemple, quand on propose un plat allégé en graisse au cours d'un repas, la compensation ne se fait pas au cours du même repas, mais lors du repas suivant, et elle n'est pas totale. Ainsi, globalement, on peut diminuer l'apport total en graisses et en calories. La consommation de produits « sucrés » aux édulcorants intenses entraîne aussi une compensation calorique qui varie entre 60 et 90 %, selon les aliments ou les boissons concernés, l'âge des personnes, leur activité physique, etc.

Ces résultats sont obtenus avec des sujets ignorant qu'ils consommaient des aliments allégés. Quand on choisit délibérément des aliments allégés, cela peut inciter à en manger davantage, parce qu'ils donnent bonne conscience. Dans ce cas, bien sûr, le total calorique n'est pas forcément diminué.

Les aliments allégés peuvent être intéressants pour réduire les apports en graisses ou en sucres dans son alimentation. Quand on veut perdre du poids, ils peuvent même aider à accepter les restrictions, en permettant un régime varié et agréable. Mais ils ne font pas maigrir à eux tout seuls ! ❖

Allergies

Voir p. 28

Alzheimer (maladie d')

PRIVILÉGIER

- légumes à feuilles vert foncé, jus d'orange, foie, haricots secs et lentilles, maïs, asperges, petits pois, noix pour l'acide folique
- viande maigre, poisson, volaille et produits laitiers pour la vitamine B_{12}
- viande, poisson, volaille, céréales complètes, haricots secs, lentilles, avocat, noix, pommes de terre, banane pour la vitamine B_6
- poissons gras (saumon, maquereau, hareng et sardine) pour les acides gras oméga-3
- œufs, foie, haricots mungo et produits du soja, céréales complètes, levure de bière et germe de blé, bonnes sources de lécithine et de choline

ÉVITER

- antiacides contenant de l'aluminium
- ustensiles de cuisine en aluminium

La maladie d'Alzheimer est la principale cause de démence chez les personnes de plus de 65 ans. Elle se caractérise par des dépôts anormaux dans le cerveau de bêta-amyloïde, une protéine spécifique, ainsi que par un enchevêtrement de fibres nerveuses dû à des changements dans la protéine « tau ». Le diagnostic ne peut être établi qu'après avoir éliminé un accident vasculaire cérébral, une tumeur du cerveau et d'autres causes possibles de démence.

Des tests sanguins peuvent révéler des marqueurs génétiques de la maladie. On ne connaît toujours pas les causes de la maladie d'Alzheimer, mais des chercheurs ont avancé des facteurs génétiques dans certains cas. Un marqueur génétique, l'apolipoprotéine E, qui peut être détectée par des tests sanguins, permettrait d'identifier les sujets susceptibles de développer la maladie. Environ 40 % des patients atteints sont porteurs du gène qui produit cette protéine.

On étudie également des facteurs hormonaux. En effet, les femmes sont plus souvent touchées que les hommes. Les problèmes thyroïdiens augmentent aussi l'incidence de la maladie, alors qu'elle est abaissée par la prise à long terme d'anti-inflammatoires non stéroïdiens (AINS).

ALIMENTS CONSEILLÉS

La recherche ayant décelé des liens entre l'alimentation et la démence, certains aliments apparaissent comme de réels alliés dans le combat contre cette maladie.

POISSON. Riches en oméga-3, les poissons gras (saumon, maquereau, hareng, sardine) devraient figurer au moins trois fois par semaine au menu.

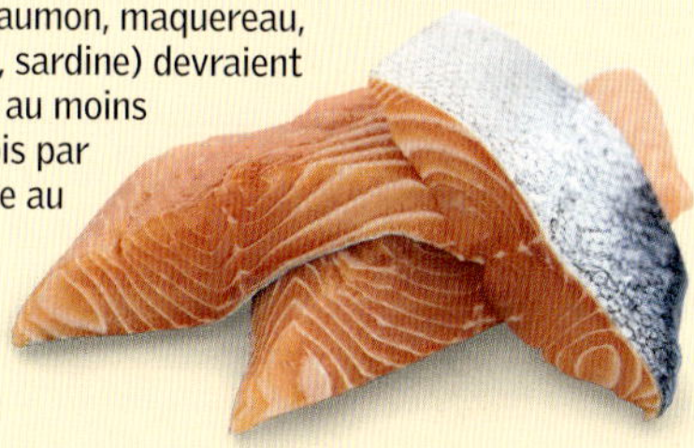

ŒUFS. Ils renferment beaucoup de choline, un élément de la lécithine. Très faciles à digérer, ils sont une excellente source de protéines et une bonne source de fer et de vitamines B, surtout la B_{12}.

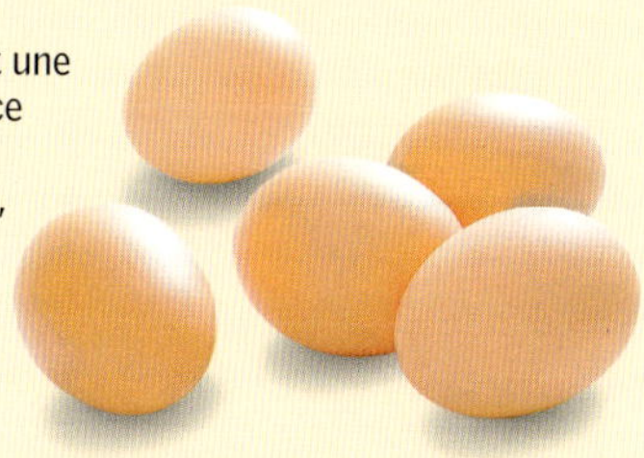

GERME DE BLÉ ET CÉRÉALES COMPLÈTES. Ils sont riches en lécithine, choline, glucides, vitamines E et B ainsi que minéraux. Ils représentent des alliés précieux contre la maladie d'Alzheimer. On les trouve dans le pain complet.

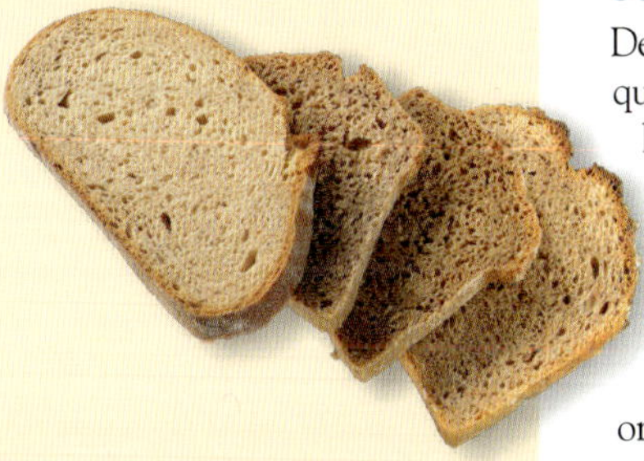

SOJA. Il est riche en choline, fournit des protéines, des glucides, du calcium et des fibres. Bonne source d'acide folique, le soja sous toutes ses formes fait indéniablement baisser le taux d'homocystéine dans le sang.

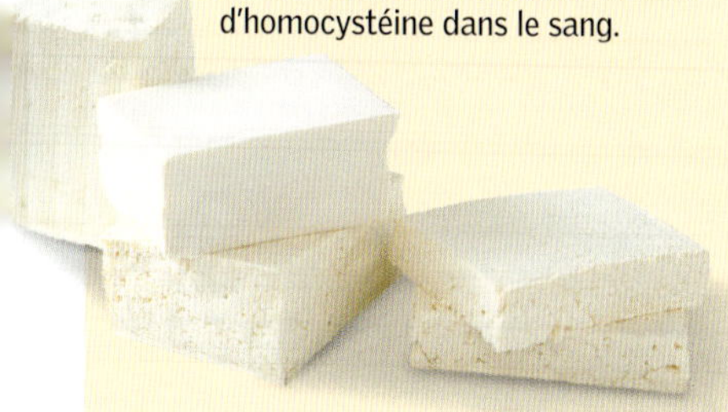

Ces médicaments peuvent diminuer l'inflammation du cerveau qui accompagne la maladie. Néanmoins, il est encore trop tôt pour recommander les anti-inflammatoires dans la prévention de la maladie d'Alzheimer.

D'autres hypothèses ont été examinées, sans que les chercheurs parviennent à identifier les facteurs nutritionnels qui augmenteraient le risque de la maladie ou aideraient à sa prévention.

ALUMINIUM : DANGER ?

Des études poussées ont été menées sur l'aluminium que l'on trouve dans les enchevêtrements anormaux de cellules neurologiques chez certains patients. Mais aucune n'a pu prouver que ce métal provoque la maladie : il serait plus vraisemblablement fixé par le cerveau atteint.

Même si la plupart des chercheurs éliminent aujourd'hui le facteur aluminium dans la genèse de la maladie, certains pensent que sa concentration dans un cerveau endommagé aggrave l'état du patient. On conseille donc d'éviter les médicaments qui contiennent beaucoup d'aluminium (comme certains antiacides pour l'estomac) et de ne pas utiliser d'ustensiles de cuisine en aluminium. Il convient également de se méfier des eaux traitées avec des composés d'aluminium comme agents de floculation.

LE RÔLE DE L'ALIMENTATION SUR LA MALADIE D'ALZHEIMER

Des recherches sont en cours sur le rôle que jouerait l'acide folique pour diminuer les risques d'Alzheimer. Il aide à réguler le taux sanguin d'homocystéine, un acide aminé qui favorise le développement de la maladie quand il se trouve à une concentration élevée. Ces études ont montré que les sujets atteints d'Alzheimer ont un taux élevé d'homocystéine et que ce même taux, chez des adultes sains, peut mener à la maladie. Vitamines B_6 et B_{12} favorisent aussi la régulation des taux d'homocystéine. Les hypercholestérolémiques et les hypertendus présentent des risques accrus d'Alzheimer ; les médicaments qui réduisent le taux de cholestérol, notamment les statines, diminuent l'incidence de la maladie. Ce qui est bon pour le cœur l'est aussi pour le cerveau.

Le cerveau contient du DHA (acide docosahexaénoïque), un acide gras oméga-3 abondant dans le saumon, le maquereau, le flétan, le hareng et la sardine, dont une carence favorise la démence sénile, y compris Alzheimer.

LE POISSON POURRAIT ABAISSER LE RISQUE DE DÉVELOPPER LA MALADIE DE 60 %

Les chercheurs du centre médical St Luke de Chicago ont observé que le poisson a un effet préventif : les personnes de 65 ans et plus qui en consomment une fois par semaine ont 60 % moins de risques de développer la maladie d'Alzheimer que celles qui n'en mangent pas.

Antioxydants en prévention. Ils élimineraient les radicaux libres en excès et pourraient être efficaces dans la prévention de la maladie. Mais les essais avec des suppléments d'antioxydants (vitamines C et E, bêta-carotène) et avec le ginkgo, un autre antioxydant, ne sont guère concluants.

Les sujets atteints de la maladie d'Alzheimer présentent des taux anormalement bas d'une enzyme nécessaire à la production d'acétylcholine, un neuromédiateur utile à l'apprentissage et à la mémoire. La tacrine (Cognex®), qui semble améliorer la mémoire de certains patients, augmente les taux d'acétylcholine. C'est pourquoi des chercheurs pensent que les aliments ou les suppléments qui renferment de la lécithine ou de la choline (composant principal de l'acétylcholine) pourraient ralentir la progression de la maladie en élevant la production d'acétylcholine, mais cela n'a pas été prouvé. Jaune d'œuf, abats, produits à base de soja, cacahouètes, germe de blé et céréales complètes sont riches en ces substances.

Prendre soin de son alimentation. Au cours de l'évolution de cette affection, les personnes atteintes peuvent oublier de se nourrir ou ne manger que des sucreries, par exemple : il leur faut des repas bien équilibrés, qu'ils apprécient. On les aidera à manger si nécessaire : en effet, quand la maladie s'aggrave, il faut rappeler aux patients qu'ils sont en train de manger, les inciter à avaler la nourriture qu'ils ont dans la bouche, etc. Des complexes multivitaminiques sont parfois utiles, mais il ne faut pas administrer de suppléments sans l'avis du médecin.

Même en petite quantité, l'alcool détruit les cellules cérébrales ; cette perte, qui n'est pas grave pour un sujet sain, peut accélérer la progression de la maladie d'Alzheimer. Il entre aussi en interaction avec les antidépresseurs, les sédatifs et d'autres médicaments souvent prescrits aux malades. Il vaut donc mieux l'éliminer dès les premiers signes. En revanche, il est démontré que boire un à deux verres de vin par jour a un effet préventif chez le sujet sain, sans doute grâce aux polyphénols et aux flavonoïdes qu'il contient.

Le principal souci reste d'éviter la perte de poids chez le patient mal encadré. Il est essentiel, tant que le sujet n'est pas placé en institution, de lui fournir une assistance ménagère pour faire les courses, préparer les repas et l'aider à manger. ❖

Amandes

Voir Noix et autres fruits secs oléagineux

Ananas

AVANTAGES

- bonne source de vitamine C, quantités intéressantes de vitamine B_6, d'acide folique, de thiamine, de fer et de manganèse

INCONVÉNIENT

- renferme de la broméline, une enzyme causant des dermatites chez les sujets sensibles

Originaire d'Amérique centrale et découvert par Christophe Colomb à la fin du XVe siècle, l'ananas est longtemps resté une curiosité pour les Européens. Il est aujourd'hui cultivé presque partout sous les tropiques. En France, on l'importe essentiellement de Côte d'Ivoire. La variété la plus répandue est le Cayenne lisse, qui possède une chair jaune, juteuse et sucrée. On recherche également l'ananas Victoria, un fruit plus petit, à chair jaune doré, très sucrée et parfumée ; il provient de la Réunion et d'Afrique du Sud.

L'ananas avion a été cueilli mûr à point : c'est le plus apprécié. L'ananas bateau, lui, termine sa maturation durant son transport en cargo. On trouve des ananas frais toute l'année.

Sinon, il est bien sûr conditionné en conserve : en tranches et en tronçons (au sirop ou au jus), en purée et sous forme de jus.

Contrairement à d'autres fruits, une fois cueilli, l'ananas ne mûrit plus. À l'achat, il doit dégager un parfum agréable et suffisamment marqué. Des taches brunes sur l'écorce signalent un fruit gâté. Si l'ananas entier est bien frais, ses feuilles sont encore vertes et, en le soupesant, on constate qu'il est lourd.

Sa saveur à la fois douce et acidulée lui confère de l'intérêt dans les salades de fruits et relève fruits de mer grillés, jambon, poulet et viandes.

LES VERTUS DE LA BROMÉLINE

L'ananas frais renferme de la broméline, une enzyme ayant la propriété de dissoudre les protéines, comme la papaïne de la papaye. Il attendrit ainsi naturellement la viande et constitue donc un ingrédient de choix pour une marinade. Dans un aspic ou un dessert en gelée, il faut utiliser de l'ananas en conserve ou le faire chauffer au préalable pour neutraliser la broméline ; autrement, la gélatine (une protéine) ne prendra pas.

La broméline est un anti-inflammatoire. Des travaux ont suggéré qu'elle pourrait empêcher la formation de caillots sanguins, et par conséquent réduire les risques de maladies cardiaques et d'accident vasculaire cérébral (AVC). Cela

LE SAVIEZ-VOUS ?

ANANAS ET HISTAMINE

Comme certains autres fruits (la fraise, par exemple), l'ananas provoque la libération d'histamine dans l'organisme. Cela peut entraîner l'apparition de réactions d'urticaire chez les personnes sensibles à l'histamine : celles-ci doivent donc s'abstenir de déguster ce fruit délicieux.

demande à être vérifié. En effet, il s'agit d'une protéine : elle est donc décomposée et inactivée dans le tube digestif.

En application cutanée, la broméline aide à calmer le gonflement et l'inflammation associés à l'arthrite, aux entorses et aux foulures, mais peut causer des irritations de la peau chez les personnes sensibles.

DES COMPOSÉS PROTECTEURS

Une portion de 100 g d'ananas frais apporte 21 mg de vitamine C et fournit 47 kcal. On y trouve 160 mg de potassium et 21 mg de magnésium. Elle renferme aussi des quantités utiles d'autres nutriments, comme 0,17 mg de vitamine B_5, 13 µg d'acide folique, 0,2 mg de fer et 2,5 mg de manganèse. L'ananas fournit 1,6 g de fibres, dont beaucoup de fibres solubles qui aident à faire baisser le taux de cholestérol sanguin. C'est une bonne source d'acides chlorogéniques (dont l'acide férulique), des composants protecteurs, capables de freiner l'évolution des processus cancérogènes.

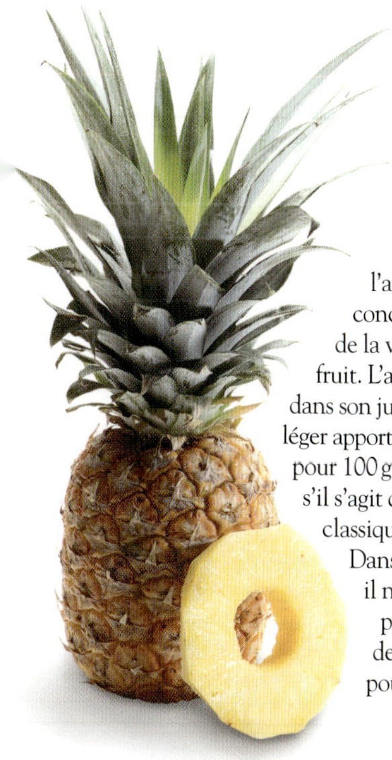

Le jus de l'ananas frais concentre l'essentiel de la vitamine C du fruit. L'ananas conservé dans son jus ou dans du sirop léger apporte 50 à 55 kcal pour 100 g, 65 à 70 kcal s'il s'agit de sirop classique, plus sucré. Dans les deux cas, il ne renferme plus que 10 mg de vitamine C pour 100 g.

À savoir : une tranche d'ananas en boîte pèse environ 40 g.

Une idée répandue est que l'ananas peut faire maigrir ou qu'il aurait la propriété de faire fondre les graisses. C'est une pure invention ! Les gélules d'ananas vendues dans le commerce comme produit amaigrissant n'ont aucun pouvoir réel et la broméline n'est nullement une enzyme qui « mange » les graisses : son action s'exerce sur les protéines et non sur les lipides. ❖

Anémie

PRIVILÉGIER

- foie, boudin noir, bœuf et autres viandes, volaille, poisson et jaune d'œuf pour le fer et la vitamine B_{12}
- haricots et pois secs, dattes, raisins de Corinthe et abricots secs, noix et autres fruits secs oléagineux – bonnes sources de fer non héminique (qui n'est pas d'origine animale)
- agrumes et autres bonnes sources de vitamine C – dont le kiwi et les fraises –, qui augmentent l'absorption du fer par l'organisme
- légumes verts, lentilles, pois et asperges pour l'acide folique

RÉDUIRE

- son, épinards, rhubarbe, oseille, bettes, chocolat et thé, qui diminuent l'absorption du fer (présence d'oxalates et de tanins)

ÉVITER

- suppléments de fer, à moins qu'ils n'aient fait l'objet d'une prescription médicale

Le terme anémie recouvre différentes affections qui ont pour point commun l'incapacité des globules rouges à transporter suffisamment d'oxygène dans le sang. Elle est due à un taux anormalement bas d'hémoglobine : ce pigment rouge à base de fer et de protéines transporte l'oxygène des poumons vers toutes les cellules. Les symptômes d'anémie reflètent donc un manque important d'oxygène. Dans les cas bénins, on observe une fatigue générale, avec pâleur, faiblesse et ongles cassants. Les cas les plus graves se manifestent par des évanouissements, un essoufflement et une arythmie cardiaque.

LE SAVIEZ-VOUS ?

CUISINER AU FER

Cuire les tomates et autres aliments acides dans des casseroles en fer libère beaucoup de fer dans les aliments. Dans 12 cl de sauce tomate, il y a normalement 0,7 mg de fer, mais la casserole en ajoute 5 mg de plus. Des populations, dont les Français, qui ont abandonné les ustensiles en fer pour passer à l'Inox se sont ainsi trouvées carencées en fer.

L'ANÉMIE FERRIPRIVE

En Europe, la forme d'anémie la plus courante est due à une carence en fer, généralement liée à des pertes de sang. Sont notamment concernées les personnes qui ont subi une intervention chirurgicale, les victimes d'accidents, les patients atteints d'un ulcère hémorragique ou de certains cancers, ceux qui ont des saignements chroniques ou répétés comme l'épistaxis (saignements de nez). Un test sanguin qui montre une carence en fer inexpliquée peut amener le médecin à évaluer la possibilité d'un cancer du côlon. Les femmes qui ont des menstruations importantes, les adolescentes en particulier, présentent ce risque, tout comme les jeunes enfants, les personnes qui suivent continuellement des régimes, les athlètes féminines, les coureurs de fond ou les végétariens stricts (végétaliens). Enfin, les grossesses répétées prédisposent à l'anémie ferriprive en raison des besoins du fœtus et du placenta.

ATTENTION

Ne prenez pas de suppléments de fer sans avoir eu un diagnostic de carence. Trop de fer est dangereux. On estime que 10 % de la population souffre, sans le savoir, d'hémochromatose, un excès de fer. La prise de suppléments peut alors avoir des conséquences graves, voire mortelles. Pour les personnes très âgées, chez qui l'absorption du fer est souvent diminuée en raison d'une gastrite atrophique ou d'un syndrome inflammatoire, les apports conseillés sont de 10 mg par jour.

LES AUTRES TYPES D'ANÉMIE

L'anémie hémolytique se produit lorsque les hématies (cellules sanguines) sont détruites de façon prématurée. Elle peut être héréditaire ou liée à des pathologies (maladies auto-immunes, infections), des médicaments, une intoxication au plomb, une incompatibilité Rhésus chez le nouveau-né.

L'anémie pernicieuse ou mégaloblastique est due à un déficit en vitamine B_{12}, essentielle à la fabrication des globules rouges. L'acide gastrique libère la B_{12} à partir des protéines des aliments. La vitamine B_{12} se lie ensuite à une substance appelée facteur intrinsèque, qui lui permet d'être absorbée dans le flux sanguin. On peut par conséquent avoir une carence en vitamine B_{12} si son estomac ne produit pas assez d'acide gastrique.

Les personnes âgées peuvent avoir besoin de suppléments. Près d'un tiers des personnes âgées ne produisent plus assez d'acide gastrique et ne peuvent donc plus absorber convenablement la vitamine B_{12} des aliments. Aussi, à partir de 50 ans, est-il recommandé de prendre des aliments enrichis en B_{12} ou des suppléments. La vitamine B_{12} ne se trouve que dans les produits d'origine animale et les végétaliens

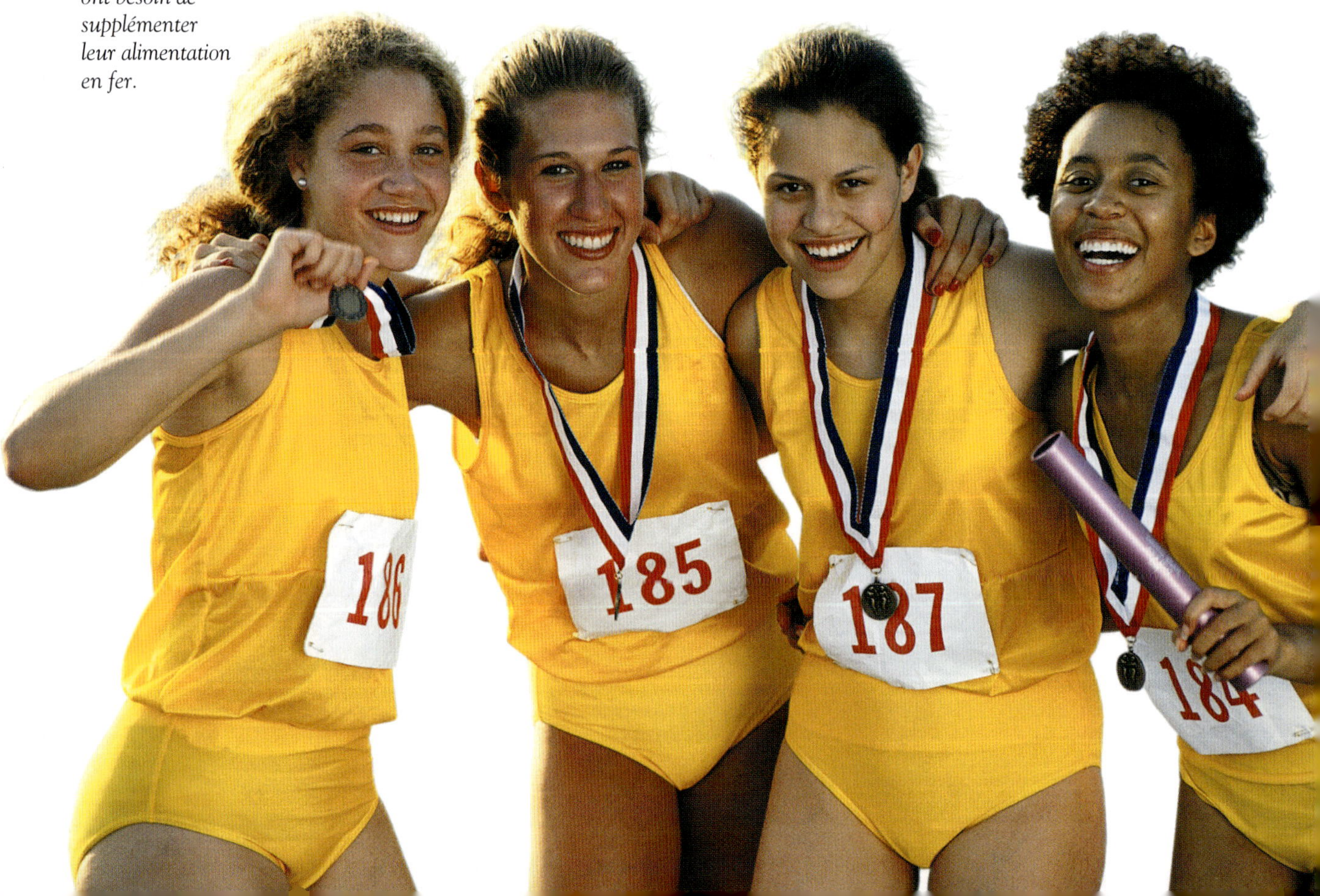

AVIS AUX COUREUSES ! *Les athlètes féminines ont besoin de supplémenter leur alimentation en fer.*

sont de fait fortement exposés aux carences : ils doivent impérativement faire surveiller leur taux sanguin de vitamine B_{12} et prendre, si nécessaire, des compléments bien adaptés (éventuellement prescrits sous forme médicamenteuse). Une carence en acide folique, une autre vitamine B, peut aussi déboucher sur une anémie chez la femme enceinte – qui a besoin d'une quantité importante d'acide folique pour le développement normal du fœtus –, les alcooliques et les personnes âgées.

Les anémies rares sont la thalassémie (génétique) et l'anémie aplasique (causée par une infection, une exposition à des agents toxiques ou des radiations, une maladie génétique).

NOS BESOINS EN FER

L'organisme recycle le fer pour fabriquer de nouvelles cellules sanguines. En moyenne, il perd quotidiennement 1 mg de fer pour l'homme et 1,5 mg pour la femme de la puberté à la ménopause, en raison des règles. Or l'organisme n'absorbe qu'un petit pourcentage du fer contenu dans les aliments. Il faut donc prendre plus de fer qu'il ne s'en perd ; voici l'apport nutritionnel conseillé (ANC) : 9 mg par jour pour les hommes et les femmes ménopausées, 16 mg pour les femmes non ménopausées, 30 mg pour les femmes enceintes durant le troisième trimestre de grossesse.

En cas d'anémie par carence nutritionnelle, mieux vaut s'adresser à un nutritionniste pour rééquilibrer son alimentation. Les meilleures sources de fer sont animales : foie, boudin noir, viande, poisson, volaille et jaune d'œuf. L'organisme absorbe mieux le fer héminique issu de ces aliments que le fer non héminique, d'origine végétale (légumes verts, fruits séchés tels que figues et abricots, soja et autres légumineuses, noix, graines, céréales enrichies). Les végétaliens doivent augmenter leur consommation de ces aliments. L'ajout d'aliments riches en vitamine C à un repas végétarien peut augmenter l'absorption du fer non héminique. Enfin, il faut savoir que le fer héminique améliore l'assimilation du fer non héminique.

Attention aux composés naturels du thé, appelés tanins. Les tanins peuvent se lier au fer et nuire à son assimilation. Il est donc préférable de boire du thé entre les repas plutôt que pendant. Les oxalates que l'on trouve dans les épinards, la rhubarbe, la bette et le chocolat, de même que les phytates présents dans les noix, certains légumes verts, le son et les céréales entières, peuvent se lier au fer, empêchant ainsi son absorption. ❖

Anorexie mentale

PRIVILÉGIER

- aliments nourrissants variés en petites quantités
- suppléments liquides enrichis en calories et multivitamines, en accord avec le médecin

RÉDUIRE/ÉVITER

- sodas allégés en sucre et aliments très peu caloriques
- coupe-faim, diurétiques et laxatifs

La privation de nourriture qui caractérise l'anorexie – terme médical pour perte de l'appétit – résulte d'un trouble psychique complexe, qui touche 2 à 6 % de la population, principalement des adolescentes et, plus rarement, des jeunes femmes adultes. (Seulement 5 %, environ, des anorexiques sont de sexe masculin : il s'agit surtout d'adolescents préoccupés par leur poids parce qu'ils sont danseurs ou athlètes.)

La cause précise de l'anorexie est inconnue. On privilégie aujourd'hui les hypothèses chimiques (anomalies au niveau des neuromédiateurs cérébraux, dont un déficit en sérotonine) et sociologiques (l'anorexie n'existe quasiment que dans les pays développés). La puberté ne jouerait qu'un rôle accessoire de facteur déclenchant, car c'est une période de changements psychologiques et hormonaux. Convaincue qu'elle est trop grosse, même si elle est mince, l'adolescente commence à surveiller ce qu'elle mange de façon obsessionnelle. Certaines jeunes filles suivent des régimes très stricts. D'autres vont préparer des menus élaborés pour ensuite refuser de manger. Et, si l'anorexique finit par manger, elle risque de se faire vomir ou d'abuser des laxatifs pour éviter de prendre du poids. Beaucoup font de l'exercice physique à outrance.

Noter les signaux d'alarme. Au fur et à mesure que la maladie progresse, les menstruations cessent et des carences alimentaires apparaissent. De nombreuses anorexiques essaient de cacher leur maigreur en portant des vêtements amples. Les signes physiques de l'anorexie incluent fatigue, nervosité ou hyperactivité, peau sèche, chute des cheveux et intolérance au froid. Les conséquences graves sont : arythmies cardiaques, déperdition de la masse osseuse, dysfonctionnement rénal et, dans 7 % des cas, décès.

LES STRATÉGIES DE TRAITEMENT

Il faut un traitement à long terme par une équipe pluridisciplinaire : un médecin pour traiter les troubles dus à la malnutrition, un psychiatre et un nutritionniste.

ATTENTION

Les jeunes filles sont particulièrement vulnérables aux troubles de l'alimentation comme l'anorexie, un état grave, souvent chronique, parfois fatal. Bien que le mot anorexie signifie perte de l'appétit, quiconque est atteint de cette maladie contrôle délibérément son désir de manger.

L'obsession des régimes amaigrissants est une cause fréquente d'anorexie et la victime peut finir par mourir de faim. Si une personne de votre entourage manifeste les signes suivants, consultez sans tarder un spécialiste.

- Pense sans cesse à la nourriture.
- Est mince comme un fil mais se plaint d'être grosse.
- Affiche une crainte maladive de grossir.
- Refuse de manger.
- S'impose volontairement des jeûnes.
- Prétend ne jamais avoir faim.
- Fait de l'exercice à outrance.
- Perd ses cheveux.
- A les cheveux et les ongles cassants.
- Se plaint constamment d'avoir froid (la température du corps est trop basse).
- Est couverte d'un mince duvet sur le corps et sur le visage, comme celui des nouveau-nés.
- Paraît déprimée.
- A des règles irrégulières ou n'en a plus du tout.

Les anorexiques résistent souvent au traitement. La plupart sont traitées en soins ambulatoires, mais l'hospitalisation peut être nécessaire.

Le plus difficile est d'aider l'anorexique à surmonter sa peur de la nourriture et appréhender sa perception de la grosseur. Une psychothérapie permettra de découvrir la source de ses angoisses.

Au début, on offre à la patiente de petites portions d'aliments nourrissants et faciles à digérer : œufs, crèmes desserts, potages et laits frappés. La taille des portions et la variété des aliments augmentent graduellement pour obtenir un gain de poids régulier. On recherche un régime varié et bien équilibré, avec suffisamment de protéines pour réparer les pertes tissulaires, et des glucides complexes et des graisses pour l'énergie. Des suppléments de vitamines et de minéraux sont en général prescrits.

Surveiller l'apport alimentaire. Les anorexiques mentent souvent sur ce qu'elles mangent. Les rechutes sont fréquentes, de même que le basculement vers la boulimie, qui complique l'évolution de la maladie. On évitera cependant de faire une fixation sur la nourriture : une thérapie familiale est plus efficace que le harcèlement des parents. ❖

Antioxydants

Voir p. 40

Appétit (perte de l')

PRIVILÉGIER

- fruits et légumes frais pour la vitamine C
- viande maigre, fruits de mer, noix, céréales et céréales complètes pour le zinc et les vitamines B

ÉVITER

- excès de tabac et d'alcool, qui coupent l'appétit
- boire avant un repas
- son et autres aliments riches en fibres

L'appétit, cette sensation agréable ressentie à l'idée de manger, est contrôlé par deux parties du cerveau : l'hypothalamus, qui stimule la libération d'hormones déclenchant la faim jusqu'à ce que celle-ci soit satisfaite, et le cortex cérébral, siège des fonctions intellectuelles et sensorielles. Un bon appétit reflète à la fois une réponse inconsciente et un comportement appris.

Nombreuses sont les circonstances ou les maladies qui entraînent une perte de l'appétit, le plus souvent temporaire : rhume, indigestion, problèmes dentaires, stress. La persistance de ce symptôme peut être le signe d'une maladie plus grave : dépression, anémie, maladie rénale, sida, cancer, par exemple.

Plus rarement, la perte de l'appétit vient de carences nutritionnelles, généralement en vitamine C, en thiamine, en niacine, en biotine et en zinc. L'alcoolisme et le tabagisme non seulement diminuent l'appétit, mais peuvent aussi induire des carences nutritionnelles.

Manger de grandes quantités de son, de produits céréaliers complets et d'autres aliments riches en fibres fait obstacle à l'assimilation du zinc et d'autres minéraux ; ces aliments diminuent aussi l'appétit parce qu'ils donnent une sensation de satiété. Boire beaucoup avant un repas a le même effet.

Les pertes de l'appétit liées à la maladie prennent habituellement fin à la guérison. Plusieurs stratégies permettent de stimuler l'appétit.

Manger de petites quantités tout au long de la journée plutôt que trois gros repas. Préparer des collations en prévision du moment où l'appétit revient un peu.

Prendre un jus de pamplemousse. Une boisson un peu acidulée et amère possède des vertus apéritives reconnues : prendre, en début de repas, un jus de pamplemousse stimule les sécrétions digestives et met en appétit. Un doigt d'apéritif amer peut jouer le même rôle, si l'alcool n'est pas contre-indiqué pour des raisons médicales.

Créer une ambiance détendue. Mettre des fleurs sur la table, écouter de la musique douce, utiliser un éclairage tamisé – tout ce qui concourt à rendre son intérieur agréable. Les odeurs des aliments qu'on aime bien sont aussi stimulantes.

Essayer de faire un peu d'exercice physique. Simplement marcher avant les repas ; l'activité physique augmente l'appétit chez certaines personnes. ❖

Arachide

AVANTAGES

- bonne source de graisses mono-insaturées
- apporte potassium, thiamine, niacine, vitamine E, phosphore, magnésium, cuivre, sélénium et zinc

INCONVÉNIENTS

- peut provoquer une allergie
- contamination possible par les moisissures, qui produisent des aflatoxines cancérogènes

L'arachide (plus communément appelée cacahouète, qui est en fait la graine de son fruit) ne fait pas partie des fruits oléagineux. C'est une légumineuse, comme les lentilles et les haricots. Sans doute originaire des basses terres de la cordillère des Andes, elle est aujourd'hui cultivée partout au monde, dans les régions tropicales et subtropicales. On la retrouve dans la cuisine de plusieurs pays et elle entre dans la confection d'un grand nombre d'aliments.

L'arachide a des atouts nutritionnels indéniables. Bonne source de protéines végétales (25 g pour 100 g), elle est riche en lipides (49 g pour 100 g), notamment en acides gras mono-insaturés, qui représentent la moitié des acides gras totaux et aident à faire baisser le « mauvais » cholestérol (LDL). Une portion de 30 g (l'équivalent d'une petite poignée) renferme 45 µg d'acide folique, soit 15 % de l'apport nutritionnel conseillé (ANC), de même que des quantités intéressantes de potassium (210 mg), vitamines B_1, B_3 et E (2,7 mg), magnésium, cuivre, sélénium et zinc. L'arachide contient aussi des flavonoïdes et des antioxydants puissants, dont le resvératrol, également présent dans le vin rouge. Celui-ci est concentré dans la pellicule rouge qui recouvre les graines, et qu'il convient, pour cette raison, de ne pas retirer avant consommation. Une portion de 30 g d'arachides fournit néanmoins 180 kcal ; il faut donc en limiter la consommation.

Des études récentes montrent que l'arachide est bénéfique non seulement par la composition de ses graisses, mais aussi par ses importants nutriments (on la préférera donc à d'autres grignotages).

ATTENTION

Conservez les arachides écalées au réfrigérateur, car leur huile rancit vite. Jetez celles qui sont moisies ou douteuses, car leurs moisissures produisent des aflatoxines qui causent le cancer du foie. Faites de même avec les noix.

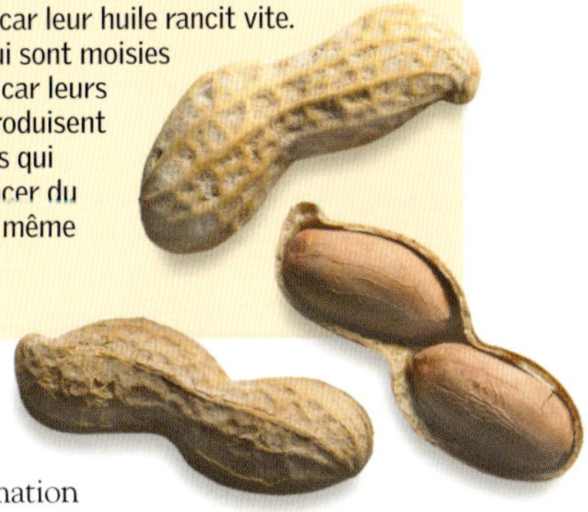

LES BIENFAITS POUR LA SANTÉ

Les recherches ont prouvé qu'une consommation régulière d'arachides pouvait réduire le risque de maladies cardiaques. Une étude récente a montré que la consommation régulière d'aliments riches en graisses mono-insaturées, comme les cacahouètes, le beurre de cacahouète et l'huile d'olive (pourvu que le régime soit par ailleurs pauvre en graisses saturées), abaissait le cholestérol total de 10 %, le cholestérol LDL de 14 % et le risque de maladie cardiaque de 21 %. Des études cliniques menées aux États-Unis sur un large échantillon de la population ont démontré le lien entre la consommation de noix et d'arachides et une protection accrue contre les problèmes cardiaques.

Une autre étude américaine a montré que les noix et les arachides pouvaient diminuer le risque de diabète de type II chez les femmes. Plus la consommation était élevée, plus le risque était abaissé. Chez les femmes qui mangeaient des noix ou des arachides cinq fois ou plus par semaine, on a constaté un risque de 27 % moins élevé que chez celles qui n'en consommaient pas du tout. Chez celles qui mangeaient du beurre de cacahouète cinq fois ou plus par semaine, le risque était de 21 % de moins que chez les femmes qui n'en consommaient jamais ou alors très rarement.

Manger des arachides peut même aider, paradoxalement, à réguler son poids. Les arachides et le beurre de cacahouète, de même que les fruits oléagineux (noix, noisettes, amandes), rassasient davantage et plus longtemps que les collations à haute teneur en glucides (biscuits, chocolat…).

L'allergie aux arachides (voir p. 30), de plus en plus fréquente, se manifeste de diverses façons, depuis les picotements et l'urticaire autour de la bouche jusqu'à des symptômes anaphylactiques mettant la vie en danger. Elle impose d'écarter avec beaucoup de vigilance tous les aliments susceptibles de renfermer de l'arachide, même sous forme de traces. ❖

ANTIOXYDANTS

DES ALLIÉS POUR L'ORGANISME

Les récentes recherches sur l'utilisation des suppléments d'antioxydants ont abouti à des résultats contradictoires. Une chose est sûre, en revanche : manger des aliments riches en antioxydants est bon pour la santé. Des centaines d'études confirment le lien entre un régime abondant en fruits et légumes et la diminution des risques de maladies cardio-vasculaires, de cancer et de bien d'autres pathologies. Pourquoi ? Est-ce dû à la présence de composés spécifiques ou à une association particulière de certains nutriments ? Ou serait-ce que les personnes qui consomment beaucoup de fruits et de légumes mangent moins de viande et, de façon générale, absorbent moins de calories ? Quoi qu'il en soit, la question des antioxydants mérite d'être étudiée.

Tout comme il faut de l'oxygène pour attiser le feu, il en faut un apport continu à chaque cellule de l'organisme pour transformer en énergie la nourriture digérée. Cette consommation d'oxygène a un prix : elle dégage des radicaux libres, molécules instables qui menacent les cellules saines. Les radicaux libres sont très réactifs, car ils cherchent à s'unir avec un électron non apparié. Ils se précipitent donc sur les molécules pour leur voler un électron. La molécule victime (on dit qu'elle a été oxydée) se met à son tour en quête d'un électron pour combler le déficit, et il s'ensuit une réaction en chaîne qui engendre de nouveaux radicaux libres.

Une cellule saine produit normalement une petite quantité de radicaux libres. Mais divers autres facteurs peuvent favoriser leur formation, comme les radiations (y compris les rayons X), la fumée de cigarette, l'alcool et les polluants. Or un excès de radicaux libres peut endommager l'ADN et le matériel génétique de l'organisme. Le système immunitaire s'efforce donc de détruire les radicaux libres en excès, de la même façon qu'il s'oppose à l'invasion des bactéries. Mais ce mécanisme ralentit avec l'âge et l'organisme devient plus vulnérable aux dégâts provoqués par les radicaux libres.

Les antioxydants sont des molécules qui interagissent avec les radicaux libres, les stabilisent et limitent leurs dommages. Les chercheurs ont identifié des centaines d'antioxydants dans les aliments, les plus importants étant les vitamines C et E, le sélénium et les caroténoïdes, dont le bêta-carotène et le lycopène. De nombreux autres phytocomposants (tirés des plantes), comme les polyphénols tant vantés que contiennent le vin et le thé, possèdent également des propriétés antioxydantes.

Quand les antioxydants ne font pas leur travail, les dommages causés par les radicaux libres peuvent devenir irréversibles et favoriser un cancer. Les antioxydants préviennent aussi les maladies cardio-vasculaires en freinant l'oxydation du « mauvais » cholestérol (LDL), préjudiciable aux artères. Des études ont ainsi fait le lien entre une alimentation riche en antioxydants et une moindre incidence de cancers, de maladies cardio-vasculaires et d'autres pathologies dégénératives.

Les effets négatifs potentiels

Les résultats d'un apport d'antioxydants sous forme de supplément sont beaucoup moins convaincants. Les études se succèdent, mais

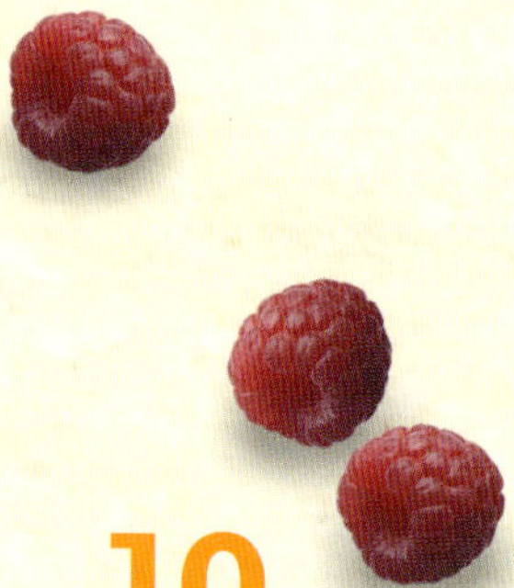

Les 10 fruits et les 10 légumes les plus antioxydants

Ils sont mesurés ici par l'indice ORAC *(Oxygen Radical Absorbance Capacity)*. C'est celui qu'on utilise officiellement pour évaluer la capacité antioxydante totale des aliments et d'autres substances chimiques. Plus la valeur est élevée, plus forte est cette capacité. Il s'agit d'une mesure de laboratoire sans rapport direct avec les besoins nutritionnels. Démontrer en éprouvette qu'une substance neutralise les radicaux libres ne prouve pas qu'elle prémunit contre une quelconque maladie.

Valeur ORAC pour 100 g d'aliment frais

FRUITS		LÉGUMES	
Pruneau	5 770	Chou frisé	1 770
Raisins secs	2 830	Épinards	1 260
Myrtilles	2 400	Choux de Bruxelles	980
Mûre	2 036	Germe de luzerne	930
Fraise	1 540	Brocoli	890
Framboise	1 220	Betterave	840
Prune	949	Poivron rouge	710
Orange	750	Oignon	450
Raisin noir	739	Maïs	400
Cerise	670	Aubergine	390

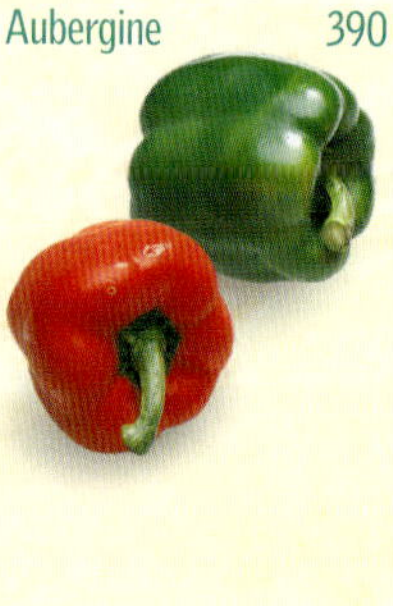

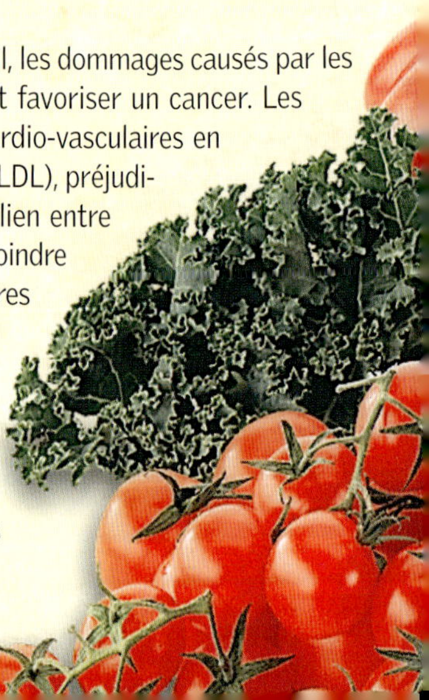

d'importants essais cliniques faits sur de très larges populations ont livré des conclusions contradictoires. Pour cinq essais cliniques récents portant sur les effets de suppléments d'antioxydants sur le cancer, les résultats allaient d'une diminution du risque dans le cas du cancer de l'estomac à une augmentation possible du risque de cancer du poumon.

Récemment, un groupe de travail en médecine préventive, après avoir recensé les vingt-cinq études les plus récentes sur l'utilisation des antioxydants pour diminuer les risques de cancer et de maladie cardiaque, a conclu que les personnes qui prennent des suppléments d'antioxydants dans le seul but d'éviter ces maladies « n'obtiendront rien de plus que des urines coûteuses » ! La fondation de la Cleveland Clinic (États-Unis), après avoir effectué un recensement semblable concernant le lien entre supplément de vitamines antioxydantes et maladies cardio-vasculaires, a constaté que la vitamine E n'avait aucunement réduit le risque et que le bêta-carotène l'avait même un peu accrû.

La recherche continue

Malgré les résultats décevants, la recherche continue. Les effets bénéfiques des suppléments pourraient peut-être nécessiter plusieurs années pour se faire sentir. La vitamine E n'est d'aucun recours lorsque la maladie cardio-vasculaire est installée, mais peut-être la prévient-elle... Plusieurs essais cliniques sont en cours pour étudier les effets des suppléments sur les maladies dégénératives, mais il faudra attendre encore des années pour avoir des résultats. En revanche, on pourrait obtenir des effets spectaculaires pour d'autres maladies. On pense ainsi qu'un supplément de vitamine C (500 mg), de vitamine E (400 UI), de bêta-carotène (25 000 UI), avec 80 mg de zinc et 2 mg de cuivre par jour, pourrait freiner la dégénérescence maculaire, une grave maladie de l'œil.

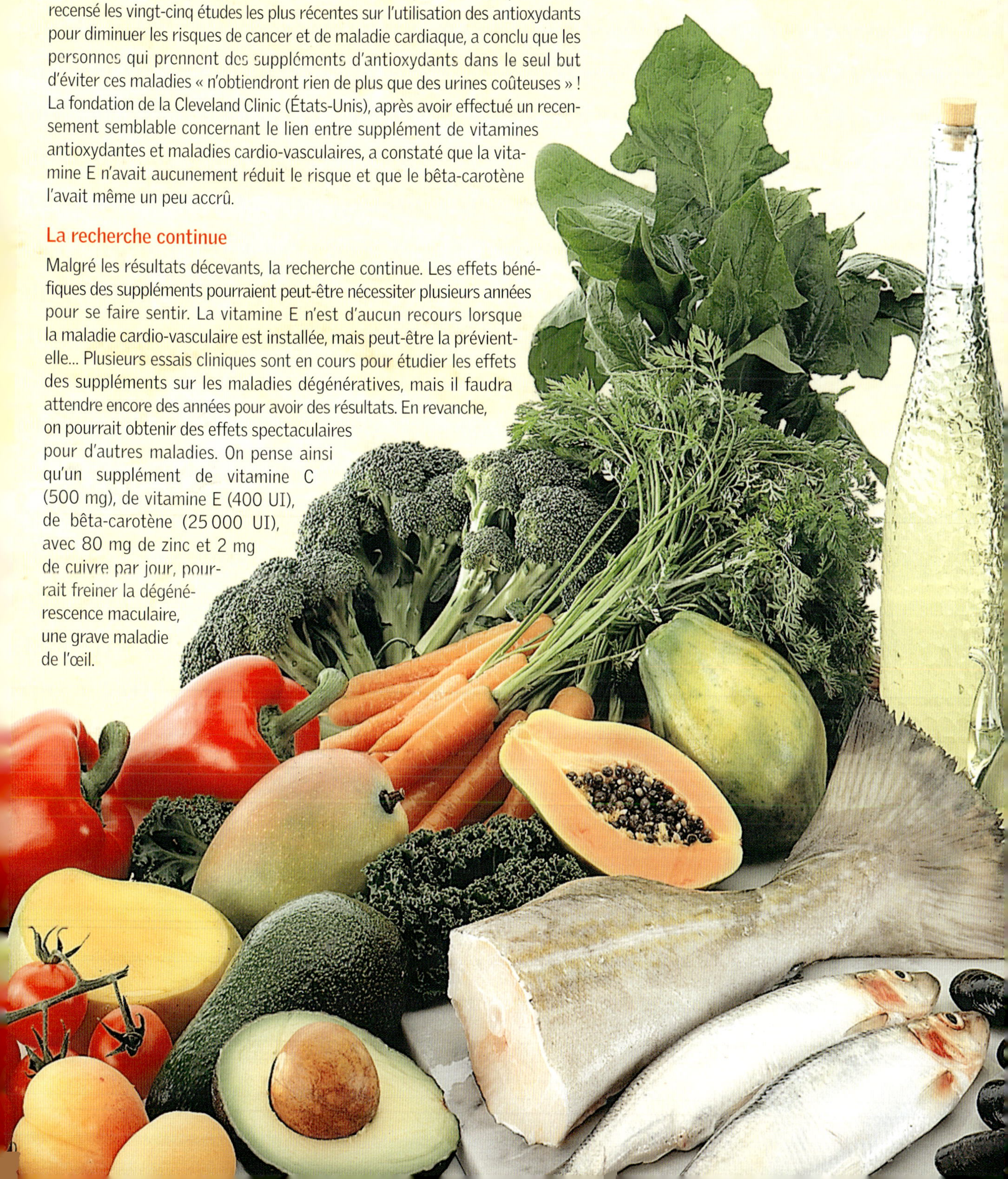

L'importance d'une alimentation riche en antioxydants

Toute personne qui prend habituellement des suppléments à fortes doses – supérieures aux apports nutritionnels conseillés (ANC) – devrait en parler à son médecin, surtout si, par ailleurs, elle suit un traitement médicamenteux. À haute dose, la vitamine E peut, par exemple, modifier la coagulation du sang et provoquer des hémorragies, et certains antioxydants diminuent l'effet des statines prescrites pour faire baisser le cholestérol.

Les recherches actuelles confirment que les aliments riches en antioxydants restent la source privilégiée de ces nutriments exceptionnellement protecteurs.

Le pouvoir antioxydant des aliments

Les chercheurs ont identifié des centaines de phytocomposés antioxydants dans les aliments. Ils vont des vitamines aux pigments. La liste demeure incomplète, mais voici les principaux d'entre eux.

ANTIOXYDANT	EFFET PROTECTEUR	SOURCE
Vitamine C	Maladies cardiaques, cataracte, dégénérescence maculaire, certains types de cancer.	Agrumes, tomate, melon, fraise, kiwi, poivron, brocoli, épinards, choux.
Vitamine E	Maladies cardiaques et cancer de la prostate ; ralentit la maladie d'Alzheimer.	Noix et autres fruits secs oléagineux, huiles, fruits et légumes.
Caroténoïdes		
Bêta-carotène	Cancer, en particulier le cancer du poumon, et maladies cardiaques.	Légumes orange et vert foncé : carotte, potiron, brocoli, chou frisé, épinards ; fruits : abricot, melon, mangue.
Lutéine, zéaxanthine	Dégénérescence maculaire.	Légumes à feuilles vert foncé (surtout épinards), maïs, poivron, choux, orange.
Lycopène	Cancer de la prostate et du poumon, maladies cardiaques.	Tomate, pamplemousse rose, pastèque.
Flavonoïdes		
Anthocyanines	Cancer.	Myrtilles, cerise, canneberges, mûres, cassis, prune, raisin noir.
Hespéridine	Maladies cardiaques et cancer.	Agrumes et jus d'agrumes.
Isoflavones	Maladies cardiaques et cancer.	Légumineuses, soja, arachide.
Quercétine	Maladies cardiaques et cancer.	Oignon, pomme, baies, raisin noir, chou frisé, brocoli, vin rouge.
Sélénium	Cancer de la prostate, du côlon et du poumon.	Céréales complètes, noix, épinards, oignon, ail, volaille, fruits de mer, viande, poisson.

ATTENTION

Selon les résultats de deux importants essais cliniques, les fumeurs qui prennent des doses élevées de suppléments de bêta-carotène ne font qu'augmenter leur risque de cancer du poumon. Les recherches continuent de montrer que, si on veut faire le plein d'antioxydants, le mieux est de manger des fruits et des légumes – un moyen sûr et naturel.

Arthrite/Arthrose

PRIVILÉGIER

- saumon, sardine et autres poissons gras pour contrer l'inflammation
- aliments riches en fibres et peu caloriques pour aider à se maintenir à son poids de forme

ÉVITER

- tout aliment qui provoque des symptômes

Environ un Européen sur sept souffre d'arthrite, une pathologie qui recouvre une centaine de formes, caractérisées par une inflammation, une raideur, un gonflement et une douleur articulaires. Les types les plus courants sont la goutte, l'arthrite infectieuse, le rhumatisme articulaire aigu (consécutif à une angine mal soignée) et la polyarthrite rhumatoïde, maladie systémique qui peut être très douloureuse et handicapante.

Les médecins ne savent pas pourquoi certains sont plus touchés par les rhumatismes que d'autres ; plusieurs facteurs entrent en cause. Le cartilage des patients qui font de l'arthrose peut être naturellement défectueux, ce qui rend leurs articulations plus vulnérables à l'usure normale. La polyarthrite rhumatoïde se développe lorsque le système immunitaire attaque les tissus conjonctifs des articulations et d'autres organes, provoquant inflammation et douleur : c'est une maladie auto-immune.

ARTHRITE ET ACIDES GRAS

Jusqu'à tout récemment, les médecins ne considéraient pas que l'alimentation pouvait avoir un effet sur l'arthrite. Les nouvelles recherches prouvent que cette approche peut être très bénéfique à certains. Des études ont montré que l'œdème, la douleur et la rougeur des articulations pouvaient sensiblement diminuer dans les cas de polyarthrite rhumatoïde si le patient ajoutait des acides gras oméga-3 à son alimentation. Ces acides gras sont abondants dans le saumon, le maquereau, la sardine et d'autres poissons gras. Ils ont des propriétés anti-inflammatoires, alors que les acides gras oméga-6, plus communs (huiles de tournesol, de maïs et de soja), favorisent l'inflammation.

Diminuer l'apport d'oméga-6. Les huiles de poisson ont donné de meilleurs résultats quand on a réduit les oméga-6 et augmenté les oméga-3 de façon que leurs niveaux soient équivalents.

L'acide gamma-linolénique (GLA) est un autre acide gras essentiel ayant des propriétés anti-inflammatoires. Les meilleures sources en sont l'huile de bourrache (jusqu'à 24 % de GLA), l'huile d'onagre (8 à 10 %) et l'huile de pépins de cassis (15 à 17 %). Dans la polyarthrite rhumatoïde, les bienfaits se font sentir au dosage de 500 mg de GLA par jour, quoique des études récentes tablent plutôt sur 1 à 1,5 g. Les huiles de poisson et le GLA doivent être pris sur plusieurs mois avant de constater une amélioration. Il semble qu'il n'y ait pas de risque à augmenter la dose de GLA, mais un apport excessif d'huiles de poisson peut augmenter les risques d'hémorragies.

Manger plus d'aliments riches en vitamine C. Comme la vitamine C est importante dans la fabrication du collagène, manger des aliments qui en contiennent peut ralentir la progression de l'arthrose, et on privilégiera donc ceux qui en contiennent le plus : agrumes, baies (cassis, cynorhodon), kiwi, melon, brocoli, poivron, pommes de terre nouvelles et choux. Les études ont montré que les antioxydants comme la vitamine C, le bêta-carotène et la vitamine E combattent les effets des radicaux libres, qui léseraient les tissus en cas de polyarthrite rhumatoïde.

ARTHRITE ET ALLERGIES ALIMENTAIRES

Un petit nombre de sujets arthritiques souffriraient d'allergies alimentaires qui exacerbent les symptômes articulaires. Les aliments le plus souvent incriminés sont les crustacés, le soja, l'avoine, le maïs, l'alcool, le café et certains additifs. Chez ces patients, le fait de bannir les aliments à l'origine de l'allergie diminuerait la douleur. Pour vérifier si un aliment est en cause, évitez d'en manger pendant 2 semaines, puis réessayez. Si les symptômes s'aggravent, écartez l'aliment.

UN FACTEUR SOUS-ESTIMÉ : L'ACIDE URIQUE

L'accumulation d'acide urique est responsable de la forme d'arthrite aiguë la plus douloureuse, la goutte. Mais ce déchet, qui provient surtout de l'acide désoxyribonucléique (ADN) des noyaux cellulaires, est aussi la cause de douleurs articulaires chroniques. Le diagnostic peut être réalisé à l'aide d'une simple prise de sang. Dans ce cas, un régime végétarien, qui peut inclure des laitages et des œufs, apporte souvent un bénéfice notable dès les premiers jours. Les sources d'acide urique sont à éviter : charcuteries, fruits de mer, viandes jeunes, fromages fermentés, asperges.

ALIMENTS BONS CONTRE L'ARTHRITE

POISSON Saumon, sardine et autres poissons gras riches en oméga-3, à consommer au moins trois fois par semaine.

LÉGUMES ET FRUITS De 5 à 10 portions par jour : légumes vert foncé ou orange vif pour fournir du bêta-carotène ; brocoli, poivron, chou et choux de Bruxelles pour la vitamine C ; avocat pour la vitamine E.

Fruits jaune orangé tous les jours pour le bêta-carotène ; agrumes, baies, melon et kiwi pour la vitamine C.

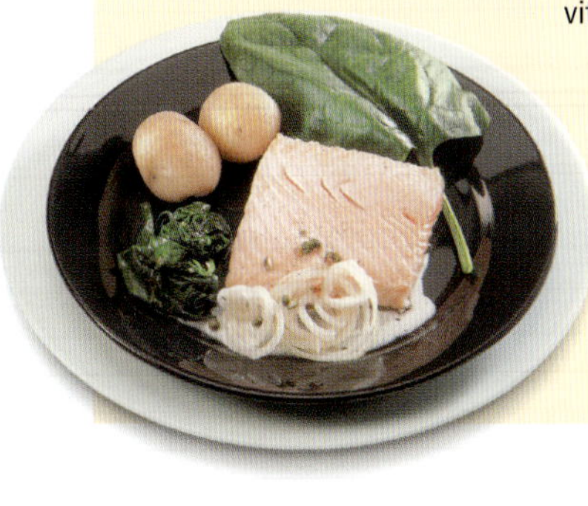

FRUITS À COQUE (NOIX...) À consommer régulièrement pour la vitamine E, un puissant antioxydant qui combat l'inflammation et les raideurs.

LE FACTEUR POIDS

Dans l'arthrose, l'obésité est un facteur aggravant : même quelques kilos en trop imposent des pressions supplémentaires aux genoux et aux hanches. La perte de poids et l'exercice physique diminuent souvent les symptômes.

C'est souvent l'inverse dans la polyarthrite rhumatoïde : la douleur chronique entraîne manque d'appétit, maigreur et dépression. Le médecin peut recommander des suppléments nutritionnels riches en calories et en nutriments.

LES TRAITEMENTS EXPÉRIMENTAUX

Frotter les articulations douloureuses avec une crème à la capsaïcine, dérivée des piments, semble efficace. La capsaïcine donne une sensation de piqûre ou de brûlure, mais diminuerait aussi l'inflammation.

Les études montrent une amélioration marquée de l'arthrose chez les patients qui prennent du sulfate de glucosamine à raison de 500 mg trois fois par jour ; la glucosamine, qui est fabriquée par l'organisme, est un composant vital pour la réparation du cartilage. ❖

LE SAVIEZ-VOUS ?

EAU ET ARTICHAUT

Lorsqu'on boit de l'eau pure après avoir consommé de l'artichaut, l'eau paraît sucrée ! C'est une particularité curieuse de l'inuline, qui agit de façon paradoxale sur les récepteurs du goût sucré situés sur la langue.

Artichaut

AVANTAGES

- riche en fibres et en inuline (rôle prébiotique)
- modérément calorique
- source de minéraux et d'acide folique

INCONVÉNIENTS

- parfois mal toléré en cas d'intestins sensibles
- peut déclencher des réactions chez les personnes allergiques à l'ambroisie

L'ARTICHAUT ET LE FOIE

On trouve de très nombreux antioxydants dans l'artichaut, notamment la cynarine, un composé phénolique amer, et la silymarine, un flavonoïde complexe. Tous deux sont de puissants protecteurs des cellules hépatiques. Ces substances sont utilisées dans la pharmacopée pour stimuler le fonctionnement de la vésicule biliaire et traiter certaines lésions des cellules du foie. On extrait ces substances des tiges et des vraies feuilles de l'artichaut, où elles sont beaucoup plus concentrées que dans les parties comestibles.

Cuit à l'eau, à la vapeur ou braisé (pour le petit violet de Provence), l'artichaut constitue un mets savoureux et un légume à haute valeur nutritive. Il s'agit en réalité du bouton floral d'une plante apparentée au chardon, dont on consomme le « fond » et la base charnue des bractées (improprement appelées « feuilles »). Les vraies feuilles sont longues et piquantes, et, comme la tige de la plante, elles renferment des principes actifs très amers.

Un artichaut moyen – environ 100 g de parties comestibles – apporte moins de 30 kcal... Cela sans compter la sauce qui l'accompagne souvent et peut doubler, voire tripler, cette valeur ! L'essentiel du total énergétique de l'artichaut est fourni par ses glucides, constitués pour moitié d'inuline : ce sucre particulier, que l'on trouve également dans les salsifis et les topinambours, lui donne une saveur douce très caractéristique. L'inuline n'est que très partiellement digérée et absorbée au niveau de l'intestin grêle, et joue ainsi, pour l'organisme, le rôle d'un prébiotique. Elle favorise le développement des bactéries bénéfiques de la flore du côlon, ce qui peut améliorer le fonctionnement du système immunitaire.

L'artichaut est source de nombreux minéraux et vitamines. Une portion de 100 g d'artichaut cuit fournit 340 mg de potassium, 30 mg de magnésium, 1 mg de fer et 15 % de l'apport nutritionnel conseillé (ANC) en vitamine B_9 ou acide folique. Il est riche en fibres (plus de 8 g pour un artichaut) qui, associées à l'inuline, rendent ce légume très efficace contre la constipation. Cependant, consommé en grande quantité, l'artichaut peut être mal toléré par les intestins sensibles et provoquer des ballonnements et une gêne intestinale. Les artichauts se conservent plusieurs jours au réfrigérateur, non lavés, dans un sac plastique fermé. Cuits, ils doivent être mangés dans les 24 heures, car ils s'oxydent vite et peuvent fermenter, donnant naissance à des composés toxiques.

L'artichaut fait partie de la famille des composées. Les personnes allergiques à l'ambroisie peuvent l'être aussi à l'artichaut, en raison d'antigènes qui réagissent à ces deux plantes (réaction croisée). ❖

Asperge

AVANTAGES

- bonne source d'antioxydants, d'acide folique et de potassium ; peu calorique
- riche en fibres (tige)

INCONVÉNIENT

- les purines qu'elle contient peuvent déclencher un accès de goutte

Légume traditionnel du printemps, l'asperge (famille des liliacées) est toujours autant appréciée. Cuite à l'eau ou, mieux, à la vapeur, elle constitue une entrée savoureuse, mais peut aussi être servie en plat principal ou rehausser une salade.

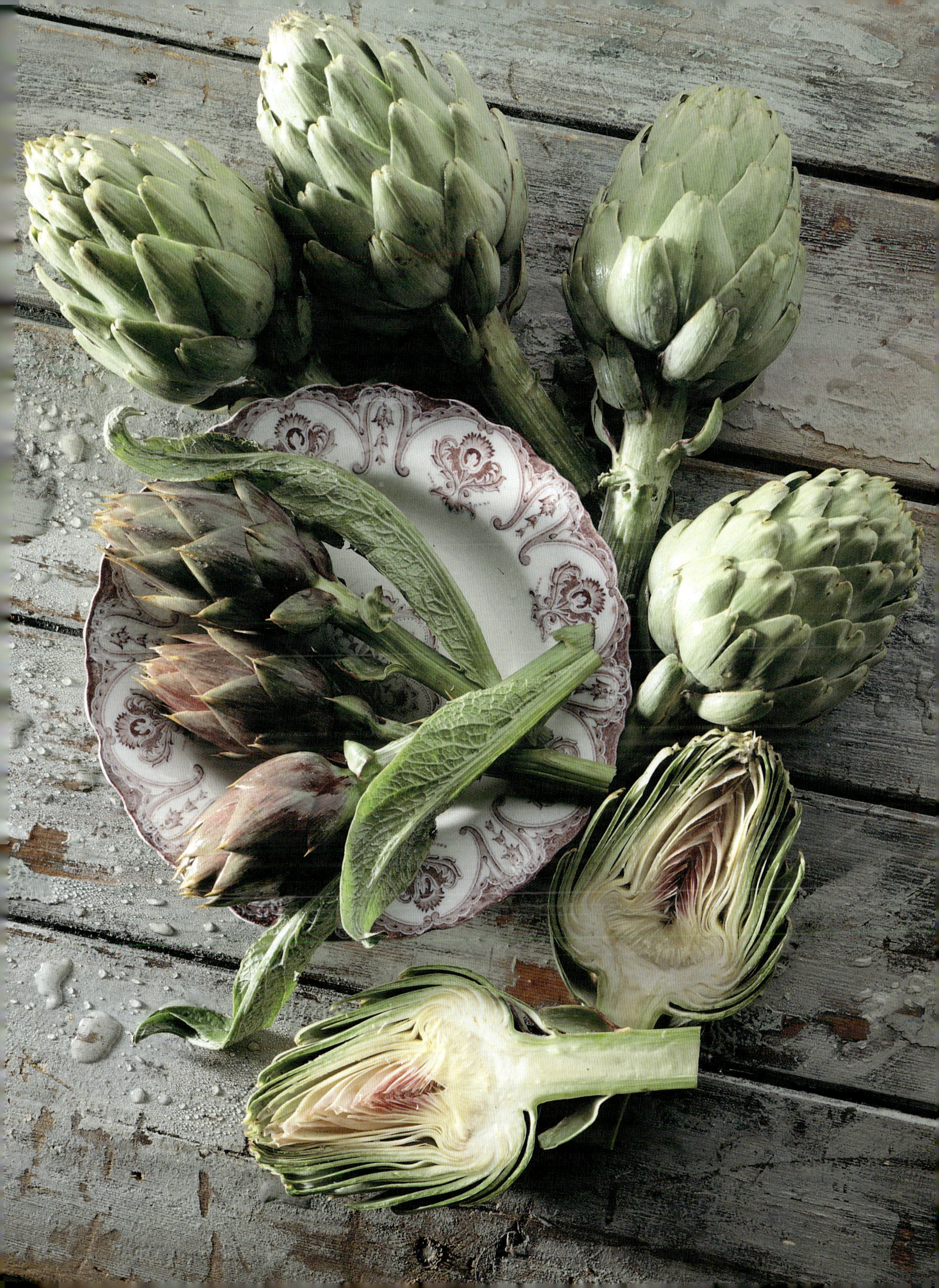

Dans l'Antiquité, on croyait l'asperge capable de guérir toutes sortes de maux, des rhumatismes à la rage de dents. Aucune de ces vertus curatives n'a été prouvée scientifiquement, mais ses qualités nutritionnelles ne font aucun doute : 6 asperges moyennes fournissent 120 µg d'acide folique, soit plus du tiers de l'apport nutritionnel conseillé (ANC), et 10 mg de vitamine C. L'asperge est pauvre en calories (20 kcal pour 6 tiges), riche en fibres bien tolérées et en antioxydants importants, comme le glutathion et la rutine (ces derniers sont plus abondants dans les asperges vertes et violettes que dans les blanches). C'est aussi une source appréciable de vitamine B_6 et de potassium (225 mg pour 100 g).

La fraîcheur est capitale pour l'asperge. Même au réfrigérateur, elle perd la moitié de sa vitamine C et presque toute sa saveur au bout de 2 ou 3 jours. Surgelée, elle conserve l'essentiel de ses nutriments, tandis que la mise en conserve lui ôte beaucoup de sa flaveur, sans compter l'excès de sel qui s'y ajoute.

Les purines que renferme l'asperge sont néfastes pour la goutte. Par ailleurs, l'odeur particulière que prennent les urines quand on en a consommé est due à une substance soufrée issue de la dégradation de certains composés azotés. C'est là un phénomène inoffensif qui affecte 40 % des gens. ❖

LE SAVIEZ-VOUS ?

L'ASPERGE FAVORISE LES ACCÈS DE GOUTTE

L'asperge contient des purines qui entraînent la surproduction d'acide urique. Comme celle-ci peut déclencher un accès de goutte, ce légume est à éviter si l'on souffre de cette maladie.

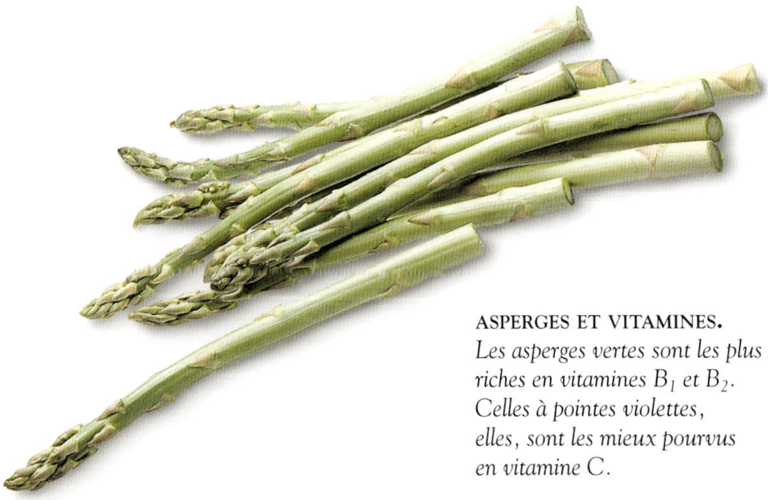

ASPERGES ET VITAMINES. *Les asperges vertes sont les plus riches en vitamines B_1 et B_2. Celles à pointes violettes, elles, sont les mieux pourvus en vitamine C.*

Asthme

PRIVILÉGIER

- fruits et légumes (5 à 10 portions par jour)
- soupe de poulet, bouillons et autres liquides qui aident à liquéfier le mucus des bronches
- poissons riches en acides gras oméga-3 (saumon, maquereau, hareng, sardine) pour réduire l'inflammation
- les aliments riches en soufre (œufs, ail, oignon)

ÉVITER

- tout aliment, y compris les additifs, qui semble avoir un effet déclencheur
- champignons, fromage, sauce soja et pain au levain si les moisissures ont un effet déclencheur
- salicylates présents dans l'aspirine, le thé, le vinaigre, les assaisonnements de salade, de nombreux fruits et quelques légumes
- aliments traités aux sulfites (E 220 à E 228)
- aliments contenant de la tartrazine (E 102)

Maladie chronique des voies respiratoires, l'asthme est la cause principale de décès (hors accidents) chez les enfants, en particulier ceux qui vivent en ville. L'augmentation des décès dus à l'asthme interpelle le corps médical. Plusieurs facteurs sont en cause : le coût élevé des médicaments, la mauvaise utilisation de ceux-ci, la pollution, l'accroissement inquiétant du nombre d'enfants allergiques.

Sifflements, sensation d'oppression dans la poitrine, difficultés respiratoires et toux nocturne se produisent lorsqu'il y a rétrécissement des petits muscles qui contrôlent le passage de l'air vers les poumons, causant un bronchospasme. Normalement, les voies aériennes se referment un peu quand elles sont exposées à la fumée, aux polluants, à l'air très froid ou à des substances nocives. Chez les asthmatiques, cette réaction est exagérée et peut être déclenchée par des substances et des activités qui ne sont pas vraiment dangereuses : pollen, acariens et autres allergènes, exercice physique.

Le facteur héréditaire. On ignore la raison pour laquelle certaines personnes ont une réactivité anormale des voies aériennes, mais l'hérédité compte. De nombreux asthmatiques souffrent aussi du rhume des foins et d'autres allergies. Bien que le stress et les émotions puissent déclencher ou aggraver une crise, l'asthme est une maladie des poumons, non un problème psychologique : il doit être pris au sérieux et traité.

Certaines crises d'asthme sont vite soulagées par un bronchodilatateur. Les médicaments de ce type soulagent les symptômes en ouvrant les voies aériennes sous constriction. Mais il arrive qu'une crise se prolonge, entraînant l'inflammation des voies aériennes, leur engorgement par du mucus et des difficultés respiratoires croissantes. C'est dans un tel cas qu'on peut avoir recours à une injection de bronchodilatateur et d'un corticostéroïde.

L'asthme est une maladie chronique ; les changements qui se produisent lors d'une crise sont temporaires et les poumons fonctionnent normalement le reste du temps. Lorsque l'asthme débute au cours de l'enfance, la fréquence et la sévérité des crises tendent à diminuer avec la croissance, et l'asthme peut disparaître à l'âge adulte. Cependant, certains adultes rechutent, souvent à la suite d'une infection virale. L'asthme peut alors se réinstaller et s'aggraver.

ÉLIMINER LES FACTEURS DÉCLENCHANTS

Le meilleur traitement préventif de l'asthme consiste à identifier ce qui provoque les crises et à éliminer ces facteurs. Dans certains cas, ils sont évidents : fumée de cigarette ou autre fumée nocive, air froid, exercice physique, allergie au poil d'un animal de compagnie. L'asthme saisonnier est généralement dû à divers pollens, moisissures et autres facteurs environnementaux. Les allergènes sont identifiés à l'aide de tests sanguins ou cutanés. En outre, la prise de poids pourrait déclencher de l'asthme à l'âge adulte et les obèses asthmatiques qui perdent du poids voient une amélioration de leurs symptômes.

Des aliments peuvent déclencher les crises. Le cas est fréquent ; identifier les coupables peut être long, surtout chez les enfants. Les aliments en cause varient d'une personne à l'autre : on ne peut donc en établir une liste fiable. Parfois, un enfant reliera inconsciemment un aliment à son asthme en le boudant ou en refusant d'en manger. Une remarque comme « J'ai un drôle de goût dans la bouche » peut indiquer un aliment auquel il est allergique. Pour identifier les suspects, tenez un journal des prises alimentaires (boissons incluses), avec les symptômes d'asthme. Au bout de quelques semaines, une liste préliminaire sera établie ; le médecin confirmera ou infirmera avec des tests cutanés ou sanguins.

Facteurs environnementaux. Les personnes allergiques à l'ambroisie, par exemple, peuvent aussi l'être au pyrèthre, un pesticide naturel fait à partir du chrysanthème, ou à d'autres allergènes d'origine végétale. De même, ceux qui sont allergiques aux moisissures peuvent réagir aux aliments qui contiennent des levures : les fromages, les champignons et la charcuterie, ainsi que tout ce qui est fermenté (sauce soja, bière, vin et vinaigre).

Les salicylates, issus de la même famille que le composant actif de l'aspirine et présents à l'état naturel dans de nombreux fruits, peuvent déclencher de l'asthme, tout comme le colorant jaune E 102 (tartrazine), chimiquement proche des salicylates mais moins puissant, ou les sulfites (E 220 à E 228) : voir ci-contre.

LES ALIMENTS BÉNÉFIQUES

Il n'y a pas d'aliment miracle contre l'asthme, mais plusieurs peuvent en réduire les complications. L'effet anti-inflammatoire des acides gras oméga-3 (saumon, maquereau, hareng, sardine et autres poissons gras) peut améliorer la constriction des bronches. Les fruits et légumes auraient un effet protecteur sur la fonction pulmonaire.

Manger tous les jours de 5 à 10 portions de fruits et de légumes, dont un agrume. Ces aliments fournissent des vitamines, des minéraux et des antioxydants importants pour la santé des poumons. La vitamine C renforce le système immunitaire et peut réduire les sifflements chez l'enfant asthmatique.

LES PROBLÈMES POTENTIELS

Les patients asthmatiques ont eux aussi besoin d'une alimentation saine et équilibrée, ce qui peut être

UN PETIT TRUC

UNE OU DEUX TASSES DE CAFÉ

Dans le café comme dans le thé, il y a de la théophylline, une substance qui a un effet relaxant sur la musculature des bronches ; on l'utilise pour traiter l'asthme chez les personnes qui ne réagissent pas aux salicylates. Il faut veiller, toutefois, à ne pas en boire trop pour éviter une surdose.

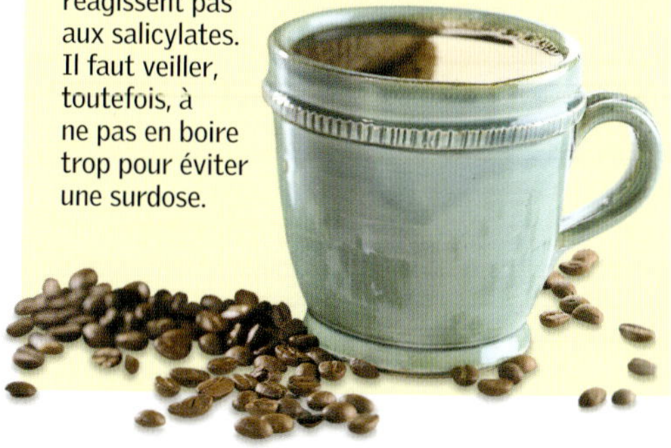

ATTENTION

L'ambroisie *(Ambrosia artemisiifolia)* est une plante sauvage originaire d'Amérique du Nord, où on la dénomme herbe à poux. Très envahissante, elle possède un pollen fortement allergisant. Introduite accidentellement en France au milieu du XIXe siècle, elle est en train de se répandre, en particulier dans la région rhodanienne, et les pouvoirs publics s'efforcent de l'éradiquer.

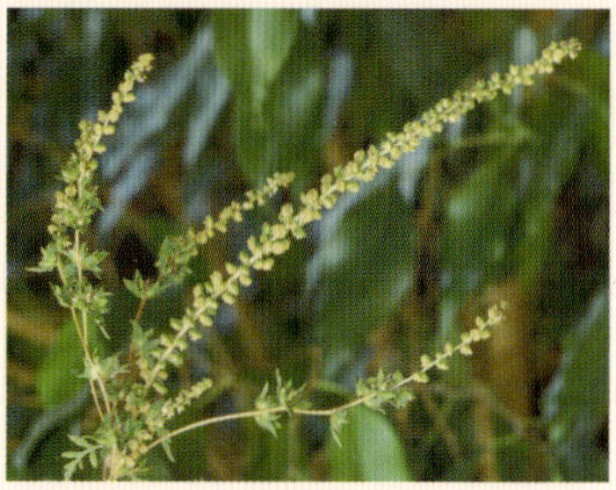

À ÉVITER ABSOLUMENT : LES SULFITES

Utilisés pour conserver la couleur et la texture des aliments et les empêcher de se gâter, les sulfites sont de redoutables déclencheurs d'asthme, infiniment répandus et potentiellement fatals. On les trouve notamment dans les fruits séchés, les potages déshydratés, les flocons de pommes de terre, les pâtes, le vin, la bière et le jus de raisin blanc. Si on est sensible aux sulfites, il faut toujours lire la liste des ingrédients sur l'emballage, écarter les additifs E 220 à E 228 et se méfier de toute substance dont le nom se termine en *-ite*, tel le bisulfite de potassium, ainsi que du dioxyde de soufre. Outre une crise d'asthme, les sulfites peuvent causer un choc anaphylactique.

PEUT-ON ÉVITER L'ASTHME ?

Quand les parents sont asthmatiques ou même simplement allergiques, il est démontré qu'on peut réduire le risque d'asthme chez l'enfant grâce à quelques mesures simples :
– nourrir l'enfant au lait maternel au moins jusqu'à 3 mois et, si possible, 6 mois ;
– retarder au-delà de 6 mois l'introduction de protéines étrangères au lait (viande, poisson) ;
– ne pas donner de blanc d'œuf avant 8 mois.

difficile si leurs allergies impliquent l'exclusion d'un groupe complet d'aliments (par exemple, lait et produits laitiers). Un nutritionniste sera à même de recommander des substituts ou des suppléments pour assurer une bonne nutrition.

Les médicaments contre l'asthme peuvent créer des problèmes nutritionnels. Les corticostéroïdes, utilisés à long terme, entraînent une déperdition osseuse ; aussi faut-il songer à prendre des suppléments de vitamine D et de calcium. Une carence en potassium est possible : on l'évitera en mangeant agrumes, bananes, fruits secs, baies, betteraves, tomates et légumes à feuilles vert foncé. La théophylline et d'autres bronchodilatateurs peuvent causer une nervosité, exacerbée par la caféine : il est recommandé de passer au café décaféiné. ❖

Athérosclérose

PRIVILÉGIER

- fruits et légumes frais pour la vitamine C, le bêta-carotène et l'acide folique
- germe de blé, noix, graines et huiles végétales pour la vitamine E
- saumon, sardine et autres poissons gras pour les acides gras oméga-3
- pommes, flocons d'avoine et légumineuses (surtout lentilles) pour les fibres solubles
- protéines de soja (« lait » de soja, tofu, tempeh)

RÉDUIRE

- graisses, en particulier graisses saturées
- biscuits, gâteaux et goûters riches en acides gras « trans » et en graisses saturées
- aliments riches en cholestérol

ÉVITER

- tabac, prise de poids excessive, excès d'alcool, manque d'activité physique

Avec l'âge, nos artères durcissent et perdent de leur élasticité. Ce processus mène à l'athérosclérose, c'est-à-dire au durcissement (sclérose) des artères. Les vaisseaux durcis sont obstrués par des plaques de graisse, ou athéromes (du grec *atheroma*, « loupe graisseuse »), la marque de l'athérosclérose.

L'athérosclérose est un processus normal du vieillissement. Elle progresse lentement au cours des ans sans produire de symptômes notables. Les problèmes se posent quand les vaisseaux durcis sont très rétrécis par la plaque. Les complications incluent des troubles circulatoires (afflux de sang réduit vers les jambes et les extrémités), l'angine de poitrine (douleurs thoraciques dues à un apport insuffisant d'oxygène au muscle cardiaque), diverses pathologies cardio-vasculaires, l'infarctus et l'accident vasculaire cérébral (AVC).

Dans les pays occidentaux, la plupart des hommes commencent à souffrir d'athérosclérose à l'approche de la cinquantaine. Chez les femmes, les œstrogènes aident à garder un taux de cholestérol LDL assez bas. Cependant, après la ménopause, le processus peut se déclencher très rapidement. Quand elles atteignent 60 ans, leurs artères sont dans le même état que celles des hommes.

UN PETIT TRUC

MANGER PLUS DE SOJA

Les experts suggèrent d'intégrer 25 g de protéines de soja au régime quotidien. Beaucoup d'études ont démontré que cela permet d'abaisser d'environ 9 % le taux de cholestérol chez les personnes qui en ont trop et de 15 % celui du « mauvais » cholestérol (LDL).

LES CAUSES SOUS-JACENTES

On ne sait pas précisément ce qui provoque l'athérosclérose, mais une prédisposition génétique et un certain nombre de facteurs liés au mode de vie accélèrent le processus : alimentation riche en graisses et en cholestérol, tabagisme, stress et manque d'exercice. Un diabète mal contrôlé et une hypertension augmentent les risques.

Les artères peuvent être rétrécies de 85 % sans qu'il y ait de symptômes. Mais le risque d'infarctus et d'AVC reste élevé, car les caillots ont tendance à se former au niveau des plaques d'athérome (dépôts de lipides). La plupart des infarctus sont causés par un caillot qui bloque une artère coronaire (thrombose coronaire) ; il en va de même pour la thrombose cérébrale (caillot qui bloque le flux sanguin vers le cerveau), forme la plus courante d'AVC.

LES APPROCHES NUTRITIONNELLES

Selon les chercheurs, l'alimentation joue un rôle tant dans le développement que dans le traitement de l'athérosclérose. Le cholestérol est la principale composante de la plaque d'athérome et l'hypercholestérolémie va souvent de pair avec l'athérosclérose. La recherche indique que l'athérosclérose peut être ralentie et même inversée si l'on fait baisser les taux de cholestérol sanguin, surtout les lipoprotéines de faible densité (LDL), ou « mauvais » cholestérol.

Un taux élevé de triglycérides, un autre type de lipides en circulation dans le sang, peut aussi favoriser l'athérosclérose. Les diabétiques ont tendance à avoir des taux de triglycérides et de cholestérol élevés, ce qui peut expliquer pourquoi ils sont si vulnérables aux affections cardiaques.

Limiter l'apport total de graisses. L'approche nutritionnelle du traitement de l'athérosclérose consiste à limiter l'apport des lipides entre 20 et 30 % des calories, les graisses saturées (provenant essentiellement de produits d'origine animale et des huiles de palme, de coprah et de palmiste) ne comptant que pour 10 % du total des calories. En plus de réduire les graisses saturées, les experts suggèrent de limiter les acides gras « trans » et les acides hydrogénés ; ces graisses, qui résultent de l'hydrogénation, élèvent le taux de cholestérol LDL. Les acides gras « trans » se trouvent, entre autres, dans les biscuits et les chips. Certains médecins recommandent une diminution encore plus radicale des lipides. Pour traiter les pathologies cardiaques, les cardiologues ont développé un nouveau style de vie, qui combine une alimentation pauvre en graisses avec de l'exercice et des méthodes pour combattre le stress. Ce régime très efficace contre l'athérosclérose limite les calories issues des graisses à 10 % du total calorique et exclut les graisses saturées.

Les aliments riches en cholestérol ne sont pas aussi mauvais pour la santé que les aliments très gras, mais il faut savoir que le cholestérol alimentaire peut augmenter le taux de lipides sanguin. Les spécialistes recommandent de le limiter à 300 mg par jour, soit, par exemple, l'équivalent d'un jaune d'œuf et de 100 g de viande.

Les acides gras oméga-3 du saumon, de la sardine et autres poissons gras abaissent le taux de triglycérides sanguin ; ils diminuent aussi la formation de caillots. Son et flocons d'avoine, légumineuses (surtout lentilles), fruits à pectine (poire, pomme, agrumes), orge, gomme de guar, psyllium contiennent des fibres solubles qui abaissent le taux de cholestérol sanguin, probablement en modifiant l'absorption intestinale des acides biliaires : cela oblige le foie à utiliser le cholestérol pour fabriquer plus de bile.

Le rôle des antioxydants. Selon différentes études, le bêta-carotène et les vitamines C et E peuvent prémunir contre l'athérosclérose en empêchant le « mauvais » cholestérol (LDL) de se fixer sur la plaque d'athérome. Les protéines de soja peuvent élever le « bon » cholestérol (HDL) tout en assurant une protection antioxydante.

Les études actuelles portent sur l'homocystéine, un acide aminé qui, pour les scientifiques, constituerait un facteur de risque aussi important que le cholestérol sanguin. À taux élevé, il endommage la paroi des artères, favorisant la formation de plaques de graisse. L'acide folique et les vitamines B_6 et B_{12} semblent aider à diminuer le taux d'homocystéine.

Ne pas abuser du sel. L'hypertension est un puissant accélérateur de la sclérose vasculaire.

POUR RÉDUIRE LES GRAISSES SATURÉES

1. Opter pour les morceaux de viande maigres et supprimer le gras visible.
2. Réduire les portions de viande. Choisir des fromages allégés.
3. Cuisiner avec de l'huile végétale au lieu de beurre ou de margarine.
4. Ne pas hésiter à remplacer la viande par du tofu dans les sautés à la chinoise.
5. Substituer des noix au fromage dans un sandwich.
6. Boire du lait écrémé ou demi-écrémé.
7. Préférer aux frites des pommes de terre vapeur ou au four.
8. Utiliser du fromage blanc allégé dans les salades en guise de mayonnaise.
9. Augmenter la proportion de légumes et de légumineuses par rapport à celle de viande.
10. Proposer un sorbet aux fruits ou un yaourt allégé au dessert plutôt qu'une glace.

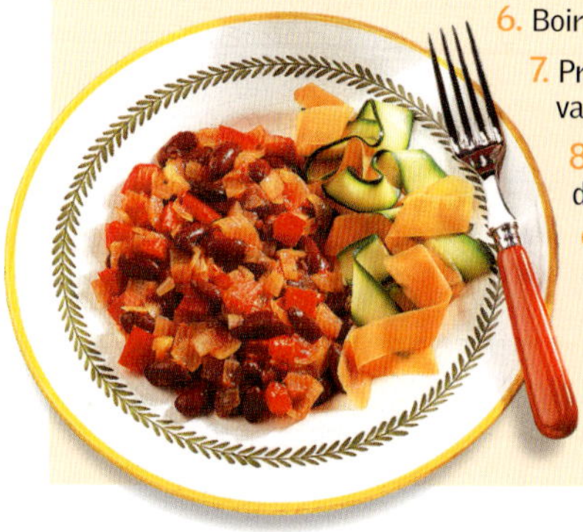

C'est pour résister à une pression trop élevée que les parois artérielles deviennent plus rigides, perdant une grande part de leur élasticité. Il est donc conseillé de ne pas trop saler la nourriture, non seulement à partir de 40 ans mais aussi dès la petite enfance, car le durcissement artériel commence tôt.

Une bonne alimentation n'est pas le seul facteur positif. Il est également important de maintenir un poids idéal, de ne pas fumer, de faire plus d'exercice, de lutter contre le stress et d'avoir une tension artérielle et un taux de glucose normaux. ❖

Aubergine

AVANTAGES

- peu calorique (sauf si elle est frite)
- sa texture charnue et son goût prononcé enrichissent les mets végétariens
- riche en antioxydants (la peau surtout)

INCONVÉNIENTS

- absorbe beaucoup de gras en cuisant

Tout comme la tomate, la pomme de terre ou le poivron, l'aubergine fait partie des solanacées. Elle entre dans la composition de nombreux plats nationaux, comme le curry en Inde, la moussaka en Grèce, l'*imam bayildi* au Proche-Orient ou encore la ratatouille chez nous. Ce légume satisfait l'appétit, tout en étant peu calorique (19 kcal pour 100 g) ; il est également bien pourvu en fibres (2,5 g pour 100 g). Néanmoins, du fait de sa texture

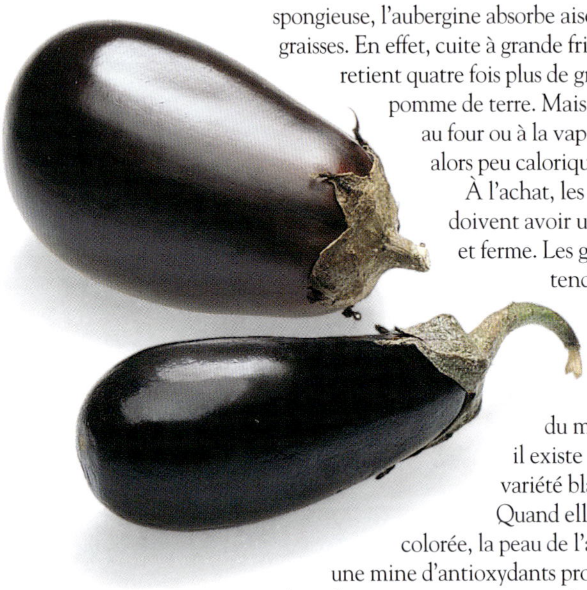

spongieuse, l'aubergine absorbe aisément les graisses. En effet, cuite à grande friture, elle retient quatre fois plus de gras que la pomme de terre. Mais on peut la cuire au four ou à la vapeur : elle reste alors peu calorique et très digeste. À l'achat, les aubergines doivent avoir une peau lisse et ferme. Les grosses ont tendance à être granuleuses, caoutchouteuses et amères. Leur couleur va du mauve au violet ; il existe même une variété blanche (dourga). Quand elle est fortement colorée, la peau de l'aubergine est une mine d'antioxydants protecteurs (acides phénoliques amers, pigments anthocyaniques). Il est alors conseillé de consommer cette peau et par conséquent de ne pas la retirer avant de préparer le légume. ❖

TOUT CE QU'IL FAUT SAVOIR SUR L'AVOCAT

- Il est, comme l'huile d'olive, riche en graisses mono-insaturées, bonnes pour le cœur, et il renferme plus de fibres solubles que tout autre fruit.
- Il contient beaucoup de bêta-sitostérol, un phytostérol végétal qui contribue à freiner l'absorption du cholestérol dans l'intestin.
- Un avocat moyen (250 à 300 g) apporte entre 35 et 40 g de lipides (graisses) et 350 à 420 kcal, soit bien plus que tout autre fruit (hormis les olives noires).
- Il existe de nombreuses variétés d'avocats, notamment à peau lisse et brillante ou à peau grenue, de forme ronde ou piriforme, de couleur vert foncé ou brun violacé.
- L'avocat a la particularité de ne mûrir qu'une fois cueilli. Il peut rester jusqu'à 6 mois sur la branche sans se gâter. Après cueillette, il faut attendre quelques jours avant de le manger.
- C'est le fruit qui contient le plus de protéines : environ 1,8 g pour 100 g.

Avocat

AVANTAGES

- excellente source d'acide folique, de vitamine A et de potassium
- source intéressante de fer, de magnésium, de vitamines B_6, C et E

INCONVÉNIENT

- forte teneur en calories, dont 90 % provenant des lipides

Bien qu'on ait tendance à le considérer comme un légume, l'avocat est un fruit, celui d'un arbre tropical de la famille des lauracées (laurier, cannelier…). Sa riche saveur et sa texture onctueuse en font un excellent accompagnement d'un plat de viande, de légumes et de salades de pâtes. Réduit en purée et bien assaisonné, il se sert en dip (le guacamole mexicain) ou sur des tartines. L'avocat se mange toujours cru, car il prend un goût amer à la cuisson. Cela n'empêche pas de l'ajouter à un plat chaud comme la base d'une sauce épicée à verser sur des pâtes.

Un demi-avocat pèse environ 140 g net et fournit près de 200 kcal, ce qui en fait le fruit le plus calorique, après les olives noires. C'est aussi le plus gras, avec une teneur en lipides de 14 à 15 %. Cependant, une bonne part des lipides qu'il renferme sont des acides gras mono-insaturés (comparables à ceux présents dans l'olive ou l'arachide), qui n'élèvent pas le taux de cholestérol dans le sang.

Intégré à un repas peu calorique et peu gras, l'avocat apporte de précieux nutriments. Un demi-avocat fournit 600 mg de potassium et 35 % de l'apport nutritionnel conseillé (ANC) en acide folique, de même qu'au moins 10 % de l'ANC en fer et en vitamines B_6, C et E. Enfin, l'avocat renferme en grande quantité deux phytocomposants naturels originaux :

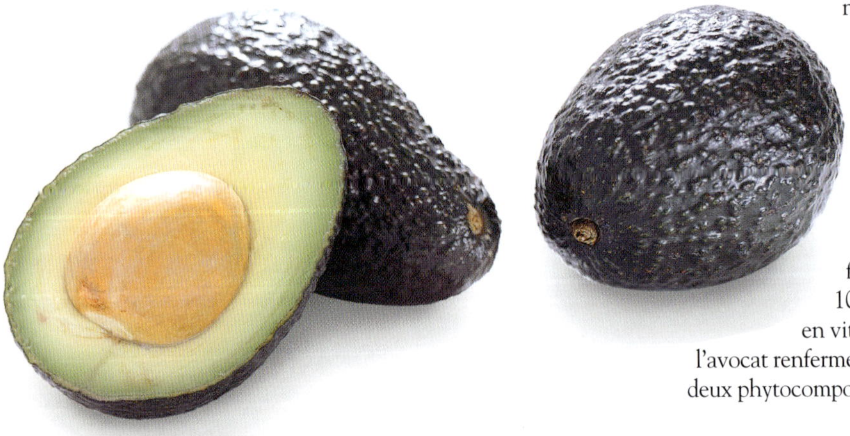

le bêta-sitostérol, précieux pour abaisser le taux de cholestérol, et le glutathion, un antioxydant censé éviter plusieurs types de cancer. ❖

Avoine

AVANTAGES

- excellente source de fibres solubles
- renferme phosphore, magnésium, sélénium, fer, manganèse, acide folique, vitamine E, thiamine, niacine, riboflavine et autres vitamines du groupe B

L'avoine, céréale des pays froids, a longtemps constitué l'aliment de base des populations d'Écosse, de Scandinavie et du nord de l'Allemagne. Même si elle n'occupe plus aujourd'hui une place centrale dans l'alimentation, elle reste toujours appréciée et consommée sous différentes formes.

Elle représente une source économique, savoureuse et commode de nutriments et de phytocomposants. Bien que l'avoine soit surtout utilisée comme céréale du petit déjeuner, cuite dans du lait et éventuellement additionnée de fruits ou de raisins secs (porridge), elle peut également servir à confectionner les pains de viande, à épaissir des potages et des sauces, à garnir des biscuits. En même temps qu'elle rassasie, elle exerce un effet bénéfique sur la tension artérielle, le cholestérol, la glycémie et le transit gastro-intestinal.

À poids égal, l'avoine renferme davantage de protéines, de lipides, de minéraux et de vitamines B et E que toute autre céréale. Ainsi, pour 100 g, elle fournit 340 kcal, 13 g de protéines, 7 g de lipides (mono- et polyinsaturés), 130 mg de magnésium et plus de 5 mg de fer, 0,6 mg de thiamine et 3,2 mg de vitamine E. Elle renferme aussi deux puissants antioxydants, les polyphénols et les saponines, aux effets protecteurs. Enfin, elle est très riche en fibres (10 g pour 100 g), dont la moitié sous forme de fibres solubles.

LES EFFETS BÉNÉFIQUES POUR LA SANTÉ

Le son d'avoine est riche en bêta-glucane, fibre soluble qui aide à faire baisser le taux de cholestérol et, par conséquent, le risque de crise cardiaque. Pour diminuer de 5 % le taux de cholestérol dans le sang et de 10 % environ le risque de crise cardiaque, il faut 3 g de bêta-glucane par jour – soit une tasse de son d'avoine cuit ou une tasse et demie de gruau d'avoine. Des études ont montré que l'avoine non seulement abaisse le « mauvais » cholestérol (LDL), mais également stimule la production de « bon » cholestérol (HDL).

Il y a d'autres mécanismes par lesquels la consommation régulière d'avoine pourrait réduire le risque de troubles cardio-vasculaires chez les femmes. Les Américains ont réalisé une grande étude auprès d'infirmières : celles qui consommaient de l'avoine cinq fois par semaine ou plus voyaient leur risque cardio-vasculaire baisser de 29 %. Apparemment, les fibres solubles n'en seraient pas l'unique cause. Les antioxydants particuliers que renferme l'avoine empêcheraient le « mauvais » cholestérol d'endommager les artères. Manger un grand bol de flocons d'avoine évite aussi, d'après les chercheurs de l'université de Yale, le ralentissement de la circulation sanguine consécutif à un repas trop riche en graisses.

L'avoine rassasie parce qu'elle est longue à digérer, sans doute à cause de ses protéines et de ses fibres solubles. Selon une étude comparative portant sur des céréales en flocons sucrées, les personnes qui mangent de l'avoine au petit déjeuner consomment un tiers de calories en moins au repas du midi.

Une autre étude américaine a observé les effets de l'avoine sur des patients traités pour hypertension. La moitié d'entre eux ont consommé chaque jour environ 5 g de fibres solubles, soit une tasse et demie de gruau d'avoine et une collation à base d'avoine, tandis que l'autre moitié s'en tenait à un minimum de fibres solubles. Chez les premiers, la baisse de tension a été significative.

L'avoine réduit les taux sanguins de glucose et d'insuline, atout précieux pour les diabétiques. Les études cliniques ont confirmé que la fibre soluble de l'avoine diminue la glycémie et la production d'insuline chez ces malades autant que chez les personnes bien portantes. ❖

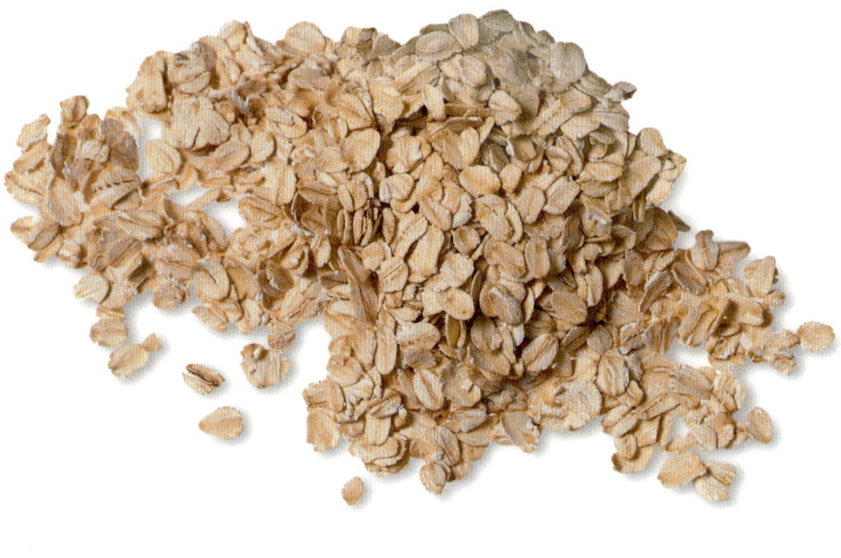

DES BIENFAITS RECONNUS OFFICIELLEMENT !

Une des premières recommandations émises pour un aliment par la Drug and Food Administration (DFA), aux États-Unis, a été : « Les fibres solubles de l'avoine, associées à un régime pauvre en graisses saturées et en cholestérol, peuvent réduire le risque de crise cardiaque. »

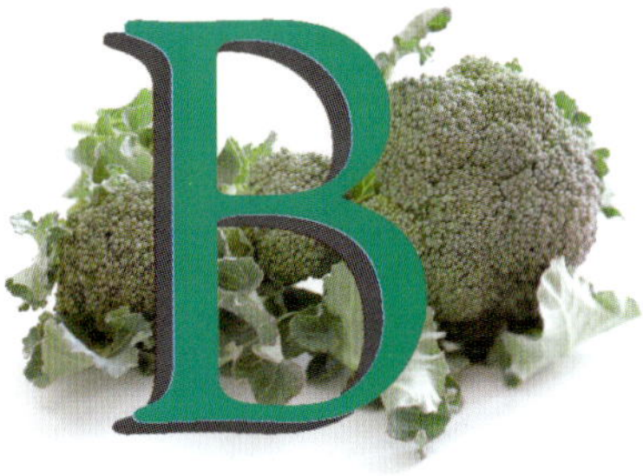

Bacon

Voir Porc

Banane

AVANTAGES

- bonne source de potassium, de vitamine B_6 et de fibres ; renferme également de l'acide folique et du magnésium

INCONVÉNIENT

- aliment histamino-libérateur ; peut entraîner dans de très rares cas des manifestations d'allergie

BANANE ET ANTIOXYDANTS

La banane est riche en dopamine, un antioxydant puissant dont l'action renforce, dans ce fruit, l'activité de la vitamine C.

Saine, savoureuse, nourrissante, la banane est l'une des meilleures collations naturelles. Ce fruit, qui pousse dans la plupart des pays tropicaux, est cueilli lorsqu'il est encore vert. À température ambiante, il mûrit en quelques jours. Une façon de hâter le processus est d'enfermer quelques bananes avec une pomme dans un sac en papier ou en plastique.

La banane peut constituer le premier aliment solide pour un bébé qui n'a pas de terrain allergique, car, outre sa saveur neutre, elle se digère facilement. Avec le riz, la compote de pommes et le pain grillé, la banane compose la diète recommandée en cas de diarrhée. Certains prétendent qu'elle atténue les douleurs d'un ulcère, mais il n'y a pas de preuve scientifique. Les cas d'allergie à la banane se retrouvent chez les personnes allergiques au latex.

VALEUR NUTRITIONNELLE

Une banane de taille moyenne (environ 100 g poids net) fournit environ 90 kcal, surtout apportées par ses glucides (20 g pour 100 g), et referme plus de 400 mg de potassium, minéral qui aide à abaisser la pression sanguine. Une étude menée auprès de 17 000 adultes a démontré qu'un taux élevé de potassium correspondait très souvent à une basse pression sanguine. Du fait de sa richesse en glucides et en potassium, nécessaires à l'activité musculaire, la banane est particulièrement indiquée pour les sportifs. Une banane moyenne procure 12 mg de vitamine C (soit 10 % de l'ANC), une teneur qui ne diminue pas au fil du temps, car la peau épaisse du fruit protège parfaitement la pulpe de l'oxydation. Elle apporte aussi 0,5 mg de vitamine B_6 (25 à 30 % de l'ANC) et plus de 1 g de fibres alimentaires, dont des fibres solubles qui contribuent à faire baisser le taux de cholestérol sanguin. Enfin, ce fruit renferme un acide aminé, le tryptophane, qui stimule la production de sérotonine, neurotransmetteur à l'effet calmant.

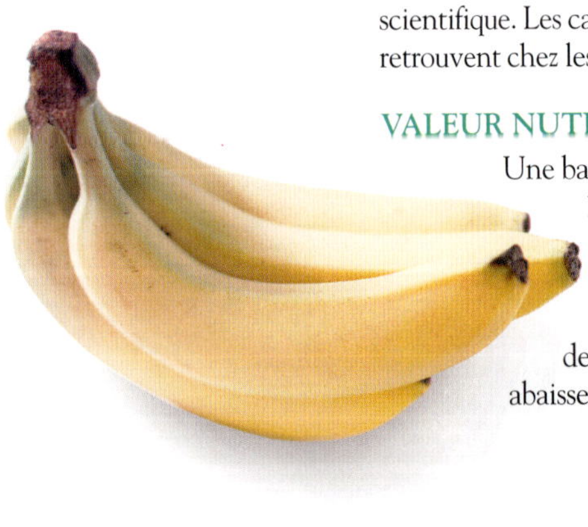

LA BANANE PLANTAIN

Semblable à une grosse banane verte, ce fruit se consomme obligatoirement cuit : ses glucides – 20 à 25 g pour 100 g – sont en effet constitués essentiellement d'amidon, comme ceux de la pomme de terre. Légume-féculent traditionnel dans la cuisine africaine et antillaise, la banane plantain fournit 90 à 120 kcal pour 100 g, des fibres abondantes (1,5 g à 2 g pour 100 g) et de nombreux minéraux. Ses apports vitaminiques sont proches de ceux de la banane-fruit, avec toutefois des teneurs plus élevées en bêta-carotène. ❖

Barre énergétique

AVANTAGES

- parfois bonne source de fibres, de glucides, de vitamines et de minéraux, éventuellement de protéines
- pratique et facile à transporter

INCONVÉNIENTS

- souvent riche en calories, sucre et graisses
- peut coller aux dents et favoriser les caries

Les barres énergétiques, destinées en premier lieu à des athlètes de haut niveau, sont en réalité consommées par tout le monde et souvent plus pour leur côté pratique que pour leurs caractéristiques nutritionnelles. On les prend volontiers pour calmer un petit creux ou une fringale, voire pour remplacer un repas, et pas forcément pour refaire le plein d'énergie après un effort physique. Composées majoritairement d'ingrédients sucrés et gras (chocolat, pâte d'amande, noisettes…) et renfermant très peu d'eau, ces barres constituent de véritables concentrés d'énergie – leur destination première.

UN ALIMENT POUR LES SPORTIFS

Pour un athlète ou un sportif qui se livre à un effort d'endurance ou à des exercices prolongés (marathon, ski de fond, randonnée), ce type d'aliment peut rendre des services appréciables. Il doit en effet compenser les dépenses énergétiques au fur et à mesure de l'effort : il évite ainsi le « coup de pompe » dû à la baisse brutale du taux de sucre dans le sang, tout en épargnant les réserves de glycogène (le « carburant » du muscle).

Les barres énergétiques, et particulièrement celles classées parmi les « aliments diététiques de l'effort », sont élaborées pour répondre à ces besoins. Il s'agit soit de barres riches en sucre et en vitamine B_1 (les plus courantes), soit de barres à dominante lipidique (à base de pâte d'amande, par exemple) et enrichies en vitamines B_1 et B_2, très utiles pour des sports comme l'alpinisme ou le ski de fond. Enfin, il existe aussi des « barres équilibrées de l'effort », qui peuvent constituer une bonne partie de la ration journalière en cas d'activité sportive se déroulant dans des conditions extrêmes (raids, spéléologie…).

Alors qu'elles présentent des avantages pour les athlètes faisant de la compétition, les barres énergétiques n'ont pas de réelle utilité pour un sportif occasionnel : elles n'augmentent ni son énergie, ni son endurance, ni sa musculature, et ne lui permettent pas non plus d'obtenir de meilleures performances. Et, comme elles sont souvent consommées en plus de l'alimentation habituelle, elles risquent même de provoquer une prise de poids si leurs calories ne sont pas brûlées tout de suite.

POUR REMPLACER UN REPAS ?

On s'imagine parfois qu'on peut remplacer un repas en mangeant une ou deux barres énergétiques. Certes, côté calories, le compte y sera peut-être : une barre apporte en moyenne 100 à 150 kcal et on peut en avaler deux ou trois dans l'après-midi. Mais leur teneur en protéines est très insuffisante : 1 à 3 g par barre au maximum, alors qu'on préconise au moins 15 à 20 g par repas. Leur apport vitaminique et minéral est en général modeste, sauf s'il s'agit de barres équilibrées de l'effort. De plus, elles sont riches en graisses et en sucres simples, et n'assurent pas une satiété durable. Elles auraient même tendance à donner envie de grignoter à nouveau du sucré… Bref, l'inverse de ce qu'il faut pour bien se nourrir ! ❖

Bébé

Voir p. 61

Bette

AVANTAGES

- peu calorique
- bonne source de fibres et de minéraux
- riche en bêta-carotène

La bette, ou blette, appartient à la même famille que la betterave, mais ses feuilles sont comestibles car elles ne renferment que très peu d'acide oxalique. On peut la consommer en totalité. Ses tiges sont riches en fibres et en potassium. Ses feuilles vertes fournissent une quantité élevée de bêta-carotène (4 000 µg pour 100 g) et de vitamine C (plus de 35 mg dans une portion de 200 g de bettes cuites). Ces antioxydants naturels aident l'organisme à lutter contre les dégâts des radicaux libres en excès. On y trouve aussi en abondance du magnésium, du fer, du cuivre, du manganèse et du calcium. La bette est peu calorique (moins de 40 kcal pour une portion). En cas de traitement par anticoagulants, il est recommandé de ne pas manger les feuilles, très riches en vitamine K. ❖

Betterave

AVANTAGES

- source d'acide folique et de fibres
- riche en potassium, calcium, fer, bêta-carotène et vitamine C
- peu calorique
- excellente source de phytonutriments, telles les anthocyanines et saponines, qui se fixent au cholestérol dans le tube digestif, diminuant ainsi le risque cardiaque

INCONVÉNIENTS

- colore les urines et les selles en rouge, ce qui est sans conséquence mais peut faire croire à une hémorragie interne
- les personnes sujettes aux calculs rénaux et à la goutte doivent éviter d'en consommer à cause de ses oxalates

La betterave est un légume qui peut être servi râpé cru en salade, ou mariné et utilisé comme condiment, cuit et proposé en accompagnement, ou encore être l'ingrédient principal d'un plat, comme dans le bortsch d'Europe de l'Est. Mieux vaut ne pas manger son feuillage, riche en oxalates, si l'on souffre de calculs rénaux ou de goutte.

On a longtemps cru que la betterave soulageait les migraines et autres douleurs. Encore aujourd'hui,

BON À SAVOIR

• Même si c'est l'un des légumes qui ont la plus haute teneur en sucres (glucides), la betterave n'en est pas moins peu calorique : environ 42 kcal pour 100 g.
• Elle contient de la bétanine, un pigment végétal qui pourrait, d'après certaines recherches, contribuer à défendre les cellules contre l'invasion des substances carcinogènes. On étudie aussi son potentiel pour combattre les tumeurs.
• On a coutume aujourd'hui de ne consommer que la racine, alors qu'autrefois seules les tiges étaient mangées ; la racine était considérée comme un remède contre les maux de tête et de dents.
• Son pigment rouge-violet, la bétalaïne, sert de colorant alimentaire et de teinture.

certains adeptes des médecines parallèles prétendent qu'elle protège du cancer et renforce l'immunité, et que le jus de betterave cru hâte la convalescence. Mais aucune preuve scientifique n'a étayé ces affirmations.

Une portion de 100 g de betterave fournit 42 kcal, provenant essentiellement des glucides. On y trouve aussi 60 µg d'acide folique, soit environ 20 % de l'apport nutritionnel conseillé (ANC), 400 mg de potassium, 5 mg de vitamine C, 20 mg de magnésium, 0,6 mg de fer et 2 g de fibres. Cette racine concentre aussi de nombreux oligoéléments : zinc, manganèse, fluor, sélénium, bore, etc.

Les petites betteraves sont les meilleures. L'idéal est de les faire cuire à la vapeur, sans les peler, pour préserver leurs nutriments ainsi que leur couleur.

URINES ET SELLES COLORÉES

On observe parfois, après avoir consommé des betteraves, que les urines et les selles se colorent en rose ou en rouge. Cela se produit chez ceux dont les intestins ne renferment pas la bactérie qui dégrade le pigment rouge des betteraves. Ce phénomène bénin disparaît après un jour ou deux. ❖

Beurre de cacahouète

Voir Confitures et pâtes à tartiner

Beurre et margarine

AVANTAGES

- rehaussent la saveur, la texture et le moelleux des aliments cuits
- bonnes sources de vitamines A et D
- la margarine à base d'huiles polyinsaturées contient des acides gras et de la vitamine E
- les margarines qui renferment des phytostérols peuvent faire baisser le taux de cholestérol

INCONVÉNIENTS

- riches en lipides, donc en calories, ce qui, en cas d'excès, augmente le risque d'obésité, de cancer et d'autres maladies
- le beurre contient des graisses saturées qui augmentent le risque de développer une maladie cardiaque
- les margarines solides à base d'huiles hydrogénées renferment des acides gras « trans », qui élèvent le taux de cholestérol dans le sang

Nos habitudes alimentaires ont beaucoup changé au cours des dernières décennies, une évolution surtout perceptible dans le choix des corps gras. Là où le beurre régnait en maître, on utilise souvent aujourd'hui des margarines classiques ou allégées.

Beaucoup de gens se sont mis à remplacer le beurre par de la margarine en croyant bien faire pour leur santé. Bien que tout le monde s'accorde pour dire que le beurre est plus savoureux, il n'en reste pas moins qu'il est relativement riche en cholestérol (250 mg pour 100 g) et qu'il renferme surtout des acides gras saturés. Or ceux-ci sont soupçonnés d'augmenter le taux de cholestérol dans le sang.

Mais la margarine, bien qu'elle ne contienne pas de cholestérol, est-elle réellement meilleure que le beurre ? On a commencé à en douter en 1993, lorsque des chercheurs de Harvard démontrèrent que certains types de margarines

BEURRE ET ACIDES LINOLÉIQUES CONJUGUÉS

Les acides linoléiques conjugués (ALC) sont des acides gras produits durant le processus de digestion des ruminants (bœuf, chèvre, mouton). On les retrouve en petite quantité dans la viande de ces animaux, dans le lait et le beurre. Ils auraient des effets anti-inflammatoires, antidiabétiques et antiathérogènes. En expérimentation animale, ils inhiberaient le développement de certains cancers (comme celui de la glande mammaire chez la rate). Des études sont en cours pour savoir si ces effets se retrouvent chez l'homme.

LE CAS DES ACIDES GRAS « TRANS »

Les acides gras de type « trans » sont produits par l'hydrogénation de l'huile végétale. Ce procédé de fabrication permet de donner du « corps » aux huiles, de les solidifier. Il prolonge ainsi la durée de conservation et la stabilité des produits de boulangerie, de pâtisserie et des produits industriels en général. Mais l'hydrogénation transforme les acides gras polyinsaturés en acides gras « trans ». Or de nombreuses études ont démontré que ceux-ci élèvent le « mauvais » cholestérol (LDL) et font baisser le « bon » cholestérol (HDL), ce qui accroît le risque de maladies coronariennes. Certains experts considèrent même qu'un excès d'acides gras « trans » est aussi mauvais qu'un excès de graisses saturées : il pourrait favoriser le cancer du sein chez la femme.

Les acides gras « trans » sont apportés essentiellement par les huiles partiellement hydrogénées et les margarines hydrogénées, qui sont utilisées pour la fabrication des confiseries, barres, biscuits, pâtisseries, frites et fritures en tout genre. Leur présence est signalée par les mots « huiles végétales hydrogénées » ou « huiles végétales partiellement hydrogénées » dans la liste des ingrédients figurant sur l'emballage. On les trouve aussi en petite quantité dans le beurre, mais leur action n'est pas identique à celle des « trans » d'origine industrielle.

Il est pratiquement impossible d'écarter tous les acides gras « trans » de l'alimentation. Mais on peut limiter leur consommation en optant pour une margarine non hydrogénée et des aliments préparés à base de ce type de margarine. Il faut aussi surveiller leur apport chez les enfants, ce qui implique d'éviter pour eux bon nombre de biscuits et de viennoiseries riches en graisses.

augmenteraient encore plus le risque de maladie cardiaque que le beurre. Il s'ensuivit une controverse, portant essentiellement sur la notion d'acides gras dits « trans ». En règle générale, plus la margarine est solide à température ambiante, plus elle contient d'acides gras « trans ». Les fabricants se sont toutefois attelés à la tâche de repenser leurs formules pour produire des margarines sans acides gras « trans ».

CHOISIR SA MARGARINE

La margarine végétale de consistance molle, à base de graisses non hydrogénées, est un choix prudent. En lisant la liste des ingrédients et la fiche nutritionnelle, on peut choisir celle qui contient le plus de graisses mono-insaturées et polyinsaturées ; elle est généralement constituée d'huile de colza, de carthame, de tournesol, d'olive ou de maïs. Évitez les margarines qui renferment des huiles hydrogénées ou partiellement hydrogénées : elles risquent de contenir plus d'acides gras « trans » que les autres.

Certaines margarines sont enrichies en phytostérols, des substances bénéfiques qui freinent l'absorption du cholestérol au niveau de l'intestin. Avec 20 à 30 g par jour de margarine contenant ces composés, on obtient des résultats tout à fait probants chez les personnes souffrant d'hypercholestérolémie, puisque le cholestérol total et le « mauvais » cholestérol (LDL) baissent en moyenne de 10 %.

QU'EN EST-IL DES CALORIES ?

Dans notre alimentation, le beurre et la margarine sont d'importantes sources de calories lipidiques. Contrairement à ce que l'on croit, l'un et l'autre renferment la même quantité de lipides (graisses), soit 82 %, et entre 16 et 20 % d'eau. Beurre et margarine apportent en moyenne 750 kcal pour 100 g, soit 30 kcal pour 1 cuillerée à café rase (4 g). Leur teneur calorique peut être abaissée en augmentant la proportion d'eau et/ou d'air : c'est le principe des beurres et margarines allégés.

UNE AFFAIRE DE GOÛT… ET DE MODÉRATION

Beurre ou margarine ? À chacun de choisir en fonction de ses goûts, de ses habitudes, de ses problèmes de santé éventuels. Utilisés avec discernement, le beurre – de préférence cru ou juste fondu – et la margarine – pour tartiner ou en cuisine si elle est prévue pour cet effet – peuvent l'un et l'autre faire partie d'une alimentation saine. Encore faut-il veiller à s'en tenir à une consommation raisonnable, sans dépasser 20 à 25 g au total par jour. Car, quelle que soit son origine, un excès de graisse dans l'alimentation est toujours préjudiciable pour la santé. ❖

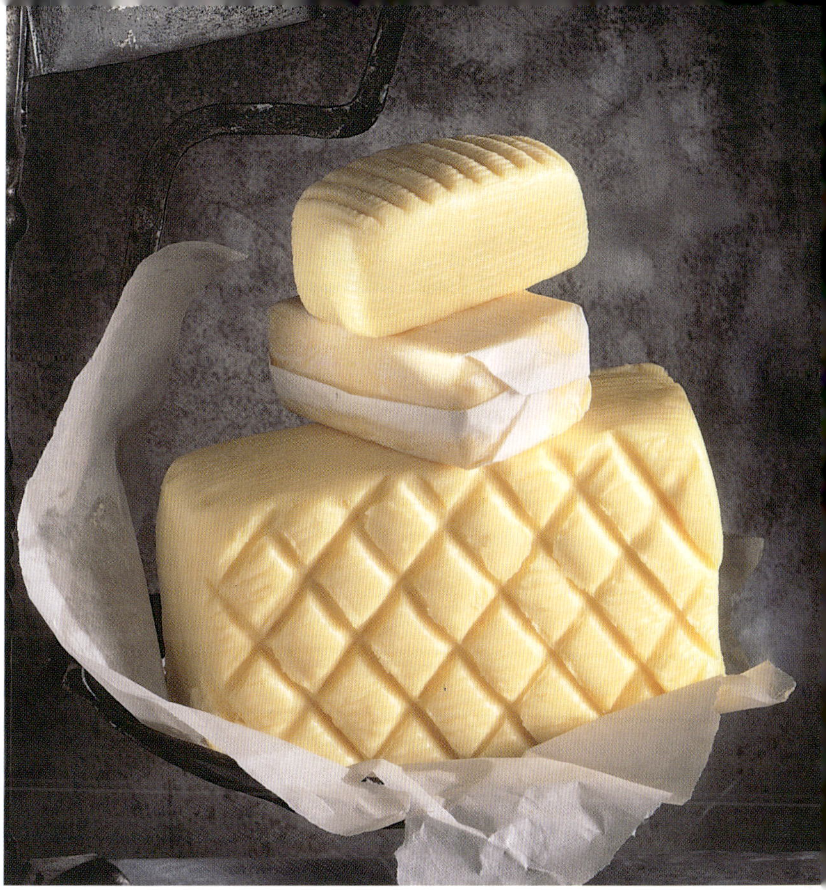

TRADITIONNEL. *Le beurre est généralement apprécié pour sa saveur et son naturel. Son apport calorique est identique à celui de la margarine, de même que sa teneur en lipides.*

Bière

AVANTAGES

- concentration d'alcool moins élevée que dans le vin et d'autres boissons alcooliques
- apporte niacine, acide folique, vitamine B_6 en petites quantités, ainsi qu'un peu de sélénium et de chrome

INCONVÉNIENTS

- une consommation importante peut causer un excès de poids et mener à l'obésité
- une consommation excessive peut causer l'ébriété et entraîner l'alcoolisme

La fabrication de la bière aurait débuté autour de 5 000 ans avant notre ère dans la région actuelle de l'Iraq et de l'Égypte, où l'orge, qui entre encore aujourd'hui dans sa composition, poussait en abondance. Par la suite, à peu près toutes les cultures ont trouvé le moyen de fabriquer de la bière avec des céréales locales. Les Africains

ATTENTION À LA GOUTTE !

Des études récentes menées au Japon et aux États-Unis montrent que la consommation de bière augmente sensiblement le taux d'acide urique dans le sang (proportionnellement à la quantité absorbée) et de ce fait, multiplie par deux le risque de souffrir de la goutte chez des personnes prédisposées.

utilisent le maïs germé, le millet et le sorgho ; les Russes font avec le pain de seigle une bière légère qu'ils nomment *kvass* ; les Chinois et les Japonais emploient du riz ; les Indiens d'Amérique latine ont recours au maïs.

LES MÉTHODES DE BRASSAGE

Bien que les méthodes artisanales subsistent un peu partout dans le monde, le brassage moderne suit un processus parfaitement contrôlé qui commence avec le maltage, opération ayant pour but de convertir l'amidon de la céréale en sucre pour produire la fermentation. À cette fin, on fait germer les grains de céréale de façon à activer les enzymes qui transformeront l'amidon en sucre. Puis on interrompt la germination, on retire les pousses et on prépare les grains pour le brassage. On fait chauffer doucement le malt, de sorte que les enzymes puissent continuer à agir sur l'amidon pour obtenir un liquide sucré, le moût. Les grains de céréale se déposent au fond, le moût est filtré. (Les grains seront ensuite récupérés pour nourrir le bétail.)

On ajoute alors des fleurs séchées de houblon, on fait bouillir et on filtre le liquide. (Le houblon récupéré ira aussi nourrir le bétail.) On laisse ensuite reposer le moût de manière à recueillir l'écume qui s'est formée en surface (ce sont des protéines). Le liquide obtenu est additionné d'une levure qui le fait fermenter. Après un nouvel écumage, on obtient une bière limpide. Des variantes dans le processus et l'ajout éventuel d'autres ingrédients expliquent les différences de saveur, de couleur et d'arôme. La bière anglaise appelée *bitter* contient davantage de houblon ; la bière blonde *(ale)*, plus concentrée, utilise une levure qui s'élève en surface ; la bière brune *(stout)*, plus amère, est quant à elle tirée d'un malt foncé.

La bière dite blanche, à l'apparence trouble, retient la levure qui est supprimée dans les autres bières pour les éclaircir.

VALEUR NUTRITIONNELLE

Les méthodes de brassage ont une influence sur les caractéristiques gustatives de la bière, mais aussi sur sa composition nutritionnelle. Dans tous les cas, la bière apporte 40 à 50 g de glucides par litre, des glucides solubles provenant des céréales. Mais sa teneur en alcool est très variable et peut passer du simple au double : de 32 g d'alcool pur par litre pour une bière de table à 4 % vol., à 55 g pour une bière à 7 % vol. Si on trouve aujourd'hui dans le commerce des bières « light » à seulement 2 % vol., beaucoup de bières de luxe atteignent 8 % vol., voire davantage.

Les apports caloriques de la bière varient eux aussi selon son degré alcoolique (l'alcool apporte 7 kcal par gramme). Une bouteille de 25 cl de bière (un demi) à 4% vol. fournit environ 100 kcal, une canette de 33 cl environ 130 kcal. Des teneurs à comparer avec ce qu'apporte une bière à 7 % vol. : 140 kcal pour 25 cl, 185 kcal pour 33 cl.

Enfin, la bière renferme des vitamines du groupe B (surtout B_3 et B_6), du phosphore et un peu de magnésium, ainsi que du chrome et du sélénium provenant des levures.

À BOIRE AVEC MODÉRATION

Consommée avec modération, la bière peut donc contribuer – modestement – à la couverture des besoins vitaminiques et minéraux de l'organisme. Elle procure par ailleurs les mêmes bienfaits reconnus que le vin. Ainsi, de nombreuses études ont permis de vérifier qu'une consommation modérée d'alcool (20 à 30 g par jour), qu'il provienne du vin ou de la bière, pouvait être bonne pour la santé, parce qu'elle permet d'augmenter la teneur du « bon » cholestérol (HDL) dans le sang.

La bière aurait des effets spécifiques liés aux substances dérivées de l'orge qu'elle contient : des chercheurs de l'université Western Ontario ont pu montrer qu'elle stimulerait l'action des antioxydants dans l'organisme. Mais cela ne vaut que pour une consommation modérée, de l'ordre de un quart à un tiers de litre, soit une canette : la consommation de trois canettes a l'effet inverse, rendant le sang pro-oxydant, ce qui augmente les risques cardio-vasculaires.

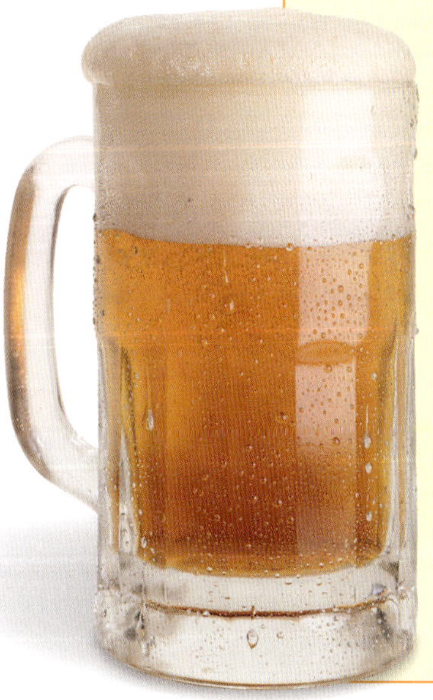

BIÈRE ET SANTÉ

La bière, comme le vin, pourrait participer à la prévention des maladies cardio-vasculaires. Mais cela ne vaut que si on ne boit pas plus de deux bières (50 cl) par jour. Cette action protectrice de la bière est due à l'alcool, mais aussi aux polyphénols, des pigments antioxydants également présents dans le vin, les fruits et le thé. Ces substances modifient la structure du fibrinogène, protéine responsable de la coagulation du sang. Une étude sur des patients ayant subi un pontage a montré que ceux qui buvaient 33 cl de bière par jour étaient moins sujets aux caillots, donc aux crises cardiaques et aux accidents vasculaires cérébraux, que ceux qui s'abstenaient de toute boisson alcoolisée.

On dit souvent que la bière fait grossir : un effet qui n'a pas été retrouvé chez les buveurs de bière « modérés » dans l'étude SU.VI.MAX menée en France, mais qui apparaît pour une consommation plus importante (à partir d'un litre par jour), surtout en dehors des repas. Cette dernière entraîne aussi, bien entendu, un risque accru d'alcoolisation excessive, avec tous ses méfaits, aussi bien physiques que psychiques. ❖

Bioflavonoïdes

AVANTAGES

- agissent souvent comme des antioxydants, certains pouvant renforcer les effets antioxydants de la vitamine C
- contribuent à la résistance du système capillaire
- certains bioflavonoïdes seraient des antibiotiques naturels et des agents anticancérogènes

On appelle bioflavonoïdes (ou flavonoïdes) un groupe de phytonutriments dont le rôle est surtout de colorer les végétaux et de leur donner du goût. De nombreux composés font partie de cette famille de par leur structure moléculaire proche. Anthocyanidines, flavanes, flavones, flavonols, flavanones, isoflavones en sont des sous-catégories.

OÙ LES TROUVE-T-ON ?

Les bioflavonoïdes sont présents dans beaucoup d'aliments, surtout les fruits et les légumes. On trouve, par exemple, des flavanones dans les agrumes, des isoflavones dans les dérivés du soja, des anthocyanidines dans le raisin, des flavanes dans la pomme et le thé, de la rutine dans le sarrasin. Les aliments les plus riches en bioflavonoïdes sont notamment : abricot, mûres, raisins secs, brocoli, melon, cerise, pamplemousse, raisin, poivron vert, papaye, prune, tomate, ainsi que café et cacao.

La recherche continue d'approfondir les effets bénéfiques de ces composés pour la santé. En voici quelques exemples.

- Les capillaires sont de fins vaisseaux sanguins, très perméables, qui permettent le passage de l'oxygène, des hormones, des nutriments et des anticorps depuis le sang vers les cellules du corps. Quand les parois des capillaires se fragilisent, le sang suinte dans les tissus, d'où l'apparition d'ecchymoses, de saignements des gencives et un risque accru d'hémorragies au niveau du cerveau et de la rétine. Les bioflavonoïdes, qui renforcent les parois des capillaires, préviennent ces pathologies.
- Des études récentes indiquent que certains bioflavonoïdes permettent d'inhiber la formation de caillots. Ces bioflavonoïdes pourraient donc être utilisés pour traiter les phlébites et autres troubles de la coagulation sanguine.
- Les bioflavonoïdes protégeraient aussi des troubles cardiaques. Le resvératrol et la quercétine, présents dans la peau du raisin, expliqueraient la diminution du risque chez ceux qui consomment du vin en quantité modérée.
- Beaucoup de bioflavonoïdes préviennent les dommages aux cellules causés par les radicaux libres en excès. Certains bioflavonoïdes servent dans l'industrie alimentaire d'agents de conservation pour empêcher l'oxydation des graisses. D'autres renforcent l'action antioxydante des nutriments.
- Les bioflavonoïdes potentialisent l'action de la vitamine C. Comme ils sont présents dans les mêmes aliments et métabolisés de la même façon, certaines fonctions que l'on attribue à la vitamine C pourraient être l'œuvre des bioflavonoïdes ; ou encore peut-être agissent-ils en synergie.
- Des études in vitro ont indiqué que certains bioflavonoïdes bloquent ou ralentissent la croissance de cellules malignes ; on se demande donc s'ils pourraient aussi protéger contre les substances cancérogènes.
- Enfin, il existe des bioflavonoïdes capables de détruire certaines bactéries, retardant ainsi la détérioration des aliments et protégeant contre les infections d'origine alimentaire.

LES USAGES THÉRAPEUTIQUES ÉVENTUELS

On étudie actuellement le potentiel thérapeutique des bioflavonoïdes suivants.

DES SUPPLÉMENTS DE BIOFLAVONOÏDES ?

Pour l'instant, des suppléments de bioflavonoïdes ne se justifient pas. Ils agiraient probablement en synergie avec d'autres phytonutriments, vitamines et minéraux présents dans les aliments. Or on ne connaît ni les doses optimales, ni les effets indésirables à long terme des fortes concentrations, ni les interactions éventuelles avec les médicaments.

Des chercheurs du service médical de l'université de Chicago ont émis l'hypothèse que les suppléments de bioflavonoïdes pour une femme enceinte pourraient induire une leucémie chez l'enfant. Dix des vingt bioflavonoïdes examinés causaient la rupture d'un gène dans l'ADN observé chez de jeunes leucémiques. Une étude précédente avait signalé que ces leucémies rares sont deux fois plus répandues dans les grandes villes d'Asie, où la consommation de soja (riche en bioflavonoïdes) est de 2 à 5 fois plus élevée qu'en Amérique du Nord.

Les bienfaits des bioflavonoïdes ne sont pas remis en question, mais les suppléments sont peu convaincants. Les femmes enceintes, surtout, doivent s'en méfier. La meilleure source de bioflavonoïdes est une alimentation variée, qui met l'accent sur les fruits et les légumes.

- **Hespéridine.** Présente dans la peau de la plupart des agrumes, elle pourrait servir à traiter les problèmes de saignement et la tendance aux hémorragies.
- **Quercétine.** Pomme, oignon, thé, raisin et vin rouge, framboise, cerise et agrumes en contiennent. On étudie son usage pour améliorer la fonction pulmonaire et diminuer l'incidence de maladies respiratoires comme l'emphysème, l'asthme et la bronchite. Elle pourrait aussi aider à traiter, voire à prévenir, le cancer de la prostate en bloquant le passage aux hormones mâles qui stimulent les cellules cancéreuses.
- **Rutine.** Présente dans les feuilles du sarrasin et d'autres plantes, elle pourrait servir à traiter le glaucome et l'hémorragie rétinienne chez les diabétiques, aussi bien qu'à réduire les dommages causés aux tissus par les engelures, l'exposition aux radiations et l'hémophilie.

LES APPORTS RECOMMANDÉS

Aucun apport nutritionnel conseillé (ANC) n'a été fixé pour les bioflavonoïdes, mais la recherche tend à confirmer qu'un régime qui comprend suffisamment de fruits et de légumes (en particulier des agrumes, des tomates et des choux) pour fournir les 110 mg de vitamine C conseillés chaque jour renferme assez de bioflavonoïdes. ❖

DE BONS PIGMENTS. *Ces légumes et fruits très colorés apportent une grande quantité de bioflavonoïdes, tout comme le vin et le thé.*

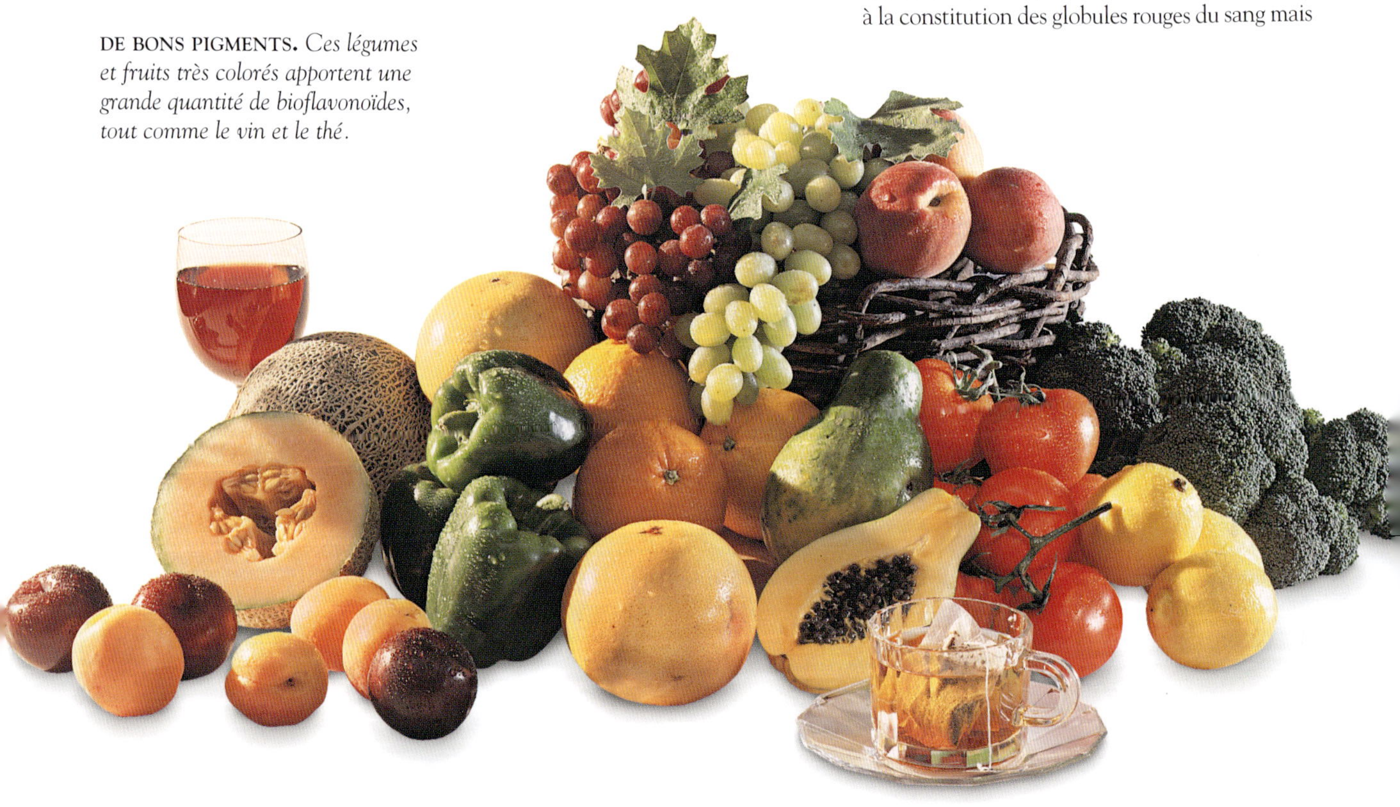

Bœuf

AVANTAGES

- riche en protéines de qualité
- source majeure de fer bien assimilé
- apporte des vitamines B (notamment B_3 et B_{12}), du zinc et du sélénium

INCONVÉNIENTS

- ses graisses sont constituées, pour moitié, d'acides gras saturés
- manger beaucoup de viande de bœuf, surtout grillée, pourrait favoriser le cancer du côlon

Bien que sa consommation ait diminué de près de 25 % depuis une trentaine d'années, la viande de bœuf reste très prisée pour sa saveur et les multiples modes de préparation qu'elle offre.

VALEUR NUTRITIONNELLE

Ses qualités nutritionnelles ne font aucun doute. La viande de bœuf est une excellente source de protéines de haute valeur biologique, renfermant tous les acides aminés essentiels dans des proportions optimales : une portion de 100 g (poids net) en renferme de 20 à 22 g (selon les morceaux), soit 25 à 35 % de l'apport journalier conseillé (ANC).

La viande de bœuf procure des quantités intéressantes de fer, une substance indispensable à la constitution des globules rouges du sang mais

QUALITÉ ET CATÉGORIES

Les morceaux sont classés en trois catégories, qui n'ont rien à voir avec la qualité de la viande. La qualité dépend avant tout de l'état de la bête, de son âge, de sa race et des conditions d'élevage. La catégorie, en revanche, est définie d'après le degré de tendreté de la viande et dépend de l'emplacement anatomique de chaque morceau. Elle détermine aussi le mode de cuisson : la première catégorie comprend les morceaux à griller ou à braiser, la deuxième catégorie les morceaux à fibres plus fermes, qui nécessitent une cuisson à chaleur humide (braisée ou à l'étouffée), la troisième catégorie les morceaux riches en collagène, qui doivent être attendris par une cuisson longue en pot-au-feu ou à l'autocuiseur.

dont le besoin est difficile à satisfaire, car c'est un élément souvent mal assimilé par l'organisme. Le taux d'absorption du fer dépend de la forme sous laquelle il est présent dans les aliments : de 2 à 5 % lorsqu'il est apporté par des végétaux, mais entre 20 et 25 % quand il est sous forme héminique, comme c'est le cas pour la majorité du fer de la viande ou du poisson. La viande de bœuf est la viande la plus riche en fer héminique, avec une teneur de l'ordre de 2,5 à 3,5 mg pour 100 g. Par ailleurs, consommer de la viande en même temps qu'un légume vert améliore l'absorption du fer d'origine végétale. C'est pourquoi manger régulièrement du bœuf permet de donner à l'organisme un meilleur capital en fer. Le zinc et le sélénium, deux oligoéléments qui participent aux mécanismes antioxydants et à la défense contre les radicaux libres, sont également fournis par la viande de bœuf. Elle procure enfin en abondance toutes les vitamines du groupe B, surtout la B_{12} (une portion de 100 g de viande couvre plus de la totalité de l'apport nutritionnel conseillé – ANC – pour la journée) et la B_3 (de 4 à 5 mg pour 100 g, soit environ 40 % de l'ANC).

LIMITER SA CONSOMMATION DE BŒUF

Un des reproches qu'on fait le plus fréquemment à la viande de bœuf est sa richesse en graisses, notamment saturées. Il doit être cependant relativisé. En effet, la sélection des races, l'évolution des techniques d'élevage, le parage des morceaux au moment de la découpe ont contribué à faire sensiblement baisser la teneur en lipides de la viande.

Elle est aujourd'hui en moyenne de 8 %, avec des valeurs de 3 à 4 % pour les morceaux les plus maigres (filet, hampe, onglet, romsteck, gîte à la noix…), de 6 à 8 % pour le collier ou le jarret et de 10 à 12 % pour l'entrecôte ou le flanchet, voire exceptionnellement 16 % pour le morceau le plus gras (plat de côtes). Limiter les graisses provenant de la viande de bœuf ne signifie pas pour autant se priver de bourguignon ou de pot-au-feu ! On peut retirer une partie de la graisse visible avant la cuisson, ou en laisser sur le bord de l'assiette au moment de la consommation. Il est intéressant aussi d'utiliser des poêles et cocottes antiadhésives, afin de réduire la quantité de corps gras ajoutée pour la cuisson.

L'apport énergétique de la viande de bœuf dépend étroitement de sa teneur en lipides : depuis 120 à 130 kcal pour 100 g de viande contenant 4 ou 5 % de lipides jusqu'à 200 kcal pour une viande à 13 % de lipides, voire 230 ou 240 kcal pour les morceaux les plus gras.

Si on peut limiter les risques cardio-vasculaires en sélectionnant des morceaux plutôt maigres, la question des relations entre consommation de viande et cancer reste toujours posée. Plusieurs travaux faits sur des groupes de population avaient déjà montré une corrélation entre la quantité de viande consommée et l'incidence des cancers de l'intestin. Une étude publiée en 2005 dans le *Jama (Journal of American Medical Association)* confirme ces observations. Elle porte sur plus de 150 000 adultes d'âge mûr (plus de 60 ans), suivis pendant 10 ans. Il a été constaté que les plus grands mangeurs de viande rouge (qui en consomment 10 fois plus que les plus petits consommateurs, voire 17 fois plus pour les femmes !) présentaient un risque de cancer du côlon deux fois plus élevé que celui des petits consommateurs. Cependant, une consommation faible ou modérée ne semble pas néfaste, surtout si l'on choisit les morceaux les plus maigres et si on les accompagne de légumes. Car il est certain que, quand on mange beaucoup de viande, on réduit d'autant les portions des autres aliments, en particulier les légumes capables de protéger contre ce type de cancer.

LE STEAK HACHÉ

La consommation de viande hachée ne cesse d'augmenter. En effet, hacher la viande permet de consommer sous forme de grillade des morceaux de deuxième ou troisième catégorie, qui devraient normalement être cuits longuement. Le hachage est une opération délicate en ce qui concerne l'hygiène, car elle favorise la contamination éventuelle de la viande en introduisant en profondeur les micro-organismes présents à la surface des morceaux. Elle doit

BŒUF ET ENVIRONNEMENT

La production de viande de bœuf exige plus de terrain et de ressources naturelles que celle d'une quantité équivalente de protéines végétales. La consommation massive de bœuf est remise en question par ceux qu'inquiète la disparition croissante des grandes forêts dans le monde et de l'équilibre écologique pour faire place à des pâturages. D'autres se demandent s'il y aura toujours moyen d'évacuer les déchets animaux sans polluer les cours d'eau et les autres richesses naturelles.

LE SAVIEZ-VOUS ?

GRAISSES PAS SI MAUVAISES…

N'oublions pas que, si les graisses du bœuf sont à 50 % saturées, l'autre moitié est composée d'acides gras insaturés ! Parmi ceux-ci, on trouve de l'acide linoléique conjugué (ALC), un acide gras dont on étudie les éventuels effets protecteurs contre le diabète, le cancer et certaines maladies cardio-vasculaires : il pourrait inverser le rapport entre le « mauvais » cholestérol (LDL) et le « bon » (HDL), au profit du second.

BŒUF ET HORMONES

L'utilisation d'hormones dans l'élevage est strictement interdite en France, comme d'ailleurs dans tous les pays de l'Union européenne. Une interdiction confortée par le récent avis du Comité scientifique vétérinaire de l'Union européenne, qui estime que « l'utilisation d'hormones pour stimuler la croissance du bétail engendre un risque potentiel (notamment cancérogène) pour la santé des consommateurs ».

donc être réalisée dans des conditions d'hygiène rigoureuses. Les machines utilisées aujourd'hui par les bouchers sont obligatoirement réfrigérées, nettoyées et désinfectées deux fois par jour.

La viande hachée du boucher doit être si possible transportée dans un emballage isotherme et consommée rapidement, de préférence dans l'heure qui suit.

La bactérie qui contamine le plus souvent la viande hachée, *Escherichia coli*, est, en cas de multiplication, responsable de troubles digestifs parfois très graves, voire fatals pour les sujets les plus fragiles – jeunes enfants, personnes âgées ou immunodéprimées. Seule une cuisson prolongée permet de détruire ces bactéries.

La viande préemballée doit obligatoirement être stockée à une température comprise entre 0 et 4 °C et consommée le plus tôt possible, toujours avant la date limite indiquée, cela afin de limiter les risques sanitaires. Lors de l'achat d'un steak haché préemballé, il faut aussi vérifier la teneur en matières grasses : les steaks à 5 ou 10 % de MG sont préférables à ceux qui affichent des teneurs de 15 %, voire 20 %. Enfin, en France, la dénomination « hamburger » s'applique à du bœuf haché additionné de soja ou d'autres composants.

Le steak haché surgelé exige beaucoup de précautions : non-rupture de la chaîne du froid, stockage à une température inférieure à – 18 °C et consommation avant la date limite indiquée.

LA MALADIE DE LA VACHE FOLLE

La maladie de la vache folle, ou encéphalopathie spongiforme bovine (ESB), est une affection incurable des bovins, de la même famille que la tremblante des moutons et des chèvres. Elle entraîne la mort de l'animal après une atteinte dégénérative du système nerveux central (cerveau, moelle épinière). L'agent de l'ESB est le prion, une protéine très résistante, notamment à la chaleur. Les premiers cas d'ESB ont été rapportés officiellement en 1986 au Royaume-Uni. Dans ce pays, ce fut le début d'une importante épizootie (épidémie animale). Au total, plus de 180 000 cas y ont été déclarés, avec un pic en 1992. En France, on a recensé près d'un millier de cas d'ESB depuis 1991, mais leur nombre ne cesse de décroître. Alors qu'on avait relevé 91 cas cliniques en 2001, on en retrouvait seulement 41 en 2002 et 13 en 2003 ; on en compte moins de 10 par an depuis. L'origine exacte de l'ESB reste inconnue, mais il est quasiment certain que cette maladie s'est déclarée lorsqu'on a introduit dans l'alimentation des bovins des farines de viande et d'os contaminées par l'agent de l'ESB. En France, l'emploi de telles farines a été interdit dès 1990 dans l'alimentation des bovins. Depuis 2000, cette interdiction a été étendue à tous les animaux d'élevage que l'on consomme, directement ou indirectement. Des mesures de dépistage de l'ESB ont aussi été mises en place. Mais la mesure de sécurité la plus importante est le retrait systématique de la consommation de tous les produits qui pourraient être porteurs de l'agent infectieux (notamment les amygdales, la rate et les intestins des bovins et ovins, ainsi que la cervelle pour les animaux de plus de 12 mois).

En effet, le risque de transmission de l'ESB à l'homme par l'intermédiaire d'aliments contaminés ne peut être entièrement écarté. Des maladies à prions, dont la plus connue est la maladie de Creutzfeldt-Jakob (MCJ), peuvent affecter les êtres humains. C'est une maladie rare, touchant environ un individu par million d'habitants et par an. On a observé dès 1996 la survenue de cas exceptionnellement nombreux en Grande-Bretagne : plus de 150 à ce jour. Les chercheurs ont pu mettre directement en cause le prion de l'ESB dans cette nouvelle forme d'encéphalopathie humaine, nommée VMCJ (variant de la MCJ), qui n'est autre que la forme humaine de l'encéphalopathie bovine. Mais on ignore comment s'est faite la contamination.

Quoi qu'il en soit, chez le bovin, le prion pathologique n'a jamais pu être détecté dans les muscles, c'est-à-dire dans la viande proprement dite. De plus, en laboratoire, il n'a jamais été possible de transmettre la maladie à partir de muscle de bovin atteint d'ESB. C'est pourquoi, à ce jour, la consommation de viande de bœuf n'est pas considérée comme potentiellement à risque.

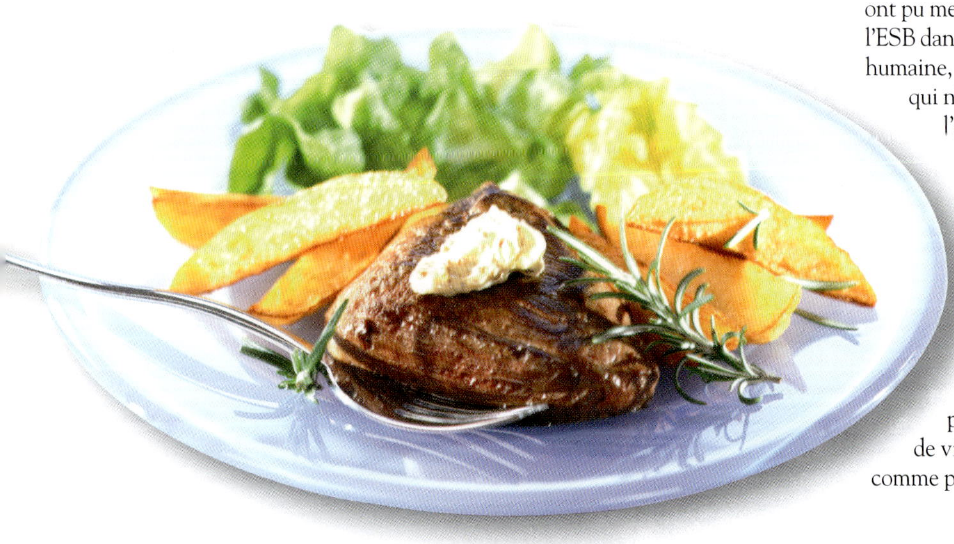

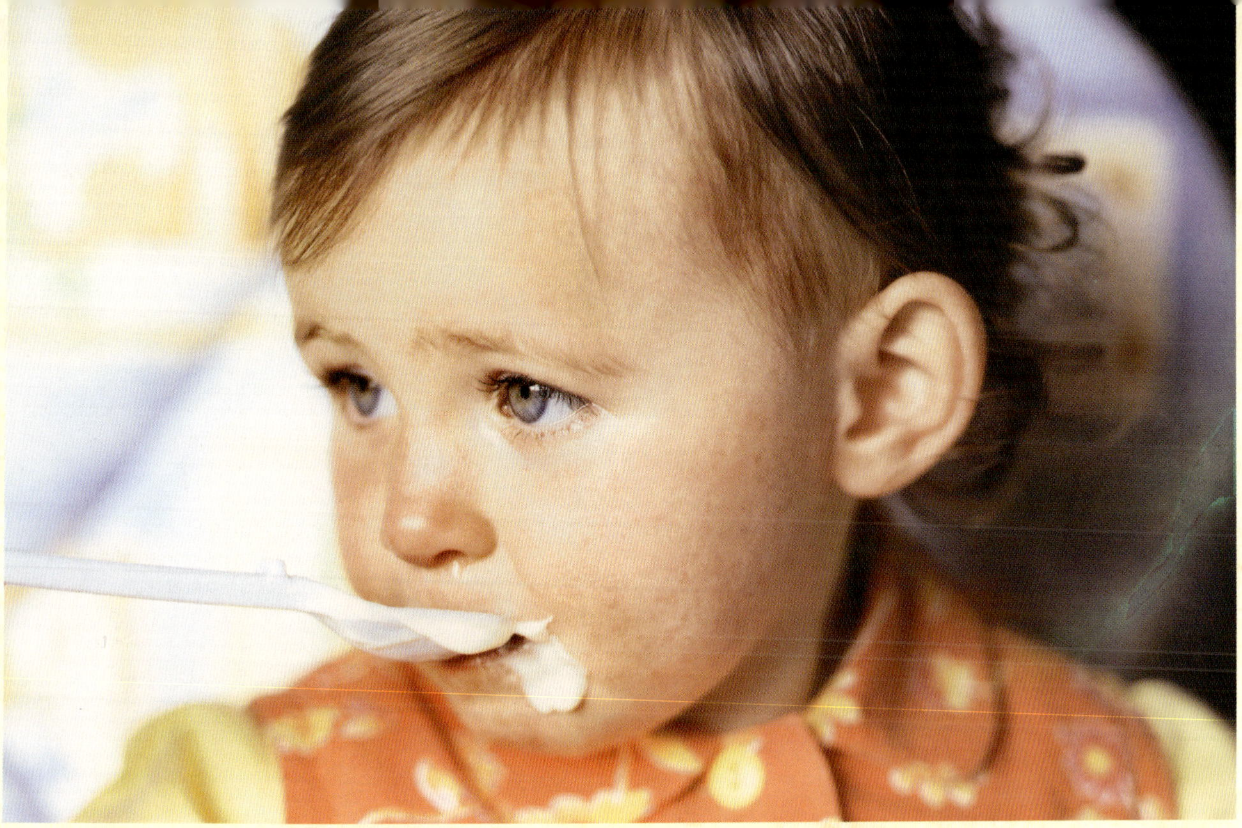

BÉBÉ

CHOIX DES BONS ALIMENTS

Une bonne alimentation commence au berceau. Les habitudes qu'on inculque au nourrisson influent non seulement sur le rythme de sa croissance, mais également sur son comportement alimentaire futur.

L'alimentation du bébé est la principale préoccupation des parents. Pourrai-je le nourrir au sein ? Comment savoir s'il boit suffisamment ? Ou trop ? Faut-il lui donner des vitamines ? Est-il prêt pour la nourriture solide ? Les avis de l'entourage – parents, voisins, amis – sont souvent contradictoires et ne font qu'ajouter à la confusion. On peut donc commencer par rappeler quelques évidences à garder en mémoire.

✔ Chaque bébé est unique. Il y en a que la faim tenaille et qui réclament à manger toutes les heures ou toutes les 2 heures. D'autres préfèrent dormir davantage, et il faut même parfois les réveiller pour les faire manger.

✔ Rien de plus naturel qu'un peu de nervosité et d'appréhension chez de nouveaux parents concernant l'alimentation de leur bébé. Mais cela doit demeurer avant tout une source de joie. Le mieux est de se laisser guider par son intuition. Si bébé se développe et s'épanouit, c'est signe qu'il s'alimente bien.

✔ L'alimentation fait partie d'un ensemble. Certes, elle fournit les nutriments et l'énergie nécessaires pour que l'enfant grandisse et se développe. Mais elle ne doit jamais remplacer l'affection, ni être un moyen de chantage ou une récompense pour un bon comportement.

Bébé commence par profiter de ce que maman mange

L'alimentation du bébé débute dans l'utérus : ce que mange la mère pendant la grossesse détermine la santé du nouveau-né. La femme transmet au fœtus

MYTHE ET RÉALITÉ

Mythe Un verre de bière stimule la lactation.

Réalité Selon les chercheurs, il n'y a aucune preuve scientifique que la bière stimulerait la production ou améliorerait la qualité du lait maternel. Néanmoins, des études ont démontré qu'elle pouvait augmenter le niveau d'une hormone nécessaire à la lactation. À la fin du XIXe siècle, une marque de bière américaine mentionnait sur son étiquette « tonique pour femmes qui allaitent ».

La diversification de l'alimentation pendant la première année

Durant les trois premiers mois, le lait maternel ou maternisé* fournit tous les nutriments dont le nouveau-né a besoin. Le tableau ci-dessous est un exemple de calendrier pour présenter les nouveaux aliments au bébé avant l'âge d'un an. Néanmoins, chaque enfant étant différent, on peut s'attendre à des variantes considérables d'un bébé à l'autre.

*Par lait maternisé, on entend une préparation lactée infantile destinée au 1er ou au 2e âge.

PREMIER MOIS

Pour l'enfant nourri au sein, une ration suffisante pour qu'il prenne du poids, produise régulièrement des selles molles et mouille au moins six couches par jour. Pour l'enfant nourri au biberon, de 60 à 120 ml par tétée, toutes les 2 à 4 heures.

DEUXIÈME ET TROISIÈME MOIS

De 120 à 150 ml par tétée, six tétées par jour.

Lait et laitages	Céréales et autres féculents	Légumes et fruits	Viande, poisson, œufs	Autres aliments et aliments à éviter
DE 4 À 6 MOIS — De 900 à 1 200 ml par jour de lait maternel ou maternisé, plus de petites quantités d'aliments solides (commencer avec 1 ou 2 cuillerées à café et augmenter progressivement) pour accompagner deux ou trois tétées.				
De 150 à 180 ml de lait maternel ou maternisé, cinq ou six fois par jour.	Céréales pour bébé, d'abord sans gluten (riz), puis orge, avoine et enfin céréales mixtes.	À 6 mois : légumes au naturel, cuits et écrasés en purée ; fruits au naturel, en compote.		
DE 6 À 9 MOIS — De 700 à 800 ml par jour de lait maternel ou maternisé, plus trois repas comportant chacun entre 60 et 120 g de bouillie aux céréales et/ou d'aliments en purée.				
Bébés sevrés et/ou nourris au lait maternisé : portions de 180 à 240 ml, quatre ou cinq fois par jour. Bébés nourris au lait maternel : cinq ou six tétées par jour. On peut commencer à donner yaourt nature ou petit-suisse.	Farines aux légumes ou aux fruits. Petits morceaux de biscuits pour bébé. Ration journalière : de 3 à 5 cuillerées à soupe, réparties sur trois repas.	Légumes au naturel, cuits et écrasés en purée ; fruits au naturel, en compote. Ration journalière : de 6 à 10 cuillerées à soupe, réparties dans la journée.	Viande, volaille, poisson au naturel, mixés ou finement hachés ; jaune d'œuf cuit dur. Ration journalière : de 2 à 4 cuillerées à café (de 15 à 20 g).	Un peu de jus de fruits non sucré dans une petite tasse. Ne pas donner de blanc d'œuf, susceptible d'entraîner des réactions d'allergie.
DE 9 À 12 MOIS — De 500 à 700 ml par jour de lait maternel ou maternisé, répartis sur trois repas et deux collations.				
Yaourt, fromage blanc, fromage râpé, lait (si possible, lait de suite*). *Le lait de suite, enrichi en vitamines et en fer, est destiné aux enfants jusqu'à 3 ans. On peut aussi prendre du lait UHT demi-écrémé.	Pain de mie, pâtes et riz bien cuits. Ration journalière : trois ou quatre fois, selon l'appétit.	Légumes en purée ou écrasés à la fourchette ; pommes de terre en purée ; fruits tendres bien mûrs, en dés. Ration journalière : trois ou quatre fois, selon l'appétit.	Viande maigre bien tendre hachée, poisson finement émietté, œuf dur entier écrasé. Ration journalière : 40 g de viande ou équivalent au total.	On peut tartiner le pain avec un peu de beurre ou de confiture, ou ajouter une petite lamelle de beurre dans la purée de légumes.

un grand nombre de nutriments, qu'il utilise pour se développer ou qu'il garde en réserve. Si elle lésine sur la nourriture pour ne pas trop grossir, son bébé risque d'avoir un petit poids ou des déficiences, voire des problèmes plus sérieux. Une femme anémique aura sans doute un bébé déficient en fer. Celle qui n'absorbe pas assez d'acide folique expose le sien à de graves troubles neurologiques. En revanche, de fortes doses de vitamine A avant et au début de la grossesse peuvent causer des malformations congénitales. Toute femme enceinte doit effectuer un bilan de santé plusieurs fois au cours de la grossesse et s'assurer d'avoir une alimentation équilibrée.

Le lait maternel, aliment de choix

Les médecins s'entendent pour dire qu'aucun aliment n'est plus sain ni plus complet que le lait maternel pour favoriser la santé, la croissance et le développement d'un bébé né à terme. L'Organisation mondiale de la santé va jusqu'à recommander de s'en tenir exclusivement au lait maternel jusqu'à l'âge de 6 mois si le nourrisson est né à terme et en parfaite santé (les bébés prématurés ou de petit poids peuvent avoir besoin d'un supplément de lait infantile spécifique). Les préparations lactées du commerce – ce qu'on appelle le lait pour nourrisson ou « lait maternisé » – constituent, certes, une alternative valable, mais ne peuvent égaler le lait maternel.

Bien qu'allaiter pendant 6 mois ne soit pas possible pour toutes les femmes, il faut savoir que même d'infimes quantités – ne serait-ce que quelques tétées – peuvent être bénéfiques au bébé. Le colostrum, liquide sécrété par la mère au cours des premiers jours qui suivent la naissance, renferme plus de protéines et moins de sucres et de graisses que son lait. Ses propriétés laxatives stimulent les intestins du nourrisson et ses nombreux anticorps le protègent contre les infections. En tétant, le nouveau-né déclenche la sécrétion d'hormones qui augmentent le débit du lait, de sorte que, après quelques jours, la mère en produit suffisamment pour assurer l'alimentation de son enfant. Ce lait est facile à digérer et fournit à peu près tous les nutriments dont le bébé aura besoin durant les 4 à 6 premiers mois. Il se présente en deux phases : lorsque le bébé se met à téter, il est surtout désaltérant, avec une forte proportion d'eau et de sucres ; à mesure que la tétée se poursuit, le lait devient plus riche en graisses et en calories.

Un bébé nourri au sein peut donc se contenter de ce lait jusqu'à ce qu'il aborde la diversification de son alimentation, vers 4 à 6 mois. En France, on recommande en supplément une dose quotidienne de vitamine D (de 400 à 800 UI) jusqu'à ce que l'alimentation du bébé en fournisse une quantité suffisante. Après 6 mois, certains bébés ont besoin d'un supplément de fluor ou de fer. Ceux dont la mère est végétalienne peuvent avoir besoin de suppléments de vitamine B_{12}.

Bébé prend-il assez ?

Les mères qui allaitent s'inquiètent souvent de savoir si leur bébé mange suffisamment. Voici les questions qu'elles doivent se poser :

1. Combien de couches mon bébé souille-t-il par jour ?
2. Mon bébé se développe-t-il normalement ?
3. Mon bébé semble-t-il avoir faim ?

Une régularité dans les selles et au moins six couches mouillées par jour indiquent que le bébé se nourrit convenablement. Au cours du premier mois, un bébé demande généralement à être nourri toutes les 2 à 4 heures. On a même recommandé de nourrir le tout-petit « à la demande », ce qui veut dire chaque fois qu'il le réclame, pendant les 4 à 5 premiers mois. C'est une bonne solution... si la maman sait reconnaître les pleurs liés à la faim et ceux

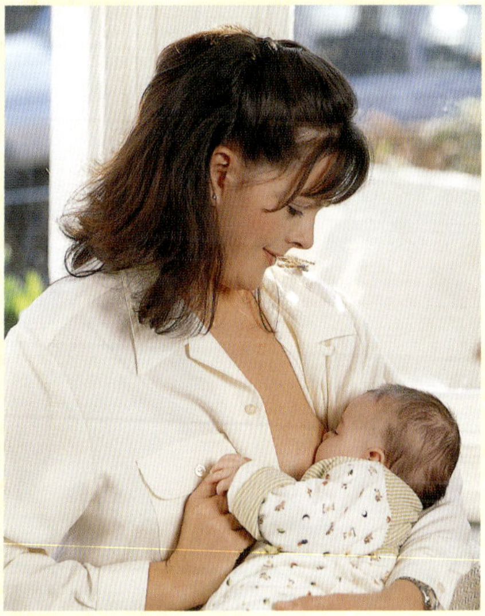

Les avantages de l'allaitement maternel

- L'allaitement stimule les contractions utérines, empêche les saignements et redonne à l'utérus sa taille normale.
- Le lait maternel est pratique et économique, stérile, transportable et toujours à la bonne température.
- L'allaitement rapproche intensément la mère et l'enfant.
- Les bébés nourris au sein sont moins sujets aux infections. Les effets bénéfiques s'étendraient au-delà de l'enfance ; des études ont démontré que ces enfants ont moins de risques d'être frappés d'obésité, de diabète, d'asthme, de troubles cardio-vasculaires et de certains types de cancers.
- Le lait maternel protégerait les enfants des allergies, même en dépit de sérieux antécédents familiaux.
- Les femmes qui allaitent réduisent leur risque de développer un cancer du sein avant la ménopause et une ostéoporose (perte de densité osseuse) par la suite.

UN PETIT TRUC

LE GOÛT CHEZ LE NOURRISSON EST UNE FACULTÉ QUI S'ACQUIERT

Un bébé a tendance à se méfier de tout nouvel aliment, ce qui ne veut pas dire qu'il ne lui plaise pas. Il faut le lui représenter jusqu'à ce qu'il y prenne goût. À force de patience, il finira par avoir une alimentation saine et variée.

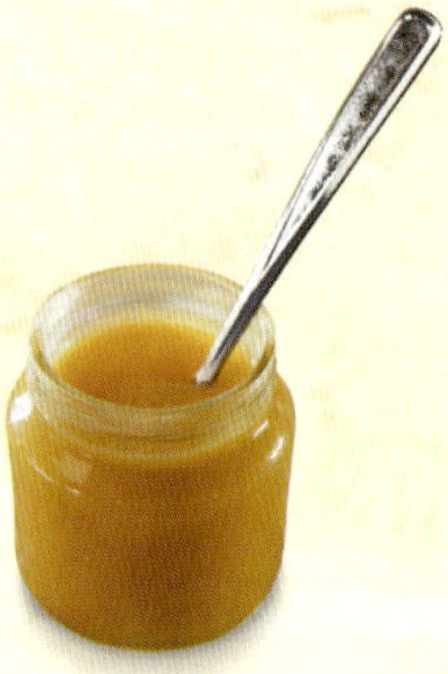

Petits pots pour bébés

La plupart des aliments utilisés pour diversifier l'alimentation chez le nourrisson se trouvent dans le commerce sous forme de fines purées de légumes, de fruits et de viande. Pour l'enfant, il y a plusieurs avantages : ces aliments sont stériles, peu chargés en sel et en sucre. Pour la maman, l'avantage est d'ordre pratique. Quelques précautions s'imposent toutefois quand on les donne au bébé.

- Si on les sert directement du petit pot, il ne faut pas garder les restes ; la salive sur la cuillère peut transmettre des bactéries qui altéreraient les aliments.
- Même si ces aliments sont fades, il faut résister à la tentation de les saler. L'excès de sel risque de créer des problèmes rénaux chez le bébé.

dus à un inconfort quelconque ! Il y a cependant des bébés que la nourriture n'intéresse pas et qui préfèrent dormir ; dans ce cas, il ne faut pas hésiter à les réveiller afin qu'ils reçoivent un minimum de six à huit tétées par jour pendant le premier mois.

En suivant la courbe de poids, on se rend compte si le bébé tète suffisamment. Il ne faut toutefois pas perdre de vue que la croissance s'effectue par poussées. Pendant une poussée de croissance, le bébé a besoin de boire plus souvent et plus longtemps, et l'organisme de la mère se met à produire davantage de lait. Au bout d'une semaine ou deux, il faut donc s'attendre à ce que le nourrisson ne prenne plus tout ce qu'elle lui offre.

Le bébé qui a faim trouve moyen de le faire savoir. Il est irritable, crie, s'impatiente, serre et desserre les lèvres, met son poing dans sa bouche.

Le bébé nourri au biberon

Si plus de la moitié des mamans françaises donnent le sein, ne serait-ce que pendant quelques jours, les autres optent d'emblée pour le biberon. Elles peuvent faire confiance aux laits infantiles du commerce à condition de s'en tenir aux directives du fabricant pour reconstituer le lait. Ces préparations contiennent tous les nutriments dont le nourrisson a besoin, en particulier du fer, qui a été ajouté. Un bébé ne devrait pas consommer de lait de vache avant l'âge d'un an, parce que celui-ci ne répond pas à ses besoins et cause parfois des réactions allergiques. Dans les laits infantiles, le lait de vache est modifié pour être plus facile à digérer. Ce n'est qu'en cas d'allergie avérée au lait de vache qu'on doit recourir à des préparations infantiles à base de soja.

En général, les bébés nourris au biberon consomment plus de lait que ceux qui sont nourris au sein. Si la croissance des premiers peut sembler parfois plus rapide, les seconds ne tarderont pas à les rattraper. En moyenne, un bébé double son poids entre 4 et 5 mois, et l'aura triplé avant d'atteindre un an.

Nourrir un bébé au biberon implique un surcroît de travail : il faut stériliser les biberons et les tétines. Certains laits infantiles sont vendus prêts à consommer ; ceux conditionnés sous forme de poudre doivent être dilués avec de l'eau minérale convenant à la préparation des biberons (eau peu minéralisée). Les biberons préparés à l'avance peuvent être conservés au réfrigérateur, mais en aucun cas plus de 24 heures. Il ne faut pas hésiter à jeter tout ce qui n'est pas consommé dans ce laps de temps et tout ce qui reste dans le biberon après la tétée, parce que les micro-organismes se multiplient très rapidement dans le lait.

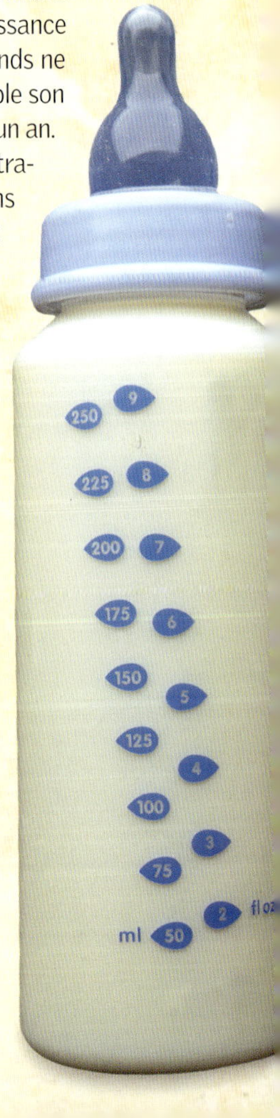

La diversification de l'alimentation

Il n'y a pas de règle stricte en la matière, mais la plupart des bébés sont prêts pour la nourriture « solide » vers 4 à 6 mois. Avant cet âge, le système digestif est encore fragile et les risques d'intolérance alimentaire sont également plus élevés. Un bébé nourri au sein peut attendre d'avoir 5 ou 6 mois avant de passer à la nourriture solide. Par la suite, le lait maternel à lui seul ne lui donnerait pas toutes les calories et tous les nutriments dont il a besoin pour grandir.

Le premier aliment devrait être facile à digérer et le moins allergène possible : ce sont généralement des céréales instantanées sans gluten (à base de riz) préparées en bouillie. Commencez par une minuscule quantité. Effleurez les lèvres du bébé avec la cuillère, pour l'encourager à ouvrir la bouche, et déposez un peu de bouillie à l'arrière de la langue. Attendez-vous la première fois à des protestations et à quelques crachats. Le bébé devrait avoir faim, sans pour autant dévorer. D'après certains spécialistes, il faut commencer par interrompre la tétée pour lui faire avaler un peu de bouillie très liquide – une cuillerée à café ou deux, pas plus, de céréales très diluées. Après quelques essais, il sera prêt à accepter les bouillies comme telles. Augmentez ensuite progressivement la proportion de céréales par rapport au lait.

Procédez lentement et n'introduisez pas plus d'un ou deux nouveaux aliments par semaine. Si vous les faites cuire vous-même, réduisez-les en purée bien lisse. Après les bouillies à base de riz, essayez-en d'autres, d'abord sans gluten, puis variées. Ensuite, ce sera le tour des légumes et des fruits en purée, du poulet et du bœuf mixés. À partir de 5 mois, on peut introduire les jus de fruits, en commençant par le jus de pomme, mais il faut attendre que le bébé ait au moins 6 mois pour les jus d'agrumes, car ils déclenchent parfois des réactions allergiques. On retarde autant que possible, jusqu'à 6 et même 9 mois, l'introduction des aliments potentiellement allergènes (blanc d'œuf, poisson, fruits oléagineux, fruits exotiques...), surtout s'il y a des antécédents d'allergie dans la famille. Au moindre signe d'intolérance, retirez le nouvel aliment.

L'apprentissage pour manger seul

Vers 7 ou 8 mois, le nourrisson a normalement acquis suffisamment de coordination pour s'emparer de la nourriture et la mettre dans sa bouche. Les dents font leur apparition et un biscuit pour bébés ou une croûte de pain peuvent soulager l'inconfort des gencives tout en apprenant au bébé à manger seul. Il s'exercera ensuite à loisir sur des lamelles de pomme ou de poire, de fromage, des carottes cuites, des petits dés de poulet bouilli ou rôti. Les morceaux devraient être assez gros pour tenir entre ses doigts, assez menus pour ne pas causer d'obstruction s'il les avale sans mâcher. Cet apprentissage doit toujours se faire sous l'étroite surveillance de la maman, un risque d'étouffement étant toujours possible.

Dès qu'il arrive à se tenir assis sur sa chaise haute, il peut partager les repas de la famille et manger les mêmes aliments (ou presque), quitte à les réduire en purée ou à les couper en petits morceaux. Donnez-lui une cuillère, mais laissez-le manger avec ses doigts. À ce stade, il vaut mieux l'encourager à participer aux activités familiales et à s'alimenter seul qu'à maîtriser les bonnes manières ; celles-ci viendront avec le temps et, surtout, par l'exemple.

Le sevrage

S'affranchir du sein maternel ou de son cher biberon représente un grand pas dans la vie d'un bébé. Il ne faut pas précipiter ce moment. Pour la mère qui allaite, il s'agit aussi d'un choix personnel. Certaines femmes passent du sein au biberon après quelques semaines ou quelques mois ; d'autres continuent même après que le nourrisson a pris l'habitude des solides. Il y a des bébés qui abandonnent d'eux-mêmes le biberon vers 9 ou 10 mois. D'autres continueront de le réclamer à des moments précis, le plus souvent à l'heure de la sieste ou du coucher. Si un bébé boit à la tasse avant l'âge d'un an, il est conseillé de lui donner du lait pour enfants (lait de croissance ou lait de suite).

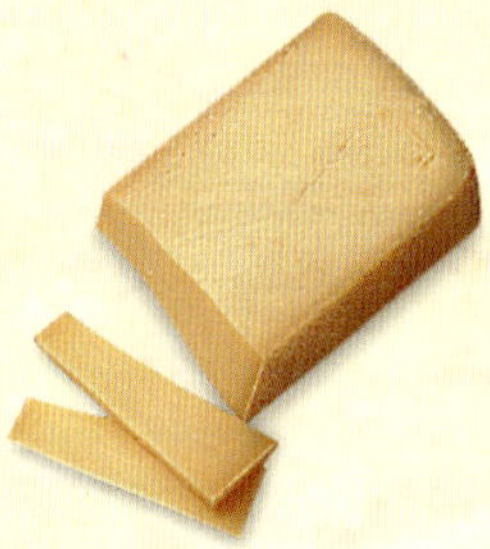

Hygiène dentaire

De nombreux parents croient que les dents de lait de leur bébé ne sont pas importantes parce qu'elles finiront par céder la place aux dents permanentes. Ils ont tort. En fait, non seulement la carie menace les dents sous-jacentes, mais elle peut occasionner de sévères maux de dents. Dès l'apparition de la première dent, les parents doivent pratiquer une hygiène préventive. Ils ne laisseront pas leur bébé s'endormir en tétant et le lait s'accumuler dans sa bouche, car le lactose (sucre) qu'il contient peut entraîner des caries. Ils pourront même lui donner un peu d'eau après la tétée pour rincer les résidus de lait, puis essuieront les gencives et les petites dents avec un doigt entouré d'une gaze.

Le sucre est la cause majeure des caries ; les boissons gazeuses et les collations sucrées sont à éviter. Un morceau de fromage ou de fruit les remplace avantageusement à tous les points de vue.

MYTHE ET RÉALITÉ

Mythe Il faut introduire les légumes avant les fruits, sinon on risque de gâter le goût du bébé.

Réalité Ce n'est pas le cas. Il faut alterner les légumes et les fruits pour que le bébé les découvre en même temps.

LES EFFETS NÉFASTES DE L'ASSOCIATION SODAS-REPAS RAPIDE

Une raison pour laquelle les boissons sucrées gazeuses mènent à l'obésité tient à l'habitude que l'on a de les consommer avec des aliments très gras. Le sucre de la boisson incite le pancréas à produire de l'insuline et l'insuline signale à l'organisme de faire des réserves de graisses. Sur ces entrefaites surviennent le hamburger et les frites. Comme il y a plus d'insuline qu'il n'en faut pour le repas, le corps stocke les graisses au lieu de les brûler.

Boissons sucrées gazeuses

AVANTAGES

- la boisson est rafraîchissante, le sucre qu'elle contient fournit un regain d'énergie
- quelques gorgées de soda « bitter » ou de cola aident à calmer les nausées et fournissent de l'énergie

INCONVÉNIENTS

- leur haute teneur en sucre et en acides favorise la prise de poids et la carie dentaire
- le phosphore qu'elles renferment peut inhiber l'absorption du calcium
- la caféine des colas présente un risque pour la santé des adultes comme pour le comportement et la croissance des enfants

OBÉSITÉ ET BOISSONS GAZEUSES

Une étude publiée dans la revue médicale *The Lancet* suggère que, avec une boisson sucrée gazeuse par jour, un enfant court davantage de risques de devenir obèse. L'étude, menée par l'Hôpital des enfants de Boston, a suivi pendant 2 ans 548 enfants d'âge scolaire (11-12 ans). Plus ces enfants buvaient des boissons sucrées, plus leur indice de masse corporelle augmentait, avec un risque d'obésité accru de 60 %. Ces résultats restaient constants quels que soient la masse corporelle initiale, le régime alimentaire, le nombre d'heures passées devant la télévision ou l'activité physique. Une explication à ce phénomène pourrait être que quand on mange beaucoup lors d'un repas ou entre les repas, on a tendance spontanément à moins manger au repas suivant. Mais, lorsque l'excès de calories provient de boissons sucrées, tout se passe comme si l'organisme n'en tenait pas compte : l'apport calorique lors du repas suivant n'en est pas diminué pour autant.

L'engouement pour les boissons sucrées gazeuses remonte au XVIIIe siècle et à l'avènement des eaux minérales naturellement effervescentes. Employées à l'origine pour adoucir les lendemains de fêtes trop arrosées, elles sont toujours à la mode. Le Nord-Américain moyen en consomme 182 litres par an, et les Européens s'en approchent dangereusement.

Les termes « boisson sucrée gazeuse » ou « soda » désignent toute boisson non alcoolisée qui renferme de façon générale du gaz carbonique, de l'eau, du sucre (ou un édulcorant artificiel), des arômes naturels ou artificiels qui lui donnent son identité, un ou plusieurs colorants et parfois aussi de la caféine.

À l'exception du sucre et de la caféine, qui sont des stimulants, sodas et boissons gazeuses, dans leur grande majorité, ne contiennent aucun élément nutritif. Une canette (25 cl) de cola fournit environ 100 kcal et, s'il est « light » (avec des édulcorants), moins de 10, mais il peut renfermer de la caféine.

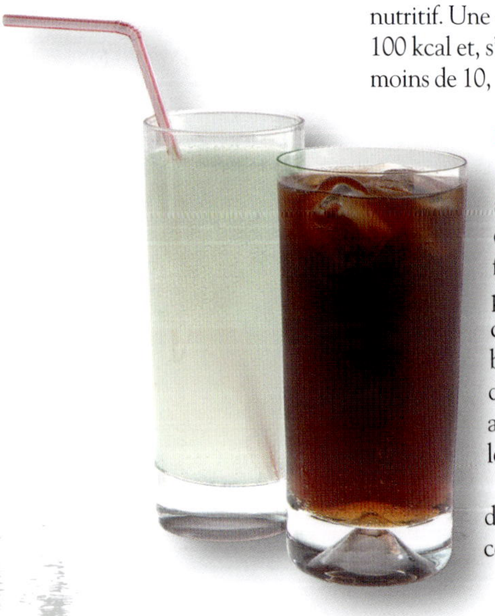

LES EFFETS SUR LA SANTÉ

Il n'y a pas de mal à s'offrir un soda de temps en temps, mais une consommation régulière entraîne facilement un problème d'excès de poids. Elle nuit également aux dents, car le sucre des sodas entretient les bactéries, agents des caries. Beaucoup de sodas contiennent en outre des acides (phosphorique, citrique…), lesquels attaquent l'émail des dents.

Il faut prendre la peine de lire la liste des ingrédients pour bien comprendre ce que l'on absorbe en buvant un soda.

Les colas sont très riches en phosphore, qui inhibe l'absorption du calcium. Il y a aussi un danger que les boissons gazeuses en viennent à remplacer le lait, surtout chez les jeunes. Or l'enfance et l'adolescence sont des périodes de la vie où les besoins en calcium augmentent pour assurer le développement du squelette et la densité des os. Par ailleurs, il faut savoir que, en buvant deux grands verres (de 35 à 40 cl) de cola, un enfant de 27 kg absorbe 50 mg de caféine, ce qui équivaut à deux bonnes tasses de café pour un homme de 80 kg ! L'effet excitant s'observe souvent chez les enfants agités ou qui n'arrivent pas à s'endormir. Chez les adultes, trop de caféine peut favoriser l'hypertension et l'arythmie. Les personnes qui y sont sujettes ont tout intérêt à choisir un cola « sans caféine ».

Aux malades qui ne peuvent prendre de nourriture solide ou liquide on recommande souvent de boire une boisson gazeuse sucrée pour en tirer de l'énergie. En cas de nausées, quelques gorgées de cola ou de bitter apportent parfois du soulagement.

Les boissons gazeuses à saveur de jus de fruits ne sont pas meilleures pour la santé. Si on lit bien l'étiquette, on verra qu'elles renferment au mieux 10 % de jus de fruits, mais surtout des sucres et des colorants.

Bref, consommées avec modération, les boissons gazeuses ne sont pas nocives. Le vrai danger tient à la quantité. Elles calment l'appétit, sans fournir aucun élément nutritif. Les enfants qui commencent un repas par une boisson sucrée ont souvent moins d'appétit pour les aliments santé.

DES SODAS PLUS SAINS

On peut faire de bonnes boissons gazeuses à la maison en combinant une eau minérale gazeuse naturelle pauvre en sodium et un peu de jus de fruits, de nectar ou de sirop. ❖

Bonbons et autres confiseries

AVANTAGE

- aliment plaisir, source rapide d'énergie

INCONVÉNIENTS

- riches en sucres simples et en calories
- le sucre peut favoriser la carie dentaire
- la réglisse peut faire monter la tension artérielle chez les sujets prédisposés

Les bonbons ont peu d'intérêt nutritif, mais ils sont populaires partout dans le monde. Consommés occasionnellement, ils ne font pas de tort aux personnes en bonne santé et dont le régime alimentaire est par ailleurs équilibré.

La préférence de l'être humain pour les saveurs sucrées se manifeste tôt dans la vie et lui vient de son lointain passé : les baies comestibles et les fruits sont sucrés, alors que de nombreuses plantes vénéneuses sont amères.

La production commerciale des bonbons serait née avec l'introduction en Italie et en Espagne du massepain, pâte épaisse et crémeuse d'amandes et de sucre fabriquée par les Arabes et les Maures au Moyen Âge. Le mot « sucre » est d'ailleurs dérivé de l'italien *zucchero*, qui vient lui-même de l'arabe *sukkar*.

Les bonbons ne furent d'abord que des épices confites dans du sucre préparées par les apothicaires. Ils restèrent rares et coûteux jusqu'à l'apparition du sucre de betterave, au XIXe siècle, qui permit leur développement à très grande échelle.

On distingue plusieurs types de bonbons : les bonbons de sucre cuit (acidulés ou à la menthe, berlingots, sucettes, feuilletés, fourrés…), additionnés d'acide citrique ou tartrique ; les boules de gomme, auxquelles la gomme arabique donne une texture caractéristique ; les caramels, au lait, à la crème ou au beurre ; les gélifiés multicolores, si aimés des enfants, obtenus grâce à des gommes – gélatine, pectine et autres substances gélifiantes. Et aussi les pâtes de fruits, nougats, pâtes d'amandes et autres délices.

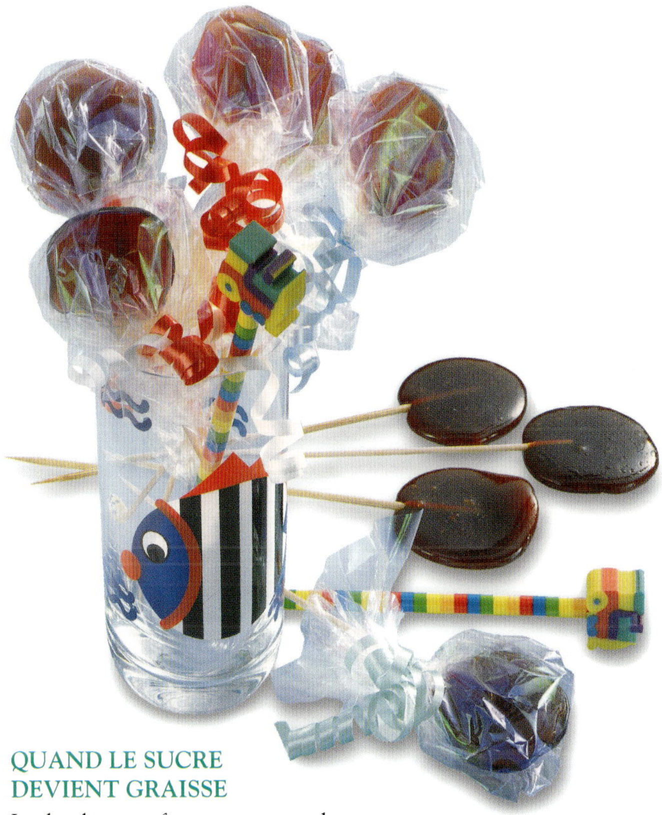

QUAND LE SUCRE DEVIENT GRAISSE

Les bonbons renferment une grande quantité de sucres simples (saccharose, fructose, glucose), qui fournissent 400 kcal pour 100 g. Ils sont tous rapidement transformés en glucose et passent dans le sang pour devenir une source d'énergie. Mais cette hausse rapide de la glycémie fait grimper en flèche le taux d'insuline, ce qui amène le foie à convertir tout ce sucre en graisse. Et, lorsque le taux de sucre dans le sang redevient normal, le sujet recommence à avoir faim et se sent fatigué.

ADDITIFS ET ALLERGIES

La plupart des bonbons durs comportent arômes et colorants artificiels, tous autorisés. Certains pouvant provoquer des allergies ou des réactions indésirables, il est important de vérifier les constituants quand on est prédisposé à ces effets.

MYTHE ET RÉALITÉ

Mythe Les bonbons rendent les enfants hyperactifs.

Réalité De nombreuses études ont démontré que le sucre ne cause pas l'hyperactivité, mais que les colorants de certains bonbons l'exacerbent quand elle existe.

Heureusement, comme personne n'est « obligé » d'en manger, la solution est simple : on s'en passe !

Favorisant la rétention de sel et d'eau, la réglisse peut faire monter la tension artérielle des personnes qui y sont hypersensibles. Celles-ci éviteront donc d'en consommer.

SUCRERIES ET CARIE DENTAIRE

Les bonbons et autres aliments sucrés créent un milieu acide qui attaque l'émail des dents et favorise la prolifération des bactéries responsables de la carie dentaire. L'effet est moindre chez les personnes qui se brossent régulièrement les dents. Les bonbons durs à sucer sont aussi nocifs que les bonbons mous, qui collent aux dents.

Si vous ne pouvez pas vous brosser les dents après un repas, utilisez de la gomme à mâcher sans sucre : en activant les glandes salivaires, elle nettoie la bouche des particules qui s'y trouvent. Il en existe deux sortes : l'une renferme des édulcorants artificiels sans calories ; l'autre, un polyol comme le xylitol, qui libère quelques calories – mais celles-ci ne peuvent être converties par les bactéries, dans la bouche et sur les dents, en substances acides attaquant l'émail dentaire. Attention : les polyols en excès provoquent diarrhée et troubles gastriques. ❖

Boulimie

PRIVILÉGIER

- fruits et légumes frais, aliments riches en fibres pour avoir un sentiment de satiété
- bananes, fruits secs, légumes et fruits frais variés, riches en potassium
- rythme de repas régulier

ÉVITER

- grignotages associés aux fringales
- restriction alimentaire et suppression des repas

LES INDICES RÉVÉLATEURS DE LA BOULIMIE

Un examen médical complet est la seule façon d'arriver à un diagnostic définitif de boulimie. Il y a toutefois des signes qui peuvent éveiller les soupçons. L'acide gastrique qui reflue lorsque le sujet se force à vomir finit par endommager les dents et les gencives. En outre, il peut y avoir des cicatrices sur un ou plusieurs doigts à force de les enfoncer dans la gorge pour provoquer les vomissements.

Médicalement parlant, la boulimie se définit par des épisodes récurrents de frénésie alimentaire – absorption rapide de quantités anormales de nourriture – à raison de deux fois par semaine sur une période d'au moins 3 mois. Si, au sens littéral, boulimie signifie « faim de bœuf », la majorité des boulimiques n'ont pas un énorme appétit. Leur tendance à manger trop, de façon compulsive, semble être d'ordre psychologique et peut s'expliquer par une chimie cérébrale anormale ou un déséquilibre des neuromédiateurs.

Beaucoup plus de femmes que d'hommes souffrent de boulimie. Malgré leurs excès alimentaires, les femmes boulimiques ont généralement un poids normal, quoique certaines aient facilement des variations de poids de l'ordre de 3 à 5 kg. Leur capacité à maintenir un poids normal est due à l'autre aspect de la boulimie : elles compensent en effet leurs excès alimentaires en suivant des régimes draconiens, en pratiquant des exercices intenses et en se purgeant – soit en se faisant vomir, soit en prenant des laxatifs ou en se faisant des lavements.

Environ la moitié des anorexiques (voir p. 37) souffrent de boulimie. Les deux situations se caractérisent par une focalisation sur le poids et la peur qu'ont les malades d'être incapables de contrôler leurs comportements alimentaires. Typiquement, dans les deux cas, la personne concernée commence par un régime strict. Affamée, elle peut se gaver, généralement de sucré : gâteaux et glaces. Ensuite, elle se sent coupable et a honte : elle va se purger pour compenser son excès. En peu de temps, elle se retrouve dans un cercle infernal de fringales et de purges, les premières étant souvent suscitées par des sentiments d'anxiété, de stress, de solitude ou d'ennui. Une fringale peut être brève ou durer des heures et les calories ingérées peuvent varier de 1 000 à 50 000 !

LES CARENCES NUTRITIONNELLES

Les purges répétées peuvent avoir des conséquences graves, dont un déséquilibre sodique et potassique générant fatigue, évanouissements et palpitations. L'acidité des vomissements peut endommager l'émail des dents et la muqueuse de l'œsophage. L'abus de laxatifs peut irriter le côlon et entraîner un saignement rectal, provoquer un dysfonctionnement de l'intestin et la constipation à l'arrêt de leur prise. Parmi les conséquences les plus graves : la dépression un taux élevé de suicides, fréquents chez les boulimiques.

COMBATTRE LA BOULIMIE

Comme tous les troubles du comportement alimentaire, la boulimie est difficile à traiter et nécessite une approche pluridisciplinaire : nutritionnelle, médicamenteuse et psychothérapeutique. Si le patient semble suicidaire ou si le cycle infernal des fringales et purges ne répond pas à une prise en charge en soins ambulatoires, l'hospitalisation peut être envisagée. Il ne faut pas s'attendre à un succès immédiat : le traitement prend souvent 3 ans ou plus et les rechutes sont courantes.

Traiter les carences nutritionnelles. C'est particulièrement important quand les réserves de potassium de l'organisme ont été épuisées par les vomissements ou l'abus de laxatifs. Manger des aliments riches en potassium – fruits secs, légumes et fruits frais (surtout bananes) – rétablit en général l'équilibre potassique ; on donnera du potassium en supplément si ce n'est pas le cas.

Tenir un journal. Le nutritionniste demande toujours au sujet boulimique de tenir un journal pour aider à identifier les circonstances qui déclenchent les fringales. Il peut également établir un programme de repas qui réduit le nombre de décisions que le patient doit prendre au sujet des heures des repas et du contenu de ceux-ci. Ce régime devrait privilégier les aliments riches en protéines et en amidon et exclure les sucreries jusqu'à ce que la boulimie soit contrôlée : on les réintroduit ensuite en petites quantités. Le sujet boulimique peut alors apprendre à se donner la permission de choisir ses aliments en quantité raisonnable pour diminuer le sentiment de privation et de faim intense qui accompagne la perte du contrôle alimentaire.

Les boulimiques qui abusent des laxatifs peuvent avoir besoin d'une alimentation riche en fibres pour venir à bout de la constipation. Céréales et pain complets, légumes et fruits frais, liquides en bonne quantité devraient régulariser leur transit intestinal.

LE TRAITEMENT MÉDICAMENTEUX

La dépression chronique accompagne souvent la boulimie : c'est pourquoi le traitement peut comprendre des antidépresseurs spécifiques, qui régularisent les taux de sérotonine cérébrale, car celle-ci joue un rôle important dans le contrôle de l'humeur et de l'appétit. Les médicaments les plus couramment prescrits sont les inhibiteurs de la recapture de la sérotonine comme la fluoxétine (Prozac®), qui supprime aussi l'appétit, la paroxétine (Deroxat®) et la sertraline (Zoloft®). Lorsque les patients ont pris le dessus sur la dépression, ils sont plus en mesure de contrôler leur boulimie. Des médicaments pour l'épilepsie semblent très prometteurs dans le traitement des dérèglements alimentaires.

La psychothérapie. Qu'il s'agisse d'une thérapie familiale, de groupe ou axée sur le comportement, l'essentiel est qu'elle amène le patient à ne pas faire de la nourriture le centre de sa vie. Les boulimiques y apprennent à reconnaître les signaux d'une crise, à faire face au stress et aux situations où ils sont vulnérables. Participer à des groupes d'entraide peut aussi être utile. De plus, les thérapies complémentaires – méditation ou relaxation progressive – peuvent aider les patients.

La luxthérapie (ou photothérapie). L'exposition à la lumière solaire ou à une lumière blanche intense, à raison de 20 à 30 minutes par jour, semble également avoir des résultats positifs rapides et sans effet secondaire. ❖

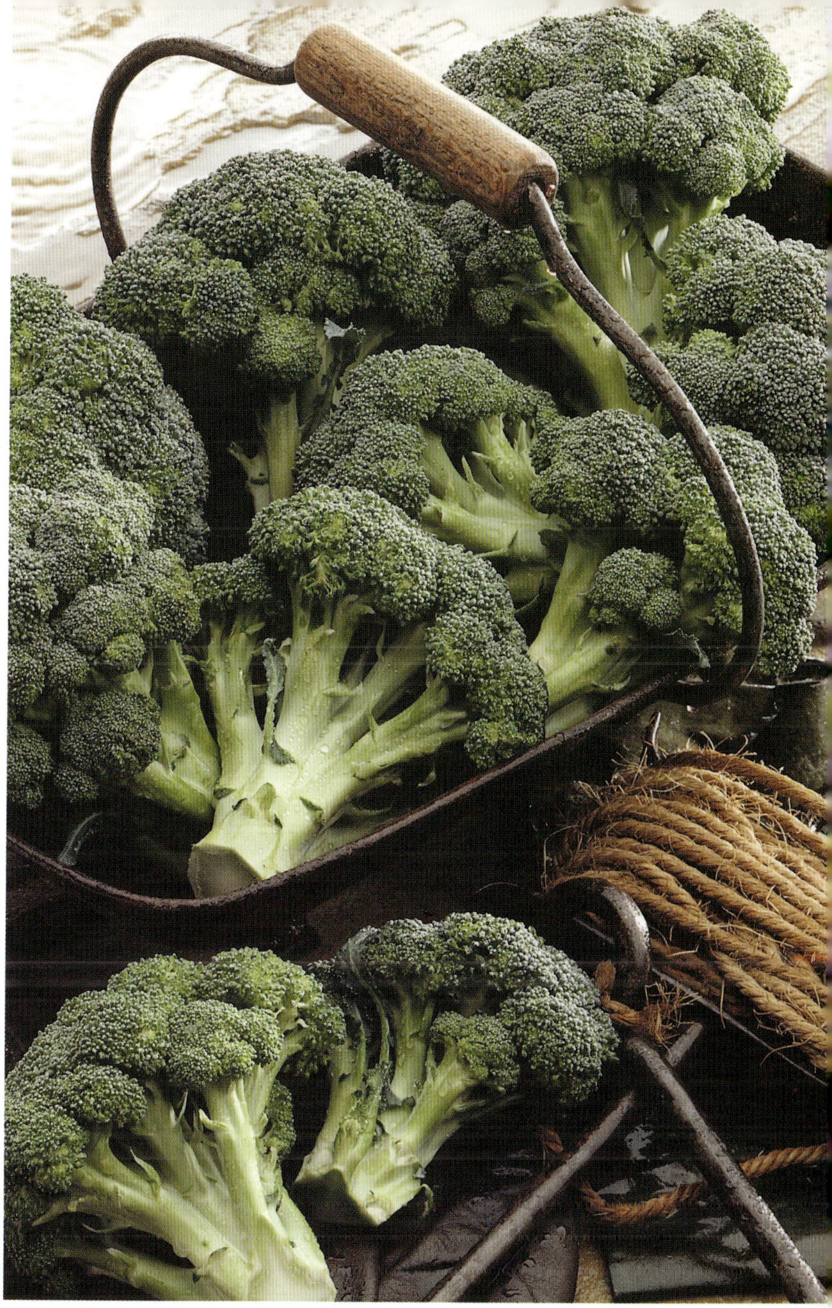

Brocoli

AVANTAGES

- excellente source de vitamine C
- bonne source de bêta-carotène et de folates
- quantités significatives de calcium, fer, potassium et autres minéraux
- riche en glucosinolates, agents anticancérogènes naturels, et en bioflavonoïdes
- pauvre en calories ; riche en fibres

INCONVÉNIENT

- trop cuit, il dégage des composés soufrés à odeur forte et peut causer des flatulences

Le brocoli, sans doute un des légumes les plus étudiés, est aussi l'un des plus intéressants sur le plan nutritionnel, sans parler de ses propriétés anticancérogènes. Au cours des vingt dernières années, de nombreuses études ont démontré que les personnes qui mangent du brocoli en abondance ont un risque beaucoup moins élevé que la moyenne d'avoir un cancer du côlon, du sein, du col de l'utérus, des poumons, de la prostate, de l'œsophage, du larynx et de la vessie.

Bien que toutes les crucifères (légumes de la famille des choux, dont la fleur se dresse en forme de croix) soient en mesure de protéger contre le cancer, le brocoli semble être mieux doté que les autres de composants anticancérogènes. Certains d'entre eux bloquent l'action des hormones qui stimulent les tumeurs ; d'autres inhibent la croissance des tumeurs ou renforcent l'action des enzymes protectrices.

Le brocoli renferme des glucosinolates, des composés soufrés qui, une fois ingérés, se métabolisent en composés capables de combattre le cancer : indoles, isothiocyanates et sulforaphane. Ce dernier s'avère très précieux, car il est prouvé que son action anticancérogène est puissante, autant sur les cellules de l'homme que sur celles du rat. Les jeunes pousses de brocoli sont 50 fois plus riches en sulforaphane que le légume à maturité. Le brocoli est aussi riche en bioflavonoïdes, dont la quercétine, et en divers autres phytonutriments protégeant les cellules contre la mutation et les dégâts causés par les radicaux libres.

Le brocoli regorge de vitamines et de minéraux essentiels. Une portion de 200 g de brocoli cuit, qui représente seulement 45 kcal, fournit 110 mg de vitamine C (soit 100 % de l'apport nutritionnel conseillé, ou ANC), 1 400 µg de bêta-carotène (les deux tiers de l'ANC) et 170 µg d'acide folique (plus de 50 % de l'ANC). On y trouve aussi en quantités intéressantes du calcium (100 mg), du fer (2 mg) et des protéines végétales (6 g). Le brocoli étant riche en fibres (3,3 g pour 100 g) et en divers composants laxatifs, on comprend pourquoi ce légume est souvent recommandé pour lutter contre la constipation.

Les chercheurs de l'université Johns Hopkins, aux États-Unis, ont mis en évidence que le sulforaphane, un phytocomposant présent dans le brocoli et les choux de Bruxelles, avait la propriété de détruire *Helicobacter pylori*, la bactérie qui cause les ulcères et peut favoriser le cancer de l'estomac.

Le brocoli frais se vend toute l'année mais, surgelé, il est aussi nutritif. Des fleurons jaunis indiquent qu'il commence à perdre ses vertus. Le brocoli peut se manger cru, mais il est généralement cuit à la vapeur ou sauté à la chinoise pour préserver ses précieux nutriments, que la cuisson à l'eau risque de détruire partiellement. ❖

Brûlures

PRIVILÉGIER

- aliments à haute teneur en protéines et en zinc pour la réparation des tissus
- eau, bouillon, jus de fruits et autres boissons non alcooliques, pour pallier la perte de liquide
- fruits et légumes frais, riches en vitamine C, pour favoriser la cicatrisation

Éviter

- thé, café et alcool

Pour favoriser la réparation des tissus, il est essentiel que les victimes de brûlures importantes aient un régime alimentaire très équilibré, qui leur apporte un surplus de calories, de protéines, de vitamines et de minéraux. Les brûlés ont également besoin d'absorber davantage de liquides, de sodium et de potassium pour remplacer ces éléments qui exsudent à travers la peau endommagée. Sinon, il y a risque de déshydratation et de déséquilibre électrolytique. Les brûlures du deuxième et du troisième degré, avec cloques et dommages aux tissus, sont très graves : elles présentent un risque élevé d'infection par les germes qui peuvent pénétrer dans l'organisme à la faveur des lésions.

Les patients hospitalisés avec des brûlures étendues reçoivent généralement des liquides nutritifs et des antibiotiques par voie intraveineuse. Chez les grands brûlés (plus de 20 % de la surface du corps) incapables de manger, une alimentation continue par sonde gastrique est mise en place. Elle vise à fournir jusqu'à 6 000 kcal par jour, dont 350 g de protéines, pour compenser les pertes de plasma au niveau de la brûlure. Pour ceux qui parviennent à s'alimenter, le régime doit apporter un surplus de calories, de protéines et de zinc afin de réparer les tissus. Le zinc est surtout présent dans le poisson gras et les fruits de mer, la viande maigre, la volaille, les œufs, le lait, les haricots secs, les noix et les céréales complètes ; essentiel pour la guérison des blessures, il stimule aussi les défenses immunitaires contre l'infection.

Un bon niveau de vitamine C est nécessaire pour aider à garder une peau en bonne santé et prévenir les infections, ainsi que des suppléments de liquides nutritifs pour maintenir un apport élevé de calories.

Il faut éviter le thé, le café et autres boissons contenant de la caféine : leur effet diurétique accélère la perte liquidienne. L'alcool est également à éviter parce que lui aussi déshydrate ; de plus, il affaiblit le système immunitaire. ❖

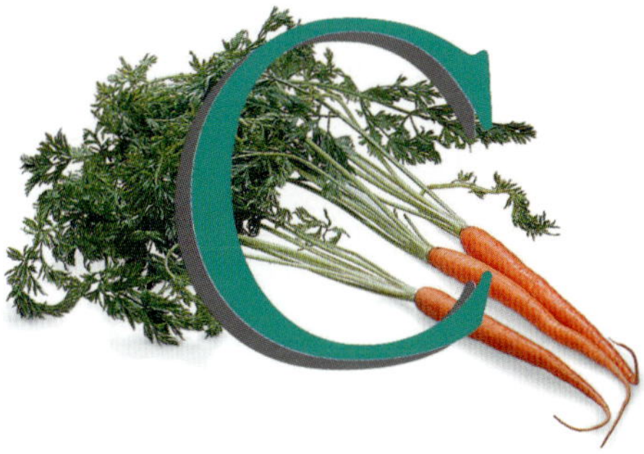

Café

AVANTAGES

- stimule le système nerveux central
- peut aider à rester éveillé et vif d'esprit
- bonne source de vitamine B_3

INCONVÉNIENTS

- peut rendre l'endormissement difficile et perturber ou diminuer le sommeil
- consommé avec excès, peut causer de l'irritabilité et de la fébrilité
- augmente l'excrétion du calcium

Principale source de caféine, le café est une boisson très consommée dans le monde entier. Outre la caféine, il contient près de 400 éléments chimiques, ainsi que des traces de vitamines et minéraux, des tanins et des sucres caramélisés. Il est presque dépourvu de calories : une tasse de 15 cl de café noir n'apporte que 3 kcal, mais il faut évidemment tenir compte du sucre éventuellement ajouté (20 kcal pour un morceau de sucre de 5 g).

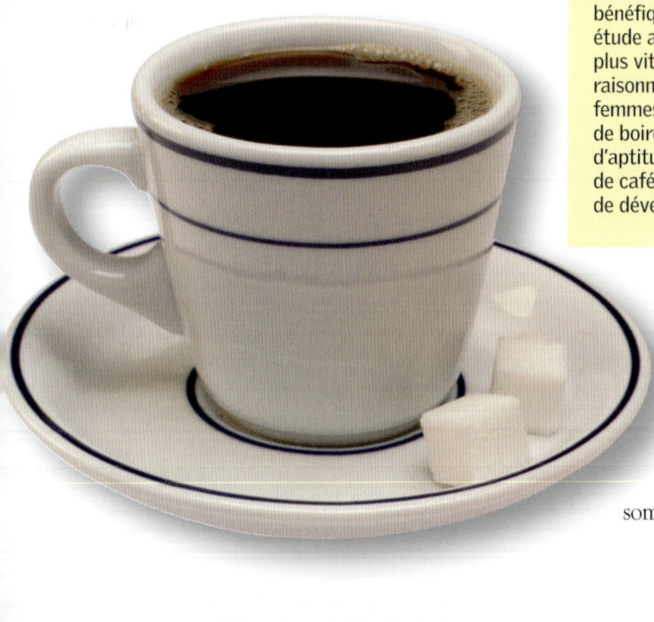

Le grand buveur de café a cependant intérêt à réduire par ailleurs ses apports de caféine – par exemple en évitant les boissons gazeuses de type cola, qui sont additionnées de caféine.

À CONSOMMER AVEC MODÉRATION

Il est préférable de boire du café avec modération. Voici quelques-uns des risques liés à une consommation excessive.

- **Infertilité.** Plusieurs études ont établi qu'une consommation dépassant 300 mg de caféine par jour était associée à une baisse de la fertilité chez la femme.
- **Problèmes cardiaques.** La caféine fait temporairement monter la tension artérielle et peut provoquer de l'arythmie cardiaque.
- **Perte osseuse.** Le café augmente l'excrétion du calcium dans les urines. Pour compenser ces pertes, les grands buveurs de café devraient consommer plus de laitages et d'aliments riches en calcium.
- **Sevrage.** Les grands buveurs de café qui arrêtent subitement d'en prendre peuvent souffrir pendant quelques jours de maux de tête et d'irritabilité. Le sevrage devrait être graduel.
- **Cholestérol.** Le cafestol et le kahweol du café peuvent accélérer la synthèse du cholestérol dans le foie. C'est particulièrement vrai pour les cafés préparés par infusion (« à la chaussette »), à la turque ou les expressos.
- **Débit urinaire.** Celui-ci augmente, car la caféine est un diurétique.

LE SAVIEZ-VOUS ?

LE CAFÉ AMÉLIORE LA MÉMOIRE ET LA LUCIDITÉ

L'habitude de boire du café pourrait s'avérer bénéfique aux personnes vieillissantes. Une étude a démontré qu'il les aidait à penser plus vite, à conserver la mémoire et à mieux raisonner. Une autre étude a rapporté que des femmes âgées de 80 ans et plus ayant l'habitude de boire du café réussissaient mieux les tests d'aptitude mentale. À long terme, les buveurs de café présentent un risque moins élevé de développer la maladie d'Alzheimer.

LE CAFÉ DÉCAFÉINÉ

On boit parfois du café décaféiné pour échapper à l'insomnie et à la fébrilité que provoque le café pur. Or le café décaféiné renferme jusqu'à 5 mg de caféine par tasse de 15 cl. Les personnes qui ont des problèmes de sommeil devraient s'abstenir d'en boire. ❖

Caféine

AVANTAGES

- accroît temporairement la vivacité d'esprit et la concentration
- peut inhiber une crise d'asthme légère en détendant les muscles bronchiaux

INCONVÉNIENTS

- engendre une accoutumance et peut donner lieu à des effets de sevrage
- peut causer de l'insomnie
- prise en excès, peut provoquer tremblements, palpitations et anxiété
- augmente le débit urinaire par son effet diurétique
- diminue l'absorption du calcium et en augmente l'excrétion dans l'urine et les selles
- peut faire monter la tension artérielle

La caféine, de loin la « drogue » la plus consommée et la moins nuisible, est un stimulant présent dans le café, le thé, le chocolat et les boissons gazeuses de type cola. On en introduit dans les analgésiques, les remèdes contre le rhume et les médicaments favorisant l'attention. Quelques minutes après son ingestion, elle passe de l'intestin grêle dans le sang, puis parvient aux différents organes. Elle accélère le rythme cardiaque, stimule le système nerveux central, augmente le débit urinaire et la production de suc gastrique, détend les muscles lisses, comme ceux des vaisseaux sanguins et des voies respiratoires.

Consommée modérément, la caféine est généralement inoffensive, mais un sevrage soudain peut entraîner des migraines, de l'irritabilité et divers symptômes dont la gravité varie selon les individus. Chez certaines personnes, la caféine peut déclencher une migraine alors que, chez d'autres, elle l'enraye en dilatant les vaisseaux sanguins dont la constriction engendre la douleur pulsatile bien connue des migraineux. Les personnes atteintes d'une maladie des valvules cardiaques doivent éviter d'en consommer, car elle peut provoquer des palpitations et diverses arythmies cardiaques.

LE SAVIEZ-VOUS ?

LES TAUX DE CAFÉINE DIFFÈRENT

Le café robusta vient surtout d'Afrique, et l'arabica d'Amérique du Sud. L'arabica, le plus apprécié en France, renferme deux fois moins de caféine que le robusta. Il est aussi un peu moins amer et plus doux.

LA CAFÉINE : UN OPTIMISEUR DE PERFORMANCES ?

La caféine favorise le travail intellectuel par son effet stimulant, qui augmente la vivacité d'esprit et la concentration. Pour certains, le café du matin est une mise en train irremplaçable, de même que la pause café ou thé leur permet de retrouver tonus et dynamisme.

Les athlètes savent depuis longtemps que prendre une boisson à la caféine une heure avant la compétition peut améliorer leurs performances, surtout dans les sports d'endurance comme la course de fond. Des études le confirment : 200 à 250 mg de caféine – l'équivalent de 2 à 3 tasses de café fort – augmentent l'endurance, probablement en permettant à l'organisme d'utiliser plus de lipides. Mais de telles doses ont aussi des effets négatifs. Des chercheurs de l'université de Zurich ont découvert que l'irrigation sanguine du cœur diminuait de plus de 20 % pendant un exercice sportif quand les athlètes absorbaient 200 mg de caféine (deux cafés bien tassés) juste avant l'épreuve. D'où des risques en cas de problème cardiaque méconnu.

LES EFFETS INDÉSIRABLES POTENTIELS

Prendre de la caféine en fin de journée expose à l'insomnie. En prendre trop peut entraîner un syndrome, le caféisme, marqué par l'insomnie, l'anxiété, l'irritabilité, des battements cardiaques plus rapides et un débit urinaire excessif. Néanmoins, ces symptômes s'atténuent dès que la consommation diminue. Sinon, la caféine est plutôt inoffensive ; pour être vraiment dangereuse, voire mortelle, il faudrait qu'un adulte absorbe un très grand nombre de tasses de café dans un laps de temps très court.

Comme la caféine, surtout celle du café, augmente la sécrétion des sucs gastriques acides, les personnes souffrant d'un ulcère doivent éviter d'en prendre après le repas, même s'il s'agit de décaféiné. Le thé, lui, est souvent mieux toléré.

La caféine peut temporairement augmenter la tension artérielle et accélérer le rythme du cœur. Les cardiaques ne devraient boire du café ou du thé qu'avec modération. En règle générale, les cardiologues recommandent de ne pas dépasser 400 à 450 mg de caféine (soit 4 à 5 tasses de café) par jour. Les personnes âgées souffrant d'hypertension devraient se limiter à 1 tasse par jour.

L'innocuité de la caféine pour les femmes enceintes est controversée. Selon certains chercheurs, prendre 1 à 2 tasses de café par jour peut très légèrement augmenter les risques de faire une fausse couche ou d'avoir un bébé de faible poids à la naissance, mais toutes les études n'aboutissent pas à ces résultats. En revanche, il semble établi qu'une forte consommation de caféine durant la grossesse peut accroître les

Les sources de caféine

Le café est la source par excellence de caféine, mais d'autres aliments en contiennent aussi. Le tableau ci-dessous vous indique les apports en caféine de différents produits et boissons.

APPORTS MOYENS EN CAFÉINE

CAFÉ (tasse de 6 ou 15 cl)	Milligrammes
Café décaféiné	1-5
Café arabica	70-80
Café robusta	130-150
Expresso pur arabica (6 cl)	50-70
Expresso mélange arabica-robusta (6 cl)	80-100
Café instantané arabica	60-80
Café instantané robusta	140-150
THÉ (tasse de 15 cl)	
Infusé 1 minute	9-33
Infusé 3 minutes	20-46
Infusé 5 minutes	20-50
Déthéiné (« sans caféine »)	1-5
Thé instantané	12-28
BOISSONS GAZEUSES DE TYPE COLA*	
Boisson au cola classique ou « light » (verre de 20 cl)	20-25
Boisson au cola classique ou « light » (canette de 33 cl)	35-40
Boisson au cola « sans caféine »	0

* En France, la teneur en caféine d'une boisson de ce type est limitée à 150 mg par litre, soit au maximum 30 mg de caféine pour un verre de 20 cl ou 50 mg pour une canette de 33 cl.

CHOCOLAT	
Chocolat à plus de 70 % de cacao : 20 g (2 à 3 mini-tablettes pour le café, selon la taille)	12-15 mg
Chocolat noir : 20 g (2 à 3 carrés, selon la taille)	10 mg
Chocolat au lait : 30 g (1 barre pour le goûter)	6 mg
1 tasse de chocolat chaud (20 cl)	5-7 mg
1 rocher au chocolat noir (30 g)	12 mg
1 rocher au chocolat au lait (30 g)	8 mg
1 chocolat fourré (15 g)	2-3 mg

À noter que certains médicaments, en particulier ceux contre le rhume ou les baisses de forme, renferment de la caféine, parfois en quantité notable.

risques de fausse couche, d'accouchement avant terme et de bébé hypotrophique à la naissance. Certains spécialistes conseillent aux femmes de s'abstenir de caféine durant la grossesse ou, du moins, de se limiter à 150 mg (soit 1 à 2 tasses de café) par jour. Comme la caféine passe dans le lait maternel, les mères qui allaitent doivent éviter d'en prendre trop.

La caféine nuisant à l'absorption du calcium, les risques d'ostéoporose augmentent, surtout chez les femmes âgées ; celles qui boivent beaucoup de café devraient consommer plus de lait, de laitages et d'aliments riches en calcium ou prendre des suppléments.

Certaines personnes préfèrent boire du café décaféiné mais se demandent si la décaféination n'introduirait pas des substances nocives dans le café. Le procédé peut réduire la saveur du café, mais il est sans danger pour celui qui le boit. On fait tremper les grains de café vert dans l'eau avant d'éliminer la caféine par des méthodes physiques (vapeur d'eau ou gaz carbonique sous forte pression) ; l'extraction de la caféine par solvants n'est quasiment plus pratiquée aujourd'hui. ❖

UN PETIT TRUC

UN VERRE DE COLA CONTRE LE MAL DE TÊTE

Si vous prenez de l'aspirine contre le mal de tête, avalez-la avec un verre de cola. La caféine qu'il renferme accélère l'action de l'analgésique. Elle peut même combattre directement un mal de tête en dilatant les vaisseaux sanguins qui irriguent le cerveau. Mais n'exagérez pas, car vous pourriez au contraire l'aggraver.

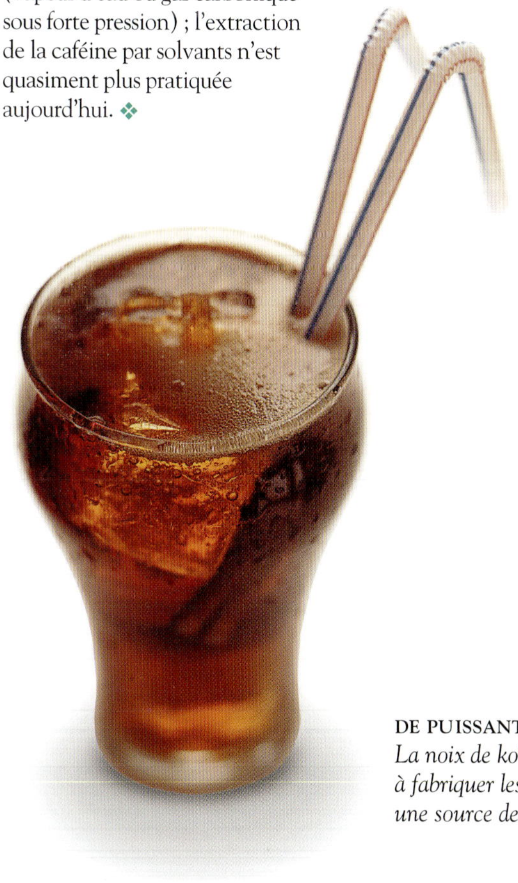

DE PUISSANTS EFFETS. *La noix de kola, qui sert à fabriquer les colas, est une source de caféine.*

Calculs biliaires

PRIVILÉGIER

- petits repas à intervalles réguliers
- petit déjeuner consistant

ÉVITER

- prise de poids
- excès d'alcool

La vésicule biliaire stocke et concentre la bile, substance produite par le foie pour assimiler les graisses dans l'intestin grêle. L'ablation de la vésicule semble n'avoir aucun effet sur la digestion. La bile contient du cholestérol et un pigment, la bilirubine : tous deux peuvent précipiter sous forme de calculs (pierres ou lithiases) tantôt fins comme du sable, tantôt gros comme du gravier. La plupart des calculs sont faits de cholestérol durci ; les autres sont un amalgame de bilirubine et de calcium.

Les calculs biliaires touchent les deux sexes mais sont plus fréquents chez les femmes d'âge moyen en surpoids. Il existe aussi un facteur héréditaire. Les femmes qui ont eu des enfants sont particulièrement vulnérables, la fin de la grossesse et les semaines qui suivent l'accouchement s'accompagnant de taux élevés de cholestérol sanguin. Les hormones féminines, la progestérone et les œstrogènes, joueraient un rôle dans la formation des calculs, qu'elles soient naturelles ou qu'elles proviennent des pilules contraceptives. Les régimes draconiens, qui font perdre beaucoup de poids rapidement et qui entraînent un effet de yo-yo (perte et gain de poids successifs), comptent parmi les facteurs déclenchants de calculs biliaires.

Souvent, les calculs biliaires ne donnent aucun symptôme. Sinon, ils causent une douleur dans le haut de l'abdomen, à droite (juste sous le foie), quand la vésicule se contracte pour libérer de la bile après un repas. Une inflammation de la vésicule (cholécystite) donne une douleur soudaine et violente, irradiant vers le dos et sous l'omoplate droite, avec fièvre, frissons et vomissements. Si les calculs entravent le flux biliaire, le patient fait une jaunisse. Non traités, les calculs peuvent obstruer un canal biliaire, provoquant une inflammation du foie ou du pancréas.

En cas de crises fréquentes, le traitement habituel est l'ablation de la vésicule (cholécystectomie) ; l'opération se fait par chirurgie conventionnelle ou par laparoscopie. La dissolution des calculs avec des médicaments connaît un succès mitigé, car les concrétions se reforment dès que le patient arrête le traitement. La lithotripsie est une technique qui utilise des ultrasons ou des ondes de choc pour briser les calculs.

NUTRITION ET CALCULS BILIAIRES

Manger fréquemment de petites quantités. Comme beaucoup de calculs sont faits de cholestérol, on a pensé qu'il fallait éliminer celui-ci de l'alimentation. Suivre cet avis ne diminue pas le risque de calculs. Et, par ailleurs, certains médecins pensent que les aliments gras obligent la vésicule à se vider, ce qui peut être bénéfique.

Une alimentation riche en fibres et pauvre en lipides est bonne pour la santé en général, mais rien ne prouve que cela a un effet favorable sur le métabolisme du cholestérol, quand il s'agit de calculs. On sait, cependant, que la bile est plus susceptible de faire des calculs pendant la longue période d'inactivité du sommeil. C'est pourquoi certains médecins recommandent de prendre un petit déjeuner substantiel pour vider la vésicule des petits calculs et de la bile stagnante. On peut aussi conseiller de prendre beaucoup de petits repas pour activer la vésicule.

Privilégier les aliments contenant de l'amidon, les fruits et les légumes. Il faut éviter les aliments à base de sucres rapides et choisir plutôt des féculents, ainsi que des fruits et des légumes. On prendra des portions modérées de protéines et on évitera les graisses et l'alcool, surtout si le foie et le pancréas sont touchés. ❖

Cancer

PRIVILÉGIER

- agrumes et autres fruits, légumes jaunes ou vert foncé pour la vitamine C, le bêta-carotène, les bioflavonoïdes et les phytonutriments qui protègent du cancer
- pain et céréales complets, et autres aliments riches en fibres pour assurer le bon fonctionnement du côlon

RÉDUIRE

- aliments gras, particulièrement ceux riches en graisses saturées
- alcool et boissons alcoolisées
- aliments salés, fumés, fermentés ou cuits au charbon de bois

ÉVITER

- aliments contenant des résidus de pesticides et des polluants de l'environnement

Les recherches récentes ont modifié radicalement notre perception du rôle de l'alimentation dans la prévention aussi bien que dans le traitement du cancer. Il apparaît que certains aliments peuvent favoriser le développement de tumeurs malignes, tandis que d'autres ralentissent ou bloquent la croissance tumorale. Les chercheurs estiment que 35 à 50 % des cancers sont dus en partie à l'alimentation, en particulier quand celle-ci contient beaucoup d'aliments gras et de plats tout prêts ; ils croient aussi qu'un grand nombre de cancers pourraient être évités si on changeait certaines habitudes alimentaires.

LE RÉGIME ANTICANCÉROGÈNE

Manger plus de fruits et de légumes. Manger des fruits et des légumes en abondance réduit le risque de plusieurs cancers parmi les plus graves. Ces aliments sont riches en bioflavonoïdes et autres phytonutriments (voir Antioxydants et Bioflavonoïdes), en fibres alimentaires, en acide folique, ainsi qu'en bêta-carotène et en vitamine C, qui sont des antioxydants. Toutes ces substances peuvent ralentir, arrêter ou inverser le processus qui mène au cancer. Cela par divers mécanismes de protection : en neutralisant ou en détoxifiant des agents cancérogènes (qui causent le cancer) ; en empêchant des modifications précancéreuses dans le matériel génétique des cellules, liées aux cancérogènes, aux radiations ou à d'autres facteurs environnementaux ; en induisant la formation d'enzymes protectrices, ou en réduisant l'action hormonale, qui peut stimuler la croissance tumorale. L'acide folique est essentiel pour la synthèse et la réparation de l'ADN, et il semble que des taux bas d'acide folique dans l'organisme rendent les cellules vulnérables à la cancérogenèse.

Diminuer l'apport de lipides. Il est également important de diminuer les graisses. De nombreuses études montrent un risque accru de cancer du côlon, de l'utérus, de la prostate et de la peau (y compris le mélanome) avec une alimentation riche en graisses et en cas d'obésité. Le lien entre graisses et cancer du sein fait l'objet de controverses. Les lipides ne devraient pas représenter plus de 30 % – 25 % dans l'idéal – de l'apport total de calories. Souvent, il suffit de quelques modifications simples dans l'alimentation pour diminuer les graisses ; par exemple, choisir de la viande maigre, retirer tout le gras visible des plus grasses, cuire les aliments à la vapeur ou au four sans ajouter de corps gras, limiter l'utilisation du beurre, de la margarine, de la mayonnaise et des huiles.

Manger plus de fibres. Augmenter les fibres peut protéger du cancer de plusieurs façons : en accélérant le transit par le côlon (pour diminuer le risque de cancer de l'intestin) ; beaucoup de fibres (voir Son) et peu de calories protègent aussi contre l'obésité et le risque accru de cancers liés à un excès de graisses corporelles.

ROMPRE LES HABITUDES

Limiter l'alcool. Un excès d'alcool va de pair avec un risque accru de cancer de la bouche, du larynx, de l'œsophage et du foie. L'alcool diminue aussi la capacité de l'organisme à utiliser le bêta-carotène, qui semble prémunir contre certains cancers. Il peut, de plus, épuiser les réserves d'acide folique, de sélénium, de thiamine et d'autres vitamines B. Or on sait que l'acide folique réduit la prolifération des cellules cancéreuses ; l'insuffisance d'acide folique est associée à un risque accru de cancer du col de l'utérus. Les suppléments d'acide folique semblent ralentir la prolifération d'autres cellules précancéreuses.

Arrêter de fumer. Le tabac augmente le risque de cancer plus que toute autre habitude de vie. Il est associé non seulement au cancer des poumons, mais aussi aux cancers de l'œsophage, de la bouche, du larynx, du pancréas et de la vessie ; des études récentes parlent aussi du cancer du sein. Ceux qui sont incapables d'arrêter de fumer peuvent prendre des mesures nutritionnelles pour diminuer un peu le risque de cancer. L'une consiste à manger du brocoli ou d'autres crucifères plusieurs fois par semaine ; les choux contiennent de bonnes quantités de principes actifs contre le cancer : bioflavonoïdes, indoles, monoterpènes, acide phénolique et phytostérols, précurseurs de la vitamine D. Le sulforaphane, un élément abondant dans le brocoli, est un des principes actifs les plus puissants contre le cancer à avoir été identifiés jusqu'ici ; diverses études montrent que manger du brocoli plusieurs fois par semaine diminue l'incidence du cancer du poumon chez les fumeurs quand on les compare à des fumeurs qui n'en mangent pas.

BIENFAITS DES FRUITS ET LÉGUMES

Les pigments et autres phytocomposants qui colorent les légumes et les fruits semblent contribuer aussi à leurs propriétés anticancérogènes. Certains nutritionnistes conseillent d'ailleurs de manger chaque jour au moins trois légumes de couleurs différentes et deux fruits différents. Le meilleur choix englobe la gamme des légumes à feuilles vert foncé ainsi que des fruits et légumes jaune foncé, orange et rouges. Le menu quotidien devrait inclure un agrume et une crucifère. Les crucifères sont les membres de la famille du chou : brocoli, chou, choux de Bruxelles, chou-fleur, chou-rave, chou vert, chou vert frisé, feuilles de moutarde, navet, pak-choï, rutabaga, radis et cresson.

La plupart des fruits et légumes recèlent plusieurs composants anticancérogènes. Le brocoli, par exemple, en plus des phytonutriments propres aux crucifères, contient du bêta-carotène, de la vitamine C et des fibres. C'est pourquoi les experts recommandent les aliments et non les suppléments pour augmenter nos défenses. Voici les plus efficaces.

Pour la vitamine C : agrumes, fraise, kiwi, mangue, melon, brocoli, épinards, choux de Bruxelles, chou-fleur, poivron, pommes de terre nouvelles.

Pour le bêta-carotène : carotte, melon, potiron, patate douce, brocoli, poivron rouge, abricot, mangue, papaye, chou vert frisé, cresson, mâche.

Pour les fibres : maïs, poire, brocoli, choux de Bruxelles, pommes de terre (avec la peau), carotte, pomme, petits fruits rouges, figue, pruneau, petits pois, épinards.

Pour l'acide folique : tous les légumes à feuilles vert foncé (surtout les épinards), jus d'orange, brocoli, avocat, asperges, choux de Bruxelles.

ALIMENTS ANTICANCÉROGÈNES

Pommes, petits fruits rouges, agrumes, brocoli et autres crucifères. Leurs flavonoïdes agissent comme antioxydants et pourraient aussi prévenir les dommages causés à l'ADN dans le noyau de la cellule.

Tomates et dérivés de la tomate. Leur lycopène combattrait le cancer de la prostate.

Oignons et ail. Certains de leurs composés soufrés stimulent les défenses naturelles et pourraient ralentir la croissance des tumeurs. Des études ont montré par exemple que l'ail divisait par 12 l'incidence du cancer de l'estomac.

Thé vert. Il contient une catéchine, l'EGCG, qui peut aider de trois façons : en réduisant la formation des substances cancérogènes dans le corps, en fortifiant les défenses naturelles et en ralentissant la prolifération du cancer. Certains tiennent l'EGCG pour le plus puissant composé anticancérogène connu à ce jour.

Noix, fruits de mer, certaines viandes, certains poissons, pain, son et germe de blé, riz brun. Tous ces aliments sont d'excellentes sources de sélénium, un oligoélément qui s'avère être un puissant anticancérogène. Dans une étude importante, le sélénium a réduit l'incidence des cancers du poumon, de la prostate, du côlon et du rectum chez les participants ayant reçu 200 µg de sélénium pendant 4 ans et demi. Cela a donné lieu à des études de suivi pour déterminer si le sélénium, associé à la vitamine E, pouvait protéger contre le cancer de la prostate. Les aliments d'origine animale fournissent la plus grande part du sélénium. La teneur des végétaux varie largement en fonction de la nature du sol où ils ont poussé.

De faibles taux de vitamine C entraînent un risque accru de plusieurs des cancers du fumeur. Comme le tabagisme épuise les réserves de l'organisme en vitamine C, les fumeurs devraient augmenter leur consommation d'agrumes et autres aliments riches en acide ascorbique. Fumer abaisse aussi les réserves d'acide folique et d'autres vitamines du groupe B : il faut donc augmenter les viandes maigres, les fruits secs oléagineux, les céréales complètes, les légumineuses et les légumes à feuilles vert foncé pour contrecarrer cet effet.

Limiter la consommation des aliments séchés, fumés, salés, marinés, frits et grillés. Les personnes qui mangent beaucoup de viande séchée, fumée, salée, marinée, frite ou cuite au charbon de bois présentent une plus grande incidence de tumeurs de l'estomac et de l'œsophage. Les aliments fumés contiennent des hydrocarbures polyaromatiques que l'on sait être cancérogènes. Le sel des marinades peut léser la paroi de l'estomac et faciliter la formation de tumeurs. Les nitrites du bacon et du jambon cru peuvent former des nitrosamines, carcinogènes reconnus. Mais, si l'on prend en même temps de bonnes sources de vitamines C et E, il se forme moins de nitrosamines.

QUAND LE CANCER FRAPPE

Maladie et traitement exigent un suivi nutritionnel spécifique. La chirurgie, qui est le traitement de première ligne pour le cancer, doit être suivie d'un régime très nourrissant pour favoriser la guérison et la convalescence. Le cancer peut, en soi, causer des problèmes nutritionnels qui demanderont à leur tour d'être traités : par exemple, le cancer du côlon entraîne souvent une anémie ferriprive en raison de saignements intestinaux chroniques. La perte de poids est fréquente chez les cancéreux.

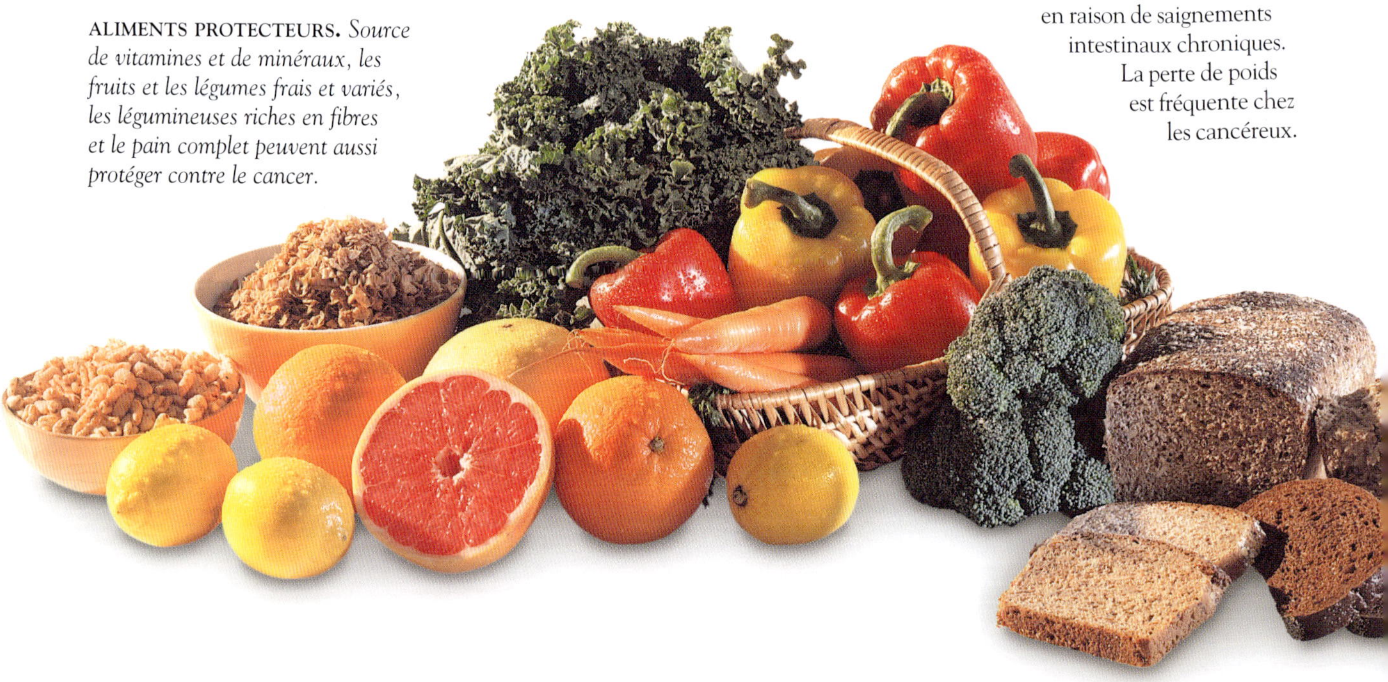

ALIMENTS PROTECTEURS. *Source de vitamines et de minéraux, les fruits et les légumes frais et variés, les légumineuses riches en fibres et le pain complet peuvent aussi protéger contre le cancer.*

La plupart perdent l'appétit à cause de la maladie, de la dépression qui accompagne la révélation du diagnostic et de la douleur. La radiothérapie et la chimiothérapie occasionnent des nausées et d'autres effets secondaires qui affectent l'appétit ; la chirurgie a aussi un effet sur l'appétit quand le système digestif est en cause. Un nutritionniste élaborera un régime ou recommandera des suppléments qui assureront l'apport de calories, de protéines et d'autres nutriments utiles pour le maintien du poids et la guérison.

Les prescriptions diététiques chez les patients atteints doivent tenir compte de la gravité et du type de cancer. En cas de diagnostic précoce ou de cancer localisé, on recommande aux patients de suivre un régime pauvre en graisses, avec beaucoup de légumes et de fruits, ainsi que des produits céréaliers. Il faut éviter les graisses animales, que l'on suspecte de favoriser la croissance tumorale. En revanche, fruits et légumes contiennent des phytonutriments naturels susceptibles de retarder le développement et la dissémination du cancer.

Les protéines sont essentielles parce qu'elles aident l'organisme à réparer les tissus endommagés durant le traitement de la maladie. Elles sont aussi importantes pour la cicatrisation. C'est pourquoi les patients opérés devraient manger quotidiennement 2 portions ou plus de viande maigre, de poisson ou d'œufs, ainsi que des produits laitiers, allégés ou non. Beaucoup de cancéreux répugnent à manger de la viande rouge car, chez certains, elle prend un goût métallique désagréable ; on la remplacera alors par de la viande blanche, de la volaille ou du poisson et, éventuellement, une combinaison de légumineuses et de fruits secs oléagineux, qui fourniront les protéines et le zinc nécessaires. Des suppléments seront peut-être prescrits.

LA SAGESSE DU CORPS

À l'encontre de ce qui s'est longtemps pratiqué, de moins en moins d'oncologues poussent leurs patients à manger quand ils n'en ont pas envie. Dans le passé, on obligeait ces patients à prendre des suppléments nutritionnels enrichis, et à subir une alimentation parentérale (en intraveineuse) ou par un tube gastrique, mais ces approches ne faisaient pas prendre du poids et ne prolongeaient pas la vie. Bien au contraire, ceux qui étaient ainsi contraints mouraient parfois plus rapidement. Certains experts pensent aujourd'hui que se nourrir peut stimuler – alimenter – la croissance tumorale : ainsi, l'anorexie et la cachexie (forme grave de malnutrition) que l'on observe dans les cancers avancés correspondraient à une sorte de sagesse du corps, qui cherche à affamer la tumeur. S'il est difficile pour les proches de voir un être aimé cesser de manger et fondre progressivement, les médecins informés demandent, dans certains cas, que les patients cachexiques soient laissés tranquilles sur le plan de l'alimentation pendant qu'on procède à une thérapie agressive pour détruire la tumeur. Une fois cela réalisé, l'appétit revient et le patient reprend le poids perdu au cours de la convalescence.

LE LEURRE DES SUPPLÉMENTS

Certaines personnes prennent des vitamines et des minéraux en suppléments à hautes doses et sans consulter le médecin. Les rapports récents sur les effets anticancérogènes des antioxydants ont fait augmenter les ventes de suppléments fortement dosés en bêta-carotène et en vitamines A, C et E. En théorie, il est raisonnable de croire que, si une petite dose de nutriments protège contre le cancer, une forte dose devrait être encore plus protectrice. Malheureusement, ce ne semble pas être le cas. Quand on les absorbe aux quantités où ils sont apportés en synergie par les aliments, ces nutriments ont une action antioxydante et un effet préventif potentiel contre le cancer. Mais lorsqu'on les prend sous forme de suppléments fortement dosés, ces substances peuvent avoir l'effet contraire. Des recherches récentes indiquent qu'elles peuvent devenir pro-oxydantes et augmenter les dommages générés par

L'ALIMENTATION QUAND ON A UN CANCER

Le plus gros problème des cancéreux est la perte de l'appétit, qui s'accompagne souvent de nausées. Une façon d'y remédier est de bousculer les habitudes. Voici quelques trucs qui ont fait leurs preuves.

- Prenez votre repas principal au moment de la journée où vous êtes le moins en proie aux nausées et aux vomissements. C'est souvent le matin. Le reste du temps, contentez-vous de fréquentes collations.
- Comme les odeurs de cuisson provoquent souvent des nausées, l'idéal est que quelqu'un d'autre prépare vos repas. Servez les plats froids ou à température ambiante : les aliments dégagent ainsi moins d'odeurs.
- Si vous souffrez d'ulcérations buccales, contentez-vous de purées et d'aliments doux : flan, gâteau de semoule ou autres à base de lait et d'œufs, bouillie de céréales biscuitée, aux fruits ou aux légumes, soupe mixée. Évitez les mets très salés, épicés ou acides.
- Efforcez-vous de manger en bonne compagnie. À l'hôpital, invitez vos proches à vous apporter un repas maison, après en avoir vérifié le menu avec la diététicienne.
- L'environnement est important : habillez-vous, si possible, avant de manger ; une serviette de couleur, une fleur dans un vase, quelques tranches d'agrume sur l'assiette rendent le repas plus attirant.
- Pour atténuer les nausées, sucez des glaçons, des bonbons à la menthe ou des pastilles acidulées. Quelques gorgées de bitter ou de cola (dégazéifiés ou non) peuvent aider.
- Faites une sieste après les repas, de préférence assis, le dos droit : la position couchée favorise le reflux.
- Soignez votre hygiène buccale. En cas d'ulcérations, si la brosse à dents vous blesse, faites une pâte de bicarbonate de soude, mettez-en sur un linge et servez-vous de votre doigt pour en frotter vos dents. Une solution de bains de bouche du commerce bien diluée vous rafraîchira l'haleine.
- Si vous avalez difficilement parce que vous avez la bouche sèche, passez vos aliments au mixeur et diluez-les avec de la sauce ou du lait écrémé.
- En cas de diarrhée (fréquente avec la chimiothérapie), évitez les aliments gras, crus, à base de céréales complètes ; riz, banane bien mûre, compote de pommes et pain grillé seront vos meilleurs choix.

LE SAVIEZ-VOUS ?

ALIMENTATION ET CANCER DU SEIN EN RÉMISSION

Les témoignages suggèrent qu'une alimentation riche en céréales complètes, poisson, légumes, fruits et pauvre en graisses serait la diète idéale pour une patiente en rémission après une chimiothérapie. D'après certaines données récentes, le taux de récidive est abaissé chez celles qui réduisent de 10 à 15 % leur apport en calories en limitant fortement les graisses. Attention, ce changement de régime ne modifie pas le pronostic d'un cancer en phase active.

les radicaux libres, ces molécules instables qui sont libérées dans l'organisme. De plus, de fortes doses de vitamine A peuvent être toxiques. Il est donc essentiel de consulter son médecin avant de prendre des suppléments, surtout à hautes doses.

La situation peut être très différente pour les patients cancéreux en traitement. Certains recevront des suppléments très dosés, d'autres devront éviter des nutriments spécifiques. Comme certaines thérapies contre le cancer s'appuient sur la production de radicaux libres pour détruire les cellules cancéreuses, les antioxydants peuvent s'avérer totalement contre-indiqués. C'est pourquoi il est important de consulter un nutritionniste ou un oncologue compétent à ce sujet. Aucune preuve scientifique ne vient étayer le bien-fondé de traitements alternatifs tels que le shiitake japonais, les herbes médicinales chinoises ou la spiruline, qui ne doivent en aucun cas se substituer à un traitement conventionnel du cancer.

DES SUSPECTS INNOCENTÉS

Certains aliments suspects ont été innocentés par de longues études statistiques. C'est le cas du café pour le cancer de l'estomac ou de la vessie, des huiles végétales insaturées – type huile d'olive – et de la viande rouge crue pour le cancer du côlon. En revanche, les viandes grillées, surtout au barbecue, et les aliments fumés ont vu leur toxicité confirmée. ❖

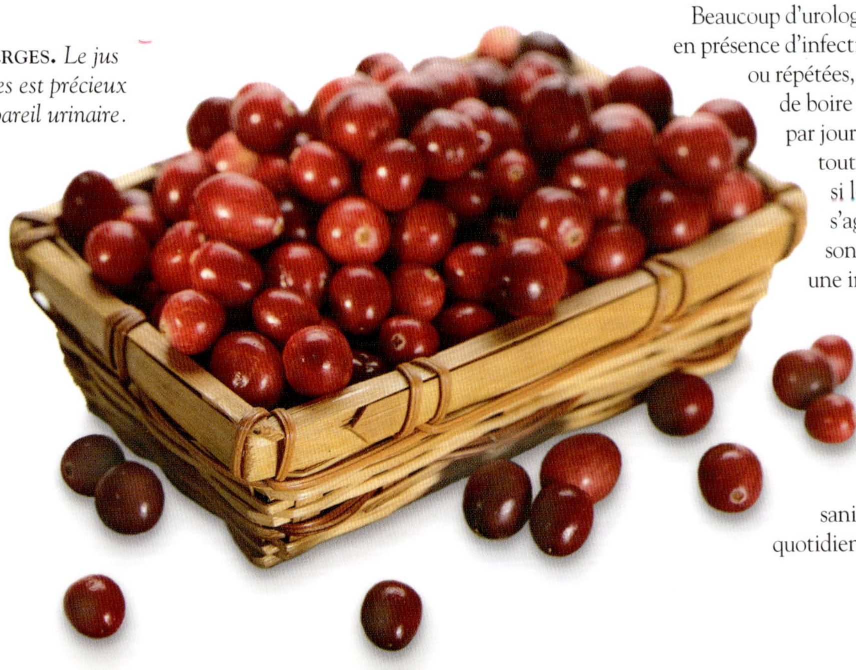

CANNEBERGES. *Le jus de ces baies est précieux pour l'appareil urinaire.*

Canneberge

AVANTAGES

- bonne source de vitamine C et de fibres
- le jus aide à prévenir ou à atténuer la cystite et d'autres infections des voies urinaires
- renferme des bioflavonoïdes qui favorisent la vision nocturne et prémuniraient contre le cancer

INCONVÉNIENT

- très acidulée, elle doit être additionnée de sucre pour devenir agréable au goût

Les canneberges – les *cranberries* des Anglo-Saxons – sont traditionnellement utilisées dans les plats servis pour le Thanksgiving Day en Amérique du Nord. Elles appartiennent à la famille des airelles et, comme ces fruits, elles sont trop acides pour se manger nature. En France, on les trouve essentiellement surgelées ou sous forme de jus.

UN ALLIÉ CONTRE LA CYSTITE

Le jus de canneberge est utilisé depuis longtemps par les Américains comme remède maison contre la cystite et pour prévenir les calculs biliaires et rénaux. On attribuait cette propriété aux proanthocyanidines, des flavonoïdes, ainsi qu'à l'acide quinique, tous deux présents dans les canneberges. Des études ont révélé que ces fruits renferment aussi un antibiotique naturel qui empêche les bactéries responsables des infections du tractus urinaire de se fixer sur la paroi de la vessie et de se développer. Le jus d'airelle offre la même protection.

Beaucoup d'urologues et de gynécologues, en présence d'infections urinaires chroniques ou répétées, conseillent à leurs patients de boire 2 verres de jus de canneberge par jour à titre préventif. Il faut toutefois consulter un médecin si les symptômes persistent ou s'aggravent, car des antibiotiques sont nécessaires pour traiter une infection urinaire déclarée.

Le jus de canneberge vendu dans le commerce est souvent trop dilué pour traiter ou prévenir efficacement les infections urinaires. Selon l'AFSSA (Agence française de sécurité sanitaire des aliments), la dose quotidienne de jus de canneberge devrait apporter un minimum de 36 mg de proanthocyanidines pour diminuer la fréquence des infections urinaires.

Les canneberges fraîches fournissent des fibres (4,6 g pour 100 g), de la vitamine C (environ 20 mg pour 100 g), et apportent environ 46 kcal pour 100 g ; leurs bioflavonoïdes préviennent les méfaits des radicaux libres. ❖

Cardio-vasculaires (maladies)

PRIVILÉGIER

- fruits et légumes frais, aliments riches en vitamine C, bêta-carotène et autres nutriments antioxydants
- poisson
- protéines de soja
- pommes, son d'avoine et autres aliments contenant des fibres solubles
- pain et céréales complets
- noix, amandes, noisettes...

RÉDUIRE

- aliments riches en graisses saturées (viandes grasses, peau du poulet, produits laitiers gras, fromages et lard)
- œufs, lait entier, abats et autres aliments riches en cholestérol
- graisses, surtout graisses saturées
- acides gras « trans » (margarines et graisses hydrogénées, aliments préparés avec des graisses hydrogénées)

ÉVITER

- excès d'alcool
- tabac
- aliments salés (en cas d'hypertension)

Les maladies cardio-vasculaires restent les principales causes de décès dans les pays occidentaux, en dépit d'une réduction marquée de leur incidence depuis les années 1960. On estime actuellement que environ 1 Français sur 5 fera un infarctus. Par ailleurs, 150 000 Français meurent d'un accident vasculaire cérébral (AVC) ou d'un infarctus chaque année. En plus du risque de mort prématurée, les maladies cardio-vasculaires sont un poids financier très lourd pour les systèmes de santé.

Depuis le milieu du XXe siècle, de très nombreuses études ont confirmé que l'alimentation joue indéniablement un rôle prépondérant dans l'apparition et la prévention des maladies cardio-vasculaires. Une des recherches les plus importantes, la *Framingham Heart Study*, a suivi plus de 5 000 personnes des deux sexes pendant 40 ans. Une autre étude à grande échelle, l'étude dite des sept pays (*Seven Countries Study*), a comparé l'incidence des maladies cardiaques chez des hommes dans sept pays et établi un rapport statistique avec l'alimentation, le tabagisme, l'activité physique et d'autres facteurs liés au mode de vie.

En analysant soigneusement les résultats, les chercheurs ont identifié des facteurs de risque prédisposant à la maladie cardiaque : l'hérédité, le vieillissement ou le sexe (les femmes non ménopausées présentent moins de risque que les hommes et les femmes de plus de 50 ans), contre lesquels on ne peut évidemment rien, mais aussi le tabagisme, qui arrive en tête des facteurs de risque contrôlables.

La mauvaise alimentation influe sur la plupart des autres facteurs : taux élevé de cholestérol sanguin, qui favorise la formation de la plaque d'athérome dans les artères coronaires et mène à l'angine de poitrine et à l'infarctus ; obésité, qui augmente le risque d'infarctus et d'autres facteurs cardio-vasculaires ; hypertension, qui peut entraîner accident vasculaire cérébral et infarctus ; diabète, qui affecte le cœur, les vaisseaux sanguins et d'autres organes vitaux ; alcool, qui nuit au cœur et aux vaisseaux.

ALIMENTATION SAINE POUR LE CŒUR

Si une mauvaise alimentation favorise la maladie cardiaque, une bonne alimentation peut en réduire le risque, voire corriger ceux inhérents au vieillissement et à l'hérédité.

Une alimentation saine pour le cœur est aussi bénéfique pour la prévention du cancer, du diabète chez l'adulte et de l'obésité. Les fondements d'une telle alimentation comprennent des aliments riches en glucides complexes, en particulier du pain et des céréales complets, des lentilles et autres légumineuses, sans oublier des fruits et des légumes frais en abondance. Viande maigre, poisson, volaille (sans la peau), blanc d'œuf et laitages maigres apportent des protéines animales, un complément de vitamines et de minéraux (fer pour viandes et poissons, calcium pour laitages). Réduire au maximum graisses saturées, sucre et sel.

Les bonnes habitudes alimentaires doivent débuter dès l'enfance, quand l'athérosclérose – formation de dépôts de graisse sur les artères – commence. Il faut de 20 à 30 ans, voire plus, pour que l'obstruction des vaisseaux génère des symptômes, mais il peut s'agir alors d'un infarctus fatal.

DU VIN POUR LA SANTÉ ?

Les chercheurs se sont longtemps demandé pourquoi le taux de crises cardiaques était moins élevé en France et dans le bassin méditerranéen qu'en Europe du Nord et aux États-Unis. On pourrait pourtant croire que l'alimentation riche en graisses et le tabagisme, qui induisent les crises cardiaques, feraient des Français des victimes prédisposées. Les hypothèses semblent actuellement se rallier autour du vin, bien qu'on ne sache pas encore comment celui-ci agit pour protéger le cœur. On attribue cet effet bénéfique aux polyphénols et aux flavonoïdes que le vin contient en abondance, au même titre que le jus de raisin. Ces antioxydants limiteraient la formation de la plaque d'athérome sur les parois des artères.
Il ne faut pas oublier cependant que les habitudes de vie comptent aussi. Les Français mangent plus de poisson, de volaille, de fruits et de légumes. Autres facteurs positifs, ils consomment également moins de sucre raffiné et d'acides gras « trans » et prennent plus de vacances. Ils sont aussi globalement un peu plus sportifs.

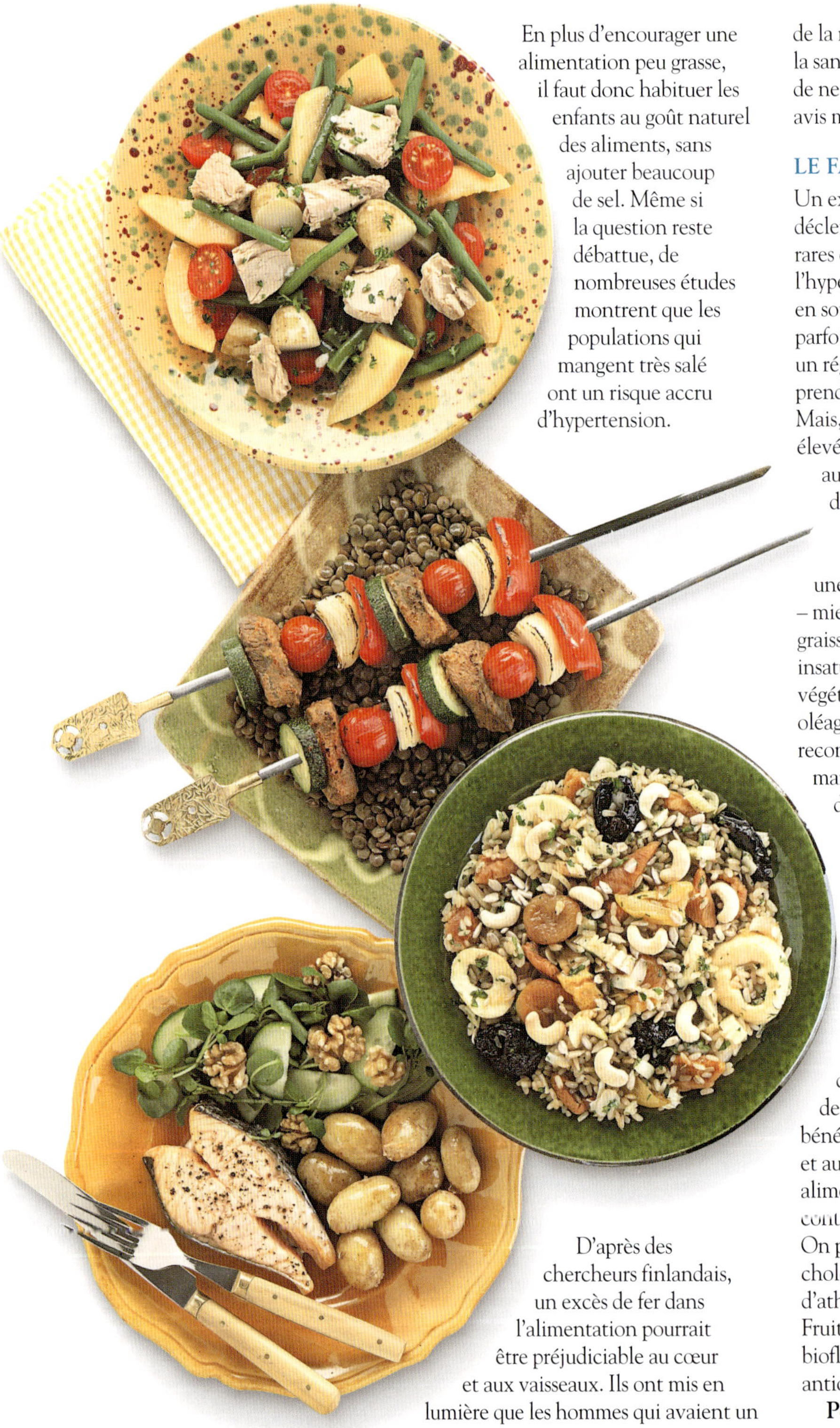

DES ALIMENTS SAINS. *Légumes, haricots, céréales complètes et protéines maigres.*

En plus d'encourager une alimentation peu grasse, il faut donc habituer les enfants au goût naturel des aliments, sans ajouter beaucoup de sel. Même si la question reste débattue, de nombreuses études montrent que les populations qui mangent très salé ont un risque accru d'hypertension.

D'après des chercheurs finlandais, un excès de fer dans l'alimentation pourrait être préjudiciable au cœur et aux vaisseaux. Ils ont mis en lumière que les hommes qui avaient un taux sanguin de fer élevé présentaient aussi une incidence accrue d'infarctus. On savait qu'une surcharge ferrique endommageait le cœur, le foie et d'autres organes vitaux, mais on ignorait que des niveaux de fer élevés, bien que dans les limites de la normale, pouvaient entraîner un risque pour la santé. Ce constat renforce la recommandation de ne jamais prendre de suppléments de fer sans avis médical.

LE FACTEUR CHOLESTÉROL

Un excès de cholestérol sanguin est le facteur déclenchant de l'athérosclérose. Dans de rares cas, il s'agit d'une maladie génétique : l'hypercholestérolémie familiale. Les sujets qui en souffrent risquent de faire un infarctus précoce, parfois même dans l'enfance, à moins de suivre un régime draconien pour éviter les graisses et de prendre des médicaments hypocholestérolémiants. Mais, la plupart du temps, un taux de cholestérol élevé est dû à une alimentation déséquilibrée, au manque d'exercice et à d'autres habitudes de vie inadaptées.

En général, un taux de cholestérol moyennement élevé se corrige en adoptant une alimentation dans laquelle moins de 30 % – mieux, 20 % – des calories proviennent des graisses, en particulier les acides gras mono-insaturés et polyinsaturés apportés par les huiles végétales, le poisson, les noix et les fruits secs oléagineux. Les médecins ont longtemps recommandé de remplacer le beurre par des margarines végétales, mais les acides gras « trans » d'une margarine dure peuvent élever les taux de cholestérol LDL bien plus que le beurre ; il faut donc choisir une margarine végétale molle sans graisses hydrogénées et pauvre en acides gras « trans ».

LES ALIMENTS À PRIVILÉGIER

Fruits et légumes. Selon de nombreuses études, une alimentation riche en fruits et en légumes peut réduire les risques d'infarctus et d'accident vasculaire cérébral de 25 %. Les chercheurs imputent cette action bénéfique à la vitamine C, au bêta-carotène et aux autres antioxydants abondants dans ces aliments. Les antioxydants protègent les cellules contre les dommages causés par les radicaux libres. On pense que c'est l'oxydation du « mauvais » cholestérol (LDL) – celui qui forme la plaque d'athérome – qui déclenche l'athérosclérose. Fruits et légumes sont également riches en bioflavonoïdes et autres phytonutriments antioxydants aux effets bénéfiques.

Poisson. Saumon, sardine, hareng, maquereau et autres poissons gras des mers froides contiennent beaucoup d'acides gras oméga-3, qui diminuent la formation de caillots sanguins, à condition d'en consommer 2 ou 3 portions par semaine. Les huiles de poisson renferment aussi beaucoup d'acides gras oméga-3, mais il ne faut pas en prendre sans l'accord d'un médecin, car elles peuvent augmenter le risque d'accident vasculaire cérébral. On trouve également des acides gras oméga-3 dans des produits végétaux : huiles de colza, de noix et de soja, margarines végétales molles non hydrogénées, graines de lin moulues et noix.

Fibres solubles. Pectine, son d'avoine et autres fibres solubles font baisser le taux de cholestérol total et améliorent le métabolisme du glucose chez les sujets prédisposés au diabète. Avoine, son d'avoine, psyllium, graines de lin, lentilles et autres légumineuses, pommes, poires, raisin et beaucoup d'autres fruits sont riches en fibres solubles. Une combinaison de légumineuses et de céréales peut se substituer à la viande.

Céréales complètes. Plusieurs études ont montré qu'une alimentation riche en céréales complètes (riz, pain…) réduisait le risque de maladie coronaire. En effet, elles contiennent des fibres, des vitamines et des minéraux importants, de même que des phytonutriments aux propriétés antioxydantes.

Soja. Beaucoup d'études montrent que l'ajout de protéines de soja à un régime pauvre en graisses diminue le risque de maladie cardiaque. Le soja contient des isoflavones, phytonutriments qui sont bénéfiques pour le cœur et aident à faire baisser les taux de cholestérol. On trouve des protéines de soja dans les produits fabriqués à partir des grains de cette légumineuse : tofu, « lait » (jus) de soja, et leurs dérivés.

Noix, légumineuses et graines. Les stérols des végétaux font baisser le taux de cholestérol. On trouve ces phytostérols dans les huiles végétales, les noix, les graines de tournesol et de sésame, les légumineuses, ainsi que dans des margarines et produits laitiers enrichis.

Huiles végétales. Les acides gras polyinsaturés oméga-6 que l'on trouve dans les huiles de tournesol, de maïs et de soja diminuent le taux de cholestérol si l'on s'en sert pour remplacer des graisses saturées.

Les acides gras mono-insaturés (huiles d'olive et de colza) ont tendance à faire baisser le « mauvais » cholestérol (LDL) et le cholestérol total quand ils sont utilisés à la place des graisses saturées.

Acide folique. Légumes à feuilles vert foncé, jus d'orange, lentilles, céréales enrichies et asperges sont de bonnes sources d'acide folique, qui peut diminuer les risques cardiaques en aidant à réguler les taux d'homocystéine. L'homocystéine se forme dans le corps à partir de la méthionine, un acide aminé commun ; un taux élevé d'homocystéine est un facteur de risque aussi dangereux pour la maladie cardiaque qu'un taux élevé de cholestérol. L'acide folique et les vitamines B_6 et B_{12} empêchent l'homocystéine de s'accumuler. On trouve la B_6 dans la viande, la volaille, le poisson, les légumineuses, les noix, les céréales, les légumes à feuilles vert foncé, les bananes et les céréales complètes ; la B_{12} seulement dans les produits d'origine animale (viande, poisson, volaille).

Fruits secs oléagineux. Ce sont de bonnes sources de fibres, de vitamine E, d'acides gras essentiels et de minéraux bons pour la santé du cœur.

ET LES SUPPLÉMENTS ?

Les études d'observation montrent que les antioxydants d'origine alimentaire jouent un rôle protecteur contre les maladies cardio-vasculaires. En revanche, les études sur les suppléments ont été décevantes. L'une d'elles a montré qu'il n'y avait pas d'avantage à prendre des suppléments quotidiens de vitamine E, de bêta-carotène et de vitamine C pour les personnes à risque élevé. Il n'est pas certain non plus que les suppléments de vitamine E aident à prévenir les maladies cardiaques. Certaines recherches ont même montré que les suppléments d'antioxydants peuvent réduire l'efficacité des médicaments hypocholestérolémiants de type statines.

LE SAVIEZ-VOUS ?

DE FORTES CONCENTRATIONS D'HOMOCYSTÉINE SONT AUSSI NOCIVES POUR LE CŒUR QUE LE TABAC ET LE CHOLESTÉROL

Environ 25 % des décès par maladie cardio-vasculaire ne sont causés ni par l'hypertension ni par un excès de cholestérol LDL, pas plus que par la cigarette ou l'obésité. Ils seraient liés à la présence d'homocystéine dans le sang. Il s'agit d'un acide aminé qui endommage les parois des artères lorsqu'il atteint de trop fortes concentrations.

L'ALIMENTATION FONCTIONNELLE

Une étude publiée en juillet 2003 dans le *Journal of the American Medical Association (Jama)* suggère qu'un régime végétarien pauvre en graisses peut être aussi bon qu'une statine pour faire baisser le taux de cholestérol : 46 adultes hypercholestérolémiques ont suivi un régime de ce type, le même régime plus des médicaments ou un régime végétalien très étudié et bien équilibré, comprenant des protéines de soja, des fibres et une margarine aux phytostérols. Les chercheurs ont constaté que, chez les sujets suivant le régime végétalien strict, le taux de cholestérol avait baissé de presque 29 %, contre 30 % chez ceux qui suivaient le régime pauvre en graisses doublé d'un médicament, alors que dans l'autre groupe, celui du seul régime pauvre en graisses, le cholestérol n'avait baissé que de 8 %.

Il faut poursuivre les recherches, mais il se confirme que l'alimentation a son importance dans la baisse du taux de cholestérol : en particulier, les protéines de soja, les phytostérols et les fibres solubles que l'on trouve dans les fruits, les légumes et les céréales (avoine, orge) s'avèrent bénéfiques. ❖

Carotte

AVANTAGES

- excellent apport de bêta-carotène, précurseur de la vitamine A
- renferme des fibres et du potassium
- aide à prévenir la cécité nocturne
- peut aider à réduire le taux de cholestérol sanguin et à prévenir certains cancers

INCONVÉNIENT

- une consommation excessive peut donner à la peau une teinte orangée

LES CAROTTES : BONNES POUR LE CŒUR

Des études ont démontré que le bêta-carotène à hautes doses, lorsqu'il est fourni par les aliments, contribuait à réduire le risque de maladies cardio-vasculaires de 45 %. La carotte est l'une des meilleures sources de cet important caroténoïde. D'après ces mêmes études, les suppléments n'ont pas du tout cet effet et peuvent même s'avérer nocifs.

Originaire du Moyen-Orient, la carotte est la meilleure source de bêta-carotène, élément qui peut agir comme antioxydant et être converti dans l'organisme en vitamine A. Plus sa couleur est vive, plus elle contient de caroténoïdes. Une portion de 200 g de carottes cuites apporte 44 kcal, 5,6 g de fibres et 12 000 à 15 000 µg de bêta-carotène, soit six à sept fois la totalité de l'apport nutritionnel conseillé (ANC) de provitamine A. Cette vitamine est essentielle pour la santé de la peau, des yeux, des os et des muqueuses, tout comme pour la prévention des infections et de certains cancers.

Plusieurs études menées sur de vastes groupes de consommateurs montrent que ceux qui mangent 2 à 4 portions de carottes par semaine présentent 40 % moins de risques de développer un cancer du poumon ou du sein que ceux qui n'en consomment pas.

La forte teneur des carottes en fibres solubles, en pectine notamment, a des effets bénéfiques pour la santé cardio-vasculaire. Une étude a révélé que des volontaires ayant consommé environ 200 g de carottes par jour avaient vu leur taux de cholestérol sanguin – et donc le risque de souffrir d'une maladie cardiaque – baisser d'environ 11 % en 3 semaines seulement.

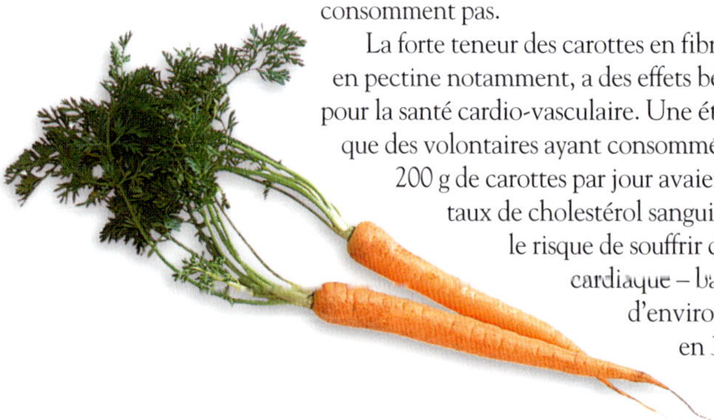

BONNE POUR LA VISION NOCTURNE

Les carottes ne peuvent ni prévenir ni corriger les défauts de la vue, comme la myopie ou l'hypermétropie, mais un déficit en vitamine A provoque la cécité nocturne, défaut d'adaptation de l'œil à l'obscurité ou à une faible lumière. Or la vitamine A s'associe à une protéine, l'opsine, présente dans les bâtonnets rétiniens, pour créer la rhodopsine nécessaire à la vision nocturne. Manger régulièrement des carottes fournit assez de vitamine A pour prévenir – voire guérir – la cécité de nuit induite par un déficit.

CUITES OU CRUES ?

Les carottes consommées crues doivent être râpées très finement pour une meilleure digestibilité. La cuisson, qui attendrit les robustes parois cellulaires de ce légume, permet la libération du bêta-carotène et rend celui-ci plus assimilable. En outre, les caroténoïdes étant solubles dans un corps gras et non dans l'eau, il faut ajouter un peu de beurre ou de margarine aux carottes cuites pour que l'organisme en profite pleinement. En purée, les carottes, naturellement sucrées et très nutritives, sont parfaites comme premier aliment solide des bébés.

La carotte renferme des caroténoïdes autres que le bêta-carotène, ainsi que des bioflavonoïdes. On ne peut remplacer les caroténoïdes de la carotte par des suppléments de bêta-carotène ; des études ont même révélé que ces suppléments pouvaient être nocifs, surtout pour les fumeurs. Si une consommation excessive de carottes ne nuit pas à la santé, elle peut donner à la peau une teinte orangée, inoffensive par ailleurs. Cet effet, appelé caroténémie, disparaît en quelques semaines si l'on réduit sa consommation. Les diverses pilules qui ont pour but de stimuler le bronzage, vendues en parapharmacie, fonctionnent sur ce même principe de réaction cutanée. ❖

Cassis

AVANTAGES

- excellente source de vitamine C, de potassium et de fibres ; peu calorique
- riche en bioflavonoïdes, en tanins et en pectine

INCONVÉNIENT

- fruit fragile, à saison courte (juillet)

Les nombreuses variétés de cassis sont toutes apparentées aux groseilles à maquereau. Ce fruit est cultivé dans de nombreuses régions, notamment en Bourgogne, qui en a fait une de ses spécialités.

On ne le trouve sur les étals que durant le mois de juillet. Une portion de 100 g de cassis fournit 190 mg de vitamine C (presque deux fois l'apport nutritionnel conseillé, ou ANC), 340 mg de potassium et environ 6 g de fibres, mais seulement

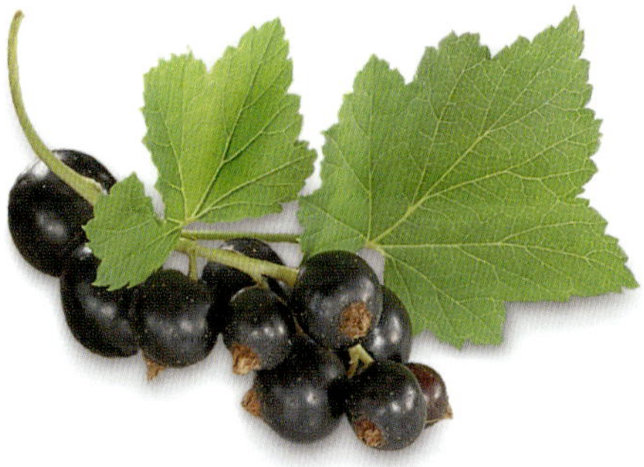

55 kcal. Le cassis est aussi une bonne source de minéraux, tels le calcium (60 mg pour 100 g), le fer (1,4 mg) et le magnésium (21 mg).

Comme il est plutôt acide, le cassis est rarement consommé au naturel ; on s'en sert en pâtisserie ou pour faire de la confiture, de la gelée et des sauces. Le jus de cassis dilué et éventuellement sucré est une boisson rafraîchissante très riche en vitamine C. Additionné d'alcool et de sucre, il donne des liqueurs toniques et très aromatiques.

LES ATOUTS SANTÉ

Le cassis est riche en bioflavonoïdes, pigments capables de décupler les effets antioxydants de la vitamine C et d'aider à freiner l'évolution du cancer. Depuis longtemps, on considère ce petit fruit comme un antibactérien et un anti-inflammatoire à cause de sa teneur en anthocyanines, des bioflavonoïdes présents dans la peau des baies. C'est l'un des fruits les plus riches en pectine, une fibre qui joue un rôle de régulateur du transit intestinal. Ses tanins abondants lui donnent une saveur astringente et peuvent aider à lutter contre la diarrhée. Enfin, sous forme d'extrait, le cassis contribue à améliorer la vision de nuit grâce à sa richesse en pigments anthocyaniques et en caroténoïdes. ❖

Céleri-branche

AVANTAGES

- bonne source de fibres ; très peu calorique
- bon apport de potassium
- en quantités importantes, pourrait réduire les phénomènes inflammatoires et protéger contre le cancer

INCONVÉNIENT

- plus riche en sodium que les autres légumes
- peut entraîner des réactions de sensibilisation au soleil chez les personnes sensibles

Les personnes qui suivent un régime amaigrissant peuvent se permettre de manger beaucoup de céleri parce qu'il est très peu calorique. Ainsi, 2 branches de céleri renferment moins de 10 kcal (95 % de leur poids est constitué d'eau) mais sont cependant très rassasiantes de par leur teneur importante en fibres. Le céleri est en outre une bonne source de potassium et fournit en petite quantité de la vitamine C et de l'acide folique. Ce légume peu énergétique donne beaucoup de goût aux plats. Il est cependant plus riche en sodium (110 mg pour 100 g) que les autres légumes et doit de ce fait être évité dans un régime sans sel strict.

Les feuilles du céleri sont la partie la plus nourrissante de la plante ; elles contiennent plus de calcium, de fer, de potassium, de bêta-carotène et de vitamine C que les branches. Il ne faut pas hésiter à les intégrer aux soupes, aux salades et aux plats cuisinés, qu'elles relèvent de leur saveur.

LES PROPRIÉTÉS MÉDICINALES

Les phytothérapeutes recommandent le céleri frais et la tisane de graines de céleri contre la goutte et d'autres formes d'arthrite inflammatoire, l'hypertension et l'œdème. Des études indiquent que les phthalides du céleri peuvent réduire le taux de certaines hormones qui contractent les vaisseaux sanguins et font monter la tension artérielle. Les polyacétylènes du céleri réduiraient le taux de certaines prostaglandines qui interviennent dans les inflammations.

En théorie, le céleri peut aider à réduire les risques de certains cancers. Ses polyacétylènes détruisent le benzopyrène, substance cancérogène présente dans les viandes grillées. Cet avantage pourrait être contrebalancé par la forte teneur du céleri en nitrates végétaux, que l'organisme convertit en nitrosamine, source d'un risque accru de cancer. Pourtant, pour plusieurs chercheurs, ce risque est mineur parce que la plupart des plantes à forte teneur en nitrates et autres substances potentiellement cancérogènes renferment également des antidotes.

Le céleri est capable de synthétiser des substances appelées psoralènes, qui ont la faculté de protéger la plante des attaques de certains champignons. Mais, chez des personnes sensibilisées, elles peuvent provoquer une réaction aux ultraviolets du soleil : il suffit de manger un peu de céleri, ou même d'en manipuler lors de sa préparation, pour voir apparaître sur la peau l'équivalent d'un coup de soleil. ❖

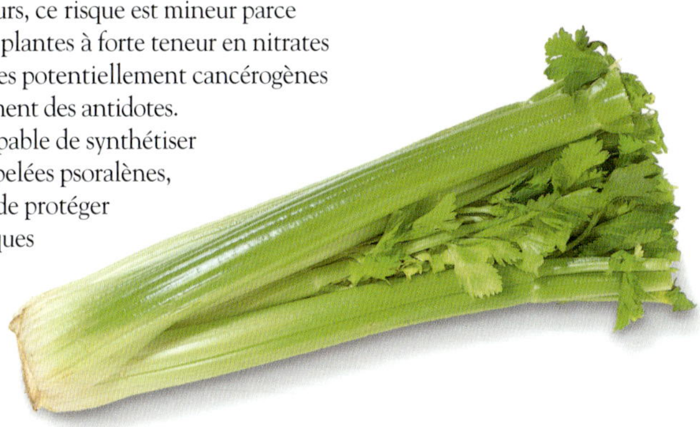

Céleri-rave

AVANTAGES

- peu calorique
- riche en fibres

INCONVÉNIENT

- entraîne parfois des réactions d'allergie

Légume-racine d'hiver, le céleri-rave est une plante ombellifère, comme le persil et la carotte. Ce proche parent du céleri est aussi appelé céleri-navet parce qu'il ressemble à un gros navet rugueux et brunâtre. Avant la cuisson, il faut éliminer au couteau une bonne épaisseur de peau et les tavelures brunes ; sa chair, blanche, a une saveur voisine de celle du céleri-branche.

Le céleri-rave se sert de bien des façons : cru et râpé en salade ; cuit, écrasé et incorporé à des soupes et des ragoûts pour leur donner du corps et de la saveur ; détaillé en petits cubes pour relever les farces. Tranché et sauté ou en purée, il fait merveille avec les viandes rouges de gibier, le porc ou la volaille. Le céleri rémoulade est une entrée appréciée : finement râpé, le céleri-rave citronné est assaisonné avec une mayonnaise bien relevée – pour plus de légèreté, on n'hésitera pas à utiliser moitié fromage blanc, moitié mayonnaise.

Une portion de 100 g de céleri-rave cuit fournit 18 kcal, 4 g de fibres, 4 mg de vitamine C, 285 mg de potassium et un peu de vitamines B.

Il peut entraîner des réactions d'allergie ou, comme le céleri-branche, bien que moins fréquemment, de sensibilisation au soleil. ❖

Céréales

AVANTAGES

- excellente source de glucides complexes et de fibres faciles à digérer
- bons apports de vitamines du groupe B (notamment B_2 et B_3) et de fer
- apportent des protéines végétales en quantités non négligeables

INCONVÉNIENTS

- le gluten de certaines céréales provoque des symptômes de malabsorption chez les personnes souffrant de la maladie cœliaque

Universelles, les céréales ont longtemps constitué – et souvent constituent encore – la nourriture de base de nombreuses populations : l'alimentation de presque tous les pays repose sur une céréale. Aujourd'hui, grâce aux progrès de l'agriculture et des transports, nous disposons d'une vaste gamme de céréales. Pourtant, nous avons tendance à préférer le blé, céréale qui nous est la plus familière, qu'on moud en farine, base de mille et un produits de boulangerie. Nous consommons aussi maïs, riz, avoine, orge, seigle et d'autres céréales exotiques, mais leur présence sur nos tables est plus discrète.

Toutes les céréales ont une bonne valeur énergétique (de 320 à 350 kcal pour 100 g). Celle-ci provient essentiellement des glucides complexes, en majorité de l'amidon (60 à 75 %), et des protéines (8 à 13 %). Les lipides sont très peu abondants (2 à 4 %), un véritable atout dans l'alimentation actuelle.

Les céréales complètes (non raffinées) sont plus riches en fibres, vitamines et minéraux.

LA TRANSFORMATION DES GRAINS

Les méthodes pour transformer les grains entiers varient selon les céréales et les pays. Les suivantes ont cours dans les pays industrialisés.

Aplatissage. Les grains sont passés entre des rouleaux qui les aplatissent sans les fragmenter et en font des flocons, tels ceux d'avoine.

Concassage. Les grains passent entre deux rouleaux qui les réduisent en menus fragments, plus rapides à cuire que le grain entier.

Déchiquetage. Les grains (surtout de blé) sont cuits, séchés puis passés entre des cylindres rainurés pour former de longs filaments.

Étuvage. Les grains (surtout de blé) sont bouillis à l'eau claire avant d'être moulus.

Extraction de l'amidon. Après avoir trempé dans une solution de dioxyde de soufre ou d'hydroxyde de sodium, le grain est broyé pour en retirer le son et passé dans une centrifugeuse pour en extraire l'amidon.

Floconnage. Les grains sont cuits, séchés puis passés à la machine pour produire des lamelles de la taille désirée. On ajoute généralement du sucre et des arômes.

Gonflage. Les grains sont mis dans des cylindres rotatifs brûlants appelés pistolets gonfleurs. Une autre méthode consiste à moudre le grain et à en faire une pâte qu'on met à gonfler au four ou à température très modérée et sous pression réduite.

Mouture. Les grains sont broyés pour en retirer l'enveloppe, le son et le germe ; en même temps, ils peuvent être concassés ou écrasés pour en faire de la semoule ou de la farine.

Polissage et perlage. Une fois leur enveloppe (la balle) ôtée, les grains sont frottés contre une surface abrasive, ce qui façonne l'amande et la rend bien lisse.

Pressage. Le germe du grain est pressé ou chauffé pour en extraire l'huile naturelle.

Les protéines des céréales sont déficitaires en certains acides aminés essentiels (lysine notamment), mais quand on les associe à des légumineuses (déficitaires, elles, en méthionine), ces deux insuffisances se compensent ; les céréales deviennent alors une source protéique de très bonne qualité.

POUR SE PROTÉGER DU DIABÈTE, DES MALADIES CARDIAQUES ET DU CANCER

On est de plus en plus conscients de l'importance des céréales dans l'alimentation quotidienne pour réduire le risque de souffrir du diabète de type 2 et de maladies cardio-vasculaires.

Selon la *Physicians' Health Study*, à laquelle ont participé plus de 86 000 patients de sexe masculin, on a constaté une réduction significative des risques de décès provoqué par une maladie cardio-vasculaire, mais aussi, toutes causes confondues, chez les hommes qui mangeaient le plus de céréales complètes, par rapport à ceux qui en consommaient le moins.

L'*Iowa Women's Health Study*, portant sur 35 000 femmes âgées de 55 à 69 ans, a constaté que plus les femmes mangeaient de céréales complètes, moins elles risquaient de mourir d'une maladie cardio-vasculaire. Selon une autre étude, les adultes qui consomment le plus de produits céréaliers courent 35 % moins de risques de souffrir de diabète de type 2. Il est de plus en plus admis que la consommation de céréales complètes peut réduire le risque de cancer.

LES CÉRÉALES COURANTES

- **Avoine.** Céréale consommée en flocons et en produits de boulangerie. Le son d'avoine est riche en fibres solubles qui abaissent le taux de cholestérol et aident le corps à mieux utiliser l'insuline, atout important pour les diabétiques.
- **Blé.** Une des céréales les plus consommées dans le monde. Si, lors de la mouture, on ôte le son (couche externe périphérique) et le germe (logé à la base du grain), on obtient un produit beaucoup moins nutritif. Le blé complet, appelé aussi blé entier, est un bien meilleur choix, puisqu'il renferme le son et le germe. Ce dernier est une source concentrée de plusieurs nutriments, comme les vitamines B, le fer, le zinc, le phosphore, le potassium et des fibres.
- **Blé kamut.** Ancienne variété de blé, plus riche en fibres et en protéines que bien des céréales. Son goût est apprécié dans les salades.
- **Boulgour.** Grains de blé entier qu'on passe au four avant de les faire éclater. Concassé, il donne le taboulé libanais. La semoule de blé dur constitue la base du couscous, vite cuit et léger, qu'on accompagne à sa guise. Avec son goût de noix, le boulgour fait merveille dans les farces et les pilafs.
- **Maïs et millet.** Céréales dépourvues de gluten : les personnes atteintes de la maladie cœliaque peuvent donc en manger. Le millet est une céréale ancestrale en Asie et en Afrique du Nord. Il entre dans la confection du pain plat, des pilafs et des farces à légumes. Le griller à sec avant cuisson fait ressortir son goût de noix.
- **Orge.** Céréale de base au Moyen-Orient, l'orge sert aussi à préparer les soupes en Amérique du Nord. Son goût légèrement sucré en fait un ingrédient intéressant dans les plats cuisinés, les pilafs et les salades. L'orge apporte des fibres solubles, ainsi que des vitamines du groupe B et des minéraux : zinc, fer, magnésium et phosphore.

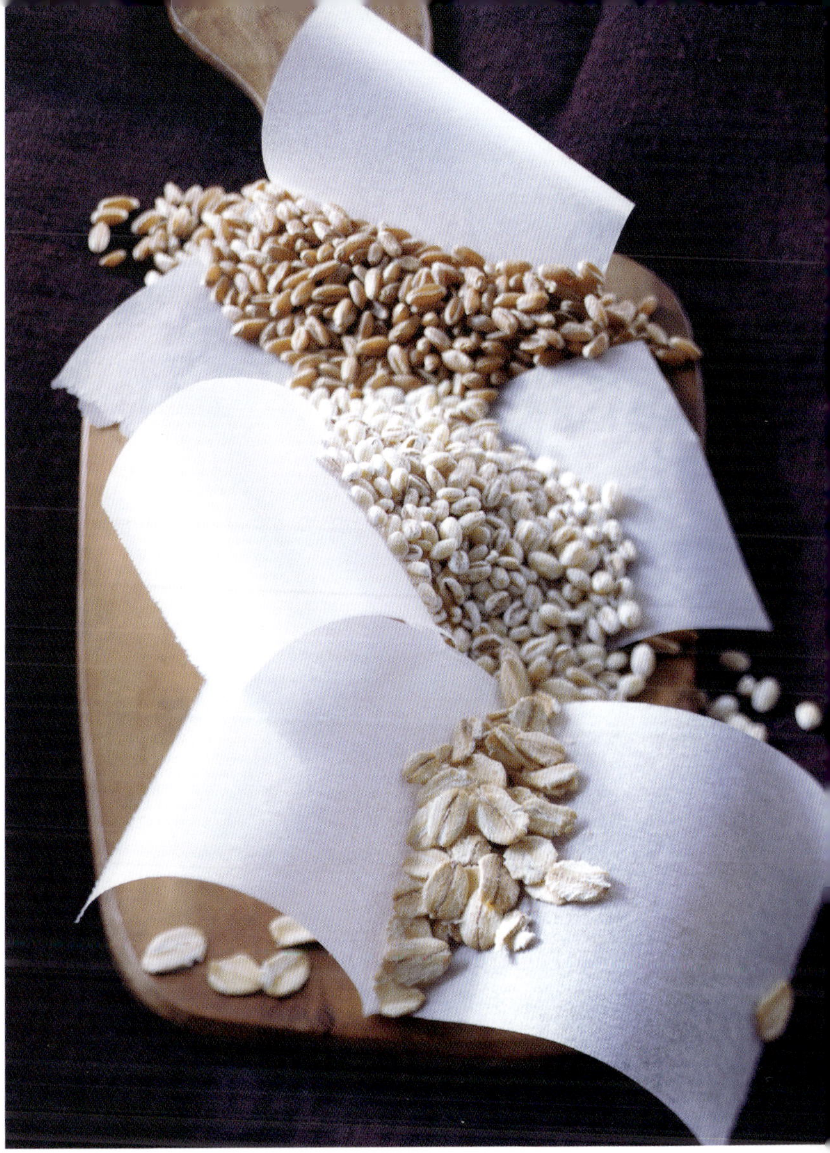

CÉRÉALES COMPLÈTES. *On peut ajouter des grains de blé, d'orge ou d'avoine aux soupes ou pains de viande afin de les enrichir en nutriments.*

LES CÉRÉALES : COMPLÈTES OU RAFFINÉES ?

En débarrassant le grain de son enveloppe et de son germe, on enlève une bonne part de ses nutriments. Le grain complet, au contraire, conserve sa valeur nutritive, et sa haute teneur en fibres lui donne plus de texture et de volume. Bien que des céréales raffinées puissent être enrichies en fer, en thiamine, en riboflavine, en acide folique ou en niacine, elles contiennent souvent moins de vitamines, de minéraux et de fibres que leurs équivalents complets. Ces derniers sont riches en vitamines B et E et renferment des phytonutriments bénéfiques, comme des lignanes, des saponines et des stérols végétaux.

Lorsque vous achetez du pain complet ou des céréales complètes, préférez des produits « bio », car les parties externes des graines des céréales complètes sont chargées en pesticides.

• **Quinoa.** Il est plus pauvre en glucides et plus riche en protéines que la plupart des céréales. Il se vend sous forme de grains ou des pâtes alimentaires et on peut le préparer en salade. Le quinoa convient aux régimes sans gluten.

• **Riz.** Aliment de base de la moitié de la population mondiale. Le riz brun est préférable au riz blanc : non raffiné, il est riche en vitamines B et en fibres et renferme un peu de calcium et de phosphore. Le riz brun à grains longs se rapproche, par le goût, du riz blanc communément consommé chez nous. Le riz brun à grains courts, plus substantiel, a davantage un goût de noix. Le riz blanc, débarrassé de ses enveloppes, donne beaucoup d'amidon et un peu de protéines. Certains riz sont enrichis en thiamine.

• **Sarrasin (ou blé noir).** Il peut être consommé en grains concassés ou en farine (utilisée pour la confection de nouilles ou de galettes). Cette céréale, qui possède une agréable saveur de noisette, est totalement dépourvue de gluten.

• **Seigle.** Sa teneur assez peu élevée en gluten donne au pain de seigle et au pain pumpernickel (pain noir au seigle complet) une texture lourde et humide. Riche en protéines et en amidon, c'est une excellente source de minéraux. ❖

Céréales pour petit déjeuner

AVANTAGES

- riches en glucides complexes
- parfois riches en fibres
- souvent enrichies en fer et en vitamines B
- les céréales pour bébés sont une bonne introduction aux aliments solides

INCONVÉNIENTS

- souvent avec une trop forte teneur en sel et en sucre
- les céréales enrichies en son peuvent réduire l'absorption du fer, du zinc et d'autres minéraux, ainsi que causer ballonnements et flatulences

Les céréales pour petit déjeuner constituent, le matin, un mets adapté et bon pour la santé. Elles peuvent aussi être consommées au goûter ou entrer à titre d'ingrédient dans des biscuits. Depuis très longtemps, les céréales cuites, comme le porridge, sont appréciées tant pour leur faible coût et leur commodité que pour leur haute valeur nutritive.

Les premières céréales prêtes à consommer ont été mises au point par le Western Health Reform Institute de Battle Creek (Michigan), fondé par les adventistes du Septième Jour en 1866. Ceux-ci cherchaient à remplacer les œufs et le bacon du petit déjeuner américain traditionnel par un mets végétarien. Il fallut attendre 30 ans avant qu'elles ne deviennent populaires. En 1899, John Harvey Kellogg, directeur médical du Battle Creek Sanitarium (institut spécialisé dans le traitement des maladies du système digestif), et son frère Will mettent au point des céréales à base de flocons de blé pour améliorer la fonction intestinale. Quelques années plus tard, ils récidivent avec une céréale de flocons de maïs.

Les céréales sont aujourd'hui couramment consommées en France et dans le monde mais demeurent un produit typiquement nord-américain, sauf pour une exception notable, celle des céréales en grains précuits, mélange d'avoine, de flocons de blé, de noix et de fruits secs inventé par le docteur Max Bircher-Benner, pionnier suisse du mouvement en faveur d'une alimentation plus saine en Europe. Des variantes de son muesli, servi chaud ou froid, sont commercialisées en Amérique du Nord et en Europe.

Blé, maïs, riz, avoine et orge sont les céréales les plus employées dans ces produits. La plupart des céréales en flocons sont constituées d'une pâte faite de farine, d'eau, de sucre et de sel, travaillée en une abaisse très mince et grillée. Elles peuvent prendre plusieurs formes : flocons écrasés, anneaux, petits sujets ; dans certains cas, elles sont filamentées, éclatées, ou encore soufflées.

VALEUR NUTRITIONNELLE

Les céréales font partie des aliments riches en glucides complexes ou amidon. La plupart des céréales du commerce sont enrichies en vitamines

LE SAVIEZ-VOUS ?

POUR PERDRE DU POIDS, IL NE FAUT PAS SAUTER LE PETIT DÉJEUNER

Il est important de prendre un petit déjeuner équilibré si l'on suit un régime amaigrissant.

et en minéraux : vitamines B, dont acide folique, et fer. Ces adjonctions sont faites en tenant compte de la réglementation sur les produits enrichis, ce qui limite les doses ajoutées – un enrichissement en fer excessif pouvant avoir un impact négatif pour la santé. La majorité des céréales pour petit déjeuner sont trop chargées en sucre. Il est utile de lire leur composition et de choisir celles qui en renferment le moins.

Certaines céréales comportent des fruits séchés et des fruits secs oléagineux, mais en quantité souvent insuffisante pour justifier leur prix élevé. Il est moins coûteux et aussi bon pour la santé d'acheter des céréales nature et d'y ajouter, selon son goût, fruits frais, raisins secs, noix, etc. Les céréales en grains précuits sont parfois additionnées d'huile ; d'autres peuvent être trop salées. Mieux vaut préparer vos céréales à muesli vous-même ou choisir un produit allégé en matières grasses.

Riches en fibres solubles, les céréales à base d'avoine contribuent à faire baisser le taux de cholestérol sanguin, réduisant par là les risques de maladies cardiaques. D'autres, surtout celles à base de grains entiers ou additionnées de son, sont riches en fibres insolubles ; tout en ajoutant des fibres au régime alimentaire, elles aident à prévenir la constipation. Les meilleures sont celles qui renferment au moins 3 g de fibres par portion ; on les introduit peu à peu dans son régime pour ne pas souffrir de ballonnements, de troubles intestinaux ni de flatulences.

La plupart des céréales pour petit déjeuner sont moyennement caloriques. Mais, si on en consomme de grandes portions ou si on les additionne de lait entier, on augmente le total énergétique ! À savoir : les fabricants qui indiquent sur l'emballage l'apport d'une portion prennent en compte le lait ajouté… ce qui améliore bien sûr les performances nutritionnelles de leurs céréales (en particulier les apports en protéines et en calcium).

Les céréales pour enfants, appétissantes et ludiques, sont souvent trop sucrées elles aussi : beaucoup renferment moins de 50 % de céréales ! Elles sont presque toujours enrichies en vitamines et en fer. Une pratique rassurante pour les mamans, mais qui en réalité n'est nécessaire qu'en cas de déficience réelle… ce qui n'a pas été vérifié chez leurs jeunes consommateurs. On y trouve fréquemment beaucoup plus d'additifs qu'on l'imagine : graisses , arômes, émulsifiants et colorants divers. Choisissez pour les enfants les céréales les moins sucrées, avec le minimum d'additifs. ❖

UN PETIT TRUC

FAITES VOTRE PROPRE MUESLI

Pour un muesli sain et digeste, mélangez des flocons d'avoine avec un assortiment de fruits secs oléagineux (noix, noisettes, amandes...) et de fruits séchés, sucrez avec un peu de cassonade et faites griller quelques minutes à four chaud.

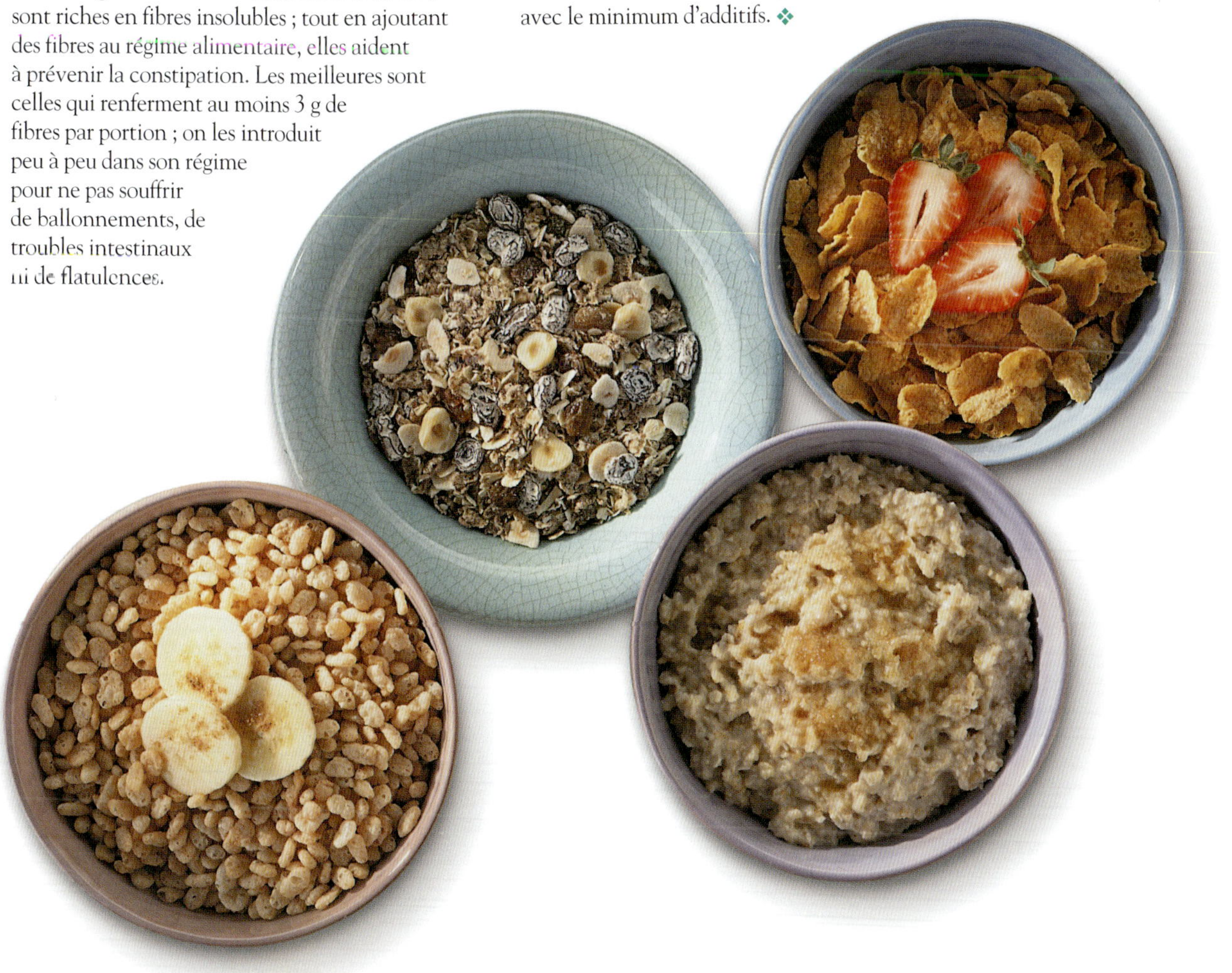

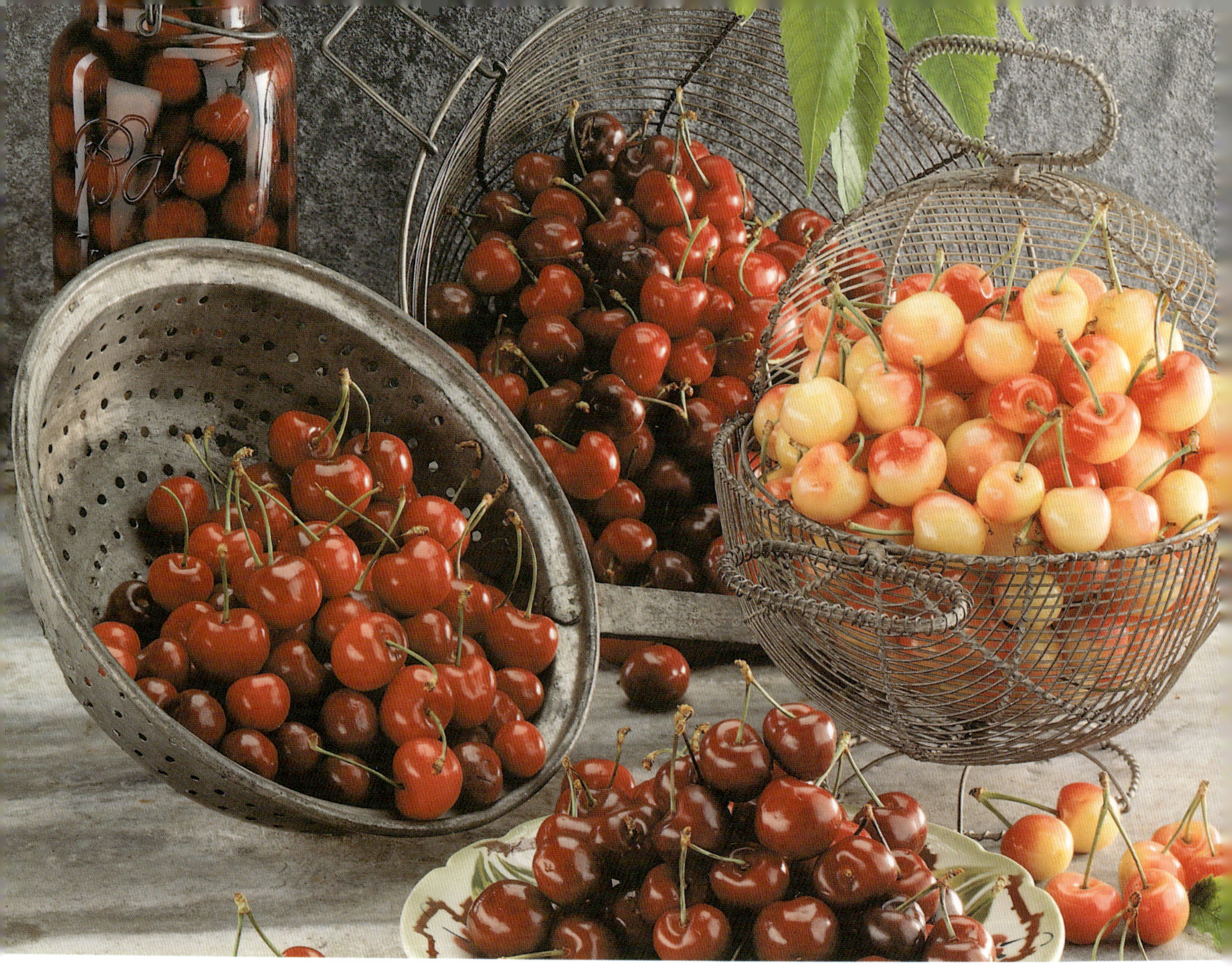

Cerise

AVANTAGES

- modérément calorique
- bon apport de pectine, fibre soluble qui fait baisser le taux de cholestérol

INCONVÉNIENTS

- peut être allergène
- se gâte vite et n'est disponible que durant quelques semaines en été

Issue de la même famille (les rosacées) que les prunes, les abricots, les pêches et les nectarines, la cerise est un peu moins riche en vitamines et minéraux que ceux-ci, mais mieux pourvue en sucres naturels (14 à 15 g pour 100 g) que la plupart des autres fruits. Elle constitue un dessert apprécié durant sa brève saison. Les cerises dites acides, de type griotte et montmorency, ainsi que les cerises anglaises, plus rares, servent surtout à préparer de la confiture, des conserves et liqueurs, de même que les guignes. Les bigarreaux, cerises douces dont la plus connue est la burlat, se consomment nature ou en dessert, comme les clafoutis.

DES TEINTES APPÉTISSANTES. *Selon les variétés, la cerise peut se parer de couleurs variant du jaune pâle au pourpre foncé. Au premier plan, des burlat, les plus consommées chez nous. À droite, des napoléon, à peau jaune pâle colorée de rouge vif, bien sucrées. Au second plan, des reverchon et des van, à chair rose et juteuse.*

VALEUR NUTRITIONNELLE

Une portion de 125 g de cerises (une bonne poignée) apporte 75 kcal. Les cerises fournissent du bêta-carotène – surtout les griottes (6 mg pour 100 g) –, un peu de vitamine C (10 mg pour 100 g) et près de 220 mg de potassium. Elles sont une bonne source de pectine, fibre soluble qui aide à faire baisser le taux de cholestérol sanguin, et une excellente source de quercétine, flavonoïde doté de propriétés anticancérogènes et antioxydantes. Selon certaines études, la quercétine aurait aussi la propriété de réduire le risque d'insuffisance coronarienne.

Certains praticiens de médecine douce recommandent souvent les cerises acides contre la goutte. Il semble que cette thèse soit partiellement fondée, puisque la recherche indique qu'une substance présente dans la cerise, la cyanidine, a des propriétés anti-inflammatoires qui réduiraient le gonflement et la douleur causés par la goutte. Quelques études ont aussi indiqué que ce type de cerises pourrait atténuer les symptômes de l'arthrite.

Les personnes allergiques aux fruits de la famille des prunes, comme l'abricot, peuvent mal réagir aux cerises ; les symptômes les plus fréquents sont l'urticaire et des picotements ou des démangeaisons dans la bouche ou autour des lèvres.

PLUS DE MILLE VARIÉTÉS DE CERISES

Il y a plus d'un millier de variétés de cerises dans le monde. Les cerises les plus populaires en France sont les burlat, précoces et assez grosses, et les reverchon, carmin vif, à chair ferme. Les cerises foncées à chair juteuse et bien sucrée, plus tardives, sont aussi très appréciées.

À l'achat, on recherchera des fruits dodus à la queue bien verte, signe de fraîcheur. Douces ou acides, les cerises se gâtent rapidement et leur saison est courte. Il faut les acheter au fur et à mesure de ses besoins. ❖

Champignon

AVANTAGES

- très riche en fibres ; très peu calorique
- très bon apport de minéraux et de vitamines B
- dans certains cas, apporterait des phytonutriments qui stimuleraient l'immunité

INCONVÉNIENTS

- parfois indigeste
- doit être parfaitement identifié, car beaucoup sont toxiques ou mortels

Tous les champignons, y compris les truffes, sont dépourvus de racines, de tiges et de feuilles. Ce sont des végétaux primitifs qui, incapables de photosynthèse, tirent leur nourriture de l'humus, matière organique du sol provenant de la décomposition partielle de matières végétales. Plusieurs champignons vivent en saprophytes sur les arbres ; ils se nourrissent par l'intermédiaire des racines de leurs hôtes et leur fournissent en retour des minéraux, comme le phosphore, qu'ils extraient du sol plus efficacement que ne le fait leur système racinaire. Les champignons ont une autre caractéristique : leurs parois cellulaires sont faites de chitine, matière constitutive du squelette externe des insectes, différente de la cellulose qu'on trouve dans les végétaux supérieurs mais, comme elle, non assimilée par le système digestif et facilitant de ce fait l'évacuation des déchets de la digestion.

Aliment présent à toutes les époques et dans toutes les cultures, le champignon a aussi été utilisé comme médicament, stimulant et hallucinogène. L'amadouvier séché, par exemple, était déjà consommé à l'âge de la pierre, comme l'ont prouvé les analyses faites sur Ötzi, l'homme des glaciers mort il y a 5 000 ans et découvert voici quelques années dans les Alpes tyroliennes.

DE NOMBREUSES ESPÈCES

Le champignon de couche ou champignon de Paris, *Agaricus bisporus* (voir page suivante), est cultivé depuis 300 ans dans des carrières de gypse abandonnées près de la capitale. Aujourd'hui, on le produit sur des couches de substrat nutritif composé d'un mélange de fumier, de paille et de terre, dans des locaux sombres, à température et humidité constantes. Tout récemment, on a réussi à cultiver de nouvelles espèces, maintenant présentes sur les marchés : petits criminis, semblables aux champignons de Paris mais d'un brun plus ou moins foncé, gros portobellos à chapeau aplati, pleurotes en forme d'huître gris-beige, chanterelles orange, shiitakes (ou lentins du chêne), champignons de texture dense à chapeau brun foncé et lamelles blanches, enokis, tout petits champignons blancs, cassants et à long pied filiforme, et craterelles, appelées trompettes-de-la-mort à cause de leur impressionnant chapeau noir en forme d'entonnoir. Même cultivées, plusieurs variétés gardent la saveur riche et nuancée des espèces sauvages. Ferme et charnu, le portobello se prête très bien à la cuisson sur le gril. D'autres variétés, comme les cèpes et les oreilles-de-judas, se vendent déshydratées. Pour les reconstituer, on peut les couvrir d'eau et les laisser tremper 2 à 3 heures, ou les porter très doucement à ébullition, avant de laisser reposer 15 minutes. On les utilise en général émincés dans les préparations.

C'est grâce à leur concentration en acide glutamique – forme naturelle du glutamate monosodique – que les champignons, frais ou séchés, relèvent la saveur des plats.

LA TRUFFE, UN CHAMPIGNON DE LUXE

Les truffes poussent sous terre, parmi les racines de certains arbres (chênes, noisetiers, tilleuls), dans quelques régions de France et d'Italie. Leur odeur musquée est due à une hormone, l'androsténol, proche de celle qui est sécrétée dans la salive des cochons mâles. Pour les repérer, on fait donc appel à des truies, qui surpassent les chiens pour dénicher ce merveilleux champignon. La déforestation et les récoltes excessives ont rendu les truffes aussi chères que rares, de sorte qu'il faut se contenter de minces pelures pour aromatiser les plats. Toutes les tentatives pour cultiver les truffes à l'échelle commerciale ont été jusqu'ici infructueuses.

LE SAVIEZ-VOUS ?

POUSSER COMME UN CHAMPIGNON

Si on ne cueille pas un champignon, son chapeau double de volume toutes les 24 heures. Il prend d'abord l'aspect d'une coupe inversée, qui s'évase pour révéler les lamelles brunes (ou des tubes), puis sa surface s'aplatit et les lamelles s'ouvrent : plus le champignon grossit, plus sa saveur s'accentue.

LE SAVIEZ-VOUS ?

CHAMPIGNON ET ALCOOL NE FONT PAS TOUJOURS BON MÉNAGE

Le coprin noir, un champignon sauvage tout à fait inoffensif, peut devenir toxique s'il est consommé avec de l'alcool.

Attention ! Plusieurs espèces de champignons sauvages renferment des toxines très néfastes, voire mortelles. Comme rien ne permet de les reconnaître à l'œil et qu'ils ressemblent souvent à des variétés comestibles, il faut s'abstenir de cueillir et de manger des champignons sauvages sans les faire identifier par une personne très avertie.

VALEUR NUTRITIONNELLE

Les champignons, associés à des céréales, entrent souvent dans la composition de plats végétariens. Bien que parfois considérés comme des succédanés de la viande, ils ne peuvent se substituer à elle : même si leur teneur en protéines (3 à 4 %) est supérieure à celle des légumes frais, elle reste très inférieure à celle de la viande, qui est de 18 à 20 %. Appétissants et nutritifs, ils sont très pauvres en calories (10 kcal pour 100 g), à peu près dépourvus de graisses, et constituent une bonne source de fibres diététiques, de potassium, de sélénium, de vitamines B (B_1, B_2, B_3, B_5, B_6 et B_9) et de zinc. Leur teneur en vitamine B_3 et B_5 est l'une des meilleures que puisse offrir un végétal : une portion de 100 g de champignons de Paris fournit 30 % de l'apport nutritionnel conseillé (ANC) en vitamine B_3 et 45 % en vitamine B_5.

CHAMPIGNONS ET MÉTAUX LOURDS

Les champignons ont la particularité de pouvoir concentrer les métaux lourds qui se trouvent dans le sol (plomb, mercure, cadmium). Les champignons de couche et autres champignons cultivés sont contrôlés sur ce plan. Les champignons sauvages peuvent être fortement chargés en ces métaux toxiques s'ils proviennent de zones polluées (à proximité des routes, par exemple).

Les champignons figurent depuis longtemps dans la cuisine asiatique ; aussi le Japon a-t-il été l'un des premiers pays à étudier leurs bienfaits pour la santé. Selon des études japonaises, certains champignons pourraient stimuler le système immunitaire et aider à combattre le cancer, les infections et des maladies auto-immunes comme la polyarthrite rhumatoïde et le lupus érythémateux. Cet effet découlerait de leur forte teneur en acide glutamique, acide aminé qui semble utile pour combattre l'infection. Les shiitakes renferment un phytocomposé appelé lentinan, qui peut décupler l'activité immunitaire, ainsi qu'un autre élément nommé éritadénine, qui aide à faire baisser le taux de cholestérol dans le sang en favorisant son excrétion. D'autres constituants des shiitakes pourraient agir contre les maladies cardiaques et l'hypertension : la question est à l'étude. Tous les champignons ont une bonne teneur en potassium, qui peut contribuer à faire baisser la tension artérielle. Les oreilles-de-judas, populaires en Chine, ont un effet anticoagulant et hypocholestérolémiant utile dans certaines maladies cardiaques.

Les champignons de Paris sont de bonnes sources de sélénium, oligoélément précieux contre le cancer de la prostate, car il s'allie à la vitamine E pour éliminer les radicaux libres qui endommagent les cellules. Une étude menée à Baltimore sur le vieillissement a révélé que les hommes ayant les plus bas taux sanguins de sélénium étaient quatre à cinq fois plus exposés à ce cancer.

CHAMPIGNONS DE TOUTES FORMES. *Outre les très gros, comme le portobello (au centre et à l'extrême droite), on reconnaît (en haut à droite et dans le sens des aiguilles d'une montre) le shiitake, la morille, le pleurote et le champignon de couche (ou champignon de Paris).*

Selon des études préliminaires de l'institut de recherche Beckman, en Californie, il y aurait dans le champignon de Paris des substances qui inhibent une enzyme active dans la production d'œstrogènes, facteur prédisposant au cancer chez les femmes ménopausées. Les résultats de ces recherches ne sont pas encore confirmés par d'autres travaux.

DES TOXINES INOFFENSIVES

Certains champignons, même comestibles, renferment des toxines que la cuisson neutralise. Le champignon de Paris contient des traces d'agaritine cancérogène, mais la cuisson en réduit beaucoup les effets. D'ailleurs, les scientifiques ont établi que ces cancérogènes naturels ne provoquent le cancer que si l'on en donne de très fortes doses à des animaux de laboratoire durant toute leur vie – ils ne présentent pas de danger pour les êtres humains. ❖

TOUT CE QUE VOUS DEVEZ SAVOIR SUR LES CHAMPIGNONS

- À l'achat, recherchez un chapeau ferme, exempt de meurtrissures. Toujours cueillis à la main, les champignons sont fragiles : maniez-les avec précaution.
- Le goût du champignon s'accentue avec sa taille : les plus gros sont les plus savoureux.
- Ne réfrigérez pas les champignons sous une pellicule de plastique. L'idéal est de les enfermer dans un sac en papier ou dans un linge avant de les ranger dans le bac à légumes.
- Les champignons se conservent au maximum 4 à 5 jours au réfrigérateur.
- Rincez-les, si besoin, au dernier moment. Évitez de les peler, car les nutriments sont concentrés sous la peau. Vous pouvez les trancher, les hacher ou les détailler en quartiers.
- Leur cuisson est rapide. Dans un plat mijoté, ajoutez-les quelques minutes avant la fin.

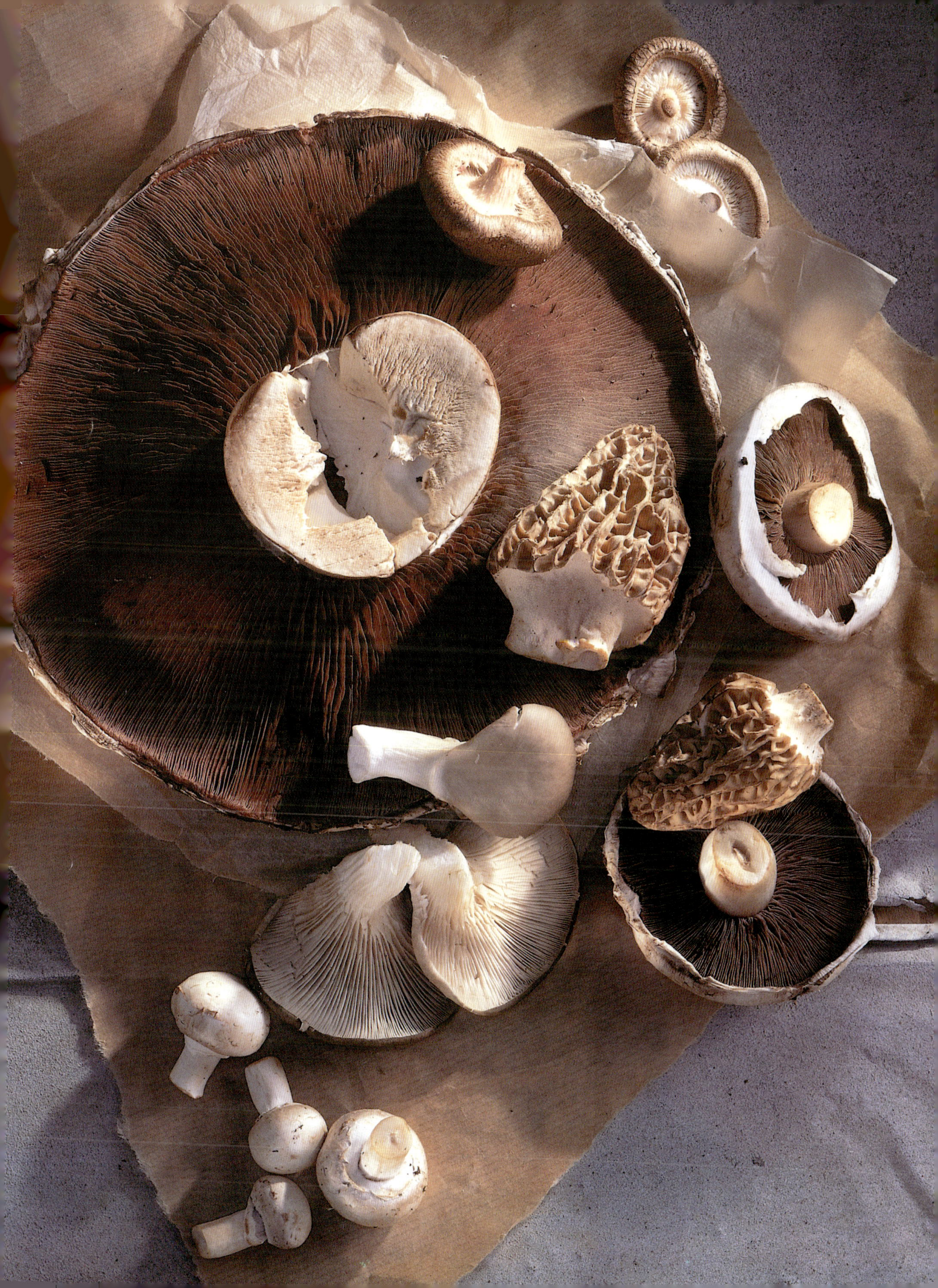

CHOLESTÉROL

MYTHE ET RÉALITÉ

Aujourd'hui, il est avéré qu'un taux de cholestérol sanguin élevé peut entraîner une obstruction des artères : si l'artère irrigue le cœur, il y a risque de crise cardiaque ; si elle se rend au cerveau, on redoute un accident vasculaire cérébral (AVC). Pourtant, on connaît encore mal les liens qui existent entre alimentation et cholestérol.

Bien que tenu pour néfaste en diététique, le cholestérol est essentiel à la vie. L'organisme doit en effet synthétiser les hormones sexuelles, la bile, la vitamine D, fabriquer les membranes cellulaires et les gaines des nerfs. Ces activités – et d'autres – incombent au cholestérol, substance lipidique transportée par le sang. Le foie en produit environ 1 g par jour, ce qui couvre les besoins du corps.

Le cholestérol alimentaire, qui n'est nullement nécessaire à l'organisme, ne provient que des aliments d'origine animale. Tout individu – à l'exception du végétalien, qui élimine tous les produits animaux – en consomme. Plusieurs facteurs – exercice, hérédité, sexe et alimentation – régissent l'utilisation que fait le corps du cholestérol alimentaire : certaines personnes en ingèrent beaucoup et gardent un taux de cholestérol normal ; d'autres en ingèrent peu et ont un taux de cholestérol élevé. Il semble que l'alimentation fournisse 20 % du cholestérol sanguin ; le reste est sécrété par le foie.

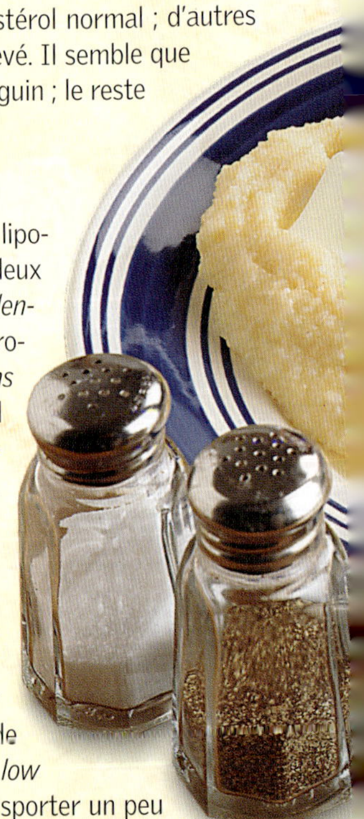

« Bon » et « mauvais » cholestérol

Le cholestérol est véhiculé dans le sang par des lipoprotéines, ou protéines porteuses de lipides : les deux tiers sur des lipoprotéines de basse densité *(low density lipoproteins* ou LDL), le reste sur des lipoprotéines de haute densité *(high density lipoproteins* ou HDL). Les premières déposent le cholestérol sur la paroi des artères, provoquant l'athérosclérose et un risque accru de maladie cardiaque. Les secondes acheminent le cholestérol des artères vers le foie, où il est synthétisé ou éliminé. Voilà pourquoi on dit que le cholestérol de basse densité (LDL) est le « mauvais » cholestérol, tandis que le cholestérol de haute densité (HDL) est qualifié de « bon » cholestérol. On a pu isoler parmi les lipoprotéines LDL un troisième type de lipoprotéines, celles de très basse densité *(very low density lipoproteins* ou VLDL), qui servent à transporter un peu de cholestérol, mais surtout des triglycérides, vers les cellules.

Le bilan lipidique mesure le cholestérol sanguin. Il s'exprime en grammes de cholestérol par litre ou en millimoles (mmol) par litre. Un multiplicateur de 0,026 convertit les milligrammes en millimoles. Un dosage inférieur à 2 g/l (5,2 mmol/l) est jugé bon. S'il dépasse 2 g/l, il faut mesurer séparément le LDL et le HDL. Le LDL devrait être inférieur à 1,30 g/l (3,5 mmol/l) ; entre 1,30 et 1,59 g/l (3,5-3,9 mmol/l), il est élevé mais acceptable ; au-dessus de 1,60 g/l (4 mmol/l), il peut déclencher une maladie coronarienne ou une crise cardiaque. Le HDL doit être d'au moins 0,45 g/l (1,2 mmol/l) : plus il est haut,

Le régime méditerranéen

Les médecins savent depuis les années 1950 qu'un régime alimentaire de type méditerranéen réduit les risques de décès prématuré. La première étude de grande envergure a révélé qu'on peut évaluer le risque de maladie cardiaque à partir du taux de cholestérol sanguin, que l'ingestion de lipides saturés augmente, tandis que l'ingestion de lipides mono-insaturés, comme l'huile d'olive, diminue ce risque, mais aussi celui de cancer.

La même étude a montré que c'est en Grèce, dans l'île de Crète, que le taux de décès prématurés était le plus bas. Les Crétois consommaient très peu de viande, beaucoup de légumineuses et de fruits, une quantité moyenne de poisson et de vin rouge et, surtout, de l'huile d'olive comme corps gras. Enfin, ils consommaient du pain à base de blé entier. La première expérience clinique laissant entrevoir qu'un régime méditerranéen était bénéfique pour les Occidentaux a été réalisée en 1994, sous l'égide du docteur Serge Renaud, un chercheur français qui a soumis des patients ayant eu une crise cardiaque à un régime de type méditerranéen. On les a encouragés à manger plus de fruits, de légumes et de poisson, moins de viande, et à remplacer le beurre par de la margarine enrichie en acide linolénique. En effet, le régime crétois comporte beaucoup de noix, d'huile d'olive, et une salade nommée pourpier, aliments riches en acide gras linolénique. Les résultats ont été vite probants : après 2 ans seulement, le taux de mortalité dans le groupe test avait diminué de 70 % !

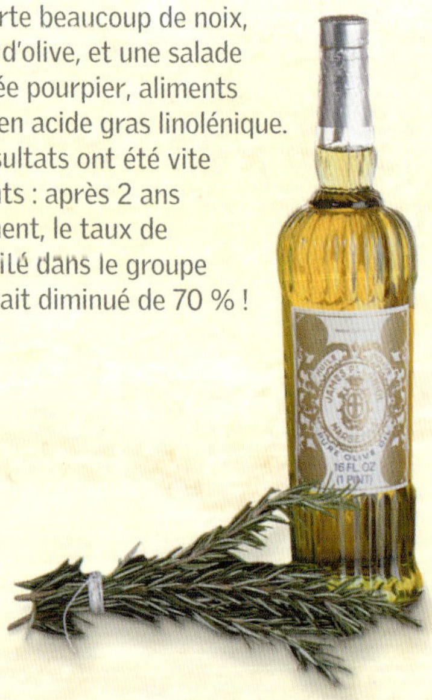

Adapter son alimentation

Il n'y a pas à en douter : ce qu'on mange agit sur le taux de cholestérol et de graisses dans le sang. De nombreuses études démontrent qu'un régime riche en produits d'origine animale et en graisses saturées tend à faire monter le taux de cholestérol, tandis que ce taux reste bas chez les individus qui mangent beaucoup de fruits, de légumes et de céréales complètes. Les personnes qui ont des antécédents de maladie cardiaque dans leur famille devraient éviter les aliments qui font monter le cholestérol et privilégier ceux qui le font baisser (voir ci-dessous).

ALIMENTS QUI FONT MONTER LE CHOLESTÉROL

- Margarine solide et huiles de friture, riches en graisses saturées et en acides gras « trans ».
- Biscuits, gâteaux et autres produits de pâtisserie faits avec des huiles tropicales saturées (coco ou coprah) ou des huiles partiellement hydrogénées.
- Beurre et produits laitiers comme le fromage, la crème et le lait entier, tous riches en graisses saturées.
- Charcuterie (sauf le jambon maigre), viandes grasses (morceaux gras d'agneau, de bœuf et de porc).

ALIMENTS QUI FONT BAISSER LE CHOLESTÉROL

- Légumes (notamment oignon, ail, choux), haricots secs et autres légumineuses.
- Fruits (oranges, pommes, poires, bananes...) et fruits séchés (abricots, figues, pruneaux).
- Noix, amandes, noisettes, graines de sésame et de tournesol.
- Pain de blé entier, de seigle et aux céréales.
- Céréales pour petit déjeuner enrichies en son ou à base d'avoine.
- Tofu et autres produits à base de soja.
- Margarine molle non hydrogénée, huiles d'olive, de colza, de noix, de carthame, de tournesol et de soja.

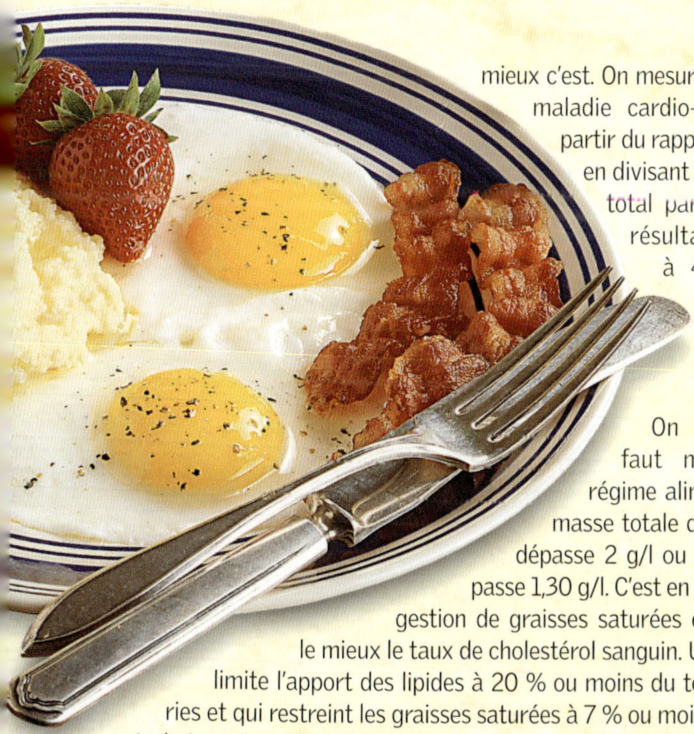

mieux c'est. On mesure le risque de maladie cardio-vasculaire à partir du rapport LDL/HDL, en divisant le cholestérol total par le HDL. Un résultat inférieur à 4,5 est jugé satisfaisant.

Mieux se nourrir

On estime qu'il faut modifier son régime alimentaire si la masse totale du cholestérol dépasse 2 g/l ou si le LDL dépasse 1,30 g/l. C'est en réduisant l'ingestion de graisses saturées qu'on abaisse le mieux le taux de cholestérol sanguin. Un régime qui limite l'apport des lipides à 20 % ou moins du total des calories et qui restreint les graisses saturées à 7 % ou moins de ce total peut abaisser le taux de cholestérol sanguin de 14 % en moyenne. Quoi qu'il en soit, ce régime est très difficile à suivre en pratique. En général, on réussit – avec des efforts – à ne pas dépasser 25 % du total calorique fourni par les lipides, ce qui réduit déjà significativement le risque cardio-vasculaire. On doit pour cela éliminer les viandes grasses et la charcuterie, le lait entier et les produits laitiers non allégés, ainsi que les huiles tropicales saturées (coco ou coprah) ou partiellement hydrogénées. Il faut aussi diminuer les apports d'acides gras « trans », présents dans les huiles partiellement hydrogénées et les aliments qui en contiennent : biscuits, viennoiseries et autres produits de pâtisserie, de nombreux aliments tout prêts et certaines margarines.

UN PETIT TRUC

TARTINER SON PAIN AVEC DE LA MARGARINE RENFERMANT DES STÉROLS VÉGÉTAUX

Plusieurs études et essais indiquent que des adultes de 50 à 59 ans peuvent réduire de 25 % et en 2 ans seulement le risque de souffrir d'une maladie cardiaque s'ils adoptent ces margarines. Les stérols végétaux sont aujourd'hui introduits non seulement dans des margarines, mais aussi dans du lait et des yaourts.

Plus le régime est strict, meilleurs sont les résultats

Régime végétarien. Un régime végétarien très pauvre en graisses (moins de 10 % des calories) comme celui du docteur Dean Ornish, qui y associe exercice et méditation, peut faire beaucoup baisser le cholestérol.

Aliments à privilégier. Il ne faut pas seulement éviter certains aliments ; on doit aussi favoriser ceux qui font baisser le taux de cholestérol. Tels sont les aliments riches en flavonoïdes, comme les agrumes et le raisin ; en fibres solubles, comme l'avoine, les légumineuses et les pommes ; et enfin en protéines de soja, comme le tofu, le tempeh et le « lait » de soja. On a également démontré récemment qu'une consommation quotidienne de carottes peut faire baisser le taux de cholestérol sanguin LDL.

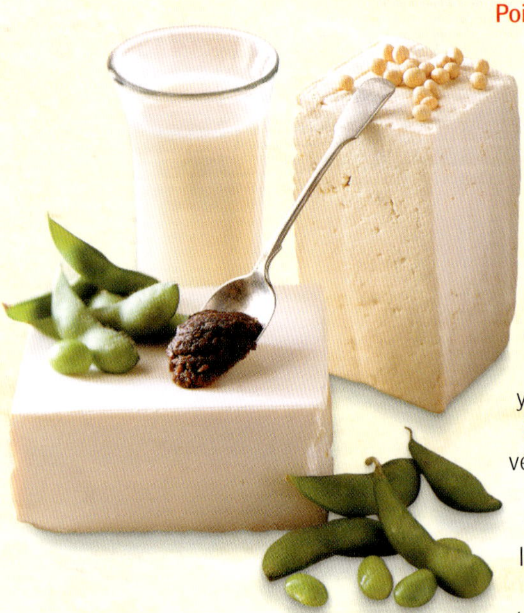

Poissons riches en acides gras oméga-3. Saumon, sardine et autres poissons gras, à raison de 2 ou 3 portions par semaine, ont été associés à une réduction des crises cardiaques et des accidents vasculaires cérébraux. On croyait jusqu'à maintenant que les oméga-3 réduisaient le risque d'accidents cardio-vasculaires en abaissant le taux de cholestérol ; on sait aujourd'hui qu'ils empêchent la formation de caillots sanguins et modifient sans doute la façon dont le foie métabolise d'autres lipides.

Produits à base de soja. Plusieurs études ont montré que l'ajout de protéines de soja à un régime alimentaire pauvre en lipides pouvait faire baisser le taux de cholestérol dans le sang. On les trouve dans les produits à base de soja, comme le tofu, les boissons et les yaourts au soja.

Margarine aux stérols végétaux. Il est démontré que l'ajout de stérols végétaux à un régime bon pour le cœur aide à faire baisser le taux de cholestérol. On les trouve dans les margarines enrichies en stérols végétaux, les huiles, les noix, les graines de sésame et de tournesol, le soja et d'autres légumineuses.

Les graisses polyinsaturées – huiles de maïs, de carthame, de soja et de tournesol – ont l'inconvénient de faire baisser aussi bien le « bon » que le « mauvais » cholestérol. En revanche, les lipides mono-insaturés présents dans les huiles de colza, de noix et d'olive, dans les noix, amandes et noisettes, ainsi que dans les avocats, s'attaquent aux LDL sans toucher aux HDL.

Le rôle du cholestérol apporté par les aliments n'est pas clair ; selon des études récentes, il contribuerait moins à faire monter le cholestérol sanguin que les lipides saturés. Toutefois, certains spécialistes conseillent de le limiter à 300 mg par jour.

LE SAVIEZ-VOUS ?

RÉGIME DE PRIMATES ET STATINES ONT LES MÊMES EFFETS BÉNÉFIQUES

Un régime incluant les groupes d'aliments que mangent les singes s'est révélé aussi efficace pour faire baisser un taux élevé de cholestérol sanguin que la lovastatine, un hypocholestérolémiant du groupe des statines. C'est la conclusion à laquelle est arrivée une étude menée à l'université de Toronto et publiée dans le *Journal of the American Medical Association (Jama)*. Le régime mis au point pour cette étude comprenait quatre groupes d'aliments : des fruits secs oléagineux (surtout des amandes), des protéines de soja, des aliments riches en fibres (comme l'avoine et les fruits) et une margarine additionnée de stérols végétaux.

De bonnes habitudes à prendre

Exercice, perte de poids et diminution du stress : autant de facteurs qui peuvent réduire le cholestérol ou améliorer le rapport LDL/HDL. Jusqu'à la ménopause, les femmes sont protégées contre la maladie coronarienne par les œstrogènes que leur corps sécrète. Mais, selon de récentes recherches, les suppléments d'œstrogènes postménopausiques n'ont pas cet effet. Ce n'est que si les mesures diététiques ne réussissent pas à faire baisser le taux de cholestérol sanguin que des médicaments doivent être prescrits.

Le tabac est à éviter. La fumée, tant inhalée que respirée, fait chuter les antioxydants bénéfiques comme la vitamine C. La fumée de tabac incite aussi le système immunitaire à augmenter le taux de « mauvais » cholestérol (LDL).

Charcuterie et viande fumée

AVANTAGES

- bonne source de protéines et de vitamines B ; certaines sont très riches en fer

INCONVÉNIENTS

- sont en général chargées en graisses et très caloriques
- renferment des nitrites, qui peuvent produire des nitrosamines cancérogènes
- ont une forte teneur en sel, ce qui augmente le taux de sodium dans l'alimentation
- peuvent renfermer des taux élevés de tyramine, à l'origine de migraines chez les personnes prédisposées et d'interactions graves avec certains médicaments

Depuis des siècles, la charcuterie occupe une place non négligeable dans l'alimentation humaine. Utilisée en premier lieu pour la conservation des viandes, elle est aussi devenue l'expression des traditions gastronomiques des différentes régions.

Plusieurs procédés de conservation. Avant l'invention de la réfrigération, on avait recours, partout dans le monde, aux mêmes procédés pour conserver les viandes : salaison et saumurage, ajout de graisse, séchage et fumage.

- La salaison, ou adjonction de sel « à sec », a pour but d'extraire l'eau des viandes par osmose et d'inhiber les bactéries. Celles-ci se déshydratent et finissent par mourir, tandis que les viandes restent saines. Cette technique, autrefois très courante, assurait une longue conservation à la viande, mais celle-ci devait être dessalée pour pouvoir être consommée et perdait beaucoup de ses éléments nutritifs durant le trempage. On utilise encore la salaison pour l'obtention de jambons secs ou du bacon.
- Le saumurage consiste à traiter les viandes par trempage dans la saumure, une solution liquide renfermant du sel, du nitrate de potassium (ou salpêtre) et des nitrites, parfois du sucre (pour les jambons). Les nitrites constituent un excellent bactéricide, qui annule tout risque de botulisme et détruit les germes responsables de l'altération des produits. Ils sont aussi à l'origine de la teinte rose appétissante et de l'arôme caractéristique des charcuteries.
- La cuisson prolongée dans la graisse permet d'obtenir un produit quasiment stérile, qui se garde très longtemps à l'abri de l'air. Cette méthode est utilisée pour les rillettes et les confits : on fait cuire lentement du porc, du canard ou de l'oie dans leur graisse. La viande est ensuite effilochée, mélangée à du gras, bien tassée dans des pots et recouverte d'une couche de graisse qui l'isole parfaitement de l'air.
- Le séchage, associé au fumage, qui utilise le pouvoir antiseptique des fumées, est employé pour la fabrication des jambons et de certaines saucisses.

Attention ! La tyramine, un dérivé d'un acide aminé, la tyrosine, présent en grande quantité dans la charcuterie, peut déclencher la migraine chez des sujets sensibles. Mais surtout, chez des personnes déprimées traitées avec des inhibiteurs de la monoamine oxydase (IMAO), elle peut provoquer une brusque hausse de la tension artérielle, de violents maux de tête, voire un collapsus mortel.

VALEUR NUTRITIONNELLE

Grâce à l'évolution des techniques, mais aussi sous la pression des consommateurs et du corps médical, les teneurs en matières grasses des charcuteries ont diminué d'environ 20 à 25 % depuis quelques décennies. Beaucoup d'entre elles n'en demeurent pas moins riches en graisses et il importe d'en tenir compte pour l'équilibre alimentaire.

Beaucoup de graisses. Seuls le jambon cuit supérieur dégraissé ou le filet de bacon peuvent être considérés comme des produits maigres, avec moins de 5 % de lipides, et donc un apport calorique modeste, de l'ordre de 115 kcal pour 100 g. Toutes les autres charcuteries affichent des teneurs qui varient entre 10 et 30 % en moyenne et dépassent même parfois 40 ou 45 %. Fromages de tête, jambon non dégraissé et jambon sec apportent entre 10 et 15 % de graisses ainsi que 200 à 230 kcal pour 100 g. On trouve 15 à 25 % de lipides dans les pâtés de gibier, les andouilles et andouillettes (230 à 290 kcal pour 100 g). La plupart des autres charcuteries renferment 25 à 35 % de graisses, voire 35 à 40 % pour la saucisse sèche, le saucisson sec, les rillettes ou le chorizo, qui atteignent 400 à 430 kcal pour 100 g, ou même 50 % de graisses

LE SAVIEZ-VOUS ?

NITRITES ET CANCER

Les cancers de l'estomac et de l'œsophage sont plus fréquents dans les pays où l'on consomme traditionnellement beaucoup de charcuterie et de viande fumée. Cela s'explique par la formation de nitrosamines cancérogènes à partir des nitrites présents dans la charcuterie et par la présence de composés déclencheurs de tumeurs dans les aliments fumés. À noter que la vitamine C apportée par les fruits et légumes peut inhiber la formation des nitrosamines.

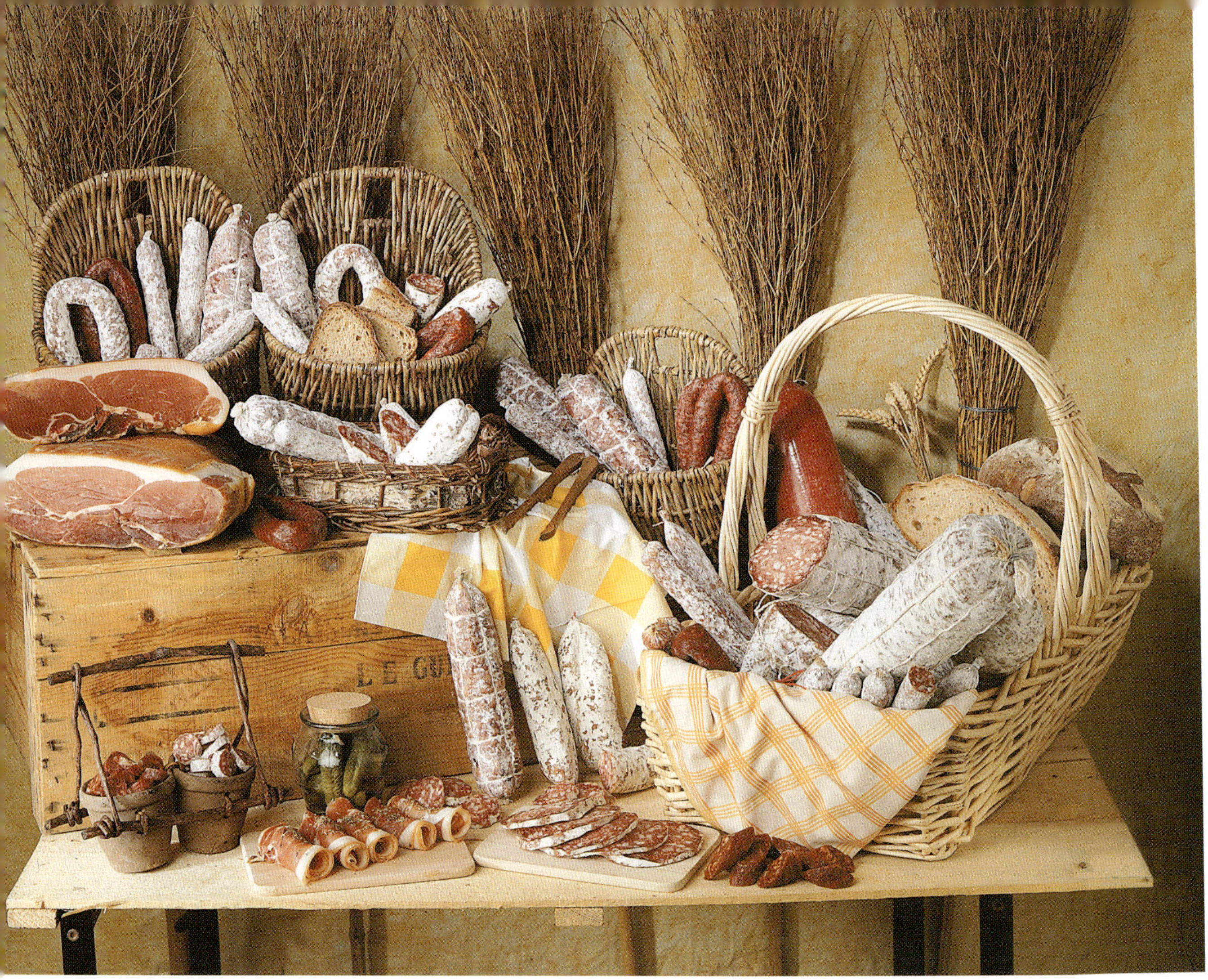

CHARCUTERIE. *Viandes fumées ou traitées, saucissons et jambons de toutes sortes sont de vraies délices mais regorgent de graisses et doivent être consommés avec modération, d'autant qu'ils ont aussi une forte teneur en sel.*

pour le foie gras, dont l'apport calorique culmine, avec 490 kcal pour 100 g.

Ces graisses sont constituées pour 10 à 12 % d'acides gras polyinsaturés, environ 50 % de mono-insaturés (acide oléique essentiellement) et 35 à 40 % d'acides gras saturés. Les taux de cholestérol s'échelonnent, quant à eux, entre 30 et 120 mg pour 100 g, les charcuteries les plus maigres en renfermant le moins.

Protéines et fer. Les charcuteries sont de bonnes sources de protéines d'excellente valeur biologique, renfermant tous les acides aminés essentiels. Elles fournissent toutes les vitamines du groupe B, notamment la B_1, abondante dans le porc, et des quantités appréciables de vitamine A lorsqu'on utilise du foie dans la recette. Certaines d'entre elles sont particulièrement riches en fer très bien assimilable : le boudin noir, en premier lieu, avec 18 mg de fer pour 100 g, mais aussi le pâté de foie et le saucisson sec, qui en renferment 2 à 4 mg pour 100 g.

Toujours du sel. Il ne faut pas oublier que toutes les charcuteries sont salées, même le jambon cuit ou jambon de Paris, parfois surnommé « jambon de régime », qui renferme environ 2 g de sel (soit 800 mg de sodium) pour 100 g. C'est pourquoi la charcuterie doit être écartée d'un régime sans sel.

LA CHARCUTERIE PRÉEMBALLÉE

Elle se présente en sachets, en barquettes ou en petits pots qui sont conservés dans des vitrines ou des rayonnages réfrigérés. Pour une durée de vie plus longue, ces charcuteries ont fait l'objet d'une protection particulière lors de l'emballage. L'oxygène, responsable de l'oxydation et du processus d'altération, a été soit extrait (produit sous vide), soit remplacé par de l'azote et, éventuellement, du gaz carbonique. Ces produits ont sensiblement la même saveur et les mêmes qualités nutritionnelles que ceux vendus à la coupe. Les produits préemballés sont soumis aux mêmes règles d'utilisation des additifs que les charcuteries classiques ; ils ne comportent pas de conservateurs supplémentaires. La présence d'un exsudat plus ou moins important est tout à fait normale :

le conditionnement sous vide implique une pression, qui peut amener une partie de l'eau contenue dans l'aliment à s'évacuer. Pour assurer la sécurité sanitaire des charcuteries préemballées, il faut les garder à la température indiquée, généralement entre 0 et 4 °C (c'est-à-dire dans la partie la plus froide du réfrigérateur), et respecter impérativement la date limite de consommation portée sur l'emballage.

Attention ! Une fois l'emballage ouvert, consommez ces produits rapidement – de 24 à 48 heures pour le jambon cuit, de 2 à 3 jours pour les saucisses.

NITRATES ET NITRITES

Le salpêtre – nitrate de potassium – est utilisé dans les charcuteries depuis des siècles. Il est aujourd'hui souvent remplacé par des nitrites, plus stables et plus faciles à doser avec précision, mais qui font l'objet de beaucoup de critiques. En effet, ils se combinent aux acides aminés durant la cuisson et la digestion pour former des nitrosamines cancérogènes. Pis encore, le nitrite a provoqué des tumeurs chez les animaux de laboratoire auxquels on en a administré de très fortes doses. Mais, selon les industriels de la charcuterie, appuyés par les autorités scientifiques et gouvernementales, l'efficacité des nitrites contre *Clostridium botulinum*, responsable du botulisme, est irréfutable ; de plus, dans l'organisme, seulement le cinquième des nitrites qui se transforment en nitrosamines provient de la viande – le reste est dû à la métabolisation de nitrates d'origine végétale.

Le bacille botulique vit sous forme de spores dans le sol ; comme il contamine les légumes et le fourrage, il peut se retrouver dans l'intestin du porc et, d'une manière générale, de tous les herbivores. Il survit à l'absence d'oxygène (conserves, bocaux) et ses spores résistent à une longue ébullition. Si les viandes emballées sous vide ou mises en conserve atteignent 10 °C, les spores peuvent se transformer en bactéries et produire des toxines fatales. Une température de 70 °C détruit la botuline, mais on ne fait pas recuire les charcuteries avant de les manger et le jambon, même cuit, n'est pas chauffé assez longtemps pour que le cœur de la pièce atteigne la température voulue.

Les nitrites non seulement suppriment la bactérie active, mais affaiblissent également ses spores ; elles peuvent alors être détruites sans cuisson sous pression et ne se développent pas même si la viande n'est pas conservée dans les meilleures conditions.

Le potentiel cancérogène des nitrites, aux doses autorisées par la réglementation, est beaucoup moins dangereux que le risque de contracter le botulisme à partir de viandes contaminées. Mais ces risques sont encore bien inférieurs à celui de souffrir d'insuffisance coronarienne par suite d'une consommation excessive de graisses saturées, abondantes dans les charcuteries protégées par des nitrites. La règle d'or concernant ces savoureux produits est, par conséquent, la modération. ❖

Châtaigne

AVANTAGES

- très riche en glucides complexes
- bonne source d'acide folique et de vitamine B_6
- très bonne source de fibres
- dépourvue de gluten

INCONVÉNIENT

- très calorique

Pendant longtemps, la châtaigne – le marron sauvage – a été une denrée de première importance pour les populations du centre de la France et des montagnes corses. Elle constituait l'une des bases de la nourriture dans ces contrées, où on appelait d'ailleurs le châtaignier arbre à pain. On faisait traditionnellement sécher les châtaignes, afin de pouvoir les garder durant de longs mois. Elles étaient ensuite trempées et cuites dans du lait ou dans une soupe, ou écrasées en farine avec laquelle on préparait galettes, bouillie épaisse et crêpes.

RICHE EN GLUCIDES COMPLEXES

Fruit de composition tout à fait originale, la châtaigne est une source d'énergie facilement utilisable par l'organisme, puisqu'elle renferme près de 40 % de sucres naturels, dont la grande majorité est constituée de glucides complexes. Elle est pratiquement dépourvue de graisses et riche en

CHÂTAIGNE OU MARRON ?

Châtaigne ou marron, c'est – presque – pareil : dans les deux cas, il s'agit du fruit du châtaignier. Mais la châtaigne, qui pousse sur les châtaigniers sauvages, possède plusieurs petits lobes serrés sous sa bogue piquante, alors que le marron, qui provient de châtaigniers cultivés, n'en possède qu'un seul, gros et bombé, ce qui le rend plus facile à éplucher et à consommer. Attention : il ne faut surtout pas confondre le marron, fruit du châtaignier cultivé, avec le marron d'Inde, fruit du marronnier, qui est très amer et non comestible.

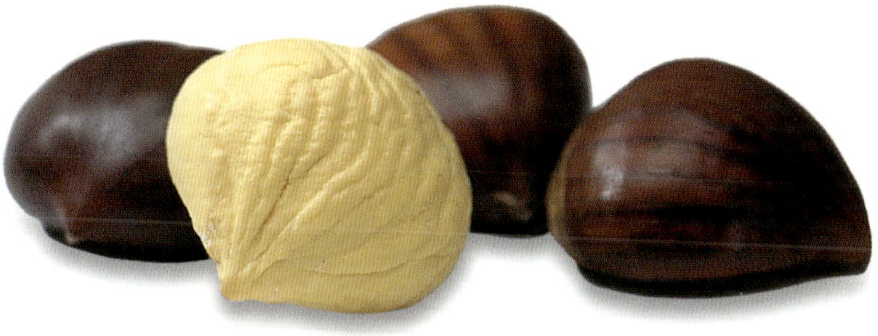

CHÂTAIGNE D'EAU

Ce légume croquant qui fait partie de nombreux plats asiatiques n'appartient pas à la famille des châtaignes proprement dite. En fait, la châtaigne d'eau est un tubercule qui croît à l'état sauvage dans les marais un peu partout en Asie ou qu'on cultive dans les rizières en tant que culture de regain.

La plupart des châtaignes d'eau nous viennent de Chine et sont vendues cuites, en boîte. Leur composition est très différente de celle de la châtaigne et se rapproche plus de celle d'un légume frais, avec seulement 12 g de glucides pour 100 g, 0,9 g de protéines, 2,5 g de fibres et 50 kcal.

fibres (plus de 4 g pour 100 g). Bien pourvue en minéraux, elle procure en abondance du potassium (500 mg pour 100 g), utile pour le bon fonctionnement musculaire et la prévention de l'hypertension, ainsi que du magnésium (30 mg pour 100 g), qui aide à lutter contre le stress. C'est une source inattendue de nombreuses vitamines : une portion de 100 g de châtaignes cuites à l'eau ou grillées fournit 27 mg de vitamine C (soit 25 % de l'apport nutritionnel conseillé, ou ANC), environ 100 µg d'acide folique (35 % de l'ANC), 0,3 mg de vitamine B_6 (20 % de l'ANC) et 1,2 mg de vitamine E (10 % de l'ANC). Cette même portion apporte 130 kcal si les châtaignes sont bouillies, 200 kcal si elles sont grillées (et plus concentrées en nutriments énergétiques), et 2 à 3 g de protéines. Caractéristique peu banale : les protéines de la châtaigne fournissent d'importantes quantités de GABA (ou acide gamma-aminobutyrique), un neuromédiateur habituellement sécrété par les cellules cérébrales qui intervient, en synergie avec la vitamine B_6, dans la régulation de l'activité cérébrale.

En raison de sa richesse en amidon, la châtaigne doit impérativement être consommée après cuisson. On peut la cuire à l'eau, une fois épluchée, ou la faire griller. On trouve aussi des marrons entiers au naturel en bocal ou en boîte, ou encore des marrons sous vide ou surgelés, ainsi que de la purée de marrons à utiliser telle quelle, ou comme ingrédient dans des préparations salées et sucrées.

Crème de marrons et marrons glacés. Plus énergétique (290 kcal pour 100 g) car additionnée de sucre, la crème de marrons se déguste nature ou dans des desserts. Les marrons glacés, exquises gourmandises inséparables des fêtes de fin d'année, sont obtenus en faisant patiemment confire des marrons préalablement cuits : on les plonge dans un sirop de sucre additionné de vanille, qu'on concentre de plus en plus. Il faut plusieurs jours pour que les marrons soient parfaitement confits. On les recouvre d'une fine couche de sucre glace avant de les faire sécher à four très doux. Ces délicieuses friandises sont très peu chargées en graisses, mais extrêmement caloriques : elles apportent plus de 300 kcal pour 100 g !

La farine de châtaigne. Cette farine au goût très prononcé n'est pas panifiable, parce qu'elle est dépourvue de gluten : on peut, de ce fait, l'utiliser pour diversifier l'alimentation des personnes qui sont atteintes de la maladie cœliaque (voir p. 107). ❖

Cheveux et cuir chevelu

PRIVILÉGIER

- fruits et légumes
- céréales complètes
- viande maigre, poisson, volaille, produits laitiers écrémés

Calvitie et pellicules sont les problèmes les plus fréquents des cheveux et du cuir chevelu. La calvitie est soit le résultat d'une maladie, soit une réponse génétique à la testostérone, l'hormone sexuelle masculine. Les pellicules – résultat de la desquamation excessive du cuir chevelu – touchent plus de la moitié de la population. Elles peuvent être dues au stress ou à une maladie cutanée chronique ou récurrente, telle la dermatite séborrhéique, mais la cause en est très souvent un champignon, *Pityrosporum ovale*, qui se trouve à l'état naturel sur le cuir chevelu : il se nourrit des huiles naturelles qu'il y trouve, cause de l'irritation et fait se détacher les peaux mortes.

Le cheveu se compose d'une protéine, la kératine. Les principaux nutriments qui participent à la santé des cheveux et du cuir chevelu sont le zinc, les vitamines B (surtout B_3 et B_8) et C, et les acides aminés soufrés. Un manque de vitamine A

MYTHE ET RÉALITÉ

Mythe Les cheveux ne révèlent rien sur l'alimentation d'une personne.

Réalité Faux, l'analyse scientifique des cheveux peut confirmer la présence de certains éléments toxiques. C'est ainsi qu'on a pu dire, 150 ans après sa mort, que Napoléon souffrait d'un empoisonnement chronique à l'arsenic.

LE SAVIEZ-VOUS ?

CERTAINS ALIMENTS PEUVENT PROVOQUER DES PELLICULES

On observe parfois une diminution des pellicules quand on évite certains aliments, notamment les aliments épicés et l'alcool.

peut être responsable de cheveux ternes et fragiles. On la trouve surtout dans les œufs, les carottes, les légumes verts à feuilles ainsi que dans le foie.

LA CHUTE DES CHEVEUX

Une chevelure en bonne santé compte de 80 000 à 150 000 cheveux, qui connaissent trois phases successives, indépendantes les unes des autres. En règle générale, 90 % des cheveux sont en phase anagène : ils poussent. Cette phase peut durer de 1 à 5 ans. La croissance est suivie d'une phase de repos, dite télogène, qui dure quelques mois, après quoi le cheveu tombe – phase catagène –, afin qu'une nouvelle repousse ait lieu. Il est normal de perdre de 50 à 200 cheveux par jour pour permettre la repousse.

Si la calvitie est influencée par des facteurs hormonaux, elle tend aussi à être héréditaire : le risque est proportionnel au nombre de chauves du côté maternel comme du côté paternel.

Une chute de cheveux anormale peut être accrue par des troubles du métabolisme (diabète, maladie de la thyroïde, régimes draconiens), l'utilisation de produits capillaires agressifs, le stress, les changements hormonaux liés à la grossesse, des traitements médicaux comme une chimiothérapie et des maladies du cuir chevelu.

Si l'alimentation est en cause, il peut s'agir de carences en fer, en biotine, en zinc ou en protéines. Mais de telles carences sont très rares chez nous.

La chute des cheveux due au stress ou à un traitement médicamenteux est généralement temporaire. Les cheveux qui tombent pendant un régime draconien repoussent dès que l'alimentation revient à la normale. L'alopécie (plaques de calvitie) se corrige généralement d'elle-même sans traitement mais, dans quelques cas, il peut être nécessaire de pratiquer des injections de corticostéroïdes. Les seuls remèdes contre la calvitie sont le minoxidil en application locale, et le finastéride par voie orale.

LES PELLICULES

Nombreuses sont les personnes qui ont des pellicules l'hiver, quand le cuir chevelu est sec. Il peut aussi y avoir une tendance héréditaire, stimulée par une sensibilité à certains aliments. Mais, les aliments en cause n'étant pas les mêmes d'une personne à l'autre, chacun doit éliminer ceux qui semblent aggraver les pellicules. Les graines de lin peuvent être utiles, comme pour le psoriasis et l'eczéma. Il faut attendre plusieurs semaines ou quelques mois avant de pouvoir en constater les résultats.

Les médecins recommandent un shampooing par jour jusqu'à ce que la desquamation des pellicules ait diminué, puis un ou deux par semaine. Les shampooings antipelliculaires contiennent du pyrithione de zinc, du goudron ou du sulfure de sélénium, dotés d'une action exfoliante qui accélère l'élimination des cellules mortes. S'ils n'ont pas l'effet escompté, essayez les shampooings qui renferment un antifongique appelé kétoconazole. ❖

Chocolat

AVANTAGES

- a parfois un effet dopant ou euphorisant
- renferme des flavonoïdes antioxydants
- sa saveur est incomparable

INCONVÉNIENTS

- riche en calories et en matières grasses
- peut déclencher une migraine chez les personnes sensibles

C'est en revenant du Nouveau Monde après son quatrième voyage, qui débuta en 1502, que Christophe Colomb rapporta le chocolat. Les Espagnols y ajoutèrent de la vanille, du sucre et du lait, créant ainsi un produit pour lequel, disait-on, « on vendrait son âme au diable » ! L'empereur aztèque Moctezuma II le décrivait comme « une boisson magique qui augmente la résistance et élimine la fatigue ».

Durant deux siècles, le chocolat ne fut consommé que comme une boisson. Mais, au XVIIIe siècle, on le vit apparaître en France sous une forme solide, plus proche de la pâte d'amande que du chocolat d'aujourd'hui. Ses effets stimulants, attribuables à la théobromine (une substance comparable à la caféine) qu'il renferme, en firent un aliment particulièrement utile aux soldats qui faisaient le guet la nuit.

La tablette de chocolat, apparue vers 1910, conquit le public quand elle fut distribuée aux soldats américains au titre d'« aliment de combat » durant la Seconde Guerre mondiale.

BON POUR LE CŒUR !

Des études très récentes montrent que consommer régulièrement du chocolat noir riche en cacao – et donc en flavonoïdes – est bénéfique pour la santé cardio-vasculaire. Cela entraîne en effet une amélioration de l'élasticité des vaisseaux sanguins, une diminution de l'agrégation plaquettaire – et, partant, du risque de thrombose – et une élévation du « bon » cholestérol (HDL).

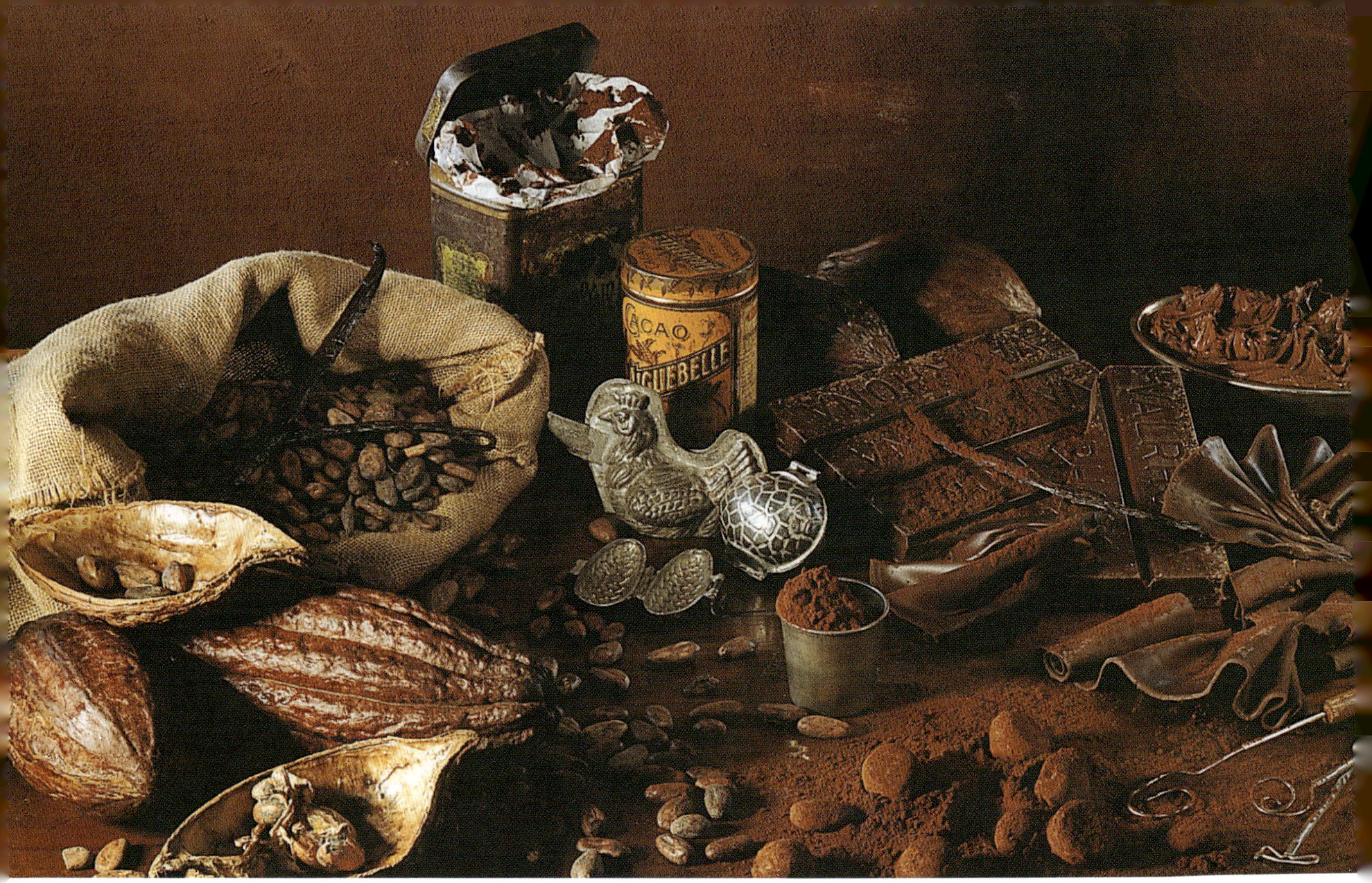

IL FOND DANS LA BOUCHE. *Quelle qu'en soit la présentation, le chocolat est la gourmandise par excellence pour la plupart d'entre nous.*

D'OÙ VIENT LE CHOCOLAT ?

Le chocolat provient des fèves du cacaoyer, arbre des vallées d'Amérique du Sud. En Amérique centrale et en Amérique du Sud, les autochtones l'appréciaient tellement que le chocolat leur servait de monnaie. Aujourd'hui, les trois quarts de la production mondiale proviennent d'Afrique occidentale, le Brésil n'en produisant qu'un quart.

Après la récolte des fèves commence la phase de fermentation et de séchage, suivie d'une cuisson à basse température, qui fait ressortir la saveur du chocolat. Ensuite, les procédés de fabrication varient selon le produit désiré, solide ou en poudre.

En 1828, la famille Van Houten, à Amsterdam, cherchant à produire une meilleure boisson au chocolat, inventa un pressoir pour extraire des fèves la plus grande partie du beurre de cacao (matière grasse naturelle du cacao). Pari réussi. De plus, le beurre de cacao, mélangé aux fèves moulues, donnait une pâte plus douce et plus riche, qui absorbait le sucre. Ainsi naquit le chocolat à croquer.

UN PETIT TRUC

LE MEILLEUR CHOIX : LE CHOCOLAT NOIR

Le chocolat noir est celui qui renferme le plus d'antioxydants et de magnésium.

QUE CONTIENT LE CHOCOLAT ?

Le chocolat est un concentré de calories dans la mesure où il est très riche en sucre (de 33 à 55 %) et en graisses (de 33 à 43 %) majoritairement saturées, mais dépourvues de cholestérol (sauf le chocolat au lait, qui en contient moins de 20 mg pour 100 g). Le chocolat fournit de 520 à 550 kcal pour 100 g, soit de 35 à 55 kcal dans une mini-tablette pour le café. La fève du cacaoyer renferme une quantité notable de vitamines B et E, que le processus de transformation fait beaucoup perdre au chocolat. Chocolat et poudre de cacao contiennent du chrome, du fer, du phosphore et du potassium (350 à 500 mg pour 100 g). Le chocolat noir est une source non négligeable de magnésium, avec 150 à 170 mg pour 100 g. Le beurre de cacao a une composition qui l'empêche de rancir rapidement ; il est aussi utilisé aujourd'hui en cosmétique.

Le chocolat est solide à température ambiante mais, comme son point de fusion se situe juste en dessous de la température corporelle, il commence à fondre et à libérer ses éléments sapides dès qu'il est mis dans la bouche, d'où son attrait gustatif.

Le chocolat blanc, mélange de beurre de cacao, de lait et de sucre, ne contient pas de fèves moulues, lesquelles donnent au chocolat noir sa couleur foncée.

LES EFFETS DU CHOCOLAT

Le chocolat contient deux stimulants alcaloïdes, la théobromine et la caféine, dans un rapport d'environ 10 pour 1. La théobromine stimule moins le système nerveux central que la caféine ; ses effets sont essentiellement diurétiques. Le chocolat noir du commerce ne contient pas plus de 0,1 % de caféine et est beaucoup moins stimulant, toutes proportions gardées, qu'une tasse de café décaféiné. Le cacao amer qu'on utilise en pâtisserie en renferme plus. Le chocolat est aussi riche en phényléthylamine (PEA), composé naturel dont les effets sont semblables à ceux de l'amphétamine et qui peut provoquer des migraines chez les personnes sensibles.

Un rapport de février 2003 du *Journal of the American Dietetic Association (Jada)* fait valoir des vertus précieuses. Après avoir examiné des études sur les bienfaits du chocolat pour la santé – surtout du chocolat noir et du cacao amer –, les chercheurs ont découvert que ses flavonoïdes, à l'instar de ceux qu'on trouve dans le vin rouge et dans certains fruits et légumes, avaient des propriétés antioxydantes puissantes, associées à une diminution des risques de cancer.

Beaucoup de personnes, surtout des femmes, ont tendance à se jeter sur le chocolat dans les moments de stress. Aucune preuve scientifique ne vient appuyer ce comportement ; néanmoins, des psychiatres ont suggéré que, chez les mordus de chocolat, le mécanisme régulant le taux de PEA pouvait accuser une déficience ; d'autres attribuent les frénésies de chocolat à des changements hormonaux, comme ceux de la puberté ou de la période prémenstruelle.

Si, malgré d'innombrables recherches, les fameuses vertus aphrodisiaques du chocolat n'ont pu être démontrées, il n'en reste pas moins que, sous ses multiples formes, le chocolat est une éternelle tentation et une source incomparable de plaisirs gustatifs.

CONSERVATION ET DÉGUSTATION

Ne gardez pas le chocolat au réfrigérateur – le beurre de cacao se séparerait et formerait une pellicule blanche et grasse. Placez-le plutôt dans un endroit restant toujours assez frais, afin qu'il ne soit pas soumis à des variations de température préjudiciables au maintien de ses qualités gustatives.

Croquer un peu de chocolat avec le café est un moment de pur plaisir. Afin de l'apprécier vraiment, évitez de le consommer après un repas copieux. Pour le déguster, gardez-le quelques secondes dans la bouche, pour qu'il dégage ses saveurs et ses arômes primaires, puis mastiquez-le un peu pour découvrir ses saveurs secondaires. Enfin, laissez-le reposer contre la voûte du palais pour goûter pleinement toute sa saveur. ❖

Cholestérol

Voir p. 92

Chou

AVANTAGES

- excellente source de vitamine C, d'acide folique et de bêta-carotène
- riche en fibres ; peu calorique
- renferme des composés soufrés pouvant aider à prévenir le cancer du côlon

INCONVÉNIENTS

- peut causer ballonnements et flatulences
- dégage à la cuisson une odeur de soufre, forte et plutôt désagréable

Comme ses cousins le brocoli, les choux de Bruxelles et le chou-fleur, le chou renferme des phytocomposants soufrés aux effets bénéfiques. Dans certains pays, sa consommation rivalise avec celle de la pomme de terre. Riche en fibres, pauvre en calories (une portion de 200 g de chou cuit ne fournit que 30 kcal), le chou est une excellente source de vitamine C, d'acide folique et de provitamine A (bêta-carotène). Le chou rouge présente des caractéristiques semblables et fournit des pigments anthocyaniques dotés de propriétés antioxydantes. On trouve en

CHOUX DE TOUTES SORTES

Il existe des centaines de sortes de choux, bien différentes les unes des autres. En voici quelques-unes parmi les plus populaires chez nous.

- Chou blanc. C'est le plus répandu. Sa saveur douce le rend aussi bon cru que cuit.
- Chou rouge. C'est celui qui renferme le plus de vitamine C.
- Chou de Milan. Chou vert pommé frisé, plus riche en bêta-carotène que tous les autres.
- Pak-choï, surnommé chou chinois. Sa tige est blanche et sa feuille, vert foncé. C'est le plus riche en calcium.

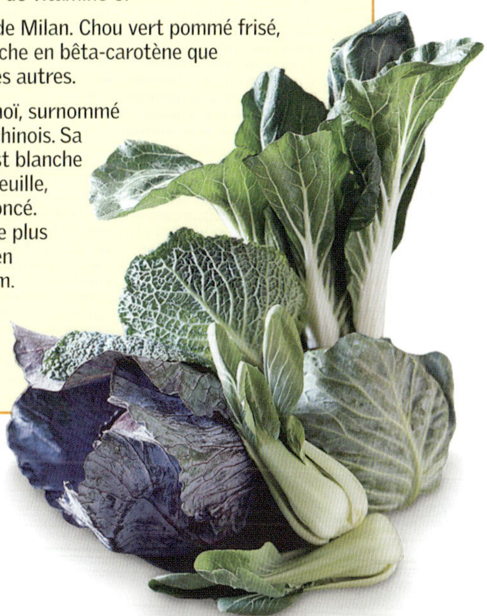

quantités intéressantes du potassium, du calcium et des fibres aussi bien dans le chou rouge que dans le chou vert et le chou de Milan. Il existe deux choux non pommés, tous les deux verts : le chou cabus (à feuilles lisses, vert pâle ou rouges) et le chou frisé. Ce sont des légumes d'automne qui aiment le frais : un petit coup de gel augmente même leur saveur. Les variétés de chou frisé à feuilles rouges, jaunes et pourpres servent surtout à la décoration, tant au jardin que sur la table, mais elles sont toutes comestibles et très nutritives.

UN ALIMENT RICHE EN ÉLÉMENTS ANTICANCÉROGÈNES

Le chou est un membre de la grande famille des crucifères, excellentes pour la santé. On sait depuis longtemps que le taux de cancers du côlon est bas chez les personnes qui en mangent beaucoup. Il renfermerait des éléments chimiques d'origine végétale – bioflavonoïdes, indoles, monoterpènes – qui freinent la croissance des tumeurs et protègent les cellules contre l'action néfaste des radicaux libres, molécules instables que libère l'organisme en consommant de l'oxygène. Certains de ces éléments ont aussi pour effet d'accélérer le métabolisme des œstrogènes ; voilà pourquoi les femmes dont le régime comporte beaucoup de légumes de la famille du chou auraient un risque moins élevé de cancer du sein. Ces mêmes éléments peuvent aussi prévenir les cancers de l'utérus et des ovaires. Une enquête portant sur une vaste population a également montré que la consommation régulière de choux est associée à une plus faible concentration dans le sang d'homocystéine, un marqueur du risque cardio-vasculaire (plus le taux d'homocystéine est élevé, plus le risque est important).

PRÉPARATION DU CHOU

On recommande de faire cuire rapidement le chou, dans peu d'eau, pour préserver toute sa valeur nutritionnelle ; on peut également le cuire à la vapeur, le faire sauter, haché, avec d'autres légumes ou le laisser mijoter dans un bouillon qui sera servi en soupe. Comme il réduit beaucoup à la cuisson, on compte trois volumes de chou cru pour un volume cuit. Même cuit, il peut donner des flatulences, à cause de ses composés soufrés.

Le chou se déguste souvent dans des plats mijotés traditionnels (potée, soupe…). Cuit à la vapeur ou sauté, il conserve la plupart de ses éléments nutritifs et reste une excellente source de vitamine C, acide folique et bêta-carotène, ainsi que de fibres.

MYTHE ET RÉALITÉ

Mythe Le jus de chou serait un remède miracle contre les ulcères.

Réalité Les preuves anecdotiques abondent, mais les spécialistes se contentent de dire qu'il n'y a aucun mal à boire du jus de chou en petites quantités ni aucune preuve qu'il atténue les ulcères.

UNE MINE DE VITAMINES

Tous les choux sont une excellente source de vitamine C et de bêta-carotène, précurseur de la vitamine A : une portion de 200 g de chou vert cuit fournit presque l'apport nutritionnel conseillé (ANC) en provitamine A et près de la moitié de l'ANC en vitamine C (soit 40 à 60 mg). La même quantité de chou procure également 50 µg d'acide folique, 60 mg de calcium, 0,4 mg de fer, 200 mg de potassium, plus de 5 g de fibres, pour seulement 30 kcal, ce qui en fait un légume à la fois très riche sur le plan nutritionnel et idéal pour ceux qui surveillent leur poids.

La teneur du chou en bioflavonoïdes, caroténoïdes et autres éléments anticancérogènes est très élevée (surtout dans les choux vert foncé). Il renferme aussi des indoles, composants protecteurs capables de réduire le potentiel cancérogène des œstrogènes.

LA CHOUCROUTE

La choucroute est préparée à partir de chou blanc pommé détaillé en fines lanières, puis tassé dans une cuve avec du sel, à l'abri de l'oxygène (il doit baigner dans son jus). Il se produit alors une fermentation lactique, qui permet d'obtenir en 3 ou 4 semaines la choucroute proprement dite, un aliment très différent du chou d'origine mais encore bien pourvu en vitamine C (17 mg pour 100 g). L'acide lactique qui s'est formé au détriment des glucides du chou donne à la choucroute sa saveur acidulée, tout en empêchant le développement de micro-organismes pathogènes. Les fibres « prédigérées » par les enzymes sont mieux tolérées. On relève aussi dans la choucroute la présence de substances antibactériennes et, selon différentes études, sa consommation régulière pourrait réduire le risque d'apparition de certains cancers. ❖

Chou-fleur

AVANTAGES

- excellente source de vitamine C
- bonne source d'acide folique et de potassium
- riche en fibres ; peu calorique
- aliment anticancérogène

INCONVÉNIENT

- peut donner des flatulences

Le chou-fleur est riche en vitamine C, en acide folique et en divers autres microcomposants bons pour la santé. Une portion de 200 g de chou-fleur

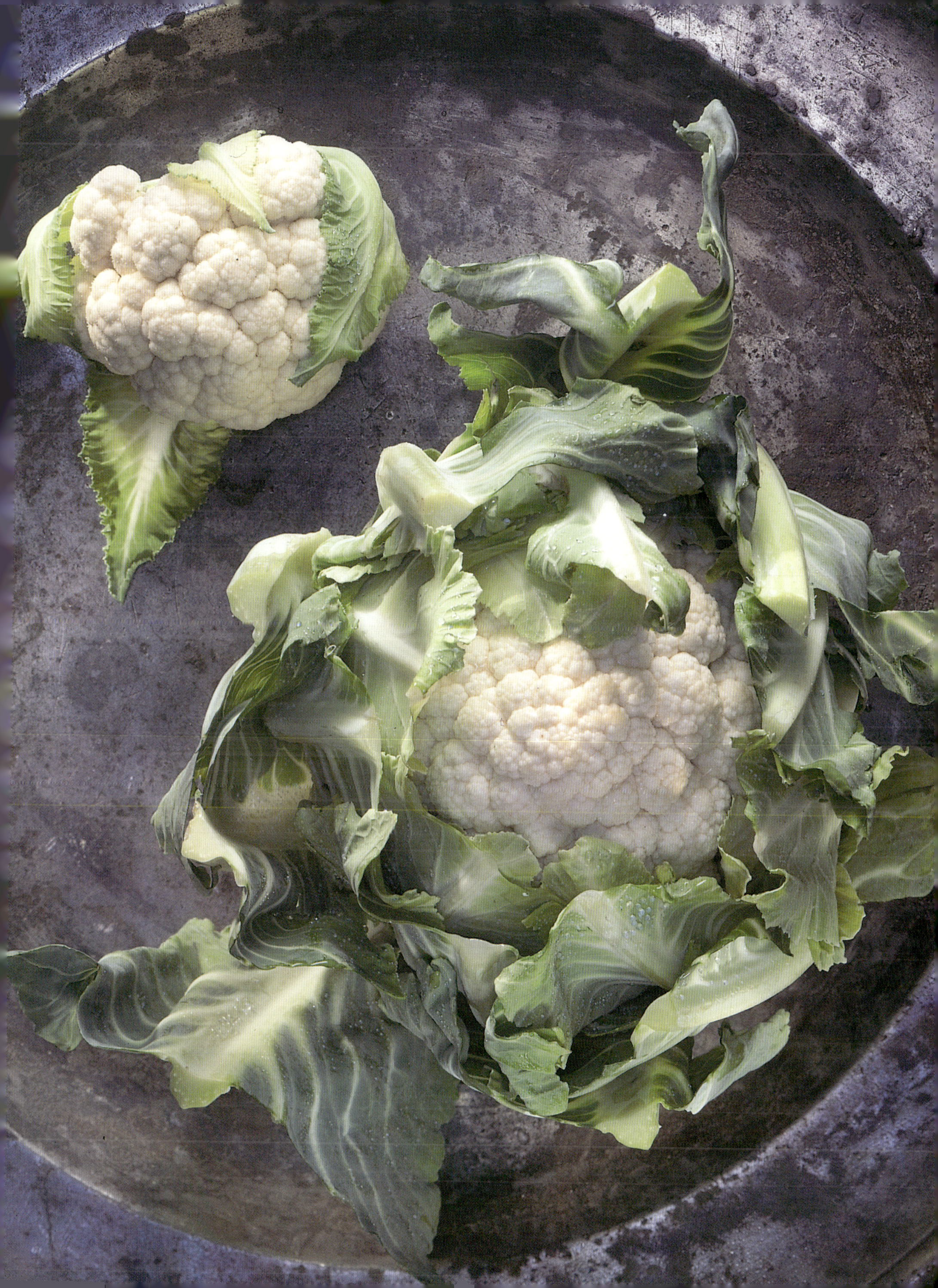

cuit fournit 100 mg de vitamine C, soit la quasi-totalité de l'apport nutritionnel conseillé (ANC), et 165 mg d'acide folique (plus de la moitié de l'ANC), des quantités intéressantes de potassium et de vitamine B_6, ainsi que des bioflavonoïdes, des indoles et d'autres éléments anticancérogènes.

Nutritif, riche en fibres et peu calorique (17 kcal pour 100 g), le chou-fleur est un aliment idéal pour les sujets soucieux de leur poids.

Pour améliorer sa digestibilité, faites-le blanchir 2 minutes à l'eau bouillante, avant de le cuire de préférence à la vapeur ou, à la rigueur, dans très peu d'eau. Un excès de cuisson le ramollit et dégage des composés sulfureux qui le rendent amer et malodorant. Pour ne pas dénaturer sa couleur, vous pouvez le citronner légèrement avant de le faire cuire. Bien frais, il peut être dégusté cru, en salade ou à la croque-au-sel avec une sauce légère.

À l'achat, recherchez un chou-fleur ferme, compact et de couleur crème, avec des feuilles bien vertes. Le chou romanesco est cultivé depuis près de 2 000 ans dans le sud de l'Italie et dans la région de Rome. Le chou-fleur pourpre est une variété qui renferme plus de bêta-carotène que le chou-fleur blanc. ❖

Chou-rave

AVANTAGES

- riche en vitamine C, en potassium, ainsi qu'en antioxydants et bioflavonoïdes
- riche en fibres

INCONVÉNIENT

- peut donner des flatulences

Le chou-rave appartient à la famille des crucifères, comme le chou et le navet, mais son bulbe, seule partie comestible de la plante, n'est pas aussi nutritif que les fleurs ou les feuilles de ses cousins ; aussi ne peut-on le comparer au brocoli, aux choux de Bruxelles et au chou frisé. Néanmoins, c'est une bonne source de vitamine C, puisqu'il en renferme 30 mg pour 100 g, soit plus de 25 % de l'apport nutritionnel conseillé (ANC) pour la femme adulte, ainsi que de potassium (220 mg pour 100 g), le tout pour moins de 20 kcal.

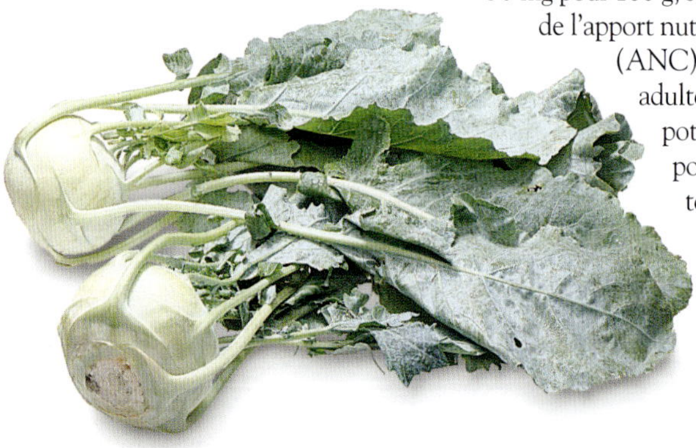

Le chou-rave est riche en bioflavonoïdes, pigments végétaux qui, alliés à la vitamine C et à divers antioxydants, préviennent les dommages cellulaires pouvant mener au cancer. Riche en indoles, éléments chimiques qui réduisent les effets des œstrogènes, il peut diminuer le risque de cancer du sein. Enfin, ses isothiocyanates favorisent l'action des enzymes protectrices contre le cancer du côlon.

Le chou-rave doit être récolté avant complète maturité ; sinon, il est ligneux. On peut le trancher et le manger cru, mais on le fait plutôt cuire à la vapeur pour l'attendrir. Ceux à qui les crucifères donnent des gaz auront sans doute la même réaction avec le chou-rave. ❖

Choux de Bruxelles

AVANTAGES

- excellente source de vitamine C
- bonne source de protéines végétales, d'acide folique, de bêta-carotène, de fer et de potassium
- renferment des bioflavonoïdes et d'autres substances anticancérogènes
- riches en fibres ; peu caloriques

INCONVÉNIENT

- éventuels ballonnements et flatulences

Ces petits choux, comme les gros, apportent de nombreux bienfaits pour la santé. Comme les autres crucifères, ils sont dotés de microcomposants qui paraissent protéger contre le cancer. Ils sont aussi très riches en vitamine C : une portion de 200 g du légume cuit en fournit 200 mg, soit davantage que l'apport nutritionnel conseillé (ANC) ; cette même portion apporte par ailleurs 175 mg d'acide folique, soit plus de 50 % de l'ANC, 1,8 mg de fer et une bonne dose de bêta-carotène, pour seulement 50 kcal.

LE FACTEUR ANTICANCÉROGÈNE

Les choux de Bruxelles contiennent beaucoup de bioflavonoïdes et d'indoles, deux phytocomposants spécifiques qui protègent contre le cancer. L'action antioxydante des bioflavonoïdes aide à prévenir la mutation et les dommages causés aux cellules par les radicaux libres. Les bioflavonoïdes, tout comme les indoles et peut-être d'autres éléments d'origine végétale, freinent l'action des hormones qui stimulent la croissance des tumeurs. Les indoles, en particulier, inhibent les œstrogènes, qui activent la croissance des tumeurs du sein.

D'autres études suggèrent que les bioflavonoïdes et les indoles pourraient prévenir les cancers de la prostate et de l'utérus, voire freiner leur évolution.

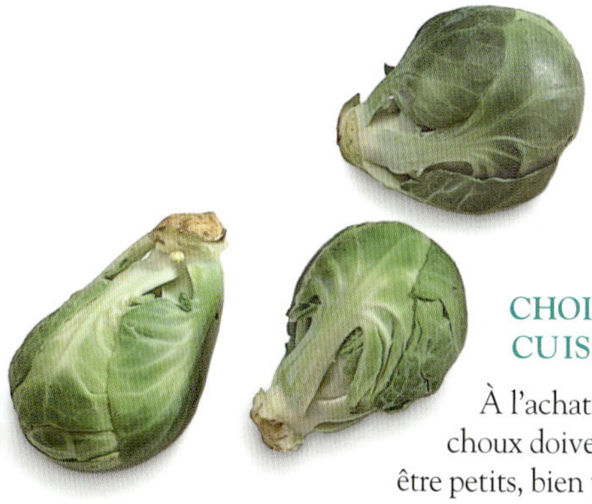

CHOIX ET CUISSON

À l'achat, les choux doivent être petits, bien verts et très compacts. Récoltés après les premières gelées, ils sont plus digestes. Il faut écarter ceux qui présentent une teinte jaunâtre, signe d'un manque de fraîcheur : ils ont une odeur soufrée et une saveur amère. Quant aux choux surgelés, ils conservent l'essentiel du goût et des nutriments.

On peut les faire bouillir ou les cuire à la vapeur ; pour une cuisson homogène, il est bon de les entailler d'abord légèrement en croix à la base. Les choux de Bruxelles doivent se manger un peu croquants. Très cuits, ils perdent davantage de vitamine C et prennent de l'amertume.

La cuisson à l'eau bouillante exige une quantité égale d'eau et de choux. Pour qu'ils restent bien verts, il faut attendre que l'eau bouille pour les y plonger et ne pas les couvrir. La cuisson à la vapeur préserve les minéraux mais atténue la couleur vert vif du légume. ❖

Circulatoires (problèmes)

PRIVILÉGIER

- poissons gras (saumon, sardine) pour les acides gras oméga-3
- fruits et légumes pour la vitamine C (agrumes, fraise, kiwi, poivron, brocoli, choux)
- noix ou autres fruits secs oléagineux, fruits de mer et germe de blé pour la vitamine E

RÉDUIRE

- viandes grasses, fromages, beurre et autres sources de graisses saturées

ÉVITER

- tabac ; excès d'alcool et de sel

Les problèmes circulatoires ou vasculaires les plus importants sont l'hypertension et l'athérosclérose ; ensuite viennent les anomalies de la coagulation et les maladies marquées par une réduction du flux sanguin, parmi lesquelles les anévrismes, la claudication intermittente, la phlébite et la maladie de Raynaud.

LES ANÉVRISMES

Ces dilatations en forme de ballon apparaissent sur des segments affaiblis des artères, en particulier l'aorte, la plus grosse artère, qui part directement du cœur. De nombreux anévrismes sont dus à une anomalie congénitale, d'autres à l'athérosclérose et à l'hypertension.

Moins de graisses et de sel. La nutrition ne peut traiter un anévrisme, mais un régime pauvre en graisses et en sel peut aider à prévenir les anévrismes dus à l'athérosclérose et à l'hypertension. Il est conseillé de manger beaucoup de fruits et de légumes pour leur teneur en vitamine C et en flavonoïdes, qui renforcent la paroi des vaisseaux sanguins.

LA CLAUDICATION INTERMITTENTE

Elle se caractérise par des crampes à la marche. La douleur est causée par un manque d'oxygène lié à une obstruction des artères de la jambe.

La plupart des cas de claudication intermittente sont dus à l'athérosclérose ; le problème est également fréquent chez les diabétiques. Beaucoup de patients connaissent une amélioration en suivant un régime pauvre en graisses et en sel, ainsi qu'un programme d'exercices. On dit que faire la part belle à l'oignon et à l'ail dans son alimentation améliore la circulation sanguine. Mais, si les vaisseaux sont obstrués, il faut recourir à la chirurgie.

LA PHLÉBITE

L'inflammation d'une veine s'appelle une phlébite. Ce sont les grosses veines superficielles des jambes qui sont le plus souvent touchées. Le phénomène est douloureux mais pas aussi dangereux que quand il se produit au niveau des veines profondes : on parle alors de thrombophlébite ; il se forme des caillots qui peuvent se détacher et migrer vers le cœur ou les poumons.

La phlébite se traite avec de l'aspirine et d'autres anti-inflammatoires, ainsi que des applications locales de compresses chaudes. Dans le cas d'une thrombophlébite, on pourra administrer des médicaments anticoagulants pour dissoudre les caillots ; et d'autres mesures seront prises pour empêcher les caillots d'atteindre des organes vitaux.

UN PETIT TRUC

MIEUX VAUT HACHER MENU OU ÉCRASER L'AIL ET L'OIGNON

Ces deux légumes favorisent la circulation sanguine. Pour permettre à l'allicine et à ses puissants dérivés de développer pleinement leurs propriétés nutritives, hachez-les menu ou écrasez-les.

Manger plus de poisson. Une alimentation comportant plusieurs portions hebdomadaires de poisson gras et d'autres sources d'acides gras oméga-3, plus des aliments riches en vitamine E, aide à diminuer l'inflammation et la formation de caillots. L'acide gamma-linolénique, présent dans les huiles de noix, de colza, d'onagre et de bourrache (ces deux dernières étant vendues sous forme de compléments), a un effet similaire ; mais assurez-vous auprès de votre médecin qu'il n'y a pas d'interaction potentielle avec les médicaments qui vous sont prescrits.

LA MALADIE DE RAYNAUD

Elle se caractérise par des accès d'engourdissement, de picotement et de douleur dans les doigts et les orteils, dus à la constriction des vaisseaux ou à des spasmes dans les petites artères qui apportent le sang aux extrémités.

Elle est déclenchée par l'exposition au froid ou le stress chez certaines personnes. Deux tiers des patients atteints sont des femmes, sans que l'on puisse expliquer cette prédominance. Le tabagisme est parfois mis en cause. Certains sujets souffrent de lupus érythémateux, de polyarthrite rhumatoïde et d'autres maladies auto-immunes inflammatoires.

Faire le plein d'oméga-3. Il faut éviter d'exposer ses mains et ses pieds au froid. Bien sûr, il faut cesser de fumer et éviter la fumée. Il peut être bénéfique de manger des aliments qui contiennent des acides gras oméga-3 et de la vitamine E. ❖

Cirrhose

SIGNAL D'ALERTE

Les symptômes suivants peuvent signaler une cirrhose : perte de poids, nausées, vomissements, impuissance, jaunisse et œdème aux jambes.

PRIVILÉGIER

- protéines végétales (noix et autres fruits secs oléagineux, légumineuses)
- glucides pour l'énergie
- céréales, pain, pommes de terre, légumineuses pour les vitamines du groupe B
- fruits et légumes pour la vitamine C

RÉDUIRE

- protéines animales, sel et graisses

ÉVITER

- alcool et aliments tout prêts salés

La cirrhose est une maladie chronique dans laquelle les cellules du foie sont remplacées par du tissu cicatriciel. Elle est généralement due à une consommation abusive d'alcool. Mais elle peut aussi être la conséquence d'une hépatite virale ou toxique, d'une inflammation ou d'une obstruction des canaux biliaires, d'une maladie génétique ou encore d'une réaction à un médicament ou à une toxine de l'environnement.

Au début, la cirrhose ne s'accompagne pas de symptômes mais, au fur et à mesure que le foie est infiltré de tissu fibreux, la personne ressent de la fatigue, des nausées, et perd l'appétit. Ensuite, il peut se produire un ictère (jaunisse) et de fins vaisseaux en toile d'araignée éclatent sous la peau (couperose). Les lésions occasionnées au foie sont irréversibles, mais on peut empêcher la maladie de progresser et traiter les complications de diverses façons, notamment par un régime étudié.

RÉGIME RÉPARATEUR

Cesser de boire de l'alcool. Que l'alcool soit ou non la cause de la cirrhose, il faut complètement cesser d'en boire pour prévenir d'autres dommages au foie. Le tissu cicatriciel ne peut être remplacé, mais le foie a la faculté remarquable de se réparer. Pour y parvenir et pour reprendre du poids, il faut tabler sur un apport de 2 000 à 3 000 kcal par jour. Mais les cirrhotiques n'ont pas beaucoup d'appétit ; c'est pourquoi il vaut mieux prévoir de fréquentes collations plutôt que trois gros repas.

Manger beaucoup de protéines. L'apport quotidien recommandé en protéines pour les cirrhotiques sans ascite est de 1,2 g par kilo de poids corporel. C'est une quantité supérieure à celle que l'on préconise pour les personnes en bonne santé. Le choix du lait ou de protéines végétales – que l'on trouve dans le soja, les pois et d'autres légumineuses – serait, selon certaines recherches, bon pour les patients atteints de confusion mentale, comme dans l'encéphalopathie hépatique. Il faut aussi des glucides. Les graisses polyinsaturées (poisson gras, huile de maïs, huile de tournesol) fournissent des calories sans charger le foie. On veillera à consommer régulièrement fruits et légumes pour la vitamine C.

Renforcer l'apport en vitamines et minéraux. Les carences nutritionnelles sont fréquentes chez les cirrhotiques. Il faut donc manger des céréales complètes et du pain complet, ainsi que des fruits et des légumes. Souvent, le médecin prescrit aussi des suppléments.

LIQUIDES ET SEL

Tout le sang qui irrigue le tube digestif revient vers le foie par la veine porte avant de repartir vers le cœur. Chez le cirrhotique, le sang bloqué au niveau du foie malade crée une pression excessive dans tous les vaisseaux sanguins digestifs : c'est l'hypertension portale. Le plasma est expulsé vers la cavité abdominale, qui se remplit de liquide, un état connu sous le nom d'ascite. Ce plasma fait défaut dans le reste du corps ; quand les reins enregistrent ce déficit, ils envoient un message aux glandes surrénales, qui sécrètent une hormone, l'aldostérone. Sous son influence, la situation empire : le corps retient encore plus de sodium. L'ascite augmente et les œdèmes envahissent tout le corps : c'est l'anasarque. Le blocage de la circulation dans le foie amène d'autres complications, comme la dilatation des veines superficielles de l'abdomen ou des varices de l'œsophage, lesquelles risquent de se rompre à tout moment, entraînant une hémorragie digestive grave.

Les cirrhotiques doivent suivre un régime sans sel strict, surtout s'ils font une ascite, pour freiner l'évolution de leur maladie. Ils doivent boire au moins 1 litre d'eau par jour. S'ils ont des varices œsophagiennes, ils doivent consommer des aliments mous ou des repas mixés, moins agressifs pour les muqueuses de l'œsophage. ❖

Citron

AVANTAGES

- excellente source de vitamine C et de bioflavonoïdes
- peut servir à aromatiser boissons et plats

INCONVÉNIENTS

- le zeste renferme une huile irritante
- est souvent traité avec des fongicides ou des pesticides

Idéal pour relever la saveur des mets ou aromatiser les boissons, le citron est l'un des agrumes les plus utilisés. Peu chargé en glucides (2,8 %), il n'apporte pas plus de 30 kcal pour 100 g. C'est une très bonne source de vitamine C : il en renferme environ 50 mg pour 100 g, soit la moitié de l'apport nutritionnel conseillé (ANC). Dans le citron, la vitamine C est protégée par son épaisse écorce. Mais la vitamine C du jus (environ 40 mg pour 100 ml) est rapidement détruite par l'oxygène de l'air, c'est pourquoi le jus doit être consommé sitôt le fruit pressé. Le citron est également riche en bioflavonoïdes, en particulier en rutine, qui fortifie les parois des petits vaisseaux sanguins, les capillaires. Ces substances aux effets antioxydants aident à lutter contre les dégâts causés par les radicaux libres en excès, et pourraient réduire le risque de cancer. Contrairement à ce qu'on croit parfois, le citron n'est pas décalcifiant. Au contraire, son calcium (20 mg pour 100 g), apporté en même temps que

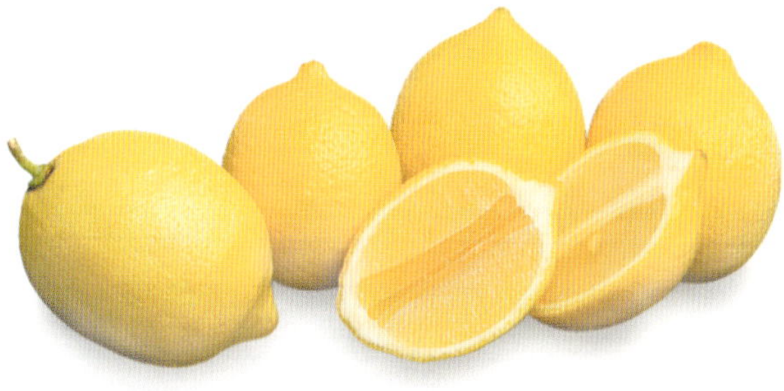

de la vitamine C, est de ce fait bien assimilé. Le zeste du citron renferme du limonène, substance irritante pour la peau mais dont on étudie les éventuelles propriétés antitumorales. Les citrons sont souvent traités contre les moisissures avec des fongicides : si on veut en utiliser le zeste, il faut donc choisir des fruits non traités ou, mieux, biologiques.

Le citron vert, ou lime, n'est nullement un citron jaune récolté avant maturité : il s'agit d'une autre variété de citron, sans pépins, très juteux et à peau très fine. Il est un peu moins acidulé que le citron jaune, et son parfum est également différent. Comme lui, il est bien pourvu en vitamine C (30 mg pour 100 g) et en bioflavonoïdes. Son écorce est riche en psoralènes, pouvant sensibiliser la peau au soleil. ❖

DES REMÈDES AU CITRON

Une cuillerée à soupe de jus de citron dans une tasse d'eau chaude sucrée au miel adoucit les maux de gorge. Pour ceux qui ont la bouche sèche, sucer une tranche de citron est un moyen d'activer la salive. Il ne faut toutefois pas en abuser, car l'acidité du citron est dommageable pour l'émail des dents.

Citrouille

Voir Potiron

Cœliaque (maladie)

PRIVILÉGIER

- lait écrémé, œufs, poisson, viande, volaille pour les protéines
- légumes et fruits pour les vitamines et les minéraux
- légumineuses, pommes de terre, riz, sans gluten

ÉVITER

- pain, pâtes, céréales (toutes celles qui renferment du gluten), gâteaux et produits renfermant du blé, du seigle et de l'orge
- aliments pouvant renfermer des dérivés du blé pour épaissir ou enrober : saucisses, sauces, soupes, confiseries
- boissons pouvant contenir du gluten : bière, boissons maltées, lait au chocolat
- nombreux produits du commerce qui peuvent contenir du gluten, même à l'état de traces

La maladie cœliaque, ou sprue, touche 1 Français sur 2 500. Elle se manifeste généralement chez le jeune enfant quand il commence à manger des bouillies à base de blé, de seigle ou d'orge, ainsi que certaines autres céréales. L'intolérance est causée par la gliadine, une protéine couramment nommée gluten, présente dans ces céréales. En se combinant à des anticorps du tube digestif, elle endommage les parois de l'intestin grêle et empêche l'absorption de nombreux nutriments, en particulier les graisses et certains glucides.

Les enfants qui en souffrent présentent les symptômes suivants : maux d'estomac, diarrhée, crampes abdominales, ballonnements, ulcérations buccales et sensibilité accrue aux infections. Leurs selles, pâles et nauséabondes, flottent à la surface des toilettes, ce qui indique un contenu élevé en graisses. La croissance de l'enfant est ralentie. Il peut souffrir d'anémie et avoir des problèmes cutanés, une dermatite en particulier. Le diagnostic se fait par endoscopie de l'intestin grêle, avec une biopsie montrant les anomalies caractéristiques de la maladie.

Les personnes qui développent une intolérance au gluten plus tard dans leur vie peuvent avoir eu une forme bénigne ou asymptomatique de la maladie pendant leur enfance. Il arrive, quoique rarement, que des adultes se mettent à en souffrir après une chirurgie du système digestif. Souvent, les femmes qui sont atteintes de la maladie cœliaque n'ont pas de menstruations (aménorrhée) et peuvent même avoir des difficultés à être enceintes.

Une fois que la maladie est identifiée, le patient doit suivre un régime strict sans gluten. C'est pourquoi les conseils d'un diététicien sont fort utiles pour aider le malade à retrouver un bon équilibre alimentaire. La plupart des médecins prescrivent des suppléments pour lutter contre toute carence nutritionnelle. En cas d'anémie, des suppléments de fer et/ou d'acide folique sont requis.

UN PETIT TRUC

RÉGIME SANS GLUTEN

La personne qui, ayant appris qu'elle souffre de la maladie cœliaque, veut éliminer le gluten de son alimentation peut mettre des semaines ou des mois avant de voir disparaître ses symptômes. Toute la paroi du système digestif doit d'abord se renouveler. Le système immunitaire pouvant garder le gluten en mémoire, toute tentative de réintroduction, après plusieurs années sans symptômes, doit se faire sous contrôle médical.

ÉVITER LE GLUTEN

Des centaines d'aliments courants contiennent du gluten : pains, gâteaux, biscuits, mélanges à gâteaux, pâtes, saucisses, crêpes fourrées, sauces, soupes, potages tout prêts, confiseries, glaces... Beaucoup d'aliments pour bébé renferment du gluten, sauf ceux du premier âge.

Toujours lire la liste des ingrédients. Écartez les ingrédients tels que liants et garnitures à base de farine, amidons modifiés. Méfiez-vous de l'indication « autres farines », car celles-ci peuvent contenir des dérivés du blé. Par prudence, n'achetez que les aliments figurant sur une liste positive (aliments permis), à tenir à jour, que les associations des malades cœliaques peuvent vous communiquer. La bière, faite avec de l'orge, est à éliminer, de même que toutes les boissons contenant du malt.

Manger en dehors de chez soi. Poisson ou viande grillés, légumes à la vapeur, pomme de terre au four, toujours sans sauce, sont les seuls plats autorisés. Attention aux hosties : elles peuvent contenir du gluten.

Contrairement à la croyance populaire, les personnes qui souffrent de la maladie cœliaque peuvent manger du pain, des pâtes et des produits de boulangerie, à condition qu'il s'agisse de produits diététiques sans gluten (d'ailleurs partiellement remboursés par la Sécurité sociale). On trouve aussi des nouilles de riz et toutes sortes de produits préparés avec de la farine de riz, de maïs, de pomme de terre ou de soja. Il existe également des farines sans gluten. En général, il vaut mieux préparer la plupart des aliments à la maison pour être sûr d'avoir une alimentation saine, exempte de gluten.

On a longtemps cru que l'avoine contenait également la protéine gliadine, mais des analyses ont confirmé le contraire. Les patients peuvent donc, avec l'accord de leur médecin, essayer de consommer des produits à base d'avoine ; mais, s'ils ont des symptômes, il faut cesser. On fera bien la différence entre l'avoine pure et les produits à base d'avoine, qui peuvent avoir été contaminés avec du blé, à éviter absolument. ❖

Coing

AVANTAGES

- source de vitamine C, de fer et de potassium
- riche en pectine, une fibre soluble aux propriétés gélifiantes

INCONVÉNIENTS

- souvent cuit avec beaucoup de sucre pour neutraliser son astringence
- les pépins renferment un composé cyanuré

Membre de la famille des rosacées, comme les poires et les pommes, le coing est un fruit si astringent et si âpre qu'il ne se mange pas cru. Mais, une fois cuit, il a le goût de la pomme et la texture de la poire, avec une saveur acidulée et un parfum très agréable.

Le coing a une forme ronde ou piriforme. On préférera les fruits fermes, à peau jaune pâle et duveteuse ; on rejettera les plus petits, ceux de forme irrégulière ou meurtris. Pochage et cuisson

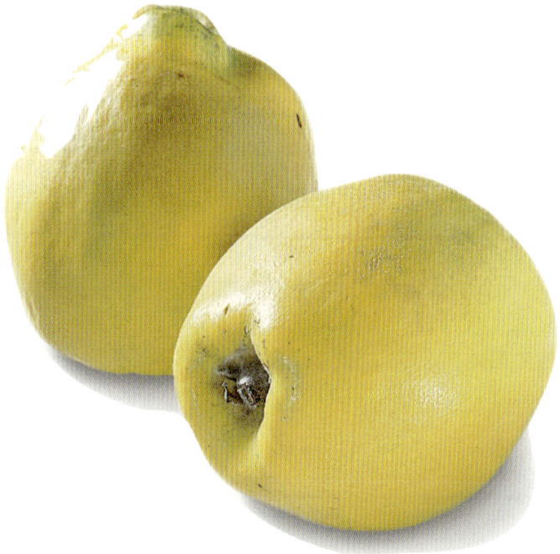

au four sont les deux modes de préparation qui préservent au mieux ses qualités nutritives. Il ne faut pas se laisser tromper par l'âpreté du fruit à l'état cru ; cuit, il devient plus doux et sa chair, qui était jaune, vire au rose ou au rouge.

Un coing cru de taille moyenne (environ 300 g) fournit plus de 20 mg de vitamine C, mais la cuisson en détruit la plus grande partie. Ce même fruit contient 1 mg de fer et 600 mg de potassium ; il apporte 90 kcal, mais on ajoute souvent du sucre pour le consommer. Le coing est riche en pectine, fibre soluble qui aide à maîtriser le taux sanguin de cholestérol et facilite la digestion ; son pouvoir gélifiant est idéal dans les confitures et les gelées.

Attention ! Il faut retirer les pépins avant la cuisson. Comme ceux des pommes, ils renferment de l'amygdaline, un composé qui libère de l'acide cyanhydrique. Une forte consommation peut provoquer une intoxication au cyanure. ❖

Colite ulcéreuse

ÉVITER

- graisses en excès
- caféine (café, thé, colas)
- aliments qui provoquent des symptômes
- alcool sous toutes ses formes

La colite ulcéreuse, ou recto-colite hémorragique, est une maladie inflammatoire chronique, qui cause des ulcères saignants dans le côlon et le rectum. Les crises alternent avec des périodes de rémission sans symptômes. Dans les cas légers, les patients peuvent avoir un péristaltisme normal, avec des écoulements muqueux ; mais, le plus souvent, la maladie occasionne des douleurs abdominales et des diarrhées avec du sang dans les selles. Quand la maladie est aiguë, les diarrhées sanglantes, violentes, s'accompagnent de fièvre, de perte d'appétit, d'amaigrissement et d'anémie.

TRAITER PAR L'ALIMENTATION

La modification de l'alimentation est la base du traitement de la colite ulcéreuse ; elle est individuelle.

Tenir un journal. Cela permet au patient de faire un lien entre ses symptômes et des aliments spécifiques. Il est également important de consulter un diététicien pour s'assurer qu'on mange de façon équilibrée. Des suppléments de vitamines et de minéraux sont souvent nécessaires pour compenser un régime strict et d'éventuels problèmes d'absorption.

Éviter les fibres insolubles. Les aliments qui irritent l'intestin contiennent souvent des fibres insolubles : son, céréales complètes, noix et fruits secs oléagineux, fruits séchés, fruits et légumes mangés crus et non pelés (surtout tomates, figues, poires). Les fibres solubles – pectine notamment – sont moins irritantes : avoine, fruits pochés et pelés, légumes à feuilles vert foncé consommés cuits.

Limiter les graisses. Les aliments gras sont difficiles à digérer, aussi faut-il en diminuer l'absorption : on évitera les fritures, les charcuteries et les fromages, surtout s'ils sont très affinés.

Éviter la caféine. Selon les réactions de ses intestins, on sera prudent avec le café, l'alcool, les aliments épicés, les assaisonnements relevés (raifort, moutarde), les légumes secs, le chou et les légumes qui peuvent causer des flatulences.

Attention au lait. Beaucoup de patients supportent mal le lait pendant les crises ; mais les yaourts, le lait introduit en petite quantité dans les plats, le lait sans lactose sont généralement tolérés.

Protéines et autres nutriments. L'alimentation doit fournir assez de calories, de protéines et d'autres nutriments pour compenser les restrictions. Œufs, poisson, volaille et viande maigre apportent des protéines de haute qualité. La viande rouge, le foie en particulier, est une source importante de fer pour ceux qui souffrent d'hémorragies intestinales occultes. On mangera beaucoup de légumes et de fruits cuits en purée, sans peau ni pépins.

Pendant une crise, choisir une alimentation très douce, contenant peu de fibres, pour éviter de stimuler les intestins : bouillon et thé légers, pain blanc grillé, œufs mollets, entremets selon la tolérance. Lorsque la guérison s'installe, on peut passer à du poisson, de la volaille et des viandes maigres, bien tendres ; on ajoutera des pommes de terre au four ou bouillies, sans la peau, puis des fruits cuits et des légumes à la vapeur. Dans les cas graves, pour prévenir la malnutrition, on donnera une alimentation liquide, en intraveineuse ou par intubation nasogastrique. Les supplémentations liquides fournissent les protéines, vitamines et minéraux utiles pendant les crises.

LA CAUSE DE LA COLITE ULCÉREUSE

Cette maladie peut frapper à tout âge, mais elle débute souvent entre 15 et 30 ans. La cause n'en est toujours pas connue, mais les infections, le système immunitaire, l'hérédité et l'alimentation peuvent jouer un rôle.

LES MÉDICAMENTS

Le médicament de première ligne dans la colite ulcéreuse est la mésalamine (acide-5-aminosalicylique), souvent en association avec la sulfasalazine, pour diminuer l'inflammation. Pour un effet bénéfique maximal, il faut manger des aliments riches en acide folique : foie, légumes à feuilles vert foncé. Les patients qui ne répondent pas à ces médicaments sont traités avec des corticostéroïdes (prednisone ou hydrocortisone généralement), qui peuvent être donnés par voie orale, en lavement ou sous forme de suppositoires. Les risques du traitement à long terme à la cortisone sont : prise de poids, fragilisation des os, hypertension. Comme les corticostéroïdes favorisent la rétention hydrique, les patients doivent réduire le sel ; il leur faut aussi prendre plus de calcium pour prévenir l'ostéoporose. ❖

Collations

PRENDRE PLUSIEURS PETITS REPAS PAR JOUR EST BON POUR LA SANTÉ : LA PREUVE EST FAITE

Des études ont montré que manger souvent et légèrement était la meilleure stratégie pour perdre du poids. C'est aussi une bonne façon d'abaisser le cholestérol et de régulariser le taux de glucose sanguin. Une étude en Angleterre a rapporté que les adultes d'âge mûr ou les seniors qui mangeaient souvent dans la journée avaient moins de « mauvais » cholestérol (LDL) que ceux qui avaient tendance à manger moins souvent mais plus copieusement. Certains experts estiment que faire cinq ou six petits repas par jour est la clé d'une bonne santé. L'idée est de répartir la ration journalière également, de façon à prendre une petite collation nourrissante toutes les 2 ou 3 heures.

AVANTAGES

- aident à compléter les apports nutritionnels
- composées de fruits et de légumes, elles sont riches en vitamines et minéraux
- bien réparties, elles calment l'appétit et évitent de manger avec excès aux repas

INCONVÉNIENT

- confiseries, chips, chocolat, barres et autres en-cas, très riches en graisses et apportant des calories « vides », peuvent aussi renfermer des quantités de sel importantes

L'organisme envoie des signaux d'alarme quand il a besoin de faire le plein d'énergie entre les repas. Les réserves de glucides (glycogène) dans le foie et les muscles, qui aident à maintenir le taux de glucose sanguin, s'épuisent en 4 à 6 heures : manger permet de les reconstituer ; les collations y contribuent.

Bien pensée, la collation remplit donc une fonction utile. En stabilisant le taux de glucose sanguin, elle empêche d'avoir faim et peut même aider à perdre du poids. Le problème est que beaucoup de personnes grignotent sans avoir faim, en regardant la télévision, en lisant ou simplement par désœuvrement. Mais, alors qu'une collation n'a justement pas besoin d'être riche, ces grignotages se composent souvent de chips, de bonbons, de chocolat ou de barres, riches en graisses et en calories qu'on qualifie de « vides ». Des rayons entiers, dans les supermarchés, sont consacrés à ces produits et il est difficile d'y résister.

On peut, entre les repas, s'offrir un petit goûter pas trop riche en calories afin de ne pas arriver à table affamé et de ne pas dévorer comme un ogre. Prise au bon moment, la collation ne nuit pas au repas ; elle ne fait que combler un petit creux, surtout chez les enfants. Manger une pomme ou un yaourt avant un repas qui promet d'être riche et abondant aide à résister plus facilement à la gourmandise.

Certaines personnes préfèrent prendre plusieurs petites collations plutôt que trois gros repas. C'est une bonne solution pour les jeunes enfants, dont l'estomac, trop petit, ne leur permet pas de manger suffisamment au repas pour combler leurs besoins énergétiques. Les personnes âgées mangent peu à la fois ; prendre une ou deux collations dans la journée peut les aider à avoir un régime équilibré. Il en va de même des convalescents.

Les adolescents en pleine croissance mangent souvent de façon irrégulière ; les collations leur fournissent un complément énergétique utile. Les athlètes de tout âge ont besoin d'un supplément d'énergie, surtout sous forme de glucides, le principal combustible du corps. Les femmes enceintes peuvent souffrir de nausées durant les premiers mois, de brûlures d'estomac et d'une impression de plénitude gastrique en fin de grossesse : une collation leur convient mieux qu'un vrai repas.

UN PETIT TRUC

ÉVITER LES ACIDES GRAS « TRANS »

L'hydrogénation, processus visant à prolonger la durée de vie d'un produit, entraîne la production d'acides gras « trans ». Or les acides gras « trans » comportent autant de risques pour la santé que les graisses saturées : réduisez votre consommation d'aliments dont la composition signale des matières grasses hydrogénées.

DE BONNES COLLATIONS

Quand on a l'habitude de prendre une collation, il faut en tenir compte dans la répartition de sa ration journalière et bien choisir ses aliments, mais, dans tous les cas, il faut savoir qu'une collation, comme un repas, se prévoit. On ne doit pas la confondre avec des grignotages semi-permanents.

Une collation peut ressembler à un petit repas : sandwich, soupe aux légumes, fromage et gressins, par exemple, ou yaourt garni de fruits. Les personnes qui aiment les aliments croustillants et salés peuvent tremper pain grillé, gressins, pain pita ou maïs soufflé dans du fromage blanc. Autres exemples de collation : un bol de céréales avec du lait demi-écrémé et des fruits frais ou une mini-pizza faite avec du pain de campagne garni de coulis de tomates et de mozzarella ou de gruyère allégé.

La collation peut servir à compléter l'apport quotidien en féculents ou les 5 portions minimales de fruits et de légumes recommandées. Un petit pain au lait et une pomme, un sandwich au pain complet garni de légumes crus râpés et de mayonnaise allégée : voilà un en-cas nutritif, substantiel et sain. Du yaourt ou du fromage blanc additionnés de morceaux de fruits frais avec du pain grillé constituent une excellente collation après l'école. Et comme boisson : un jus de fruits frais ou tout simplement de l'eau plate ou gazeuse, éventuellement citronnée – c'est parfait !

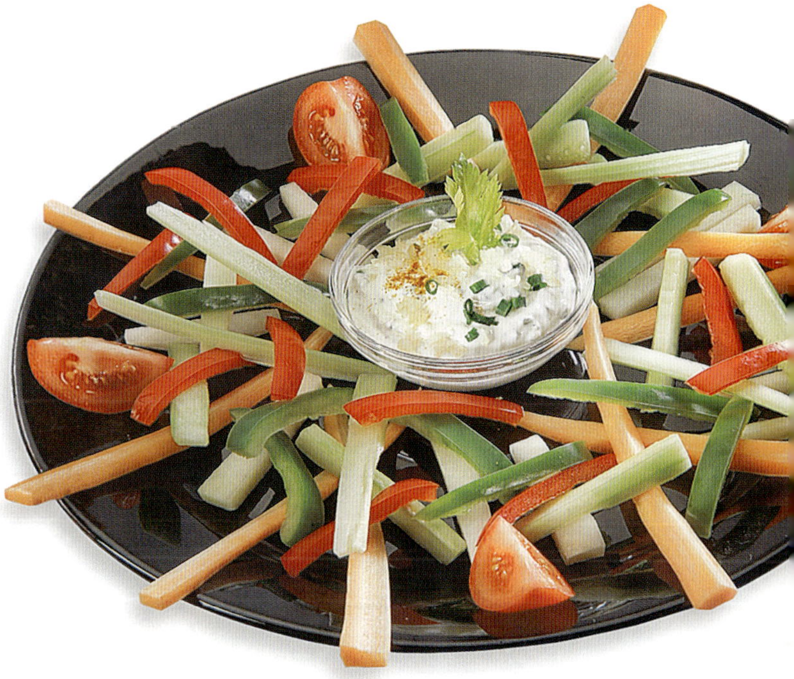

COLLATION SANTÉ. *Grignoter des crudités évite d'être affamé au moment du repas.*

DE MAUVAISES COLLATIONS

Une tomate est certes meilleure pour la santé que des chips, mais certains aliments du commerce qui paraissent sains ne le sont pas. Il faut donc lire avec soin la liste des ingrédients pour y découvrir sucres et graisses.

Les barres de céréales peuvent être chargées de sucres et de graisses ; la plupart des boissons aux fruits contiennent peu de jus de fruits mais beaucoup de fructose ou d'autres sucres. Les mélanges de noix et autres fruits secs sont souvent riches en graisses et très salés. Les spécialités aux fruits (roulés, biscuits fourrés) renferment plus de sucre et d'épaississants que de fruits. Meilleurs sont les fruits déshydratés (abricots secs, figues, pruneaux), mais il faut veiller à bien se brosser les dents après la collation pour déloger les particules sucrées, source de caries.

20 COLLATIONS À 100 CALORIES

COLLATION	QUANTITÉ
Amandes	16 à 20
Ananas en boîte	4 tranches égouttées
Banane	1
Biscuits type petits-beurre	3
Clémentines	3 petites ou 2 grosses
Fromage blanc à 20 % M. G.	1 ramequin (125 g)
Gruyère allégé	35 g
Kiwi	2
Muesli	3 à 4 cuillerées à soupe
Noix	3
Noix de cajou	6 à 8
Œuf dur + tomate	1 de chaque
Orange	1 grosse
Pain d'épice	2 tranches
Pain + fromage fondu allégé	1 petite tranche (30 g) + 1 portion
Pain complet	1 tranche (40 g)
Pomme	1 grosse
Pruneaux	3 à 4 (50 g)
Raisins secs	3 cuillerées à soupe
Sablés	3

FAIRE ÉCHEC À LA FRINGALE

Penser à sa collation au moment où l'estomac crie famine, c'est être à la merci du premier distributeur automatique venu. Mieux vaut donc prévoir des collations nutritives, peu caloriques et faciles à préparer, qu'on peut emporter au travail.

Pour juguler intelligemment une fringale après l'école ou le travail, on peut faire une salade de fruits minute avec des mandarines (fraîches ou en conserve), une banane en tranches, une pomme râpée, des fruits rouges (frais ou surgelés) et d'autres fruits de son choix. Ou couper une banane dans le sens de la longueur et garnir chaque moitié de yaourt allégé, sur lequel on dépose quelques baies.

Par temps froid, un bol de soupe est une collation revigorante. Mais, attention, les soupes en conserve ou déshydratées, souvent très salées, ne conviennent pas à ceux qui suivent un régime hyposodique. Une demi-pomme de terre au four, garnie de fromage blanc allégé et parsemée de ciboulette, est une alternative intéressante.

Il est sage d'inscrire sur sa liste de commissions de bons aliments pour la collation. Quand on les a sous la main, il est plus simple de se préparer des en-cas à emporter partout avec soi. Il faut résister aux friandises du commerce très grasses, comme les chips ou les amuse-gueule pour apéritif. Et, si on a un faible pour les biscuits, on choisira les moins gras ou, mieux, on les confectionnera soi-même.

Attention aussi à l'hygiène dentaire. On doit rappeler aux enfants qu'après la collation il faut se brosser les dents ou se rincer la bouche à l'eau. ❖

Concombre

AVANTAGE

- peu calorique ; rafraîchissant

INCONVÉNIENT

- parfois mal toléré

Le concombre appartient à la même famille que le melon, la courge et le potiron, mais il est moins riche en vitamines et minéraux. Une portion de 100 g de concombre ne fournit que 3 mg environ de vitamine C, 14 µg d'acide folique et 150 mg de potassium. La peau renferme du bêta-carotène mais, comme on ignore quels traitements il a pu subir, il faut le peler s'il ne s'agit pas d'un concombre « bio ».

Sa forte teneur en eau (environ 95 %) explique pourquoi il est si peu calorique : moins de 12 kcal pour 100 g ! Le concombre est un diurétique naturel, mais l'augmentation des mictions qu'il entraîne serait surtout provoquée par l'eau qu'il contient plutôt que par un composant particulier.

Le concombre se mange surtout en salade, coupé en tranches très fines. On peut aussi le faire dégorger avec du sel. Il doit toujours être bien mastiqué, afin d'être digéré plus facilement.

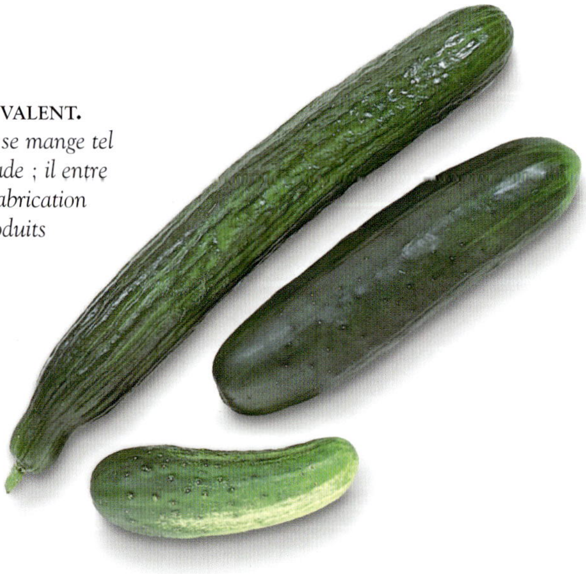

LÉGUME POLYVALENT. *Le concombre se mange tel quel ou en salade ; il entre aussi dans la fabrication de bien des produits de beauté.*

Dans plusieurs pays, comme en Inde ou en Grèce, le concombre est un aliment de base ; il est râpé, mélangé à du yaourt et des fines herbes et servi en hors-d'œuvre – c'est le *tzatziki* grec. Cuit à la vapeur, il est très digeste et accompagne bien les viandes blanches ou le poisson. À savoir : le jus de concombre renferme des alphahydroxyacides qui augmentent l'efficacité de plusieurs produits cosmétiques, dont les masques faciaux. ❖

Confitures et pâtes à tartiner

AVANTAGES

- les confitures sont riches en glucides simples, qui libèrent rapidement de l'énergie dans l'organisme
- apport de protéines végétales et de vitamines dans les pâtes à tartiner

INCONVÉNIENTS

- très caloriques
- les pâtes à tartiner sont riches en graisses

La confiture représente un mode de conservation traditionnel des fruits. Elle est obtenue en cuisant assez longuement des fruits avec du sucre. La gelée est fabriquée de la même façon, à partir du jus tamisé des fruits.

Durant la cuisson, les fruits cuits avec le sucre se gélifient par réaction de leurs acides organiques naturels avec la pectine, fibre soluble également présente dans les fruits. Le cassis, le coing, les groseilles, le raisin et la pomme renferment beaucoup de pectine. D'autres fruits, comme les pêches ou les fraises, en sont moins pourvus ; dans ce cas, on peut utiliser du sucre spécial, additionné de pectine.

Pour confectionner confitures et gelées, on met en œuvre, au départ, le même poids de fruits (ou de jus de fruits) et de sucre. Mais, du fait de l'évaporation de l'eau de végétation des fruits durant la cuisson, on obtient un produit renfermant environ 65 % de glucides (sucres). Ce taux élevé de glucides et cette faible teneur en eau (moins de 30 %) rendent impossible toute prolifération bactérienne dans les confitures. Seules des levures ou des moisissures pourraient se développer en surface : pour éviter leur formation, on couvre les confitures maison de paraffine ou de papier sulfurisé, et on ferme sous vide les confitures du commerce.

CONFITURES ET GELÉES

La valeur énergétique des confitures et des gelées provient surtout des glucides. Une cuillerée à soupe rase (environ 20 g) fournit de 50 à 55 kcal. Il faut donc les consommer avec modération quand on surveille son poids, et les personnes souffrant de diabète doivent les éviter. Il existe des confitures allégées, dans lesquelles une bonne partie du sucre est remplacée par des édulcorants. Elles sont environ deux fois moins caloriques que des confitures classiques, mais également plus riches en eau : une fois le conditionnement ouvert, elles sont à garder au réfrigérateur et à consommer rapidement.

Les confitures et gelées apportent un peu de potassium, des traces de vitamines du groupe B, mais plus de vitamine C, détruite lors de la cuisson. Celles à base de fruits rouges renferment des quantités non négligeables de flavonoïdes antioxydants, qui aident l'organisme à lutter contre les radicaux libres.

LES PÂTES À TARTINER

Les pâtes à tartiner chocolatées aux noisettes, si appréciées des enfants et des adolescents, ont pour premiers ingrédients le sucre et les graisses hydrogénées – ces dernières renferment des acides gras « trans » qu'on devrait écarter de l'alimentation. Les noisettes ne représentent que 12 à 15 % du total. Riches en sucres (plus de la moitié des composants) et en graisses (presque le tiers des composants), ces pâtes à tartiner sont très caloriques : 1 cuillerée à soupe rase (environ 20 g) apporte plus de 100 kcal.

Le beurre de cacahouète est une spécialité américaine très consommée aux États-Unis. En général, celui du commerce est additionné de conservateurs et de stabilisants, mais on peut trouver des purées de cacahouètes sans additifs, plus saines, qui doivent toutefois être conservées au réfrigérateur. Très riche en graisses, majoritairement mono-insaturées, le beurre de cacahouète est fortement énergétique : 1 cuillerée à soupe représente de 95 à 100 kcal. Mais il fournit aussi des protéines végétales, des vitamines du groupe B en quantités intéressantes, ainsi que du potassium, du magnésium, du calcium et plus ou moins de sodium selon la recette.

Conservation et cuisson

Voir p. 118

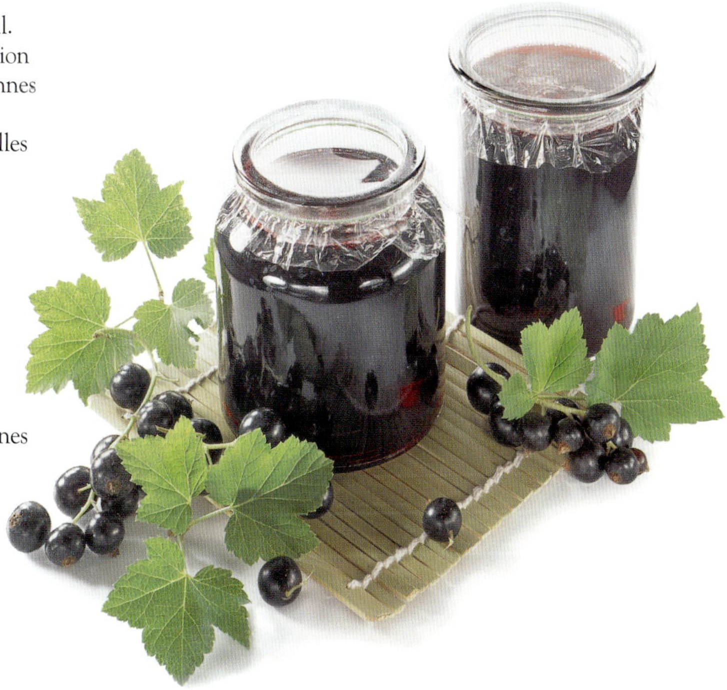

Constipation

PRIVILÉGIER

- fruits et légumes, ainsi que céréales et autres aliments riches en fibres
- liquides (au moins 1,5 litre par jour)

RÉDUIRE

- sucre et féculents

ÉVITER

- alcool sous toutes ses formes
- aliments qui provoquent la constipation

Si un transit régulier est important pour l'hygiène du corps, c'est une erreur de penser que les selles doivent être quotidiennes. En réalité, leur fréquence peut varier de trois fois par jour à une fois tous les 3 ou 4 jours – tout dépend de chacun.

Il y a deux types de constipation : la constipation atonique, qui provient d'une faiblesse et d'un manque de tonus des muscles du côlon, et la constipation spasmodique ou spastique, parfois appelée syndrome de l'intestin irritable, qui se caractérise, elle, par un transit intestinal irrégulier. La constipation atonique, la plus fréquente, est liée à une consommation insuffisante de fibres et d'eau, doublée d'un manque d'exercice physique. La constipation spasmodique peut être causée par le stress, des troubles nerveux, le tabagisme, des aliments irritants, ou une obstruction du côlon.

FAVORISER UN BON TRANSIT

Boire beaucoup. Un adulte devrait boire si possible de 1 litre à 1,5 litre de liquide (non alcoolisé) par jour. Lorsqu'un régime insuffisant en fibres se double d'une faible consommation de liquides, les selles s'assèchent et durcissent, rendant le transit intestinal de plus en plus difficile.

Exercice. Une activité physique régulière stimule le transit, alors que l'inactivité prolongée entraîne la constipation. Certains médicaments (codéine et autres analgésiques opiacés) réduisent le péristaltisme – le mouvement musculaire rythmique qui pousse la nourriture digérée à travers les intestins.

De bonnes habitudes. La sédentarité peut entraîner de la constipation, comme le fait de se retenir pour aller à la selle. Pour l'éviter, il est important aussi de se présenter régulièrement aux toilettes.

Limiter l'emploi de laxatifs. L'abus de laxatifs rend l'intestin paresseux. S'il faut y avoir recours, le meilleur choix est un laxatif à base de psyllium ou un laxatif émollient (ramollisseur de selles).

POUR SOULAGER

Augmenter l'apport de fibres. Les fibres insolubles, qui se gorgent d'eau, sont précieuses contre la constipation. Mangez des légumes et des fruits, de préférence non épluchés : les fibres se concentrent dans la peau. Toute augmentation d'aliments riches en fibres doit être graduelle et s'accompagner d'une plus grande quantité de liquides.

Une boisson chaude au lever. Les boissons chaudes stimulent l'intestin. Le matin, au lever, boire une tisane, un café décaféiné ou de l'eau chaude avec du citron soulage souvent la constipation.

Un peu de fruits secs. Soyez prudent avec le son ajouté aux aliments, qui peut causer ballonnements et flatulences ; de plus, il réduit l'absorption de certains minéraux. Prenez plutôt des pruneaux (leur bonne réputation concernant les intestins paresseux est tout à fait justifiée), des abricots secs réhydratés (très bien supportés, même par les intestins sensibles), des dattes ou des figues sèches. ❖

PROBLÈMES D'HÉMORROÏDES

Grossesse, obésité, constipation chronique et prédisposition héréditaire sont les principales causes des hémorroïdes, varices qui se situent dans la région ano-rectale. Le plus souvent asymptomatiques, elles peuvent causer douleurs, démangeaisons et même hémorragies, surtout en cas de constipation. Forcer pour évacuer des selles dures peut causer la rupture d'une veine distendue et déclencher des saignements ; les selles sont alors striées de sang rouge vif. La perte de sang n'est pas grave en soi, mais il faut toujours en identifier la cause pour éliminer l'hypothèse de polypes ou d'un cancer du côlon.

En évitant la constipation, on élimine généralement ces désagréables symptômes. Chez certains patients, les mets très épicés aggravent l'inconfort à la défécation ; les agrumes, l'alcool, les aliments qui provoquent des gaz (choux, légumineuses) sont souvent très mal supportés.

Dans les cas sévères, l'hémorragie continue peut mener à l'anémie. Le médecin prescrit alors des suppléments de fer et peut préconiser l'ablation des hémorroïdes. Manger des aliments riches en fer peut aussi aider à reconstituer ses réserves.

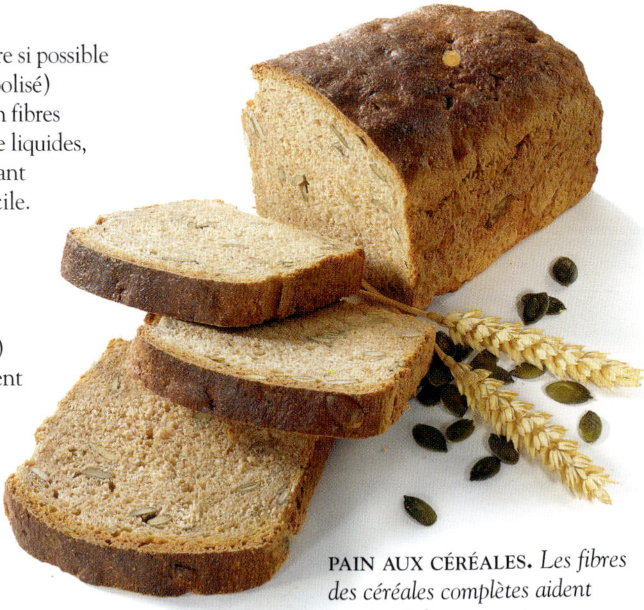

PAIN AUX CÉRÉALES. *Les fibres des céréales complètes aident à prévenir la constipation.*

Courge

AVANTAGES

- les courges d'été fournissent un peu d'acide folique, ainsi que des vitamines A et C
- les courges d'hiver sont très riches en bêta-carotène et constituent un bon apport de potassium et de fibres

Membres de la grande famille des melons et du concombre, les courges sont des fruits charnus à peau plus ou moins épaisse souvent consommés en légumes. On les divise en deux groupes : les courges d'été – chayote, pâtisson, giraumon, courge d'Italie et courge jaune – et les courges d'hiver – courges poivrée, musquée, delicata, spaghetti et turban. Les fleurs, les fruits comme les graines des courges sont comestibles.

LA COURGE D'ÉTÉ

On la mange avant maturité. Elle a une peau tendre et une chair fondante. Comme elle renferme beaucoup d'eau, elle est peu calorique (20 kcal pour 100 g). Une portion de 150 g de courge crue fournit 10 mg de vitamine C, soit environ 10 % de l'apport nutritionnel conseillé (ANC), 30 µg d'acide folique et un peu de bêta-carotène, que l'organisme convertit en vitamine A ; les courges très colorées ont plus de bêta-carotène que les pâles.

La courge d'été peut se manger crue. Sautée ou cuite à la vapeur, elle conserve mieux ses qualités nutritives et ne devient pas pâteuse. Sa saveur douce la prédestine aux soupes, aux ragoûts et aux macédoines, mais sa forte teneur en eau peut détremper les plats. Pour pallier cet inconvénient, on la coupe en tranches ou en morceaux qu'on sale et fait dégorger sur de l'essuie-tout ; on les rince avant de les cuisiner.

LA COURGE D'HIVER

Cueillie à maturité, la courge d'hiver a une peau dure et de grosses graines ; elle est plus volumineuse, plus foncée et plus riche en éléments nutritifs que la courge d'été. Les variétés poivrée et musquée sont riches en bêta-carotène, mais leur teneur varie selon la couleur de la chair. Une portion de 150 g de courge poivrée fournit presque 100 % de l'ANC en provitamine A ; la courge spaghetti en donne moins. Une portion de courge d'hiver cuite au four n'offre que 15 % de l'ANC en vitamine C, mais 350 mg de potassium, pour 30 kcal seulement. La courge d'hiver fournit aussi plus de fibres que la courge d'été : plus de 2 g par portion. Les filaments et les graines sont riches en fibres insolubles, qui aident à prévenir la constipation, tandis que la chair renferme des fibres solubles, qui font baisser le cholestérol.

La courge d'hiver se garde plusieurs mois dans un endroit frais et sombre. Il faut éviter de la stocker au réfrigérateur car, avec l'humidité ambiante, elle se gâte rapidement.

Pour préserver sa richesse minérale et vitaminique, on la cuit de préférence au four ou à la vapeur. On peut lui ajouter des herbes et un peu de beurre ou de margarine, la farcir ou la mettre dans des pains, des soupes et des ragoûts. Elle peut remplacer le potiron dans les tartes.

Les graines, séchées et cuites au four, font une collation riche en fibres, fer, potassium, zinc et autres minéraux, ainsi qu'en protéines, en bêta-carotène et en vitamines du groupe B. ❖

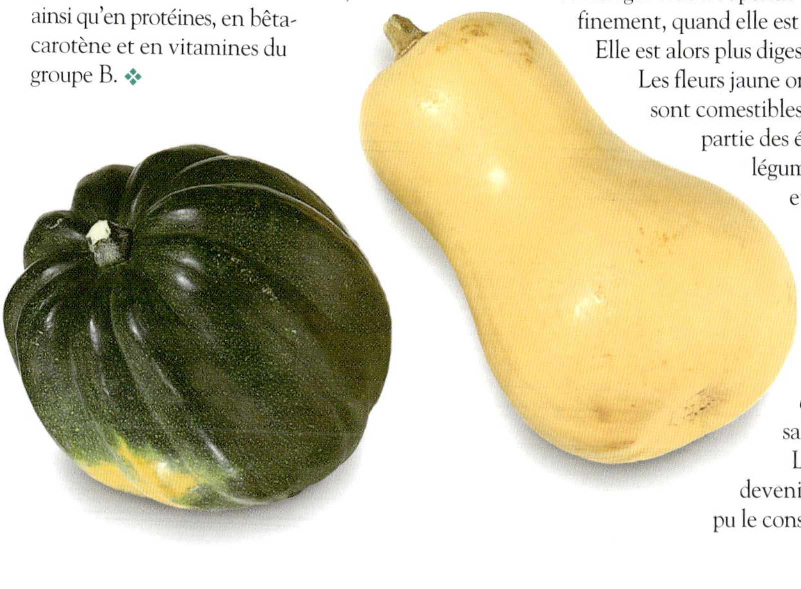

Courgette

AVANTAGES

- peu calorique
- riche en vitamines A et C, ainsi qu'en acide folique

Longue, fine et vert foncé, la courgette est parfois confondue avec le concombre. (Il y a aussi une variété jaune, une autre rayée de vert foncé, et aussi une ronde, que l'on peut tenir au creux de la main.) Bien que courgettes et concombres soient tous deux membres de la famille des cucurbitacées, les courgettes sont plus proches du potiron que du concombre. Cueillies et consommées jeunes, elles ont une peau tendre et une chair pâle à texture croquante et saveur fine.

Comme d'autres cucurbitacées, les courgettes sont à 94 % composées d'eau, ce qui en fait l'un des légumes les plus pauvres en calories. Une portion de 100 g de courgette apporte moins de 20 kcal et fournit 24 µg d'acide folique, soit 8 % de l'apport nutritionnel conseillé (ANC), ainsi que 12 mg de vitamine C et 340 mg de potassium. Même si elle n'est pas aussi riche en bêta-carotène que la courge d'hiver, elle n'en demeure pas moins une bonne source, à condition de la consommer avec la peau.

UN LÉGUME POLYVALENT

Grâce à sa saveur discrète, la courgette s'associe à beaucoup d'ingrédients et figure dans nombre de plats cuisinés, notamment la ratatouille. On peut la farcir, l'apprêter en gratin ou en velouté, comme la détailler en fines lanières, qu'il suffit de pocher.

Native du Mexique, la courgette faisait partie de l'alimentation des autochtones avant l'arrivée des Européens. Naturellement tendre, elle peut se manger crue à l'apéritif ou en salade, tranchée finement, quand elle est jeune et très tendre. Elle est alors plus digeste que le concombre. Les fleurs jaune orangé des courgettes sont comestibles et renferment une partie des éléments nutritifs du légume. Elles sont plus fines et plus prisées que celles des courges. On peut les servir en beignets ou encore farcies de multiples façons. Elles agrémentent aussi de leur couleur et de leur saveur les salades composées.

Les courgettes peuvent devenir énormes, comme aura pu le constater plus d'un jardinier

BON À SAVOIR

- Comme toutes les variétés de courge, la courgette était cultivée dans le Nouveau Monde bien avant l'arrivée des Européens.
- Un seul plant de courgette peut donner jusqu'à 10 ou 15 kg de légumes.

UN PETIT TRUC

GÂTEAU AUX COURGETTES

Préchauffez le four à 180 °C. Battez 110 g de beurre avec 150 g de sucre jusqu'à consistance mousseuse. Incorporez 2 œufs. Tamisez à part 150 g de farine à gâteaux (avec levure incorporée), 35 g de cacao et ½ cuillerée à café de cannelle. Incorporez la farine au beurre battu, ainsi que 4 cuillerées à soupe de lait, 180 g de courgette râpée et 150 g de noix concassées. Enfournez dans un moule beurré et fariné pour 40 minutes.

amateur. Elles sont néanmoins meilleures si on les cueille petites, quand elles font de 15 à 25 cm de longueur. En grossissant, elles perdent de leur saveur, deviennent plus dures et très fibreuses, et leurs graines doivent être retirées. À l'achat, choisissez des courgettes à peau lisse et intacte, ayant encore leur pédoncule, fermes et lourdes pour leur taille. On peut les garder quelques jours dans le bac à légumes du réfrigérateur, mais elles risquent de ramollir et de prendre une saveur amère : mieux vaut les consommer rapidement. ❖

Crampes

PRIVILÉGIER

- produits laitiers écrémés pour le calcium, qui régule les contractions musculaires
- aliments riches en potassium : banane, melon, fruits secs oléagineux, agrumes, jus de tomate, lait, légumes à feuilles vert foncé, pomme de terre, avocat
- glucides complexes : riz, légumineuses, pâtes pour l'énergie
- pain et céréales complets pour les vitamines du groupe B, nécessaires au métabolisme énergétique
- eau (si possible riche en bicarbonates) pour favoriser l'élimination de l'acide lactique et d'autres déchets accumulés dans les muscles

RÉDUIRE

- caféine (café, thé, colas)

ÉVITER

- aliments très salés, qui favorisent la rétention d'eau
- tabac, qui diminue le flux sanguin vers les muscles

Les crampes sont des spasmes musculaires douloureux, qui se manifestent principalement dans les jambes et les pieds. Une crampe dure quelques minutes avant de se résorber ; massage et étirement peuvent accélérer le processus. L'alimentation peut jouer un rôle préventif.

Le corps humain est formé de 600 groupes de muscles, qui constituent 40 % de son poids total. Chaque muscle est fait de milliers de longues fibres retenues ensemble par du tissu conjonctif. Ces faisceaux de fibres musculaires peuvent se contracter ou se relâcher.

L'ÉNERGIE MUSCULAIRE

L'activité musculaire nécessite en particulier de l'énergie provenant du glucose (issu du métabolisme des glucides), qui est stocké sous forme de glycogène dans le foie et les muscles.

Vitamines. Les vitamines du groupe B sont également essentielles : elles permettent le métabolisme des glucides, mais aussi des protéines et des lipides (graisses). Nos besoins en thiamine, ou vitamine B_1, sont proportionnels à la quantité d'énergie que nous dépensons.

Minéraux. Nous avons besoin du fer pour l'hémoglobine, pigment sanguin qui fournit aux muscles l'oxygène nécessaire à la conversion de l'énergie. Sodium, potassium et chlorures sont appelés électrolytes parce que leurs ions (particules chargées électriquement) relaient les impulsions nerveuses du cerveau vers les muscles, les amenant à se contracter ou à se relâcher. Le calcium est le déclencheur de la contraction musculaire. Enfin, le potassium est emmagasiné dans les muscles avec le glycogène ; comme celui-ci, il s'épuise rapidement quand les muscles travaillent avec vigueur.

Lorsque les muscles brûlent le glycogène pour fabriquer de l'énergie, il se forme de l'acide lactique, un déchet qui reste dans le tissu musculaire jusqu'à ce que le sang l'en ait nettoyé. Durant les périodes d'exercice intense, l'accumulation d'acide lactique peut causer des douleurs musculaires sévères et de la fatigue. La douleur, qui ressemble à celle des crampes musculaires, se dissipe avec le repos ; celui-ci permet au sang de nettoyer l'excès d'acide lactique.

L'équilibre liquidien et la fonction musculaire. Les spasmes des crampes peuvent être dus à un apport insuffisant de sang aux muscles, à trop d'étirements ou à une blessure. Si le volume des liquides est trop bas, l'équilibre électrolytique est perturbé, entraînant une réaction en chaîne : les reins conservent le sodium à un taux élevé et les liquides sont retenus dans les tissus, ce qui entrave l'élimination des déchets et le fonctionnement du mécanisme de contraction musculaire. Il faut assez d'eau pour que les électrolytes soient régulés à la bonne concentration et relaient les impulsions des nerfs aux muscles, mais il n'en faut pas trop, ce qui provoquerait la dilution du sang et la baisse de la concentration électrolytique.

La déplétion électrolytique est rare, parce qu'une alimentation équilibrée fournit la quantité adéquate de minéraux. Les électrolytes sont excrétés par la transpiration, mais les quantités perdues sont relativement faibles, même en cas de sudation importante. Seul le potassium fait exception, car il s'élimine avec le glycogène.

QUE FAIRE EN CAS DE CRAMPES ?

Les crampes dans les jambes affectent au premier chef les athlètes, dont l'entraînement intensif épuise les réserves de glycogène pendant que la transpiration abondante accélère la perte de potassium et de sel ; sont aussi concernés les hypertendus qui prennent des bêtabloquants ou certains diurétiques, car ces médicaments augmentent la quantité de potassium excrétée par l'urine ; les femmes en fin de grossesse, également, perdent de grandes quantités de potassium dans leur urine.

Privilégier les aliments renfermant du potassium. Consommer chaque jour des aliments riches en potassium – une poignée de fruits secs oléagineux, un verre de jus de tomate ou de lait, quelques tranches de melon ou une banane – peut aider à éviter les crampes musculaires dans les jambes. La caféine et la nicotine entraînent la constriction des vaisseaux sanguins, ce qui diminue la circulation dans les muscles et occasionne les crampes. Si vous êtes sujet aux crampes et que vous fumez, arrêtez le tabac ; passez aussi aux boissons décaféinées. Après un effort inhabituel, buvez beaucoup d'eau riche en bicarbonates ; mangez peu de viande pendant 48 heures ; optez pour des pâtes complètes et des soupes de légumes.

Les personnes confinées au lit ou assises pendant de longues périodes souffrent souvent de crampes dans les jambes. À part les mesures nutritionnelles, le meilleur remède est l'exercice régulier pour tonifier les muscles et améliorer la circulation sanguine.

Il n'y a pas lieu de s'inquiéter de crampes occasionnelles, qui cèdent en quelques minutes. Les crampes fréquentes et prolongées, de même que les spasmes qui s'accompagnent d'autres symptômes, particulièrement chez l'adulte âgé, doivent faire l'objet d'une consultation médicale. La quinine peut soulager les crampes musculaires et se trouve dans certaines boissons toniques en quantité suffisante pour permettre d'éviter les crampes nocturnes.

LES JAMBES SANS REPOS

Ce syndrome se signale par un sursaut des muscles de la jambe au moment de l'endormissement ou par des sensations désagréables au niveau des jambes. Il peut être induit par des médicaments qui ont un effet sur le système nerveux, mais, le plus souvent, il n'y a pas de cause apparente. En cas de carence en fer, en acide folique ou en magnésium, le médecin donnera des suppléments. Le fait de se lever du lit pour marcher ou de changer souvent de position peut aider. ❖

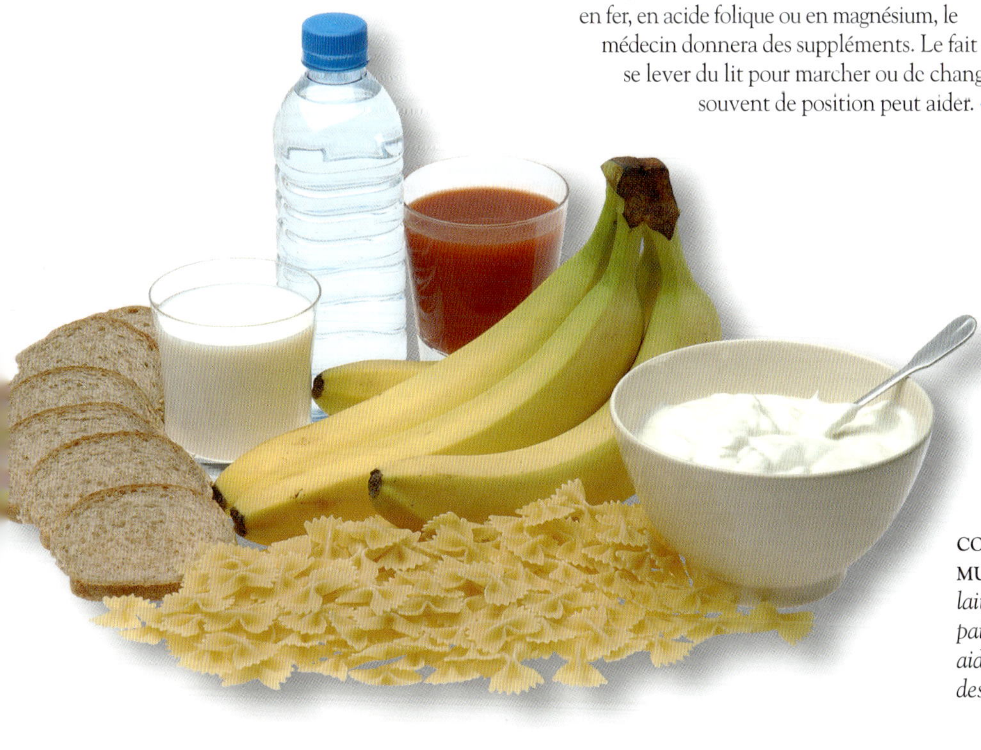

CONTRE LES CRAMPES MUSCULAIRES. *Yaourt, lait et laitages, jus de tomate, bananes, pain et pâtes complètes peuvent aider à réduire la fréquence des crampes.*

CONSERVATION ET CUISSON

SÉCURITÉ ALIMENTAIRE

À savoir pour ne rien perdre

■ Fruits et légumes qu'on laisse longtemps dans l'eau peuvent perdre vitamines et minéraux. Lavez-les à l'eau courante pour ôter la terre et les souillures extérieures, juste avant de les préparer.

■ Pelez finement fruits et légumes. Leur peau est riche en éléments nutritifs, mais elle peut aussi porter des bactéries et des résidus de pesticides. En les pelant, on se prive d'une partie de leur valeur nutritive mais, tout compte fait, de très peu. Jetez les premières feuilles coriaces des légumes verts pour les mêmes raisons.

■ Les œufs se gardent plus longtemps au frais. Évitez de les soumettre à des changements de température : ne sortez du réfrigérateur que ceux que vous allez utiliser.

■ Lorsqu'on les conserve à une température inférieure à 4 °C, les pommes de terre prennent un goût sucré, leur amidon se convertissant en sucre. Elles sont souvent vendues dans des filets qui les protègent partiellement de la lumière tout en laissant circuler l'air. Gardez-les dans un endroit sombre : la lumière entraîne la formation d'alcaloïdes toxiques comme la solanine et la chaconine.

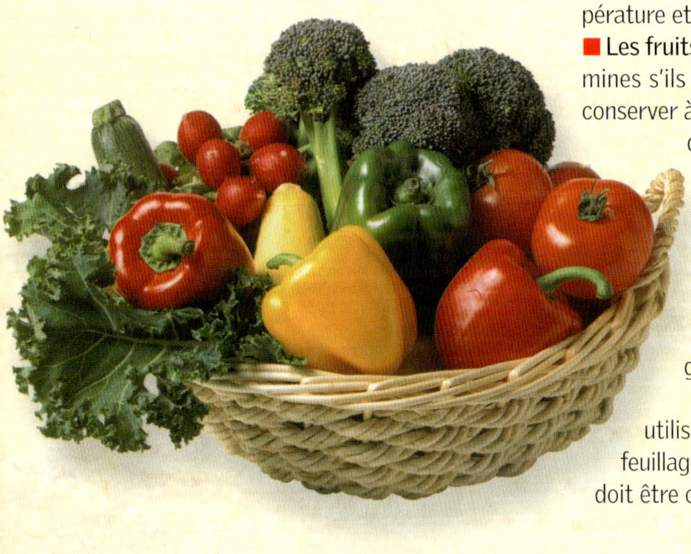

Les aliments frais sont des denrées très périssables. Il faut donc savoir comment les conserver dans les meilleures conditions possible, pour qu'ils restent sains et comestibles, tout en gardant une valeur nutritionnelle optimale. Quoique moins fragiles, les denrées sèches et l'épicerie finissent par se gâter, de sorte qu'il est important, également, de bien les conserver.

Les aliments frais

Faites vos achats rapidement. Au besoin, placez une glacière dans votre voiture et mettez-y les articles périssables pendant que vous terminez votre marché. À la maison, réfrigérez les aliments fragiles dans les 2 heures – dans l'heure s'il fait chaud – suivant leur achat. Viandes, poissons, fruits de mer, volailles, œufs, produits laitiers, charcuteries et denrées en gelée sont les plus menacés.

■ **Les produits laitiers frais,** tels que lait pasteurisé, yaourts, desserts lactés frais et crème fraîche, doivent être gardés entre 4 et 6 °C. Pour leur consommation, on tient compte, bien sûr, de la date limite indiquée sur l'emballage. Le lait UHT doit être mis au réfrigérateur après ouverture du conditionnement, puis consommé dans les 3 à 4 jours. Les fromages sont à placer dans une boîte fermée (si possible spécialement étudiée, c'est-à-dire aérée mais retenant les odeurs grâce à un filtre à charbon actif) et à ranger dans la partie la moins froide du réfrigérateur. Le beurre peut être mis dans un compartiment spécial, maintenu à environ 8 °C, pour rester tartinable ; il faut veiller à refermer son conditionnement, afin qu'il ne prenne pas les odeurs des autres aliments.

■ **La viande, la volaille, le poisson, les produits de la mer et la charcuterie** doivent être stockés dans la partie la plus froide du réfrigérateur, entre 0 et 4 °C : il est conseillé de vérifier la température avec un thermomètre. On peut les garder 2 à 3 jours au maximum ou jusqu'à la date indiquée pour les produits préemballés (à consommer dans les 24 heures après ouverture du conditionnement). Les produits du rayon traiteur se gardent à la même température et sont à consommer au maximum 2 jours après leur achat.

■ **Les fruits et les légumes crus** perdent vite une bonne partie de leurs vitamines s'ils sont gardés à température ambiante. Il est préférable de les conserver à 8 ou 10 °C au maximum. Dans le réfrigérateur, il faut les placer dans le bac à légumes, où l'exiguïté ralentit la perte d'humidité. On évitera de les mettre dans des sacs en plastique, matière qui isole de l'air et favorise le développement de moisissures ; le papier et la Cellophane, perméables, sont préférables.

Carottes, choux et salade se conservent bien à 0 °C. Pour que l'humidité ne les altère pas, on les lavera juste avant usage. En revanche, les fruits tropicaux se détériorent au froid : vous garderez à température ambiante bananes, mangues, avocats, etc. On laissera aux baies leur pédoncule jusqu'au moment de les utiliser et on réfrigérera petits pois et haricots dans leurs gousses. Le feuillage des légumes-racines – carottes, betteraves, panais, navets, etc. – doit être coupé ; sinon, il se nourrit aux dépens du légume.

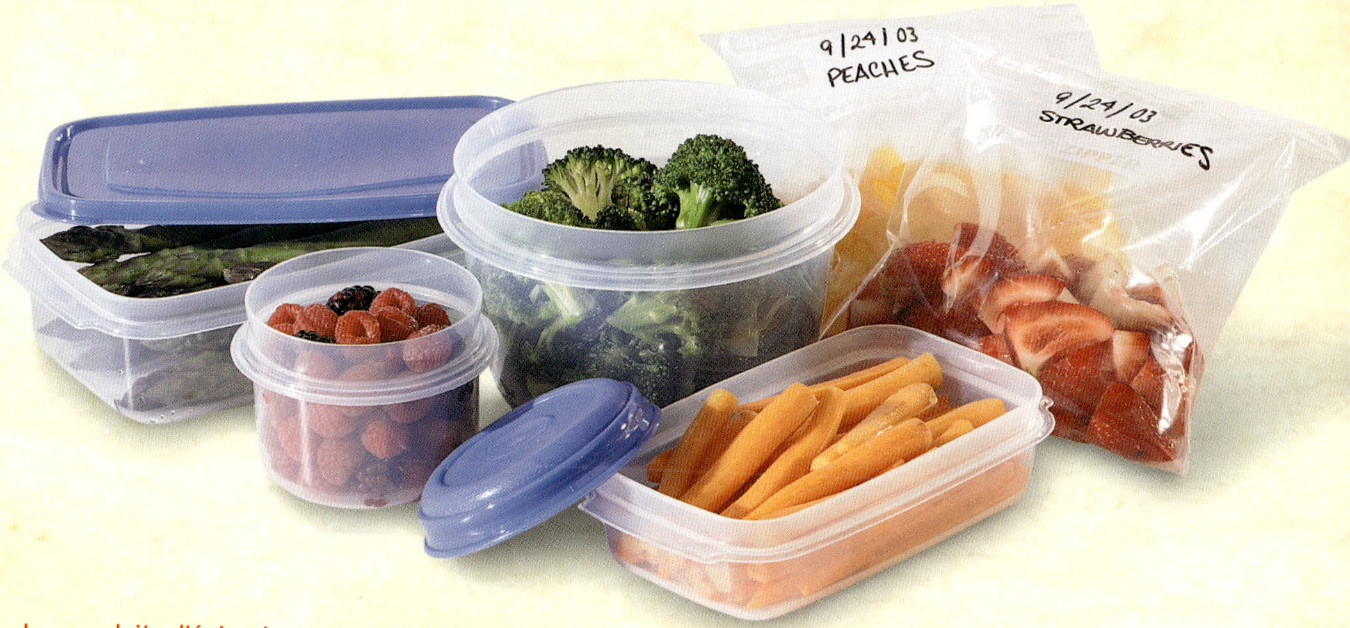

Les produits d'épicerie

Rangez vos produits d'épicerie dans un endroit sec, où la température n'excède pas 20 à 22 °C. Respectez bien les dates de péremption indiquées sur les emballages. La règle d'or est : premier acheté, premier consommé.

Placez farine, pâtes, riz, légumineuses et autres denrées que leur emballage ne protège pas des insectes dans des contenants en plastique, en métal ou en verre, à fermeture hermétique. Les fruits séchés (abricots et raisins secs, etc.) se gardent mieux au réfrigérateur, dans un récipient bien fermé également.

Gardez les bouteilles d'huile au frais, si possible au réfrigérateur (en particulier les huiles de noix, de sésame, de noisette et d'amande) et tenez compte de la date limite indiquée.

Les modes de cuisson

Selon les aliments et la préparation qu'on souhaite réaliser, on peut utiliser différents modes de cuisson, chacun ayant ses avantages et ses inconvénients en termes nutritionnels.

- **La cuisson à l'eau.** La déperdition vitaminique (vitamines B et C) et minérale est élevée, dépassant 40 % dans certains cas. Plus la cuisson est longue, plus la quantité d'eau est importante et plus les pertes augmentent. En confectionnant un potage ou une sauce avec le liquide de cuisson, on peut profiter des minéraux qui s'y sont diffusés.
- **La cuisson à la vapeur.** Elle préserve bien les minéraux mais entraîne une perte de vitamine C de 30 à 35 %, due à la fois à la chaleur et à l'oxydation.
- **La cuisson en autocuiseur.** Malgré les hautes températures atteintes, les pertes vitaminiques sont réduites, grâce à une durée de cuisson plus courte (qu'il faut limiter au strict nécessaire). En utilisant le panier-vapeur, on évite les pertes minérales par dissolution dans l'eau.
- **La cuisson à l'étouffée.** Excellente pour la saveur, elle entraîne de 30 à 40 % de pertes vitaminiques mais concentre les minéraux. Pour limiter les pertes, on gardera les aliments al dente.
- **La cuisson à la poêle et au wok.** La digestibilité dépend de la quantité de corps gras utilisée, à limiter au maximum (on peut aussi utiliser une poêle anti-adhésive). Comme le temps de cuisson est généralement court, les pertes vitaminiques restent modérées – de l'ordre de 25 % – tandis que la déperdition de minéraux est quasiment nulle.

UN PETIT TRUC

LES FARINES DE BLÉ COMPLET

Elles renferment de petites quantités de graisses, qui rancissent en quelques semaines seulement. Respectez bien la date limite de consommation indiquée. Une solution pour pouvoir les garder plus longtemps : les congeler dans des sachets hermétiquement fermés.

■ **La cuisson au four.** Ce mode de cuisson ne nécessite que peu ou pas de corps gras, ce qui est un atout pour la digestibilité. En revanche, les températures peuvent être très élevées, ce qui provoque la quasi-disparition de certaines vitamines B de la viande. Les minéraux, eux, ont tendance à se concentrer.

■ **La cuisson au micro-ondes.** Les pertes vitaminiques sont comparables à celles des cuissons traditionnelles et très variables selon les aliments, mais toujours de l'ordre de 20 à 40 %. Il n'y a pas de pertes minérales si la cuisson se fait à l'étouffée, sans ajout de liquide.

■ **La friture.** Le corps gras pénètre en profondeur dans l'aliment, car celui-ci prend la place de l'eau. L'aliment frit devient très gras et très calorique. Les pertes vitaminiques dues à la chaleur sont modérées.

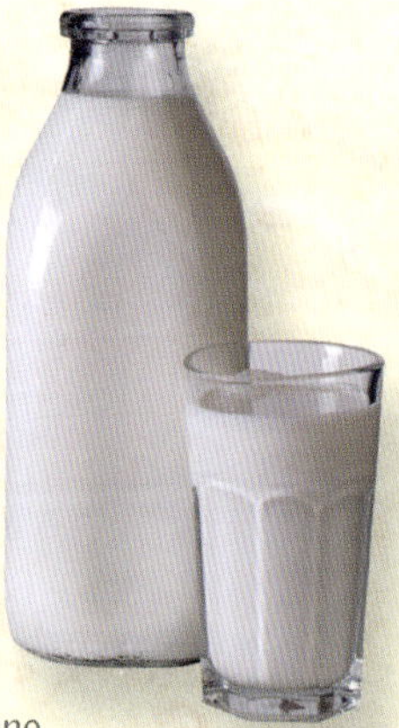

Le traitement UHT

Le traitement UHT (ultra-haute température) est une méthode de stérilisation utilisée pour le lait. Elle consiste à le porter pendant quelques secondes à une température de l'ordre de 130 à 140 °C. Le lait ne prend pas le goût caractéristique du lait stérilisé et ses vitamines et protéines sont mieux préservées.

Les techniques de conservation

Empiriques au départ, les techniques de conservation des aliments se sont beaucoup développées et améliorées au fil des siècles. L'objectif est de réussir à garder les denrées plusieurs semaines, voire plusieurs mois, sans qu'il devienne dangereux de les consommer.

■ **Le séchage.** Il est pratiqué de façon très artisanale, au soleil et en plein air, ou dans des fours tièdes. On l'utilise pour des poissons, de la viande, des fruits et certains légumes. La valeur nutritionnelle du produit est modifiée, car il perd une partie de son eau : alors que beaucoup de nutriments se retrouvent concentrés, le taux des vitamines (B et C, surtout) diminue souvent beaucoup.

■ **La déshydratation.** Méthode dérivée du séchage, la déshydratation a pour but d'éliminer l'eau des aliments en les faisant passer dans un cylindre chaud. C'est par ce procédé que sont préparés les flocons de pomme de terre ou le lait en poudre. Une autre méthode de déshydratation plus récente, la lyophilisation, n'est utilisée que pour un nombre limité de produits (café, champignons, certains fruits). Elle consiste à congeler un produit, à le placer dans une enceinte sous vide, puis à le réchauffer progressivement, de sorte que l'eau passe directement de l'état de glace à celui de vapeur. Ce traitement coûteux respecte mieux les valeurs vitaminiques que la déshydratation classique.

■ **La fumaison.** Elle est surtout employée pour les poissons et certaines charcuteries. Certains composés de la fumée empêchent la formation de bactéries, d'autres ralentissent l'oxydation des graisses et évitent qu'elles ne rancissent et donnent aux aliments le parfum du combustible. Les hydrocarbures polycycliques de la fumée sont cancérogènes, mais seule la consommation régulière d'aliments fumés présente un risque.

■ **La salaison.** Ce procédé va souvent de pair avec la fumaison. Il consiste à imprégner les aliments de chlorure de sodium (sel), qui empêche la prolifération bactérienne. Inconvénient majeur : les aliments deviennent très salés. En plus du sel, on peut utiliser des nitrates et des nitrites qui réagissent au contact d'un pigment présent dans la viande, pour lui donner une couleur rose. Ils empêchent aussi la croissance du bacille botulique, à l'origine du botulisme (voir Charcuterie et viande fumée).

■ **La fermentation.** On distingue : la fermentation alcoolique, qui intervient dans la fabrication du vin, de la bière, du cidre, mais aussi du pain ; la fermentation acétique, qui entre dans la fabrication du vinaigre ; et la fermentation lactique, étape essentielle dans l'élaboration des fromages, mais aussi de nombreux produits d'origine végétale (choucroute, olives, cornichons...) et de la charcuterie. La teneur en vitamines des aliments – notamment celles du groupe B – peut augmenter au cours de la fermentation.

■ **L'ionisation.** Elle est encore peu utilisée (voir Ionisation des aliments).

Les traitements par la chaleur

La stérilisation ou appertisation. Ce procédé consiste à faire chauffer suffisamment longtemps des aliments dans des récipients hermétiquement clos, à une température élevée, en général quelques minutes à 110 ou 115 °C. Il a pour conséquence la destruction totale des micro-organismes.

Le principal avantage de cette technique est de permettre la conservation des aliments à température ambiante et longtemps. La législation oblige à indiquer la date limite d'utilisation optimale (ou DLUO), mais il n'y a pas de danger pour la santé à consommer l'aliment au-delà. En revanche, après ouverture de la boîte, l'aliment exige les mêmes précautions qu'un produit frais, puisqu'il n'est plus stérile.

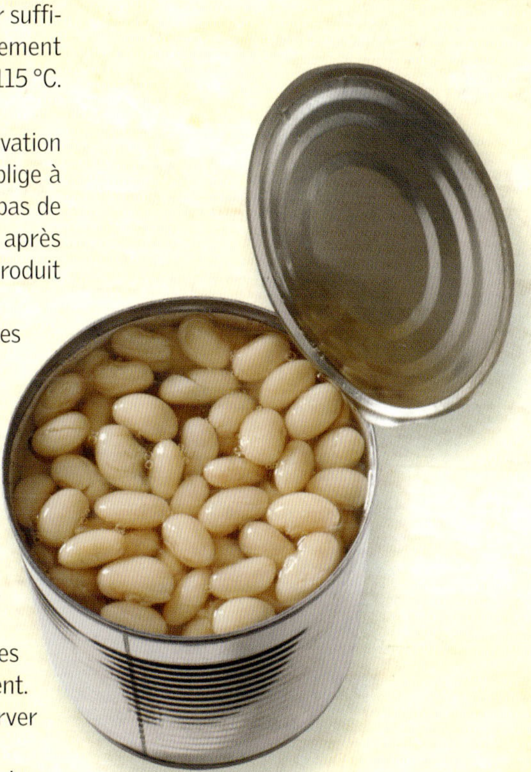

Concernant les macronutriments (protides, glucides, lipides), les études ont montré que les modifications sont insignifiantes. Il y a certes des pertes en minéraux par diffusion dans l'eau, mais elles ne sont pas plus importantes que lors de la cuisson ménagère de produits frais. Quant aux destructions vitaminiques (surtout vitamines B_1 et C, très sensibles à la chaleur), elles sont réelles mais modérées : on obtient moins de 50 % de pertes pour la vitamine C et de 25 à 45 % pour la vitamine B_1. Comme les aliments sont traités immédiatement après la récolte, on part de teneurs optimales, de sorte que les conserves ont, dans l'ensemble, des valeurs vitaminiques assez satisfaisantes.

La pasteurisation. Ce traitement thermique, réalisé à des températures inférieures à 100 °C, est destiné à stabiliser temporairement un aliment. Celui-ci n'étant pas stérilisé, il continue à évoluer et ne peut se conserver que durant un temps limité, généralement au froid.

Les pertes vitaminiques sont plus faibles que lors d'une stérilisation, puisque les températures atteintes sont moins élevées.

La conservation par le froid

La congélation. Elle consiste à appliquer aux aliments un refroidissement progressif jusqu'à obtenir une température entre – 10 et – 20 °C. Elle s'utilise surtout pour le poisson.

La décongélation génère parfois une exsudation, car le froid peut endommager les parois des cellules, d'où une perte en vitamines et en minéraux.

La surgélation. Elle transforme l'eau des aliments en cristaux de glace. Pour éviter l'éclatement des membranes et des parois cellulaires, qui altérerait la texture et détruirait une partie des vitamines, on porte très rapidement les aliments à une température extrêmement basse, de l'ordre de – 30 °C. Les surgelés doivent ensuite être maintenus à au moins – 18 °C.

Pour stopper toute activité enzymatique ultérieure, qui pourrait endommager leur apparence et leur saveur, on les blanchit préalablement en les plongeant quelques secondes dans de l'eau bouillante ou dans de la vapeur d'eau bouillante, afin de neutraliser les enzymes de surface. Les fruits ne se prêtent pas à ce procédé : on les empêche de brunir en les additionnant de sirop de sucre, d'acide ascorbique (vitamine C) ou de jus de citron.

La surgélation des viandes et des poissons n'affecte en rien leur valeur protéique mais, au bout de quelques semaines, on observe une baisse de la teneur en vitamines du groupe B et en acides gras oméga-3 (pour les poissons gras de type saumon).

Pour les fruits et les légumes, les pertes vitaminiques, assez modestes, sont surtout dues au blanchiment. Elles sont de l'ordre de 30 à 40 % par rapport aux produits frais. Toutefois, la surgélation intervenant généralement juste après la cueillette, le taux de vitamines est élevé. On trouve donc souvent dans les surgelés davantage de vitamines que dans les produits frais.

ATTENTION

Anchois, rollmops et foie gras sont souvent présentés en boîte ou en bocal, au rayon frais. Il s'agit alors de semi-conserves, simplement pasteurisées et non stérilisées. Elles doivent donc être conservées au réfrigérateur et consommées avant la date limite indiquée (leur conservation dure de quelques semaines à quelques mois).

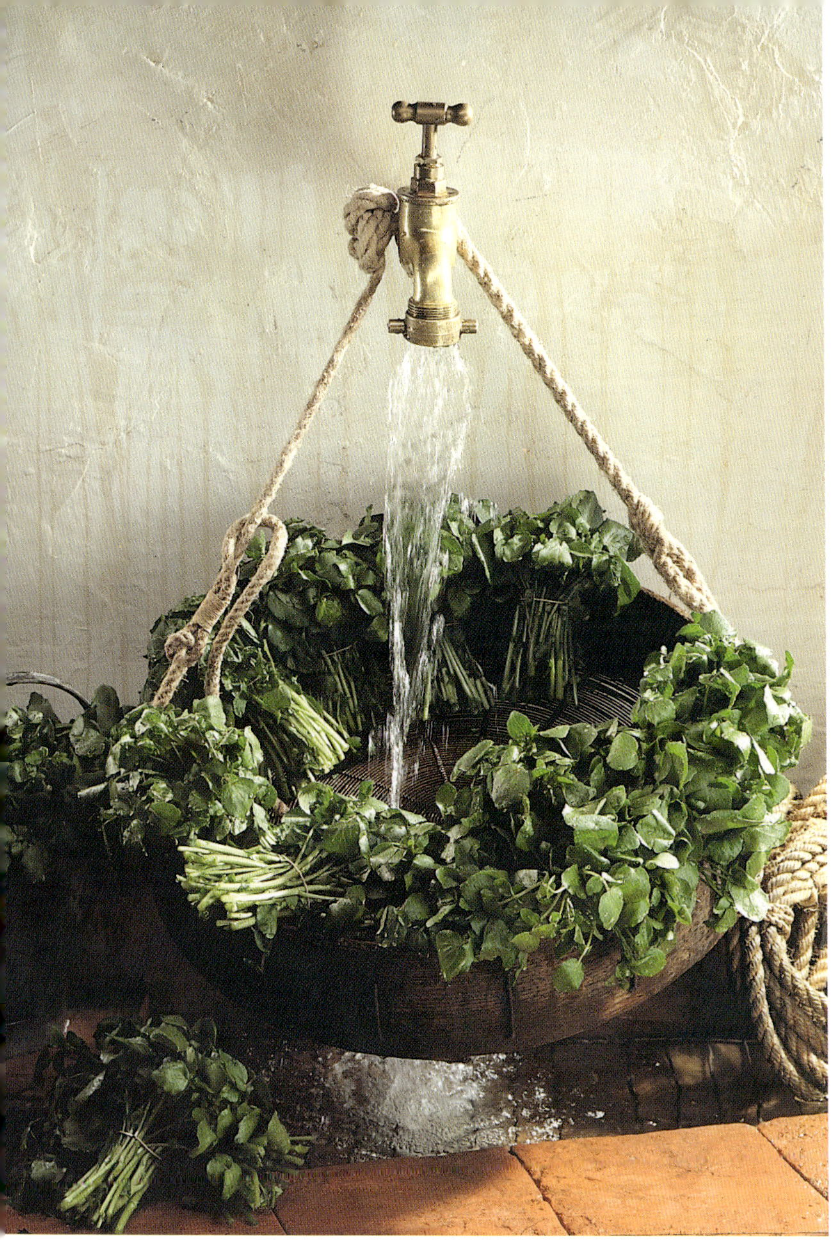

FRAIS ET CROQUANT. *Le meilleur cresson est celui qui pousse au début du printemps. Il faut bien le laver pour éliminer tous les micro-organismes.*

Cresson

AVANTAGES

- très riche en antioxydants (bonne source de bêta-carotène et de vitamine C)
- très riche en fer et en vitamine B_9
- bonne source de calcium et de potassium
- riche en bioflavonoïdes

INCONVÉNIENT

- peut être contaminé par des parasites s'il ne provient pas de cressonnières officielles

Qu'il soit mangé cru (garniture, salade ou sandwich) ou introduit dans des soupes, le cresson, aux feuilles vert foncé et poivrées, fait partie des légumes verts les plus nutritifs.

Ce légume crucifère est riche en antioxydants, en bioflavonoïdes et en d'autres éléments qui peuvent prémunir contre certains cancers, en particulier ceux du système digestif. Il renferme également un phytocomposant, l'isothiocyanate, qui détoxique les carcinogènes liés au cancer du poumon. Le cresson est une très bonne source de bêta-carotène, précurseur de la vitamine A, et de vitamine C, deux antioxydants qui protègent les cellules contre les dommages causés par les radicaux libres, molécules instables libérées régulièrement dans les cellules. Une petite portion de 50 g de cresson cru fournit plus de 1 500 µg de bêta-carotène (70 % de l'apport nutritionnel conseillé, ou ANC) et 30 mg de vitamine C (27 % de l'ANC), des quantités non négligeables de potassium et de calcium, pour 6 kcal seulement ! Sa richesse en fer (1,6 mg pour 100 g) et en vitamine B_9, ou acide folique (215 µg pour 100 g), le fait recommander en cas d'anémie.

On attribue de nombreuses vertus, non prouvées, au cresson. Il pourrait atténuer les troubles gastro-intestinaux et aider à soigner les problèmes respiratoires ainsi que les infections du tractus urinaire. Ce serait aussi un antidépresseur doux, un stimulant de l'appétit et un diurétique. Le jus de cresson, en compresses, serait bénéfique contre l'acné.

ACHAT ET APPRÊT

Le cresson se vend frais, en botte ou en barquette. Ses feuilles doivent être vert vif, ni jaunies ni flétries. On peut trouver dans les ruisseaux sauvages du cresson de fontaine ; il est tout à fait déconseillé de le cueillir. Ces petits cours d'eau véhiculent souvent des parasites et des bactéries qui peuvent causer des infections intestinales et surtout transmettre la dangereuse douve du foie. Même le cresson du commerce, pourtant cultivé dans un milieu contrôlé, doit d'ailleurs être soigneusement lavé lui aussi avant d'être consommé.

On sert volontiers le cresson en salade. Il est délicieux parsemé de quelques cerneaux de noix et assaisonné avec un peu d'huile de noix ou de noisette. Vous pouvez aussi le rehausser d'une sauce acidulée légère comme le garnir de tranches d'orange ou de pamplemousse, pour une fraîche salade estivale. Le cresson fait également des potages rafraîchissants et vitaminés. Mais, pour préserver ses qualités nutritionnelles, il faut le cuire rapidement (le micro-ondes fait merveille ici) et le servir immédiatement. ❖

Crohn (maladie de)

PRIVILÉGIER

- viande maigre, poisson, volaille pour les protéines nécessaires à la cicatrisation
- vitamines, minéraux et autres suppléments, sous contrôle médical
- yaourts et autres probiotiques

RÉDUIRE

- aliments riches en fibres, surtout si les intestins sont partiellement obstrués

ÉVITER

- tous les alcools
- aliments qui aggravent les symptômes
- tabac

Aussi connue sous le nom d'iléite, la maladie de Crohn est une maladie inflammatoire qui peut affecter n'importe quelle partie du tractus gastro-intestinal, de la bouche à l'anus. Mais elle touche surtout le côlon et la partie terminale de l'intestin grêle : l'iléon.

La maladie de Crohn est une affection chronique, qui peut réapparaître après de longues périodes de rémission. Elle génère une douleur dans le bas de l'abdomen, à droite, et de la diarrhée. Dans cette maladie, des segments malades de l'intestin côtoient des segments sains ; les fistules (perforations de la paroi intestinale) sont fréquentes. Une occlusion dans un segment malade doit être traitée en urgence. Le patient peut perdre du poids, avoir de la fièvre et souffrir d'hémorragies intestinales minimes, mais assez persistantes pour causer de l'anémie. Les enfants atteints peuvent avoir des retards de croissance et de développement sexuel.

Il existe plusieurs hypothèses sur les causes de la maladie de Crohn, mais aucune n'est avérée. Selon des chercheurs, le système immunitaire serait touché par un virus ou une bactérie déclenchant une réaction inflammatoire de la paroi intestinale. Par ailleurs, la maladie de Crohn semble être génétique : environ 20 % des malades ont un parent porteur d'une maladie inflammatoire de l'intestin. Les symptômes peuvent se déclencher à l'occasion d'un stress inhabituel ou prolongé, mais le stress ne semble pas être une cause de la maladie.

LES TRAITEMENTS MÉDICAUX

Il n'existe pas de traitement de la maladie de Crohn, mais des médicaments en soulagent les symptômes. Comme dans la colite ulcéreuse, les agents 5-ASA occupent la première ligne avec la sulfasalazine. Pendant les crises, la prednisone s'utilise couramment. Les médicaments qui inhibent le système immunitaire (6-mercaptopurine, azathioprine) peuvent être efficaces ; tout en supprimant la réaction immune qui contribue à l'inflammation, ces médicaments augmentent, certes, la prédisposition aux infections. Si aucun de ces produits ne soulage, l'infliximab (Remicade®) est donné en intraveineuse. Cette substance neutralise partiellement l'activité d'une protéine, le facteur de nécrose tumorale, que l'on croit responsable de l'inflammation dans la maladie de Crohn. La croissance bactérienne intestinale, parfois excessive chez certains patients, peut nécessiter le recours aux antibiotiques.

La chirurgie s'impose pour les complications : occlusion, perforation et abcès. Il faut parfois enlever le segment touché, ce qui n'empêche pas les récidives ailleurs dans le tractus digestif.

LES APPROCHES NUTRITIONNELLES

Les carences nutritionnelles sont fréquentes dans la maladie de Crohn. Lors d'une crise, les symptômes coupent l'appétit et le malade ne mange pas assez pour maintenir son poids et une nutrition adéquate. La nutrition peut être problématique même pendant les rémissions ; si l'intestin grêle est endommagé par l'inflammation, vitamines et nutriments ne sont pas bien absorbés. L'iléostomie diminue la capacité du corps à absorber les nutriments.

Éliminer les aliments qui provoquent les symptômes. Si certains médecins recommandent d'éviter la friture, les produits laitiers, les épices, les aliments riches en fibres, les graisses cuites, la charcuterie, les viandes grasses, les fruits acides, les boissons gazeuses et les jus de fruits, il n'y a pas de régime spécifique. Il faut avant tout consommer suffisamment de calories, de vitamines et de minéraux sans exacerber les symptômes. Éliminez pendant plusieurs semaines tout aliment qui semble créer des problèmes et tenez un journal de vos symptômes. Évitez l'alcool : il augmente les hémorragies intestinales, diminue l'immunité et joue un rôle dans la malnutrition.

Éviter les aliments riches en fibres. Les aliments à haute teneur en fibres peuvent être irritants pour les intestins et ils sont également susceptibles d'aggraver les diarrhées. Ces aliments ne sont que partiellement digérés jusqu'à ce qu'ils arrivent dans le côlon pour y subir l'action des bactéries : la croissance bactérienne accrue qui en découle peut exacerber la maladie de Crohn.

Manger moins, plus souvent et bien mastiquer. Six petits repas par jour provoqueront moins de symptômes que trois gros. Mangez lentement et mastiquez bien : c'est bon pour tout le monde parce que cela améliore la digestion, mais c'est particulièrement important pour les personnes qui souffrent de la maladie de Crohn. Si vous les supportez, ajoutez yaourts et autres probiotiques à vos repas. Ils pourraient aider votre organisme à lutter contre l'inflammation intestinale.

Parler au médecin des suppléments nutritionnels. Même les patients qui se nourrissent normalement peuvent avoir des carences nutritionnelles à cause d'une absorption insuffisante de nutriments ; c'est pourquoi beaucoup doivent prendre des suppléments de vitamines et de minéraux. Mais les vitamines à hautes doses ne se prennent que sous surveillance médicale. Les carences en vitamine B_{12}, par exemple, sont traitées par injections quand le patient manque des substances intestinales pour la métaboliser.

LES SUPPLÉMENTS SPÉCIAUX

Les patients présentant des symptômes graves ou devant subir une chirurgie peuvent avoir besoin de suppléments liquides très caloriques en complément ou en remplacement de l'alimentation. Ces produits ont souvent mauvais goût ; aussi, si le patient est incapable de boire le sien, il peut être administré par voie entérale (sonde). Dans de rares cas, on prescrira un régime élémentaire (peu de graisses, aliments faciles à digérer).

Les cas les plus graves de maladie de Crohn feront l'objet d'une alimentation parentérale (en intraveineuse), pour permettre le repos du système digestif et l'absorption suffisante de nutriments. Cette approche est privilégiée chez les enfants dont la croissance est retardée. ❖

Crustacés et fruits de mer

AVANTAGES

- renferment des protéines de qualité et peu de graisses
- excellente source de minéraux et oligoéléments (calcium, cuivre, iode, fer, sélénium, zinc)
- bonne source de vitamines du groupe B

INCONVÉNIENTS

- certains renferment beaucoup de cholestérol
- s'altèrent vite et peuvent être contaminés par des germes présents dans l'eau
- peuvent provoquer des réactions allergiques

FRUITS DE MER ET TOXINES

Les moules absorbent plus vite les toxines que tout autre mollusque ou crustacé : elles servent d'indicateurs aux scientifiques chargés de détecter les toxines dans l'eau. Les pétoncles sont moins dangereux, car on ne consomme pas l'animal lui-même, mais le muscle qui le relie à sa coquille.

ATTENTION

Beaucoup de gens sont allergiques aux fruits de mer ; une allergie à l'un d'entre eux implique de se méfier de tous. Une réaction extrême, avec crise d'urticaire, œdème et difficulté à respirer, préfigure un choc anaphylactique, potentiellement fatal. L'allergie aux fruits de mer soulève la possibilité d'une allergie à l'iode dans les substances utilisées pour un examen radiologique en contraste. Il faut absolument la signaler au médecin.

Les crustacés et les mollusques, également appelés fruits de mer, vivent dans l'eau et présentent la particularité d'avoir leur squelette à l'extérieur de leur corps. Huîtres et moules sont des mollusques menant une vie sédentaire dans leur coquille et se fixant à des rochers ou à des pieux par un faisceau de filaments appelé byssus. Poulpes et calmars sont aussi des mollusques, mais ils nagent en liberté et sont dépourvus de coquilles.

Le corps des crustacés – homards, crevettes, crabes – est recouvert de plaques de chitine formant une carapace qui ne les empêche pas de se déplacer mais les protège contre leurs prédateurs. Crabes et homards à carapace molle sont pêchés durant la mue, avant que leur nouvelle carapace ait durci.

VALEUR NUTRITIONNELLE

Les fruits de mer sont précieux en ce qu'ils fournissent des protéines d'excellente qualité. Contrairement à celles des animaux à sang chaud, elles renferment peu de graisses, même si certains fruits de mer, comme les poulpes et les crevettes, renferment beaucoup de cholestérol. Les mises en garde contre le cholestérol alimentaire ont d'ailleurs été atténuées récemment, car on a constaté qu'il aurait peu d'effet sur le cholestérol sanguin. Les fruits de mer ont très peu de graisses saturées, qui font monter le taux de cholestérol, mais apportent des oméga-3 bénéfiques pour la santé cardio-vasculaire, beaucoup de vitamine B_{12} et moins de calories, à poids égal, que d'autres sources de protéines animales.

Ils sont aussi très riches en minéraux : calcium et phosphore pour la santé des os et des dents ; cuivre pour la production des globules du sang, du tissu conjonctif et des fibres nerveuses ; iode pour le bon fonctionnement de la thyroïde ; fer pour la formation des globules rouges ; magnésium pour le fonctionnement neuro-musculaire, les os et le matériel génétique ; potassium pour les nerfs, les muscles et le métabolisme en général ; sélénium, important antioxydant lié à un moindre risque de cancer ; enfin, zinc pour le système immunitaire

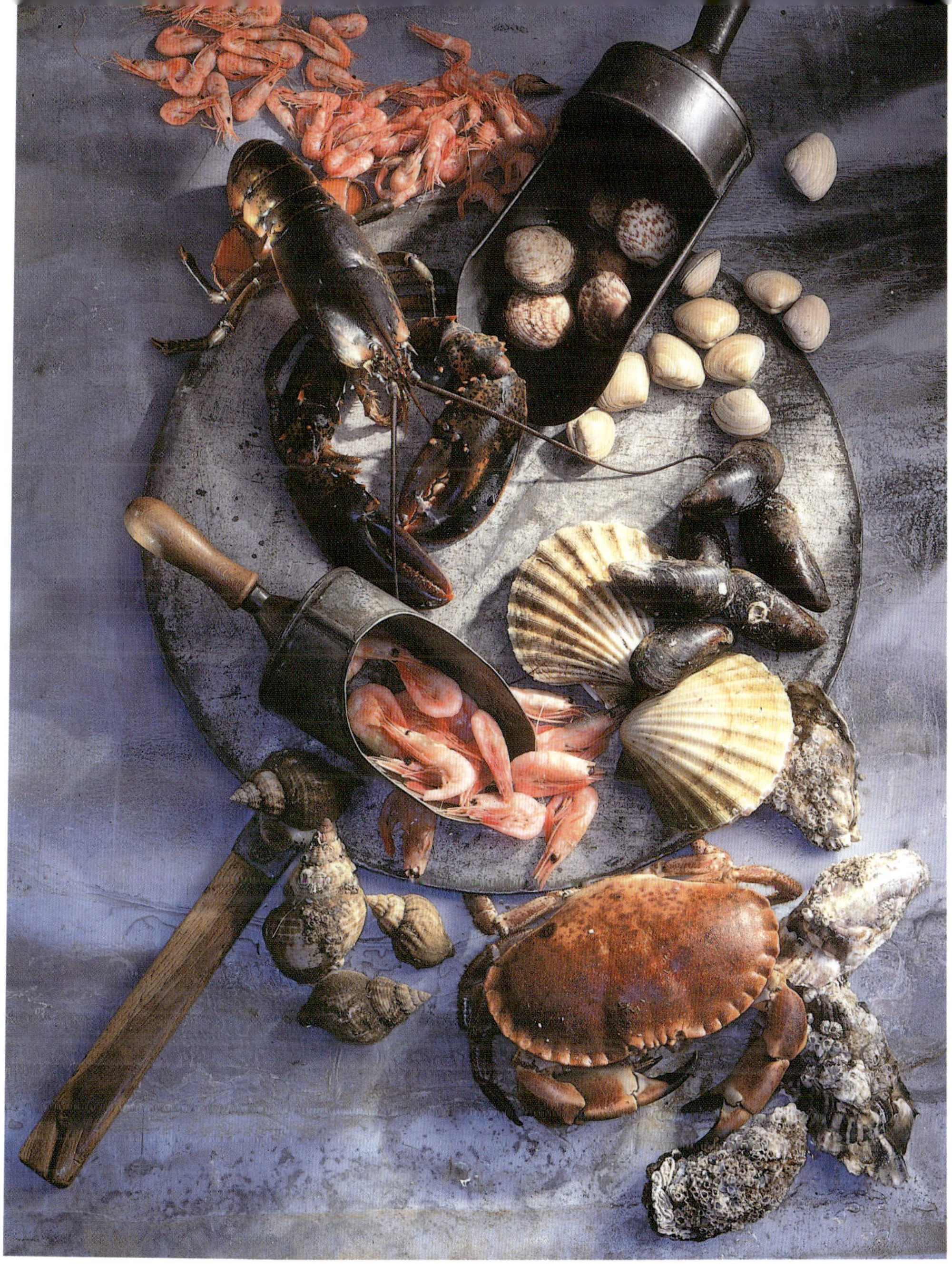

PLATEAU DE FRUITS DE MER. *Ils sont pauvres en graisses saturées et riches en protéines ainsi qu'en acides gras oméga-3, bons pour le cœur.*

et la reproduction. Ils sont naturellement riches en sodium (80 à 200 mg pour 100 g en moyenne) et doivent donc être écartés d'un régime sans sel.

LES RISQUES POTENTIELS

Les fruits de mer sont facilement contaminés par les eaux polluées, surtout les moules et les palourdes, qui vivent en eaux peu profondes. Ils peuvent tout particulièrement transmettre le virus de l'hépatite. On ne doit pas les ramasser aux abords d'une plage, d'un quai ou d'un quartier habité et on a tout intérêt à s'informer auprès des autorités sanitaires pour savoir si on peut les récolter pour les manger. Dans tous les cas, il vaut mieux les acheter à la poissonnerie ou à l'épicerie, recouverts de glace pilée ou, pour les homards, conservés dans des bacs bien alimentés en oxygène. Les fruits de mer frais se gardent quelques heures à 0 °C couverts de glace concassée. On les consommera le jour de l'achat.

On dit souvent qu'on peut consommer des huîtres seulement durant les mois en « r ». De mai à août, c'est la période du frai : leur aspect n'est pas très engageant, mais elles ne sont pas nocives. On rejettera les huîtres qui sentent mauvais ou qui ont un aspect douteux une fois ouvertes. Si une huître a mauvais goût, il faut la recracher sans fausse honte. Les diabétiques, les femmes enceintes et les personnes immunodéprimées doivent demeurer très vigilants.

Valeur nutritionnelle des fruits de mer

Pauvres en graisses saturées et riches en protéines, les fruits de mer renferment des vitamines du groupe B et des minéraux. Parce qu'ils peuvent être facilement contaminés, il faut être très prudent tant à l'achat qu'au moment de les préparer et de les faire cuire. Les valeurs ci-dessous sont pour 100 g.

MOLLUSQUES CRUSTACÉS	PROTÉINES (g)	GRAISSES (g)	KCAL	VITAMINES	MINÉRAUX
Bigorneau (cuit)	26	1,2	134	Source utile d'acide folique et d'acide pantothénique. Riche en vitamine B_{12}.	Bonne source de zinc, de fer, de magnésium et de sélénium.
Calmar (cru)	16	1,1	83	Contient de la riboflavine et de la vitamine B_{12}.	Bonne source de fer et de potassium. Contient du zinc.
Coquille Saint-Jacques (crue)	16	0,5	77	Bonne source de thiamine. Contient de la riboflavine et de la niacine.	Bonne source de fer, de magnésium et d'iode. Renferme du sélénium.
Crabe ou tourteau (cuit à l'eau)	20	5,2	128	Source utile d'acide pantothénique, de niacine, de vitamines A et B_6.	Bonne source de zinc. Contient du fer, du potassium, du magnésium et du calcium.
Crevette (cuite)	22	1,8	103	Contient de la niacine, de la vitamine B_6 et de l'acide folique.	Source de fer, de calcium et d'iode. Contient du zinc et du magnésium.
Homard (cuit à l'eau)	19	1,8	96	Bonne source de vitamine B_{12} et d'acide folique.	Bonne source de zinc. Magnésium, cuivre, potassium, calcium, sélénium.
Huître (crue)	9	1,6	68	Contient de la thiamine, de la riboflavine, des vitamines A, C et D.	Riche en zinc. Excellente source de fer et d'iode. Contient du magnésium et du sélénium.
Langouste (crue)	17	1,3	89	Apporte des vitamines A et B_3.	Très riche en sélénium et en potassium. Fer, iode, calcium et phosphore.
Moule (cuite à l'eau)	20	2,8	118	Contient des vitamines A et E, de la riboflavine et de la thiamine.	Bonne source de fer et d'iode. Contient du zinc et du magnésium.
Palourde (crue)	15	1	77	Source utile de riboflavine, ainsi que de vitamines A et C.	Excellente source de fer, de potassium, d'iode, de zinc. Contient du calcium.
Pétoncle (cuit à la vapeur)	23	1,4	111	Bonne source de vitamine B_{12}.	Contient du cuivre, du magnésium et du zinc.

De temps à autre, des bancs de plancton créent ce qu'on appelle une marée rouge dans les eaux côtières. Les fruits de mer s'en nourrissent et se chargent d'une toxine qui survit à la cuisson. L'intoxication apparaît dans les 30 minutes suivant l'ingestion : engourdissement du visage, difficultés respiratoires et faiblesse musculaire. Il ne faut pas consommer de fruits de mer dans les régions où il y a une marée rouge (attention : l'eau n'est pas vraiment rouge). Impossible aussi de détecter au goût les moules porteuses d'acide domoïque, autre toxine dérivée des algues.

À l'achat, il faut être vigilant. On choisira des homards bien vifs, qui donnent de bons coups de queue quand le poissonnier les retire du bac, ainsi que des moules, des palourdes et des huîtres dont les coquilles sont bien fermées ou qui se ferment lorsqu'on tapote le dessus avec un couteau. Si elles ne se referment pas, il faut les jeter. En revanche, à la cuisson, les coquilles doivent s'ouvrir et il faut éliminer celles qui restent fermées.

Les fruits de mer frais, vendus en coquille ou écaillés, doivent avoir une odeur agréable, un peu iodée. Si ce n'est pas le cas, il faut les jeter. Huîtres et palourdes crues réagissent quand on les arrose d'un peu de citron : c'est un signe de fraîcheur.

Crevettes et chair de crabe font exception à la règle des fruits de mer crus. Les crevettes peuvent être parées et surgelées en mer, puis décongelées pour la vente. L'étiquette porte alors la mention « décongelé ». La chair de crabe peut être cuite dans la carapace ou en être extraite et cuite à chaleur contrôlée ; dans les deux cas, elle est surgelée après cuisson. Mais, comme on passe le crabe entre des rouleaux de caoutchouc pour en retirer la chair, il faut veiller à ôter les fragments de carapace qui peuvent rester.

La chair de homard et de crabe se vend également surgelée ou en conserve : elle est prête à consommer.

APPRÊT

Tout comme les poissons, les crustacés et les mollusques ont une chair fragile dont il faut arrêter la cuisson dès que les protéines se coagulent. Trop cuite, la chair se dessèche et durcit.

Les préparations aux fruits de mer du commerce, cuisinées en sauce ou présentées en feuilletage, sont souvent inutilement chargées en calories et en graisses. Le pain beurré et la mayonnaise qui accompagnent souvent les plateaux de fruits de mer regorgent de calories et de graisses. Du fromage blanc additionné d'échalote émincée et de fines herbes hachées, puis relevé d'un peu de jus de citron, fait merveille avec la plupart des fruits de mer et permet de bénéficier de leur légèreté. ❖

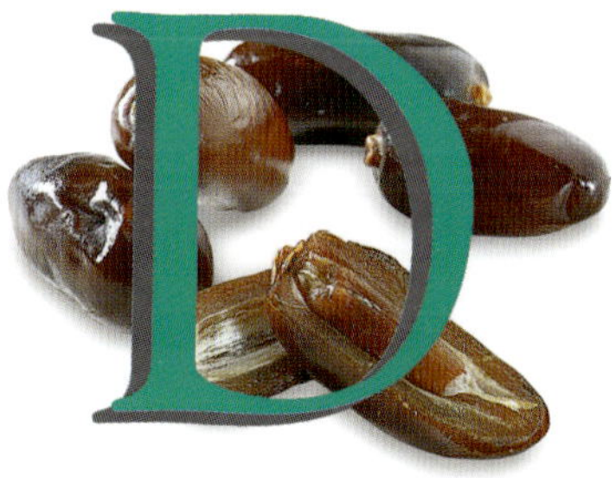

Datte

AVANTAGES

- excellente source de potassium
- bonne source de fer et de vitamines B_3 et B_6
- riche en fibres

INCONVÉNIENT

- sa richesse en sucres et sa texture collante peuvent favoriser la carie dentaire

On cultive les dattiers en Afrique du Nord depuis 8 000 ans. Ces grands palmiers du désert fournissent jusqu'à 200 dattes par régime.

Les dattes peuvent être consommées fraîches mais, le plus souvent, elles sont commercialisées après avoir été légèrement séchées, pour rester encore moelleuses. Les dattes séchées très dures sont uniquement consommées sur place, dans les pays d'origine, où elles constituent un aliment facile à transporter et qui se conserve bien.

Avec une proportion de l'ordre de 60 % de glucides, la datte compte parmi les fruits les plus sucrés. 100 g de dattes – soit une douzaine – fournissent environ 250 kcal, chiffre record parmi les fruits. Avec 900 mg de potassium pour 100 g, la datte surpasse la banane et l'orange, toutes deux particulièrement riches en potassium. Une portion de 100 g de dattes fournit aussi 15 % ou plus de l'apport nutritionnel conseillé (ANC) en fer, en niacine et en vitamine B_6, ainsi que 8 g de fibres, soit plus de 25 % du total conseillé pour la journée. Mais elle ne procure que peu ou pas de vitamine C, comme la plupart des fruits séchés.

Les dattes renferment de la tyramine, composé organique également présent dans les fromages affinés, certaines charcuteries et le vin rouge corsé. Les personnes qui prennent des inhibiteurs de la monoamine oxydase (IMAO) pour traiter une dépression doivent éviter les dattes, car la tyramine, combinée à ce type de médicaments, peut causer une hypertension fatale. La tyramine peut aussi déclencher des migraines.

Les dattes possédant une haute teneur en sucres et une texture collante, il faut se brosser les dents chaque fois qu'on en mange, afin de ne pas favoriser l'apparition de caries. ❖

Dents et gencives

PRIVILÉGIER

- aliments riches en calcium : lait, yaourt et fromage
- fruits et légumes frais pour les vitamines A et C
- thé, pour sa richesse en fluor

RÉDUIRE

- confiseries, fruits séchés et autres aliments collants, qui se logent entre les dents

ÉVITER

- boissons et goûters sucrés
- boissons acidulées, sucrées ou non

Le brossage des dents et l'usage du fil dentaire sont essentiels, mais un régime sain est tout aussi important pour protéger les dents de la carie et maintenir la santé des gencives. Les colonies de bactéries qui recouvrent en permanence les dents d'une pellicule adhérente, dite plaque dentaire, sont responsables des caries et de la gingivite. Si la plaque n'est pas enlevée par le brossage, ces bactéries transforment les sucres et les amidons de la nourriture en acides qui attaquent l'émail des dents. La plaque, en durcissant, devient du tartre qui mène à l'inflammation des gencives, ou gingivite.

Une alimentation équilibrée fournit les minéraux, vitamines et nutriments essentiels pour la santé des dents et des gencives. Ainsi en va-t-il du fluor, présent à l'état naturel dans les aliments et dans l'eau ou pris sous forme de complément (pour les enfants) : cet oligoélément agit contre la carie, dont il peut diminuer la survenue de 60 %.

LES PRINCIPES D'HYGIÈNE

Bien manger durant la grossesse. Les dents du bébé prennent un bon départ si l'on mange bien pendant sa grossesse. L'apport de calcium est particulièrement important pour la dentition et l'ossature, de même que la vitamine D, nécessaire à l'assimilation du calcium.

LE SAVIEZ-VOUS ?

LE FLUOR ALIMENTE TOUJOURS LA CONTROVERSE

Après quelque 140 études menées dans 20 pays pour établir l'innocuité et l'efficacité de la fluoration (traitement de l'eau destinée à la consommation par l'adjonction de fluor), la communauté scientifique a atteint un consensus : à condition d'être exécutée convenablement, la fluoration est sûre et efficace. Cependant, en France, la fluoration de l'eau de distribution publique n'est pas autorisée.

UN PETIT TRUC

CHEWING-GUMS AU XYLITOL : EFFICACES CONTRE LA CARIE

Mâchez-en pendant au moins 5 minutes à la fin des repas. Le xylitol combat dans la bouche les bactéries responsables des caries. De fait, une étude a démontré que les personnes qui mâchaient du chewing-gum au xylitol après les repas avaient moins de bactéries dans la bouche, 5 minutes plus tard, que les personnes qui mâchaient du chewing-gum sucré ou n'en mâchaient pas du tout.

Beaucoup de calcium pour la santé des dents et des gencives. Les produits laitiers (allégés ou non), le saumon et les sardines en boîte (avec les arêtes), les amandes et les légumes à feuilles vert foncé sont d'excellentes sources de calcium.

La vitamine D est essentielle à l'absorption du calcium. On trouve la vitamine D dans le lait (entier et demi-écrémé), le fromage, le beurre et les poissons gras, comme le saumon. On en fabrique aussi en s'exposant au soleil.

Le fluor est important. On peut prévenir la carie en donnant du fluor aux enfants dans les premières années de leur vie. Le fluor est fourni par certaines eaux minérales, le sel fluoré, les boissons qui contiennent de l'eau fluorée, le thé et certains poissons ; on en trouve dans les dentifrices et les solutions rince-bouche. On peut donner des suppléments de fluor aux enfants, à condition de contrôler l'apport éventuel par l'eau de boisson. Attention : l'excès de fluor peut entraîner la formation de taches sur les dents.

Phosphore, magnésium, vitamine A et bêta-carotène sont indispensables. Si le calcium et le fluor ont un rôle de premier plan dans la formation de l'émail des dents, le phosphore (présent notamment dans la viande, le poisson et les œufs) et le magnésium (abondant dans les céréales complètes, les épinards et les légumes secs) sont également importants. La vitamine A contribue aussi à une dentition de qualité ; son précurseur, le bêta-carotène, abonde dans les fruits et légumes de couleur orange, ainsi que les légumes à feuilles vert foncé.

Les enfants étant particulièrement vulnérables aux caries, les parents devraient :

- les nourrir sainement pendant leur enfance ;
- leur brosser les dents jusqu'à ce qu'ils soient assez grands pour bien le faire eux-mêmes, soit vers l'âge de 6 ou 7 ans ;
- vérifier qu'ils se brossent les dents après les repas et avant le coucher ;
- ne jamais mettre un bébé ou un tout-petit au lit avec un biberon de lait (qui contient du lactose, le sucre naturel du lait), de jus de fruits ou toute autre boisson sucrée ;
- ne jamais passer les tétines ou les sucettes dans du miel ou du sirop.

LE RÔLE DU SUCRE

Le saccharose, le sucre le plus courant, est la principale cause de caries, mais non la seule. Si les aliments sucrés – biscuits, bonbons et sodas – sont les premiers incriminés, les féculents (pain et céréales) jouent aussi un rôle dans la carie. Quand les amidons des féculents se mélangent à l'amylase, une enzyme de la salive, il se forme un milieu acide qui érode l'émail et expose les dents à la carie. Si on ne se rince pas la bouche, les dommages augmentent.

Attention aux fruits séchés. Les fruits séchés sont mauvais pour les dents parce qu'ils sont à la fois très sucrés et collants. Même les jus de fruits non sucrés sont déconseillés, car ils sont acides et contiennent des taux élevés de sucres simples.

Consommer des fruits et notamment des pommes. Les fruits, bien qu'ils soient sucrés et acides, provoquent moins de caries parce que la mastication stimule la production de salive. Or la salive diminue l'acidité de la bouche et la nettoie des particules de nourriture. On dit que les pommes sont bonnes pour les dents, car elles fortifient les gencives, augmentent la sécrétion salivaire et réduisent le nombre des bactéries responsables des caries. D'ailleurs, les personnes qui ont la bouche sèche de façon chronique sont davantage exposées aux caries. Et certains médicaments, comme les antihypertenseurs, diminuent la production de salive. On en sécrète également moins pendant le sommeil : se brosser les dents avant d'aller au lit est donc primordial.

LES ALIMENTS UTILES

Vous pouvez protéger vos dents en terminant un repas avec des aliments qui ne favorisent pas la carie et même la préviennent. C'est le cas des fromages à pâte dure. Des chewing-gums sans sucre stimulent la production de salive, qui diminue l'acidité et déloge les débris alimentaires. Se rincer la bouche et se laver les dents après avoir mangé est une bonne stratégie contre les caries.

LA GINGIVITE

On perd plus de dents à cause de la gingivite qu'à cause des caries. La gingivite peut toucher quiconque néglige son hygiène buccale ou mange de façon peu équilibrée. Le risque est particulièrement élevé en cas d'alcoolisme, de malnutrition, d'infection au VIH, de traitement aux corticostéroïdes ou de chimiothérapie. Le brossage des gencives avec une brosse souple et douce et le fil dentaire aident à prévenir l'inflammation et la sensibilité des gencives.

Dans la gingivite, une affection très courante, les gencives rougissent, enflent et saignent parce qu'il y a accumulation de plaque dentaire. Le traitement nécessite une bonne hygiène dentaire et l'enlèvement de la plaque par un dentiste. Non traitée, la gingivite peut mener à la parodontite : les dents déchaussées commencent à bouger, risquant de tomber. Plus grave encore, les études ont montré l'existence d'une relation entre une mauvaise hygiène buccale et les maladies cardiaques. Les gencives qui saignent peuvent être la porte d'entrée de bactéries ou de virus responsables de problèmes cardiaques. Enfin, les femmes dont la bouche est en mauvais état sont plus susceptibles de donner naissance à des bébés prématurés, à cause du risque infectieux.

Le saignement des gencives peut signifier que vous manquez de vitamine C. Mangez beaucoup de fruits et de légumes frais. ❖

Dépression

PRIVILÉGIER

- régime équilibré comprenant beaucoup de glucides complexes, de vitamines B_6 et B_{12}, d'acide folique et de poissons gras pour les oméga-3

RÉDUIRE

- alcool, qui peut avoir un effet dépresseur
- caféine, qui peut perturber le sommeil et modifier l'humeur

ÉVITER

- aliments et boissons qui contiennent de la tyramine (si vous prenez des IMAO)

Pour décrire l'angoisse de la dépression clinique, des écrivains ont parlé de leurs efforts pour traverser un épais brouillard, de leur descente au trente-sixième dessous ou de leur crainte de ne pouvoir atteindre la lumière solaire à cause d'un nuage noir, avec la volonté au point mort et le cerveau noyé de brume… La dépression clinique est bien différente du découragement qui peut accompagner une déception. C'est une maladie grave, probablement causée par un dérèglement de la chimie cérébrale. Elle peut arriver soudainement et, pour quelques chanceux, disparaître aussi soudainement. Mais beaucoup de déprimés doivent prendre des médicaments pour modifier et améliorer leur humeur.

Un des signes classiques de la dépression est un changement subit dans les habitudes alimentaires. Certains sujets perdent complètement l'appétit ; d'autres ont soudain une faim de loup, avec des envies de sucre. Le manque d'énergie est typique chez les déprimés. Les autres signes communs sont : sentiment insurmontable de tristesse, incapacité d'éprouver de la joie, réveils matinaux, insomnie ou envie constante de dormir, incapacité à se concentrer, indécision. Des sentiments de culpabilité vont de pair avec des pensées morbides ou suicidaires. Quiconque ressent tout ou partie de ces symptômes, chaque jour pendant plus de 2 semaines, peut souffrir de dépression majeure.

Les personnes de 65 ans et plus sont quatre fois plus susceptibles de souffrir de dépression que les sujets plus jeunes ; cependant, les sujets plus âgés peuvent ne pas présenter les symptômes classiques. Ils auront des signes de démence, des douleurs, sembleront agités, anxieux ou irritables. Les chercheurs estiment que presque un tiers des veufs et des veuves remplissent les critères de dépression dans les quatre premières semaines qui suivent la mort de leur conjoint ; la moitié sont encore en dépression clinique au bout d'un an. Si vous notez des symptômes de dépression chez une personne de votre entourage, essayez de la convaincre de consulter un médecin.

La dépression est fréquente chez les patients atteints de la maladie de Parkinson, d'arthrite, de problèmes thyroïdiens et de cancer ou victimes d'un accident vasculaire cérébral (AVC). Le sujet peut se sentir déprimé parce qu'il a une maladie grave ou parce que sa maladie a déclenché des modifications chimiques dans le cerveau. La dépression peut aussi être un effet secondaire de médicaments pris pour d'autres motifs : c'est le cas des bêtabloquants dans l'hypertension, de la digoxine et d'autres médicaments pour le cœur, de l'indométhacine et d'autres analgésiques, des corticostéroïdes (y compris la prednisone), des antiparkinsoniens, des antihistaminiques, des contraceptifs et d'autres médicaments hormonaux.

LES FACTEURS NUTRITIONNELS

Les déprimés prennent moins soin d'eux, négligeant leur apparence et mangeant de façon irrégulière. Or toute maladie nécessite qu'on absorbe des aliments nutritifs, favorisant la guérison. Dans le cas de la dépression, certains aliments peuvent aider à stabiliser l'humeur.

Manger des glucides. Les aliments riches en glucides

LE SAVIEZ-VOUS ?

LE CHOCOLAT AMÉLIORE L'HUMEUR

Il renferme une substance, la phényléthylamine, qui élève le taux d'endorphines et agit à la manière d'un antidépresseur.

POISSONS GRAS ET DÉPRESSION

Se peut-il que manger plus de poissons gras soit un moyen très simple d'éviter la dépression ? C'est ce que semble indiquer la recherche. On a d'abord remarqué que les taux de dépression étaient inférieurs dans les pays où l'on consomme beaucoup de poisson. Les spécialistes ont noté ensuite que les personnes souffrant de dépression présentaient parfois des concentrations singulièrement faibles d'acides gras oméga-3 dans le cerveau.

Ces acides gras abondent dans les poissons des mers froides : saumon, sardine et maquereau. Une faible consommation de poisson et de sources significatives d'oméga-3 a été associée à des taux plus élevés de dépression post-partum (baby-blues).

Récemment, de nombreuses études ont étayé l'hypothèse selon laquelle la consommation accrue d'acides gras oméga-3 pouvait stabiliser l'humeur. Administrés à des porcelets, des oméga-3 ont produit le même effet que l'antidépresseur Prozac® : l'élévation marquée des concentrations d'un neurotransmetteur en particulier, la sérotonine. Des recherches cliniques ont montré que les acides gras oméga-3 pouvaient améliorer les symptômes de la dépression et ceux de la maladie bipolaire (troubles maniaco-dépressifs).

En attendant les conclusions définitives, on peut toujours manger plus de poisson. On vend aussi des suppléments d'huile de poisson en pharmacie ou dans les magasins de diététique, au rayon des aliments naturels. Comme ceux-ci fluidifient le sang, il vaut mieux en parler d'abord à votre médecin. D'autres sources naturelles d'oméga-3 sont les graines de lin et les huiles de noix et de colza.

semblent avoir un effet calmant et relaxant. Ils permettent au tryptophane, un acide aminé, d'entrer dans le cerveau, où il est utilisé pour fabriquer de la sérotonine. Pâtes, pain, graines, céréales, fruits et jus sont de bons choix, surtout le soir.

Limiter le sucre. Quand certains sujets mangent de grandes quantités de sucreries, ils peuvent éprouver un regain d'énergie, qui retombe vite et s'accompagne de faiblesse lorsque le sucre est métabolisé.

Plus de vitamines du groupe B. Les vitamines B_6, B_9 (acide folique) et B_{12} peuvent toutes être utiles dans certaines formes de dépression. La vitamine B_6 semble soulager les femmes qui souffrent de dépression avant les règles (syndrome prémenstruel), sans doute en partie parce que cette vitamine joue un rôle dans la conversion du tryptophane en sérotonine dans le cerveau. Viande, poisson, volaille, céréales complètes, banane et pomme de terre sont de bonnes sources de B_6. D'autres recherches ont montré que beaucoup de déprimés ont des carences en B_9 et en B_{12}. Légumes à feuilles vert foncé, jus d'orange, lentilles, maïs, asperges, petits pois, noix et graines contiennent de la B_9. La vitamine B_{12} est apportée par les produits d'origine animale (lait et dérivés, viande et poisson, œufs, fruits de mer).

LES FACTEURS BÉNÉFIQUES

Le magnésium. Il intervient dans les mécanismes de régulation de l'excitabilité neuronale, de sorte qu'un déficit peut entraîner une plus grande vulnérabilité au stress et accentuer les sensations de fatigue, d'anxiété, des phénomènes qui augmentent le risque de dépression. Pour assurer un apport suffisant, privilégiez certaines eaux minérales, le chocolat, les céréales complètes, les fruits séchés et oléagineux, les abricots et les bananes, les légumes et légumes secs.

Le millepertuis. Plusieurs études ont démontré que cette plante médicinale a une efficacité équivalente à celle des médicaments sur les états dépressifs légers ou modérés, mais pas pour les dépressions majeures. On l'utilise sous forme de tisane ou dans de nombreuses préparations vendues en pharmacie ou dans les magasins de diététique. Mais attention, si le millepertuis entraîne peu d'effets secondaires directs, il diminue l'efficacité de médicaments comme les contraceptifs oraux, les anticoagulants, les immunodépresseurs, la digoxine et certains antiviraux utilisés contre le sida. Il est donc prudent de vérifier avec son médecin l'absence de contre-indication.

L'INTERACTION ALIMENTS-MÉDICAMENTS

Les antidépresseurs inhibiteurs de la monoamine oxydase (IMAO), surtout utilisés en milieu psychiatrique, peuvent avoir des effets indésirables marqués avec certains aliments, en particulier ceux qui contiennent de la tyramine et d'autres amines, mais aussi avec l'alcool, qu'il faut absolument éviter. La pression sanguine peut s'élever dangereusement si vous mangez des aliments riches en tyramine ou si vous buvez des boissons alcoolisées alors que ces médicaments vous ont été prescrits.

En règle générale, tous les aliments protéiques séchés, fermentés ou saumurés doivent être éliminés de l'alimentation, car leurs protéines ont été partiellement dégradées et ont donné naissance à des amines. Cela concerne fromages affinés et bleus, saucisses et saucissons, poisson fumé ou salé, viande et volaille traitées en saumure, jambon cru, tofu et produits du soja (sauce soja), fruits et légumes trop mûrs, choucroute, banane, soupes contenant des extraits de viande, jus et extraits de viande, suppléments nutritionnels de protéines, bière et certains vins (chianti, vieux bordeaux).

Café, thé, colas, chocolat, produits au cacao, levure, extraits de levure, ginseng contiennent un peu de tyramine, mais n'ont généralement pas d'incidence si on n'en prend que rarement et en petites quantités.

Les inhibiteurs sélectifs du recaptage de la sérotonine (ISRS), autres antidépresseurs, peuvent diminuer l'appétit et entraîner une perte de poids progressive : ce sont la fluoxétine, la sertraline et la paroxétine. Dans certains cas, ces médicaments peuvent à l'inverse être efficaces sur l'anorexie liée à une dépression.

Les antidépresseurs tricycliques peuvent amener un gain de poids : imipramine, amitriptyline et nortriptyline. Si vous êtes déjà corpulent ou que vous commenciez à grossir, demandez à votre médecin s'il peut vous prescrire un autre médicament. ❖

Diabète

PRIVILÉGIER

- repas et goûters réguliers pour éviter des fluctuations de la glycémie (taux de glucose sanguin)
- repas équilibrés et variés
- aliments riches en fibres et pauvres en graisses pour maintenir un poids normal

RÉDUIRE

- calories « vides » des bonbons, des boissons sucrées et des grignotages, facteur d'obésité
- graisses saturées et aliments élaborés avec des graisses hydrogénées

Plus de 2 millions de Français souffrent de diabète sucré, une maladie définie par un excès de glucose dans le sang. Le diabète apparaît quand le corps ne peut pas ou ne peut plus produire l'insuline, une hormone nécessaire au métabolisme du glucose, ou n'est plus capable de bien l'utiliser. Comme toutes les cellules de l'organisme ont besoin d'un apport constant de glucose, le diabète peut affecter tous les organes et entraîner maladie cardiaque, insuffisance rénale, cécité et problèmes neurologiques.

LES DEUX TYPES DE DIABÈTE

Environ 5 % des cas de diabète diagnostiqués sont de type 1, aussi appelé diabète insulinodépendant ou diabète juvénile, car il se développe chez l'enfant. Dans cette maladie auto-immune, les mécanismes du corps pour se protéger des organismes étrangers se tournent contre ses propres tissus. Comme le diabète se développe souvent après une infection, telle la varicelle, les chercheurs émettent l'hypothèse que le système immunitaire, même s'il a détruit les envahisseurs, continue d'attaquer, mais cette fois contre les tissus du corps. Il en résulte la destruction des cellules qui produisent l'insuline dans le pancréas.

Les patients atteints du diabète de type 1 doivent recevoir des injections quotidiennes d'insuline. Ils doivent aussi faire attention à leur alimentation pour maintenir un taux de glucose sanguin proche de la normale.

EMBONPOINT ET DIABÈTE DE TYPE 2

On a constaté une augmentation du diabète de type 2 depuis que les « baby-boomers », qui ont une tendance à l'embonpoint, font partie du groupe d'âge à risque. L'embonpoint ne mène pas toujours au diabète de type 2, mais 85 % des personnes en souffrant affichent un excès pondéral. Une silhouette « en pomme », due à l'accumulation de graisses sur l'abdomen, signale souvent une résistance à l'insuline.
Si on vous a diagnostiqué un diabète de type 2, tout n'est pas perdu : un mode de vie plus sain et quelques kilos en moins peuvent faire disparaître la maladie – il ne vous reste plus qu'à surveiller votre alimentation et à pratiquer de l'exercice très régulièrement.

PERDRE DU POIDS : UNE MÉDECINE PRÉVENTIVE

Une importante étude clinique a été menée sur des personnes présentant un embonpoint et un risque élevé de diabète. Celles qui perdaient quelques kilos seulement voyaient ce risque diminuer de 58 %. L'avantage était plus marqué au-dessus de 60 ans. Ainsi, perdre 5 % de son poids à partir de cet âge suffit à faire la différence.

S'ALIMENTER SAINEMENT. *En cas de diabète, il n'y a pas de régime spécial. Pâtes avec des légumes (ci-contre), pomme de terre au four garnie d'une salade de crudités (au-dessous), saumon poché et cresson sur des tranches de pain complet (à gauche) sont quelques exemples de choix raisonnables.*

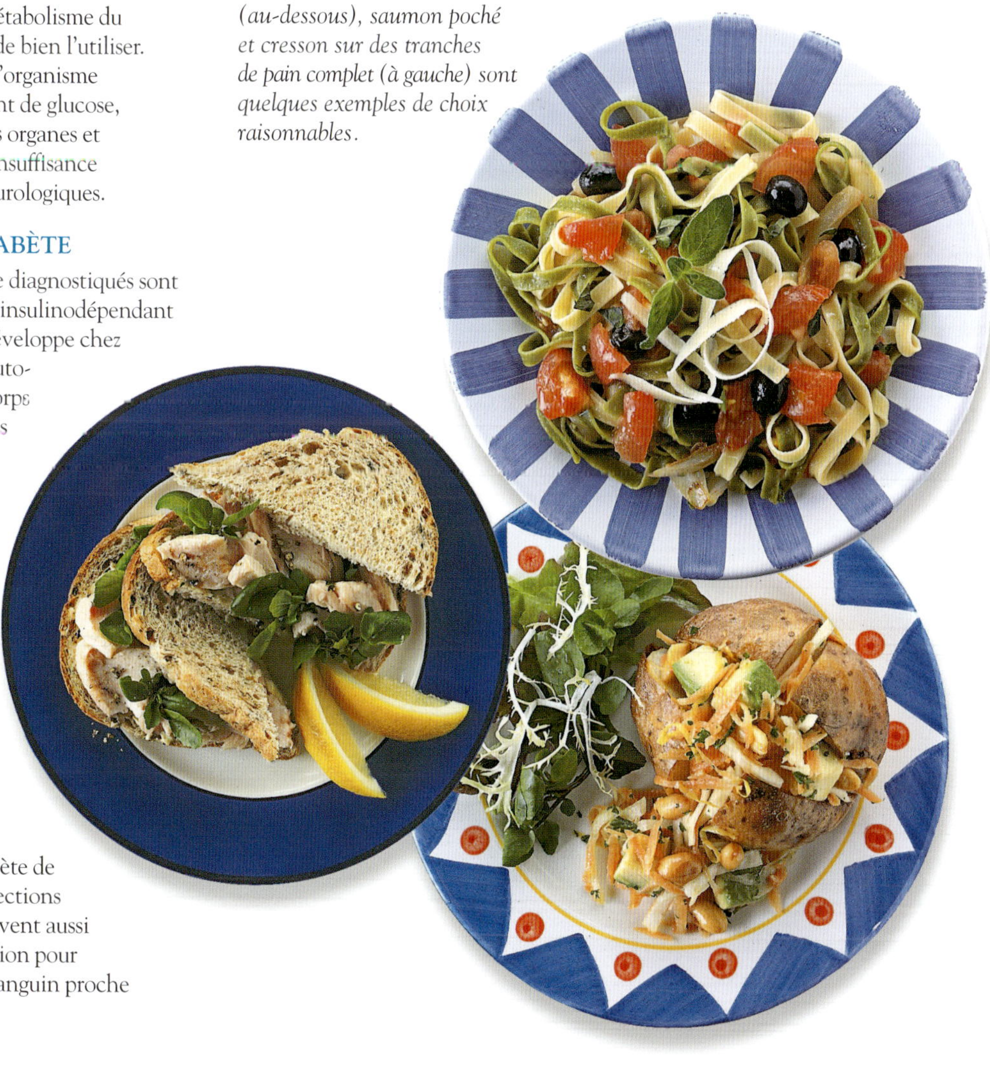

CAFÉ ET DIABÈTE DE TYPE 2

D'après une étude parue récemment dans *Annals of Internal Medicine*, chez des sujets qui buvaient plus de 6 tasses (24 cl) de café par jour, les hommes abaissaient de 50 % leur risque de diabète de type 2 et les femmes, de presque 30 %. Les chercheurs ont noté que le café renferme du potassium, du magnésium et des antioxydants qui pourraient renforcer la réponse de l'organisme à l'insuline. L'effet protecteur reste toutefois à préciser.

Le diabète le plus courant (95 % des cas) est le diabète de type 2, ou diabète non insulinodépendant ; on l'appelle aussi diabète de l'adulte, car il apparaît plus tard, chez des personnes qui présentent souvent une surcharge pondérale. Les sujets ont en général des taux normaux d'insuline, mais ils ne peuvent utiliser cette hormone correctement. Toutefois, on constate que le diabète de type 2 commence aussi à toucher les adolescents obèses.

Les premiers symptômes du diabète de type 2 n'étant pas toujours identifiés, le diagnostic peut n'être posé que lors d'une complication grave : infarctus ou accident vasculaire cérébral (AVC). On estime que 500 000 à 800 000 Français ignorent qu'ils sont porteurs du diabète de type 2. Même s'ils n'ont pas de symptômes, la maladie peut endommager le cœur, les vaisseaux sanguins, les nerfs, les reins, les yeux et d'autres organes. Un traitement précoce éviterait certaines de ces lésions parfois fatales. Les adultes de plus de 50 ans devraient subir des tests sanguins de glucose tous les 2 ans, ou plus souvent s'ils ont un excès pondéral ou des antécédents familiaux.

La surveillance de l'alimentation et l'exercice sont des mesures efficaces chez les personnes qui ont un diabète de type 2, mais un traitement médicamenteux est généralement nécessaire pour améliorer l'effet de l'insuline.

LA STRATÉGIE ALIMENTAIRE

Une alimentation étudiée. Un régime approprié peut permettre de maintenir un taux de glucose sanguin à un niveau optimal et ainsi prévenir ou retarder les complications à long terme du diabète. Il est conseillé de se faire suivre par un nutritionniste. L'alimentation doit tenir compte du niveau de sucre sanguin, mais aussi de l'âge du sujet, de ses taux de cholestérol et de sa pression artérielle.

Glucides, graisses et protéines. Il faut une alimentation variée, renfermant en proportions équilibrées des glucides, des graisses et des protéines, pour que le taux de glucose sanguin reste dans des limites de variation acceptables. Mais les adultes peuvent avoir à réduire l'ingestion de graisses saturées (beurre, fromages gras) et de cholestérol pour se protéger contre les maladies cardiaques et rénales. Une personne avec embonpoint devra perdre du poids en diminuant les calories et en augmentant significativement l'exercice quotidien.

MYTHE ET RÉALITÉ

Mythe Un diabétique ne doit pas manger de dessert.

Réalité Contrairement à ce qu'on a parfois cru, les diabétiques ne sont pas obligés d'éliminer le sucre de leur alimentation. Un dessert de temps en temps ne nuit pas s'il est consommé à la fin du repas et dans la mesure, bien sûr, où l'on prend en compte son apport glucidique.

DIABÈTE DE GROSSESSE

Le diabète gestationnel expose à la fois la mère et l'enfant à des complications. Les changements hormonaux et le gain de poids qui accompagnent la grossesse augmentent la pression sur le pancréas et peuvent créer une résistance à l'insuline. Le diabète gestationnel peut se déclarer de façon fortuite, mais il est plus fréquent chez les femmes de plus de 30 ans présentant un embonpoint, chez celles qui ont déjà eu un enfant de plus de 4 kg à la naissance ou encore en cas d'antécédents familiaux de diabète gestationnel ou de diabète de type 2.

Toute femme enceinte devrait subir un examen sanguin entre la 24e et la 28e semaine de grossesse. Si un diabète est diagnostiqué, elle devra suivre un régime et surveiller son poids ; des injections d'insuline peuvent être nécessaires jusqu'à l'accouchement. Ce type de diabète disparaît rapidement après l'accouchement, mais le risque de développer un diabète de type 2 à un âge avancé reste élevé.

LES GLUCIDES

La base de l'énergie. Pour la plupart des diabétiques, les glucides tirés du pain, des céréales, des pâtes et des fruits devraient représenter entre 50 et 60 % de l'apport quotidien en calories. Les fibres qu'ils contiennent ralentissent la libération du glucose ; ainsi, les féculents riches en fibres comme les céréales complètes, les petits pois, les haricots et les lentilles empêchent la montée trop brutale du sucre sanguin (pic de glycémie) après un repas.

Les recommandations actuelles autorisent le sucre, mais avec modération. Contrairement au passé, l'effort est mis aujourd'hui sur le contrôle des glucides totaux à chaque repas ou collation plutôt que sur leur origine. Mais les glucides ne sont pas interchangeables : les glucides complexes (céréales, légumineuses) fournissent vitamines, minéraux et fibres, alors que le sucre pur et les aliments très sucrés apportent essentiellement des calories ; les premiers devraient donc constituer la base de l'alimentation du diabétique, les seconds n'y figurer qu'en toutes petites quantités (moins de 25 g par jour) et au cours des repas.

Les fibres solubles (avoine) peuvent aider à faire baisser les taux de glucose (et de cholestérol) sanguins. Les fibres insolubles (légumineuses, céréales complètes) procurent une sensation de satiété, avec moins de calories. Un régime riche en fibres permet souvent de mieux stabiliser la glycémie, voire d'obtenir un abaissement significatif du taux de glucose.

LES PROTÉINES

Sources protéiques de qualité. Que l'on augmente ou diminue les protéines ne semble pas avoir d'effet sur le diabète non compliqué. On suivra donc les recommandations pour les adultes sains. Les protéines fournies par les viandes maigres, le poisson, les produits laitiers allégés, les céréales, les œufs et les légumineuses devraient compter pour 10 à 20 % des calories quotidiennes.

LES GRAISSES

Régime pauvre en graisses pour les diabétiques. Les régimes très riches en graisses favorisent l'obésité et l'hypercholestérolémie. Les graisses saturées d'origine animale et les graisses hydrogénées des aliments du commerce doivent être réduites. En revanche, les graisses mono-insaturées et polyinsaturées (huiles végétales, noix, poissons gras et avocat) sont bonnes pour le cœur. Elles aident aussi à stabiliser les taux sanguins de glucose. Elles peuvent enfin diminuer la résistance à l'insuline et sont donc à privilégier. Mais globalement, dans l'alimentation, les lipides ne doivent pas fournir plus de 30 à 35 % des calories totales. ❖

DÉCOUVERTES RÉCENTES

L'INDEX GLYCÉMIQUE

Certains glucides se digèrent et s'absorbent vite, tandis que d'autres mettent plus de temps à se transformer en glucose dans le sang. L'index glycémique (IG) est un moyen de mesurer l'effet que produit un aliment glucidique sur le taux de glucose sanguin. Les recherches ont montré qu'en mangeant des aliments dont l'IG est bas, les diabétiques pouvaient exercer un meilleur contrôle sur leur glycémie (taux de sucre dans le sang). Petits pois, haricots et lentilles, fruits comme la pomme, la poire et l'orange, orge et céréales au son, pâtes, lait et yaourt sont des aliments à IG bas. Pommes de terre en purée, galettes de riz, flocons de céréales, boissons sucrées gazeuses, melon d'eau et biscuits ont au contraire un IG très élevé. L'index glycémique varie aussi en fonction du mode de préparation : une pomme de terre cuite au four a un IG plus élevé que si elle est cuite à la vapeur.

LE CHROME

Un déficit en chrome a été associé à une tolérance réduite au glucose. Cet oligoélément est présent dans la levure, le foie, le son, les céréales complètes, les champignons et les fruits de mer. Les produits raffinés du commerce en contiennent très peu. Les recherches indiquent que des suppléments journaliers de 25 à 50 µg de chrome pourraient s'avérer utiles aux diabétiques. La dose maximale quotidienne à ne pas dépasser est de 200 µg.

Diarrhée

PRIVILÉGIER

- eau (en particulier eau très minéralisée), infusion, thé, boissons peu sucrées, pour remplacer les liquides perdus, les minéraux et les sels minéraux
- banane, riz, tapioca, compote de pommes, pain grillé pour enrayer la diarrhée
- pommes de terre vapeur pelées, poulet, œufs coque ou pochés, autres aliments légers quand la fonction intestinale revient à la normale

ÉVITER

- jus de fruits (notamment d'agrumes et de pomme)
- salades, fruits et céréales complètes jusqu'à ce que la fonction intestinale soit revenue à la normale
- alcool, qui déshydrate, et caféine, qui stimule le transit, pendant 48 heures à compter de la disparition des symptômes

La diarrhée infectieuse aiguë est une des maladies les plus courantes du globe. On estime l'incidence annuelle à 5 milliards de cas ; c'est la troisième cause d'absentéisme au travail, juste après le rhume et la grippe. La diarrhée peut entraîner la mort par déshydratation, un risque qui, dans les sociétés occidentales, concerne surtout les bébés, les personnes âgées et les invalides, plus vulnérables. Dans les pays en voie de développement, ce risque peut être prévenu chez les nourrissons grâce à une formule de réhydratation très simple, recommandée par l'Organisation mondiale de la santé (OMS).

QU'EST-CE QUE LA DIARRHÉE ?

La diarrhée (émission fréquente de selles liquides) n'est pas une maladie, mais le symptôme d'un problème sous-jacent. Elle vient le plus souvent d'une toxi-infection alimentaire, particulièrement chez les voyageurs. Elle peut aussi être causée par la surconsommation d'aliments laxatifs (pruneaux), le recours fréquent aux chewing-gums ou bonbons sans sucre contenant du sorbitol comme édulcorant et aux médicaments en vente libre indiqués pour la mauvaise digestion et renfermant du magnésium. Le stress à l'origine du syndrome de l'intestin irritable peut perturber le transit en faisant alterner diarrhée et constipation ; le même type de symptômes existe dans la colite et la maladie de Crohn. Très souvent, la diarrhée apparaît sans cause identifiable. Il n'y a pas lieu de s'en inquiéter, à moins que le problème ne persiste plus de 2 jours ou ne soit récurrent.

UNE IDÉE REÇUE À COMBATTRE

Nombreux sont ceux qui croient que les boissons au cola aident à faire passer la diarrhée – une idée reçue qui date du temps où ces sodas étaient les seules boissons hygiéniques sûres dans de nombreux pays touristiques ensoleillés. En réalité, le cola apporte une dose importante de caféine, qui donne à ces boissons leur caractère stimulant. Mais la caféine accélère le transit intestinal et aggrave la diarrhée ! En pratique, toutes les boissons un peu sucrées sont aussi efficaces, les boissons caféinées étant plutôt contre-indiquées.

QUAND APPELER LE MÉDECIN ?

Une légère diarrhée ne porte généralement pas à conséquence. Mais il y a lieu de s'inquiéter en présence des symptômes suivants.

- La diarrhée dure plus de 2 jours (1 jour dans le cas d'un enfant de moins de 2 ans, d'une personne âgée fragile ou d'un diabétique) ou va en s'accentuant.
- Les selles renferment du sang, des mucosités ou des vers.
- Il y a d'intenses douleurs abdominales.
- La diarrhée s'accompagne de vomissements ou de fièvre.

UNE ALIMENTATION ADAPTÉE

La plupart des cas de diarrhée sont mineurs et de courte durée ; on les traitera à la maison, avec des mesures nutritionnelles simples.

Arrêter les aliments solides et se réhydrater. Éliminez tout ce qui est solide et buvez lentement des boissons tièdes pour empêcher la déshydratation : un verre de liquide (eau, infusion, thé léger) toutes les 15 minutes suffit en général. Les bouillons clairs aident à remplacer les sels et les minéraux perdus dans les selles à chaque épisode de diarrhée. Il se vend en pharmacie des solutions de réhydratation. Mais vous pouvez en fabriquer une vous-même en mélangeant ¼ de cuillerée à café de bicarbonate de soude avec 1 pincée de sel et ¼ de cuillerée à café de sirop de sucre ou de miel dans 1 tasse (25 cl) d'eau.

Évitez les boissons spéciales pour les sportifs : elles contiennent plus de 10 % de sucre et pourraient aggraver la diarrhée.

Introduire lentement des aliments faciles à digérer et bien tolérés. Si vous avez faim (attendez au moins 24 heures), choisissez des aliments qui contiennent peu de fibres : riz, banane, carottes cuites, pommes de terre vapeur, œufs coque ou pochés, poulet. Chez les enfants, les médecins recommandent : banane, riz, compote de pommes ou gelée de coings. Les pommes sont efficaces contre la diarrhée, car elles contiennent beaucoup de pectine, une fibre soluble. Il en va de même pour les carottes cuites : essayez-les donc en purée ou en soupe. En général, fruits et légumes cuits en purée sont bien tolérés, mais ne mangez pas de fruits crus, de légumes riches en fibres ni de graisses jusqu'à ce que le transit soit redevenu normal. Biscuits salés et soupe avec du riz aident à refaire le plein de sodium et de potassium.

Éviter les produits laitiers jusqu'à la disparition des symptômes. Certains des micro-organismes qui causent la diarrhée peuvent entraver temporairement la capacité à digérer le lait. Néanmoins, le yaourt est en général bien toléré.

LA DIARRHÉE RÉCURRENTE

Une diarrhée récurrente ou chronique peut être due à la malabsorption d'un nutriment particulier. Dans l'intolérance au lactose, par exemple, le sucre du lait passe directement dans le côlon, où il fermente

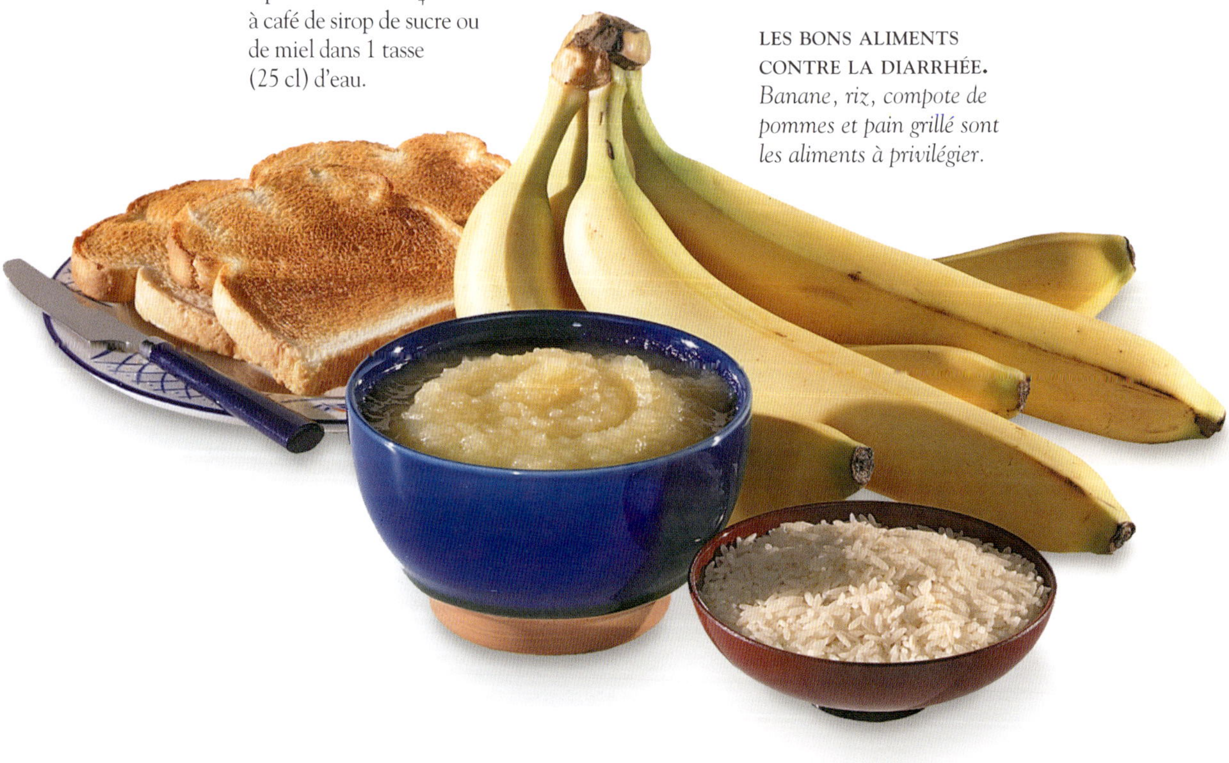

LES BONS ALIMENTS CONTRE LA DIARRHÉE. *Banane, riz, compote de pommes et pain grillé sont les aliments à privilégier.*

ATTENTION

S'il est vrai que manger des pommes ou de la compote est une bonne façon de soigner une diarrhée, boire du jus de pomme peut avoir un effet contraire. Trop de jus de pomme cause même souvent la diarrhée chez le jeune enfant.

sous l'action de bactéries, produisant des gaz, de la rétention d'eau et de la diarrhée. Dans tous les cas de diarrhée récurrente ou chronique, consultez le médecin sans attendre.

LES MÉDICAMENTS EN VENTE LIBRE

Certains antidiarrhéiques en vente libre peuvent aider à contrôler une situation d'urgence, en voyage, en voiture ou en avion, par exemple. Mais beaucoup de médecins préconisent de laisser faire la nature pour guérir plus vite : la diarrhée contribue à éliminer les germes. N'utilisez jamais d'antidiarrhéiques pendant plus de 2 jours sans avis médical. ❖

Digestion (problèmes de)

PRIVILÉGIER

- fruits et légumes, poisson, blanc de volaille, aliments digestes (ni trop gras ni trop sucrés)
- liquides (au moins 1,5 litre par jour d'eau, de jus et/ou d'autres boissons non alcoolisées)

RÉDUIRE

- café, thé, colas et autres sources de caféine
- sucres raffinés
- fritures, charcuteries et autres aliments gras

ÉVITER

- tout aliment ou toute boisson exacerbant les symptômes

La digestion est le mécanisme par lequel la nourriture est dégradée mécaniquement et chimiquement, puis convertie sous des formes qui peuvent être absorbées dans le flux sanguin et distribuées aux cellules. Seuls l'eau, les minéraux, les glucides simples comme le glucose et quelques autres petites molécules peuvent être assimilés sans être modifiés. Amidons, graisses et protéines doivent être transformés en molécules plus petites pour être utilisés. L'organisme sécrète des substances protéiques spécifiques, les enzymes, qui jouent un rôle important dans ce processus de dégradation des aliments.

Le processus de la digestion débute dans la bouche. Au fur et à mesure que les aliments sont détaillés en morceaux par la mastication, la salive s'y mélange, les lubrifie et fournit des enzymes qui commencent à dégrader les glucides. Une fois que la nourriture a été suffisamment mâchée, elle franchit l'œsophage ; celui-ci est muni à sa base d'un muscle circulaire (le sphincter de l'œsophage) qui s'ouvre pour permettre le passage dans l'estomac. Normalement, le sphincter se referme pour empêcher les aliments et les acides de l'estomac de remonter dans l'œsophage. Quand il ne le fait pas, il y a reflux, ce qui se produit en cas de hernie hiatale. Le reflux œsophagien peut provoquer indigestion et brûlures d'estomac, les problèmes digestifs les plus courants.

Quand le bol alimentaire atteint l'estomac, il est malaxé par les parois musculaires de ce dernier et fragmenté en plus petites particules. Les protéines sont dégradées par la sécrétion d'acide gastrique et d'une enzyme, la pepsine. La production d'un mucus protecteur empêche l'estomac de digérer ses propres tissus avec ses puissants sucs ; si ce mécanisme ne fonctionne pas correctement, un ulcère se forme.

Après son passage dans l'estomac, le bol alimentaire a été transformé en une bouillie semi-liquide, nommée chyme. La digestion se poursuit dans le duodénum (portion initiale de l'intestin grêle), où la bile venue du foie et les enzymes du pancréas dégradent les graisses et les protéines. Les intestins sont des tubes musculaires qui font progresser la nourriture grâce à des contractions rythmiques appelées péristaltisme. Les parois de l'intestin grêle sont tapissées de millions de microvillosités en forme de doigt. Leur surface totale atteint 200 m^2. Les membranes qui forment la surface de ces villosités permettent aux nutriments digérés de passer dans les minuscules vaisseaux sanguins qu'elles renferment. Les acides aminés issus des protéines et le glucose des sucres sont absorbés directement dans le flux sanguin et distribués aux cellules dans tout le corps. Les plus petites molécules de graisses vont aussi directement dans le sang, mais les plus grosses passent par le système lymphatique.

Les fibres et autres résidus entrent dans le gros intestin, ou côlon, dans lequel une grande partie de l'eau qu'ils contiennent est réabsorbée. C'est pourquoi il faut boire au moins 1 à 1,5 litre de liquides par jour ; sinon, les matières fécales ne sont pas assez hydratées, entraînant la constipation. Les fibres, principalement les celluloses, absorbent beaucoup d'eau et forment, avec les amidons non digérés des légumes et des fruits, la masse fécale qui stimule les muscles du côlon.

UN PETIT TRUC

PLANTES MÉDICINALES EN CUISINE

Certaines plantes présentent des avantages connus pour la digestion, comme le gingembre, qui sert à calmer les nausées. Beaucoup de condiments courants sont bons pour la digestion : menthe, aneth, carvi, raifort, laurier, cerfeuil, graines de fenouil, estragon, marjolaine, cumin, cannelle et cardamome. La tisane de camomille, la racine de gentiane sont également bénéfiques. Certains extraits de plantes, ou amers, aident la digestion et diminuent les flatulences.

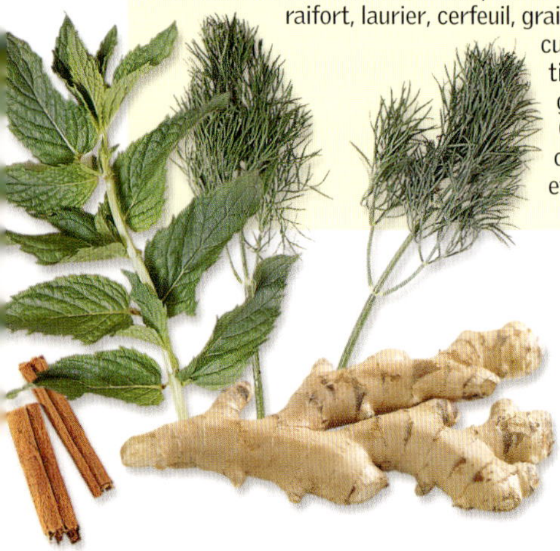

HERBES ET ÉPICES INFLUENT SUR LA DIGESTION. *Cannelle, menthe, aneth et gingembre sont quelques condiments qui favorisent la digestion.*

Selon le contenu du repas et le métabolisme de chacun, il faut entre 2 et 6 heures avant qu'un repas soit complètement digéré et que ses nutriments soient absorbés. Les glucides simples sont dégradés rapidement et peuvent entrer dans le flux sanguin en quelques minutes. Les amidons prennent 1 heure ou plus ; les protéines, de 2 à 3 heures ; les graisses, de 4 à 6 heures. Ce sont en fait les protéines qui rassasient le plus longtemps. Il faut ensuite entre 8 et 24 heures pour que les résidus franchissent le côlon.

L'intestin a la remarquable faculté de se régénérer. Il remplace sa paroi interne toutes les 72 heures et réagit rapidement pour expulser les substances nocives. Cependant, une alimentation à base de produits raffinés et carencée sur le plan nutritif, chose fréquente dans les pays occidentaux, peut entraîner des problèmes digestifs allant de la mauvaise digestion et des flatulences jusqu'à la diverticulite.

LES MALADIES DIGESTIVES

Nausées, vomissements, douleurs (brûlures d'estomac), ballonnements, crampes, diarrhée, constipation et flatulences traduisent un trouble du système digestif. Le déclenchement de ces symptômes peut simplement refléter une réaction normale à un mets inhabituel ou être corrélé au mode de vie (régime inadapté, stress). Excitation, déception, peur, anxiété et autres émotions fortes peuvent également perturber l'appareil digestif. Si le trouble est passager et n'a pas tendance à se répéter, il n'y a pas lieu de s'inquiéter outre mesure.

Comme le nombre des symptômes liés au système digestif est limité, les mêmes troubles peuvent être le signe de maladies plus graves, telles que : gastrite (inflammation de la muqueuse de l'estomac) ; problèmes intestinaux (colite ulcéreuse ou maladie de Crohn, troubles inflammatoires) ; diverticulite (inflammation et infection des petits sacs formés dans la paroi intestinale) ; syndrome de l'intestin irritable (trouble fonctionnel qui affecte le péristaltisme intestinal) ; voire cancer du tractus digestif. De même, les nausées et les vomissements peuvent être déclenchés par la prise de certains médicaments (effet secondaire), une inquiétude d'ordre émotif, une infection virale légère, un trouble de l'audition, une migraine, le mal des transports, aussi bien que par d'autres affections beaucoup plus graves – infarctus du myocarde, occlusion intestinale.

LA MALABSORPTION

Un groupe de symptômes similaires, en particulier la diarrhée et les ballonnements, indique un problème de malabsorption, qui se produit lorsque le système digestif est incapable de bien utiliser un ou plusieurs composants du bol alimentaire. Selon la gravité du problème, il y aura perte de poids, fonte musculaire, signes de carences en vitamines et/ou minéraux. Si certains troubles de cette infection sont congénitaux, d'autres peuvent être dus à une maladie ou au traitement médicamenteux de celle-ci. Par ailleurs, ils peuvent venir de l'appareil digestif lui-même, de maladies cardio-vasculaires, des glandes endocrines ou du système lymphatique.

Dans certains cas de malabsorption, un seul nutriment est en cause, comme dans la maladie cœliaque (p. 107), où l'organisme est incapable d'absorber le gluten (une protéine du blé, du seigle et de l'orge), ou, dans l'intolérance au lactose, le sucre du lait. Dans d'autres cas, plusieurs nutriments sont en cause : dans la mucoviscidose, les enzymes qui servent à digérer les protéines, les glucides et les graisses sont absentes ou en quantité réduite.

La malabsorption entraîne souvent une malnutrition. En effet, pour prévenir les symptômes, les malades écartent les aliments auxquels ils sont sensibles, se privant ainsi de leurs nutriments. Ou, dans les cas où ce sont les graisses qui ne sont pas bien absorbées, les lipides sont éliminés sans être métabolisés et emportent avec eux les vitamines liposolubles A, D, E et K.

Un diététicien peut aider les sujets qui ont des problèmes de malabsorption à organiser leurs repas ; un médecin prescrira les suppléments de vitamines et minéraux. ❖

Diverticulite et diverticulose

PRIVILÉGIER

- fruits et légumes cuits et crus
- céréales et pain complets (en prévention)
- liquides (eau, jus, lait, soupe et thé)

RÉDUIRE

- pain blanc, riz blanc, biscuits, gâteaux et autres aliments riches en sucre et en amidons raffinés
- certains fruits et légumes irritants (fraise, tomate)
- céréales complètes (en cas de crise)

Les diverticules sont des petites poches (ou sacs) qui se forment dans la paroi du gros intestin ; la présence de diverticules caractérise la diverticulose. On ignore la cause exacte de cette maladie, qui se manifeste souvent chez les personnes de plus de 60 ans souffrant d'embonpoint. Avec l'âge, l'affaiblissement des parois intestinales favoriserait la formation de poches. Sous la pression de la constipation, par exemple, il y a protrusion des poches.

Les poches ne posent pas de problèmes tant qu'elles ne s'infectent ou ne s'enflamment pas, ce qui peut se produire quand les résidus qui passent à travers l'intestin s'accumulent dans ces cavités. Il en résulte une diverticulite, ou inflammation d'un ou de plusieurs diverticules. Elle engendre les symptômes suivants : crampes et douleurs abdominales, gaz, flatulences, fièvre et hémorragie rectale. La constipation alterne parfois avec la diarrhée. Surtout, la diverticulite peut se compliquer d'abcès, d'une occlusion intestinale ou d'une perforation de la paroi intestinale.

La diverticulite est principalement une maladie des Occidentaux, qui mangent trop de produits gras et pas assez de fibres. La consommation insuffisante de fibres alimentaires peut avoir pour effet des selles dures et compactes, donc de la constipation. Cette dernière entraîne des contractions particulièrement fortes du côlon, menant à la formation de diverticules.

LE RÔLE DES FIBRES ALIMENTAIRES

Un régime riche en légumes et en céréales complètes pour prévenir la diverticulite. La maladie est moins fréquente chez les végétariens que chez les mangeurs de viande. Il y a plus d'aliments à haute teneur en fibres dans un régime végétarien : légumes, fruits, céréales, légumineuses. Mais un excès de fibres, en particulier trop de son, peut créer d'autres problèmes digestifs, irriter le côlon, par exemple, selon des études. Il est important d'augmenter l'apport de fibres graduellement, pour donner au corps la possibilité de s'y accoutumer. Si vous avez des diverticules, ne prenez pas de suppléments de fibres sans en avoir parlé à votre médecin.

Jusqu'ici, le lien entre consommation de fruits secs oléagineux et inflammation des diverticules n'a pas été scientifiquement prouvé. Mais de nombreux médecins recommandent d'éviter les aliments qui contiennent des particules non digestibles, comme les noix et autres fruits secs oléagineux ou les grains de céréales complètes (pain ou biscuits aux céréales, au sésame, etc.). Quant aux autres aliments qui provoquent l'inflammation et la douleur (figues, tomates avec leurs graines, framboises ou autres baies…), mieux vaut les éliminer.

Boire beaucoup d'eau. Manger des fibres et augmenter les liquides (au moins 1,2 à 1,5 litre par jour) donne des selles moulées, souples, qui passent facilement dans les intestins.

En cas de diverticulite ou de diverticulose, il faut éviter la constipation, qui peut exacerber ces deux maladies. ❖

ALIMENTS INTERDITS. *Tout ce qui comporte des graines, des fils, de fines peaux ou des parties fibreuses peut se loger dans les diverticules et entraîner une inflammation.*

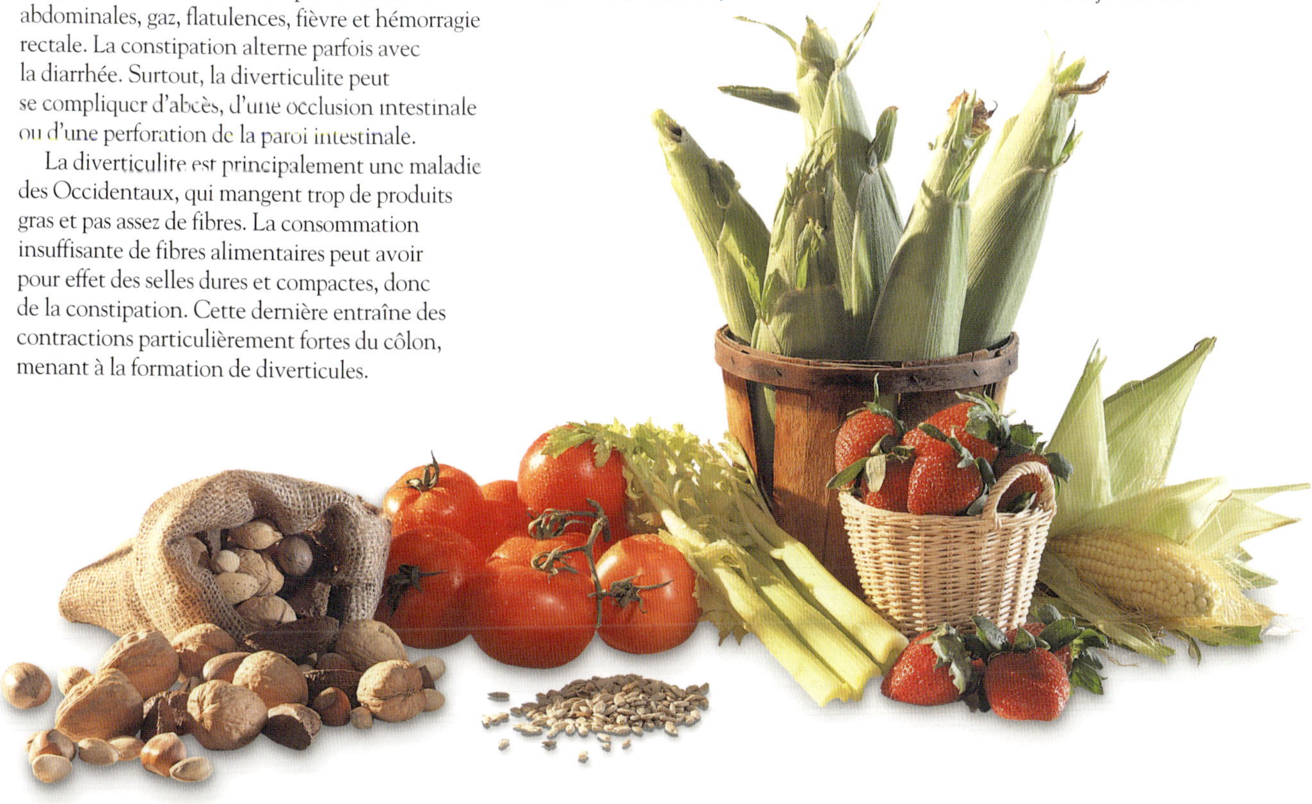

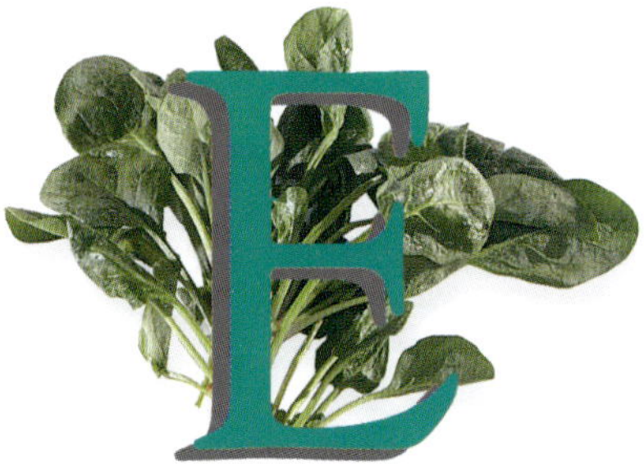

Eau

Voir page ci-contre

Eczéma

ÉVITER

- aliments qui déclenchent ou aggravent l'eczéma
- causes externes : nickel, latex, porter de la laine directement sur la peau

L'eczéma est une éruption avec démangeaisons et desquamation, parfois causée par une sensibilité à des aliments, à des produits chimiques ou à des facteurs environnementaux (sécheresse, par exemple). Ce peut être une réaction allergique ou une réaction immunitaire à une substance par ailleurs inoffensive. Les symptômes varient et peuvent apparaître en quelques minutes ou en plusieurs heures. La prédisposition à l'eczéma est héréditaire ; il va souvent de pair avec l'asthme, la rhinite allergique ou l'urticaire.

ECZÉMA ET ALLERGIE

Si votre eczéma est d'origine alimentaire, démontrée par un test cutané chez l'allergologue, vous devrez suivre un régime d'éviction qui supprime toute trace de l'aliment concerné. C'est assez facile si vous cuisinez vous-même tous vos repas, mais soyez très prudent avec les plats industriels, les sauces et les condiments, ainsi qu'avec les plats servis au restaurant ou à la cantine. Ne mangez que ce dont vous êtes certain et, dans le doute, abstenez-vous.

UN PETIT TRUC

DU THÉ OOLONG POUR CALMER L'ECZÉMA

Une étude a suggéré que boire chaque jour 3 tasses d'oolong calmait les symptômes de l'eczéma. Il semble que les polyphénols de ce thé agissent comme des antioxydants et freinent les réactions allergiques.

LE RÔLE DE L'ALIMENTATION

Les aliments particulièrement susceptibles de déclencher de l'eczéma sont : œufs, lait et produits laitiers, fruits de mer, poisson et arachide. Il faut consulter un allergologue pour éviter de passer par un long régime d'exclusion.

Le lait de vache peut causer de l'eczéma chez les bébés et les jeunes enfants ; on essaiera alors le lait de chèvre ou le lait de soja. Beaucoup d'enfants n'en font plus à partir de l'âge de 6 ans, mais d'autres ont des poussées tout au long de leur vie.

Manger plus d'antioxydants. La sécheresse peut provoquer de l'eczéma en favorisant la formation de radicaux libres que l'on pourra contrer avec des antioxydants comme le bêta-carotène. Des études préliminaires indiquent que l'eczéma peut s'améliorer si l'on prend des aliments riches en bêta-carotène. On privilégiera les fruits et les légumes orange : melon, abricots, mangue, carottes, potiron, patates douces.

Consommer des acides gras essentiels. Les huiles végétales, les poissons gras et les graines de lin peuvent diminuer l'œdème en aidant le corps à générer des prostaglandines, substances de type hormonal qui réduisent l'inflammation.

L'huile d'onagre est une autre excellente source d'acides gras essentiels. Dans une étude expérimentale, les patients ont vu une amélioration de leurs symptômes quand ils prenaient des suppléments d'huile d'onagre, qui est riche en acide gamma-linolénique. Les huiles de noix et de colza en renferment aussi beaucoup.

Prendre beaucoup de vitamine B_6. Selon des chercheurs, un régime riche en vitamine B_6 protège des éruptions allergiques. Abats, viande, poisson, œufs, céréales entières, pommes de terre, légumes à feuilles vert foncé, fruits secs oléagineux en sont de bonnes sources.

LES FACTEURS ENVIRONNEMENTAUX

Les produits chimiques présents dans notre vie quotidienne favorisent davantage l'eczéma que ne le fait la nourriture. Les plus courants sont le nickel, que l'on trouve dans les bijoux fantaisie, et le latex, qui sert à la fabrication des gants de caoutchouc ménagers notamment.

Certaines activités comportent un risque élevé d'eczéma. Les adhésifs acryliques sont dangereux pour les prothésistes dentaires, les amateurs de modèles réduits, les manucures et leurs clients. Les athlètes peuvent avoir des éruptions sur les pieds à cause des colles utilisées dans leurs chaussures de sport ; il faut alors essayer une autre marque.

Un vêtement de laine porté sur la peau peut être un élément déclencheur. Les personnes sensibles à la laine ne devraient pas utiliser des cosmétiques à base de lanoline, une graisse provenant de la peau de mouton et extraite de la laine après la tonte.

Évitez les facteurs déclenchants que vous avez identifiés. Si vos éruptions s'aggravent par temps très chaud ou très froid, évitez les températures extrêmes. Achetez des savons et du papier hygiénique sans colorant ni parfum. ❖

EAU

SOURCE DE VIE

L'eau, qui est la substance la plus importante dans l'organisme, représente jusqu'à 60 % du poids corporel de l'adulte et 75 % de celui du nouveau-né. Bien qu'elle ne renferme ni calories ni nutriments, on ne peut pas s'en priver plus de quelques jours, alors qu'on peut se passer de nourriture pendant 6 à 8 semaines. La perte de 5 à 10 % d'eau entraîne la déshydratation, trouble potentiellement fatal à partir de 15 à 20 % de perte hydrique.

Un élément vital pour l'organisme

L'eau est essentielle à presque toutes les fonctions physiologiques. Elle intervient dans la digestion, l'absorption et la distribution des nutriments, l'élimination des déchets et le maintien de la température corporelle, ainsi que dans bien d'autres processus biochimiques. L'eau agit comme un coussin pour protéger les cellules, comme elle protège le fœtus sous forme de liquide amniotique. L'eau entre dans la composition des tissus, du sang et des sécrétions telles que les larmes, la salive et les sucs gastriques, ainsi que dans celle des fluides qui lubrifient les organes et les articulations.

En vieillissant, le corps se déshydrate. Le pourcentage d'eau est réduit à 50 % à partir de 65 à 70 ans.

Combien d'eau faut-il boire ?

Chaque jour, nous éliminons de 2,5 à 3 litres d'eau par la respiration, la sueur, les urines. Nos besoins quotidiens varient. La chaleur, l'exercice physique augmentent les besoins en eau, tout comme la fièvre, le rhume ou d'autres maladies. La femme enceinte a besoin de beaucoup d'eau pour constituer le liquide amniotique et un volume sanguin accru, sans oublier les besoins propres de son fœtus. Lorsqu'elle allaite, elle doit ensuite tenir compte du fait que son lait renferme 87 % d'eau.

L'eau que l'on absorbe provient à la fois des aliments et des boissons. Les aliments (surtout les fruits et légumes frais, le lait, les viandes et les poissons) fournissent environ 1 litre d'eau par jour. Au quotidien, il nous faut de 1,2 à 1,8 litre de boisson supplémentaire afin d'assurer un bon équilibre hydrique. À noter que, chaque jour, il se forme 300 à 400 ml d'eau métabolique dans l'organisme du fait de l'oxydation des protides, des lipides et des glucides.

Les besoins en eau augmentent dans certaines circonstances : par exemple lorsqu'il fait très chaud, quand on a de la fièvre ou lors d'un effort physique important. Il faut alors boire plus que d'ordinaire, afin de compenser l'augmentation des pertes hydriques qui en résultent. En buvant suffisamment, on facilite l'élimination des toxines tout en assurant une bonne hydratation de la peau et en évitant par là même une concentration excessive des urines, qui pourrait entraîner la formation de calculs.

On a moins soif avec l'âge. En vieillissant, il faut donc prendre l'habitude de boire sans avoir soif. Le même phénomène se produit lorsque l'organisme augmente subitement ses demandes en eau, à cause d'un effort physique intense ou de

LE SAVIEZ-VOUS ?

Tout consommateur qui souhaite connaître la qualité de l'eau peut demander en mairie les résultats des analyses de la DDASS (Direction départementale des affaires sanitaires et sociales, service du ministère de la Santé). Il reçoit aussi chaque année, sur sa facture, le bilan des contrôles effectués par l'organisme responsable de la distribution de l'eau.

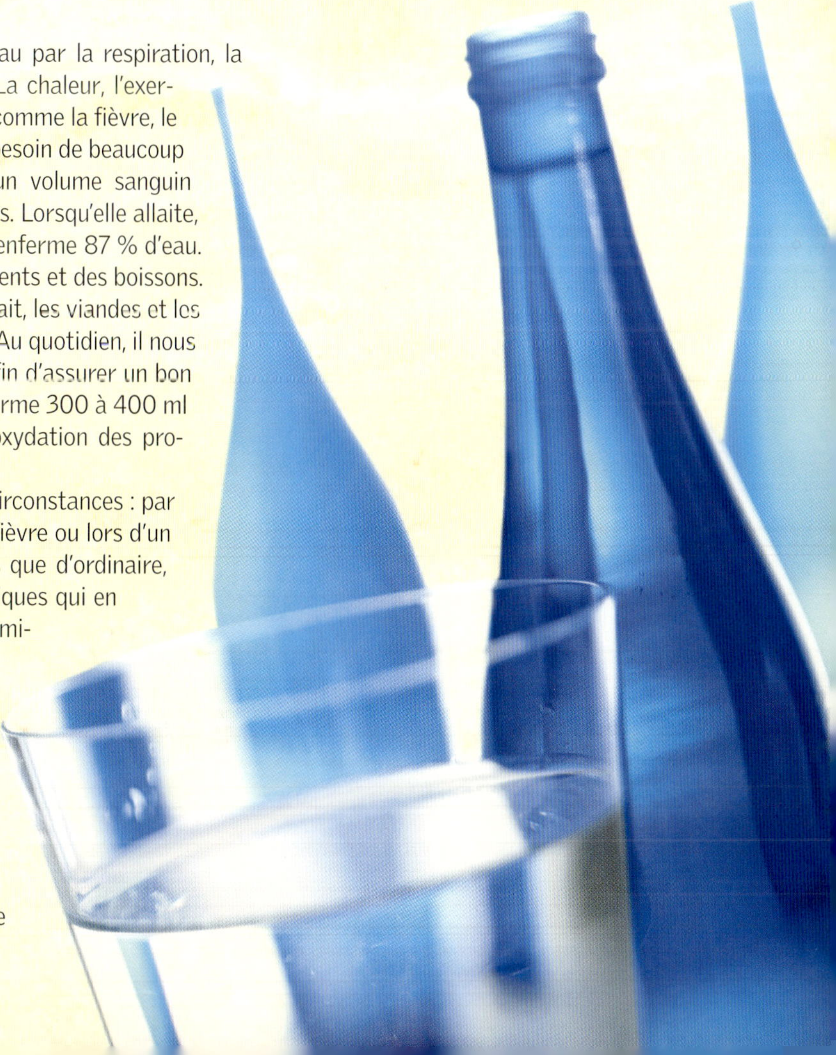

conditions climatiques très chaudes ou très humides. L'organisme a souvent le temps de se déshydrater avant que la soif ne se fasse sentir. Si le corps reçoit plus de liquides qu'il n'en a besoin, les reins excrètent le surplus en augmentant le débit urinaire. Et si les reins ne suffisent pas à la tâche, l'excès d'eau est absorbé par les cellules.

Quelle eau faut-il boire ?

En France, l'eau destinée à la consommation humaine doit répondre à des critères de qualité rigoureux, fixés par le ministère de la Santé. Les nouvelles normes françaises, entrées en vigueur en décembre 2003, prennent en compte les directives européennes (notamment celle du 3 novembre 1998). Ainsi, l'eau doit présenter les caractéristiques suivantes :
- elle doit être dépourvue de tout parasite, virus ou bactérie dangereux pour la santé ;
- elle doit être claire, limpide, sans saveur ou odeur désagréables ;
- sa minéralisation totale ne doit pas dépasser 2 g par litre ;
- et, pour de nombreuses substances indésirables ou toxiques, comme le plomb, les résidus de pesticides ou d'hydrocarbures, elle doit respecter des valeurs maximales à ne pas dépasser.

Des contrôles rigoureux

L'eau de distribution publique, captée dans des nappes profondes ou, plus généralement, prélevée dans des lacs ou des cours d'eau, subit différents traitements de purification avant d'être distribuée. Les éléments visibles et les matières solides plus ou moins fines sont éliminés par tamisage, décantation et filtration. L'eau est ensuite prétraitée par le chlore ou par l'ozone et parfois filtrée sur charbon actif afin d'être débarrassée de certains micropolluants. Elle est enfin désinfectée grâce à un traitement au chlore. Tout au long de ce processus, des contrôles permanents sont exercés et, au total, 54 paramètres sont systématiquement vérifiés.

Le chlore. Le traitement par le chlore est parfaitement fiable pour assurer une grande sécurité bactériologique. Mais il présente l'inconvénient de laisser souvent subsister un arrière-goût de chlore peu agréable. Surtout, il peut se combiner à des composants organiques pour former des composés indésirables, dits haloformes. Certains d'entre eux, les trihalométhanes, ont été associés à un risque accru de cancer (en particulier de la vessie et du côlon) en cas d'exposition prolongée. C'est pourquoi de nouvelles techniques de purification de l'eau, associant au traitement à base d'ozone une ultrafiltration sur membrane, ont été expérimentées. Mais, pour l'instant, seules des installations pilotes de capacité réduite sont opérationnelles.

Les nitrates. L'augmentation du taux des nitrates, liée à l'élevage intensif (en particulier à l'épandage du lisier de porc) ainsi qu'à la surfertilisation des sols, est une préoccupation importante en France, surtout dans des régions agricoles comme la Bretagne ou la Beauce et dans toutes les zones d'élevage ou d'agriculture intensifs. Absorbés en excès, les nitrates sont nocifs, notamment pour les nourrissons, chez lesquels ils peuvent provoquer une affection grave, mais heureusement très rare, la méthémoglobinémie. Les nitrates sont également suspectés de favoriser l'apparition de certains cancers car, dans l'organisme, ils peuvent donner naissance à des nitrosamines, substances à haut potentiel cancérogène. La norme actuelle pour l'eau de distribution publique est de 50 mg par litre.

Les pesticides. La qualité de l'eau peut également être affectée par d'autres polluants, en particulier les résidus de pesticides, souvent très

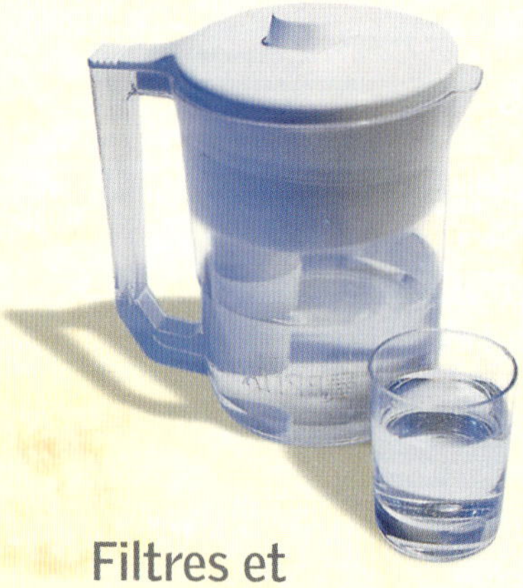

Filtres et adoucisseurs

Les filtres à eau permettent d'obtenir une eau sans goût de chlore et débarrassée de certains résidus pouvant subsister dans l'eau du robinet. Les cartouches au carbone, comme celles des pichets filtrants, sont les plus utilisées. Elles éliminent le carbonate de calcium, le plomb, le cadmium et les substances qui donnent à l'eau une saveur ou une odeur indésirables. Certaines sont capables d'abaisser le taux des nitrates. Quel que soit le système choisi, le filtre doit être utilisé conformément aux instructions du fabricant et changé régulièrement. Sinon, il risque de libérer dans l'eau les polluants qu'il retient, favorisant ainsi le développement de bactéries.

De même, si l'on installe un adoucisseur d'eau chez soi, il est nécessaire de conserver en cuisine un robinet avec une arrivée d'eau non adoucie, pour l'usage alimentaire. Il est en effet déconseillé de consommer l'eau traitée par un adoucisseur, car ce traitement l'enrichit souvent en sodium.

toxiques. Pour ces substances, les limites retenues sont extrêmement basses et correspondent peu ou prou aux seuils de détection des méthodes d'analyse : 0,1 µg par litre pour la plupart des pesticides (sauf pour quelques-uns qui ne doivent pas dépasser 0,03 µg) et 0,5 µg pour l'ensemble de ces substances.

Le plomb. L'eau peut être contaminée si elle circule dans des canalisations en plomb (rares aujourd'hui) ou des tuyaux de cuivre comportant des soudures au plomb. Les risques sont élevés dans les régions où l'eau est douce, car le plomb se dissout plus facilement dans une eau peu calcaire. Ce métal est dangereux, car il s'accumule dans l'organisme et peut, à la longue, provoquer une atteinte définitive du système nerveux et des organes. Pour minimiser le risque, on recommande de faire couler l'eau chaque matin pendant quelques minutes, pour évacuer tout ce qui a stagné dans les tuyaux durant la nuit. Depuis décembre 2003, la teneur limite en plomb de l'eau est fixée à 25 µg par litre (elle était auparavant de 50 µg). À partir de 2013, elle ne sera plus que de 10 µg par litre.

Les eaux en bouteille

On appelle souvent eau minérale l'eau vendue en bouteille. Pourtant, cette dénomination ne concerne que certaines d'entre elles. Il existe en effet trois grandes catégories d'eaux.
– L'eau de source est une eau « d'origine souterraine déterminée, provenant d'une nappe ou d'un gisement souterrains, bactériologiquement saine et protégée des risques de pollution ». Toute adjonction est interdite, sauf éventuellement du gaz carbonique pour la rendre pétillante.
– L'eau minérale est définie comme « dotée de propriétés favorables à la santé ». Sa composition est stable et son taux en certains minéraux peut dépasser les normes d'une eau potable : c'est ce qui lui donne ses propriétés.
– L'eau de table est une eau pouvant avoir été traitée et assainie (comme l'eau du robinet) avant sa mise en bouteille. Cela est encore peu courant en France.

Quelle eau en bouteille choisir ? Pour une consommation journalière, on choisira soit une eau de source, soit une eau minérale faiblement minéralisée (l'étiquetage précise dans ce cas qu'elle est recommandée pour la préparation des biberons). Les autres eaux minérales ont des indications plus spécifiques et elles ne devraient pas être consommées au long cours, sauf lorsque des besoins particuliers ont été mis en évidence (par exemple, une eau riche en calcium quand les apports calciques alimentaires ne peuvent suffire, une eau riche en magnésium en cas de déficit magnésien, etc.).

Des précautions à prendre. Quel que soit le type d'eau choisi, il faut veiller à entreposer les bouteilles au frais, au sec et à l'abri des rayons solaires, comme, bien sûr, ne pas dépasser la date limite de consommation. Une fois la bouteille ouverte, des bactéries peuvent y pénétrer, qui sont susceptibles de se multiplier rapidement dans l'eau à température ambiante. Il faut donc bien reboucher la bouteille, la garder au réfrigérateur et l'utiliser dans les 2 ou 3 jours au maximum.

Il est dangereux de réutiliser des bouteilles en plastique, même pour y mettre de l'eau : au fil du temps, le plastique risque de se décomposer et des particules indésirables peuvent se retrouver dans l'eau.

Quelques eaux minérales et leurs particularités

Eaux minérales plates

– Eaux très faiblement minéralisées, pour nourrissons et tous consommateurs : Évian, Thonon, Valvert, Volvic...
– Eaux peu minéralisées, riches en sulfates et en calcium : Vittel Grande Source...
– Eaux moyennement minéralisées, riches en sulfates, calcium et magnésium : Contrex, Hépar...

Toutes ces eaux plates conviennent en cas de régime sans sel.

Eaux minérales gazeuses

– Eaux faiblement minéralisées : Perrier...
– Eaux moyennement minéralisées, riches en magnésium, fluor, calcium et sodium : Badoit...
– Eaux moyennement minéralisées, riches en sulfates, calcium et sodium : San Pellegrino...
– Eaux fortement minéralisées, riches en bicarbonates et en sodium : Saint-Yorre, Vichy Célestins...

Seules les eaux Perrier et Salvetat conviennent en cas de régime sans sel.

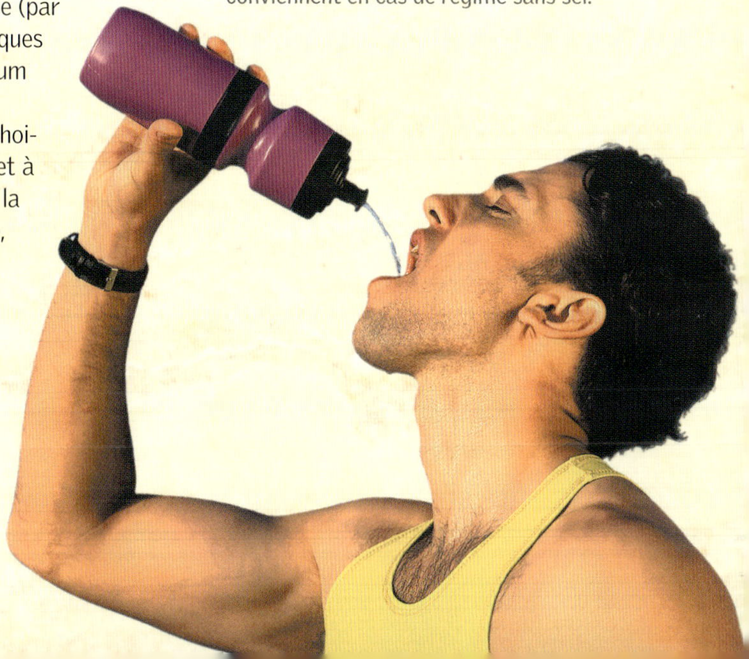

Édulcorants

AVANTAGES

- ont un pouvoir sucrant élevé pour une faible valeur calorique
- peuvent remplacer le sucre pour les diabétiques
- n'entraînent pas de caries

INCONVÉNIENTS

- les femmes enceintes et celles qui allaitent doivent discuter de l'usage des édulcorants avec leur médecin
- l'aspartame est à proscrire chez les personnes atteintes de phénylcétonurie

Les édulcorants sont couramment utilisés pour réduire les calories et la consommation de sucre. En petites quantités, car ils sont beaucoup plus sucrés que le sucre raffiné, ils rehaussent le goût des aliments de la même façon que le sucre ou le miel. Les diabétiques ont recours aux édulcorants parce qu'ils n'apportent pas de glucides. On en trouve sous diverses formes, en comprimés, en poudre et aussi associés à du sucre.

Surveillez votre dose quotidienne (voir tableau ci-dessous). Avant de recevoir l'autorisation de mise sur le marché, les édulcorants doivent avoir prouvé leur innocuité. La dose journalière admissible (DJA) représente la quantité moyenne quotidienne pouvant être consommée pendant toute la vie sans risque. La DJA est calculée en fonction du poids corporel, avec une large marge de sécurité. Bien que les édulcorants soient inoffensifs et leurs avantages reconnus, en particulier pour les diabétiques, il vaut mieux les utiliser prudemment.

DOSE JOURNALIÈRE ADMISSIBLE (DJA) D'ÉDULCORANTS ARTIFICIELS

Voici comment calculer votre DJA. Multipliez votre poids par la DJA de l'édulcorant. Si vous pesez 60 kg, votre DJA d'acésulfame K (15) sera de 900 mg.

Édulcorant	DJA (en milligrammes par kilo de poids corporel)
Acésulfame K	15
Aspartame	40-50
Cyclamate	7
Saccharine	5

- **La saccharine**, à l'origine vendue en pharmacie, est le plus ancien édulcorant sur le marché. Avec aucune calorie, elle a un pouvoir sucrant 300 fois supérieur à celui du sucre, mais un léger arrière-goût amer. Outre son emploi dans les boissons et aliments, elle supporte bien la chaleur et peut donc être utilisée en cuisine et en pâtisserie. Elle a été soupçonnée de toxicité et accusée d'augmenter l'incidence du cancer, mais aucune étude scientifique n'en a apporté la preuve formelle. Les produits contenant de la saccharine portent la mention « à consommer avec modération chez la femme enceinte » du fait du passage de cette substance à travers le placenta.
- **L'aspartame**, commercialisé à l'origine sous la marque Canderel, se compose de deux acides aminés, la phénylalanine et l'acide aspartique. À poids égal, il renferme autant de calories que le sucre mais, parce qu'il est 200 fois plus sucrant, on l'utilise en quantités infimes. Comme l'aspartame perd son pouvoir édulcorant sous l'effet de la chaleur et au contact de certains acides, on ne peut l'utiliser pour la cuisson des aliments ; on le trouve dans les boissons gazeuses, les bonbons et les desserts. Des études ont rapporté qu'il pouvait causer des céphalées et des crises épileptiques, mais la plupart des gens le supportent bien. À cause de la phénylalanine qu'il contient, il ne doit pas être consommé par ceux qui souffrent de phénylcétonurie.
- **L'acésulfame K** (ou acésulfame de potassium), avec un pouvoir sucrant 200 fois plus élevé que celui du sucre, n'est pas décomposé par l'organisme et ne fournit donc aucune calorie. Extrêmement stable à des températures élevées, cet édulcorant est parfait pour la pâtisserie. Il est utilisé dans des yaourts allégés, boissons « light », biscuits, gâteaux, bonbons et chewing-gums, en association avec l'aspartame. À noter que la nouvelle formule de Canderel vendue en France associe de l'acésulfame K à l'aspartame. Les personnes qui suivent un régime à potassium réduit ou qui sont allergiques aux sulfamides et aux antibiotiques devraient consulter leur médecin avant de prendre de l'acésulfame K.
- **Les cyclamates** possèdent un pouvoir sucrant valant 30 fois celui du sucre. Ils sont sans arrière-goût. En France, ils ne sont autorisés que comme édulcorants de table et sont vendus en pharmacie. Leur innocuité fait encore l'objet d'études.
- **Les polyols** forment une catégorie distincte. Ce sont des « sucres alcool » tirés des plantes : emannitol, xylitol, sorbitol, lactitol, sirop de glucose hydrogéné. Leur pouvoir sucrant est plus faible que celui du sucre. Peu fermentés par la flore buccale, ils n'entraînent pas la formation d'acides et ne provoquent pas de caries. C'est pourquoi on les utilise dans les confiseries et les chewing-gums. Ces édulcorants sont classés parmi les glucides mais, étant faiblement absorbés par l'intestin grêle, ils sont moins caloriques que le sucre. Provoquant un appel d'eau dans l'intestin, les polyols peuvent être responsables de diarrhée et, comme ils ne

traversent pas tous la barrière intestinale, certains fermentent dans le côlon, entraînant des flatulences. Une consommation excessive peut causer des troubles digestifs, tels des ballonnements et de la diarrhée, et aggraver les symptômes du syndrome de l'intestin irritable. Pour cette raison, l'étiquetage des produits contenant des polyols comporte les recommandations suivantes : « Ne pas donner aux enfants de moins de 3 ans » et « Une consommation journalière excessive peut entraîner des troubles gastro-intestinaux sans gravité ». ❖

Endive

AVANTAGES

- peu énergétique
- bonne source de fibres et d'acide folique

L'endive ou chicorée witloof (du flamand *wit*, blanc, et *loof*, feuille) est tout simplement une salade de la famille des chicorées que l'on fait pousser à l'abri de la lumière, afin d'obtenir un « chicon » sans chlorophylle, donc très pâle. La plupart des endives sont aujourd'hui cultivées en bac et nourries avec une solution minérale. Mais il existe encore des endives de pleine terre, plus savoureuses.

C'est l'un des légumes les moins énergétiques (11 kcal pour 100 g), ce qui ne l'empêche pas d'être une bonne source de fibres (2 g pour 100 g), bien tolérées même par les intestins fragiles. Elle apporte aussi une quantité intéressante d'acide folique ou vitamine B_9 : une endive de 100 g en fournit 56 µg, soit plus de 15 % de l'apport nutritionnel conseillé (ANC) pour la journée.

L'amertume de l'endive provient de la cynarine, substance due à la combinaison de deux de ses acides organiques naturels, l'acide quinique et l'acide caféique. Lorsque l'endive est placée à la lumière, son amertume augmente car de la cynarine se forme et se concentre à la base du légume. En creusant la base du chicon avec un couteau pointu, on peut facilement retirer cette partie amère du légume. Les feuilles vont également verdir progressivement sous l'action de la lumière. ❖

Énergie

Voir p. 145

Enfants

Voir p. 149

Épices et aromates

AVANTAGES

- rehaussent la saveur des aliments
- stimulent en général l'appétit

Au Moyen Âge, les épices ont été au centre des grands voyages d'exploration et des premiers échanges commerciaux. Aujourd'hui, on compte sur elles pour varier et ensoleiller les plats.

Si, dans le passé, les épices ont pu servir de remède, de parfum, de teinture et surtout de monnaie d'échange, on se contente de nos jours de les utiliser comme condiments, c'est-à-dire pour relever la saveur des aliments. Définies comme des substances aromatiques végétales (fruit, bourgeon, racine ou encore écorce d'une plante) et bien que très riches en minéraux, les épices contribuent peu à la nutrition, ne figurant qu'à doses infimes dans l'alimentation. On a tendance à oublier qu'elles perdent leur arôme avec le temps. Il faut les conserver au sec, à l'abri de la lumière et de la chaleur, et ne pas hésiter à les renouveler annuellement.

LES USAGES THÉRAPEUTIQUES

À en croire la sagesse populaire, il y aurait des épices (et des aromates) pour tous les maux… Voici une liste non exhaustive des plus courantes et, en l'absence de preuves scientifiques, de leurs usages traditionnellement reconnus.

Anis étoilé (ou badiane). Son goût de réglisse vient de l'anéthol présent dans son huile. Celle-ci est la base de digestifs comme l'ouzo, l'arak et l'anisette. Les tisanes de badiane servant à soulager les coliques sont déconseillées chez les enfants, car on a constaté de nombreux effets indésirables.

Cannelle. Issue de l'écorce séchée du cannelier, cette épice vénérable est utilisée en cuisine de multiples façons. Elle a des vertus carminatives, c'est-à-dire qu'elle soulage le ballonnement et les flatulences. Elle aurait aussi des propriétés antibactériennes, antimicrobiennes et anti-inflammatoires, et réduirait les brûlures d'estomac.

VERTUS CURATIVES DES PLANTES MÉDICINALES

Parfumer les aliments d'herbes et d'épices pourrait être bon pour la santé. Des études montrent que ces plantes contiennent beaucoup d'antioxydants précieux contre les maladies cardiaques, certains cancers et certains effets du vieillissement. Sauge, aneth, sarriette, coriandre, thym, romarin et origan ont été identifiés comme des sources majeures, l'origan venant en tête. Non seulement les propriétés antioxydantes de certaines fines herbes sont plus élevées que leurs valeurs attribuées en vitamine E, mais elles se classent dans certains cas au-dessus d'aliments reconnus pour leur haute teneur en antioxydants, comme les petits fruits et certains légumes. Sans aller jusqu'à négliger les légumes, les fruits et les céréales pour se nourrir d'origan et de thym, il est bon de savoir que l'usage de ces plantes dans l'alimentation est bénéfique, tout en apportant aux plats des parfums et des saveurs recherchés.

Cardamome. On l'emploie pour parfumer le café dans les pays arabes, la pâtisserie en Scandinavie, les compotes de fruits ailleurs. Elle s'avérerait salutaire en cas d'indigestion.

Carvi. Les graines de cette ombellifère agrémentent aussi bien le pain que le fromage et le chou rouge. Un flavonoïde présent dans la graine, le limonène, pourrait réduire le risque de cancer.

Coriandre. Les feuilles fraîches sont une bonne source de vitamine C. La graine de coriandre soulagerait les crampes d'estomac et aurait la propriété de détruire les bactéries et les champignons. Elle contient du limonène, présumé être un agent anticancérogène.

Cumin. Son goût piquant lui confère une place de choix dans les mets mexicains, le curry indien et les spécialités culinaires du Proche-Orient, comme le hoummos. Le cumin pourrait être anticancérogène et antioxydant.

Curcuma. Ingrédient clé du curry indien, auquel il donne sa couleur jaune, le curcuma est un antibiotique naturel recommandé en médecine ayurvédique pour traiter l'inflammation et les problèmes de digestion. On étudie actuellement ses propriétés antivirales et antitumorales.

Fenouil. Dans l'Antiquité, les graines de fenouil étaient supposées prévenir l'obésité. Riches en anéthol, elles sont toujours traditionnellement utilisées en infusion pour faciliter la digestion.

Genièvre. Les baies de genièvre aromatisent les pâtés et la choucroute, de même qu'elles confèrent au gin son parfum distinctif. Elles auraient des vertus diurétiques et désinfectantes.

QUELQUES ÉPICES. *De gauche à droite, dans le sens des aiguilles d'une montre : baies de genièvre, poivre noir, poudre de cari, graines de fenouil et cumin. Dans la ligne centrale : anis étoilé.*

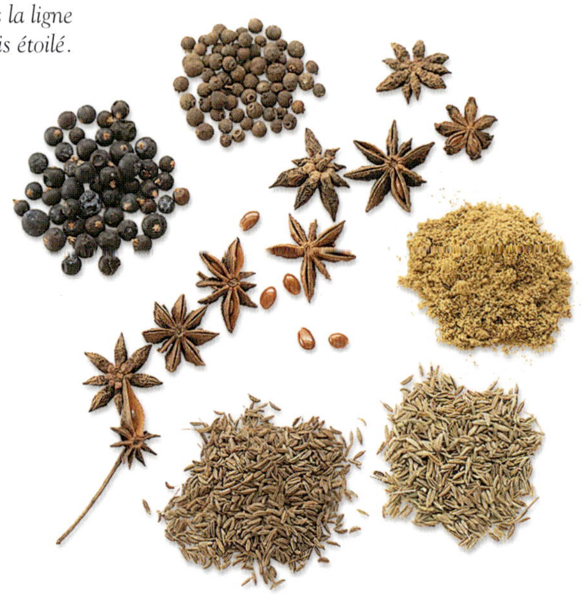

Gingembre. Présent dans les plats asiatiques, les desserts et certaines boissons gazeuses, le gingembre est très utile pour lutter contre le mal des transports et pour soulager les nausées. Certaines substances qu'il renferme – gingérol, shogaol, zingibérène – ont un potentiel antioxydant et pourraient aider dans la prévention des maladies cardiaques et du cancer. Ses vertus anti-inflammatoires seraient utiles contre l'arthrite.

Girofle. L'essence (ou huile) de girofle était indiquée pour soulager les maux de dents. On la déconseille aujourd'hui dans cet usage, car elle peut irriter les gencives. Une forme adoucie, l'eugénol, entre dans la composition de dentifrices et de rince-bouche. L'eugénol protégerait des maladies cardiaques en empêchant la formation de caillots.

Moutarde. Utilisée depuis l'Antiquité romaine dans les cataplasmes et les sels à inhaler, la moutarde servirait traditionnellement à soulager les douleurs et la congestion. Les isothiocyanates d'allyle des graines de moutarde pourraient inhiber la croissance de cellules cancéreuses. En excès, ils sont toxiques pour le foie.

Muscade et macis. Ils sont tous deux issus de la même plante : la muscade est la graine (noix) et le macis, son enveloppe. L'essence de muscade renferme de la myristicine, un puissant hallucinogène, et de l'eugénol, qui pourrait prévenir les maladies cardio-vasculaires en combattant la thrombose (caillots). La muscade aurait aussi des propriétés antibactériennes utiles contre *Escherichia coli*, si dangereux dans la nourriture.

Piment de la Jamaïque. Parce que son parfum et sa saveur évoquent à la fois le clou de girofle, la noix muscade, le poivre et la cannelle, on l'appelle parfois toute-épice ou quatre-épices. Il aiderait à digérer.

Poivre de Cayenne. Aussi nommé piment du Chili, il apporte une touche caractéristique aux plats mexicains et sud-américains. La capsaïcine, huile volatile responsable de son piquant, entre dans la composition de certains analgésiques à usage topique. Comme pour tous les piments forts, il stimulerait la production d'endorphines, hormones qui déterminent l'humeur ; cela expliquerait l'euphorie qui succède à un repas très épicé.

Poivre noir. Fruit d'une vigne tropicale dont le poivre blanc est la graine, il représente 25 % du marché mondial des épices. Le respirer préviendrait les évanouissements.

Safran. Cette épice très chère est tirée des étamines d'une variété spécifique de crocus. Elle parfume les soupes de légumes, le riz, le poisson et les pains sucrés. On la considère parfois comme un aphrodisiaque. ❖

ÉNERGIE

LA FORME GRÂCE À L'ALIMENTATION

Dans le monde stressant d'aujourd'hui, la grande fatigue et même l'épuisement sont monnaie courante. Il suffit souvent de dormir un peu plus pour y remédier, mais l'alimentation peut aussi aider l'organisme à lutter contre les baisses de forme et lui infuser l'énergie nécessaire pour une journée dynamique.

D'où vient notre énergie ?

Les éléments de base de l'alimentation – glucides (hydrates de carbone), protéines et lipides (graisses) – fournissent des calories, donc de l'énergie. Le corps humain transforme les glucides en glucose, sa principale source d'énergie. La consommation de glucides élève la quantité de glucose dans le sang, mesurée par l'indice de glycémie. L'élévation de la glycémie entraîne la production par le pancréas d'une hormone, l'insuline, dont la fonction est de faire pénétrer le glucose dans les cellules. Une fois là, le glucose fournit l'énergie à l'organisme. Une petite quantité de glucose non utilisée est entreposée dans les muscles et le foie sous forme de glycogène. Cette réserve sert, à court terme, quand le glucose sanguin fait défaut. Tout excès calorique se transforme alors en graisse, principale forme d'énergie de réserve de l'organisme.

Les protéines se transforment aussi en énergie dans l'organisme, mais de manière moins efficace. Il en va de même pour les graisses, qui, bien que plus concentrées en calories, sont plus lentes à digérer et à métaboliser que les glucides.

Les vitamines ne fournissent pas d'énergie. Leur rôle est surtout d'activer un grand nombre de fonctions métaboliques qui aboutissent à la production d'énergie. Un régime alimentaire bien pourvu en légumes, fruits, laitages, légumineuses et céréales répond presque toujours aux besoins de l'organisme en termes de vitamines et de minéraux.

ATTENTION

Il faut être prudent lorsqu'on décide d'augmenter son apport en fer. Il ne faut pas prendre de suppléments à moins d'avoir reçu un diagnostic d'anémie et d'être incapable de pallier la carence par l'alimentation. Un excès de fer provoque à court terme des troubles intestinaux et peut, à long terme, entraîner une accumulation de fer dans le foie. Une extrême fatigue fait-elle penser à une carence en fer ? Seul un médecin peut le confirmer.

Comment se nourrir pour augmenter son énergie

Voici sept façons d'optimiser son alimentation pour avoir de l'énergie tout au long de la journée.

1. Un bon petit déjeuner. Comme son nom l'indique, il permet de refaire le plein d'énergie après le jeûne de la nuit. C'est le repas qui donne le ton à la journée et met en forme, tant physiquement que mentalement. Manger le matin est indispensable, tant pour les adultes que pour les enfants, sans quoi le corps fonctionne à vide. Des études ont démontré que les enfants qui mangent au déjeuner se concentrent mieux, sont plus créatifs, ont un meilleur comportement ; c'est aussi vrai pour les adultes.

2. Des aliments riches en fer. L'anémie ferriprive est une des carences nutritionnelles les plus courantes chez nous. Le fer est essentiel à la production d'hémoglobine, principale composante des globules rouges. L'hémoglobine transporte l'oxygène jusqu'aux cellules, qui s'en servent pour produire de l'énergie et exécuter des fonctions métaboliques clés. Si l'organisme n'a pas assez de fer, les globules rouges ne peuvent fournir l'oxygène nécessaire aux cellules. Les symptômes d'une carence en fer sont la fatigue chronique, le manque d'énergie et la difficulté à se concentrer. Les aliments riches en fer sont la viande rouge, les abats, le poisson et les fruits de mer,

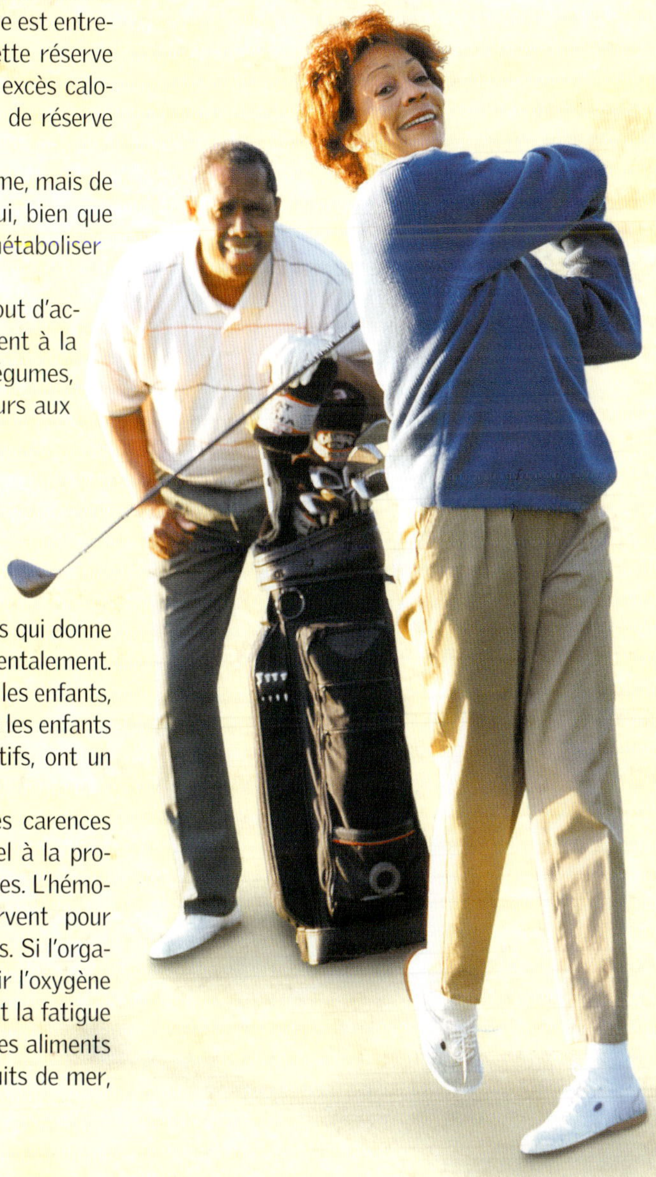

les œufs, les fruits séchés, les légumes à feuilles vert foncé, les légumineuses, les noix et autres fruits secs oléagineux, les graines, ainsi que les céréales complètes ou enrichies.

Il y a deux types de fer dans l'alimentation : héminique et non héminique. Le premier est celui qu'on trouve dans la viande, le foie, les œufs et le poisson. Il est plus facilement absorbé par l'organisme que le fer non héminique, présent dans les végétaux. Le premier, qui représente seulement le tiers du fer de notre alimentation, a un taux d'absorption de l'ordre de 25 %, alors que l'organisme absorbe moins de 10 % du fer d'origine végétale.

Il faut savoir que la vitamine C favorise l'absorption du fer non héminique. Ainsi, pour assimiler au maximum le fer contenu dans les céréales enrichies, on y ajoutera des fraises ou l'on boira, en même temps, un verre de jus d'orange.

3. Davantage de glucides complexes. Une fois digérés, les glucides apportés par le pain, les céréales, les fruits, les légumes et les produits sucrés se transforment en glucose. Ce sucre simple fournit l'énergie au cerveau, aux muscles et aux tissus de l'organisme. Les glucides complexes du pain et des céréales complets, des lentilles et autres légumineuses sont un carburant de choix. Parce qu'ils se digèrent lentement, ils alimentent l'organisme et le cerveau de façon constante, et ils sont accompagnés de vitamines, minéraux et autres phytonutriments utiles aux cellules.

4. Moins de sucreries. Les friandises et les sucreries peuvent donner un coup de fouet énergétique, mais il est toujours suivi d'une hypoglycémie réactionnelle qui laisse encore plus épuisé qu'avant.

5. De petits repas, plusieurs fois par jour. En entrecoupant la journée de collations et de repas légers, on s'assure un apport constant de glucose. Autre avantage, on ne ressent pas la faim. Le repas du midi fournit le carburant pour l'après-midi et prévient le « coup de barre ». Le menu peut être le même pour un repas léger que pour une collation : potage et sandwich, fromage et pain grillé, mini-pizza, yaourt et fruit, crudités, fromage blanc et biscuits sont des aliments de qualité sur le plan nutritif. Il faut diminuer les quantités au repas si l'on prévoit de prendre une collation l'après-midi.

6. Rester constamment hydraté. Il faut absorber 1,5 litre de boisson pour rester hydraté pendant la journée, davantage si l'on fait de l'exercice. L'eau maintient constante la température du corps, transporte les nutriments, évacue les déchets. La fatigue peut être tout simplement le signe d'une légère déshydratation, alors que la soif, elle, n'est pas un indice fiable : on peut être déshydraté sans s'en rendre compte. On veillera donc à boire régulièrement – eau, infusion, thé léger, jus de fruits coupé d'eau – ou à consommer des aliments riches en eau : légumes (potages), crudités, fruits.

7. Se méfier du café. Le sommeil est indispensable pour récupérer. La caféine est un stimulant qui fait concurrence à l'adénosine, élément chimique favorisant le sommeil. Plus on absorbe de caféine, moins il reste d'adénosine à l'heure du coucher, de sorte que la nuit risque d'être courte.

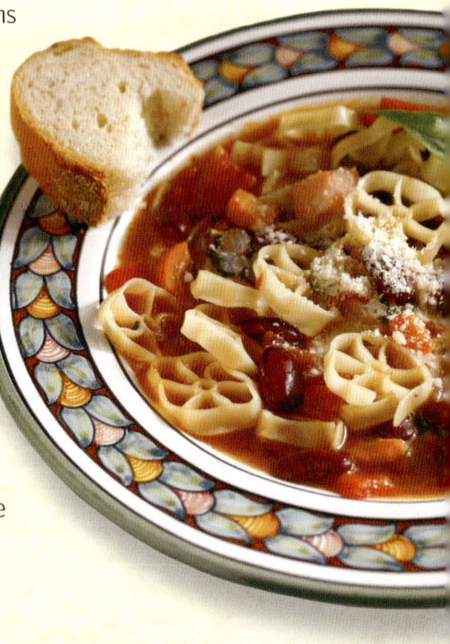

L'index glycémique

Certains aliments riches en glucides se digèrent plus facilement que d'autres et pénètrent plus vite dans la circulation sanguine. L'index glycémique permet de mesurer la façon dont les différents glucides affectent la glycémie, c'est-à-dire le taux de glucose (sucre) dans le sang.

Les aliments dont l'indice est faible – pain de seigle, pumpernickel complet, riz brun, boulgour, flocons d'avoine, lentilles, pâtes cuites al dente, pomme, poire, yaourt – élèvent la glycémie en douceur. Leur digestion étant plus longue, l'énergie qu'ils procurent est disponible plus longtemps. Ces aliments permettent aux diabétiques de mieux contrôler leur taux de glucose et peuvent aider à perdre du poids.

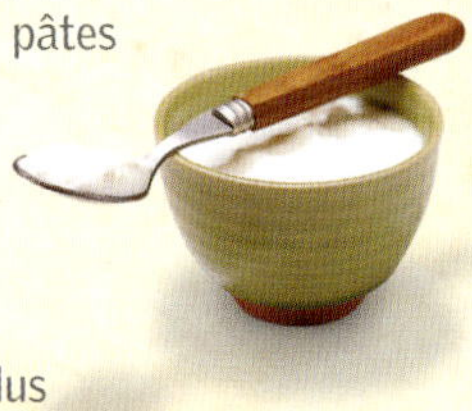

Plus vite digérés, les aliments qui ont un index glycémique élevé – pain blanc, riz très cuit, pommes de terre en purée, corn flakes – libèrent très vite leur énergie, d'où une élévation rapide du taux de sucre dans le sang (pic glycémique). Ces aliments permettent aux athlètes et aux gens très actifs de faire face à un effort physique de courte durée, tandis que les aliments à index glycémique plus bas conviennent mieux aux épreuves d'endurance. (Voir aussi Index glycémique.)

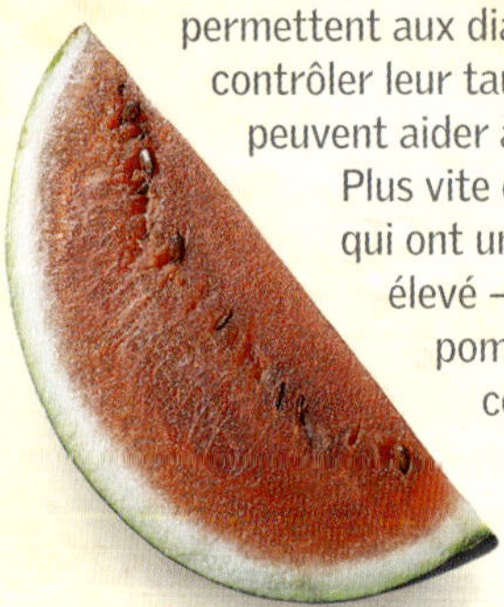

Épilepsie

ÉVITER

- alcool
- aliments qui semblent favoriser les crises ou interagir avec les anticonvulsivants

Plus de 400 000 Français souffrent d'une des formes d'épilepsie, crises convulsives ou absences déclenchées par une activité électrique anormale du cerveau. Certaines convulsions sont si légères et si fulgurantes qu'elles passent quasiment inaperçues ; d'autres durent plusieurs minutes, durant lesquelles le malade tombe et est pris de mouvements convulsifs. La fréquence des convulsions varie aussi d'une personne à une autre ; il y a des épileptiques qui peuvent avoir plusieurs crises par jour tandis que, pour d'autres, il se passe des mois entre les épisodes.

Les neurologues écartent généralement tout lien entre l'alimentation et l'épilepsie, à quelques exceptions. Les épileptiques qui souffrent de migraines favorisées par certains aliments cessent souvent de faire des convulsions quand les aliments en cause ont été éliminés. Certains diabétiques font des convulsions quand leur taux de sucre sanguin chute soudainement. Boire beaucoup d'alcool sur une courte durée peut également provoquer des convulsions.

COMMENT TRAITER L'ÉPILEPSIE

Le régime cétogène. Les dernières avancées médicales font valoir qu'un régime strict pourrait arrêter les convulsions chez les enfants pour lesquels les médicaments ne font pas effet. En réalité, un tel régime remonte au début des années 1900 : les médecins avaient, à l'époque, élaboré un traitement nutritionnel car on avait observé que les convulsions cessaient en période de jeûne prolongé. Le jeûne ne peut certes être envisagé pour le traitement à long terme de l'épilepsie chronique, mais les chercheurs ont découvert qu'une alimentation très grasse simulait le métabolisme du jeûne sans affamer le patient. Grâce à l'élaboration de médicaments anticonvulsivants efficaces, le traitement nutritionnel a beaucoup moins d'indications qu'autrefois. Mais, pour traiter certaines épilepsies réfractaires, les neurologues de l'hôpital John Hopkins, à Baltimore aux États-Unis, ont mis au point un traitement de l'épilepsie sévère reposant sur la nutrition. Au bout de 24 heures de jeûne, le corps perd ses réserves de glucose et commence à brûler les graisses stockées pour l'énergie. Or brûler les graisses en l'absence de glucose donne des produits de déchet appelés corps cétoniques, qui s'accumulent dans le sang et sont excrétés dans l'urine. Si un taux sanguin très élevé de cétones peut déséquilibrer gravement les métabolismes, voire mener au coma et à la mort, à un taux moindre, il peut éliminer les convulsions. En limitant strictement l'apport de glucides dans le régime alimentaire, on peut obtenir un niveau de cétones dans le sang comparable à celui atteint avec un traitement médicamenteux.

La diète cétogénique, ou régime cétogène, semble efficace chez les jeunes enfants, en particulier parmi les 20 % qui répondent mal aux médicaments. ❖

Épinard

AVANTAGES

- très bonne source de bêta-carotène, de vitamine K, d'acide folique, de potassium et de fibres
- bonne source de vitamines B_2, B_6 et C

INCONVÉNIENT

- l'acide oxalique peut empêcher l'assimilation du calcium et du fer, ainsi que favoriser les calculs urinaires (lithiase)

Contrairement à une croyance très répandue, l'épinard n'est pas un légume particulièrement riche en fer. En revanche, il renferme beaucoup d'autres nutriments en quantités appréciables, notamment des antioxydants et des bioflavonoïdes, qui renforcent les mécanismes anticancérogènes. En outre, l'épinard contient beaucoup de caroténoïdes, pigments qui lui donnent sa couleur vert foncé. Parmi ces caroténoïdes, la lutéine et la zéaxanthine combattent la dégénérescence maculaire, cause majeure de cécité chez les personnes âgées. La cuisson des épinards convertit la lutéine en substances assimilables. Pour favoriser l'absorption des caroténoïdes, il est utile d'associer aux épinards un corps gras en petite quantité.

Une portion de 200 g d'épinards cuits fournit à elle seule 12 000 µg de bêta-carotène, soit plus de cinq fois l'apport nutritionnel conseillé (ANC), et 300 µg d'acide folique, soit 90 à 100 % de l'ANC. L'acide folique est très important pour les femmes enceintes, car il aide à prévenir certaines malformations congénitales. Une carence en acide folique peut par ailleurs entraîner une grave anémie.

ATTENTION

Trop de vitamine K annule les effets des anticoagulants, telles l'héparine et la warfarine. Si on vous a prescrit ce type de médicament, modérez votre consommation d'aliments riches en vitamine K, comme les épinards.

L'ARME SECRÈTE DE POPEYE

Popeye, célèbre amateur d'épinards, s'est d'abord fait connaître dans une bande dessinée datant de 1929. Il est passé au grand écran en 1933 et s'y est illustré dans près de 600 dessins animés. C'est dans les épinards que l'indomptable marin puisait ses forces pour triompher de l'adversité.

La même portion d'épinards procure aussi une quantité appréciable de vitamine E antioxydante, de l'ordre de 2,6 mg (soit 22 % de l'ANC), environ 20 mg de vitamine C, ainsi que des quantités utiles de vitamines B_2 et B_6. Cette plante potagère est enfin une très bonne source de fibres, solubles et surtout insolubles, efficaces contre la paresse intestinale : avec une portion d'épinards, on assure le cinquième de l'apport journalier conseillé.

Le gros inconvénient de l'épinard est sa forte concentration en acide oxalique. La présence de cet acide organique naturel diminue en effet l'assimilation du fer et du calcium. Cet acide est également mauvais pour les personnes sujettes aux calculs urinaires, qui se forment à partir des oxalates.

La phylloquinone est une forme de vitamine K que l'on retrouve souvent dans les légumes à feuilles vert foncé. La vitamine K joue un rôle important pour la coagulation sanguine et pourrait participer au maintien de la masse osseuse et à la solidité du squelette. Certaines recherches suggèrent qu'elle augmenterait la densité osseuse et réduirait par là même le risque de fractures.

COMMENT APPRÊTER LES ÉPINARDS

Les épinards se mangent cuits ou crus pour les jeunes feuilles ou pousses d'épinards. Pour éviter le goût amer qui caractérise une cuisson trop poussée, on peut les cuire à la vapeur ou les faire sauter à la chinoise, ce qui a aussi l'avantage de préserver leur goût et leurs vitamines solubles dans l'eau.

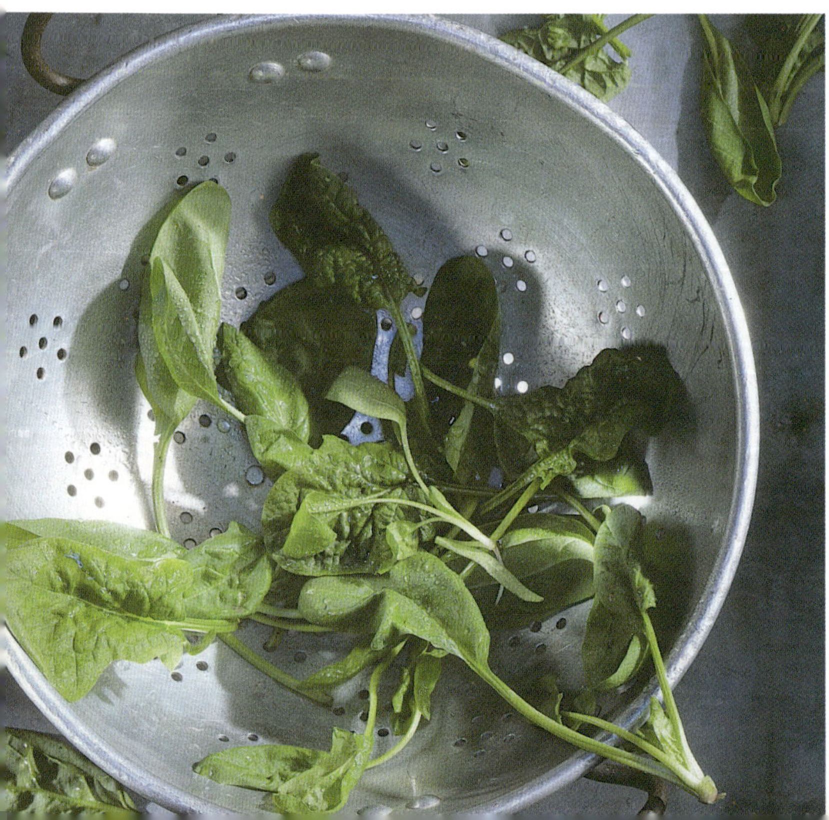

Une perte des nutriments est inévitable en cours de cuisson, c'est pourquoi une portion d'épinards cuits apporte à peu près l'équivalent d'une portion de 50 g de pousses d'épinards consommées crues en salade. Un peu d'huile (de noix ou de noisette pour plus de saveur) améliore l'assimilation des caroténoïdes. ❖

Équilibre alimentaire

Voir p. 153

Escargot

AVANTAGE

- source de minéraux, de protéines et d'acides gras oméga-3

INCONVÉNIENT

- très gras et très calorique quand il est cuisiné au beurre

Composante originale de la gastronomie française, l'escargot fait également partie intégrante du régime crétois, vanté aujourd'hui pour ses bienfaits sur la santé. Les nutritionnistes se sont aperçus que, du fait de son alimentation à base de plantes sauvages, il représente une source intéressante d'acides gras oméga-3. On en retrouve jusqu'à 300 mg pour 100 g de chair et, comme dans les poissons, ces acides gras sont présents sous forme de DHA et d'EPA, directement utilisables par l'organisme. Protecteurs pour le système cardio-vasculaire, les oméga-3 abaissent le « mauvais » cholestérol (LDL) tout en préservant le « bon » (HDL), et ils diminuent l'agrégation des plaquettes sanguines, ce qui réduit le risque de formation de caillots.

L'escargot est par ailleurs bien pourvu en protéines (16 g pour 100 g de chair) et en minéraux (fer, zinc, magnésium, calcium). Très maigre (moins de 2 % de lipides), il n'apporte pas plus de 80 kcal pour 100 g.

En France, on déguste l'escargot surtout à la bourguignonne, c'est-à-dire préparé avec du beurre aromatisé à l'ail, ce qui modifie notablement son profil nutritionnel. En effet, pour une douzaine d'escargots, on emploie environ 60 g de beurre... ce qui représente un surplus de 450 kcal et de près de 50 g de lipides, en majorité saturés ! En revanche, les préparations où les petits-gris sont juste pochés ou revenus sur le gril sont beaucoup plus légères et digestes. ❖

ENFANTS

ALIMENTATION ET CROISSANCE

Les premières années de la vie sont cruciales dans le domaine alimentaire. Il faut que les besoins nutritionnels de l'enfant soient comblés pour qu'il puisse grandir et se développer harmonieusement. Il faut en même temps qu'il contracte de saines habitudes de vie.

Le repas devrait être agréable et bon pour la santé, deux objectifs que les parents oublient parfois d'inclure au menu. La tendance aujourd'hui fait que, de plus en plus, chacun prend ses repas à des moments différents – avec un résultat souvent désastreux sur le plan nutritif –, alors que ces moments devraient être l'occasion pour tous de se retrouver.

Des repas détendus – on évitera d'aborder là les sujets sources de conflits... – autour d'une table bien garnie aident à resserrer les liens familiaux et favorisent une bonne digestion. On n'hésitera pas à faire participer les enfants en leur confiant de menues tâches : peler les légumes, mettre la table, préparer la vinaigrette... Si le repas est pour eux un événement plaisant, ils garderont plus tard l'habitude de bien s'alimenter.

LE SAVIEZ-VOUS ?

EN FRANCE, L'OBÉSITÉ CHEZ L'ENFANT A PRESQUE DOUBLÉ EN 25 ANS

C'est ce que rapportent les instituts de recherche en santé. Cette tendance est encore plus marquée pour l'obésité massive, dont la fréquence a triplé chez les enfants durant cette période. Tous les groupes d'âge sont touchés, pour les garçons comme pour les filles.

Les années de croissance

Entre 2 et 20 ans, le corps humain se transforme de manière sensible et constante. Les muscles se renforcent, les os s'allongent, la taille peut plus que doubler, tandis que le poids peut être multiplié par cinq (voire plus chez les plus grands). Le changement le plus impressionnant s'effectue durant l'adolescence, soit entre 10 et 15 ans chez les filles, entre 12 et 19 ans chez les garçons. Les traits sexuels et la maturité s'installent et l'on voit émerger l'adulte.

Les enfants ont besoin de beaucoup d'énergie pour grandir : environ 1300 calories par jour à 2 ans, 1700 à 5 ans, 2200 pour une fille de 16 ans et 2800 pour un garçon du même âge (voir le tableau « Des nutriments pour la croissance », p. 151).

La quantité de nourriture que mange un enfant varie en fonction de la taille, de la constitution, du sexe et du niveau d'activité. Spontanément, l'enfant mangera en général les quantités qu'il lui faut. En revanche, les parents doivent s'assurer de mettre à sa disposition un choix d'aliments bons pour sa santé. Il faut éviter l'erreur traditionnelle qui consiste à forcer l'enfant au-delà de son appétit. « Ne rien laisser dans son assiette » est un précepte qui a pu, par le passé, mener à la boulimie et à l'obésité, sinon au dégoût définitif pour certains aliments. La meilleure solution est d'offrir à l'enfant de petites portions et de l'encourager à se resservir s'il a encore faim.

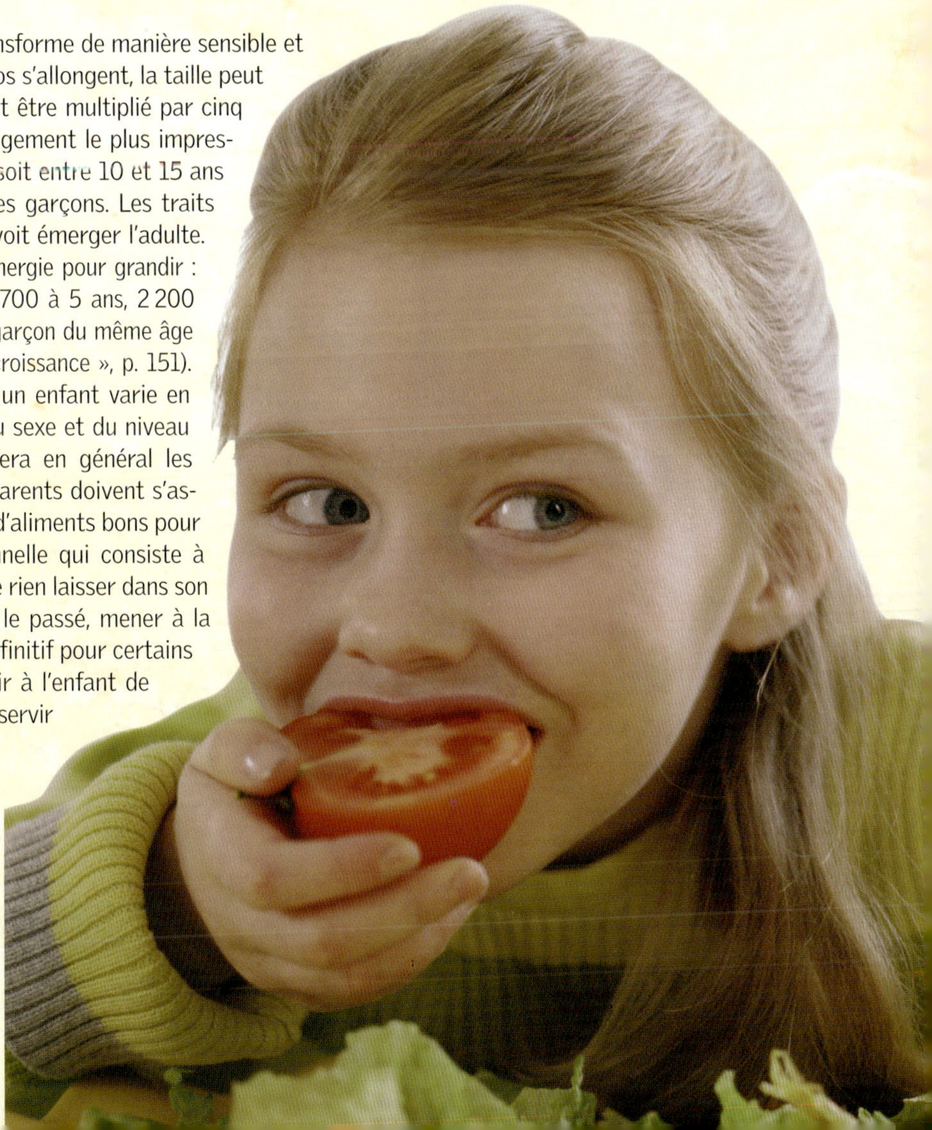

Un appétit qui varie

Vers l'âge de 1 an, lorsque le rythme du développement ralentit, la plupart des enfants commencent à avoir moins d'appétit. À partir de ce moment, l'appétit devient fluctuant au gré de la croissance. Il n'y a rien d'anormal à ce

Si votre enfant mange à la cantine à midi...

Pour équilibrer son alimentation, informez-vous des menus servis (ils sont toujours affichés), mais essayez surtout de savoir ce que votre enfant a vraiment mangé !

Veillez à ce qu'il prenne le matin un petit déjeuner assez copieux.

Proposez-lui un goûter sain et reconstituant (voir p. 152).

Et vous ne ferez pas d'erreur en servant au dîner, systématiquement :

- des légumes (éventuellement sous forme de potage) ;
- une légumineuse ou un dessert avec des féculents ;
- un produit laitier (laitage ou fromage) ;
- un fruit frais ou des crudités ;
- des féculents (riz, pâtes, pommes de terre...) pour l'énergie.

C'est un peu plus compliqué que de faire réchauffer une pizza ou une quiche, mais c'est important pour les enfants et toute la famille en profite aussi.

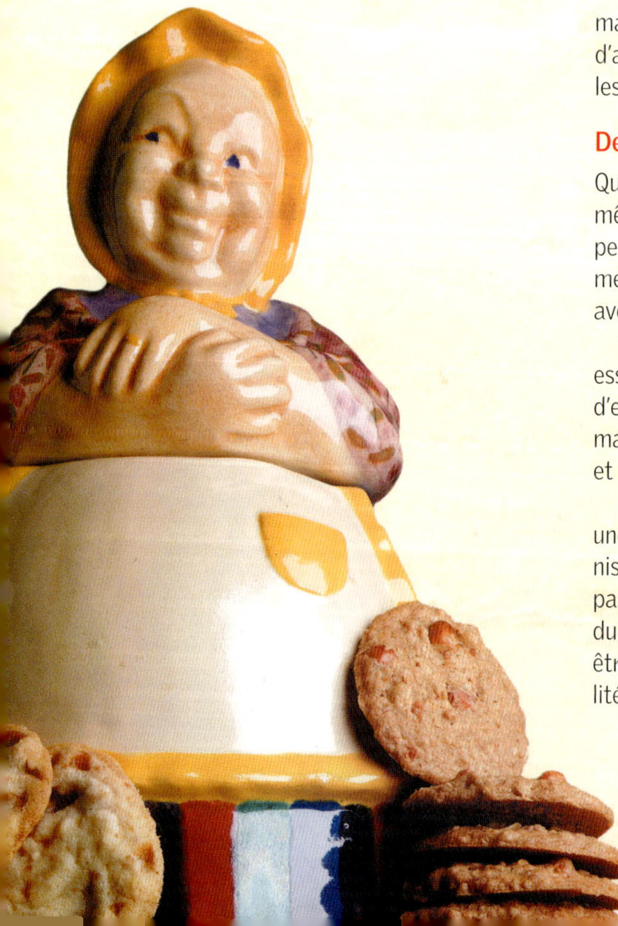

qu'un enfant dévore sa nourriture un jour et se désintéresse complètement de son assiette le lendemain. Les parents n'ont pas toujours non plus une idée très précise de la quantité de nourriture nécessaire à leur enfant. Il existe en fait une grande différence entre les petites portions d'un enfant de 3 ou 4 ans et celles, parfois impressionnantes, d'un préadolescent de 11 ou 12 ans. Les quantités évoluent au fil des années.

Le comportement alimentaire se modifie sensiblement au moment de la puberté. En pleine crise de croissance, l'adolescent manifeste habituellement un appétit vorace qui signale ses besoins accrus d'énergie. En même temps, l'autonomie à laquelle il aspire lui dicte un nouveau mode de vie : il saute le repas du matin, mange à l'école ou au fast-food, ou passe l'essentiel de la journée à grignoter. Bien que ce ne soit pas la façon idéale de s'alimenter, manger sur le pouce n'est pas nécessairement mauvais et ne pose pas de problèmes tant que le jeune trouve son compte de protéines, glucides, acides gras, vitamines et minéraux. Les parents peuvent l'aider à éviter les écueils de la malnutrition en mettant à sa disposition des collations saines, riches en vitamines, minéraux et protéines, mais peu chargées en sucre, en graisses et en sel. Cela implique d'amples provisions de fruits frais et de fruits secs, de jus de fruits, de crudités, de noix, de fromage (éventuellement allégé) et de yaourts pour faire oublier bonbons, biscuits, gâteaux, chips et sodas.

Les habitudes alimentaires du petit enfant

Vers l'âge de 18 mois, l'enfant est en mesure de manger à peu près comme le reste de la famille. Néanmoins, ses besoins énergétiques élevés et son petit estomac impliquent qu'il prenne 5 ou 6 petits repas par jour. Ses collations seront fixées à des heures où elles ne risquent pas de lui couper l'appétit au repas ; un intervalle d'une heure et demie suffit.

L'enfant a parfois des lubies. Par exemple, il refusera subitement de manger tout ce qui est blanc ou vert. On se contentera alors de lui offrir d'autres aliments sans se formaliser outre mesure. Il faut savoir respecter les préférences de l'enfant tout en évitant de céder à ses caprices.

Des aliments pour grandir

Que ce soit à 4, 8 ou 10 ans, les exigences nutritionnelles restent les mêmes ! L'alimentation doit fournir les « matériaux de construction » qui permettront à l'enfant de bien grandir et de se développer dans les meilleures conditions possible. C'est pourquoi certains aliments doivent avoir une place privilégiée dans les repas.

Tout d'abord, **le lait et les produits laitiers** : leur apport de calcium est essentiel pour le squelette, sans compter qu'ils fournissent des protéines d'excellente qualité. Il faut veiller à ce que les produits laitiers soient systématiquement présents à chacun des repas : lait ou laitage au petit déjeuner et au goûter ; yaourt, fromage ou laitage au déjeuner et au dîner.

La viande joue également un rôle important durant la croissance. C'est une excellente source de protéines, ainsi que de fer bien assimilé par l'organisme. Mais on surestime parfois son importance pour les enfants. Il n'est pas nécessaire de leur en servir plus d'une fois par jour (surtout si les produits laitiers sont consommés en quantité suffisante). Et elle peut très bien être remplacée par de la volaille ou du poisson, qui offrent les mêmes qualités nutritionnelles.

Les fruits et les légumes, enfin, font aussi partie des priorités. Leurs vitamines et leurs minéraux sont irremplaçables : ils interviennent dans un grand nombre de processus métaboliques liés à la croissance.

DES NUTRIMENTS POUR LA CROISSANCE

À mesure que l'enfant grandit, ses besoins nutritionnels se modifient. Ils diffèrent aussi selon le sexe. Le tableau ci-dessous donne l'apport nutritionnel conseillé (ANC) de certains nutriments pour les enfants et les adolescents.

ÂGE (ans)		1-3	4-8	9-13	14-18
VITAMINE A (µg)	Garçon	400	450	550	800
	Fille	400	450	550	600
VITAMINE D (µg)		10	5	5	5
VITAMINE E (mg)		6	8	11	12
THIAMINE, B_1 (mg)	Garçon	0,4	0,6-0,8	1-1,3	1,3
	Fille	0,4	0,6-0,8	1-1,1	1,1
RIBOFLAVINE, B_2 (mg)	Garçon	0,8	1-1,3	1,4	1,6
	Fille	0,8	1-1,3	1,3	1,4-1,5
NIACINE, B_3 (mg)	Garçon	6	8-9	10-13	13
	Fille	6	8-9	10-11	14
VITAMINE B_6 (mg)	Garçon	0,6	0,8-1	1,3-1,6	1,5
	Fille	0,6	0,8-1	1,3-1,5	1,8
ACIDE FOLIQUE, B_9 (µg)		100	150-200	200-250	300-350
VITAMINE B_{12} (µg)		0,8	1,1-1,4	1,9-2,3	2,4
VITAMINE C (mg)		60	75	90-100	110
CALCIUM (mg)		500	800	1 200	1 200
FER (mg)	Garçon	7	8-10	10-13	13
	Fille	7	8-10	10-16	16
ZINC (mg)	Garçon	6	8	12	13
	Fille	6	8	12	10

Les fruits constituent le dessert le plus naturel et le plus sain qui soit. Quant aux légumes, souvent boudés par les enfants, ils seront appréciés si on fait preuve d'imagination... et de patience !

La bataille des légumes

Beaucoup de parents doivent livrer un combat incessant pour que leurs enfants mangent des légumes. Il y a diverses manières de contourner la difficulté. On peut essayer de séduire l'enfant avec un bouquet de crudités attrayantes par leurs couleurs et leurs textures, qu'il trempera dans une coupelle de sauce au fromage blanc, pour le côté ludique ; on peut aussi lui proposer des purées de diverses couleurs, des légumes farcis ou encore cuisinés en gratin. La soupe constitue un moyen commode de faire consommer des légumes aux enfants. On la préparera assez épaisse, pour servir une quantité de légumes significative, et on évitera de trop la saler. Il est facile de varier ses composants au fil des saisons, et on la présentera tantôt mixée, tantôt moulinée, afin de ne pas lasser les petits convives.

Règles alimentaires à l'usage des parents

- ✔ Prenez vos repas en famille. L'exemple est la meilleure éducation.
- ✔ Bannissez les collations grasses et sucrées. Pour compenser, faites ample provision de fruits, de légumes et de yaourts.
- ✔ Faites confiance à l'enfant : il sait réguler son appétit et adapter les quantités en fonction de ses besoins. Laissez-le faire.
- ✔ Inculquez-lui le goût des fruits et des légumes en lui en proposant souvent.
- ✔ Ne donnez pas de lait demi-écrémé avant l'âge de 5 ans, à moins que le médecin ne le recommande : l'enfant a besoin des calories du lait entier.
- ✔ Intéressez l'enfant à la préparation des repas. En vous voyant faire et en vous aidant, il apprendra à aimer cuisiner et, par là même, à éviter les aliments préparés.
- ✔ Ne sucrez pas les boissons et les aliments inutilement.
- ✔ Ne mettez pas la salière sur la table pour éviter que l'enfant ne prenne l'habitude d'ajouter du sel dans tout.
- ✔ Ne donnez pas de cacahouètes à un enfant avant l'âge de 5 ans, car il pourrait s'étouffer.
- ✔ Ne forcez pas l'enfant à manger quand il n'a plus faim.
- ✔ Ne faites pas de chantage à un enfant avec de la nourriture.
- ✔ Ne culpabilisez pas un enfant à propos de ce qu'il mange.
- ✔ Quand l'enfant a soif, servez-lui de l'eau (à volonté) et non des boissons sucrées.

Télévision, ordinateur et obésité

De nombreuses études ont prouvé le lien entre le nombre d'heures passées devant le petit écran, l'ordinateur ou la console de jeux et l'obésité. Regarder beaucoup la télévision signifie souvent chez l'enfant beaucoup de calories, de graisses, de collations sucrées et salées, de boissons gazeuses. Cela n'est pas étranger à la publicité diffusée pour faire la promotion de ces produits. Sans compter l'inactivité obligée du petit téléspectateur ou du jeune amateur de jeux vidéo...

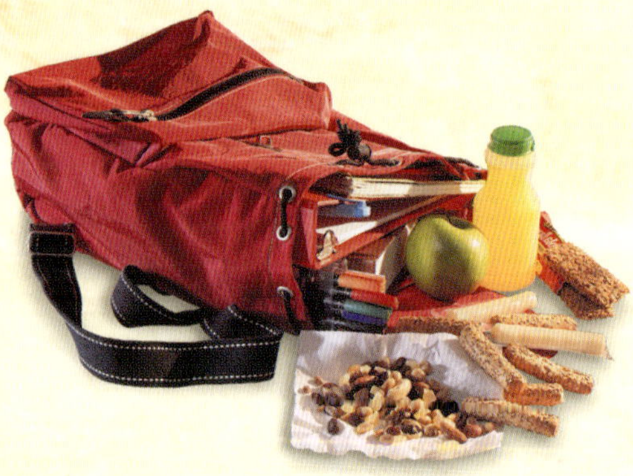

Un goûter sain

Il devrait comprendre :

- du pain ou un équivalent (pain brioché, biscotte, pain croustillant suédois, etc.) pour assurer la recharge en énergie, avec confiture, miel ou chocolat ;
- du lait (chaud ou froid, nature ou aromatisé) ou un autre produit laitier (fromage, yaourt, fromage blanc...), selon les goûts, pour l'apport en calcium nécessaire à la croissance ;
- éventuellement un fruit, surtout si le repas de midi en était dépourvu ;
- et toujours une boisson, indispensable pour la réhydratation de l'organisme, soit de l'eau plate ou gazeuse, du lait, du jus de fruits allongé d'eau ou même du thé très léger – selon les cas.

Les besoins en fer

Le fer est indispensable à la croissance et au développement. Beaucoup d'enfants ont une ration insuffisante de fer car ils ne mangent pas assez d'aliments qui en contiennent. Il y a deux types de fer : le fer héminique, facilement absorbé par l'organisme, et le fer non héminique, d'absorption plus complexe. Le fer héminique se trouve dans la viande, les œufs, le poisson et les fruits de mer. Le fer non héminique est celui que renferment les céréales enrichies, les légumineuses, les noix et autres fruits secs oléagineux, les légumes à feuilles vert foncé. Les enfants doivent puiser leur fer dans différents types d'aliments, mais c'est en consommant de la viande ou du poisson, au moins cinq fois par semaine, qu'ils se prémunissent au mieux contre un déficit. En outre, manger en même temps des aliments riches en vitamine C les aidera à mieux absorber le fer présent dans leur alimentation.

L'obésité : un mal grandissant

Il y a de plus en plus d'enfants obèses (20 % au-dessus de leur poids souhaitable) ou qui souffrent d'embonpoint dès leur plus jeune âge. Les conséquences à l'âge adulte sont l'hypertension, l'hypercholestérolémie, le diabète de type 2, certains cancers (surtout celui du sein), les calculs biliaires, les troubles du sommeil et les complications rhumatismales. La prévention de l'obésité infantile est devenue en France une des priorités en matière de santé publique. Des programmes comme EPODE (Ensemble prévenons l'obésité des enfants), associant activité physique, alimentation saine et information des familles, sont mis en place dans certaines villes et donnent déjà des résultats encourageants. Les parents jouent un rôle important pour aider leurs enfants à bien se nourrir et à mener une vie active.

Du côté des adolescents

L'adolescence exige un surplus de tous les types d'aliments pour répondre à une poussée de croissance générale : calories et protéines pour grandir et développer les muscles ; protéines, calcium, phosphore et vitamine D pour fortifier les os. À cet âge, le jeune est moins souvent à la maison et assume lui-même le choix de ses aliments. Certains ne font pas des choix éclairés. D'autres utilisent la nourriture pour se forger une personnalité : ils cessent de manger de la viande, par exemple, sans connaître les principes du végétarisme équilibré. L'obésité et les troubles de l'alimentation sont fréquents chez les adolescents. Il ne faut pas hésiter à consulter un spécialiste en cas de besoin.

Une charpente solide

Le calcium aide à former des os sains à l'adolescence et à prévenir l'ostéoporose après 50 ans. Un jeune de 10 à 16 ans a besoin de 3 à 4 portions quotidiennes de produits laitiers, par exemple l'équivalent de 2 verres de lait et 1 portion de 30 à 60 g de fromage, plus un yaourt. Pour ceux qui n'aiment pas le lait nature, il est facile de l'aromatiser ; on peut aussi le remplacer par du yaourt (1 yaourt = 1 verre de lait).

Les collations santé

Les adolescents adorent les collations riches en graisses, en sucre et en sel : chips, frites, hamburgers, hot dogs, pizzas, barres chocolatées. Gras, très salés et parfois très sucrés, ces aliments affichent une piètre valeur nutritionnelle ! Il faut encourager l'adolescent à adopter des produits plus sains : yaourts, fruits, fruits séchés, eau gazeuse ou jus de fruits.

ÉQUILIBRE ALIMENTAIRE

CHOIX ET RYTHME DES REPAS

Pour bien se nourrir, il est inutile de calculer systématiquement ses calories ou de peser tout ce qu'on met dans son assiette ! Il n'est pas non plus nécessaire de se priver des bonnes choses. Même lorsqu'on a le souci de soigner son alimentation, il faut savoir préserver les plaisirs de la table : ils jouent un rôle important dans la vie. La gourmandise n'est nullement incompatible avec un bon équilibre alimentaire.

Pas de standardisation

Il n'existe pas de modèle d'alimentation équilibrée, définitivement fixé. Le régime doit bien sûr s'adapter aux besoins de chacun, lesquels varient beaucoup selon l'âge, le sexe, l'activité, l'état physiologique... Ainsi, les besoins d'un sportif qui s'entraîne plusieurs heures par jour n'ont rien de comparable avec ceux d'un petit enfant, d'une femme enceinte ou d'un paisible retraité. Chacun, cependant, doit trouver dans son alimentation de quoi permettre le bon fonctionnement de son organisme et le maintien d'un état de santé optimal.

Des aliments de tous les groupes

Aucun aliment ne peut offrir, à lui seul, tous les nutriments essentiels, en quantités appropriées : l'aliment complet « idéal » n'existe pas – sauf, peut-être, le lait maternel pour le nourrisson, mais durant les premiers mois de la vie seulement. Pour satisfaire les besoins de l'organisme, il est donc indispensable de faire appel à des aliments très variés. Pour rendre cette diversification vraiment efficace, il faut tenir compte de la composition des aliments et des constituants majeurs qu'ils renferment. C'est la raison pour laquelle les nutritionnistes ont établi une classification des aliments à partir de leurs grandes caractéristiques nutritionnelles.

Celle habituellement retenue en France comprend six groupes distincts : les légumes et les fruits frais ; les féculents ; les produits laitiers ; la viande, le poisson et les œufs ; les matières grasses ; les produits sucrés. Selon les pays, le regroupement des aliments peut être différent. En effet, on prend également en compte les ressources, le niveau de vie, les habitudes de consommation. Mais, quel que soit le regroupement, l'objectif reste le même : favoriser une meilleure connaissance des aliments et faciliter leur bonne utilisation.

En associant des aliments des différents groupes, au cours des repas et durant la journée, on reçoit des apports nutritionnels très diversifiés. Et, si l'on prend soin de varier le choix des aliments, au sein de chaque groupe, on élargit encore l'éventail des nutriments fournis, ce qui réduit d'autant les risques de carence ou de déséquilibre.

Les repas « à la française »

Pour l'équilibre alimentaire, le rythme auquel on prend les repas joue un rôle aussi important que leur composition. L'alimentation « à la française » comporte trois repas par jour, pris à des heures assez régulières, avec 60 % de l'apport d'énergie reçu avant 14 heures. Rien à voir avec ce qui se passe aux États-Unis, par exemple, où l'on observe une multitude de petites collations dans la journée, avec l'essentiel de l'apport énergétique dans l'après-midi. Or la répartition des prises alimentaires influe sur le fonctionnement de l'organisme. Les scientifiques considèrent ainsi que la formule française est plus satisfaisante pour le métabolisme des graisses et des glucides, de même que pour la régulation du poids.

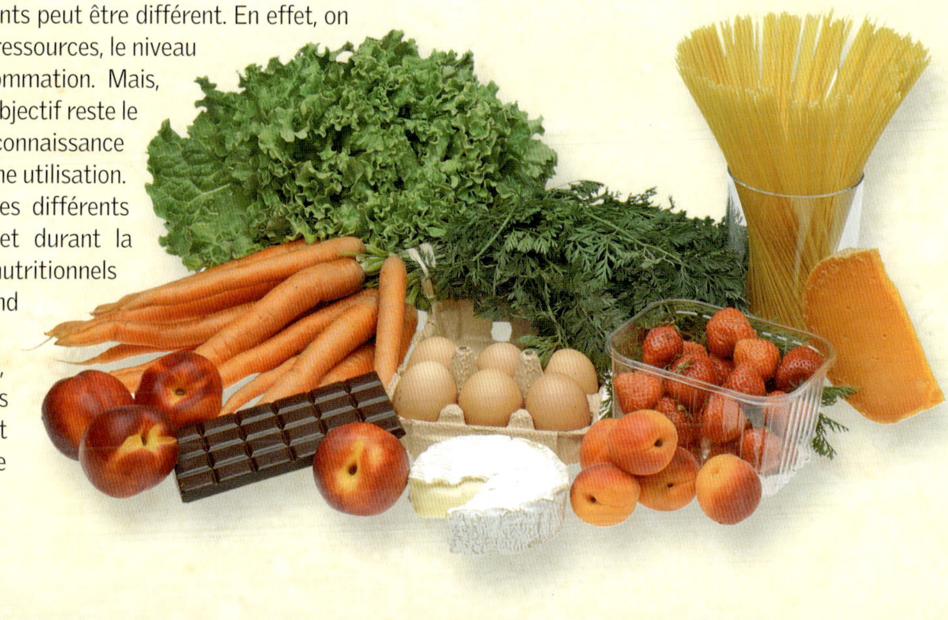

L'art de « bien vivre à table »

✔ Consacrez du temps à vos repas.
✔ Mangez dans le calme.
✔ Privilégiez la convivialité.
✔ Faites preuve d'imagination culinaire.
✔ Variez vos choix au sein de chaque groupe d'aliments.
✔ Aiguisez votre appétit en jouant avec les couleurs, les odeurs, les saveurs...

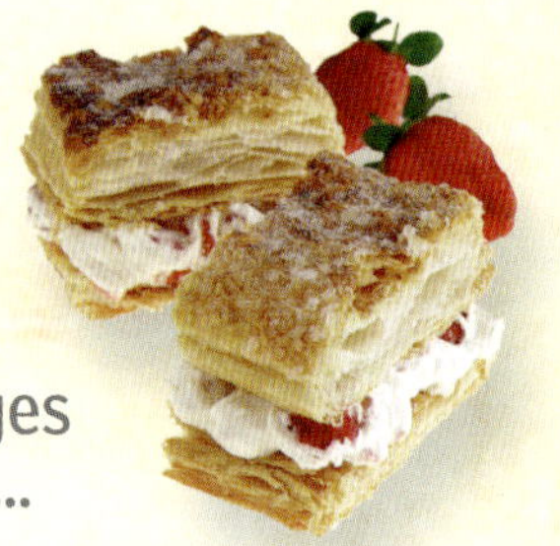

Les pièges à éviter...

Tout ce qu'il ne faut pas faire quand on veut se nourrir de façon saine et équilibrée.

- Sauter un repas.
- Grignoter en dehors des repas.
- Cumuler des féculents dans un même repas (purée et entremets de semoule, pâtes et gâteau, etc.).
- Associer au même menu – ou consommer le même jour – des préparations riches en matières grasses (friture, œufs mayonnaise, charcuterie, pâtisserie...).
- Mettre du beurre (ou de la margarine) sur le pain que l'on mange avec le fromage, la charcuterie, les sardines a l'huile...
- Boire plus de 30 cl de vin (ou équivalent) par jour.
- Prendre régulièrement un apéritif ou un digestif.
- Se désaltérer avec des boissons sucrées et oublier de boire de l'eau.
- Rajouter systématiquement du sel à tous les plats, sans les avoir goûtés au préalable.
- Supprimer les aliments de tout un groupe sans raison médicale.

Des recommandations officielles

Le « Guide alimentaire pour tous », établi par les experts dans le cadre du Programme national nutrition-santé (PNNS) lancé en France en 2001, propose de nombreuses solutions personnalisées pour permettre à chacun de mieux se nourrir, en fonction de ses besoins propres, de ses goûts et de son mode de vie. On peut le consulter et le télécharger sur le site www.sante.gouv.fr, ou se le procurer chez les marchands de journaux. Le tableau ci-dessous reprend les « repères de consommation » conseillés par les spécialistes pour un meilleur équilibre nutritionnel dans le but de préserver au mieux la santé.

Les repères de consommation

Fruits et légumes	Au moins 5 par jour	– À chaque repas et en cas de petit creux. – Crus, cuits, nature ou cuisinés. – Frais, surgelés ou en conserve.
Pains, céréales, pommes de terre et légumes secs	À chaque repas selon l'appétit	– Favoriser les aliments céréaliers complets et le pain bis. – Privilégier la variété.
Lait et produits laitiers (yaourts, fromages)	3 par jour	– Privilégier la variété. – Privilégier les fromages les plus riches en calcium, les moins gras et les moins salés.
Viande et volaille, produits de la pêche et œufs	1 à 2 fois par jour	– En quantité inférieure à celle de l'accompagnement. – Viande : privilégier la variété et les morceaux les moins gras. – Poisson : au moins 2 fois par semaine.
Matières grasses	À limiter	– Privilégier les matières grasses végétales (huile d'olive, de colza...). – Favoriser la variété. – Limiter les graisses d'origine animale (beurre, crème...).
Produits sucrés	À limiter	– Attention aux boissons sucrées. – Attention aux aliments gras et sucrés à la fois (pâtisseries, crèmes desserts, chocolat, glaces...).
MAIS AUSSI :		
Boissons	De l'eau à volonté	– Au cours et en dehors des repas, limiter les boissons sucrées (privilégier les boissons « light »). – Boissons alcoolisées : ne pas dépasser, par jour, 2 verres de vin (de 10 cl) pour les femmes et 3 pour les hommes ; 2 verres de vin sont équivalents à 2 demis de bière ou 8 cl d'alcool fort.
Sel	À limiter	– Préférer le sel iodé. – Ne pas resaler avant de goûter. – Réduire l'ajout de sel dans les eaux de cuisson. – Limiter les fromages et les charcuteries les plus salés, les produits apéritifs salés.
Activité physique	Au moins l'équivalent de 30 minutes de marche rapide par jour	– À intégrer dans la vie quotidienne (marcher, monter les escaliers, faire du vélo...).

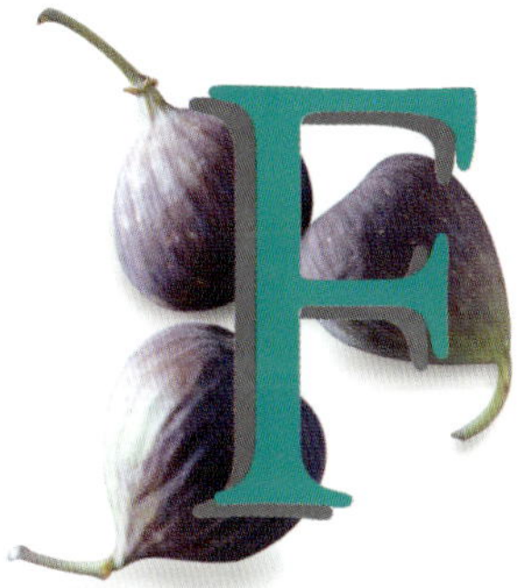

Farine

AVANTAGES

- très riche en amidon
- les farines complètes sont une bonne source de vitamines du groupe B et de fibres

INCONVÉNIENTS

- la mouture et le blutage éliminent beaucoup de vitamines, de minéraux et de fibres
- la plupart des farines contiennent du gluten ; elles sont donc interdites en cas d'intolérance au gluten (maladie cœliaque)

Il y a des milliers d'années que l'homme moud des céréales et des graines pour en faire de la farine. À l'origine, on a dû commencer par les griller puis les broyer entre deux pierres pour pouvoir les manger. Avec le temps, en y ajoutant de l'eau, on a confectionné la pâte d'un pain grossier. À mesure que les sociétés agraires évoluaient, les méthodes pour moudre et bluter les grains de céréales se sont raffinées. Gigantesques et automatisés, les moulins modernes (minoteries) produisent des tonnes de farines diverses.

LE PROCESSUS DE FABRICATION

Après avoir été triés, nettoyés et parfois lavés afin de les débarrasser des particules étrangères, les grains de céréales sont soit broyés (à l'aide de meules), soit laminés pour être transformés en farine.

La mouture consiste à faire passer les grains entre des paires de cylindres cannelés, de plus en plus rapprochés. Les derniers cylindres sont lisses, ce qui permet d'obtenir une farine très fine. À ce stade, il s'agit d'une farine intégrale, complète à 100 %. On procède ensuite au blutage, opération qui permet l'extraction de certaines parties du grain, notamment du germe et du son. Le germe, aplati par les passages entre les cylindres, est retiré par simple tamisage. Les particules de son, plus légères que la partie centrale du grain broyé (majoritairement composée d'amidon), sont séparées par tamisage sur des tamis vibrants, puis par aspiration d'air ou par sassage.

VALEUR NUTRITIONNELLE

La farine apporte en moyenne 350 kcal pour 100 g : ces calories proviennent surtout des glucides (70 à 75 g pour 100 g) qu'elle contient. Elle fournit également des protéines végétales (10 à 12 g pour 100 g), des fibres, ainsi que de nombreux minéraux et vitamines.

Cependant, moudre et surtout bluter des céréales enlève beaucoup de nutriments. En supprimant le son et le germe, on réduit la quantité de fibres, de minéraux et de vitamines présents dans le grain entier.

La farine complète, dans laquelle on remet le son et le germe en fin de processus, renferme plus de fibres, de protéines, de vitamine E et de minéraux et oligoéléments (magnésium, phosphore, potassium, calcium, fer, sélénium…) que les farines blanches.

Les farines dites intégrales ont un taux d'extraction de l'ordre de 90 à 95 % (on obtient de 90 à 95 kg de farine à partir de 100 kg de blé) ; celui des farines complètes est de 80 à 85 %. Ce sont les plus intéressantes sur le plan nutritionnel. Pour fabriquer le pain courant, on utilise une farine blanche ayant un taux d'extraction de 75 %, et, pour la pâtisserie ou la viennoiserie, une farine encore plus raffinée, avec un taux de 67 %, qui correspond presque exclusivement à l'amande du grain (ou albumen).

LES TYPES DE FARINES ET FÉCULES

Presque toutes les céréales peuvent être moulues, après avoir été au besoin dégraissées, grillées ou déshydratées. Lorsqu'elles sont dépourvues de gluten, on leur associe une certaine quantité de farine de blé si on veut les utiliser en panification.

Amarante. Elle est l'une des mieux pourvues en protéines riches en lysine, un acide aminé essentiel.

Arrow-root. Tirée de la racine du maranta, originaire d'Amérique tropicale, elle est particulièrement facile à digérer.

Avoine. Avec sa haute teneur en fibres solubles, elle sert surtout pour les céréales du petit déjeuner.

Blé tendre. Sa farine sert à faire le pain, les biscuits et les pâtisseries.

Épeautre. La farine de cette céréale, très proche du blé tendre, est utilisée en panification.

Maïs. Sans gluten et non panifiable, il permet de confectionner gaudes et bouillies. Son amidon est souvent employé en cuisine pour épaissir les préparations.

Millet. Dépourvue de gluten (le millet appartient à la même famille que le mil et le sorgho africain), cette farine sert à confectionner des galettes.

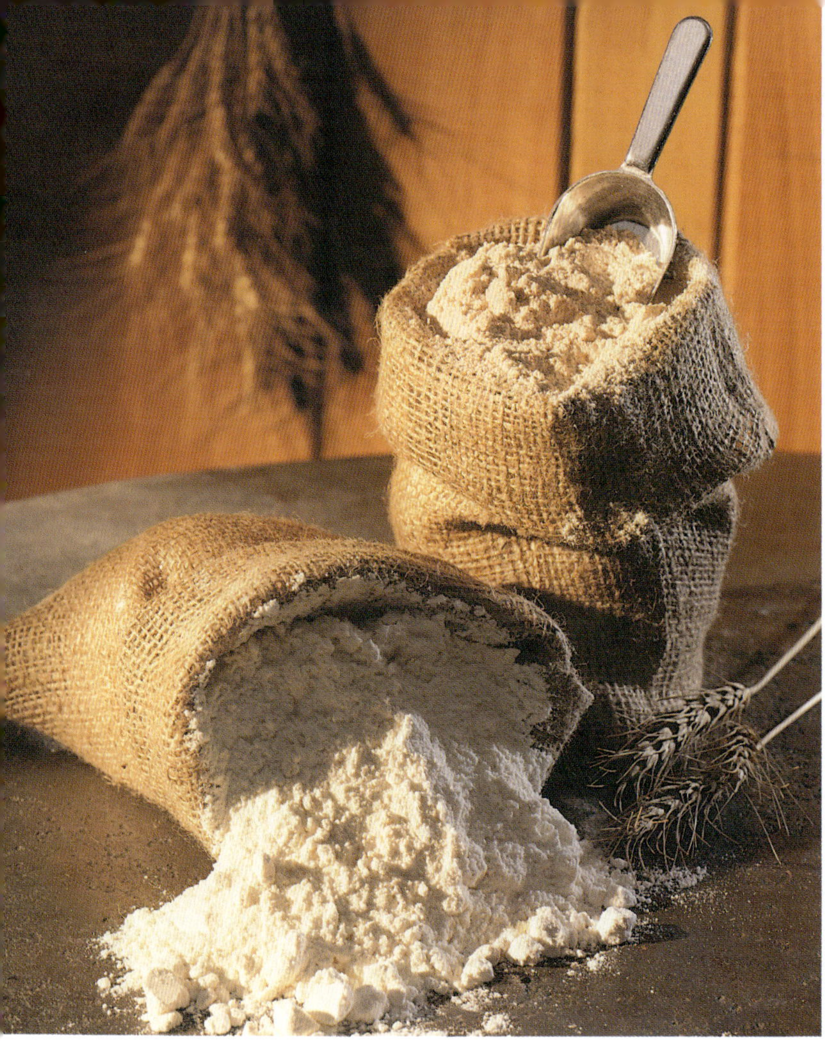

ÉQUIPE GAGNANTE. *Un mélange de farine blanche et de farine complète permet de réaliser un pain nourrissant qui reste quand même léger.*

Orge. Une farine molle au goût neutre, utilisée pour les pains sans levain.

Pomme de terre. Issue du tubercule cuit à la vapeur puis desséché, cette farine sert surtout en pâtisserie et pour lier les sauces.

Riz. Fabriquée avec les débris de grains polis, elle sert surtout à la confection des nouilles asiatiques, de biscuits et de galettes sans levain.

Sarrasin (ou blé noir). Produite à partir des mêmes graines que celles servant à préparer la kacha (bouillie très populaire en Russie), elle est riche en lysine et en magnésium et dépourvue de gluten.

Seigle. Riche en fibres, à condition d'avoir conservé le son, elle est généralement mélangée à la farine de blé pour confectionner le pain de seigle.

Soja. On l'emploie pour augmenter la teneur en protéines de certains pains.

Triticale. On emploie la farine de cet hybride de blé et de seigle, très riche en protéines, pour enrichir la farine de blé. ❖

SUPPRIMER L'ALCOOL ET RÉDUIRE LA CAFÉINE

L'alcool accroît la fatigue musculaire et, comme la caféine, il cause des troubles du sommeil.

Fatigue chronique (syndrome de)

PRIVILÉGIER

- pâtes, riz, pain et céréales complets, pour les glucides complexes
- fruits et légumes pour la vitamine C
- aliments riches en acides gras essentiels : poisson, fruits secs oléagineux et graines (graines de lin), huile de colza, germe de blé
- aliments salés (en cas d'hypotension)

RÉDUIRE

- caféine, en particulier au coucher

ÉVITER

- alcool

Le syndrome de fatigue chronique (SFC) fait l'objet de controverses. Il n'a pas de cause apparente, pas de traitement avéré, et ses symptômes, qui ressemblent à ceux de la grippe, sont parfois déroutants : fatigue persistante et débilitante, céphalées, douleurs et faiblesse musculaires, sensibilité des ganglions lymphatiques, mal de gorge, douleurs articulaires, sommeil non réparateur, difficulté à se concentrer, épuisement après l'effort pouvant durer 24 heures, problèmes de mémoire à court terme. Le tout peut s'accompagner d'un peu de fièvre, de façon chronique ou récurrente.

Aucun test de laboratoire ne peut permettre de diagnostiquer le SFC : le médecin doit donc éliminer toutes les autres causes médicales ayant les mêmes symptômes. Pour établir le diagnostic de SFC, la fatigue chronique doit persister pendant au moins 6 mois et s'accompagner d'au moins huit symptômes.

Certaines personnes considèrent que le SFC est une nouvelle maladie. Pourtant, depuis le début du XIXe siècle, les médecins ont fait état de troubles similaires, qui ont porté différents noms : virus d'Epstein-Barr, encéphalomyélite myalgique, neuromyasthénie postinfectieuse. On a élaboré diverses hypothèses sur les causes possibles, mais aucune n'a été validée. Dans de nombreux cas, le SFC se développe à la suite d'une maladie virale, mononucléose ou grippe, par exemple, mais on n'a pas pu identifier de cause virale constante. Parmi les autres facteurs qui entrent en ligne de compte, il y a le stress prolongé, les déséquilibres hormonaux, l'hypotension, les allergies, les troubles du système immunitaire et les problèmes psychologiques. Certains experts se demandent si le SFC ne serait pas un groupe de maladies qui

LUTTER CONTRE LA FATIGUE

UN PROGRAMME EN CINQ ÉTAPES

1. Obtenez d'abord un diagnostic formel, de préférence de la part d'un médecin spécialisé dans le syndrome de fatigue chronique.
2. Établissez un journal détaillé de vos symptômes en regard des aliments que vous consommez et de vos activités physiques.
3. Adoptez un programme raisonnable, avec un bon régime alimentaire et des exercices réalistes.
4. Ne dormez pas pendant la journée. Visez plutôt des nuits de 7 à 9 heures.
5. Adhérez à un groupe de soutien.

auraient les mêmes symptômes. On estime à plus de 150 000 le nombre de Français qui en souffrent. Les deux tiers sont des femmes blanches de la classe moyenne. La plupart des patients atteints récupèrent, mais cela peut prendre un an ou plus.

SOULAGER LES SYMPTÔMES

Les médicaments prescrits ne traitent pas la maladie elle-même mais soulagent les symptômes du SFC. L'aspirine et autres analgésiques peuvent soulager les céphalées, les douleurs articulaires et musculaires ; les antidépresseurs sont utiles chez quelques patients. Certains médecins recommandent des médicaments antiviraux, comme l'aciclovir, ou des injections de gammaglobulines, mais aucune étude n'a pu valider ces approches.

LE RÔLE DE L'ALIMENTATION

Il n'y a pas de traitement connu du SFC, mais certains nutriments alimentaires peuvent être utiles. Les médecins pensent qu'il est très important de suivre un régime équilibré.

Privilégier les féculents, les fruits et les légumes. Les premiers fournissent beaucoup de glucides complexes ; les fruits et légumes apportent les glucides et les vitamines indispensables pour l'énergie et pour la résistance aux infections.

Zinc et vitamine C pour renforcer le système immunitaire. Pour que le système immunitaire fonctionne bien, mangez des aliments riches en zinc – fruits de mer (surtout les huîtres), viande, volaille, œufs, lait, haricots, noix, céréales complètes – et en vitamine C – agrumes, baies, kiwi, brocoli, chou-fleur.

Davantage d'acides gras essentiels. Parmi les symptômes du SFC, les ganglions et l'inflammation des articulations seront soulagés, du moins temporairement, par la consommation d'aliments riches en acides gras essentiels : poisson, noix et noisettes, huiles de noix et de colza, germe de blé et légumes à feuilles vert foncé.

Une étude a mis en évidence que l'hypotension favorise la fatigue chez les patients sujets au SFC. En général, la pression artérielle monte un peu durant les périodes de stress ou d'activité physique, mais, chez certaines personnes, elle reste constante ou descend, ce qui occasionne de la fatigue. Il pourrait s'agir d'une résistance au sel ; dans ce cas, les sujets devraient prendre plus de sel pour faire monter leur pression sanguine. Les chercheurs ont noté que beaucoup de patients sujets au SFC ont une alimentation hyposodée, ce qui pourrait expliquer leur hypotension et leur fatigue. Les symptômes ont diminué quand ils ont augmenté leur consommation de nourriture salée.

Des suppléments de vitamine A, de vitamine C, de fer et de zinc ont été essayés sans résultats probants. De toute façon, un régime équilibré est préférable à des suppléments. Une approche prometteuse serait de donner aux patients de l'huile d'onagre en même temps que de l'huile de poisson : dans une étude, 85 % des sujets ont fait état d'une amélioration au bout de 15 semaines. Il faut être prudent avant de prendre ce type de complément, qui a une influence sur la coagulation sanguine, et donc consulter son médecin auparavant.

Plus de magnésium. Un surplus de cet oligoélément, participant à la contraction et au relâchement des muscles, pourrait soulager les douleurs musculaires liées au SFC. On en trouve dans les graines de tournesol, l'avocat, le chocolat, les amandes. ❖

RÉÉDUQUER LE CORPS À L'EFFORT

Les personnes atteintes du syndrome de fatigue chronique se plaignent souvent de ne plus pouvoir rien faire à cause de la fatigue. Mais cet état déshabitue le corps à l'effort, comme pour un sportif qui cesse son entraînement. L'un des aspects les plus importants du traitement est donc de maintenir une activité physique minimale pendant la phase la plus intense de la maladie, puis de rééduquer progressivement le corps à un effort supportable d'intensité modérée mais croissante, de type marche de plus en plus rapide, et par séances de plus en plus longues : de quelques minutes au début jusqu'à une heure ou plus au bout de quelques mois.

Fenouil

AVANTAGES

- bonne source de bêta-carotène, d'acide folique et de vitamine C (feuilles)
- bonne source de potassium et de fibres
- peu calorique

INCONVÉNIENT

- l'huile des graines peut irriter la peau

Le fenouil, qui rassasie en apportant peu de calories, est recommandé pour ceux qui cherchent à perdre du poids. Il appartient à la famille du persil (les ombellifères).

Riche en fibres et peu énergétique (16 kcal pour 100 g), le fenouil est une bonne source de potassium. Il apporte aussi de la vitamine C, de l'acide folique, du fer et du calcium ; son feuillage contient du bêta-carotène et de la vitamine C.

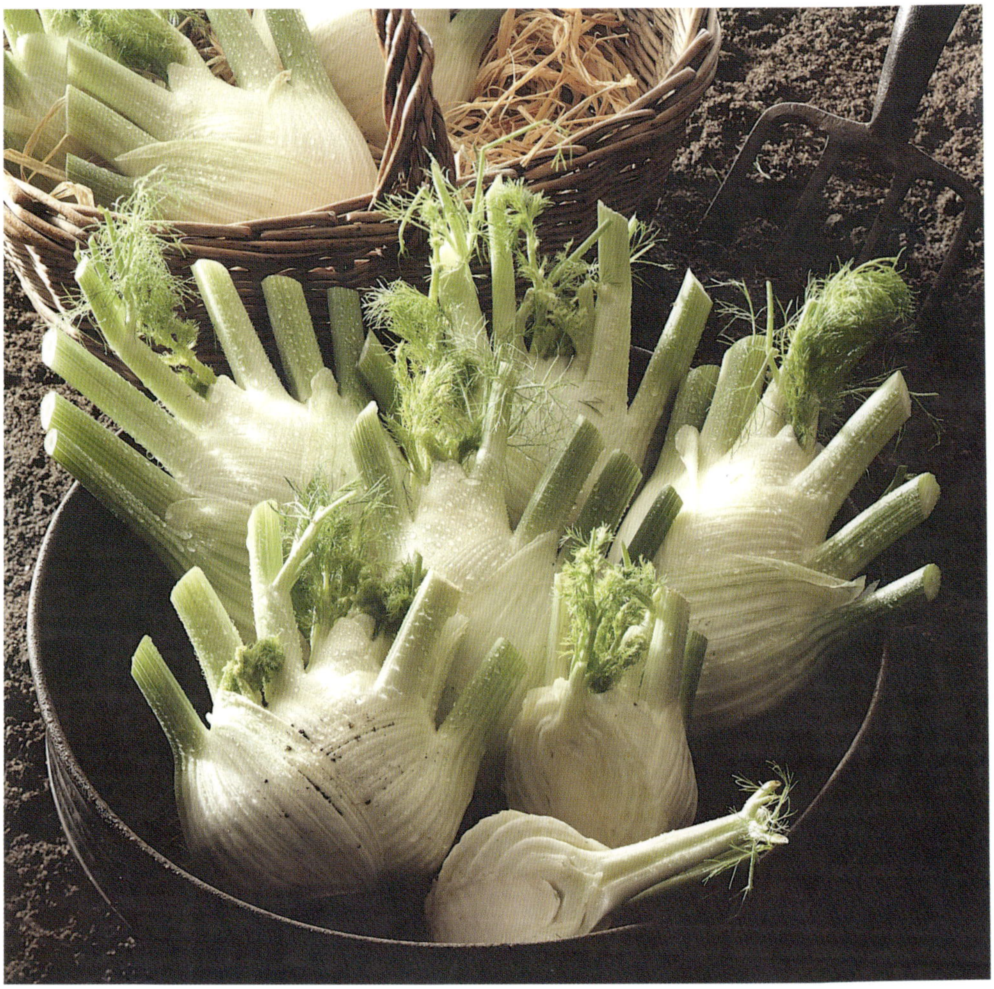

UN LÉGUME BIEN PARFUMÉ. *De par son goût anisé, le fenouil est un légume de choix pour agrémenter les repas.*

Le fenouil a une saveur délicatement anisée, liée à la présence de composés aromatiques comme l'anéthole (que l'on trouve également dans l'anis étoilé). Le poisson cuit au four sur un lit de branches de fenouil est délicieux. Ce légume s'apprête de diverses façons : cru en salade, braisé ou sauté en accompagnement. Toutes ses parties sont comestibles : les bulbes farcis font une entrée très appréciée des végétariens ; le feuillage haché compose un décor nourrissant et coloré ; les graines servent de condiment.

Le fenouil a de nombreuses indications traditionnelles en phytothérapie : il stimulerait la lactation et soignerait les calculs rénaux, la goutte et les troubles digestifs. L'obésité se traitait jadis avec ses graines ; aujourd'hui, on a recours à la tisane de sa racine, considérée comme un dépuratif facilitant l'élimination urinaire et intestinale des déchets de l'organisme. Les graines en décoction soulagent aussi les flatulences et les maux intestinaux. ❖

Fer (excès de)

RÉDUIRE

- abats et aliments enrichis en fer

ÉVITER

- suppléments de fer
- alcool, dans les cas de lésions hépatiques
- hautes doses de vitamine C

L'organisme a besoin d'un apport constant en fer, mais en toutes petites quantités – de 10 à 15 mg par jour pour les adultes en bonne santé. L'hémochromatose, la forme la plus courante d'accumulation excessive de fer, peut causer des dommages irréversibles au cœur et au foie.

L'organisme peut utiliser deux types de fer : le fer héminique, de source animale, et le fer non héminique, de source végétale. Le corps assimile

ATTENTION

Si vous avez une tendance héréditaire à retenir le fer, éliminez les aliments suivants :

- Huîtres
- Foie
- Boudin noir
- Viande rouge maigre, surtout le bœuf
- Céréales enrichies en fer
- Légumineuses
- Œufs (le jaune)
- Fruits secs oléagineux et fruits séchés
- Légumes à feuilles vert foncé

de 20 à 30 % de fer sous forme héminique et de 5 à 10 % sous forme non héminique. Quand les réserves de fer sont basses, l'absorption de fer non héminique augmente. Manger des aliments végétaux riches en fer avec de la viande ou avec de bonnes sources de vitamine C augmente l'absorption de fer non héminique. Par ailleurs, certaines substances – thé, son, oxalates dans les épinards ou l'oseille – diminuent l'assimilation du fer par l'organisme.

Génétique et assimilation du fer. Environ 10 % des personnes de race blanche et jusqu'à 30 % de celles d'origine africaine sont porteuses d'un gène qui les prédispose à emmagasiner plus de fer. La présence d'un gène ne pose pas de problèmes, mais, si le sujet hérite de celui de ses deux parents, il est susceptible d'accumuler trop de fer. Les hommes, ainsi que les femmes ménopausées, ont plus de risques d'être victimes d'hémochromatose.

Une surcharge de fer ne produit de symptômes que quand s'est accumulée une quantité dommageable pour les tissus musculaires (dont le cœur), le foie, la moelle et la rate ; cela se produit généralement à l'âge adulte. L'un des premiers signes est un teint hâlé ; la personne peut aussi souffrir de fatigue, de douleurs articulaires et intestinales et d'arythmie cardiaque. Une jaunisse peut se déclencher si le foie est atteint.

Un test sanguin aide à diagnostiquer une surcharge ferrique ; dans quelques cas, on fera une biopsie du foie. La maladie est traitée par saignées : 50 cl de sang à la fois, ce qui diminue les concentrations de fer en obligeant le corps à utiliser ses réserves pour fabriquer des globules.

Taux de fer modérément élevé et maladie cardiaque. Une étude fait état d'un risque plus élevé de maladie coronarienne chez les hommes dont le taux de fer sanguin se situe dans le haut de la norme par rapport à ceux dont le taux se trouve dans le bas de la norme. Ces résultats appuient la théorie selon laquelle trop de fer peut endommager les parois artérielles et favoriser la formation de dépôts de graisses. La cause en serait la faculté qu'a le fer de catalyser les processus d'oxydation. Mais ces conclusions sont encore controversées, car certaines études montrent que seul le fer héminique est mis en cause dans la maladie cardiaque, alors que d'autres ne trouvent aucun lien. On pense aussi que le fer peut favoriser les douleurs et les lésions articulaires chez les femmes ménopausées. Il reste qu'on ne doit prendre de supplémentation ferrique que pour pallier une carence avérée.

Les sujets prédisposés à l'accumulation de fer ne doivent pas consommer d'aliments riches en vitamine C, qui potentialise l'absorption du fer, en même temps que de la viande ou qu'un autre aliment riche en fer héminique. Il ne faut pas prendre de suppléments de fer sans recommandation médicale. Toute personne voulant prendre des apports supplémentaires de vitamine C devrait d'abord passer un test sanguin pour mesurer son taux ferrique. ❖

Fibres

AVANTAGES

- aident à prévenir la constipation
- soulagent les symptômes de la diverticulose et des hémorroïdes
- les fibres solubles contribuent à faire baisser un taux de cholestérol sanguin trop élevé
- s'avèrent utiles pour gérer le poids corporel

INCONVÉNIENTS

- un excès de fibres peut causer des troubles digestifs tels que ballonnements et flatulences
- les aliments riches en fibres causent des gaz
- trop de fibres peut nuire à l'absorption des minéraux, notamment du fer et du zinc

L'appellation « fibres alimentaires » désigne les constituants végétaux qui ne sont pas dégradés par les enzymes digestives de l'homme. On connaît leur existence depuis toujours, mais on n'a pris conscience de l'importance de leur rôle préventif sur la santé que récemment. Bien que les fibres ne soient pas une panacée pour tous les maux, les recherches incitent à penser que le régime alimentaire des pays occidentaux industrialisés, qui se caractérise par un manque de fibres, pourrait être l'un des facteurs de maladies courantes telles que diabète, maladies coronariennes, maladies du côlon et cancer.

LE SAVIEZ-VOUS ?

POUR ABAISSER LE TAUX DE CHOLESTÉROL, UN RÉGIME RICHE EN FIBRES ÉGALE UN RÉGIME PAUVRE EN GRAISSES

Une étude a démontré qu'ajouter chaque jour 10 g de fibres solubles à son régime alimentaire s'avérait tout aussi efficace, pour abaisser le taux de cholestérol sanguin, que réduire les apports de graisses en limitant celles-ci à 30 % des calories. En outre, le taux d'abandon des patients a été de moins de 13 % sur 6 mois, ce qui prouve qu'augmenter sa consommation de fibres est plus facile que de diminuer les graisses.

En France, on estime que l'alimentation quotidienne fournit de 15 à 22 g de fibres. Or les spécialistes recommandent d'en prendre entre 25 et 30 g par jour, dont 10 à 15 g de fibres solubles.

LES PRINCIPALES SOURCES DE FIBRES

Il y a deux types de fibres : solubles et insolubles. La plupart des plantes contiennent les deux, mais en proportions variables.

Fruits, légumes, légumineuses telles que haricots et légumes secs, céréales, noix et autres fruits secs oléagineux fournissent la quasi-totalité des fibres alimentaires. Dans le cas des céréales, les fibres se trouvent surtout dans l'enveloppe qu'on élimine au moment du raffinage. Il est ainsi conseillé de privilégier le riz, les céréales, les farines et le pain complets.

Les fibres solubles se dissolvent dans l'eau et forment un gel à la cuisson. Elles prédominent dans les lentilles et autres légumineuses, l'avoine, le psyllium, l'orge et dans les fruits et légumes riches en pectine : pomme, coing, fraise, agrumes, carotte. Les fibres insolubles restent quasiment intactes pendant leur parcours dans le tube digestif. Le son des céréales, le riz brun, la peau des fruits et, parmi les légumes, le brocoli et les petits pois renferment en abondance ce type de fibres.

LES FIBRES SOLUBLES FONT BAISSER LE CHOLESTÉROL

L'analyse de 67 études a permis d'établir que, pour chaque gramme de fibres solubles que vous ajoutez à votre régime, vous pouvez espérer une baisse de 22 mg (0,05 mmol/l) par litre de « mauvais » cholestérol (LDL) dans le sang.

LE RÔLE DES FIBRES

Les fibres diminuent le risque de constipation. En parcourant le tube digestif, elles absorbent, à la manière d'une éponge, plusieurs fois leur volume de liquide. Cela donne des selles volumineuses et molles, qui traversent aisément l'intestin et sont plus faciles à expulser. En outre, la rapidité du transit empêche l'apparition de troubles intestinaux comme la diverticulose et les hémorroïdes, résultant souvent de selles trop dures. On a avancé l'hypothèse que la rapidité du transit protégerait aussi du cancer du côlon en réduisant le contact avec des substances cancérogènes. La quantité de liquide plus élevée dans des selles fibreuses contribuerait, par ailleurs, à diluer ces mêmes substances cancérogènes. En outre, les aliments contenant beaucoup de fibres recéleraient des substances anticancérogènes. Quoi qu'il en soit, deux études importantes publiées en 2003 ont associé un régime riche en fibres à un risque diminué de cancer colorectal (voir Son).

Les fibres, en soi, pourraient avoir une action anticancérogène. Ainsi, le son de blé lie les nitrites et les empêche de former les redoutables nitrosamines. Les fibres pourraient aussi bloquer l'entrée des substances cancérogènes dans les cellules.

La pectine, le son d'avoine et d'autres fibres solubles, en contribuant à faire baisser le taux de cholestérol sanguin, diminuent le risque de maladies coronariennes et de crise cardiaque dues à l'obstruction des artères.

Certaines fibres solubles améliorent le métabolisme des glucides chez les diabétiques. On ne guérit pas du diabète en mangeant plus de fibres, mais une alimentation riche en glucides complexes et en fibres est un précieux atout.

Pour ceux qui cherchent à perdre du poids, des aliments riches en fibres, qui rassasient en n'apportant que peu ou pas de calories, comme les légumes ou les fruits, sont un bon choix. Ils devraient être présents à chaque repas. Même si l'effet rassasiant dû aux fibres est de courte durée, cela peut aider à mieux contrôler son alimentation.

AUGMENTER SA CONSOMMATION DE FIBRES

- Mangez chaque jour de 5 à 10 portions de fruits et légumes, avec la peau si possible.
- Au petit déjeuner, un fruit ou un fruit séché, des céréales complètes ou du muesli, du pain complet apportent entre 5 et 10 g de fibres.
- Pour une collation, choisissez un fruit riche en fibres : pomme, poire, petites baies ou fruits séchés.
- Crus ou cuits à la vapeur, les légumes qui fournissent le plus de fibres sont : maïs, petits pois, pommes de terre nouvelles (en robe des champs), brocoli, choux de Bruxelles, carotte.
- Privilégiez les céréales, le pain, les pâtes et le riz complets.
- Pensez à d'autres céréales riches en fibres, le boulgour complet et l'orge, par exemple.
- Ajoutez, à l'occasion, quelques pincées de son dans la pâte à crêpes ou à biscuits, la chapelure.
- Pensez plus souvent à consommer des légumineuses, tels une salade ou un potage de lentilles, une potée aux haricots.
- Mangez davantage de salades et agrémentez-les de noix, noisettes ou amandes.
- Pour la pâtisserie, utilisez de la farine complète, que vous mélangerez à de la blanche.
- Ajoutez des raisins secs, des amandes et des noisettes dans vos salades de fruits.

MAÎTRISER QUANTITÉ ET QUALITÉ

On augmentera progressivement les fibres dans l'alimentation. Passer de 10 à 30 g du jour au lendemain risque d'occasionner maux de ventre et flatulences. Trop de fibres peut causer des crampes abdominales et des occlusions intestinales, surtout chez les personnes âgées ou sédentaires, dont les intestins sont paresseux.

Les suppléments de fibres ne sont pas à conseiller. On ne retrouve pas, dans les capsules et les comprimés, l'ensemble des nutriments bénéfiques présents dans les aliments riches en fibres.

Un excès de fibres insolubles comme le son peut empêcher le système digestif de bien absorber certains minéraux comme le fer et le zinc. Le cas est rare cependant et ne survient, en général, que si l'on dépasse 35 g par jour.

Fièvre

PRIVILÉGIER

- boissons
- petits repas fréquents

La température normale du corps est de 37 °C, mais elle peut varier de 36,4 °C le matin à 37,5 °C en fin d'après-midi, à un demi-degré près selon les individus. Une élévation légère de la température peut être causée simplement par un temps chaud ou le port de trop de vêtements. Mais on commence à parler de fièvre quand la température dépasse 38 °C.

La température n'est pas une maladie, mais la manifestation d'un trouble sous-jacent, une infection la plupart du temps. Selon la cause, elle pourra s'accompagner d'autres symptômes : transpiration, frissons, soif, éruptions cutanées ou rougeurs, nausées, vomissements et diarrhée.

La température, sans autre symptôme, ne nécessite pas de traitement : c'est la façon qu'a le corps de combattre naturellement la maladie. Généralement, il ne faut pas tenter de la faire baisser, à moins qu'elle ne soit très élevée ou ne s'accompagne d'autres symptômes. L'aspirine, le paracétamol ou l'ibuprofène suffiront à la faire baisser au besoin. Mais il ne faut jamais donner de l'aspirine à un patient de moins de 15 ans sans l'approbation du médecin : lors d'une infection virale, l'aspirine augmente le risque de présenter le syndrome de Reye, une maladie qui affecte le cerveau et le foie, et qui peut être mortelle. On se souviendra que la température d'un enfant peut s'élever très rapidement et qu'une température de plus de 39 °C ne reflète pas nécessairement la gravité d'une maladie.

LES BESOINS NUTRITIONNELS

Boire beaucoup. La sudation, qui est la réponse de l'organisme à une température élevée, entraîne une déperdition liquidienne, qui s'aggrave en cas de diarrhée et de vomissements. Il est donc important de boire au moins 1,5 litre d'eau ou de bouillon par jour pour empêcher la déshydratation. Si un patient fiévreux n'a pas soif, mieux vaut lui proposer une petite quantité de jus de fruits coupé d'eau de temps en temps plutôt que de lui offrir un plein verre. À un enfant, on pourra donner un peu de sorbet à sucer.

Les nourrissons fiévreux se déshydratent très vite, parce qu'ils ont une grande surface corporelle comparativement à leur poids : ils peuvent perdre rapidement beaucoup d'eau. Quand un bébé a de la fièvre, il faut lui donner souvent des biberons d'eau ou de solution de réhydratation. On trouve ce genre de solutions, en poudre ou prêtes à l'emploi, en pharmacie. À défaut, on peut également la préparer soi-même en faisant dissoudre 1 cuillerée à soupe de sucre et 1 cuillerée à café de sel dans 20 cl (1 grand verre) d'eau. Le mélange sera épais mais buvable.

Ne pas affamer la fièvre. Le dicton « Nourrir un rhume et affamer une fièvre » n'a aucune valeur scientifique. Il faudrait au contraire absorber plus de calories que d'habitude, car le métabolisme s'accélère au fur et à mesure que la température monte. Si vous avez faim, mangez, mais il est préférable de se nourrir d'aliments digestes, pour ne pas surcharger le système digestif.

APPELEZ LE MÉDECIN SI LA FIÈVRE DÉPASSE…

- 38 °C chez un nourrisson de moins de 3 mois.
- 39,5 °C chez un enfant ou un adulte.
- 39 °C chez une personne âgée.
- 38,5 °C pendant plus de 3 jours.
- 38,5 °C, qu'il s'agisse d'un adulte ou d'un enfant, si la fièvre s'accompagne des signes suivants : intenses maux de tête, nausées et vomissements, raideur dans la nuque, réflexes diminués, sensibilité à la lumière.

Figue

AVANTAGES

- riche en potassium, en calcium et en fer
- haute teneur en fibres

INCONVÉNIENTS

- la figue fraîche se gâte rapidement
- peut causer de la diarrhée ou des crises de diverticulose
- la figue sèche est très calorique et peut favoriser la carie

Cultivée déjà en Égypte et dans la Grèce antique, la figue appartient à toutes les grandes civilisations méditerranéennes. Alors que Pline, au Ier siècle de notre ère, en cite près de 30 variétés différentes, on en cultive moins d'une dizaine aujourd'hui, dont la plus réputée est la figue violette de Solliès, qui représente à elle seule le tiers de la production en France. Sa peau violette tire sur le noir, et sa chair sucrée et tendre est de couleur pourpre. Les figues blanches, très appréciées, sont rares sur le marché, car elles sont très fragiles.

Chez soi, on peut procéder à deux récoltes par an : en juin, on récolte les « figues fleurs » (figues nées l'été précédent mais qui ne se développent qu'au

LES FIGUES : UN DÉLICE !
Les figues fraîches sont très riches en sucres ; les figues sèches, plus courantes, le sont encore plus.

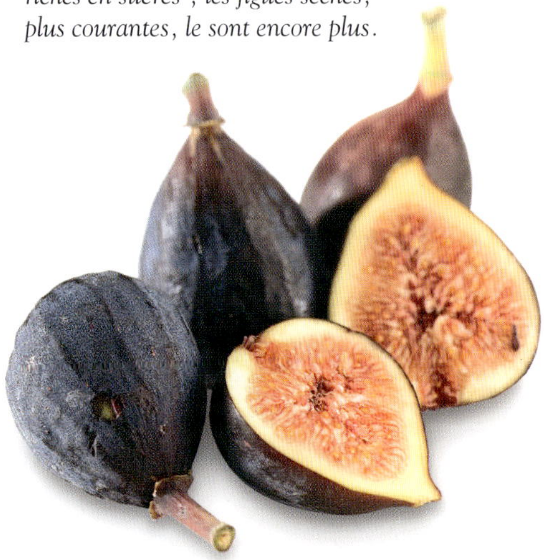

bout d'une année) ; en automne, on recueille les fruits nés au printemps et qui mûrissent à la fin de l'été de la même année. Les figues ne mûrissent plus après leur récolte et leur maturité est indépendante de leur couleur. Elles doivent être moelleuses sans être molles et surtout exemptes de meurtrissures comme de moisissures.

La figue fraîche est plus riche en sucres que les autres fruits, avec une teneur en glucides supérieure à 15 % et un apport énergétique d'environ 65 kcal pour 100 g. Elle est aussi fragile et délicate ; c'est la raison pour laquelle on la consomme surtout sous forme séchée. Les figues sèches viennent essentiellement de Turquie, et leur déshydratation s'effectue au soleil.

L'évaporation de l'eau concentre ses composants nutritifs, d'où une richesse accrue en sucres et en fibres (qui atteignent respectivement 55 g et 11 g pour 100 g de figues sèches), ainsi qu'en minéraux.

Une portion de 100 g de figues sèches, soit 4 ou 5 fruits, selon leur grosseur, constitue une collation saine, énergétique (environ 240 kcal) et très nutritive : elle fournit au moins 15 % de l'apport nutritionnel conseillé (ANC) en magnésium, en calcium et en fer, et plus de 750 mg de potassium. Mais il faut se brosser les dents après avoir mangé des figues séchées, car elles collent aux dents, d'où un risque de caries.

Fraîche ou séchée, la figue renferme beaucoup de pectine, fibre soluble qui aide à faire baisser le taux de cholestérol sanguin. Elle a un effet laxatif marqué, ce qui est intéressant en cas de tendance à la paresse intestinale. Mais ses akènes, les petits grains qui parsèment l'intérieur de sa chair, peuvent avoir un effet irritant sur une muqueuse digestive fragile. ❖

ATTENTION

Il faut éviter d'ingérer le latex, plus abondant vers le pédoncule de la figue fraîche, car il peut être irritant pour les muqueuses. Par ailleurs, les personnes souffrant d'intolérance au latex doivent éviter ce fruit, souvent responsable d'une allergie croisée.

Flatulences

PRIVILÉGIER

- yaourt pour ses ferments actifs
- infusions à la menthe et au fenouil

RÉDUIRE

- aliments gras
- haricots secs et autres légumineuses, oignon, brocoli et choux – en général, tout aliment exacerbant les symptômes
- fruits, en particulier les prunes
- édulcorants tels que le sorbitol, le fructose et autres polyols

ÉVITER

- lait, en cas d'intolérance au lactose
- boissons gazeuses, chewing-gums, utilisation d'une paille pour boire, qui font avaler de l'air
- son et laxatifs riches en fibres

Les flatulences, ou excès de gaz, causent gêne et ballonnements abdominaux, qui ne sont soulagés que par l'expulsion des gaz de l'estomac (éructation ou rot) ou de l'intestin (pet). Si la situation est embarrassante dans ce dernier cas, il reste qu'il s'agit du processus complètement naturel par lequel les bactéries intestinales agissent sur les glucides et les protéines non digérés. Une personne expulse des gaz en moyenne 13 fois par jour, souvent même sans s'en rendre compte. C'est seulement quand ils sont malodorants qu'elle en a conscience.

Les flatulences semblent augmenter avec l'âge, sans compter que certains individus y sont plus sujets que d'autres. On peut parvenir à les diminuer en mangeant de plus petites bouchées à la fois, en mâchant longuement les aliments et en avalant posément les liquides. Certains spécialistes croient aussi que la réduction de la quantité d'air dans le système digestif aiderait à prévenir ce désagrément : ils recommandent donc d'éliminer boissons gazeuses et chewing-gums, et de ne pas boire avec une paille.

Certains aliments entraînent une plus grande formation de gaz que d'autres, en particulier ceux qui produisent du méthane en fermentant sous l'action des bactéries intestinales : choux, salsifis, artichauts, haricots, lentilles et pois secs peuvent donner des émissions de gaz très malodorantes.

Faire tremper les légumineuses. Avant cuisson, le trempage des légumineuses, à l'exception des lentilles et pois cassés, pendant au moins 4 heures permet de réduire les sucres indigestes et d'attendrir les celluloses dures, qui causent les gaz.

Éviter les légumes de la famille du chou. Beaucoup de personnes souffrent de flatulences après avoir mangé de l'oignon, des choux de Bruxelles, du brocoli, du chou-fleur et d'autres membres de la famille du chou. L'ajout d'épices et aromates comme l'anis, le gingembre, le romarin, le laurier et les graines de fenouil pendant la cuisson peut diminuer la production de gaz.

Écarter certains fruits. Il faut limiter les fruits, surtout les prunes et les pruneaux, ainsi que les cerises, très riches en sorbitol, un sucre naturel pouvant donner des gaz.

Augmenter les fibres très graduellement. Les fibres sont certes très bonnes pour la santé, mais elles causent parfois des flatulences. Les nutritionnistes suggèrent d'augmenter les fibres graduellement et recommandent d'éviter le son et les laxatifs riches en fibres. Par ailleurs, sorbitol et autres polyols utilisés comme édulcorants peuvent occasionner des flatulences.

Lutter contre les flatulences. Une infusion à la menthe ou au fenouil après le repas peut améliorer la digestion et réduire les flatulences. Il en est de même pour le yaourt, qui contient des ferments actifs. On dit que le yoga, et particulièrement la position du genou sur la poitrine, soulage. Des médicaments à base de charbon, de levures intestinales naturelles ou d'argile sont disponibles en pharmacie et souvent très efficaces.

Demander l'avis d'un médecin. Parfois, les flatulences sont le symptôme d'une maladie ; si elles sont graves ou persistantes, elles peuvent être le signe d'une allergie alimentaire, de la maladie de Crohn, de l'intolérance au lait ou du syndrome de l'intestin irritable. Associées à une constipation récente, elles peuvent évoquer une tumeur du côlon. ❖

Foie (maladies du)

PRIVILÉGIER

- poissons gras, fruits secs oléagineux, huiles de colza et de noix, pour les acides gras oméga-3
- fruits et légumes pour les vitamines, minéraux et phytonutriments
- repas légers et collations à la place des trois repas traditionnels, si ceux-ci ne font pas envie

ÉVITER

- alcool sous toutes ses formes

Le foie occupe la partie supérieure droite de la cavité abdominale et est protégé par la cage thoracique. Il assure des milliers de fonctions chimiques et métaboliques vitales – dont le stockage des vitamines, du fer et d'autres minéraux liposolubles, ainsi qu'une réserve de glycogène en prévision des besoins. C'est lui qui fabrique le cholestérol, les acides aminés et d'autres composés essentiels, qui nettoie le sang des déchets, qui détoxique l'alcool et les produits chimiques environnementaux, et qui métabolise la plupart des médicaments.

À l'inverse de la plupart des autres organes, et même après de sérieuses lésions, le foie est capable de se régénérer de façon remarquable en fabriquant de nouvelles cellules. Cette étonnante capacité permet au corps de fonctionner alors que seulement le quart du foie est sain. Mais, s'il est touché par une maladie destructrice ou soumis à des abus, notamment l'excès d'alcool, cet organe cesse de fonctionner, ce qui entraîne souvent la mort.

Les maladies du foie sont courantes, mais, selon les spécialistes, beaucoup pourraient être prévenues par une bonne hygiène de vie. Les plus fréquentes sont l'hépatite (virale ou toxique), la cirrhose et le cancer. Le risque de cancer du foie est plus grand chez les cirrhotiques et dans certaines hépatites virales ; mais, la plupart du temps, le foie est le site de métastases (cancers secondaires) venues d'autres organes. Les symptômes n'apparaissent souvent que lorsque la maladie est à un stade avancé. Le symptôme typique de la maladie hépatique est la jaunisse : la peau et le blanc des yeux deviennent jaunes à cause d'une accumulation de pigments biliaires (bilirubine).

Les patients atteints d'une maladie du foie manquent souvent de vitamines hydrosolubles du groupe B (acide folique, niacine et thiamine) et de vitamines liposolubles (vitamines A et D). Les carences en vitamines sont plus fréquentes chez les alcooliques, qui ont tendance à remplacer les aliments par l'alcool. Même s'ils continuent

UN MAL FRANÇAIS

La « crise de foie » est un mal typiquement français... ignoré partout ailleurs que dans notre pays ! Elle se manifeste par des symptômes tels que digestion lente et sensation d'estomac barbouillé, accompagnés de maux de tête et parfois de vomissements. Ces troubles surviennent en général après un abus d'alcool ou des excès répétés d'aliments riches en graisses. Le premier remède est une diète de 24 à 48 heures, avec des boissons (eau, tisanes...) abondantes.

de s'alimenter, leurs besoins en vitamines du groupe B ne sont pas toujours couverts, car l'alcool nécessite un surplus de ces vitamines pour pouvoir être métabolisé, ne serait-ce que partiellement. L'hépatite peut aussi être liée à une intoxication : médicaments, champignons.

UNE ALIMENTATION ADAPTÉE

Faire de petits repas fréquents. Lors d'une convalescence de maladie hépatique, il faut fatiguer le foie le moins possible. Le patient ne doit pas manger d'aliments gras, difficiles à digérer. Et, comme il manque souvent d'appétit, mieux vaut remplacer les trois repas principaux par des collations nutritives réparties dans la journée.

Manger des aliments riches en oméga-3. Les acides gras oméga-3 semblent faciliter le métabolisme des graisses dans le foie. Une alimentation qui en contient une grande quantité fait baisser le taux de triglycérides fabriqués par le foie, ce qui est utile aussi chez les patients ayant des problèmes cardio-vasculaires. On trouve ces acides gras dans le saumon et d'autres poissons gras, les fruits secs oléagineux, les huiles de colza et de noix.

Privilégier les aliments contenant beaucoup de protéines. Des études montrent que les personnes qui ont une maladie hépatique ont besoin d'au moins 0,8 g de protéines par kilo de poids par jour et, mieux encore, de 1,2 à 1,5 g par kilo. Les résultats indiquent qu'il est bon de consommer des protéines végétales comme celles du soja et d'autres légumineuses. Ces quantités ne seront limitées qu'en cas d'encéphalopathie hépatique avec excès d'azote dans le sang (voir Cirrhose).

Prendre beaucoup de vitamine D. La maladie hépatique peut entraîner de l'ostéoporose par manque de vitamine D, qui aide l'organisme à absorber le calcium ; il faudra alors donner des suppléments de calcium et de vitamine D. Les autres vitamines et les minéraux devraient provenir de l'alimentation, car les suppléments peuvent perturber l'équilibre nutritionnel et, dans le cas d'excès de fer, causer de sévères lésions au foie.

Supprimer l'alcool. Il ne faut pas boire d'alcool jusqu'à la guérison complète et, dans certains cas, le supprimer à vie. ❖

Forme physique

Voir p. 166

Fraise

AVANTAGES

- excellente source de vitamine C
- bonne source d'acide folique et de potassium
- riche en fibres, peu calorique
- riche en bioflavonoïdes antioxydants

INCONVÉNIENTS

- cause parfois de l'allergie
- renferme de l'acide oxalique

Délicieuse au goût, peu énergétique (35 kcal pour 100 g), la fraise renferme, à poids égal, davantage de vitamine C qu'une orange, soit 60 mg pour 100 g de fruits : c'est plus de 50 % de l'apport nutritionnel conseillé (ANC) pour un adulte. Cette même portion de fraises renferme aussi 70 µg d'acide folique, soit 20 % de l'ANC, 150 mg de potassium, 2 g de fibres, ainsi que des quantités intéressantes de riboflavine et de fer.

Les petites graines de la fraise, ou akènes, constituent un apport de fibres insolubles qui prévient la constipation. Elles peuvent néanmoins s'avérer irritantes chez les personnes atteintes d'une affection intestinale inflammatoire ou de diverticules (petites hernies saillant hors de la paroi intestinale). La fraise est par ailleurs une bonne source de pectine et d'autres fibres solubles, qui peuvent aider à abaisser un taux de cholestérol sanguin trop élevé.

La fraise contient aussi de précieux bioflavonoïdes, comme l'anthocyanine, pigment de couleur rouge, et l'acide ellagique, qui pourraient contribuer à prévenir le cancer. L'acide ellagique n'étant pas éliminé à la cuisson, les vertus anticancérogènes de la fraise sont conservées dans les confitures et les coulis, qui sont, en revanche, chargés en sucre.

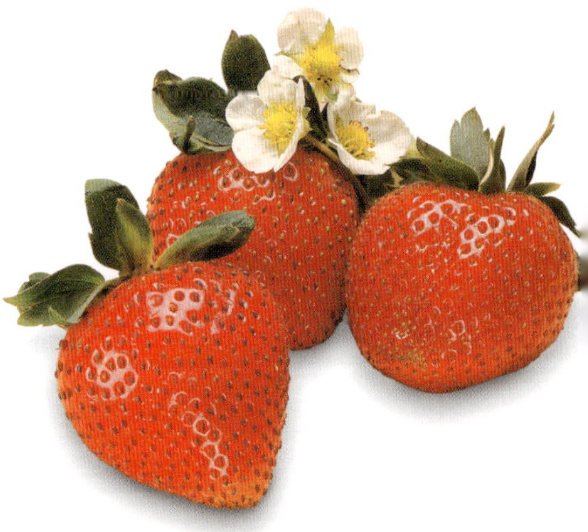

LE SAVIEZ-VOUS ?

DES REMÈDES DE BONNE FEMME FAISANT APPEL AUX FRAISES

Dans beaucoup de cultures, on considère que la fraise possède des vertus particulières. Les Chinois prétendent qu'en manger une poignée soulage les lendemains de fêtes trop arrosées. Pour d'autres, les fraises blanchiraient les dents ou rafraîchiraient l'haleine lorsqu'on a mangé de l'ail.

Les fraises se gardent quelques jours au réfrigérateur mais perdent de leur parfum. Mieux vaut également les déguster à température ambiante pour profiter de toute leur saveur. Il faut bien les laver, car elles retiennent les résidus de pesticides. Mais on le fera au dernier moment, sans retirer le pédoncule, pour qu'elles ne se gorgent pas d'eau.

Beaucoup de personnes sont allergiques aux fraises – qui, outre un allergène courant, contiennent du salicylate, composé naturel semblable à l'aspirine. Elles renferment également de l'acide oxalique ; aussi les personnes qui sont sujettes aux calculs urinaires ou rénaux devraient-elles les éviter. ❖

Framboise

AVANTAGES

- très bonne source de vitamine C
- bonne source d'acide folique, de fer et de potassium
- riche en bioflavonoïdes qui pourraient aider à prévenir le cancer
- riche en fibres

INCONVÉNIENTS

- renferme un salicylate naturel pouvant déclencher une réaction allergique chez les sujets sensibles à l'aspirine
- renferme de l'acide oxalique pouvant favoriser la formation de calculs urinaires ou rénaux chez les personnes prédisposées

L'un des plus beaux moments de l'été est la période à laquelle on peut se régaler de framboises chauffées au soleil que l'on détache de l'arbuste. Qu'elle soit cultivée ou sauvage, la framboise est peu calorique mais regorge de vitamine C.

Une portion de 100 g de framboises fournit 40 kcal et 25 mg de vitamine C, soit plus de 20 % de l'apport nutritionnel conseillé (ANC) pour l'adulte. Elle procure également 35 µg d'acide folique, 200 mg de potassium et un peu de fer. La vitamine C qu'elle contient favorise l'assimilation du fer, mais l'acide oxalique, qui a tendance à se lier à ce minéral, pourrait freiner cette réaction.

Il y a plus de 6 g de fibres dans 100 g de framboises fraîches. Les petites graines à l'intérieur du fruit fournissent des fibres insolubles qui préviennent la constipation. La pectine est un autre type de fibre, soluble celle-là, qui aide à équilibrer le taux de cholestérol dans le sang.

La framboise contient en outre des anthocyanines, pigments rouges aux vertus antioxydantes que l'on trouve dans diverses plantes et dont on a tout lieu de croire qu'elles aident à prévenir le cancer et les maladies cardio-vasculaires. L'acide ellagique, aussi présent dans la framboise, serait doté des mêmes vertus ; il a l'avantage de ne pas être éliminé à la cuisson.

À cause de sa structure délicate et de sa forme creuse, la framboise s'abîme rapidement. Il faut la manger aussitôt que possible après la cueillette. Congelée, elle se conserve néanmoins pendant plusieurs mois.

La framboise cultivée se vend tout au long de l'année. Avant d'en acheter une barquette, il faut bien l'examiner, car des fruits appétissants, sur le dessus, peuvent dissimuler des traces de moisissures.

Les baies causent souvent de l'urticaire et la framboise ne fait pas exception. Toute personne allergique à l'aspirine doit éviter ces fruits, parce qu'ils contiennent un salicylate naturel. L'acide oxalique constitue également un risque pour toute personne souffrant de calculs urinaires : cependant, il faut en manger beaucoup avant que le problème ne se pose. ❖

INTESTINS SENSIBLES : MÉFIANCE !

Les petites graines des framboises peuvent déclencher des réactions intestinales douloureuses en cas d'intestins sensibles ou de diverticulose. Il faut alors éviter de consommer des framboises en grande quantité. Une solution : les transformer en coulis que l'on passe ensuite au tamis fin. Il est ainsi possible de les déguster sans risque.

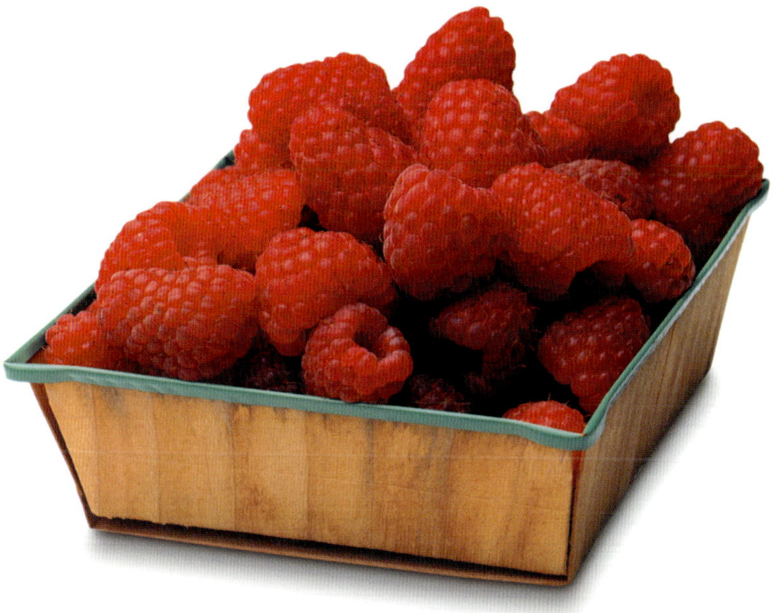

FORME PHYSIQUE

ALIMENTATION ET ENDURANCE

Pour être bien portant, en forme et de bonne humeur, il n'y a rien de mieux que de faire régulièrement de l'exercice, quels que soient son âge, son état de santé et son aptitude physique.

L'exercice brûle les calories. Il garde aussi les os en bonne santé, améliore la performance cardio-vasculaire, favorise la digestion, tonifie les muscles et la peau, et on lui doit souvent un sommeil réparateur. En outre, il stimule le cerveau pour qu'il produise des endorphines, analgésiques naturels capables de calmer la douleur et de communiquer un sentiment de bien-être. Ce sont les endorphines qui causent l'euphorie chez les athlètes. Ce sont sans doute elles, également, qui expliquent l'effet positif de l'activité physique sur son humeur et sa capacité à gérer le stress.

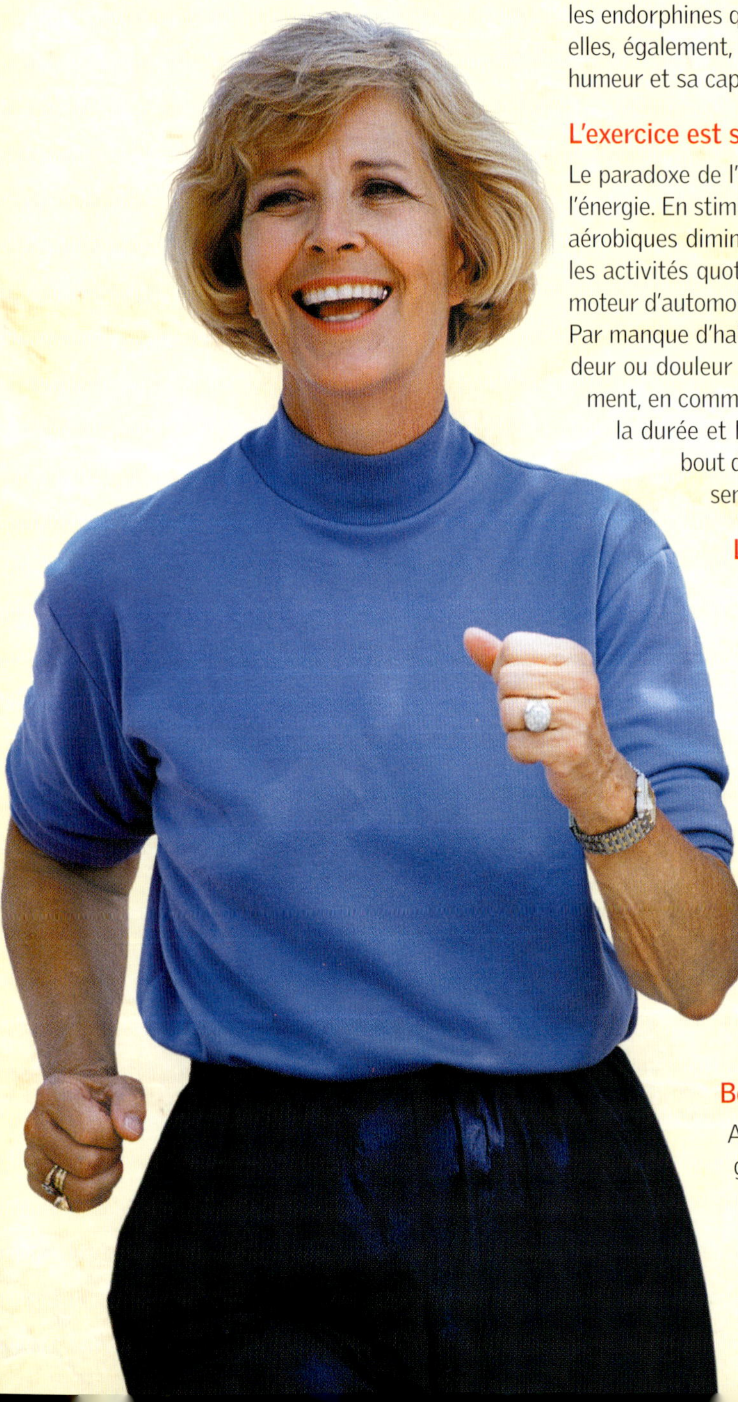

L'exercice est stimulant

Le paradoxe de l'exercice est qu'on augmente son énergie en dépensant de l'énergie. En stimulant le cœur pour qu'il pompe mieux le sang, les exercices aérobiques diminuent la consommation d'oxygène requise pour accomplir les activités quotidiennes. C'est un peu comme si l'on mettait au point un moteur d'automobile pour diminuer la consommation d'essence au kilomètre. Par manque d'habitude, l'activité physique peut d'abord causer fatigue, raideur ou douleur musculaire. Il est recommandé de procéder progressivement, en commençant par trois séances par semaine, puis en augmentant la durée et l'intensité des mouvements par paliers de 10 minutes. Au bout de quelques semaines, on constate généralement un accroissement d'énergie.

L'exercice brûle les calories

Quand on a un mode de vie sédentaire, il faut faire régulièrement de l'exercice pour garder la ligne et rester en bonne santé. Lorsqu'on consomme plus de calories que l'organisme n'en a besoin, le surplus se transforme en graisses. La seule façon de perdre un excès de poids et de ne pas le reprendre est d'associer un régime hypocalorique à la pratique régulière d'un exercice soutenu – marche, jogging, cyclisme, natation, danse ou gymnastique. En accélérant la respiration et le pouls, l'activité intensive aide à brûler les graisses. Cela ne veut pas dire qu'en s'inscrivant à un programme d'entraînement physique, on peut manger tout ce dont on a envie. Au contraire, un régime équilibré est essentiel si l'on veut avoir assez d'énergie pour maintenir un programme d'exercice physique régulier.

Bouger pour brûler les graisses

Avec un exercice aérobique, le corps commence par brûler le glucose en circulation. Il s'attaque ensuite au glycogène entreposé dans les muscles et le foie, puis à certains acides gras. C'est ainsi qu'une activité physique qui dure plus de 20 minutes brûle suffisamment de graisses pour faire

À QUOI RESSEMBLE UN RÉGIME RICHE EN GLUCIDES ?

Un athlète pesant 60 kg qui s'entraîne de 2 à 4 heures quotidiennement a besoin de 360 à 600 g de glucides chaque jour. Les chiffres ci-dessous le guideront dans ses choix alimentaires.

ALIMENT	GLUCIDES (en grammes)
1 assiette de riz cuit (200 g)	52
1 assiette de pâtes cuites (200 g)	45
2 grosses pommes de terre (250 g)	45
2 tranches de pain d'épice	28
50 g de pain (1/5 de baguette)	28
1 pain au chocolat	20
1 pain au lait	20
1 brioche individuelle (65 g)	18

ALIMENT	GLUCIDES (en grammes)
3 cuillerées à soupe de raisins secs (50 g)	32
4 cuillerées à soupe de céréales pour petit déjeuner (30 g)	25
4 gros pruneaux (50 g net)	24
1 grand verre (20 cl) de jus de pomme	22
1 banane	21
1 belle pomme (180 g net)	21
1 biscuit-goûter fourré au chocolat	15
1 cuillerée à soupe de confiture ou de miel	15

perdre du poids de façon définitive, à condition de la pratiquer régulièrement. Les exercices d'endurance augmentent la quantité d'acides gras qu'on brûle. La meilleure façon de se débarrasser des graisses est de fournir un effort soutenu pendant un certain laps de temps (au moins une trentaine de minutes par séance), au cours duquel on fournit de 30 à 40 % de sa capacité maximale.

Améliorer ses performances sportives

La nourriture sert de carburant pour la performance. En sachant associer les bons aliments aux bons exercices, on se donne un maximum d'atouts. Voici quelques conseils.

1. Carburant idéal pour l'activité physique, les glucides font partie intégrante d'un programme d'entraînement. Pain, céréales complètes, pâtes, fruits et légumes sont l'équivalent d'un carburant à indice d'octane élevé pour l'activité des muscles et la recharge énergétique rapide par la suite. Quand la ration de glucides est insuffisante, la fatigue survient plus vite. La quantité idéale est fonction de l'individu et du type d'entraînement. L'apport quotidien de glucides pour un athlète de bon niveau peut aller de 6 à 10 g par kilo de poids corporel. Un athlète pesant 60 kg qui s'entraîne de 2 à 4 heures par jour doit donc consommer entre 360 et 600 g de glucides.

2. Les liquides sont indispensables à la performance. La déshydratation, pendant une activité intense, explique en partie les crampes, l'épuisement par la chaleur et même les coups de chaleur. Il faut boire avant, pendant et après l'épreuve, même les jours où l'on ne s'entraîne pas. L'eau (particulièrement les eaux très minéralisées), les boissons spéciales pour les sportifs, les jus de fruits et de légumes sont de bonnes sources de liquides. Les deux premières sont recommandées pour les séances d'exercice, séances d'entraînement et compétitions. Évitez l'alcool et le café, qui déshydratent. Absorbez de 40 à 60 cl de liquides 2 heures avant l'exercice et de 15 à 35 cl toutes les 15 à 20 minutes pendant l'exercice.

3. Manger à heures régulières. Il est conseillé de faire un repas pauvre en graisses et riche en glucides 2 à 3 heures

Les boissons pour sportifs

Les boissons pour athlètes servent, pendant les exercices, à hydrater et nourrir l'organisme, et à remplacer ensuite les liquides perdus. Outre de l'eau, elles renferment des glucides, qui apportent de l'énergie aux muscles, et des électrolytes, comme du sodium et du potassium, pour remplacer ce qui est éliminé avec la sueur. Le sodium aide aussi à mieux absorber et à retenir l'eau ; il incite à boire davantage. Ces boissons renferment également des vitamines du groupe B, nécessaires au métabolisme glucidique. Du fait qu'elles contiennent de 6 à 8 % de glucides et qu'elles sont facilement absorbées par l'organisme lors d'exercices intenses ou qui durent plus de 45 ou 50 minutes, elles peuvent fournir aux muscles l'énergie que ne leur procurerait pas l'eau pure. Les boissons pour sportifs ont été conçues pour les exercices d'endurance, mais bien des personnes les préfèrent à l'eau en raison de leur goût. Certaines études ont démontré qu'elles remplacent les liquides perdus au cours d'exercices plus vite que ne le fait l'eau pure.

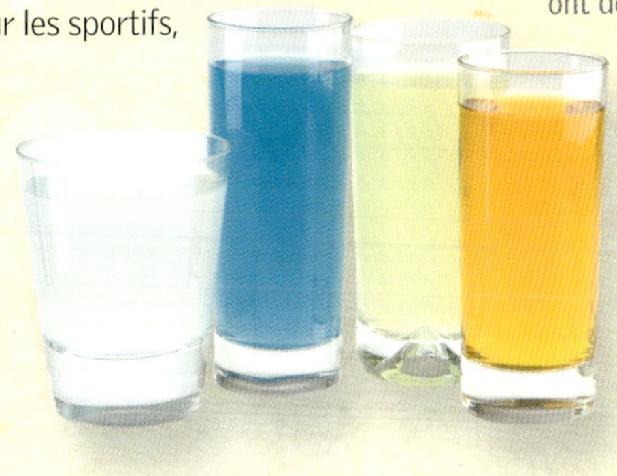

avant de prendre part à une course ou à une compétition. Ce n'est pas le moment d'essayer de nouveaux aliments ; fruits, yaourt, pain grillé, bol de céréales et boisson fraîche (mais non glacée) sont des choix raisonnables. S'il reste quelque chose dans l'estomac pendant l'exercice, le sang étant détourné du tube digestif pour alimenter les muscles en action, il en résulte des crampes et un sentiment de lourdeur. Pour une épreuve le matin, on a assez d'énergie provenant du jour précédent pour soutenir une heure à une heure et demie d'exercice. Ceux qui éprouvent de la difficulté à manger au lever peuvent prendre un repas très riche en glucides la veille (comme la « pasta party » bien connue des sportifs). Si l'exercice s'effectue tard dans la journée ou s'il s'est écoulé plus de 4 heures depuis le dernier repas, il est recommandé de prendre une collation digeste de 45 à 60 minutes avant de commencer. Le choix des aliments dépend des goûts, de l'heure et de l'intensité du sport pratiqué. On apprend vite les choix les mieux adaptés à chacun.

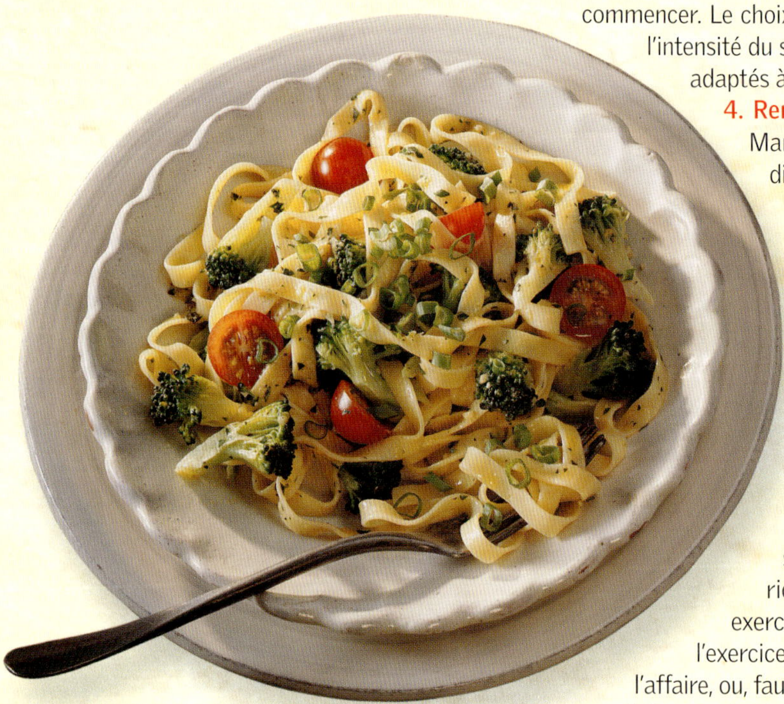

4. Renforcer l'apport en glucides pour l'endurance. Marathons, triathlons, courses cyclistes sur longues distances exigent une abondante réserve de glucides. Pendant les 3 ou 4 jours d'entraînement sévère qui précèdent une compétition, les glucides doivent représenter entre 70 et 80 % des calories. Pour un effort intense de une heure et demie, une alimentation normale riche en glucides suffira.

5. Refaire les réserves. Après la séance d'exercice, il faut reconstituer les réserves de glycogène dans les muscles. La meilleure façon est de manger un repas ou une collation riche en glucides dans les 30 minutes qui suivent, au moment où les muscles sont les plus réceptifs. Quoi qu'il en soit, il est important de consommer des aliments riches en glucides dans les 4 heures qui suivent un exercice vigoureux, surtout si l'on s'apprête à refaire de l'exercice. Un petit pain, un fruit ou un bol de céréales feront l'affaire, ou, faute d'appétit, un jus de fruits resucré ou une boisson pour athlètes, qui ont en outre l'avantage de réhydrater.

6. Remplacer le potassium et le sodium. Banane, orange, abricot sec et tomate sont les aliments les mieux indiqués pour la recharge en potassium. Il est bon de saler suffisamment les aliments après avoir beaucoup transpiré.

7. L'activité physique augmente parfois les besoins en vitamines et en minéraux. Avec un apport adéquat de calories pour faire face à l'activité, et à condition qu'elles proviennent d'aliments sains, les suppléments sont superflus. Ils ne sont utiles que si vous avez des carences.

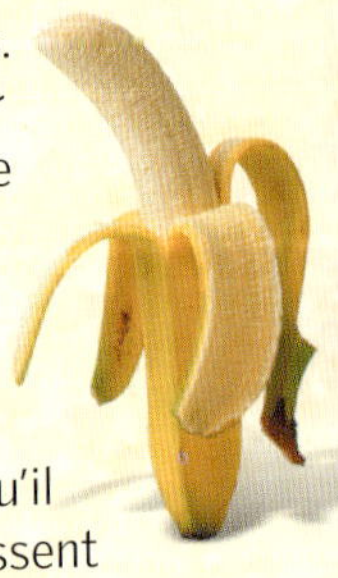

8. Pas de protéines en excès. Les protéines servent à former et à réparer les tissus. Beaucoup d'athlètes croient que, parce que les cellules musculaires sont constituées de protéines, manger beaucoup de protéines fera grossir leurs muscles. Il n'en est rien. C'est l'entraînement qui stimule le développement musculaire. Cela dit, les athlètes ont davantage besoin de protéines que la moyenne, mais ils trouveront tout ce qu'il faut dans une alimentation équilibrée, où les protéines fournissent de 12 à 13 % des calories. L'apport quotidien recommandé en protéines pour les sports d'endurance est de 1,2 à 1,4 g par kilo de poids corporel, et jusqu'à 1,6 à 1,7 g pour les sportifs.

Les besoins en protéines du sportif

Un athlète d'endurance a besoin, chaque jour, de 1,2 à 1,4 g de protéines par kilo de poids corporel. S'il pèse 70 kg, il doit donc consommer quotidiennement de 84 à 98 g de protéines.
Ce tableau donne la valeur approximative en protéines de certains aliments, ce qui pourra l'aider à établir ses menus.

ALIMENT	PROTÉINES (en grammes)
100 g de viande ou de volaille	21
100 g de poisson maigre poché	18-20
60 g de thon en boîte au naturel	18
1 portion de 150 g de lentilles cuites	13
40 g de camembert	9
50 g d'amandes ou de noix	7-9
30 g de gruyère ou de cantal	7-8
20 cl de lait	6,5
1 œuf	6,5
1 yaourt	5,4
50 g de pain ($^{1}/_{5}$ de baguette)	4
1 assiette de 200 g de pâtes cuites	3
1 portion de 200 g de légumes	2-4

Quand on s'entraîne, il faut manger beaucoup de...

- féculents comme les pâtes, les légumineuses, le riz brun, les pommes de terre et le pain complet : leurs glucides complexes fournissent une source d'énergie prolongée ;
- fruits et légumes pour les vitamines et les minéraux, surtout le potassium ;
- légumes et légumineuses pour les vitamines et les minéraux ;
- viande maigre, poisson et volaille, lait et laitages écrémés et autres aliments riches en protéines pour entretenir les muscles.

Enfin, il faut rappeler que boire beaucoup avant, pendant et après l'effort est primordial.

Le bon programme d'exercices

✔ N'inscrivez pas votre programme d'activité physique dans un emploi du temps surchargé. Substituez-le plutôt à des occupations sédentaires, comme regarder la télévision, ou contentez-vous de marcher une partie du trajet pour vous rendre au travail ou d'avoir une activité physique à l'occasion de la pause déjeuner.

✔ Variez les exercices. Alternez la marche rapide, les poids et haltères au gymnase, le yoga pour vous étirer, la natation pour mieux respirer...

✔ Quel que soit le type d'exercice, procédez en douceur. Après 40 ans, si vous souffrez d'embonpoint, d'hypertension, de diabète, d'un problème cardiaque, osseux ou articulaire, ou si vous fumez, consultez d'abord un médecin.

✔ Ceux qui préfèrent faire de l'exercice seuls peuvent s'équiper chez eux d'un vélo d'appartement ou d'un appareil de musculation, par exemple.

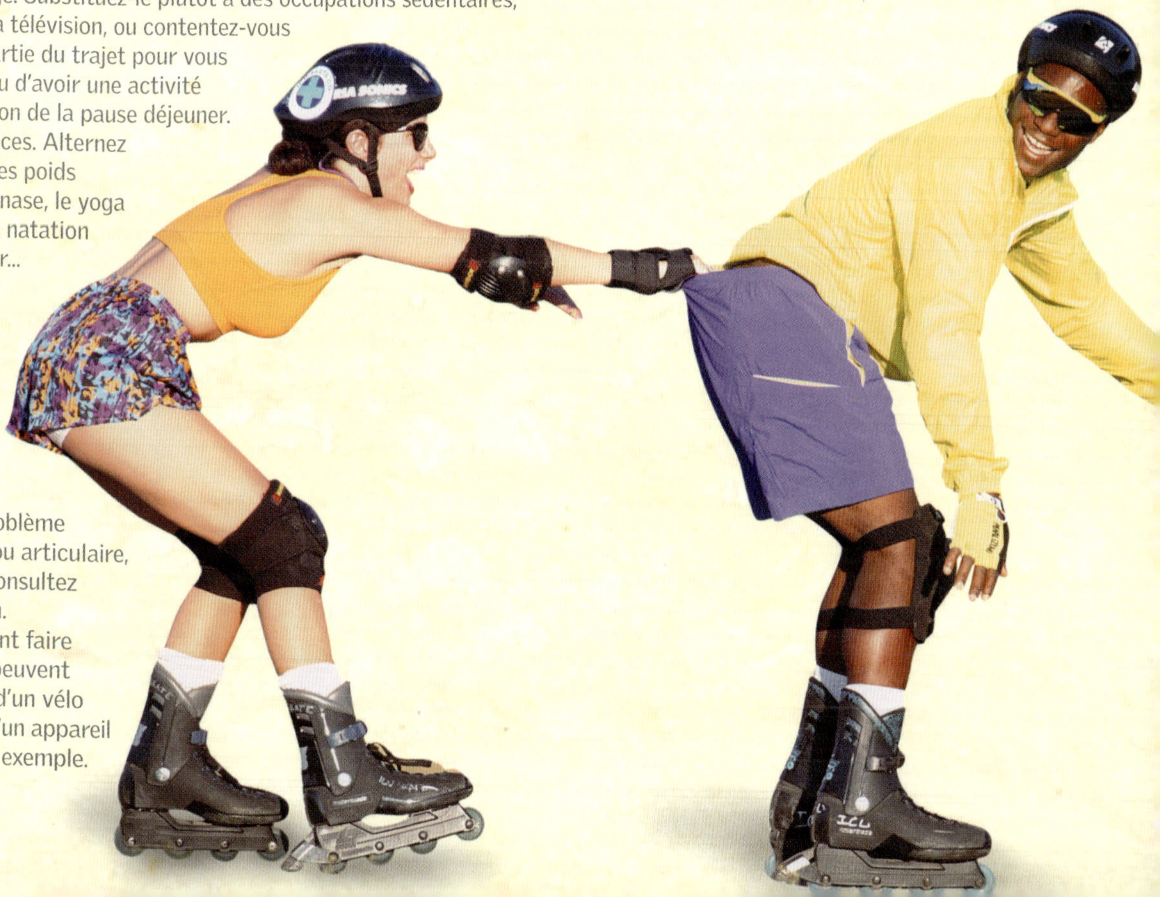

Fringales

PRIVILÉGIER

- féculents pour satisfaire le besoin de glucides
- aliments riches en fibres pour la satiété

RÉDUIRE

- aliments qui provoquent les fringales : bonbons, chocolats, confiseries, biscuits sucrés ou salés

ÉVITER

- le fait d'espacer les repas, pour ne pas avoir trop faim, et de se restreindre, ce qui peut donner des envies irrépressibles de manger

Il nous arrive tous d'avoir une envie irrésistible d'une boisson ou d'un aliment : ce n'est pas ce qu'on appelle vraiment une fringale, même si l'aliment en question est du chocolat ou de la glace. La fringale de sucre (celle que les Anglo-Saxons nomment *sugar craving*), en tant que problème de santé, est beaucoup plus grave : c'est un désir incontrôlable qui s'apparente à une addiction et qui, même satisfait, peut entraîner des dommages considérables, voire mettre la santé en danger.

Une envie occasionnelle peut être la conséquence de stress, de changements hormonaux ou de faim excessive. Les fringales obsessionnelles sont plutôt causées par une maladie spécifique, la dépendance ou des problèmes psychologiques profonds.

Selon des recherches récentes, les changements hormonaux seraient responsables de nombreuses fringales, en particulier celles qui se développent pendant les phases de stress, le cycle menstruel ou la grossesse. D'après cette théorie, les fluctuations des taux hormonaux peuvent avoir un effet sur la production cérébrale de sérotonine et d'autres composés chimiques, ce qui peut déclencher un désir intense pour des aliments spécifiques.

LA FRINGALE DU SPORTIF

Chez le sportif qui pratique une discipline d'endurance, la fringale est une faim brutale s'accompagnant d'une perte de puissance musculaire. Cette fringale traduit en fait une hypoglycémie grave, qui conduirait au coma chez un sujet normal mais est bien tolérée par l'organisme du sportif entraîné parce qu'elle est très progressive. On peut aussi l'observer chez le sportif amateur, pour un effort bien moindre que celui du professionnel. La principale cause est une erreur d'alimentation soit avant l'effort (absence de repas glucidique dans les 2 heures qui précèdent), soit pendant l'effort (apport énergétique insuffisant ou nul de glucides, indispensables pour reconstituer les réserves consommées peu à peu). Tout effort physique impose une alimentation et une hydratation régulières, toutes les 20 minutes au moins.

LE SAVIEZ-VOUS ?

LE PICA PORTE À MANGER DES SUBSTANCES NON COMESTIBLES

Pour des raisons encore inexpliquées, les enfants, surtout, peuvent avoir des fringales pour des choses aussi étranges que de la terre, des éclats de peinture, de l'argile ou de l'empois. Ce phénomène porte le nom de pica, du mot latin désignant la pie, un oiseau qui mange à peu près n'importe quoi. Le pica a parfois des conséquences désastreuses : intoxication au plomb, occlusion intestinale, infestation par des vers, voire décès par empoisonnement.

Dans ces circonstances, la personne se jette sur du chocolat ou d'autres sucreries. Les chercheurs pensent que c'est parce que les sucres sont une source qui fournit rapidement du glucose, dont le cerveau a besoin pour produire de l'énergie. Manger des féculents, qui renferment de l'amidon, des fibres et un peu de protéines, peut prévenir les envies de sucre parce que les glucides complexes (comme l'amidon) et les protéines sont métabolisés plus lentement que les glucides simples (de saveur sucrée), tout en fournissant un apport régulier de glucose.

LES ENVIES PENDANT LA GROSSESSE

Les femmes enceintes ont souvent d'étranges envies – des cornichons ou du saucisson, par exemple. L'envie peut être l'expression d'un besoin physiologique. En effet, durant la grossesse, le volume sanguin de la femme double : il lui faut plus de sodium pour maintenir un équilibre liquidien approprié. Même si, normalement, le fait de saler la nourriture fournit le sodium nécessaire, il n'y a pas d'inconvénient, en règle générale, à satisfaire ces envies, sous réserve de respecter ses besoins nutritionnels. Mais, si l'envie porte sur des produits non comestibles – terre, glaçons –, on l'appelle pica, et ce peut être le reflet d'un grave problème médical ou psychologique. Il faut alors consulter.

ACCEPTATION OU DÉNI ?

On dit parfois que les fringales reflètent la sagesse du corps : nous aurions besoin de manger un aliment particulier pour combler un besoin nutritionnel. Mais les fringales portent généralement sur les aliments qui ne sont pas nutritifs ; dans de tels cas, les facteurs psychologiques l'emportent sur les besoins physiques. Certaines peuvent remplir un vide émotionnel, pendant des périodes de stress ou de tristesse. La suggestion est un autre facteur déclencheur : l'odeur de l'aliment en stimule alors le désir immédiat.

On fait souvent l'erreur de vouloir ignorer l'envie. Certains y parviennent, mais, très souvent, le déni déclenche un désir encore plus fort de l'aliment. À moins que l'objet de la fringale ne présente un risque sérieux pour la santé (par exemple, la personne hypertendue qui a envie de sel), il semble préférable de satisfaire l'envie, mais avec modération. L'approche la plus saine consiste à anticiper la fringale et à la satisfaire avant qu'elle se manifeste. Ainsi, si une femme a toujours des fringales pour des sucreries pendant sa phase prémenstruelle, elle peut les diminuer un peu en augmentant les féculents, qui font monter les taux de glucose sanguin. Manger davantage de fruits, qui contiennent des sucres naturels, peut satisfaire le besoin de sucreries de façon plus saine.

Faire fréquemment de petits repas, et surtout ne pas s'affamer inutilement en sautant les repas, est la façon la plus judicieuse d'éviter la faim et les fringales irrésistibles qui peuvent mener à l'abus de nourriture.

À savoir : certains médicaments, en particulier les corticoïdes et d'autres hormones, peuvent favoriser les fringales. Elles sont dues au médicament, et non spécifiques : le patient a simplement très faim, il n'a pas envie d'un aliment donné. ❖

Fromage

AVANTAGES

- excellente source de protéines et de calcium
- très bon apport de vitamines du groupe B, en particulier pour les fromages à pâte persillée
- peut aider à lutter contre la carie

INCONVÉNIENTS

- généralement riche en graisses saturées et en sodium
- susceptible de provoquer des migraines ou des réactions allergiques

Les fromages font partie intégrante de notre patrimoine gastronomique et tiennent une place importante dans notre alimentation. Divers par leurs formes, leurs saveurs (il existe en France plusieurs centaines de fromages différents), ils ont en commun une origine unique, le lait.

UNE LONGUE HISTOIRE

Dans l'histoire de l'humanité, le fromage est apparu en même temps que l'élevage, à l'époque néolithique. La zone où il fut produit à l'origine se confond avec celle de l'élevage du mouton et de la chèvre, dans le pourtour méditerranéen, et s'est ensuite progressivement étendue jusque dans les zones de civilisations pastorales et montagnardes du centre de l'Europe. Durant toute l'Antiquité, le fromage va contribuer à nourrir les populations du monde grec, puis romain. Au moment des grandes invasions, les Vikings, en introduisant dans les pâturages normands leur bétail roux au lait plus gras, favorisent le développement des fabrications fromagères dans l'ouest de l'Europe. Au Moyen Âge, les moines inventent de nouveaux fromages aux saveurs adoucies, qui seront bientôt très recherchés. Dans le Jura et les Alpes, certains groupes de paysans montagnards s'affranchissent et se regroupent en « fruitières », ce qui leur permet de confectionner de gros fromages à pâte cuite, comme le comté, le beaufort ou le gruyère.

Dès le XVIe siècle, les fromages sont largement consommés en France, chaque région privilégiant d'abord ses propres productions, mais faisant aussi commerce d'autres variétés. Transports et nouvelles technologies révolutionneront bientôt la production et la consommation de ces productions laitières, souvent industrialisées aujourd'hui.

LA FABRICATION

On utilise le plus souvent du lait de vache, parfois aussi de chèvre ou de brebis. Le lait peut être pasteurisé (cas le plus fréquent) ou cru : il subit dans tous les cas des contrôles préalables systématiques. Les étapes de fabrication sont au nombre de cinq.

- **Le caillage.** On fait coaguler le lait par ajout soit de présure (extrait de la caillette, l'estomac du veau nourri au lait, ou obtenue industriellement), soit de ferments lactiques. On obtient ainsi un caillé plus ou moins homogène ou grumeleux, selon que le caillage est à dominante de présure ou de ferments lactiques.
- **L'égouttage.** Il permet de séparer le caillé du lactosérum (ou petit-lait). Il peut se faire spontanément ou, pour certains fromages, être accéléré par tranchage, brassage ou chauffage du caillé.
- **Le moulage.** Le caillé est mis dans un moule, afin que le fromage prenne la forme souhaitée. Pour les fromages à pâte molle, on verse le caillé dans des moules perforés, qui permettent au lactosérum de s'écouler progressivement. Les fromages dits à pâte pressée sont moulés dans des formes à fond de bois. On y applique une pression qui permet au lactosérum résiduel de s'éliminer, et aux grains de caillé de la pâte de se souder de façon homogène.
- **Le salage.** Il s'effectue ensuite soit en surface (au sel fin à la volée, ou en frottant la surface avec de la saumure), soit directement par immersion dans un bain de saumure saturée. Le sel joue un rôle important dans la saveur définitive du fromage. Il exerce, par ailleurs, une action antiseptique : il est nécessaire à la conservation du fromage.

PARFOIS INDÉSIRABLE

En cas de régime hyposodé (sans sel), les fromages doivent être écartés de l'alimentation, car ils sont systématiquement additionnés de sel durant leur fabrication. Mais il est alors possible de consommer du fromage frais non salé (type fromage blanc ou petit-suisse), ou encore un fromage à teneur limitée en sodium (produit diététique).

Des fromages tels que le camembert, le brie, les bleus ou les gruyères, qui sont riches en tyramine (substance provenant de la tyrosine, un acide aminé qui se transforme lors de l'affinage), peuvent provoquer chez des personnes sensibilisées des réactions d'allergie. De même, les personnes allergiques à la pénicilline peuvent ne pas supporter les bleus et autres fromages à moisissures de type *Penicillium*.

Les fromages affinés, et en règle générale tous les fromages fermentés, doivent aussi être impérativement évités en cas de traitement par inhibiteur de la mono-amine oxydase (IMAO), parfois prescrit contre la dépression : la tyramine et l'histamine qu'ils renferment peuvent interagir avec le médicament et élever la pression artérielle à un niveau dangereux.

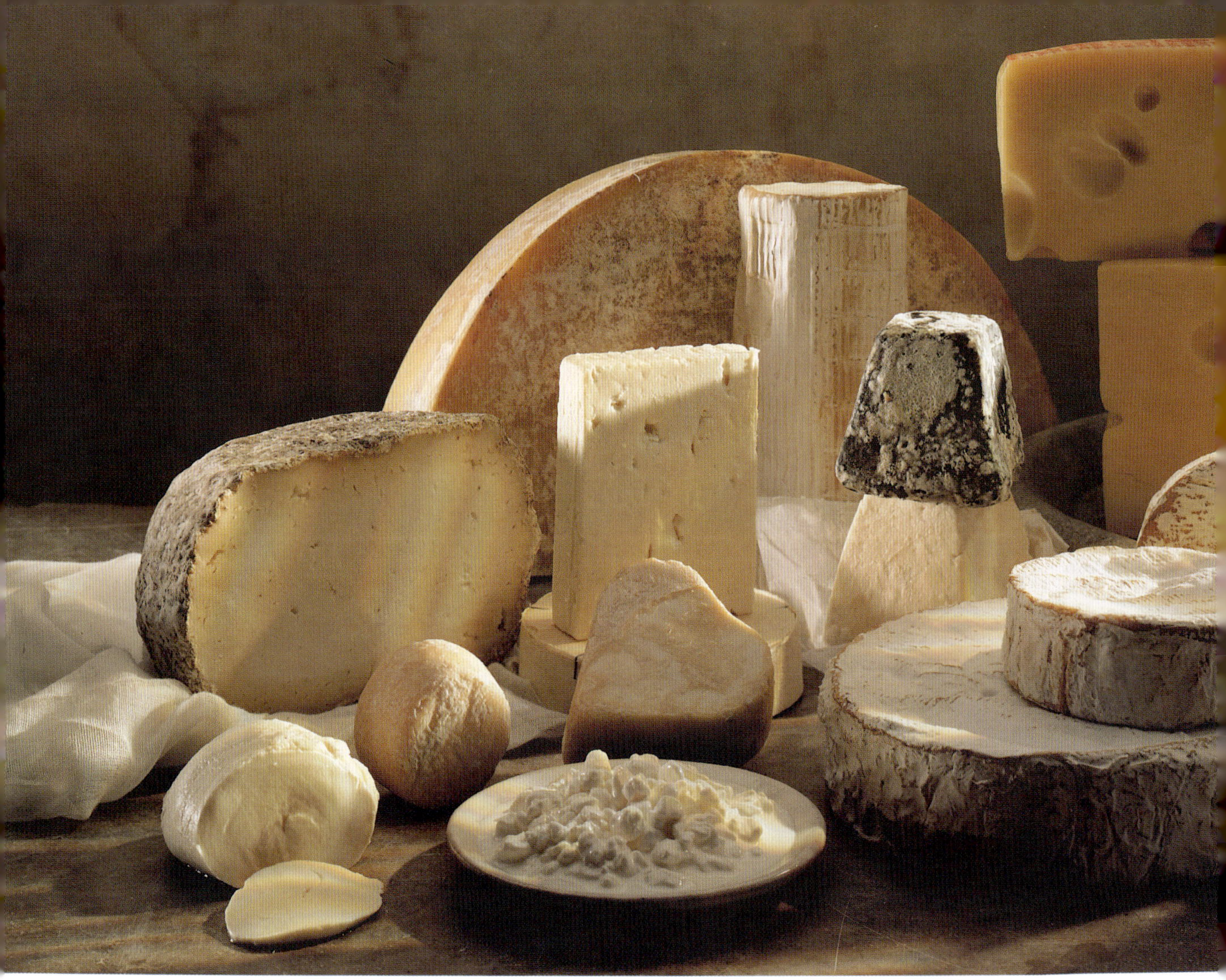

FROMAGES DU MONDE ENTIER. *Cheddar* (1), *emmental* (2), *jarlsberg* (3), *camembert* (4), *ricotta* (5), *coulommiers* (6), *cottage cheese* (7), *mozzarella* (8), *crottin de Chavignol* (9), *ticklemore* (10), *cœur de chèvre* (11), *pyramide* (12), *pyramide cendrée* (13), *chèvre* (14), *feta* (15), *little rydings* (16), *pecorino* (17).

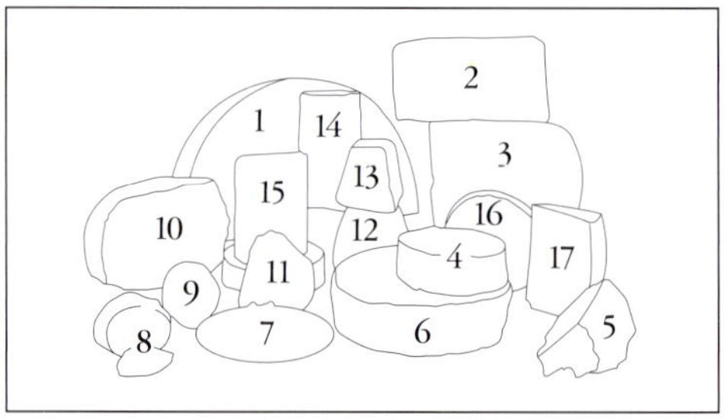

• **L'affinage.** Cette étape correspond à la période de maturation biologique de la pâte. La fraction protéique du fromage (la caséine) se transforme sous l'action des enzymes naturelles et microbiennes. La consistance de la pâte évolue, le goût et l'odeur caractéristiques de chaque fromage se développent. Selon les cas, les fromages peuvent être retournés, brossés, lavés en surface… Cette phase, qui se déroule dans des locaux à température contrôlée et généralement fraîche (parfois encore en cave), peut durer de quelques jours à plusieurs mois.

VALEUR NUTRITIONNELLE

La composition du fromage diffère selon la composition du lait d'origine (et notamment sa teneur en matières grasses). Sa valeur nutritionnelle dépend également du mode de fabrication employé.

L'atout calcium. Le fromage représente l'une des meilleures sources de calcium dans l'alimentation. Rien de plus normal, puisqu'il concentre les éléments nutritifs du lait, lui-même très bon fournisseur de calcium. Les fromages les plus riches en calcium sont ceux à pâte pressée (type gruyère ou cantal), avec en moyenne 900 mg de calcium pour 100 g. Ainsi, une portion de 30 à 35 g d'emmental ou de beaufort apporte environ 300 mg de calcium, soit le tiers de l'apport nutritionnel conseillé (ANC). La teneur en calcium des fromages du type saint-nectaire, reblochon ou tomme est de l'ordre de 600 à 700 mg, celle de ceux à pâte molle (camembert, chaource…) aux alentours de 400 mg. Le calcium du fromage est très bien assimilé par l'organisme, en raison notamment d'un rapport

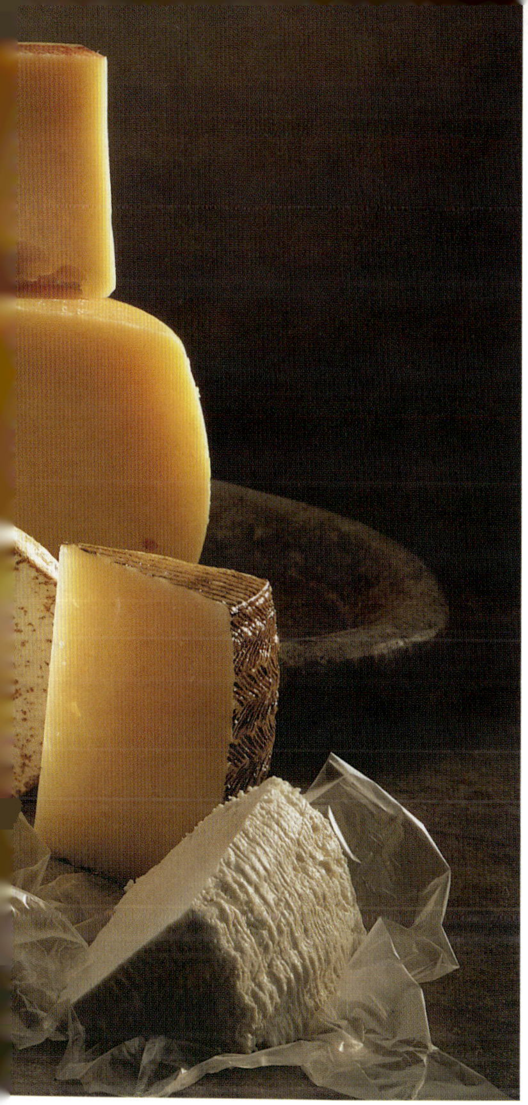

LES 44 AOC FRANÇAISES

Actuellement, 44 fromages bénéficient d'une AOC (appellation d'origine contrôlée).

Ces fromages sont issus d'un terroir spécifique et fabriqués selon un savoir-faire reconnu.

Les exigences d'une AOC sont stipulées par décret et précisent, pour chaque fromage, sa zone de production, ses conditions de fabrication et d'affinage « respectueuses des usages locaux, loyaux et constants », et ses caractéristiques (format, aspect de la croûte et de la pâte, teneurs minimales en matière sèche et en matières grasses, etc.).

Les AOC distinguent ainsi :

29 FROMAGES AU LAIT DE VACHE
Abondance, beaufort, bleu d'Auvergne, bleu de Gex, bleu des Causses, bleu du Vercors (Sassenage), brie de Meaux, brie de Melun, camembert de Normandie, cantal, chaource, comté, époisses, fourme d'Ambert, fourme de Montbrison, gruyère, laguiole, langres, livarot, maroilles, mont-d'or (ou vacherin du haut Doubs), morbier, munster-géromé, neufchâtel, pont-l'évêque, reblochon, saint-nectaire, salers, tomme des Bauges.

12 FROMAGES AU LAIT DE CHÈVRE
Banon, chabichou du Poitou, chevrotin, crottin de Chavignol, mâconnais, pélardon, picodon de l'Ardèche (ou picodon de la Drôme), pouligny-saint-pierre, rocamadour, sainte-maure de Touraine, selles-sur-cher, valençay.

2 FROMAGES AU LAIT DE BREBIS
Ossau-iraty (ou brebis des Pyrénées), roquefort.

1 FROMAGE AU LACTOSÉRUM (CHÈVRE OU BREBIS)
Broccio.

avec le phosphore favorable (supérieur à 1). C'est pourquoi le calcium des produits laitiers devrait représenter au moins 60 % de l'apport calcique dans l'alimentation.

Des protéines de qualité. Les protéines laitières apportées par le fromage ont une excellente valeur biologique, comparable à celle des protéines de la viande (tous les acides aminés indispensables sont présents, dans des proportions optimales) et leur assimilation est excellente. En effet, durant l'affinage, les protéines sont en quelque sorte « prédigérées » : elles sont scindées en peptides et acides aminés facilement assimilables. La proportion de protéines du fromage dépend essentiellement de la teneur en matière sèche de la pâte. Les fromages à pâte pressée renferment de 22 à 30 % de protéines, ceux à pâte molle ou à pâte persillée de 18 à 21 % et les fromages frais de 7 à 15 % (à comparer avec la teneur en protéines de la viande : de 18 à 20 %).

Toutes les vitamines du groupe B. Ces vitamines, nécessaires au bon fonctionnement neuromusculaire et à la formation des globules rouges du sang (vitamine B_{12}), sont présentes dans tous les fromages. La vitamine B_2 est particulièrement abondante dans les fromages à pâte persillée – les moisissures des fromages bleus synthétisent cette vitamine durant leur développement –, ainsi que dans les fromages à pâte molle de type camembert, dont la croûte fleurie est un concentré vitaminique. On y trouve aussi les vitamines liposolubles A et D, apportées par les matières grasses lactiques.

Toutes ces substances indispensables à la croissance (calcium, protéines, vitamines) font du fromage un aliment de choix dans l'alimentation des enfants et des adolescents.

Plus ou moins de graisses. C'est la richesse en matières grasses du fromage qui peut aujourd'hui être un frein à sa consommation. Il s'agit de matières grasses lactiques (comme celles du beurre),

LE TAUX RÉEL DES MATIÈRES GRASSES

Longtemps, l'indication du taux de matières grasses des fromages a été donnée par rapport à l'extrait sec, c'est-à-dire au produit totalement déshydraté, la teneur réelle en graisses (lipides) dans le fromage étant évidemment beaucoup moins élevée. Une nouvelle réglementation s'applique depuis peu, et le taux de matières grasses est à présent donné pour 100 g de fromage. La composition des fromages n'a pas changé, mais seulement la façon d'indiquer leur teneur en matières grasses : les consommateurs peuvent ainsi savoir quelle quantité de matières grasses contiennent réellement les fromages, sans devoir faire des calculs compliqués.

constituées pour les deux tiers par des acides gras saturés. Une portion de 35 g de camembert ou de chèvre apporte de 7 à 8 g de graisses, et une portion de 30 g de roquefort ou de gruyère, presque 10 g. Le fromage est aussi une source de cholestérol : il en renferme entre 70 et 100 mg pour 100 g, soit environ 30 mg par portion.

Il est certainement judicieux d'alterner fromages classiques et fromages « allégés », fabriqués avec un lait partiellement écrémé. Il s'agit soit de fabrications traditionnelles (les tommes maigres ne sont pas des nouveautés !), soit de créations récentes (pour les fromages allégés de type gruyère ou camembert, par exemple). Ils apportent moins de graisses et de calories que les fromages classiques équivalents, mais autant de protéines, de calcium et de vitamines du groupe B. Ils sont bons pour les personnes qui suivent un régime ou pour celles qui veulent limiter l'apport en graisses et en cholestérol dans leur alimentation.

LES GRANDES FAMILLES DE FROMAGES

- **Les fromages frais** sont peu égouttés et ne subissent pas d'affinage. Riches en eau, ils ont une durée de conservation limitée et doivent être gardés au réfrigérateur. Ils peuvent être commercialisés « nature », ou salés et aromatisés (poivre, ail, fines herbes…), ou encore sucrés et aromatisés (aux fruits notamment). Dans cette famille : petits-suisses, demi-sel, fromage blanc et caillé en faisselle, gournay, neufchâtel frais, fontainebleau...
- **Les fromages à pâte molle** sont divisés en deux groupes, selon le processus de fabrication :
  – à croûte fleurie : après le caillage, on les laisse égoutter, et ils sont ensemencés en surface avec une culture de *Penicillium candidum*. L'affinage dure entre 2 et 6 semaines. Les moisissures de surface, en se développant, forment un duvet appelé fleur. Un fromage à point possède une croûte blanche et feutrée, à peine teintée de jaune, et une pâte souple et onctueuse. Dans cette famille : camembert, chaource, brie, coulommiers, saint-marcellin, carré de l'Est…
  – à croûte lavée : leur égouttage est légèrement accéléré par le « rompage » (division du caillé en particules plus ou moins fines). La surface est ensemencée, puis lavée à l'eau salée régulièrement durant l'affinage. La croûte devient brun clair ou rouge orangé et la pâte acquiert une saveur souvent puissante. Dans cette famille : époisses, pont-l'évêque, munster, livarot, reblochon, vacherin…
- **Les fromages à pâte pressée** se distinguent aussi selon le processus de fabrication :
  – à pâte pressée non cuite (ou à pâte pressée) : on les appelle parfois « fromages à pâte ferme ». La pâte est pressée mécaniquement et l'affinage dure en général plus de 2 mois, ce qui leur donne leur goût prononcé. La croûte peut être lavée ou non, selon les cas, durant cette période. Dans cette famille : cantal, tomme, saint-nectaire, morbier, saint-paulin, édam, gouda…
  – à pâte pressée cuite (ou à pâte cuite) : ce sont les fromages à pâte dure, de type gruyère. Durant le caillage, on chauffe le lait à plus de 50 °C, puis on le presse pour en extraire le maximum de petit-lait. L'affinage dure plusieurs mois, en caves fraîches. La pâte est régulièrement salée en surface. Les trous se forment par dégagement de gaz carbonique durant la période d'affinage (plus la température de la cave est basse, moins ils sont gros). Dans cette famille : beaufort, comté, emmental, appenzell (Suisse), parmesan (Italie)…
- **Les fromages à pâte persillée.** On les appelle aussi « fromages bleus », ou « fromages à moisissures internes ». Au moment de la mise en moule du caillé, on ensemence le caillé en profondeur avec des souches spéciales (*Penicillium glaucum*, *P. candidum*…), à l'aide de longues aiguilles. Durant l'affinage, qui se fait de l'intérieur vers les bords, apparaissent des marbrures bleues caractéristiques, qui doivent être bien réparties dans la pâte. Dans cette famille : roquefort (au lait de brebis), bleus d'Auvergne, de Bresse, des Causses, de Corse et de Gex, fourme d'Ambert, gorgonzola (Italie), stilton (Angleterre)…
- Les fromages de chèvre sont obtenus, comme leur nom l'indique, à partir du lait de chèvre. Leur caillé s'égoutte spontanément. Selon la durée de leur affinage, qui peut être très variable, on obtient des fromages de chèvre frais, à pâte molle, ou des chèvres secs ou demi-secs. Leur croûte peut être cendrée, saupoudrée d'aromates, entourée d'une feuille de vigne, et leurs formes sont caractéristiques (pyramide, bûche, pavé…). Dans cette famille : chabichou, crottin de Chavignol, picodon, pouligny-saint-pierre, selles-sur-cher, sainte-maure, valençay…
- Les fromages fondus sont obtenus à partir d'un ou de plusieurs fromages (le plus souvent à pâte pressée cuite). Ils sont pétris et recuits avec de la crème et des sels de fonte (citrates ou phosphates de sodium) qui assurent une bonne émulsion des graisses. La pâte est moulée encore fluide et conditionnée en portions. ❖

LE SAVIEZ-VOUS ?

LE FROMAGE, UNE ARME CONTRE LA CARIE

Des études ont confirmé que finir un repas par du fromage protège des caries. La graisse du fromage recouvre les dents et fait écran contre les bactéries. Un autre élément qu'il renferme, la caséine, ont la même fonction. Enfin, calcium et phosphore aident à reminéraliser la couche d'émail.

Fruits

AVANTAGES

- excellentes sources de vitamine C, de bêta-carotène et de potassium ; autres vitamines et minéraux en moindres quantités
- renferment divers polyphénols, qui pourraient prévenir le cancer et d'autres maladies
- riches en fibres, peu caloriques
- renferment des sucres naturels énergétiques

INCONVÉNIENT

- certains fruits déclenchent des allergies chez les sujets sensibles

Les fruits sont savoureux, faciles à digérer, donnent un regain d'énergie et sont riches en vitamines et minéraux.

Les anthropologues supposent que, à l'instar des primates, les premiers humanoïdes privilégiaient les fruits mûrs, car les fruits sucrés étaient moins toxiques que les fruits amers. Les chasseurs-cueilleurs ramassaient des fruits et des baies sauvages, et dès que l'homme s'organisa en société, il se mit à cultiver des arbres et des arbustes à fruits. Il ne tarda pas non plus à sécher les fruits pour en avoir à longueur d'année.

VALEUR NUTRITIONNELLE

La science nous a enseigné à apprécier les fruits pour d'autres raisons que pour leur saveur.

Ils regorgent d'antioxydants. De nombreuses études ont démontré que les personnes qui en consomment beaucoup et régulièrement ont une incidence moins élevée de cancers, de pathologies cardio-vasculaires et d'accidents vasculaires cérébraux (AVC) que la moyenne. Une étude à grande échelle a rapporté que les hommes et les femmes qui mangent 5 ou 6 portions de fruits et légumes chaque jour diminuent le risque d'accident ischémique transitoire (AIT), l'AVC le plus courant. D'après une autre grande étude menée par Harvard, les personnes qui mangent au moins 8 portions par jour de fruits et légumes ont un risque de maladie cardiaque moins élevé que ceux qui n'en consomment que 3 portions ou moins. Les chercheurs croient que cela est lié à la quantité d'antioxydants, surtout la vitamine C et la provitamine A (ou bêta-carotène, précurseur de la vitamine A). Les antioxydants préviennent les dommages causés aux cellules par les radicaux libres, molécules instables que l'organisme produit en permanence. Les fruits sont également riches en polyphénols, des phytonutriments dotés de propriétés antioxydantes, qui pourraient prévenir ou ralentir la croissance des tumeurs.

Les agrumes font partie des meilleures sources de vitamine C. Les spécialistes recommandent au moins une portion (un fruit moyen, une poignée de petits fruits ou un grand verre de pur jus) par jour de pamplemousse, orange ou mandarine, ou autres fruits riches en vitamine C : cassis, kiwi, fraise, framboise, mangue, papaye, melon.

Les fruits bien colorés sont généralement riches en caroténoïdes. Les fruits dont la pulpe est jaune foncé ou orangée – abricot, melon cantaloup, mangue – tiennent leur couleur du pigment jaune-orange du bêta-carotène, que l'organisme convertit en vitamine A. D'autres pigments de la famille des caroténoïdes, comme le lycopène des fruits rouges, de même que les flavonoïdes comme la quercétine du raisin, aident à prévenir les maladies cardio-vasculaires. De récentes études ont indiqué que la quercétine ou le resvératrol du raisin, présent aussi dans le vin, pourraient expliquer pourquoi les buveurs modérés ont moins de risques d'avoir une crise cardiaque ou un AVC.

LE SAVIEZ-VOUS ?

LA POMME ET LA POIRE AIDENT À PERDRE DU POIDS

Lors d'une étude récente, les chercheurs ont examiné, chez des femmes soumises à un régime hypocalorique pour combattre un excès pondéral, l'effet que pouvait avoir l'addition au menu de 300 g par jour de pomme ou de poire. Les conclusions ont démontré que celles qui mangeaient ces fruits perdaient plus de poids que les autres.

MANGER PLUS DE FRUITS

1. Le matin, buvez un verre de jus de fruits et garnissez vos céréales de tranches de banane, de mangue ou de kiwi, de fruits rouges ou de fruits séchés.
2. Gardez au réfrigérateur des portions individuelles de compote au naturel.
3. Choisissez des mini-conserves de fruits non sucrés pour vos collations.
4. Prévoyez, en guise d'en-cas, des fruits frais faciles à transporter (pomme, banane, clémentine), ou de petits sachets de fruits séchés (raisins secs, dattes, abricots secs...).
5. Mixez des fruits (frais ou congelés) dans du yaourt ou du lait bien froid.
6. Garnissez de fruits votre yaourt ou votre fromage blanc nature.
7. Ajoutez des fruits rouges (frais ou congelés) sur vos crêpes, et remplacez le sucre par de la compote (pomme, poire, rhubarbe).
8. Au restaurant, choisissez, dans la mesure du possible, des fruits en entrée ou en dessert.
9. Congelez des fruits durant leur pleine saison, pour en disposer plus tard.
10. Mettez des dés de pomme ou de poire citronnés dans vos salades vertes.

Beaucoup de fruits sont riches en potassium, électrolyte essentiel à l'équilibre hydrique de l'organisme. Un taux suffisamment élevé de potassium dans l'alimentation semble aussi réduire le risque d'hypertension. Parce que les diurétiques augmentent l'excrétion du potassium dans les urines, ceux qui en prennent doivent compenser avec des portions supplémentaires de fruits riches en potassium : banane, melon, abricot, fruits séchés.

La plupart des fruits sont pauvres en calories et riches en fibres. La pomme, la poire et d'autres fruits comme le coing ou le cassis contiennent de la pectine, fibre soluble qui aide à réguler le taux de cholestérol. Les baies, les agrumes et les fruits séchés renferment de grandes quantités de fibres, tant solubles qu'insolubles, qui agissent sur le transit intestinal et participent aussi à la prévention des maladies cardio-vasculaires.

LES RÉSIDUS DE PESTICIDES

Les fruits étant particulièrement vulnérables aux parasites et aux ravageurs, les producteurs les traitent avec des pesticides. Beaucoup de personnes s'inquiètent des effets que ceux-ci peuvent avoir sur la santé. Mais les spécialistes affirment que les pesticides utilisés sur les arbres fruitiers respectent des normes de sécurité très strictes et que les effets bénéfiques des fruits pour la santé dépassent de beaucoup les risques potentiels des résidus de traitement qu'ils renferment encore. Par précaution, passez toujours les fruits sous l'eau courante avant de les manger et pelez les pommes ou les poires, sauf si vous avez la garantie qu'elles n'ont pas été traitées (fruits issus de l'agriculture biologique ou de votre production).

Les agrumes sont souvent traités après récolte avec des fongicides et d'autres produits qui les protègent des moisissures et des insectes. Cela ne présente pas trop de risques puisqu'on supprime la peau pour les consommer. Mais il faut les laver soigneusement si l'on compte utiliser le zeste ou, mieux, utiliser des agrumes non traités après récolte.

Les fruits importés n'offrent pas nécessairement le même degré de sécurité quant aux pesticides, mais il arrive aussi, au contraire, qu'ils ne soient pas traités du tout.

Les consommateurs que les pesticides inquiètent peuvent se procurer des fruits biologiques. Il faut toutefois savoir qu'ils sont souvent plus chers et n'ont pas une aussi belle apparence que les autres. En outre, il faut les examiner attentivement, car ils sont vulnérables aux moisissures, qui renferment des cancérogènes naturels. ❖

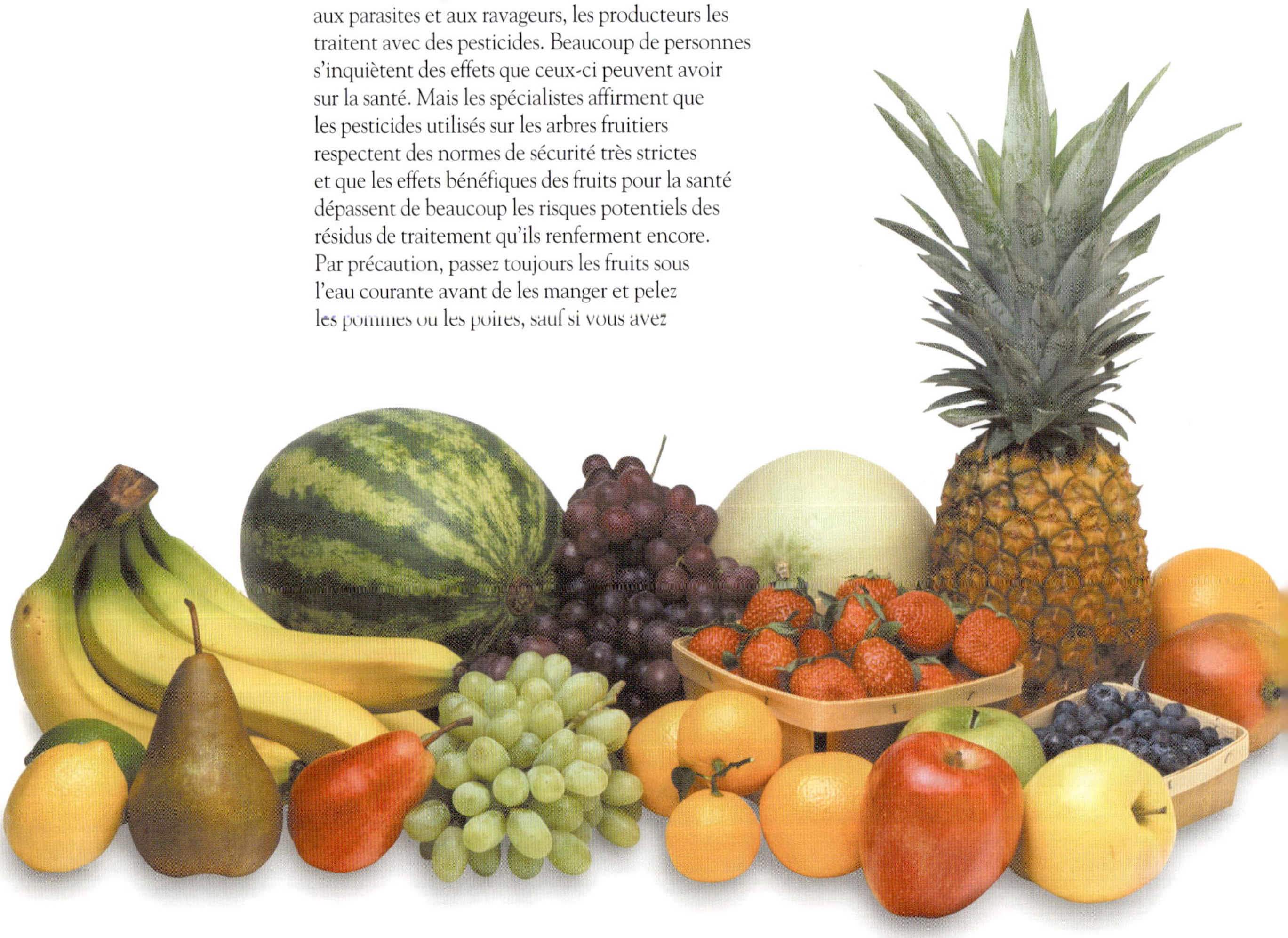

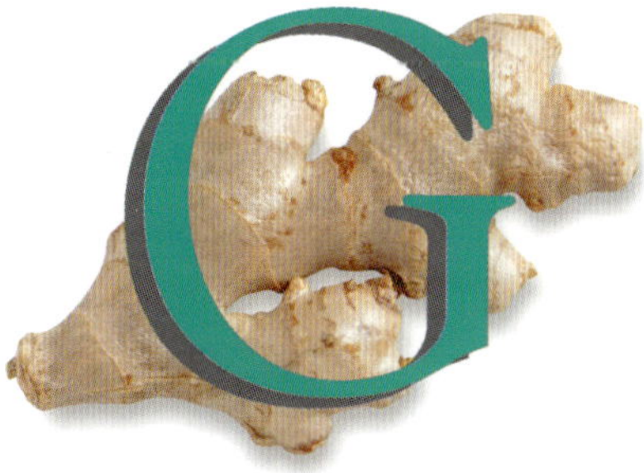

Gastrite

PRIVILÉGIER

- repas à heures régulières et alimentation équilibrée, incluant féculents, fruits, légumes, protéines et très peu de graisses

ÉVITER

- graisses (surtout cuites), tomate, agrumes, chocolat, caféine, alcool, qui sont irritants
- épices, susceptibles d'irriter l'estomac
- usage fréquent d'aspirine ou d'anti-inflammatoires

La gastrite est une inflammation de la paroi de l'estomac qui se manifeste par des troubles de la digestion, avec ou sans saignements internes. En principe, la gastrite aiguë résulte du stress engendré par une blessure, une maladie ou des brûlures graves. Elle peut aussi se produire à la suite d'une intervention chirurgicale et entraîner des ulcères de stress et de graves saignements de l'estomac.

La gastrite chronique est généralement le résultat soit d'un usage répété de certains médicaments (aspirine ou anti-inflammatoires), soit d'une maladie gastro-intestinale (comme la maladie de Crohn), ou encore de l'alcoolisme ou d'une infection virale. On a découvert récemment que, dans de nombreux cas, la gastrite était causée par la bactérie *Helicobacter pylori*, celle-là même qui est associée à l'ulcère gastroduodénal. Ce serait apparemment le seul germe capable de survivre dans le milieu acide d'un estomac humain.

La gastrite est plus fréquente avec l'âge et se manifeste par une digestion laborieuse, des brûlures d'estomac, des nausées et des éructations. Même sans symptômes, une gastrite, surtout causée par l'usage prolongé d'un médicament, peut éroder la paroi stomacale et susciter des hémorragies internes.

La gastrite aiguë, parce qu'elle accompagne une maladie ou une blessure grave nécessitant des soins hospitaliers, est généralement traitée en même temps que la cause.

Éliminez les aliments acides ou épicés. Bien qu'ils ne soient pas les causes directes d'une gastrite, ils sont d'importants irritants une fois que les symptômes se sont déclarés. Il vaut mieux aussi supprimer les aliments gras ou acides (agrumes) et ceux qui renferment de la tomate, les sodas, le thé et le café même décaféinés, l'alcool, le chocolat. Tous ces aliments, parce qu'ils affaiblissent le sphincter entre l'œsophage et l'estomac, favorisent le reflux du contenu de l'estomac et aggravent ainsi l'irritation.

Si la personne atteinte de gastrite a besoin d'un analgésique, le médicament ne devrait être ni de l'aspirine ni un anti-inflammatoire non stéroïdien (AINS). Une gastrite causée par *Helicobacter pylori* sera traitée par des antibiotiques. Pour soulager l'irritation, le mieux est de prendre un antiacide jusqu'à ce que l'inflammation se résorbe. ❖

Gastro-entérite

PRIVILÉGIER

- liquides qui réhydratent, comme les infusions ou le bouillon de légumes
- banane, riz, gelée de coing, compote de pommes, pain grillé, yaourt et crèmes desserts gélifiées
- réintroduction progressive des aliments solides

ÉVITER

- alcool et caféine, qui stimulent l'intestin
- fibres, susceptibles d'irriter davantage l'intestin
- usage fréquent d'aspirine ou d'anti-inflammatoires
- en voyage à l'étranger, les fruits et légumes non pelés, tous les aliments crus, l'eau du robinet et les glaçons

La gastro-entérite, inflammation de la portion inférieure du tube digestif, peut avoir plusieurs causes : une infection virale, bactérienne ou parasitaire ; l'ingestion d'une substance toxique ; une allergie ou une intolérance alimentaire ; un médicament, notamment un antibiotique, qui altère la flore bactérienne du tube digestif inférieur. Chez les anorexiques et les boulimiques, la gastro-entérite est souvent causée par un abus de laxatifs.

Grâce aux progrès réalisés en matière d'eau potable, les gastro-entérites dues au choléra et à la fièvre typhoïde sont rares dans les pays industrialisés. En revanche, celles qui sont causées par les parasites, comme les giardias et les amibes, peuvent se contracter dans n'importe quel pays.

LE VIRUS DE NORWALK

Ce virus fait parler de lui depuis 1968. Il se manifeste par une gastro-entérite virale, généralement causée par de la nourriture ou de l'eau contaminées. L'eau des bateaux de croisière, des piscines, des lacs ou des puits sont ses véhicules favoris. Méfiez-vous surtout des fruits de mer et des salades, car ce virus ne se multiplie pas dans la nourriture et ne supporte pas la cuisson. Pour y échapper, en voyage surtout, contentez-vous d'aliments cuits et de boissons en bouteille ou capsulées, sans glaçons.

Les parasites se transmettent par différents moyens : manque d'hygiène dans la manipulation des aliments, contamination de l'eau potable ou contact physique rapproché avec une personne infectée.

Lorsqu'elle est causée par une bactérie ou un virus courants, la gastro-entérite est synonyme de grippe intestinale et les symptômes sont ceux d'une diarrhée ou d'une intoxication alimentaire. À moins que l'infection ne soit causée par un parasite, les symptômes disparaissent d'eux-mêmes au bout de quelques jours. Nausées et vomissements, qui ne sont qu'ennuis passagers chez un adulte ou un enfant en bonne santé, peuvent, dans le cas d'un bébé, d'une personne âgée ou d'un malade immunodéprimé, affaiblir énormément et exiger un traitement médical.

Si les symptômes persistent au-delà de 48 heures, le médecin prescrira un médicament pour calmer les nausées et un antibiotique, au besoin. Il recommandera des examens pour déterminer la cause s'il soupçonne une intolérance alimentaire ou une intoxication. Si les selles sont sanguinolentes, il envisagera la possibilité d'une infection parasitaire ou d'une dysenterie bacillaire.

En cas de grippe intestinale, il vaut mieux laisser reposer le système digestif mais boire en abondance. Un soda de type bitter calme parfois la nausée. Un bouillon au riz est un excellent remède : le bouillon, tout en réhydratant, compense la perte de sodium et de potassium et rééquilibre les électrolytes, tandis que le riz forme une masse solide dans l'intestin. Il faut éviter l'alcool et les boissons contenant de la caféine, car ce sont des stimulants de l'intestin qui peuvent aggraver la diarrhée.

Réintroduisez les aliments solides progressivement. Pour que l'intestin recouvre son équilibre, mangez de petites portions de banane bien mûre, du riz très cuit, de la compote de pommes ou de la gelée de coing, du pain grillé ou rassis, des yaourts aux ferments actifs, des crèmes desserts gélifiées au chocolat. Gardez l'eau de cuisson du riz pour la boire en bouillon. Vous bénéficierez ainsi de sources d'énergie sans résidus irritants pour l'intestin et d'antidiarrhéiques naturels (pectines, gommes végétales) qui protégeront votre muqueuse intestinale de l'agression microbienne.

Votre capacité à digérer le lactose pourrait être temporairement affectée. Au bout de 48 heures, vous pourrez passer à des aliments simples : une pomme de terre bouillie ou cuite à la vapeur, des légumes cuits et un œuf à la coque ou poché. Les produits laitiers seront réintroduits en dernier, sauf le yaourt. En effet, certaines infections entravent momentanément la capacité à digérer le lactose, le sucre propre au lait et aux produits laitiers. De plus, continuez à boire beaucoup d'eau et de jus de fruits non acides, et reprenez votre régime habituel dès que possible.

Certains médicaments, notamment les antibiotiques, peuvent causer de sérieuses gastro-entérites ; consultez alors votre médecin, qui modifiera son ordonnance ou changera le traitement. ❖

Gâteaux et biscuits

AVANTAGES

- en petite quantité, source rapide d'énergie
- constituent, à l'occasion, des goûters et des desserts délicieux

INCONVÉNIENTS

- souvent riches en graisses et très caloriques
- assez pauvres en vitamines et en minéraux
- renferment souvent des acides gras « trans »

La plupart d'entre nous en raffolent. Pourtant, gâteaux, biscuits et pâtisseries en général arrivent en dernière position dans l'échelle des aliments utiles. Riches en glucides (55 à 70 %, sucre et amidon) et en graisses (12 à 15 % et jusqu'à 20 ou 25 % parfois), ils apportent en moyenne 400 à 450 kcal pour 160 g, mais sont relativement pauvres en vitamines, minéraux et protéines. Pis encore, la plupart renferment beaucoup d'acides gras « trans », fabriqués par l'homme et responsables de nombreuses maladies cardiaques (voir Athérosclérose). Si le mot « hydrogéné » apparaît dans la liste des ingrédients, l'aliment contient des graisses « trans ». Toute personne qui souhaite bien se nourrir devrait limiter ces aliments.

Farine blanche, sucre, matière grasse, œufs et lait ou crème sont les ingrédients de base en pâtisserie. Les graisses solides et très saturées – saindoux, beurre et huiles de palme ou de coprah – sont largement utilisées dans les biscuits et pâtisseries d'origine industrielle. Elles ont l'inconvénient

MYTHE ET RÉALITÉ

Mythe Les biscuits allégés en graisses sont meilleurs pour la santé.

Réalité Il n'y a aucun avantage à remplacer les graisses par du sucre, mais c'est pourtant ce que font les industriels : les biscuits qu'on dit allégés sont en fait aussi caloriques que les autres.

DIX TRUCS POUR CONFECTIONNER UNE PÂTISSERIE SAINE

La mode étant aux produits allégés en graisses et en sucre, les fabricants de gâteaux et de biscuits ont mis au point de nouveaux produits. Ceux-ci sont souvent fades et peu appétissants, à de rares exceptions près. Cependant, rien ne vous empêche de confectionner vous-même vos recettes préférées. En général, vous pourrez sans problème réduire les matières grasses et le sucre de 15 à 20 %. Voici quelques conseils.

1. Dans vos recettes de gâteaux et de biscuits, remplacez une partie des graisses par une compote de pommes, une purée de pruneaux ou des bananes écrasées. Ceux-ci ajoutent de l'onctuosité et de la texture, mais pas de graisses, et contribuent en même temps à parfumer et à sucrer.
2. Diminuez ou supprimez le sucre dans les tartes aux fruits ; parfumez-les avec de la cannelle ou de la vanille.
3. Remplacez la matière grasse par du beurre allégé ou une margarine végétale allégée à 40 % : vous apporterez ainsi deux fois moins de graisses dans une pâte à tarte.
4. Confectionnez des tartes avec une pâte très fine ou, mieux encore, une croûte de chapelure additionnée d'un œuf et d'un peu de miel. C'est un substitut intéressant pour un fond de tarte aux fruits.
5. Dans un gâteau ou des biscuits, remplacez la moitié des jaunes d'œufs par des blancs. Vous aurez ainsi autant de protéines, mais moins de graisses et de cholestérol.
6. Pour vos garnitures de tartes, utilisez du lait écrémé ou du fromage blanc à la place de la crème, selon le cas. Pour garnir un dessert, bannissez les crèmes en tout genre et employez des fruits en purée.
7. Les biscuits les moins riches en graisses sont les biscuits à la cuillère, les meringues et les boudoirs. Vous pouvez les consommer avec de la compote de pommes ou une purée de fruits peu sucrée, éventuellement additionnée de raisins secs ou d'autres fruits séchés.
8. Pour un menu de fête, préparez un biscuit de Savoie, dans la composition duquel n'entre aucune matière grasse, et garnissez-le de morceaux d'ananas et d'un coulis de fruits rouges.
9. Confectionnez un gâteau au citron léger et délicieux avec un mélange de fromage frais et de ricotta écrémés, du lait écrémé concentré, du zeste de citron et des blancs d'œufs. Et nappez-le, non pas de crème, mais de yaourt battu.
10. Choisissez de la chantilly allégée en bombe, qui ne renferme que de 11 à 15 % de lipides, au lieu de 30 %.

de faire augmenter le taux des lipoprotéines de basse densité dans le sang, soit le « mauvais » cholestérol (LDL).

La forte teneur en sucre des biscuits et pâtisseries peut causer des problèmes aux diabétiques, bien que des études récentes aient démontré que la plupart d'entre eux peuvent tolérer un peu d'aliments sucrés en fin de repas.

Des gâteaux aux fruits séchés (figues) ou aux fruits secs oléagineux (amandes, noisettes) sont aussi proposés au rayon diététique des supermarchés. En fait, ils contiennent souvent relativement peu de ces fruits, mais autant de graisses et de sucre que les autres biscuits. On peut toutefois limiter les inconvénients des gâteaux et biscuits en les confectionnant soi-même avec des ingrédients de qualité. ❖

Germe de blé

AVANTAGES

- excellente source de vitamine E, de zinc et de magnésium
- renferme des vitamines du groupe B (notamment B_9, ou acide folique) et des fibres

Le germe de blé est la partie nutritive qui se trouve à l'intérieur du grain de blé. On l'enlève lors de la mouture pour obtenir la farine blanche qui, de ce fait, perd une grande partie de sa valeur nutritive. Bien que le germe du blé soit très petit, il regorge d'éléments nutritifs. Ainsi, 2 cuillerées à soupe de germe de blé (15 g) fournissent plus de 10 % de l'apport nutritionnel conseillé (ANC) en vitamines E, B_9 (acide folique), des quantités intéressantes d'autres vitamines B, de potassium, de zinc, de phosphore, de fer, de cuivre et de manganèse, ainsi que 4 g de protéines et près de 2 g de fibres, tout cela pour seulement 55 kcal.

LES EFFETS BÉNÉFIQUES

Le germe de blé est bon pour le cœur. La vitamine E, qu'il contient en grande quantité, est un antioxydant puissant, bénéfique pour le cœur et le système immunitaire. Il renferme des lipides (1,5 g dans 2 cuillerées

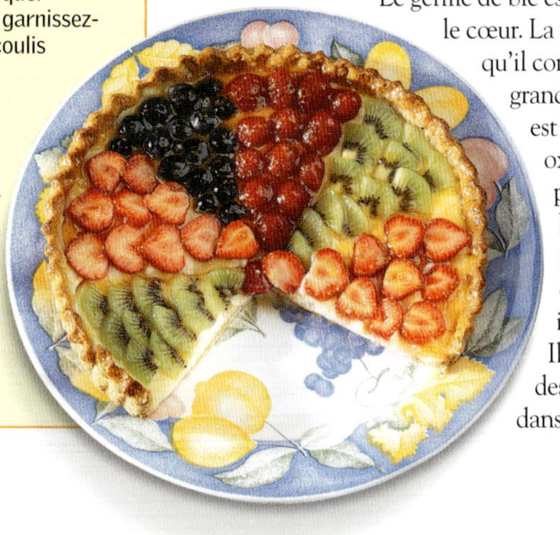

LE GERME DE BLÉ PRÉVIENT LE DIABÈTE DE TYPE 2 CHEZ LES FEMMES

Le germe de blé est un glucide à index glycémique faible. C'est pourquoi il a un effet bénéfique sur la glycémie (taux de sucre dans le sang). Une étude récente menée par la faculté de médecine de Harvard a démontré que manger davantage de céréales complètes (renfermant le germe) réduisait, chez les femmes, le risque de diabète de type 2.

UN PETIT TRUC

ENRICHISSEZ VOS PLATS

Le germe de blé est une source particulièrement concentrée de vitamine E, un antioxydant qui semble protéger contre le cancer, les maladies cardiaques et la cécité. Saisissez toutes les occasions qui se présentent pour l'inclure dans les plats que vous confectionnez : gâteaux, cakes, pâtes à tarte, purées de pommes de terre ou de légumes, potages, etc.

à soupe) surtout polyinsaturés ; ceux-ci peuvent aider à diminuer le « mauvais » cholestérol (LDL) quand ils sont substitués aux graisses saturées dans l'alimentation. Enfin, il fournit des stérols végétaux, qui font aussi baisser le taux du cholestérol LDL.

Le germe de blé se vend sous forme déshydratée, en paillettes. On le sèche à basse température et sous vide partiel, pour préserver ses qualités nutritionnelles. On l'introduira dans divers aliments pour augmenter leur valeur nutritive : biscuits, gâteaux, muffins, pains et crêpes ; on en saupoudrera les céréales ou les salades et on l'incorporera dans les potages et les sauces, voire dans les plats de viande ou de légumes. Une fois ouvert, le germe de blé en paillettes doit si possible être conservé au réfrigérateur, dans un récipient hermétique, car il craint l'humidité. Sa durée de conservation est limitée en raison du risque de rancissement de ses graisses. ❖

Germe de soja, germe de luzerne, germe de haricots

Voir Légumineuses germées

Gibier

AVANTAGES

- pauvre en graisses
- excellente source de protéines
- riche en fer

INCONVÉNIENT

- parfois lourd à digérer lorsqu'il a faisandé

Les bêtes sauvages autrefois recherchées par les chasseurs font aujourd'hui l'objet d'élevages, en particulier les faisans et les perdrix, lâchés dans la nature quelques jours avant l'ouverture de la chasse. Qu'il soit à plume ou à poil, le gibier a une chair plus colorée que l'animal domestique. Mais elle est également plus ferme, ce qui explique la coutume du faisandage, qui consiste à laisser l'animal subir une maturation de 24 à 48 heures environ après l'abattage pour attendrir la viande. Des amines (tyramine et histamine notamment) dégradant les protéines se forment alors, qui rendent sa digestion difficile. La marinade, utilisée en général pour les grosses pièces de viande, permet d'attendrir les chairs avec moins d'inconvénients pour la digestion.

VALEUR NUTRITIONNELLE

Comme les autres viandes, le gibier est riche en protéines de bonne qualité biologique (il en renferme en moyenne 20 %). Il fournit aussi des quantités intéressantes de fer héminique, bien utilisé par l'organisme.

Enfin, les pièces de gibier sont moins grasses que les viandes de boucherie, car il s'agit d'animaux beaucoup plus actifs. Pour tirer tout le bénéfice de cet avantage, on les cuisinera avec peu de matières grasses. ❖

Gingembre

AVANTAGES

- peut prévenir le mal des transports
- peut aider à calmer les nausées

INCONVÉNIENT

- frais ou confit, il peut irriter les tissus de la bouche et d'autres muqueuses

L'utilisation du gingembre pour parfumer les aliments remonte aux plus anciennes civilisations. Les Chinois s'en servaient déjà au VIe siècle av. J.-C. ; les marchands arabes l'ont introduit dans les pays méditerranéens avant le Ier siècle de notre ère et il passa du Moyen-Orient à l'Europe au temps des croisades.

Il appartient à la famille des zingibéracées, tout comme deux autres épices populaires, la cardamome et le curcuma. On utilise sa racine, un rhizome noueux riche en composés actifs, notamment dotés de propriétés antioxydantes.

UN REMÈDE TRADITIONNEL

Le gingembre joue depuis longtemps un rôle éminent en médecine populaire, et ce pour de bonnes raisons si l'on en croit les études actuelles.

Contre le cancer. La bêta-ionone, terpénoïde du gingembre, serait anticancérogène, selon des études récentes. Des tumeurs induites chez des animaux de laboratoire se développent moins vite chez les sujets prétraités à la bêta-ionone.

Contre les nausées et le mal des transports. Le gingembre sous diverses formes – soda ou bière sans alcool au gingembre, pilules et racines de gingembre confites – calme les nausées et les vomissements provoqués par le mal des transports. Selon une étude récente, ce rhizome est aussi efficace contre ce mal qu'un médicament, mais il ne crée pas de somnolence comme celui-ci.

Sucer du gingembre confit, dont la saveur est très concentrée, peut calmer les nausées dues à la grossesse, une intoxication alimentaire, une gastro-entérite ou la chimiothérapie. Ceux qui jugent cela trop fort ou irritant pour la bouche peuvent s'en procurer en gélules.

Comme le gingembre bloque les prostaglandines (substances chimiques semblables aux hormones) pro-inflammatoires, il peut aider les personnes qui souffrent de migraine. On pense en effet que celle-ci est causée par l'inflammation des vaisseaux sanguins du cerveau. En prenant du gingembre au premier signe de migraine, on peut réduire son intensité.

Des études indiquent aussi que, chez les personnes souffrant d'arthrose ou de polyarthrite rhumatoïde, une dose quotidienne de gingembre en poudre réduit la douleur et l'inflammation. ❖

Ginseng

AVANTAGE

- aurait des vertus toniques

INCONVÉNIENT

- en excès, provoque excitation et hypertension

Originaire de Chine, le ginseng possède une racine dont la forme rappelle celle du corps humain : ginseng signifie d'ailleurs « homme-racine » en chinois. Cette racine, séchée et réduite en poudre, renferme les composés actifs de la plante.

On lui prête de nombreuses vertus, allant d'une action sur la fonction rénale, les os et le cœur jusqu'au traitement du vieillissement et de l'impuissance. Les recherches les plus récentes ont permis de mettre en évidence des propriétés anabolisantes (il stimule la synthèse des protéines), ainsi qu'une action sur le taux de sucre dans le sang (il peut aider à le faire baisser) et des effets bénéfiques sur les performances mentales.

Il est traditionnellement utilisé contre la fatigue et l'asthénie, et on considère qu'il peut favoriser les mécanismes d'adaptation de l'organisme en cas de stress. On recommande de ne pas dépasser 2 g de poudre par jour et de limiter le traitement à 3 mois. En excès (plus de 5 g par jour), il entraîne nervosité, insomnie, voire confusion mentale et hyperactivité. ❖

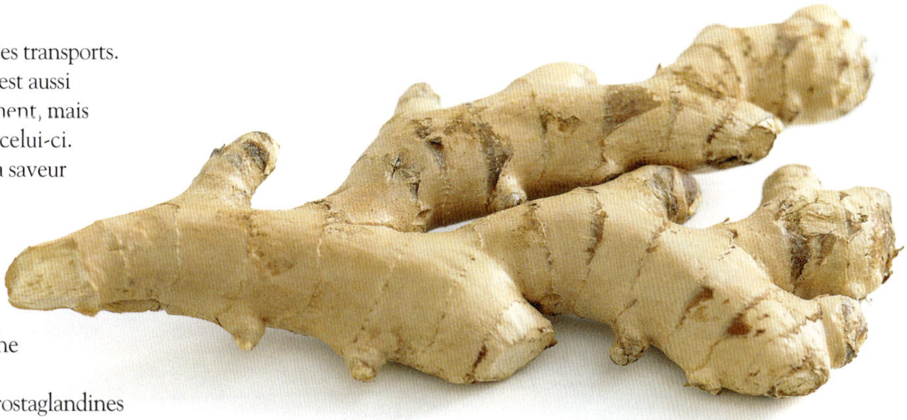

ATOUT CACHÉ. *1 à 2 tranches de gingembre cru dans un plat de légumineuses éviterait, semble-t-il, le désagrément des flatulences.*

Glaces et sorbets

AVANTAGES

- certaines glaces fournissent du calcium, des protéines et des vitamines du groupe B
- certains sorbets sont une bonne source de vitamines et d'antioxydants

INCONVÉNIENTS

- teneur élevée en sucre (surtout les sorbets)
- les glaces sont riches en graisses saturées

Glaces et sorbets constituent aujourd'hui aussi bien des desserts délicieux que des collations rafraîchissantes et gourmandes.

La crème glacée aux œufs (celle des glaciers artisanaux) est la plus riche : elle renferme au moins l'équivalent d'un jaune d'œuf et de 8 à 10 g de crème fraîche pour 100 g de produit. La crème glacée doit contenir au moins 7 % de matières grasses laitières. Pour les glaces (sans autre précision), on n'impose pas un minimum de graisses laitières. Ce sont ces corps gras qui confèrent à la glace son onctuosité, mais on ajoute presque toujours épaississants, liants ou autres gélifiants (pectine, gélatine, carraghénane, gomme de guar, cellulose…) pour lui donner plus de tenue. On peut aussi l'additionner d'acidifiants, d'arômes et de colorants autorisés. Il suffit ensuite de foisonner le produit, c'est-à-dire de lui incorporer de l'air avant sa prise au froid. On obtient ainsi une glace à la fois aérée et moelleuse, pas trop dure quand on la sort du congélateur, mais qui se tient encore à température ambiante. Bref, tout ce que recherche le consommateur… sauf le côté naturel ! On peut en effet trouver jusqu'à 17 composants (dont 8 additifs) dans la liste des ingrédients d'une simple glace à la vanille du commerce !

À la maison, on la confectionnerait à partir d'une crème anglaise, avec lait, œufs, sucre, crème fraîche et vanille… ce qui fait une grande différence.

Les sorbets sont fabriqués avec du coulis ou du jus de fruits très sucré, et éventuellement du blanc d'œuf. Ceux du commerce doivent contenir au moins 35 % de fruits (un taux ramené à 15 % pour les fruits les plus acides). L'adjonction d'épaississants, de gélifiants, d'arômes ou de colorants est également autorisée.

VALEUR NUTRITIONNELLE

Selon leur composition et leur définition, ces délices gourmandes ont des apports caloriques et nutritifs très différents.

La glace apporte en moyenne de 75 à 100 mg de calcium pour 2 boules (soit 12,5 cl), avec quasiment 6 à 7 g de graisses et 20 g de sucre ! Une gourmandise qui avoisine 140 kcal. Et davantage, bien sûr, si on ne s'en tient pas à une portion raisonnable, ou si on l'agrémente de chocolat, noisettes, amandes, fruits confits ou chantilly : l'apport calorique monte alors rapidement.

Le sorbet n'apporte pas de graisses, ce qui est intéressant quand on le consomme à la fin d'un repas assez riche. S'il est à base de fruits tels que cassis, myrtilles, baies rouges, il peut fournir des polyphénols antioxydants utiles. Mais il ne faut pas oublier qu'il est très sucré et donc calorique lui aussi, avec environ 95 à 100 kcal pour 2 boules. ❖

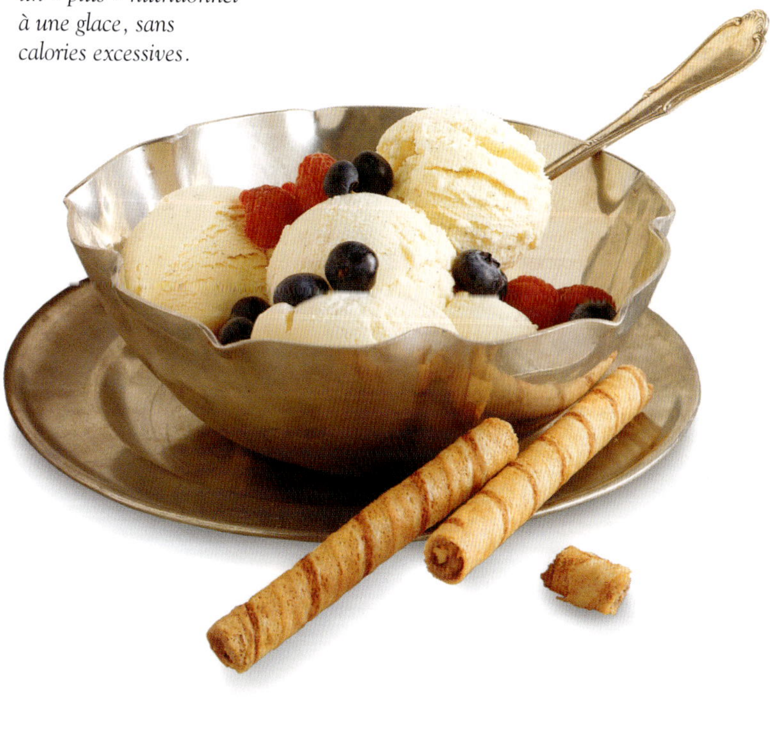

PETITS FRUITS ROUGES. *Frais ou congelés, ils apportent un « plus » nutritionnel à une glace, sans calories excessives.*

Glucides

Voir p. 189 et p. 192

Goutte

PRIVILÉGIER

- liquides pour diluer l'urine et prévenir la formation de calculs rénaux
- fruits et légumes (sauf s'ils sont riches en purines) pour les vitamines, les minéraux et les fibres alimentaires

RÉDUIRE

- céréales complètes, avoine, chou-fleur, asperges, petits pois, épinards, champignons (riches en purines)

ÉVITER

- abats, gibier, anchois, sardine, hareng, jus et extraits de viande, fruits de mer et autres aliments riches en purines
- alcool, surtout vin rouge et bière
- diurétiques et médicaments contenant de l'aspirine
- le fait de sauter des repas, les régimes drastiques pour maigrir

L'œdème, l'inflammation et l'extrême sensibilité des articulations sont les symptômes de la goutte. Celle-ci affecte surtout le gros orteil, mais aussi les articulations du pied, du genou, du poignet et des doigts. En période de crise, la moindre pression déclenche des douleurs insupportables.

En Europe, 2 à 3 hommes adultes sur 100 souffrent de la goutte, et environ la moitié d'entre eux sont obèses. La goutte est à peu près inexistante chez la femme, du moins avant la ménopause.

On dit souvent que la goutte est le prix à payer pour les excès de table. En réalité, c'est une forme d'arthrite causée par une incapacité héréditaire des reins à excréter l'acide urique. Celle-ci, un sous-produit du métabolisme des purines, provient des aliments et du processus de renouvellement des cellules.

Lorsque l'acide urique forme des cristaux dans le liquide synovial autour des articulations, le système immunitaire essaie de les éliminer. Cela s'accompagne de fortes douleurs qui peuvent durer des jours – voire des semaines – si on ne les traite pas. À la longue, les cristaux forment des bosses sous-cutanées, aux oreilles, aux coudes et autour des articulations affectées.

Un accès de goutte survient de manière imprévisible. Fort heureusement, il existe aujourd'hui plusieurs médicaments capables d'enrayer la douleur et de prévenir des récidives. La colchicine, extraite de la fleur du colchique d'automne, est l'un des plus rapides et des plus efficaces parmi ces médicaments. Elle peut néanmoins causer de fortes nausées et de la diarrhée, auquel cas il faut tout de suite cesser d'en prendre. Toutefois, ces effets indésirables mettent un certain temps à se manifester, et la crise de goutte est alors quasi enrayée.

D'autres médicaments moins toxiques, qu'on prescrit de façon régulière, empêchent les récidives. Cependant, on peut s'attendre à une crise dès qu'on cesse de les prendre. Pour renforcer les effets bénéfiques d'un traitement, il faut aussi modifier son alimentation, de manière à ralentir la production d'acide urique.

LES MESURES PRÉVENTIVES

Une perte de poids progressive. Les cas de goutte sont très nombreux chez les personnes obèses. Éliminer la graisse, surtout sur l'abdomen, prévient souvent les accès de goutte. La perte de poids doit néanmoins être progressive, sinon elle risque d'augmenter la concentration d'acide urique dans le sang et d'aggraver la situation. Le même phénomène se produit lorsqu'on jeûne ou qu'on saute un repas : il faut bannir ces pratiques. Les régimes amaigrissants qui favorisent les protéines au détriment des glucides sont également déconseillés, car ils entraînent l'apparition de cétones, sous-produits du métabolisme qui s'opposent à l'excrétion de l'acide urique par les reins.

L'interruption d'un traitement. Il arrive que la goutte soit causée par l'aspirine ou un diurétique qui a été prescrit contre l'hypertension. Certains de ces médicaments empêchent les reins de fonctionner normalement et d'éliminer l'acide urique. Avec ce genre de traitement, il faut donc signaler au médecin l'apparition éventuelle de douleurs aux articulations.

L'élimination des purines. Les purines sont les bases azotées de l'ADN et de l'ARN. Les aliments riches en purines favorisent la production d'acide urique chez les personnes prédisposées à la goutte : foie, rognons, cervelle, jus et extraits de viande, anchois, sardine, hareng, maquereau, huîtres et autres coquillages, gibier, bière et vin rouge (bordeaux en particulier) sont à proscrire. D'autres aliments, qui en contiennent moins, doivent être consommés avec modération : céréales complètes, germe et son de blé, avoine, fruits secs oléagineux, asperges, chou-fleur, champignons, petits pois et légumineuses.

Des liquides en quantité. Il faut boire au moins 2 litres de liquides par jour pour diluer les urines et prévenir la formation de calculs rénaux. La bière et le vin sont à proscrire, mais n'importe quelle autre boisson alcoolisée est susceptible d'entraver l'élimination de l'acide urique. Les boissons renfermant de la caféine sont également à éviter.

On peut aider le travail des reins en alcalinisant les urines grâce à des eaux minérales bicarbonatées : Vichy Saint-Yorre, Vals ou Badoit.

Du poisson riche en oméga-3. On a constaté que les acides gras oméga-3 réduisent la douleur et l'inflammation chez les arthritiques. Les poissons gras pourraient donc s'avérer précieux dans le cas de la goutte, à condition de choisir les moins riches en purines (saumon, thon). ❖

L'ANANAS ET LA GOUTTE

L'ananas, à cause de sa teneur en broméline, une enzyme anti-inflammatoire, a la réputation de contrer les accès de goutte. Toutefois, il n'a pas encore été prouvé scientifiquement que la broméline était absorbée intacte dans le sang et pouvait agir dans l'organisme.

Goyave

AVANTAGES

- excellente source de vitamine C
- riche en pectine et autres fibres solubles
- bon apport de potassium et de fer

INCONVÉNIENT

- frais, le fruit coûte relativement cher et il ne se trouve pas partout

Originaire d'Amérique du Sud, la goyave est maintenant cultivée dans de nombreuses régions tropicales. Selon les variétés – on en compte plus d'une centaine –, elle prend la forme d'une pomme ou d'une petite poire, et son diamètre varie de 2,5 à 10 cm. Sa peau mince, jaune pâle ou jaune-vert, a un goût un peu amer qui incite à servir le fruit pelé. Sa pulpe, juteuse et moelleuse, est rose foncé chez la plupart des variétés, parfois jaune, rouge ou blanche ; elle a une saveur douce qui rappelle un peu celle de l'ananas ou de la banane. La goyave mûre dégage une agréable odeur musquée.

À poids égal, ce fruit renferme 4 à 5 fois plus de vitamine C que l'orange : il en contient de 240 à 270 mg pour 100 g, alors qu'on en trouve seulement 53 mg dans l'orange. La même quantité fournit en outre 275 mg de potassium et plus de 5 g de fibres, la plus grande partie sous forme de pectine, fibre soluble qui fait baisser le taux de cholestérol sanguin. Elle apporte aussi de l'acide folique et plus ou moins de carotène selon sa couleur (jusqu'à 700 mg pour 100 g quand la chair est très rouge).

La moitié environ du fruit est remplie de petites graines dures comestibles, qu'on a coutume d'éliminer. Pourtant, elles fournissent des fibres supplémentaires et, quoique en moindre quantité, les mêmes éléments nutritifs que le fruit.

UN FRUIT POLYVALENT

Avec seulement 34 kcal pour 100 g, la goyave fraîche constitue un dessert facile à servir et très léger. On la coupe en deux, on ôte les graines, puis on prélève la pulpe. Du jus de citron (jaune ou vert) rehaussera sa saveur. On peut aussi l'ajouter en tranches dans une salade de fruits. La goyave contient peu de sucre : sa teneur moyenne en glucides est de 5,5 g pour 100 g.

On trouve des goyaves fraîches à la fin de l'automne et au début de l'hiver. Le fruit est mûr quand la peau cède un peu sous le doigt. La goyave est meilleure quand elle a mûri sur l'arbre, mais elle peut mûrir à température ambiante. Pour hâter sa maturation, on la mettra dans un sac en papier avec une banane ou une pomme.

En boîte, conservée au sirop léger, elle reste modérément calorique (60 kcal pour 100 g) et une très bonne source de vitamine C (de 150 à 180 mg pour 100 g). ❖

FRUIT EXOTIQUE. *À la fois acide et douce, la goyave au parfum âcre est indéniablement tropicale. Bien qu'elle soit entièrement comestible à maturité, on dédaigne souvent ses graines et sa peau.*

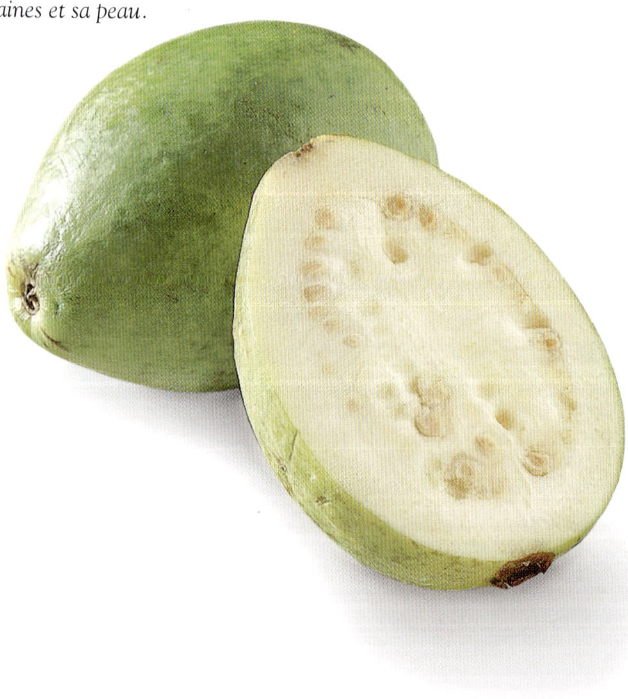

Grenade

AVANTAGES

- bon apport de fibres, vitamine C et niacine
- riche en polyphénols antioxydants

Grenade vient d'un mot français du XIIe siècle, *pume* (pomme) *grenate*, ce dernier mot étant issu du latin *granatum* – « (fruit) à grains ». Ce fruit de la grosseur d'une pomme renferme en effet beaucoup de graines rouges. Il y a plusieurs variétés de grenades. On peut en extraire le jus, qui est commercialisé soit pasteurisé, soit stérilisé.

La grenade a une peau coriace, d'un rouge pourpre foncé. Sa pulpe est constituée de petites graines comestibles réunies dans des arilles séparés par des membranes amères, de couleur crème. Pour la consommer nature, on l'entaille verticalement et on l'ouvre ; on peut alors détacher les arilles pleins de suc et les manger.

C'est surtout le jus du fruit que l'on boit. Pour l'obtenir, on écrase les graines dans un tamis. On peut aussi couper le fruit en deux et en extraire le jus avec un presse-agrumes ou couper le bout de la queue et déposer le fruit sur un verre pour que le jus s'écoule, en le pressant de temps à autre. Une grenade donne environ 10 cl de jus, avec lequel on peut faire des gelées, du sorbet ou de la compote ; on peut aussi en aromatiser des gâteaux ou des pommes au four.

La grenade apporte environ 60 kcal pour 100 g. Ce fruit est une bonne source de potassium. Il fournit aussi de la vitamine C (20 mg pour 100 g) et des fibres en grandes quantités (3,5 g pour 100 g). Pulpe et jus sont riches en polyphénols, notamment en anthocyanines et en acide ellagique, qui possèdent une puissante action antioxydante. Les recherches ont révélé que le jus de grenade, grâce aux anthocyanines qu'il renferme, a 2 ou 3 fois la capacité antioxydante d'une quantité égale de vin rouge ou de thé vert. Selon des études récentes, la consommation régulière de ce jus est susceptible d'aider à prévenir l'athérosclérose, en réduisant l'oxydation du « mauvais » cholestérol (LDL), et aurait aussi un effet antihypertenseur. Les recherches dans ces domaines se poursuivent. ❖

Grillades

Voir p. 194

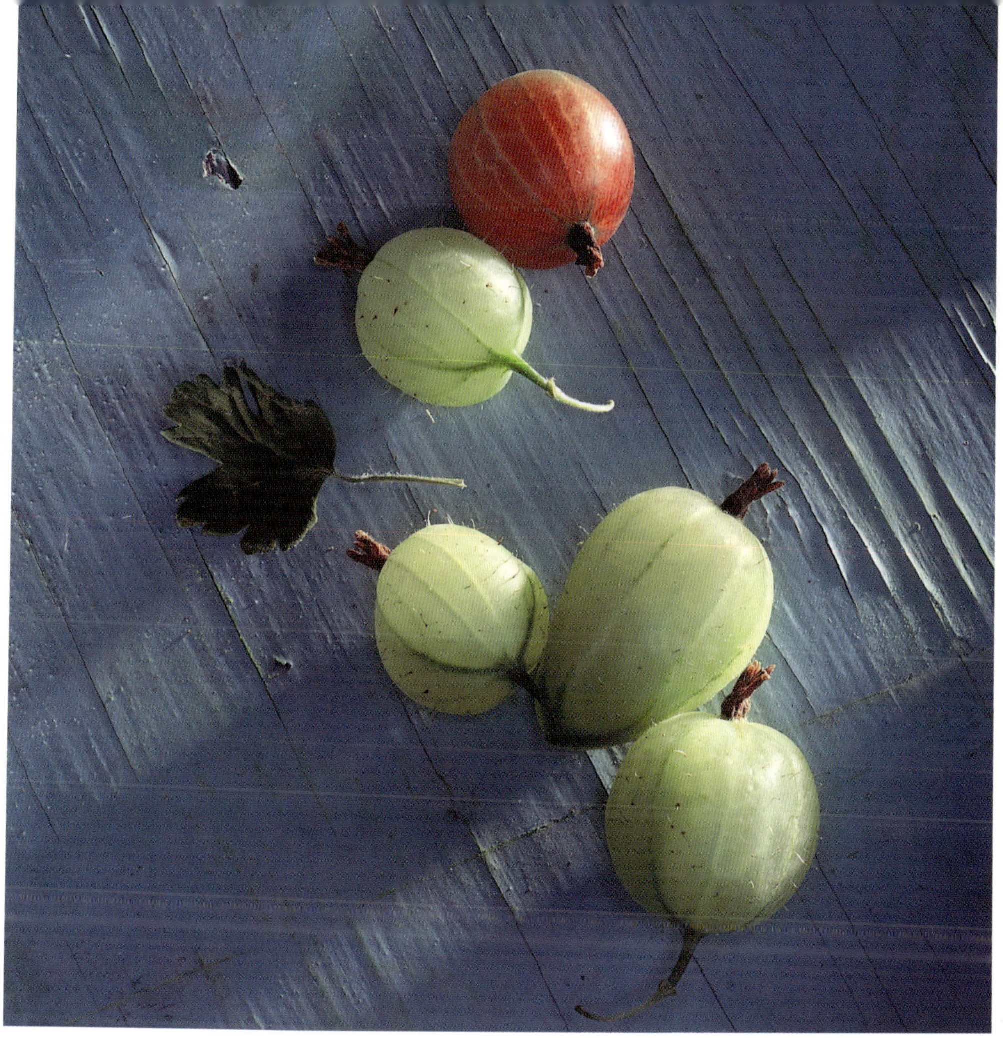

LA GROSEILLE À MAQUEREAU. *Ses bienfaits sont nombreux : elle est riche en fibres, peu calorique et représente une source appréciable de vitamine C.*

Grippe

Voir Rhume et grippe

Groseille

AVANTAGES

- bonne source de vitamine C, de potassium et de bioflavonoïdes
- source de fer et de vitamine A
- riche en fibres, peu calorique

INCONVÉNIENT

- ses graines peuvent irriter les intestins sensibles

Le groseillier à grappes et le groseillier épineux (qui donne les groseilles à maquereau) appartiennent tous deux à la même famille botanique. Leurs fruits sont parmi les moins riches en sucre, donc en calories (moins de 40 kcal pour 100 g). Les groseilles sont bien pourvues en nutriments utiles, comme les fibres (3 à 4 g pour 100 g), la vitamine C (plus de 40 mg), le potassium et le fer (1 mg). Elles apportent aussi beaucoup de flavonoïdes, qui aident à prévenir le cancer et d'autres maladies.

Les groseilles constituent une bonne source de quercétine, le plus actif des flavonoïdes : on lui prête des propriétés antioxydantes, anti-inflammatoires et antihistaminiques (antiallergiques) ; elle a aussi des effets positifs sur les capillaires et le système cardio-vasculaire. Dans les fruits, la quercétine est souvent liée à la vitamine C : on a remarqué qu'elle en améliorait l'absorption par l'organisme. Une portion de 100 g de groseilles (rouges ou blanches) apporte 1,3 mg de quercétine.

Les groseilles ont également la particularité de renfermer des quantités importantes d'acide salicylique, le composé actif de l'aspirine. C'est peut-être la raison pour laquelle les pharmacopées traditionnelles les recommandaient contre la fièvre et les troubles inflammatoires. ❖

DE NOMBREUSES ESPÈCES ET VARIÉTÉS

Il existe quelque 50 espèces et plus de 700 variétés de groseilles. Bien que ce petit fruit soit originaire d'Europe et d'Asie occidentale, c'est en Amérique que les espèces sont aujourd'hui les plus nombreuses.

PRÉCIEUX CALCIUM. *Une femme enceinte doit consommer quotidiennement du lait ou des produits laitiers, principale source de calcium dans l'alimentation, pendant toute la durée de sa grossesse.*

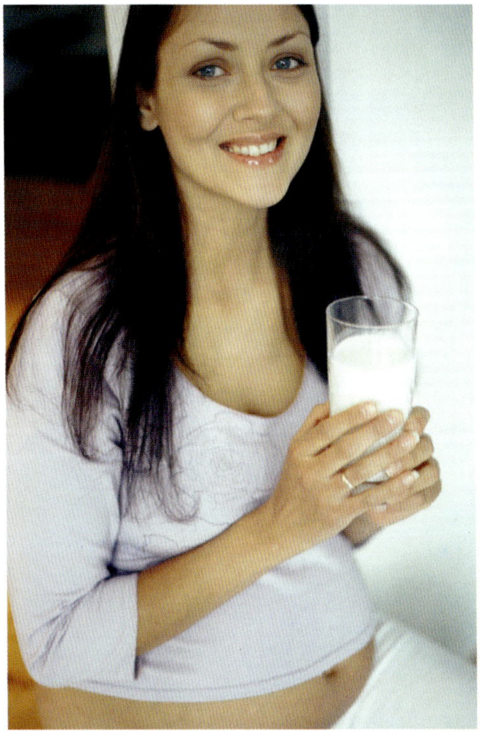

Grossesse

PRIVILÉGIER

- viande maigre, volaille, poisson et œufs pour les protéines et le fer
- lait et laitages, sardines en conserve (avec les arêtes) pour leur richesse en calcium
- agrumes, légumes à feuilles vert foncé, légumineuses, céréales complètes pour l'acide folique

RÉDUIRE

- aliments très gras ou peu digestes
- café et boissons contenant de la caféine

ÉVITER

- alcool et cigarette
- médicaments, sauf prescription médicale

La grossesse est un moment de la vie où une femme doit se nourrir mieux que jamais. Elle doit apprendre à planifier son alimentation : bien que ses besoins en calories n'augmenteront que de 15 %, ils pourront doubler dans le cas de certains nutriments. Elle trouvera auprès de son médecin toutes les informations nécessaires pour obtenir la meilleure nutrition possible pour elle-même et son enfant. Mais avant même d'être enceinte, elle devrait évaluer ses habitudes alimentaires et les améliorer, au besoin, en vue d'être au mieux de sa forme. Une femme trop maigre risque d'avoir un bébé trop petit, tandis qu'une femme trop forte s'expose à un diabète gestationnel et à un accouchement difficile. Un bébé trop petit ou trop gros à la naissance est souvent sujet à des problèmes de santé, notamment d'ordre respiratoire.

L'alcool est dangereux pour le fœtus, surtout en début de grossesse. Pour mettre toutes les chances de son côté, une future maman devrait cesser d'en boire. Les études montrent qu'il suffit d'un verre ou deux de vin par jour pour diminuer le poids du nouveau-né. Une femme alcoolique fait face au risque d'un syndrome d'alcoolisation fœtale, les premières semaines de grossesse étant particulièrement cruciales. Ce syndrome englobe diverses malformations congénitales, dont la déficience mentale, une malformation faciale ou cardiaque et une croissance ralentie.

Les suppléments nutritionnels doivent être soigneusement évalués. En particulier, il faut cesser de prendre de la vitamine A plusieurs mois avant la grossesse pour éviter le risque de malformations chez le bébé. En outre, il est conseillé à la femme enceinte, ou qui veut l'être, de prendre chaque jour au moins 400 µg d'acide folique par l'alimentation mais aussi dans un supplément en cette vitamine.

SURVEILLER SA PRISE DE POIDS

Une femme de taille moyenne devrait prendre entre 11 et 15 kg durant sa grossesse. Une femme trop maigre peut aller jusqu'à 18 kg ; pour une femme déjà en surpoids, une augmentation de 7 à 10 kg est jugée suffisante. La grossesse n'est cependant pas le moment propice à un régime, car le fœtus pourrait en souffrir.

La façon de prendre du poids a autant d'importance que le gain pondéral en soi. Le poids devrait rester stable au cours des trois premiers mois. Après quoi, le gain devrait être d'environ 450 g par semaine, un peu plus pour une femme maigre, un peu moins pour une femme forte.

En moyenne, la future maman doit ajouter 300 kcal à son alimentation quotidienne pour assurer la croissance de son bébé, surtout au cours des six derniers mois. On est loin du dicton « Il faut manger pour deux », recette infaillible pour un excès de poids. De bons choix pour trouver ces 300 kcal supplémentaires sont, par exemple, le lait demi-écrémé et les yaourts (33 cl + 1 yaourt), un sandwich au poulet (85 g de blanc sans la peau) ou 1 œuf avec 2 tranches de pain grillé.

Les protéines. En période de grossesse, une femme doit consommer 25 g de protéines de plus que la dose journalière recommandée (1 g par kilo de poids) par jour, soit l'équivalent de 33 cl de lait

PETITS TRUCS CONTRE LA NAUSÉE

Fréquente surtout au lever, la nausée cesse de manière générale au 4e mois de la grossesse. Pour minimiser ce désagrément de taille, voici quelques conseils.

- Avant même de vous lever, mangez quelque chose : céréales, biscuits, biscottes ou pain grillé avec un peu de beurre.
- Évitez les aliments gras, frits ou épicés.
- Faites plusieurs petits repas par jour plutôt que trois importants.
- Pour calmer les haut-le-cœur, essayez l'eau gazeuse, ou sucez du gingembre confit.
- Tentez de porter un bracelet qui fait appel à l'acupression pour soulager le mal des transports.
- Évitez de cuisiner si l'odeur vous incommode.

(12 g de protéines) et de 60 g de viande cuite (13 g de protéines). Toutefois, notre alimentation étant souvent très riche, voire trop, en protéines, il n'y a pas lieu, en général, de faire des efforts particuliers. Au contraire, d'après certaines études, il y a plus à craindre d'un excès de protéines qui pourrait favoriser, pense-t-on, une naissance prématurée.

Les meilleures sources de protéines sont la viande maigre, la volaille et le poisson, qui apportent en outre des vitamines du groupe B, du fer et d'autres oligoéléments. Il y a aussi des protéines de bonne valeur biologique dans les œufs, le fromage et la combinaison céréales et légumineuses. Les végétariennes peuvent miser sur le lait et les œufs, tandis que les végétaliennes auront intérêt à consulter un nutritionniste ou un diététicien pour planifier un régime adéquat en protéines.

Les lipides. Les acides gras sont indispensables à la fabrication des neurones et des nerfs du bébé. Une partie d'entre eux ne peut être formée que par les graisses alimentaires, surtout celles d'origine végétale (huiles de tournesol, de colza, d'olive).

Les suppléments. Les nutritionnistes sont unanimes sur l'importance des suppléments d'acide folique et de fer en période de grossesse. Pour les autres vitamines et minéraux, certains médecins estiment qu'un régime équilibré et varié répond aux besoins, tandis que d'autres recommandent un supplément nutritionnel comme garantie supplémentaire.

Le calcium. Une femme enceinte a besoin de 1 000 mg de calcium par jour pendant le 3e trimestre, soit 100 mg de plus qu'habituellement. Comme bien des femmes ne reçoivent pas toujours le calcium qu'il leur faut, il serait bon, avant d'être enceintes, qu'elles commencent à consommer davantage d'aliments qui en apportent. Cela est particulièrement important pour les femmes de moins de 30 ans, quand les os n'ont pas encore atteint leur pleine densité. Le lait et les laitages, même allégés, sont les principales sources de calcium. S'y ajoutent les eaux minérales riches en calcium, les sardines et le saumon en conserve avec respectivement les arêtes et le cartilage, les noix et autres fruits secs oléagineux, ainsi que

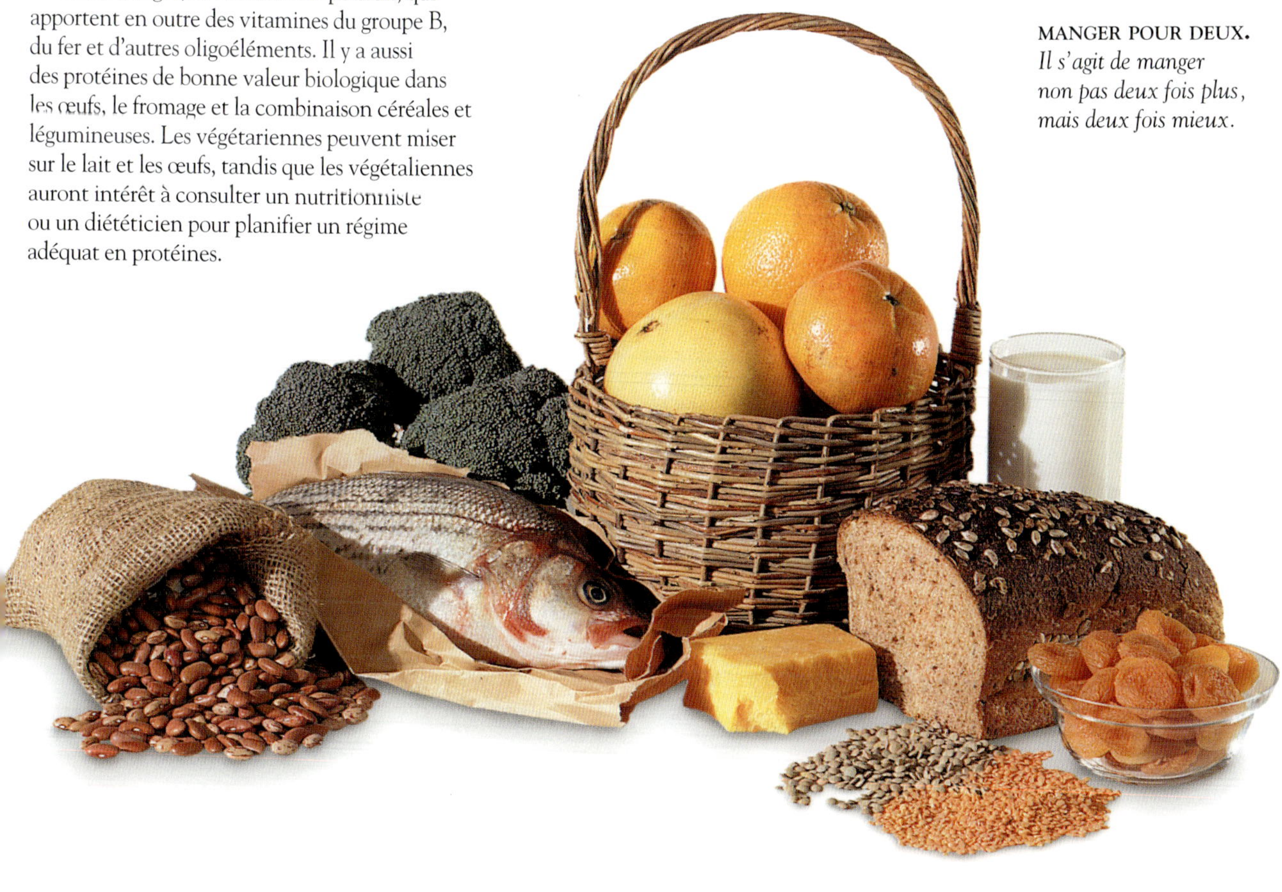

MANGER POUR DEUX. *Il s'agit de manger non pas deux fois plus, mais deux fois mieux.*

ATTENTION

L'hygiène alimentaire est capitale durant la grossesse. Des aliments contaminés par une bactérie aussi commune que *Listeria monocytogenes* peuvent causer une listériose extrêmement dangereuse pour la femme enceinte, entraînant parfois la perte du bébé. Pour écarter toute menace de listériose, on recommande d'éviter les aliments suivants : la charcuterie à la coupe, les hot dogs, la viande hachée, sauf si on la cuit à cœur ; les fromages au lait cru, notamment ceux à pâte molle comme le brie et le camembert, les chèvres, ainsi que les bleus (les fromages à pâte pressée cuite ne présentent aucun danger, ni le fromage fondu) ; le poisson fumé et, enfin, le lait cru et les produits laitiers non pasteurisés. Il faut s'abstenir aussi de manger de la viande crue, du poisson cru (comme dans les sushis), ainsi que toute préparation utilisant des œufs crus ou peu cuits. Enfin, il est important de bien laver les légumes que l'on consomme crus.

les légumes à feuilles vert foncé et les agrumes. Dans 25 cl de lait, on trouve environ 300 mg de calcium, soit 30 % de la dose journalière recommandée. Il y en a presque autant dans 30 g de gruyère ou d'édam, 40 g de saint-paulin ou autre fromage à pâte pressée non cuite (allégé ou non), ou dans 2 yaourts ou encore 200 g de fromage blanc maigre. On peut aussi trouver un peu de calcium dans d'autres aliments : 3 à 4 sardines (40 g) en apportent 160 mg, comme 2 poignées d'amandes (60 g) ou une portion de brocoli. Il y en a aussi dans les autres choux et les légumes à feuilles vert foncé, ainsi que dans les agrumes, bien qu'en quantités moindres. Si le médecin prescrit des suppléments de calcium, il faut les prendre au moment des repas pour en optimiser l'assimilation.

Le fer. Les besoins quotidiens en fer passent de 16 à 30 mg pendant la grossesse, soit presque du simple au double. Cela provient du fait que le sang double en volume chez la femme enceinte et que le fœtus doit faire des provisions de fer pour ses premiers mois de vie. Viande rouge, poisson, volaille, boudin noir, pain et céréales complets, légumineuses, œufs, fruits séchés et légumes à feuilles vert foncé contiennent du fer. Toutefois, celui de la viande, le fer héminique, est plus facile à absorber que le fer non héminique des végétaux et des œufs. Même le régime le plus équilibré ne fournit guère plus de 12 à 15 mg de fer par jour, et, si ses réserves ferriques sont faibles, la future mère risque une anémie ferriprive. C'est pourquoi on lui prescrit en général des suppléments de fer.

L'acide folique. Un apport suffisant d'acide folique peut prévenir les malformations congénitales du cerveau et de la moelle épinière, tel le spina-bifida. L'apport nutritionnel conseillé (ANC), normalement de 300 µg pour la femme, passe à 400 µg lorsqu'elle est enceinte et lorsqu'elle allaite.

Chez beaucoup de femmes, surtout celles qui prennent des contraceptifs oraux, les taux d'acide folique sont faibles. Les besoins sont particulièrement élevés pendant les quatre à six premières semaines de la grossesse, quand se forme le système nerveux central du fœtus. C'est pourquoi il est recommandé aux futures mamans de prendre des suppléments. Les sources alimentaires d'acide folique sont les légumes à feuilles vert foncé, les lentilles, les petits pois, les haricots, les asperges, le foie, ce dernier étant toutefois à éviter dès le début de la grossesse en raison de sa grande richesse en vitamine A.

Le sodium. On a coutume de conseiller de diminuer les apports en sel dès le début de la grossesse pour réduire les risques d'une toxémie potentiellement fatale. Il n'y a cependant aucune preuve scientifique qu'on puisse prévenir ou réduire la toxémie en supprimant le sel.

Les édulcorants artificiels. Le sujet fait couler beaucoup d'encre. Des études approfondies ont montré que l'aspartame était sans danger pour la femme enceinte, à moins qu'elle ne souffre de phénylcétonurie (PCU). La saccharine traverse effectivement le placenta, mais rien ne prouve qu'elle est nuisible au fœtus. L'acésulfame K parcourt le tube digestif et en ressort intact ; aucun effet toxique n'a pu être démontré en ce qui le concerne. Par conséquent, la plupart des spécialistes estiment que les édulcorants artificiels sont sans danger dans ce cadre. (Voir Édulcorants.)

La caféine. Une étude récente a démontré qu'il y avait un risque accru d'avortement spontané ou de poids insuffisant pour le bébé chez les femmes qui consomment plus de 150 mg de caféine par jour. Cet alcaloïde pourrait, en outre, retarder la conception. Comme dans tous les cas la caféine accélère le cœur du fœtus, la plupart des nutritionnistes recommandent aux femmes enceintes de limiter leur consommation quotidienne à moins de 300 mg. Une tasse de café arabica renferme environ 75 mg de caféine, comme une grande tasse de thé. Une tasse de café robusta en contient 150 mg et un grand verre de boisson, type cola, de 25 à 30 mg. ❖

LES ENVIES DE LA FEMME ENCEINTE

On rapporte toutes sortes d'anecdotes amusantes concernant les envies de la femme enceinte. Si ces envies existent bien, elles n'ont souvent rien à voir, en revanche, avec les besoins nutritionnels réels. La seule exception pourrait être celle de croquer de la glace, indice possible d'une anémie ferriprive (anémie par carence en fer). Mais, pour des raisons obscures, certaines femmes développent, pendant la grossesse, une fringale (le pica) pour des éléments aussi étranges que la terre, les éclats de peinture ou l'argile. Selon certaines études, il pourrait exister un lien entre ces envies et une carence en fer.

GLUCIDES

MISE AU POINT

À l'heure actuelle, dans les sociétés occidentales, une des préoccupations des nutritionnistes concerne l'évolution de la consommation des glucides (nommés parfois hydrates de carbone, ou sucres). Alors que nous mangeons de plus en plus de sucre et d'aliments sucrés, les féculents riches en amidon – des glucides eux aussi – sont en perte de vitesse : on leur préfère des aliments plus attirants, plus savoureux et plus faciles à consommer. Un changement qui ne va pas sans conséquences pour l'équilibre nutritionnel et la santé.

Sous forme de sucres et d'amidon, les glucides sont la principale source d'énergie de l'organisme. Presque tous sont d'origine végétale, la grande exception étant le lactose du lait. Telles des usines, les plantes utilisent l'eau du sol, le gaz carbonique de l'air et l'énergie du soleil pour fabriquer du glucose, un sucre simple qui se convertira plus tard en amidon. En se développant, les plantes fabriquent aussi des vitamines, des minéraux, des phytonutriments, des graisses et des protéines. Nous pouvons donc, pour nos glucides et la plupart de nos nutriments, choisir parmi toute une variété de fruits, de légumes, de céréales et de graines.

Les glucides sont dits simples ou complexes selon leur structure chimique et leur capacité d'absorption par l'organisme. Les glucides simples, c'est-à-dire de saveur sucrée, se dissolvent en général dans l'eau, et ils se digèrent facilement. Le sucre existe au naturel dans la plupart des fruits et des légumes et dans le miel. Le sucre de table, la cassonade et la vergeoise sont des sucres raffinés.

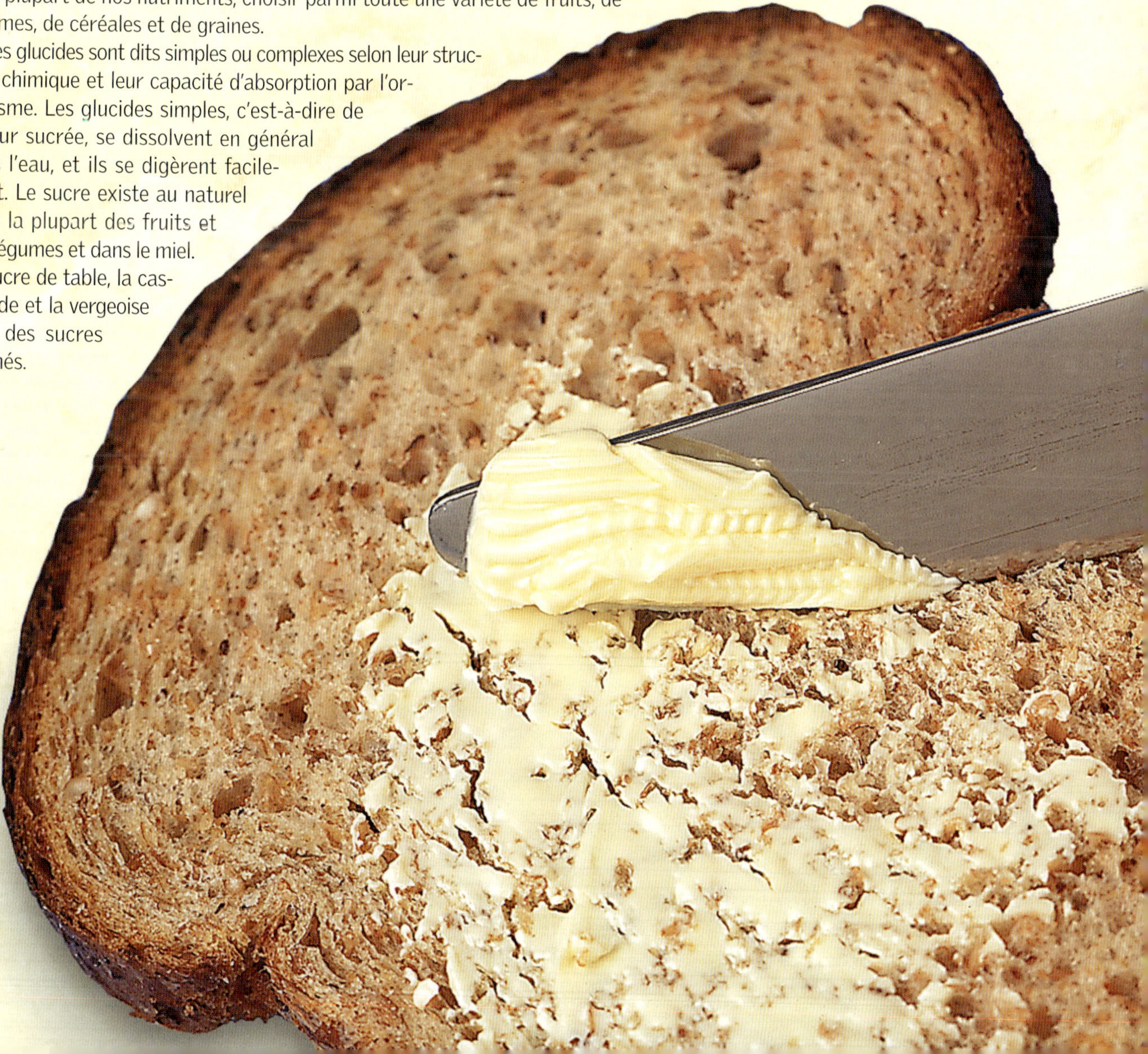

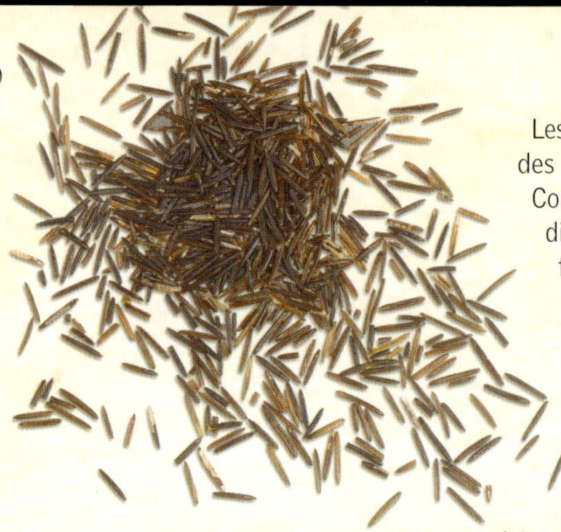

Les glucides complexes ont des textures, des saveurs, des couleurs et des structures moléculaires variées. Constitués d'une chaîne complexe de glucose, ils se divisent à leur tour en deux classes : amidons et fibres. En général, notre système digestif peut décomposer et métaboliser les amidons des céréales, des légumes et de certains fruits. Il ne dispose cependant pas des enzymes nécessaires pour décomposer les fibres, comme la cellulose et d'autres parties fibreuses de la plante, pas plus que la pectine et d'autres gommes qui la constituent. Mais les fibres ont quand même leur rôle à jouer car, en contribuant au bon fonctionnement intestinal, elles peuvent aider à prévenir certains types de cancers, les crises cardiaques et d'autres maladies.

Des nutriments énergétiques

Avec les sucres simples et l'amidon, l'organisme fabrique du glucose, sa principale source de carburant. Puis il en tire de l'énergie à peu près sans effort, ce qui fait des glucides un carburant bien supérieur à celui que fournissent les protéines et les graisses.

Le glucose, seule forme de glucide immédiatement utilisable par l'organisme, est indispensable pour faire fonctionner le cerveau, le système nerveux, les muscles ainsi que les différents organes. Dans la circulation, le sang dispose d'environ une heure de réserve en glucose. Tout excédent est converti en glycogène (grosse molécule composée de plusieurs unités de glucose en chaîne) puis entreposé dans le foie et les muscles. Quand le foie a besoin de glucose, il puise dans les réserves de glycogène, habituellement prévues pour quelques heures d'activité modérée. Quand le glycogène s'épuise, l'organisme se tourne d'abord vers les protéines, puis vers les graisses pour en faire du glucose. Or brûler des protéines est dommageable aux muscles. De même, si le corps est obligé de brûler des graisses en l'absence de glucides, il dégage un sous-produit toxique, les cétones, avec le risque d'un déséquilibre biochimique. Il est par conséquent important de lui fournir régulièrement des glucides par l'alimentation, afin qu'il dispose d'un combustible adapté à son fonctionnement physiologique normal.

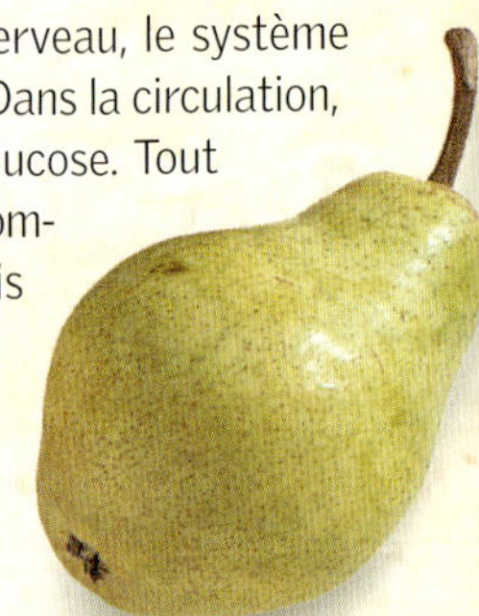

Le rythme auquel les glucides sont digérés puis absorbés par le sang a aussi son importance. L'index glycémique (voir p. 211) mesure et quantifie la vitesse à laquelle un aliment élève le taux de sucre dans le sang. Les aliments à faible index glycémique – pain de seigle, riz brun, boulgour, gruau d'avoine, lentilles, pâtes al dente, pomme, poire, yaourt... – sont plus longs à digérer. Ils élèvent plus lentement le taux de sucre dans le sang ; l'énergie est donc fournie progressivement à l'organisme. Ce type d'aliment permet aux diabétiques de mieux réguler la glycémie, facilite la perte de poids lorsqu'on suit un régime amaigrissant et convient aux sportifs ayant une activité d'endurance. Parce qu'ils sont absorbés plus vite, les glucides qui ont un index glycémique élevé – pain blanc grillé, riz blanc, pommes de terre en purée, céréales en flocons, jus de fruits – sont une source d'énergie plus immédiate. Ces aliments sont tout indiqués pour les athlètes qui doivent faire face à de courtes périodes d'activité intense.

Opter pour les bons glucides

Beaucoup de personnes ont l'impression que, moins elles mangent de glucides, mieux elles se portent. La recherche tend à démontrer le contraire. Il faut cependant choisir les meilleurs glucides, surtout ceux des céréales complètes. On a toujours su qu'elles étaient d'importantes sources de fibres, mais on vient de découvrir que leurs bénéfices résident aussi dans leurs vitamines, minéraux, antioxydants et autres phytonutriments. D'importantes études ont conclu que manger des céréales complètes protège contre le diabète, le cancer et les maladies cardiaques. Une étude à long terme auprès de 90 000 femmes et une autre auprès de 44 000 hommes ont rapporté que les personnes qui mangeaient le plus de fibres céréalières avaient 30 % moins de risques de contracter un diabète de type 2. L'importante enquête actuellement en cours à Harvard, la Nurses' Health Study, semble indiquer que les adeptes de produits céréaliers complets sont aussi moins exposés à une maladie cardiaque ou un accident vasculaire cérébral (AVC).

Priorité aux glucides complexes

Partout dans le monde, les glucides complexes constituent la base de l'alimentation traditionnelle. Les peuples qui en consomment beaucoup, en même temps que relativement peu de graisses, sont en bonne santé. Les régimes méditerranéen, asiatique et végétarien puisent la plupart de leurs calories dans les glucides des céréales complètes, des légumineuses, des fruits et des légumes. Dans les pays industrialisés, où les aliments sont raffinés et transformés, la proportion de sucres simples dans l'alimentation est beaucoup trop élevée. La vogue des aliments allégés en graisses y est aussi pour quelque chose. Dans bien des cas, les graisses sont remplacées par des glucides et le total des calories reste inchangé. Biscuits, desserts et autres produits allégés sont d'importantes sources de glucides simples, qui, en excès, peuvent favoriser la prise de poids.

Combien en faut-il ?

En 2001, le Plan national nutrition-santé (PNNS), lancé par les pouvoirs publics avec l'aval des spécialistes en nutrition, a indiqué parmi les objectifs prioritaires d'augmenter la consommation de glucides afin qu'ils contribuent à plus de 50 % des apports énergétiques journaliers. En moyenne, cela représente de 250 à 300 g de glucides par jour pour un régime de 2 000 à 2 400 calories. L'apport minimal devrait être de 130 g par jour, tant pour les adultes que pour les enfants, soit la quantité requise pour produire suffisamment de glucose afin de faire fonctionner le cerveau. Il est facile d'atteindre ce quota. Le problème est qu'on le fait souvent avec des glucides trop raffinés. C'est pourquoi le PNNS précise qu'il faut favoriser les aliments sources d'amidon, en réduisant de 25 % la consommation actuelle de sucres simples et en augmentant de 50 % celle des fibres.

Bien que la farine blanche et le riz blanc soient d'aussi bonnes sources de glucides complexes que la farine complète et le riz brun, le raffinage élimine beaucoup de nutriments essentiels, comme les vitamines du groupe B, le fer et d'autres minéraux, et les fibres. Il vaut mieux choisir des aliments peu ou pas transformés comme les céréales complètes ou les légumineuses.

Le régime des sportifs

L'exercice pratiqué au long cours augmente la capacité de l'organisme à utiliser le glucose efficacement et à stocker le glycogène dans les cellules musculaires. Les athlètes ont donc intérêt à se constituer, en consommant beaucoup de glucides, des réserves de glycogène qui leur viendront en aide lors d'un marathon ou d'une course de ski de fond, par exemple. C'est le rôle dévolu à la « pasta party » que font les sportifs le soir précédant une compétition.

Les régimes spéciaux

Les glucides conviennent à peu près à tout le monde, mais certaines maladies exigent de la vigilance. Le sucre ne cause pas le diabète et les diabétiques ne doivent pas l'éliminer complètement. Il leur faut néanmoins contrôler la quantité totale et le type de glucides pris à chaque repas.

Les sujets cardiaques doivent, pour leur part, intégrer beaucoup de fibres dans leur alimentation. Les fibres solubles présentes dans le son d'avoine et la pectine des fruits facilitent la baisse du taux de cholestérol sanguin et la prévention de l'athérome. Les personnes atteintes de cancer, surtout du sein, du côlon, de l'utérus, de la prostate et de la peau, ont intérêt à augmenter les glucides et à réduire les graisses, certains acides gras étant soupçonnés de stimuler la croissance des tumeurs.

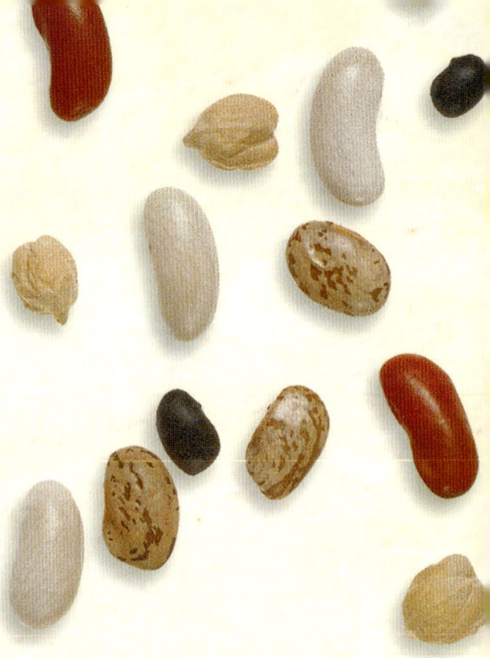

Notions de base

- Les légumineuses – fèves, haricots, lentilles, pois – sont les aliments qui offrent le meilleur rapport qualité-prix.
- Si le mot « sucre » ne figure pas sur la liste des ingrédients, cela ne signifie pas qu'il n'y en a pas. Tous les mots en -ose (saccharose, lactose, maltose, fructose, glucose, dextrose), tous les sirops (de maïs, de malt ou autres), de même que la cassonade, sont des formes de sucre.
- Les glucides et les protéines fournissent 4 kcal par gramme, les graisses 9 kcal. Sucres et amidon ne font grossir que si l'on en mange plus qu'on n'en a besoin : l'organisme les convertit alors en graisses.

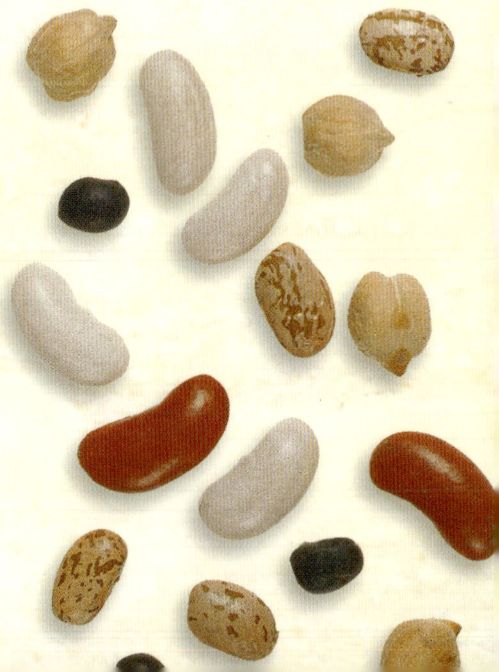

GLUCIDES

RÉGIMES PAUVRES EN GLUCIDES

LE SAVIEZ-VOUS ?

LE RÉSULTAT OBTENU AVEC LES RÉGIMES PAUVRES EN GLUCIDES INCITE À PENSER QUE LES CALORIES NE SONT PAS TOUTES ÉQUIVALENTES

D'après les observations, il semblerait qu'avec un régime pauvre en glucides et riche en protéines on puisse maigrir tout en consommant davantage de calories qu'avec un régime hypocalorique et pauvre en lipides. Il y a là de quoi ébranler les certitudes scientifiques concernant les calories, pour lesquelles une calorie est une calorie, quelle que soit sa provenance. Et ce n'est pas l'unique question que soulève ce type de régime très controversé.

Venus des États-Unis, les régimes pauvres en glucides jouissent d'une certaine popularité. On connaît surtout le *Low-carb diet* du docteur Atkins, mais d'autres portent les noms de régime Miami ou *Protein Power*. En France, le régime Montignac leur ressemble. Deux questions se posent : ces régimes amaigrissants ont-ils l'effet escompté ? Quelles sont leurs conséquences à long terme sur la santé ?

Le principe de base

On sait que les glucides, ou hydrates de carbone, stimulent la production d'insuline. Cette hormone transporte le glucose jusqu'aux cellules où il est transformé en énergie, tandis que l'excès de glucose est mis en réserve sous forme de graisses. Comme les aliments riches en protéines ne font pas augmenter le taux d'insuline, l'organisme privé de glucides doit aller chercher son énergie dans les réserves de graisses, d'où la perte de poids. (Voir aussi Glucides, Mise au point, p. 189).

Les régimes basés sur ce principe varient en intensité. Les plus extrêmes, comme les régimes Atkins et Miami, préconisent au départ un apport maximal de 20 à 30 g de glucides par jour. Or l'apport nutritionnel conseillé (ANC) est d'au moins 130 g et dépasse en général les 200 g. Plus modérés, d'autres régimes suggèrent de puiser 40 % de l'apport total de calories dans les glucides (alors que la référence est de 45 à 55 %) et de les associer à des protéines et à des graisses.

De nombreux régimes amaigrissants de ce type encouragent la consommation illimitée de viande, volaille, poisson et œufs, légumes non féculents,

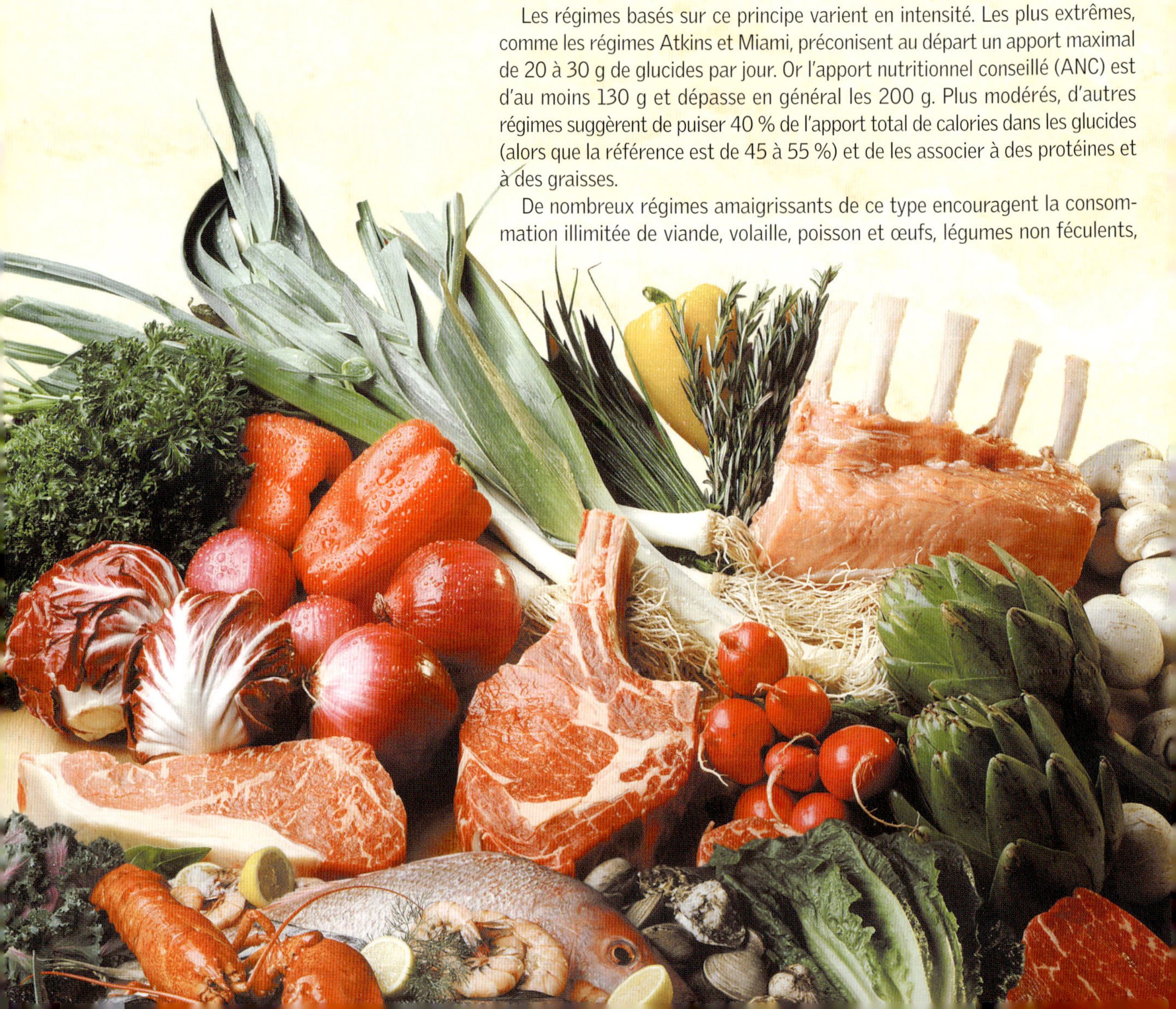

fruits secs oléagineux, graines, huiles et autres graisses. Ils concèdent parfois des petites quantités de fruits, de laitages et de céréales complètes. Les glucides raffinés, comme ceux provenant du pain, des pâtes, des céréales et des aliments sucrés, sont strictement interdits.

En attendant de connaître les implications à long terme de ce type de régime, il convient de dresser la liste de leurs avantages et inconvénients.

Les avantages

Il semblerait que les régimes pauvres en glucides fassent perdre plus de poids, au cours des six premiers mois, que n'importe quel autre régime amaigrissant traditionnel. Certaines études ont fait état d'une perte de poids deux fois plus importante. En outre, au départ, ils sont plus faciles à suivre que d'autres car, grâce aux protéines et aux graisses, qui constituent l'essentiel de l'alimentation, ils calment l'appétit et procurent un sentiment de bien-être.

Comparés aux régimes conventionnels, ils pourraient s'avérer plus bénéfiques, à court terme, sur les taux de « bon » cholestérol (HDL) et de triglycérides, deux facteurs importants pour la santé cardio-vasculaire. Une étude menée sur 6 mois a rapporté, chez les participants soumis à un régime pauvre en glucides, une baisse de 10 % du « mauvais » cholestérol (LDL) et une augmentation de 10 % du « bon » cholestérol (HDL). Chez les participants soumis à un régime basses calories conventionnel, la réduction du cholestérol total était la même, mais elle s'observait surtout dans le cholestérol HDL.

Les inconvénients

Les résultats spectaculaires des six premiers mois s'estompent peu à peu. Au bout d'un an, la différence est imperceptible entre les résultats d'un régime pauvre en glucides et les autres, hypocaloriques et pauvres en graisses.

Les régimes pauvres en glucides ont tendance à entraîner une cétose résultant de l'accumulation dans l'organisme de sous-produits du métabolisme des graisses. Nausées, déshydratation, étourdissements, fatigue et mauvaise haleine en sont les symptômes typiques. On ignore encore les effets à long terme de la cétose sur la santé en général. Autre désagrément : la constipation qui résulte d'une carence en fibres alimentaires. Enfin, le choix réduit d'aliments permis, surtout en début de régime, conduit fréquemment à des déficits en vitamines et minéraux essentiels à la santé.

Il n'y a pas eu d'étude sur les effets à long terme de ces régimes. Les résultats d'une consommation élevée de protéines et de graisses sur la fonction rénale, la santé des os, le système cardio-vasculaire et l'incidence du cancer ne sont donc pas encore connus.

Ces régimes restent bien en dessous des 5 à 10 portions quotidiennes de fruits et légumes associées au maintien d'une bonne santé. Par ailleurs, la recherche a confirmé des liens entre une consommation excessive de viande et les cancers du côlon et de la prostate, de même qu'entre un excès de protéines et la décalcification.

Faut-il suivre ou non de tels régimes ?

Les résultats à court terme sont indéniables. Mais, à long terme, ce type de régime ne se révèle pas supérieur aux autres, tandis que les menaces qu'il fait peser sur la santé sont réelles. Quelle que soit l'urgence de perdre du poids, il faut se rappeler que la santé prime avant tout. Et c'est avec un régime hypocalorique bien équilibré que l'incidence des maladies peut le mieux diminuer.

Ce qu'il faut savoir

- D'après de nombreuses études, les régimes pauvres en glucides font perdre plus de poids que les autres au cours des six premiers mois. L'écart diminue peu à peu et les résultats sont comparables au bout d'un an.
- Il n'y a pas eu d'études évaluant les conséquences à long terme sur la santé (en particulier celle des reins, des os et du système cardio-vasculaire) d'une alimentation riche en protéines et en graisses.
- À court terme, les régimes pauvres en glucides l'emportent sur les autres pour leurs impacts positifs sur les taux de « bon » cholestérol (HDL) et de triglycérides. À l'égard des taux de cholestérol total et de « mauvais » cholestérol (LDL), les résultats sont équivalents, qu'il s'agisse de régimes pauvres en glucides ou classiques.
- Beaucoup de ces régimes restreignent aussi les calories, volontairement ou parce que les personnes qui les suivent sont portées à moins manger. On pourrait donc attribuer les résultats positifs des régimes pauvres en glucides à une diminution de l'apport calorique.
- Les études portant sur les régimes pauvres en glucides sont souvent incomplètes à cause du taux élevé d'abandons, ce qui explique que l'on connaisse surtout les résultats à court terme.

GRILLADES

LES RISQUES

La grillade est incontestablement le mode de cuisson le plus ancien du monde. Les aliments grillés conservent toute leur saveur et ne requièrent aucun ajout de graisse. Parce qu'ils cuisent rapidement sur le gril, les légumes perdent très peu de leur eau et de leurs vitamines.

Le principe de la cuisson au gril

La cuisson sur le gril à l'extérieur, ou sous le gril du four, consiste à exposer les aliments à une source directe de chaleur, comme le faisait, somme toute, l'homme des cavernes. La saveur intense que dégagent les aliments grillés est le résultat d'une série de réactions chimiques qui s'enchaînent lorsqu'on soumet les aliments à de très hautes températures. Le gril – qu'il soit activé par la flamme du gaz, une résistance électrique ou des charbons ardents – développe des températures de 4 à 6 fois plus élevées que celles d'un four. Un grilloir électrique peut atteindre 1 090 °C, un grilloir au gaz 1 650 °C, alors que la cuisson au four ne dépasse pas 260 °C. Le danger est que les aliments, au lieu de se caraméliser doucement, se carbonisent avant même que l'intérieur ne soit cuit. C'est pourquoi il faut réserver ce mode de cuisson aux aliments à cuisson rapide, comme le poisson et de minces lamelles de viande et de volaille. Les légumes tels que l'aubergine, la courgette, le poivron ou le champignon se prêtent à cette cuisson. C'est aussi le cas de certains fruits, comme la pomme et la pêche. La seule préparation requise consiste à enduire les aliments d'huile à l'aide d'un pinceau pour les empêcher de coller à la grille et de se dessécher, puis de les saupoudrer d'aromates. Il s'agit donc d'une méthode de cuisson qui peut sembler très simple, mais il ne faut pas se fier aux apparences.

ATTENTION

Il vaut mieux faire patienter des invités affamés que d'abréger la cuisson des hamburgers sur le gril. Le steak haché peut fréquemment avoir été en contact avec la bactérie *Escherichia coli*, qui vit dans l'intestin des ruminants et risque toujours d'infecter la viande à l'abattage. Cette bactérie potentiellement toxique est détruite à la cuisson, mais survit tant que la viande reste rouge. Il faut donc cuire les steaks jusqu'à ce que le jus qui s'en écoule soit clair, et veiller aussi à ne pas les remettre, une fois cuits, sur l'assiette où se trouvait la viande crue.

Les dangers potentiels

Exposée à de très hautes températures, la surface de la viande se calcine. Une fumée âcre se dégage alors et on risque un embrasement. Mais ce n'est pas tout : au contact des charbons ardents, la graisse qui s'écoule de la viande forme des hydrocarbures aromatiques polycycliques, substances cancérogènes qui se mêlent à la fumée et se déposent sur la nourriture. Pour

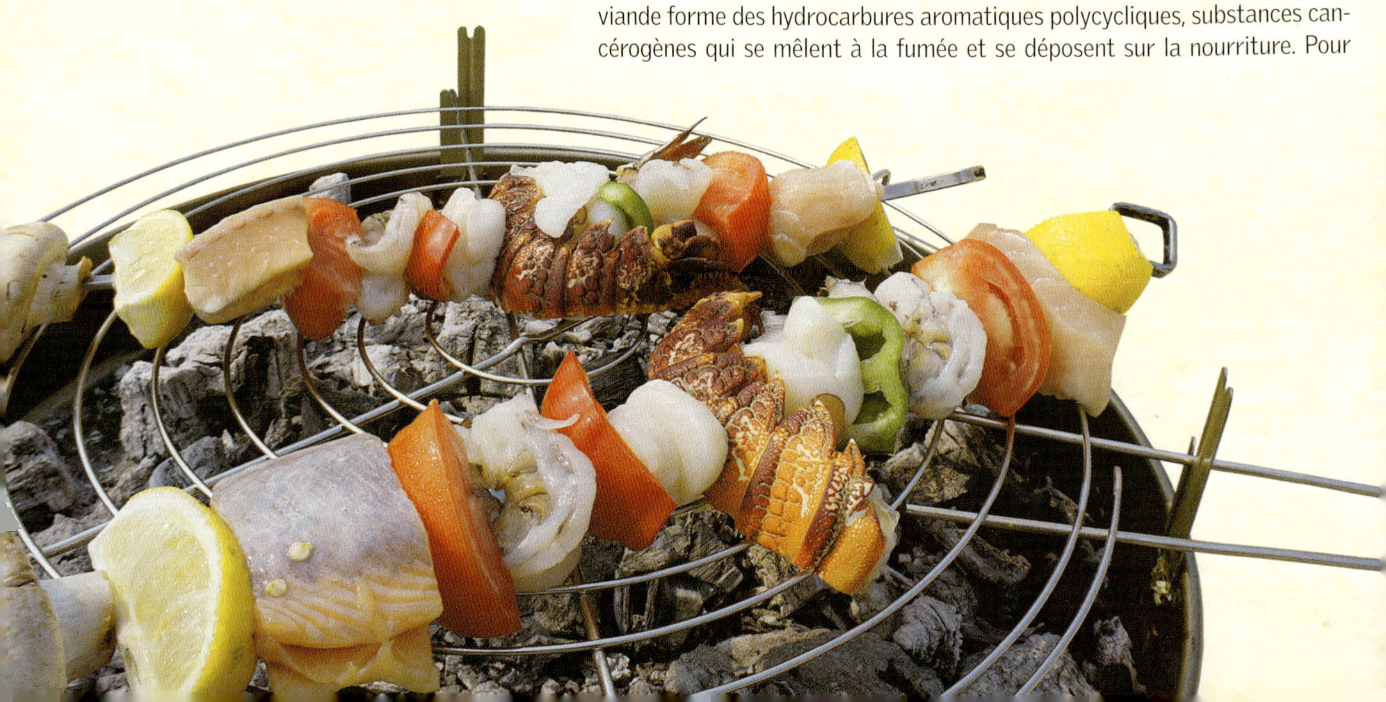

minimiser la fumée, on peut faire subir aux aliments une cuisson ou un blanchiment préalables, puis se contenter de les déposer quelques minutes sur le gril pour former une croûte agréable qui retient les sucs. On peut aussi choisir des morceaux de viande maigres et supprimer la graisse visible. Les graisses peuvent être recueillies en plaçant sous la viande un récipient muni d'un pare-éclaboussures ou, mieux, dans un bac rempli d'eau.

Soumettre la viande, la volaille ou le poisson à des températures extrêmes entraîne, en outre, l'apparition d'amines hétérocycliques. Celles-ci, dont l'absorption favorise l'apparition de cancers, du moins en expérimentation animale, se forment surtout dans la viande rouge poêlée ou grillée. Ce pourrait être la raison pour laquelle la consommation de viande rouge a été associée, du moins dans certaines études, à l'élévation du risque de certains cancers comme celui du côlon.

La cuisson à haute température dégage d'autres substances potentiellement toxiques. Les nitrosamines, par exemple, résultent de la cuisson d'un aliment renfermant des nitrites (comme les saucisses, le jambon et les viandes traitées en saumure).

Il n'y a aucune preuve directe que les substances cancérogènes pour les animaux le soient également pour l'homme, mais de nombreux indices épidémiologiques indiquent que les aliments cuits à très haute température devraient être consommés avec modération.

Des associations protectrices

On peut minimiser les risques posés par les grillades en les associant à des nutriments protecteurs. Les vitamines C et E, par exemple, bloquent les réactions chimiques qui libèrent les nitrosamines. Les propriétés antioxydantes de ces deux vitamines, de même que celle du bêta-carotène, neutralisent certaines substances cancérogènes. Le son du blé, en se liant aux nitrites, empêche ceux-ci de libérer des nitrosamines. Si on mange une entrecôte grillée au déjeuner, on peut se protéger en la faisant précéder d'une grande assiette de crudités arrosées d'huile végétale et de jus de citron, pour les vitamines C et E, et en l'accompagnant de pain complet, qui renforce l'apport de fibres des végétaux.

Certaines composantes des légumes se lient directement aux hydrocarbures polycycliques et autres carcinogènes, et les empêchent d'entrer en contact avec l'ADN. Il semblerait que les bioflavonoïdes, pigments de bon nombre de légumes et de fruits, bloquent bien l'action des carcinogènes. Les fibres aussi peuvent se lier aux carcinogènes ou les bloquer et hâter leur évacuation du tube digestif. Il faut donc, lorsqu'on cuisine au barbecue, servir en même temps beaucoup de légumes à feuilles vert foncé et de céréales complètes. Un barbecue végétarien pourra être complété avec les protéines d'un fromage allégé. Les fruits grillés apportent des vitamines et des fibres, sans compter le goût et la couleur, incomparables.

Le danger des marinades

Les marinades donnent du caractère à la viande. Une note sucrée dans la marinade accélère la caramélisation parce que les sucres brunissent à températures plus basses que les protéines et les féculents. Le danger est qu'ils donnent l'impression que la viande est cuite alors qu'elle ne l'est pas.

Bien que certaines recettes recommandent une longue macération, celle-ci est inutile, car la marinade ne pénétrera jamais la viande à cœur.

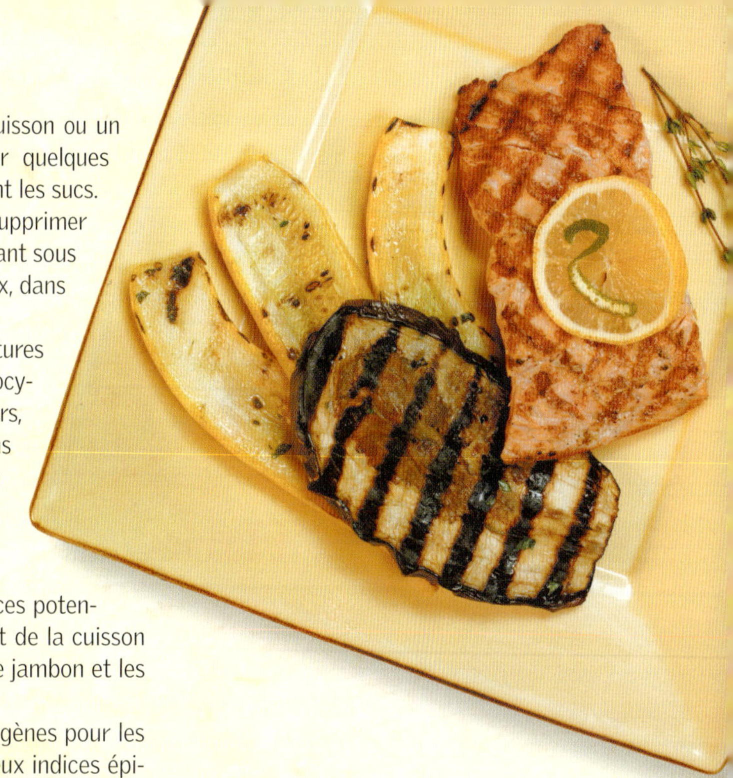

Pour réduire les risques de la cuisson au gril

La cuisson au charbon de bois, surtout celle des viandes grasses, dégage des composés chimiques potentiellement cancérogènes. Les facteurs du danger sont la calcination et la fumée qui se dégage quand la graisse coule sur les charbons. Voici quelques façons simples de réduire les risques.

1. Évitez les flammes, car elles entraînent des fumées nocives. Si la graisse, en s'écoulant, provoque trop de fumée, déplacez les aliments sur la grille, faites pivoter la grille ou réduisez la chaleur.
2. Ne faites pas cuire trop longtemps la viande et ne mangez pas les morceaux calcinés.
3. En plaçant les charbons un peu sur le côté, vous éviterez que la graisse ne coule dessus. Gardez une bouteille d'eau à portée de la main pour arroser les charbons s'ils deviennent trop chauds ou s'enflamment.
4. Couvrez la grille d'une feuille d'aluminium percée en quelques endroits. Elle protégera les aliments de la fumée et des flammes.
5. Cuisez la viande par petites portions pour écourter le passage sur le gril.
6. Faites toujours bien décongeler la viande surgelée avant de la griller, sinon la surface brûlera avant que l'intérieur ne soit cuit.

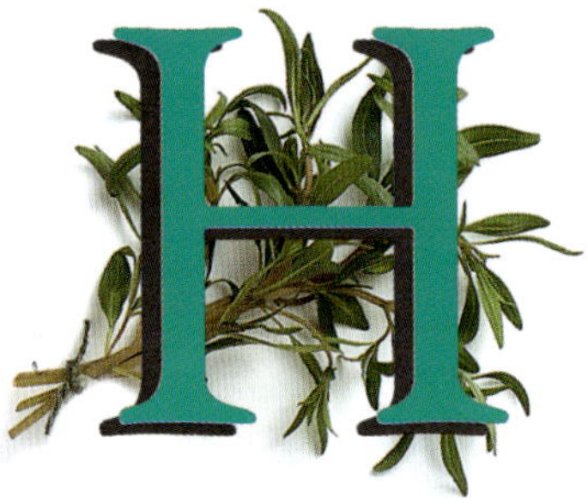

Haricot vert

AVANTAGES

- peu énergétique
- bonne source de vitamines A et C, d'acide folique et de fibres

Le haricot vert, connu au Pérou et au Mexique depuis des millénaires, n'a été longtemps cultivé en Europe que pour ses grains, qui étaient mangés frais ou séchés. Ce sont les Italiens qui, au milieu du XVIIIe siècle, commencèrent à consommer les jeunes gousses encore immatures. Depuis, les variétés de haricots verts se sont diversifiées. On distingue :
– **les haricots filets** : allongés, parfois mouchetés de brun, ils doivent être cueillis à la main, jeunes, avant la formation des « filets » (ou fils), bordures cellulosiques très fibreuses. Ils ont tendance à se raréfier sur le marché ;
– **les haricots mange-tout** : plus gros et plus charnus, sans fils, vert pâle ou jaunes, d'où leur surnom de haricots beurre.

Il faut les choisir très frais, encore gonflés de sève et cassants quand on brise la gousse. On les cuit à l'eau ou, mieux, à la vapeur, ce qui préserve davantage leurs minéraux et vitamines.

VALEUR NUTRITIONNELLE

Très peu énergétique – 50 kcal pour une portion de 200 g –, le haricot vert est une bonne source de bêta-carotène (ou provitamine A) et d'acide folique, puisqu'une portion couvre 30 % de l'apport nutritionnel conseillé (ANC). Il fournit aussi de la vitamine C (10 à 15 % de l'ANC pour une portion de 200 g de haricots verts cuits) et des quantités non négligeables de potassium, magnésium, fer et calcium. Ses fibres, constituées à parts égales de fibres solubles et insolubles, sont abondantes (une portion de 200 g en apporte 8 g, soit plus de 25 % de l'ANC) et efficaces pour stimuler le transit intestinal.

Les haricots verts, surtout quand ils sont très jeunes et très fins, font partie des légumes les mieux supportés : avec les carottes, ils sont d'ailleurs les premiers légumes que l'on propose aux bébés, sous forme de purée fine. ❖

Hémorragie

PRIVILÉGIER

- épinards, brocoli, légumes à feuilles vert foncé, abats
- viande maigre, volaille, poisson, fruits de mer et aliments riches en fer et en vitamine B_{12}
- agrumes, fruits et légumes pour la vitamine C

ÉVITER

- alcool, aspirine et autres médicaments qui diminuent la coagulation sanguine
- suppléments d'acides gras oméga-3

Si l'hémophilie est héréditaire, d'autres troubles hémorragiques sont le résultat de carences nutritionnelles, de médicaments qui réduisent la coagulation sanguine, comme l'aspirine, et de certains cancers. On parle alors de thrombocytopénie, terme médical pour signaler une diminution du nombre des plaquettes, essentielles à la coagulation. Les symptômes incluent les ecchymoses (« bleus »), saignements du nez et saignements excessifs, même sur une petite coupure. Parfois, les gencives saignent aussi. Les femmes auront des pertes menstruelles importantes.

Attention aux médicaments. Le traitement varie selon la cause. Souvent, arrêter l'aspirine et les médicaments qui diminuent la production et la fonction des plaquettes suffit à résoudre le problème. Dans d'autres cas, il faut procéder à des transfusions.

LES EFFETS DE LA NUTRITION

La vitamine K – nécessaire à la coagulation du sang – est fabriquée par les bactéries intestinales ; on en trouve aussi dans les petits pois, le brocoli, les épinards, les légumes à feuilles vert foncé, les choux de Bruxelles et les abats. Parfois, la prise prolongée d'antibiotiques détruit les bactéries qui fabriquent la vitamine K. On pourra y suppléer en prenant des suppléments de cette vitamine.

Limiter les aliments qui contiennent de la vitamine K si l'on prend des anticoagulants. La vitamine K peut entrer en interaction avec la coumarine, par exemple. Les acides gras oméga-3 des poissons gras diminuent l'activité des plaquettes. Il y a risque d'hémorragie si l'on prend beaucoup d'huiles de poisson, pis encore si l'on prend aussi de l'aspirine.

Le saignement des gencives peut être dû à une carence en vitamine C. Des saignements chroniques mènent à l'anémie, qu'on corrigera avec fer, acide folique et vitamines. ❖

Hépatite

RÉDUIRE

- aliments gras et aliments sucrés

ÉVITER

- coquillages exposés à l'eau polluée
- fruits et légumes non pelés et mal lavés
- aliments vendus ou préparés dans des conditions non hygiéniques
- alcool sous toutes ses formes

Le jaunissement de la peau et du blanc de l'œil (jaunisse ou ictère) est le premier signe visible d'hépatite : il est dû à l'accumulation dans le sang de bilirubine, un pigment de la bile, sous-produit que le foie fabrique en dégradant les globules rouges pour recycler le fer qu'ils contiennent. Elle se retrouve dans la bile, un suc digestif fabriqué par le foie, et est excrétée dans les selles et l'urine. La jaunisse se développe lorsque la bilirubine s'accumule dans le sang.

Il existe trois types de jaunisse : le plus courant est provoqué par une hépatite ou une maladie du foie ; l'ictère d'origine obstructive est dû à un calcul ou à une atteinte de la vésicule biliaire ; le dernier type, plus rare, est induit par des anomalies du métabolisme de la bilirubine.

Plus de 1 500 000 Français sont atteints chaque année de maladies du foie et de la vésicule biliaire, mais tous ne développent pas une jaunisse. On a identifié jusqu'à ce jour cinq formes d'hépatite virale. L'inflammation du foie peut également être due à l'alcool ou à la drogue, à une réaction à un médicament, à des infections bactériennes, parasitaires ou fongiques. Certaines souches d'hépatite virale sont très contagieuses : elles peuvent se propager par de l'eau ou des coquillages contaminés (hépatite A). L'hépatite peut aussi se transmettre par transfusion sanguine, au cours de relations sexuelles ou par l'usage de seringues contaminées (hépatite B).

Outre l'ictère, les symptômes de l'hépatite incluent : fièvre, fatigue, nausées, vomissements, diarrhée et perte d'appétit. L'urine devient ambrée et les selles sont décolorées parce que la bilirubine n'est pas excrétée. Les hépatites graves peuvent entraîner la mort.

L'ictère accompagne parfois la maladie de Gilbert (un trouble bénin du métabolisme de la bilirubine), qui touche de 3 à 5 % de la population. Dans ce cas, la jaunisse n'est pas une maladie du foie. Il existe plusieurs autres formes rares de jaunisse d'origine génétique.

L'ICTÈRE DU NOUVEAU-NÉ

Il est fréquent chez les bébés dans les premiers jours après la naissance, en particulier chez les prématurés. Il est dû à l'immaturité des cellules hépatiques. Il n'y a généralement pas d'autres symptômes et il disparaît spontanément en une semaine. Exposer le bébé aux ultraviolets accélère la guérison, car ces rayons modifient la bilirubine sous une forme plus facile à excréter.

Nourrir le bébé rapidement après la naissance et de façon répétée réduit le risque de jaunisse en stimulant l'intestin et en augmentant ainsi le nombre de selles, et donc l'excrétion de bilirubine. Mais il arrive que la jaunisse soit une réaction du nouveau-né au lait maternel ; il faut alors passer pendant 1 jour ou 2 à une formule lactée, puis reprendre l'allaitement.

APPROCHES NUTRITIONNELLES

Une hépatite virale guérira d'elle-même, en plusieurs semaines, avec du repos et une alimentation reconstituante et équilibrée. Malheureusement, beaucoup de patients manquent d'appétit au moment même où il leur faudrait absorber des calories supplémentaires pour aider leur foie à régénérer ses cellules endommagées. On a constaté que leur appétit diminue et que la nausée augmente au fur et à mesure que la journée s'écoule : le petit déjeuner est donc le repas qui est le mieux toléré.

Manger beaucoup de protéines. En convalescence d'une hépatite, une alimentation saine, avec des protéines d'origine animale et végétale, est indispensable. Les meilleures sources de protéines animales sont : viande maigre, volaille, œufs, poisson et produits laitiers. Si l'on manque d'appétit, répartir plusieurs petits repas et collations (lait frappé ou boisson enrichie) au cours de la journée est une bonne solution. Les aliments frits et très gras, difficiles à assimiler, doivent être évités ; mais un petit peu de corps gras est bon, car ils apportent des calories. En général, les lipides des produits laitiers et des œufs sont plus faciles à digérer que ceux des aliments frits et de la viande grasse.

Éviter l'alcool. On évitera toute boisson alcoolisée pendant la phase évolutive de la maladie, car l'alcool est encore plus toxique sur des cellules hépatiques fragilisées. Après la guérison, on pourra en boire à nouveau, bien que certaines maladies du foie demandent une abstinence totale pour le reste de la vie. Il semble que les préparations médicinales à base de chardon-Marie peuvent être utiles dans les dysfonctions hépatiques. ❖

Herbes qui soignent

Voir p. 202

Hernie hiatale

PRIVILÉGIER

- petits repas fréquents
- aliments riches en fibres bien tolérées : pain bis, légumes cuits à la vapeur, compotes de fruits

RÉDUIRE

- café et vin, en particulier avant le coucher

ÉVITER

- surpoids
- repas copieux et boissons gazeuses
- aliments gras et chocolat
- alcool et tabac
- tout aliment qui produit ou aggrave les symptômes

Le hiatus est la petite ouverture dans le diaphragme qui se trouve à la jonction de l'œsophage et de l'estomac. On parle de hernie hiatale lorsque cette ouverture s'élargit, permettant au haut de l'estomac de faire protrusion dans l'œsophage. Certaines hernies hiatales sont présentes à la naissance. La plupart, cependant, se développent plus tard, à l'occasion d'une grossesse ou d'un gain de poids excessif, deux situations qui entraînent une pression sur l'estomac. Toux, vomissements, effort à la défécation ou effort physique excessif peuvent entraîner un agrandissement du hiatus.

La hernie hiatale est très courante : presque la moitié des adultes sont concernés, mais la plupart l'ignorent parce qu'ils n'éprouvent aucun symptôme. On établit le diagnostic à l'occasion de douleurs épigastriques et de brûlures d'estomac dues à un reflux acide dans l'œsophage. Ce n'est généralement pas une maladie grave. Mais il y a des exceptions, en particulier lorsque les acides de l'estomac causent des lésions à l'œsophage ; on peut alors avoir recours à la chirurgie.

SI VOUS SOUFFREZ D'UNE HERNIE HIATALE

- Ne vous étendez pas après les repas. Tâchez d'attendre au moins 2 heures avant de vous coucher.
- Ne faites pas d'exercice après les repas. Marcher ne nuit pas, mais attendez 2 ou 3 heures pour les exercices vigoureux.
- Ne portez pas de vêtements ajustés, qui exercent une pression sur l'estomac.
- Détendez-vous. Le stress ralentit la digestion, ce qui favorise le reflux acide. Les exercices respiratoires, le yoga et la méditation sont d'excellents moyens de se relaxer.

LES APPROCHES NUTRITIONNELLES ET LES TRAITEMENTS

Éviter les repas copieux qui distendent l'estomac. Mangez 4 ou 5 petits repas dans la journée. Renoncez aux boissons gazeuses, qui peuvent aggraver les symptômes. Après avoir mangé, ne vous étendez pas, ne vous baissez pas et ne vous penchez pas en avant, ces positions pouvant favoriser le reflux. Abstenez-vous de manger et de boire quoi que ce soit dans les 2 heures qui précèdent le coucher. C'est le moment le plus critique pour les crises.

Ne pas boire d'alcool le soir. L'alcool, y compris le vin, est un myorelaxant (relaxant musculaire) ; n'en prenez pas dans la soirée.

Éviter les aliments épicés et acides. Éliminez les aliments qui tendent à irriter votre estomac et à provoquer des malaises digestifs. Ils varient d'une personne à l'autre, mais il faut éviter les suivants : épices, agrumes, tomates, oignon, ail, cornichons, vinaigre. Le café, sous toutes ses formes, augmente l'acidité de l'estomac, de même que le tabac. Le chocolat et la menthe ont tendance à relâcher le sphincter hiatal et sont à écarter de l'alimentation ; les aliments gras séjournent plus longtemps dans l'estomac que les autres et peuvent provoquer des malaises digestifs. Il est conseillé de boire de l'eau à petites gorgées ou de prendre une infusion chaude quand la régurgitation est imminente, mais évitez les antiacides qui contiennent de la menthe.

Manger des fibres et boire beaucoup en dehors des repas. La constipation peut aggraver une hernie hiatale, car l'effort à la défécation distend l'abdomen. Mangez beaucoup d'aliments riches en fibres bien supportées : pain bis ou complet, fruits et légumes. Il est important de faire de l'exercice tous les jours et de boire beaucoup en dehors des repas.

Les personnes qui ont souvent des symptômes la nuit peuvent essayer de surélever la tête de leur lit de 8 à 15 cm.

Si les modifications apportées au mode de vie et les médicaments antireflux ne soulagent pas les symptômes, on prescrira des médicaments plus appropriés ou la chirurgie, pour repositionner l'estomac sous le diaphragme et réduire l'ouverture hiatale. ❖

Herpès

PRIVILÉGIER

- alimentation nutritive et équilibrée, avec beaucoup de céréales complètes, de fruits et de légumes, ainsi que des protéines de qualité pour renforcer le système immunitaire

RÉDUIRE

- alcool et caféine

ÉVITER

- tabac
- exposition excessive au soleil

Infection très contagieuse, l'herpès est causé par des souches du virus *Herpes simplex* ; il s'accompagne de vésicules qui démangent. L'herpès de type 1, ou herpès labial, cause les boutons de fièvre autour de la bouche. Il peut, dans certains cas, infecter les yeux, entraînant la cécité ou, pis, atteindre le cerveau dans le cas de la très grave encéphalopathie herpétique. L'herpès de type 2, ou herpès génital, se transmet sexuellement ; les vésicules apparaissent dans la région anogénitale. Des pratiques orales avec une personne infectée peuvent cependant causer des vésicules sur la bouche et dans la gorge, difficiles à différencier de l'herpès de type 1.

Quelle que soit la localisation de l'herpès, les vésicules éclatent, suintent, forment des croûtes et guérissent en quelques jours ou semaines. Certaines personnes peuvent avoir un peu de fièvre, des ganglions et être fatiguées. Le virus reste dormant ; certains sujets n'ont jamais d'autre accès, d'autres ont des éruptions sporadiquement tout au long de leur vie.

Les récidives peuvent être favorisées par la fatigue, les changements hormonaux, le stress physique ou émotionnel, la fièvre, l'exposition au soleil et d'autres facteurs environnementaux. Certains aliments et médicaments précipitent les récurrences chez les sujets vulnérables. Si vous avez des accès fréquents, analysez votre mode de vie et essayez d'identifier les causes déclenchantes.

Le virus de l'herpès, enfoui au fond des cellules, est inaccessible aux médicaments en dehors des poussées. Chaque éruption est donc l'occasion pour le médecin de prescrire un antiviral tel le valaciclovir en comprimés ou l'aciclovir, en comprimés et en pommade, pour raccourcir la crise et espacer les récidives. Il est inutile de se traiter entre les poussées.

Les suppléments alimentaires comme la L-lysine, un acide aminé, n'ont pas démontré de réelle efficacité. Aucun aliment n'a de réel effet protecteur, mais l'ail, la mélisse et le millepertuis peuvent apaiser les sensations de brûlure qui accompagnent les crises d'herpès.

Précautions. Une femme enceinte qui a fait de l'herpès génital doit en informer son obstétricien. Si l'infection est active, elle peut être transmise au bébé lors de l'accouchement et entraîner une cécité, un retard mental, voire la mort. On procédera à une césarienne pour en prévenir la transmission.

L'AUTOMÉDICATION

Si vous avez des signes avant-coureurs d'un accès d'herpès labial, de l'aspirine et de la glace en empêchent parfois l'installation. À l'apparition des lésions, des compresses d'eau froide ou de lait peuvent soulager. Pour ne pas transmettre l'infection, n'embrassez pas les autres et n'utilisez pas leurs assiettes, verres et couverts.

Lors des accès d'herpès génital, des bains tièdes ou des compresses d'eau salée peuvent soulager l'inflammation. Gardez la partie infectée propre et sèche. Lavez-vous les mains après avoir touché les vésicules pour ne pas propager l'infection à d'autres parties de votre corps. L'herpès de type 2 est très contagieux ; les personnes infectées ne devraient avoir aucun contact sexuel avec des sujets sains durant un accès. Prévenez tout partenaire que vous êtes porteur de l'herpès. Les préservatifs peuvent diminuer le risque de transmission sexuelle mais ne l'éliminent pas.

Bien manger. Pour aider à prévenir les récidives, renforcez votre système immunitaire en mangeant de façon équilibrée et en privilégiant les céréales complètes, les fruits et légumes et, surtout, les protéines. Ne fumez pas ; pas d'excès d'alcool ni de caféine. Faites de l'exercice physique et prenez du repos pour atténuer le stress. Évitez les expositions prolongées au soleil et appliquez une protection solaire. Ne prenez pas de la vitamine C à fortes doses, car elle pourrait favoriser les récidives. ❖

UN PETIT TRUC

CONTRE L'HERPÈS, L'AIL

L'application, deux fois par jour, d'une gousse d'ail fraîche sur les lésions pourrait réduire la durée de la poussée d'herpès.

YAOURT EN PRÉVENTION ?

On a remarqué que, dans quelques cas, la bactérie *Lactobacillus acidophilus*, présente dans certains yaourts à base de ferments actifs, pourrait prévenir la récurrence des boutons de fièvre. Pour une dose thérapeutique, on suggère les suppléments de ferments lactiques.

Homard

Voir Crustacés et fruits de mer

Huiles

AVANTAGES

- fournissent des acides gras essentiels, nécessaires à la synthèse cellulaire et à la production d'hormones
- beaucoup sont de très bonnes sources de vitamine E
- améliorent le goût et la texture des aliments

INCONVÉNIENTS

- très caloriques
- les huiles saturées (solides) peuvent faire monter le taux de cholestérol sanguin

De tout temps, les huiles végétales ont été des sources importantes d'énergie et d'éléments nutritifs. Avant la réfrigération, la conservation des aliments dans l'huile était de première nécessité. Aujourd'hui, l'huile règne en cuisine, où elle donne de la saveur, de l'arôme et une texture agréable aux aliments. Et, comme il faut du temps pour la digérer, c'est un bon coupe-faim.

Huiles et graisses sont des corps gras qui se distinguent uniquement par leur point de fusion. À température ambiante, l'huile est liquide et la graisse, solide. Mais toutes deux sont constituées de 100 % de lipides, des nutriments à grande valeur énergétique. Huiles et graisses apportent 9 kcal par gramme, soit 900 kcal pour 100 g, soit 90 à 110 kcal pour une cuillerée à soupe ! Elles fournissent aussi des acides gras essentiels à l'entretien des parois cellulaires et qui jouent un rôle important dans la croissance, l'entretien des hormones sexuelles et des prostaglandines (substances hormonales exerçant des fonctions biologiques multiples) et l'absorption des vitamines A, D, E et K, liposolubles (solubles dans les corps gras). Les huiles végétales ne contiennent pas de cholestérol ; il n'y en a que dans les graisses animales.

Parmi les huiles les plus anciennes figurent l'huile d'olive – les olives ont été cultivées pour leur fruit et l'huile qu'on en extrait dans toute la région méditerranéenne depuis au moins 6 000 ans –, l'huile de sésame, venue d'Afrique et d'Inde, et l'huile de noix, traditionnelle chez nous. Le cocotier et le palmier à huile poussent sous les tropiques ; on extrait l'huile de leur noix. Aujourd'hui, les huiles les plus répandues sont celles de tournesol, de colza, d'olive, d'arachide, de maïs et de soja, ainsi que celles de coprah (noix de coco) et de palme, très employées dans les fritures et produits du commerce (biscuits, viennoiseries, plats préparés, etc.) car elles sont solides à température ambiante.

Les huiles végétales sont extraites de graines ou de fruits par broyage et pressage. L'huile vierge provient de la pression à froid d'olives ou de noix de première qualité. Les autres huiles sont soumises à divers procédés : lessivage à la soude, centrifugation et filtration pour ôter les particules indésirables, traitement à la chaleur avec des solvants pour enlever les derniers résidus, enfin

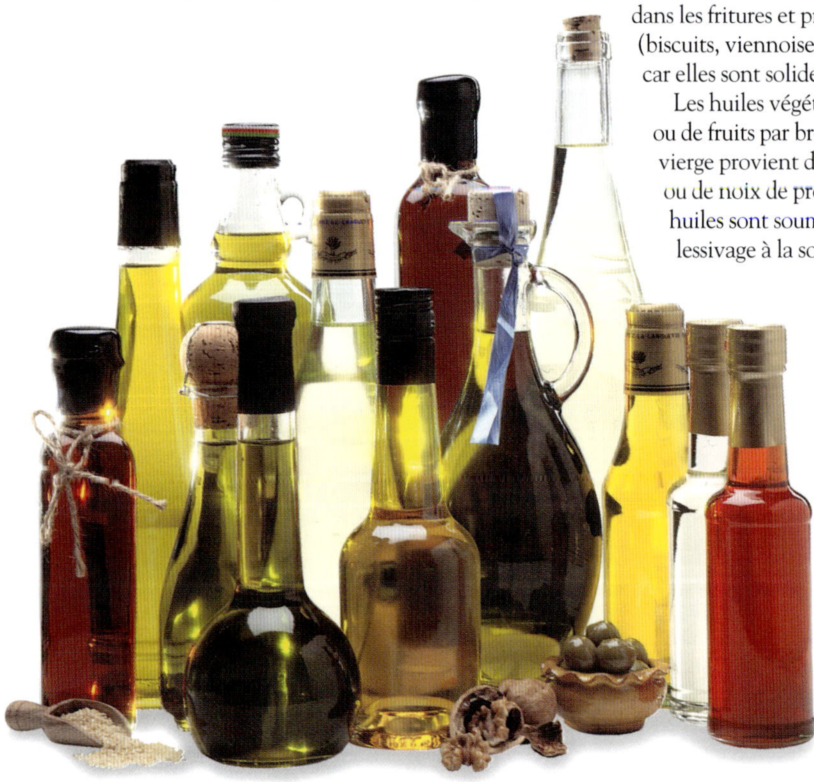

HUILES VARIÉES. *Les huiles de sésame, d'olive (vierge, vierge extra ou pure), d'arachide, de noisette, de noix, de sésame, de carthame, parfumées à l'ail et au piment sont quelques-unes des nombreuses huiles végétales.*

désodorisation à la vapeur. Certaines subissent un raffinage pour retirer les composants qui figent au froid et qui les rendraient troubles.

LES DIFFÉRENTES HUILES

Les huiles peuvent être classées en trois catégories, selon leur teneur en acides gras dominants.

– **Les huiles riches en acides gras saturés** : coprah (noix de coco), palme et palmiste. On les dit « concrètes », c'est-à-dire solides à température ambiante.

– **Les huiles riches en acides gras mono-insaturés** : olive, arachide et colza.

– **Les huiles riches en acides gras polyinsaturés** : tournesol, maïs, pépins de raisin, sésame, carthame.

Certaines d'entre elles (tournesol, maïs, pépins de raisin) sont d'excellentes sources de vitamine E naturelle, aux propriétés antioxydantes marquées.

HUILES CONCRÈTES : À ÉVITER

Les acides gras saturés (tels les acides laurique, myristique et palmitique, abondants dans les huiles concrètes) ont tendance à augmenter le taux de « mauvais » cholestérol (LDL). Ainsi, même s'il s'agit de corps gras végétaux, les graisses végétales solides sont à éviter dans l'alimentation. Elles sont pourtant largement utilisées par les industriels. C'est le cas par exemple de la graisse de palme utilisée pour les frites industrielles et par beaucoup de restaurateurs – la graisse de palme est aussi vendue sous forme de pain pour les fritures familiales. Les produits de biscuiterie et de viennoiserie en renferment très souvent. Il faut savoir lire leur étiquette : la formulation « graisse végétale » est en effet presque toujours synonyme de graisses de coprah, de palme ou de palmiste, très saturées. Les « huiles hydrogénées », quelle que soit leur origine, sont à éviter, car saturées elles aussi (voir encadré Attention).

QUELLE HUILE CHOISIR ?

En réalité, quand on parle d'huile, on évoque presque toujours une huile fluide à température ambiante, riche en acides gras insaturés. Il est conseillé de varier les huiles que l'on consomme, afin de recevoir des apports en acides gras conformes aux recommandations des nutritionnistes. Selon leur composition respective, les huiles ont des actions différentes sur l'organisme.

Les huiles d'olive et d'arachide, contenant principalement des acides gras mono-insaturés, ont tendance à abaisser le taux de « mauvais » cholestérol (LDL). L'huile d'olive vierge, qui donne un goût très particulier aux plats, renferme des composants protecteurs. L'huile d'arachide, quant à elle, est appréciée pour sa saveur neutre et sa grande résistance à la chaleur ; c'est l'huile parfaite pour les fritures.

L'huile de tournesol est riche en acides gras polyinsaturés de la famille des oméga-6. Ces acides gras peuvent abaisser globalement le cholestérol, mais aussi le « bon » cholestérol (HDL). Malgré leur effet bénéfique sur la coagulation du sang, on cherche à limiter leur apport car, pris en excès, ils provoquent des phénomènes inflammatoires et sont susceptibles de produire des radicaux libres. Cette huile est largement employée dans l'industrie, mais sa consommation familiale est actuellement en forte baisse.

Les huiles de colza et de noix sont d'excellentes sources d'acides gras oméga-3, qui offrent une protection cardio-vasculaire reconnue, mais dont l'apport alimentaire reste encore insuffisant, surtout au regard des oméga-6. Elles sont à utiliser en assaisonnement (vinaigrette, mayonnaise).

Il existe enfin des huiles mélangées à vocation nutritionnelle, dont les différents composants (tournesol, colza, etc.) permettent de recevoir des apports en acides gras bien équilibrés.

Dans tous les cas, pour éviter un excès de lipides et de calories, il est souhaitable de savoir limiter sa consommation globale d'huile à 1 ou 2 cuillerées à soupe par jour (soit 10 à 20 g).

QUELLES HUILES POUR QUEL USAGE ?

- Très résistantes à la chaleur (pouvant s'utiliser en friture) : arachide, olive, pépins de raisin.
- Résistantes à la chaleur (cuisson classique) : tournesol, maïs.
- Pour des assaisonnements à froid : colza (supporte un très léger chauffage), soja, noix.

LES HUILES MINÉRALES

Les huiles non digestibles extraites d'hydrocarbures non digestibles comme le pétrole, telle l'huile de paraffine, sont utilisées comme laxatif, souvent par les personnes qui se purgent pour maigrir. C'est une pratique dangereuse qui nuit à l'absorption d'éléments nutritifs, comme les vitamines liposolubles, et pourrait provoquer des incontinences intestinales gênantes.

ATTENTION

Les huiles utilisées pour fabriquer les margarines et les graisses, employées dans les produits du commerce (biscuits notamment), sont souvent hydrogénées. Ce procédé permet de les solidifier et augmente leur durée de conservation. Mais il a l'inconvénient de donner naissance à des acides gras « trans » qui, comme les acides gras saturés, augmentent le « mauvais » cholestérol (LDL) tout en diminuant le « bon » (HDL). Même si désormais certaines margarines ne renferment plus de graisses hydrogénées, elles apportent cependant des graisses saturées : environ 20 % des lipides dans les margarines courantes dures et 13 % dans les margarines molles.

HERBES QUI SOIGNENT

DES ACTIONS TRÈS DIVERSES

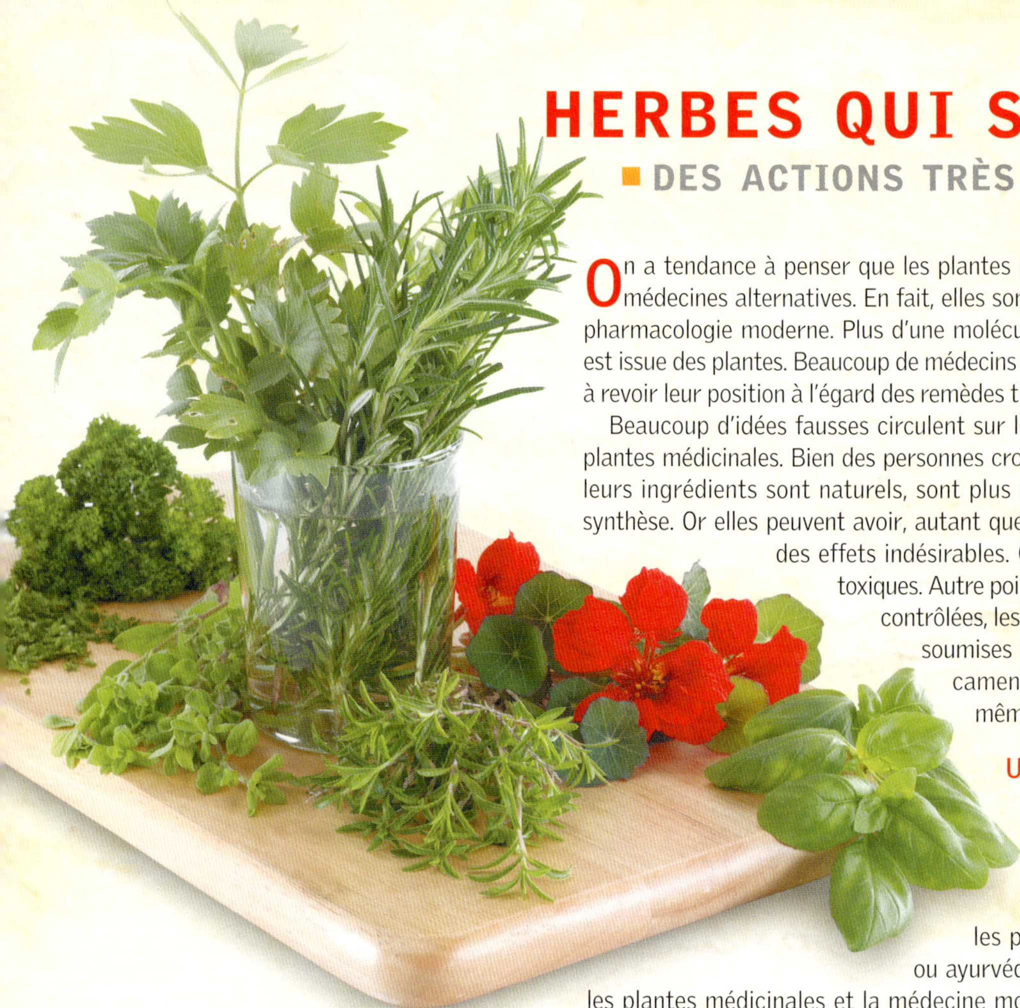

On a tendance à penser que les plantes médicinales sont l'apanage des médecines alternatives. En fait, elles sont souvent les précurseurs de la pharmacologie moderne. Plus d'une molécule médicamenteuse sur quatre est issue des plantes. Beaucoup de médecins et de chercheurs ont commencé à revoir leur position à l'égard des remèdes traditionnels de la phytothérapie.

Beaucoup d'idées fausses circulent sur les avantages et l'innocuité des plantes médicinales. Bien des personnes croient que ces plantes, parce que leurs ingrédients sont naturels, sont plus sûres que les médicaments de synthèse. Or elles peuvent avoir, autant que les produits pharmaceutiques, des effets indésirables. Quelques-unes sont même très toxiques. Autre point important : même si elles sont contrôlées, les plantes médicinales ne sont pas soumises aux mêmes tests que les médicaments et ne répondent pas aux mêmes normes.

Une longue histoire

Toutes les sociétés humaines ont leur pharmacopée traditionnelle et, dans beaucoup de cultures, on continue de soigner avec les plantes. Les médecines chinoise ou ayurvédique n'hésitent pas à combiner les plantes médicinales et la médecine moderne. En Occident, la plupart des médicaments sont issus de la synthèse, y compris ceux que, pendant longtemps, on a extraits des plantes. Il reste encore quelques exceptions : par exemple, la digitaline, utilisée pour soigner le cœur, est encore tirée de la digitale pourprée ; la vincristine, qui traite la leucémie, de la pervenche de Madagascar, tandis que morphine et codéine proviennent toujours du pavot officinal...

Comment s'y retrouver ?

Les plantes médicinales reviennent à la mode. Les consommateurs disposent aujourd'hui d'un large éventail de suppléments à base de plantes pour soulager les petits maux au quotidien (rhume, mal de gorge, troubles du sommeil, etc.) et améliorer le bien-être. Cependant, l'abondance engendre la confusion. On ne sait pas toujours à qui ni à quoi se référer pour opérer une sélection judicieuse. Les conseils donnés ci-contre (« Comment choisir les plantes médicinales ») pourront vous servir de guide.

Les plantes médicinales courantes

Parmi un assortiment qui ne cesse de croître, quelques plantes sont plus utilisées que d'autres.

Aloès. Les feuilles charnues de cette plante exsudent un gel qui apaise les brûlures légères et les coups de soleil, les écorchures, les morsures et les piqûres d'insectes. Certains herboristes recommandent l'ingestion du jus d'aloès comme tonique ou pour traiter les inflammations du tube digestif, mais il y a peu de recherches sur son usage interne.

Comment choisir les plantes médicinales

✔ Faites preuve de prudence. Naturel ne signifie pas inoffensif.
✔ La forme est importante. Il y en a cinq.
1. Les plantes séchées sont économiques, mais perdent assez vite de leur efficacité.
2. Les teintures, la forme la plus chère, se conservent plus longtemps et sont mieux absorbées par l'organisme.
3. Les gélules sont pratiques, mais peu durables. Vérifiez les dates de péremption.
4. Les comprimés masquent le goût de la plante, mais les agents liants en diluent parfois l'intensité.
5. Les plantes que l'on trouve sous diverses formes (ampoules, extraits, liquides...) sont plus chères, mais en général plus fiables.
✔ Commencez par prendre de petites doses.
✔ Tisanes et teintures s'absorbent mieux si on est à jeun. Comprimés et gélules se prennent le plus souvent aux repas.
✔ En cas de doute, consultez votre médecin ou le pharmacien.

Aubépine. Utilisée dans le passé comme diurétique et pour traiter les calculs urinaires, l'aubépine est aujourd'hui l'un des remèdes les plus prescrits en Europe pour les problèmes de nervosité cardiaque, mais aussi comme calmant et somnifère léger.

Camomille matricaire. En infusion, elle diminue les spasmes digestifs, les douleurs musculaires ou celles dues aux règles, les symptômes du rhume des foins et de l'asthme. On l'applique en compresses pour calmer les démangeaisons et l'eczéma.

Chardon-Marie. Remède par excellence pour les troubles hépatiques, cette plante protège le foie contre les effets secondaires des médicaments, des toxines et d'autres produits nocifs. Elle limite les dommages de l'alcool en favorisant la production de nouvelles cellules dans le foie et pourrait s'avérer efficace pour traiter la cirrhose et l'hépatite.

Échinacée. Certaines préparations à base de cette plante pourraient stimuler les défenses immunitaires et réduire les agressions virales comme le rhume. Les opinions diffèrent quant à son efficacité et la raison en est simple : il existe plusieurs espèces d'échinacées et la composition chimique de la préparation varie selon qu'on a utilisé les feuilles, les tiges ou la racine, sans compter la nature du solvant. Parce qu'elle stimule la fonction immunitaire, les personnes atteintes de maladies auto-immunes comme l'arthrite, la sclérose en plaques et le lupus peuvent réagir négativement à l'échinacée.

Ginkgo biloba. On prétend qu'il prévient les problèmes de mémoire dus au vieillissement. De récentes études ont démontré qu'il avait, en fait, la capacité d'augmenter l'irrigation sanguine non seulement du cerveau, mais aussi des bras et des jambes, en régularisant le tonus et l'élasticité des vaisseaux. On se demande aujourd'hui si sa capacité à prévenir les caillots ne pourrait pas aider à éviter les crises cardiaques et les accidents vasculaires cérébraux (AVC). Il ne faut jamais prendre du ginkgo en même temps que des anticoagulants.

Ginseng. Les Chinois l'utilisent depuis toujours pour fortifier le système immunitaire, soulager la fièvre et la douleur, favoriser la cicatrisation, chasser la fatigue, soigner la dépression ou traiter l'impuissance. Il y a peu de preuves scientifiques à l'appui de ces indications.

Millepertuis. Il sert à soigner la dépression légère, car il augmente la sérotonine qui affecte l'humeur et les émotions. Il pourrait aussi aider à traiter des troubles comme l'anxiété, le stress, le syndrome prémenstruel, la fibromyalgie et l'insomnie. Le millepertuis est contre-indiqué en présence de nombreux médicaments prescrits sur ordonnance, dont il réduit l'efficacité. Il n'est autorisé qu'en infusion ou sous forme homéopathique.

Myrtille. L'extrait de myrtille est le remède par excellence pour conserver une vision saine et traiter divers troubles oculaires comme la dégénérescence maculaire, la cécité nocturne et les troubles de vision diurne causés par l'éblouissement. Ses propriétés médicinales sont attribuables à sa concentration en anthocyanines, de puissants antioxydants.

Ortie. L'ortie est surtout appréciée pour son rôle apaisant sur les symptômes du rhume des foins, tels la congestion nasale et le larmoiement. Elle est une bonne source de quercétine, flavonoïde inhibant, semble-t-il, la production d'histamines. Cette plante est également diurétique.

Réglisse. Cette plante bien étudiée stimule les surrénales, réduit l'inflammation et peut augmenter l'interféron, un antiviral que fabrique le système immunitaire. La réglisse est indiquée pour les problèmes respiratoires, la toux et les maux de gorge, parfois aussi pour traiter la fibromyalgie et d'autres affections liées au débit de cortisol, importante hormone sécrétée par la corticosurrénale. De fortes doses risquent d'abaisser les réserves de potassium et d'augmenter la tension artérielle.

MYTHE ET RÉALITÉ

Mythe Le basilic cause le cancer.

Réalité Le basilic renferme de l'estragole. Quand les animaux ingèrent d'énormes quantités d'estragole, ils contractent un cancer, et on considère à juste titre ce composé comme cancérogène. Cependant, la dose d'estragole que l'on absorbe, même si l'on mange de grandes quantités de basilic, est trop infime pour causer le moindre risque.

Herbes aromatiques

Moins puissantes que les plantes médicinales, les fines herbes que l'on consomme en cuisine sont néanmoins bénéfiques. Leurs éléments variés sont bons pour la santé et peuvent soulager des petits maux.

Aneth. Il relève les cornichons, les vinaigrettes et le poisson, et prévient aussi les flatulences. On l'utilisait autrefois en tisane pour calmer la colique du nourrisson.

Basilic. Il s'utilise à forte dose comme tonique et remède contre le rhume.

Ciboulette. Cette parente de l'oignon renferme des composés soufrés qui, en grande quantité, font baisser la tension.

Coriandre. Mâcher les feuilles ou les graines de cette plante favorise la digestion.

Menthe. Les feuilles que l'on mâche donnent une bonne haleine ; en infusion, elles aident à digérer.

Origan. En décoction, il aide à digérer et soulage la congestion.

Persil. Il fournit vitamine C, calcium, fer et potassium. Il est riche en bioflavonoïdes, monoterpènes et autres anticancérogènes. Prévoyez des portions d'au moins 30 g.

Romarin. Ses feuilles, en tisane, calment la migraine. L'huile qu'elles renferment est employée comme liniment pour soulager les douleurs musculaires.

Sauge. La tisane aide à la digestion et, en gargarisme, apaise les ulcères, les maux de gorge et de gencives. Selon les recherches, l'huile de sauge favoriserait la mémoire en augmentant le taux d'acétylcholine dans le cerveau.

Thym. En tisane, il apaise le syndrome de l'intestin irritable ; en gargarisme, les maux de gorge ; en sirop, la toux et la congestion.

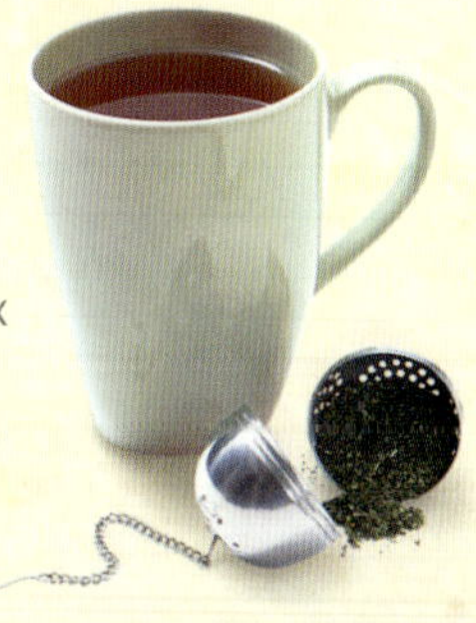

CHOCOLAT ET HUMEUR

Le cacao contient de la phényléthylamine, une substance euphorisante également fabriquée par le cerveau. De nombreuses personnes se sentent de meilleure humeur après avoir mangé du chocolat.

Humeur (troubles de l')

PRIVILÉGIER

- petits repas et collations, bien répartis dans la journée
- chocolat

RÉDUIRE

- caféine et alcool, qui peuvent causer insomnie et sentiments d'anxiété

ÉVITER

- le fait de sauter des repas

Les centres de nos pensées, de nos émotions, de notre humeur, comme ceux des fonctions nerveuses et musculaires, sont situés dans le cerveau. L'alimentation influe sur la bonne marche des différents systèmes de l'organisme, mais les liens que l'on peut faire entre les aliments et l'état psychique relèvent le plus souvent d'un manque. Les carences en certaines vitamines du groupe B, par exemple, peuvent entraîner des troubles de la mémoire et des modifications mentales et émotionnelles. Grâce à la diversité des aliments dans les pays industrialisés, ces symptômes ne se rencontrent plus, aujourd'hui, que chez ceux qui ont des problèmes nutritionnels particuliers, tels les alcooliques.

Les liens positifs (aliments améliorant l'humeur) sont plus difficiles à établir. Les neurones communiquent entre eux au moyen des neurotransmetteurs. Ces éléments chimiques sont synthétisés à partir des acides aminés et d'autres composants de l'alimentation, au fur et à mesure des besoins.

Plus de tryptophane. C'est un acide aminé abondant dans les protéines animales – viande, lait et œufs – et que le cerveau utilise pour produire la sérotonine, un neurotransmetteur régulant le sommeil, la sécrétion de l'hormone hypophysaire et la perception de la douleur. Les taux cérébraux de sérotonine dépendent en partie de l'alimentation. Après un repas très protéique, peu de tryptophane parvient au cerveau à cause de la compétition d'autres acides aminés. En revanche, après un repas riche en glucides, l'insuline facilite l'absorption des acides aminés dans les muscles, ce qui entraîne le tryptophane au cerveau, où il est converti en sérotonine. La somnolence qui suit l'ingestion de sucre ou de glucides est un effet de la sérotonine.

LES INFLUENCES DE L'ALIMENTATION SUR L'HUMEUR

Il n'est pas prouvé que les additifs alimentaires ou la malbouffe (« junk food ») aient un impact sur l'humeur ou le comportement. De nombreux parents trouvent que leurs enfants deviennent hyperactifs après avoir mangé des confiseries ou des mets très sucrés. Plusieurs études scientifiques ont montré que le sucre, au contraire, augmente la formation de sérotonine et tend donc à calmer les enfants actifs.

Parmi les aliments qui modifient l'humeur, le plus connu est la caféine, un stimulant que l'on trouve dans le café, le thé, les colas et le chocolat. Si le café tient en éveil, trop de caféine cause palpitations, somnolence et anxiété.

Éviter l'alcool. L'alcool, autre substance très consommée qui agit sur l'humeur, est un dépresseur qui ralentit certains processus physiologiques, dont la respiration, diminuant ainsi l'apport d'oxygène au système nerveux central. L'alcool peut causer une dépression. Les personnes qui se réveillent déprimées ou de mauvaise humeur devraient en chercher l'origine dans d'éventuelles libations de la veille. De plus, l'alcool trouble le sommeil, provoquant irritabilité, anxiété et baisse du tonus.

Ne pas sauter de repas. En plus du type d'aliment, votre humeur peut dépendre du moment où vous prenez vos repas et de la quantité d'aliments qui les composent. Manger de petites quantités plusieurs fois dans la journée peut maintenir votre énergie et votre humeur constantes, alors que sauter des repas nuit souvent à l'un comme à l'autre. ❖

REPAS APAISANT. *Un poivron farci de riz et de haricots contient des acides aminés et des glucides qui fournissent un « calmant » au cerveau.*

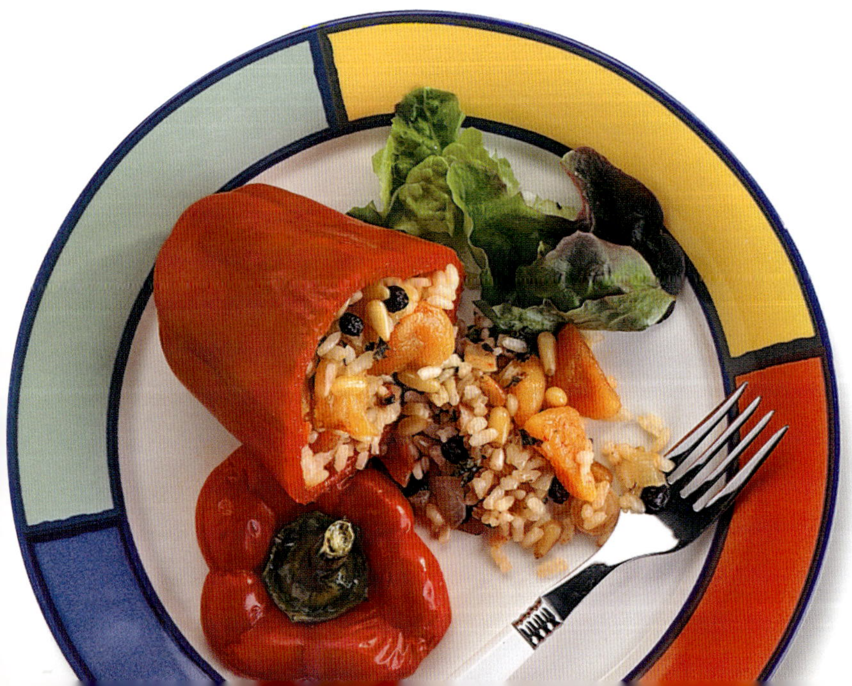

Hyperactivité

PRIVILÉGIER

- variété des aliments

RÉDUIRE

- boissons caféinées
- confiseries et aliments qui contiennent de grandes quantités d'additifs et d'agents de conservation

ÉVITER

- automédication avec vitamines et minéraux à fortes doses
- régimes qui excluent un groupe alimentaire

De 2 à 4 % environ des enfants souffrent d'hyperactivité (ou déficit d'attention), dont cinq fois plus de garçons que de filles. Les parents ont l'impression que leur enfant est continuellement en mouvement, impulsif, perturbateur et incapable de se concentrer. De nombreux chercheurs émettent l'hypothèse d'un déséquilibre de la chimie cérébrale, mais aucune cause précise n'a encore été identifiée.

Ces dernières années, on a parfois accusé l'alimentation d'être une cause possible d'hyperactivité – une idée que de nombreux spécialistes écartent. Il est certain que des carences nutritionnelles peuvent avoir un impact sur le comportement, mais la malnutrition est rarement un problème dans les pays industrialisés. Par ailleurs, les dizaines d'études qui ont été menées sur ce sujet n'ont pas pu prouver que l'alimentation intervient dans l'hyperactivité. Cependant, des parents et quelques médecins croient qu'il peut y avoir un lien chez certains enfants. L'hypothèse de l'alimentation a été émise en 1973 par Benjamin Feingold, un allergologue de Californie. D'après lui, l'hyperactivité serait due à une sensibilité à des additifs alimentaires et à des salicylates que l'on trouve dans les fruits, certains légumes et l'aspirine. Ce spécialiste recommandait donc d'éliminer tous les aliments contenant des agents de conservation, des colorants et des exhausteurs de saveur, de même que les sources naturelles de salicylates, notamment les fraises et la plupart des baies rouges. La moitié de ses patients hyperactifs ayant vu leur état s'améliorer, des médecins et des parents commencèrent à suivre ses conseils.

Il semble qu'une alimentation sans agents de conservation aide certains enfants, mais les résultats de B. Feingold n'ont jamais été confirmés dans des études scientifiques de grande envergure. Quelques pédiatres recommandent d'éviter les aliments traités (chips, charcuterie, plats préparés), riches en agents de conservation, colorants et autres additifs, et de noter toute amélioration. Mais l'élimination des aliments contenant des salicylates naturels pose problème ; les preuves manquent concernant les effets bénéfiques d'une telle mesure, qui peut mener à des carences en vitamine C, en bêta-carotène et en d'autres nutriments.

On a aussi fait un lien entre la caféine et l'hyperactivité. Les spécialistes ne croient pas qu'elle puisse en être la cause, mais il est certain qu'elle peut accentuer l'agitation d'un enfant hyperactif. C'est en tout cas une bonne idée de l'éliminer de l'alimentation d'un enfant. Elle est apportée par le café, mais aussi par le thé et les boissons gazeuses de type colas.

La thérapie orthomoléculaire – utilisation de très hautes doses de vitamines et de minéraux pour traiter les problèmes de comportement – est recommandée dans l'hyperactivité par les praticiens de cette approche. Rien ne prouve que ce soit efficace et l'on sait que de très fortes doses de vitamines et de minéraux peuvent être toxiques, sans compter que cela entraîne des déséquilibres nutritionnels.

LE SUCRE A UN EFFET CALMANT

Une étude de l'Institut national de la santé mentale aux États-Unis a montré que les enfants à qui l'on faisait boire des boissons sucrées étaient moins actifs que le groupe de contrôle qui ne prenait que des boissons sans sucre. Selon les chercheurs, cela serait dû au fait que le sucre incite le cerveau à augmenter sa production de sérotonine, élément chimique qui sert à réduire l'activité électrique du cerveau. Cependant, ce n'est pas une raison pour gaver un enfant de sucreries – qui n'apportent que des calories « vides » et favorisent les caries. ❖

Hypertension artérielle

PRIVILÉGIER

- fruits et légumes, fruits séchés, légumineuses, produits laitiers pour le potassium
- aliments du régime DASH (voir p. 207)

RÉDUIRE

- plats préparés et aliments avec du sel ajouté
- aliments gras

ÉVITER

- condiments et aliments très salés
- excès d'alcool et de caféine

VÉRIFICATION ANNUELLE

Tout adulte de 40 ans et plus devrait faire vérifier chaque année sa pression artérielle. Toutefois, certaines personnes souffrent d'hypertension ponctuelle : le seul fait d'aller chez le médecin augmente leur pression, habituellement normale. Avant d'en arriver à un diagnostic, il est préférable de faire prendre sa tension à plusieurs reprises, dans des endroits différents et à intervalles réguliers.

En circulant dans le corps, le sang pousse sur les parois des artères : c'est la pression artérielle. Plus de 15 % des adultes, en Europe, font de l'hypertension (pression artérielle trop élevée). Au début, il n'y a pas de symptômes ; aussi le sujet ne sait-il pas qu'il est porteur d'une maladie dangereuse, car l'hypertension endommage le cœur et les vaisseaux sanguins, et peut mener à un accident vasculaire cérébral (AVC), à un infarctus ou avoir d'autres conséquences graves.

Dans moins de 5 % des cas, il y a une cause sous-jacente à l'hypertension : rétrécissement de l'artère rénale, grossesse, troubles de la surrénale, effet secondaire d'un médicament. Mais très souvent, on ne peut identifier cette cause : on parle, dans ce cas, d'hypertension essentielle.

La pression artérielle s'élève quand les artérioles rétrécissent, ce qui oblige le cœur à battre plus fort pour y envoyer le sang. Quand le volume sanguin augmente, souvent à cause de la tendance du corps à retenir le sel et les liquides, la pression monte ; c'est le cas, aussi, lorsque des taux élevés d'adrénaline et d'autres hormones entraînent la constriction des vaisseaux.

Gestion des facteurs sous-jacents. La pression artérielle croît quand on vieillit, notamment parce que les artères durcissent et perdent leur élasticité. Plusieurs facteurs entrent en cause : l'hérédité d'abord ; le diabète et l'obésité multiplient les risques ; le stress fait monter le niveau des hormones surrénales et la pression artérielle – à long terme, il peut entraîner une hypertension ; parmi les autres facteurs, notons le tabac, l'abus d'alcool et un mode de vie sédentaire.

Maintenir sa pression artérielle dans des valeurs normales prolonge la qualité et la durée de vie. Le taux de mortalité due à des maladies cardio-vasculaires a augmenté récemment.

COMMENT INTERPRÉTER LA PRESSION ARTÉRIELLE

Le sang circule dans le corps par saccades. C'est pourquoi une lecture de la pression s'exprime toujours par deux chiffres, comme 120/80 (« 120 sur 80 »). Le chiffre le plus élevé indique la pression systolique, soit la force maximale exercée lorsque le cœur se contracte pour relâcher une petite quantité de sang dans la circulation. Le chiffre le plus bas, la diastole, indique la pression exercée sur le cœur au repos, entre les battements. Ces chiffres correspondent à des millimètres de mercure ; ils mesurent le niveau qu'atteint, sous l'effet de la pression sanguine, une colonne de mercure dans un tube sous vide.

Pour mesurer la pression, le médecin utilise un stéthoscope et un sphygmomanomètre. Il commence par bloquer la circulation avec un brassard pneumatique et, tout en relâchant la pression, il écoute pour distinguer la systole de la diastole. La pression normale pour un adulte se situe à moins de 120/80. Si vous obtenez de façon systématique un chiffre supérieur à 140/90, vous faites de l'hypertension. Celle-ci se définit de la manière suivante :

	Systole*	Diastole *
• Tension normale	Moins de 140	Moins de 90
• Hypertension légère	Entre 140 et 159	Entre 90 et 99
• Hypertension modérée	Entre 160 et 179	Entre 100 et 109
• Hypertension sévère	Plus de 180	Plus de 110

* Les mesures données ci-dessus (normes internationales reprises en France par l'ANAE) sont exprimées en millimètres de mercure. Pour des valeurs en centimètres, il faut les diviser par 10.

N. B. : On peut avoir une pression systolique normale avec une pression diastolique élevée, et vice versa ; il s'agit encore d'hypertension.

LE SAVIEZ-VOUS ?

NOIX DE SOJA ET HYPERTENSION

Une collation de noix de soja rôties n'a pas qu'un mince effet sur l'hypertension. À en croire une étude présentée à l'Association américaine du cœur en novembre 2003, 1/2 tasse de noix de soja par jour pourrait diminuer votre tension autant que certains médicaments.

ALIMENTATION ET HYPERTENSION

Les scientifiques s'entendent sur le fait que l'alimentation est utile dans la prévention et dans le traitement de l'hypertension.

Limiter l'apport de sel. Pour ceux qui ont une tendance héréditaire à retenir le sodium, diminuer le sel tôt dans la vie réduit les risques d'hypertension. Une partie de la population – personnes âgées, diabétiques – tirera bénéfice d'une alimentation peu salée. Cependant, les spécialistes ne s'accordent pas sur la quantité de sel ; on dit qu'il ne faut pas dépasser 2 400 mg de sodium par jour chez une personne en bonne santé. Pour réduire le sodium, ne rajoutez pas de sel à table et évitez les aliments préparés, qui en sont chargés. Cherchez la mention « sodium » sur les étiquettes. Éliminez condiments, charcuteries, fromages et salaisons. Relevez vos plats de fines herbes et d'épices.

Ne pas prendre de poids. Même un peu trop d'embonpoint contribue à l'hypertension ; perdre tout le poids en trop est souvent suffisant pour ramener la pression artérielle à la normale, et en perdre une partie fait déjà baisser la tension.

Manger moins de graisses. Une alimentation grasse entraîne une surcharge pondérale et contribue à l'élévation de la pression artérielle. Limitez l'apport des graisses à 30 % maximum du total journalier de calories, sans dépasser 10 % de graisses saturées. Diminuez le beurre, adoptez le lait écrémé et les produits laitiers allégés, choisissez de la viande maigre et cuisez les aliments au four au lieu de les faire frire.

Diminuer alcool et caféine. Si 1 verre de vin rouge par jour semble diminuer les risques d'infarctus, en boire plus annule cet effet et peut

LE RÉGIME DASH POUR LUTTER CONTRE L'HYPERTENSION

Ce sont deux études cliniques commanditées par les Instituts nationaux de la santé des États-Unis qui ont prouvé le mieux le lien entre hypertension et alimentation. Il en est ressorti ce qu'on appelle le régime DASH (*Dietary Approaches to Stop Hypertension*).

Une première étude, en 1997, a démontré que la pression artérielle diminuait de manière significative avec un régime alimentaire pauvre en matières grasses, en graisses saturées et en cholestérol, mais riche en fruits, en légumes et en produits laitiers peu gras. Grâce à ce régime, on pouvait prévenir et, dans certains cas, réduire l'hypertension aussi efficacement qu'avec les médicaments hypotenseurs. Les résultats s'observaient après 2 semaines, et les avantages continuaient de se faire sentir 8 semaines plus tard, quels que soient le sexe de la personne, son origine ethnique ou sa pression sanguine de départ.

Le régime DASH préconise des aliments riches en fibres, en calcium, en magnésium et en potassium, nutriments tous associés à une diminution de la pression artérielle. En même temps, ce mode alimentaire est pauvre en graisses saturées. Voici son contenu :

- Céréales et produits céréaliers : 7 à 8 portions par jour.
- Fruits et légumes : 4 à 5 portions de chaque groupe par jour.
- Produits laitiers allégés ou écrémés : 2 à 3 portions par jour.
- Viande, volaille et poisson : 2 portions de 85 g par jour au maximum.
- Matières grasses : 2 à 3 portions par jour ; pas de graisses saturées.
- Fruits secs oléagineux, graines, légumineuses : 4 à 5 portions par semaine.
- Sucreries : 5 portions par semaine.

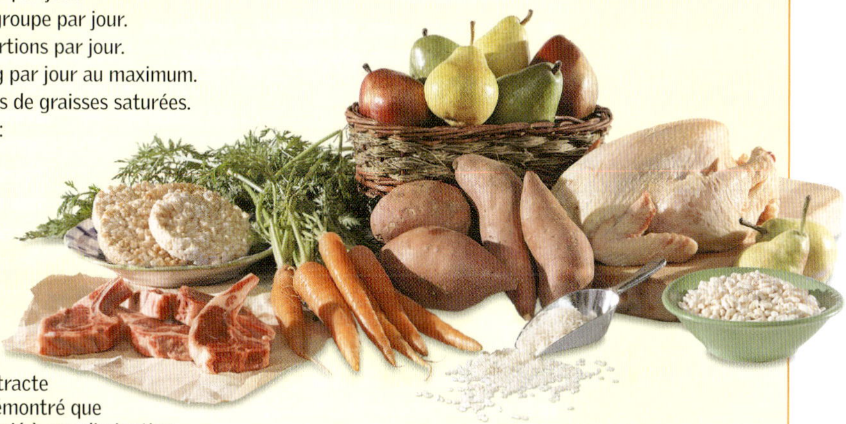

ÉTUDE DASH SUR LE SODIUM

Avec l'étude complémentaire, en 2000, on a voulu savoir s'il était possible d'améliorer les résultats en diminuant les apports de sel. Le sodium, dans les aliments et dans le sel, force en effet l'organisme à retenir l'eau et augmente par ce fait même le volume de sang, donc la pression sanguine. Le sodium contracte aussi les petits vaisseaux sanguins. L'étude a démontré que les résultats obtenus avec le régime DASH associé à une diminution de sel dépassaient les résultats de l'une ou l'autre stratégie.

augmenter les risques d'hypertension. Trop de caféine peut faire monter la pression artérielle. Les hypertendus âgés sont encore plus sensibles aux effets de la caféine.

Chercher les minéraux. Certains nutriments protègent contre l'hypertension. Le potassium, électrolyte qui aide à maintenir l'équilibre du sel et des liquides, normalise la pression artérielle ; on le trouve dans les fruits, les légumes, les produits laitiers et les légumineuses. Selon certaines études, l'hypertension pourrait être liée à une carence en calcium ; mangez 2 ou 3 portions de produits laitiers allégés chaque jour.

Manger plus d'ail. Selon d'autres recherches, l'ail peut faire baisser la pression artérielle. Mais la quantité nécessaire donne mauvaise haleine. On trouve de l'ail sous forme de pilules, sans odeur, mais on ignore si elles ont les mêmes effets que la plante.

MODIFIER SON MODE DE VIE

Outre l'alimentation, il est très important d'apporter d'autres changements dans son mode de vie : exercice aérobique régulier (il abaisse la pression artérielle en obligeant le cœur à fonctionner de façon plus efficace) ; arrêt du tabac (la nicotine fait monter la pression artérielle).

Attention aux médicaments. Les médicaments en vente libre contre le rhume et les allergies peuvent augmenter la pression artérielle. Il en va de même pour les contraceptifs ou l'hormonothérapie de substitution chez les femmes ménopausées.

Réduire le stress. Il ne fait aucun doute, selon les scientifiques, que le stress fait monter temporairement la pression artérielle et peut avoir un effet néfaste à long terme. Méditation, yoga, biofeedback, autohypnose et autres techniques de relaxation sont utiles. Les personnes qui ont des animaux de compagnie ont une pression artérielle plus basse que les autres.

LES MÉDICAMENTS

Les médecins recommandent de modifier son alimentation et de changer son mode de vie pendant 6 mois pour voir si une hypertension modérée revient à des valeurs normales. Si ce n'est pas le cas, ils prescrivent des médicaments. Il y a des dizaines d'antihypertenseurs efficaces. Les plus utilisés sont les diurétiques, qui diminuent le volume de sel et de liquides en augmentant l'excrétion urinaire. D'autres facilitent le travail du cœur en dilatant les artérioles. Certains régulent les influx nerveux pour ralentir le pouls.

LE SAVIEZ-VOUS ?

CALCIUM ET HYPERTENSION

De récentes études indiquent qu'une personne dont le taux de calcium est trop bas est plus exposée à l'hypertension. Les produits laitiers sont d'excellentes sources de calcium, de même que certaines eaux minérales calciques et des légumes comme les brocolis et les choux.

Il est également important de traiter les maladies qui contribuent à l'hypertension : diabète, hypercholestérolémie. Les changements d'habitudes (alimentation, mode de vie) qui favorisent l'abaissement de la pression artérielle réduisent aussi le diabète et les taux de cholestérol. ❖

Hypoglycémie

PRIVILÉGIER

- petits repas variés et équilibrés, contenant à la fois protéines, glucides et graisses

RÉDUIRE

- boissons sucrées et sucreries (prises en dehors des repas)

ÉVITER

- alcool

Le glucose, ou sucre sanguin, est la principale source d'énergie du corps et la seule forme d'énergie que le cerveau peut utiliser. Durant la digestion et le métabolisme, le foie convertit tous les glucides et la moitié des protéines en glucose, qui est libéré dans le flux sanguin. En réponse à la hausse du taux de glucose sanguin, le pancréas sécrète plus d'insuline, l'hormone qui permet aux cellules d'utiliser le sucre pour produire de l'énergie.

L'hypoglycémie se produit quand le sang ne fournit plus assez de glucose au cerveau. C'est le cas chez le diabétique qui a pris trop d'insuline ou de sulfamides, qui a sauté un repas ou oublié de prendre des glucides. C'est aussi vrai chez toute personne après un effort prolongé, un stress intense, un abus d'alcool ou d'aspirine, et surtout au moindre effort lors d'un jeûne de longue durée. Les symptômes sont les suivants : faim ou fringale, sueurs froides, fatigue intense, vertiges, équilibre instable, faiblesse musculaire ou troubles de l'attention, puis de la conscience.

UN PETIT TRUC

ALIMENTS SECOURS EN CAS DE CRISE D'HYPOGLYCÉMIE

- $1/2$ verre de jus de fruits ou de boisson gazeuse sucrée.
- 1 verre de lait.
- 5 ou 6 bonbons durs.
- 1 ou 2 cuillerées à café de sucre ou de miel.

HYPOGLYCÉMIE POSTPRANDIALE

On l'appelle aussi hypoglycémie réactionnelle. Elle apparaît lorsque le taux de sucre monte 1 ou 2 heures après un repas, puis redescend rapidement. Les symptômes incluent vertiges, céphalées, faim, tremblements, palpitations et irritabilité. Mais l'hypoglycémie postprandiale n'est pas courante, car la sécrétion de l'insuline est très précise.

LE SAVIEZ-VOUS ?

L'ALCOOLISME PÉRIODIQUE PEUT CAUSER UNE HYPOGLYCÉMIE FATALE

Une consommation excessive d'alcool, en particulier lors de soirées très arrosées, favorise l'hypoglycémie : tandis que l'organisme s'affaire à catalyser l'alcool, le foie n'arrive pas à fournir du glucose au sang. Ce type d'hypoglycémie est grave et parfois mortel.

On ne peut en faire le diagnostic qu'à la suite de l'épreuve dite d'hyperglycémie provoquée, qui consiste à mesurer les taux de glucose sanguin après ingestion d'une dose connue de glucose. **Faire de petits repas fréquents contenant à la fois des glucides complexes, des graisses et des protéines.** Une alimentation qui contient surtout des glucides simples (sucres rapides) peut engendrer des symptômes légers d'hypoglycémie alors que le taux de glucose sanguin est dans la bonne fourchette. Voici ce qui se passe si on ne prend que du jus d'orange au petit déjeuner : le pancréas va sécréter une bonne dose d'insuline pour traiter le glucose, mais, comme il n'y a ni protéines ni graisses qui seraient métabolisées plus lentement, le corps va brûler le glucose en 2 heures à peine. Le cerveau envoie alors des signaux de faim. Une collation sucrée va satisfaire la faim et donner un bref regain d'énergie ; le pancréas émettra à nouveau assez d'insuline pour métaboliser rapidement le glucose. Puis le cycle recommence.

Il est nécessaire de manger à intervalles réguliers des petites quantités de protéines et de graisses, ainsi que des glucides sous forme d'amidon. Ce dernier prend plus de temps que les sucres simples à se transformer en glucose et libère l'énergie à vitesse constante. Au lieu de déjeuner d'une viennoiserie, prenez un sandwich au fromage ou au jambon, si possible au pain complet. Évitez les sucreries. Choisissez un fruit plutôt qu'un jus de fruits.

LA SURDOSE D'INSULINE

L'hypoglycémie qui résulte d'une injection d'une trop forte dose d'insuline chez un diabétique est beaucoup plus grave. On peut stopper les symptômes (faim, fourmillements, sueur, vision brouillée, étourdissements, changement d'humeur, palpitations, sensation de froid) en avalant aussitôt 1 cuillerée à soupe de miel ou de sucre, en suçant un bonbon dur ou en buvant du jus d'orange ou toute autre boisson sucrée. En cas de perte de conscience, il faut en urgence administrer du sucre par voie intraveineuse. ❖

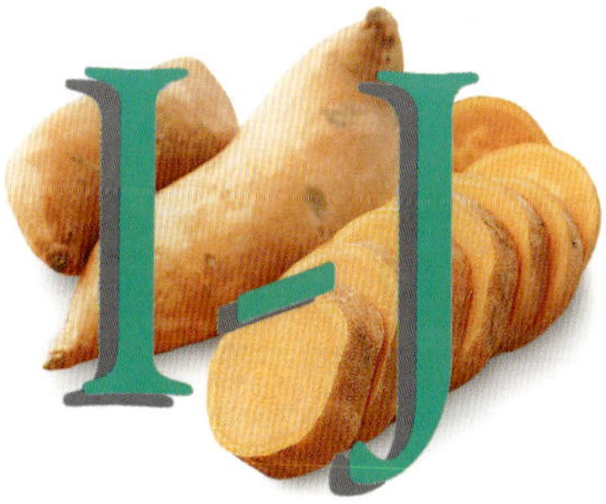

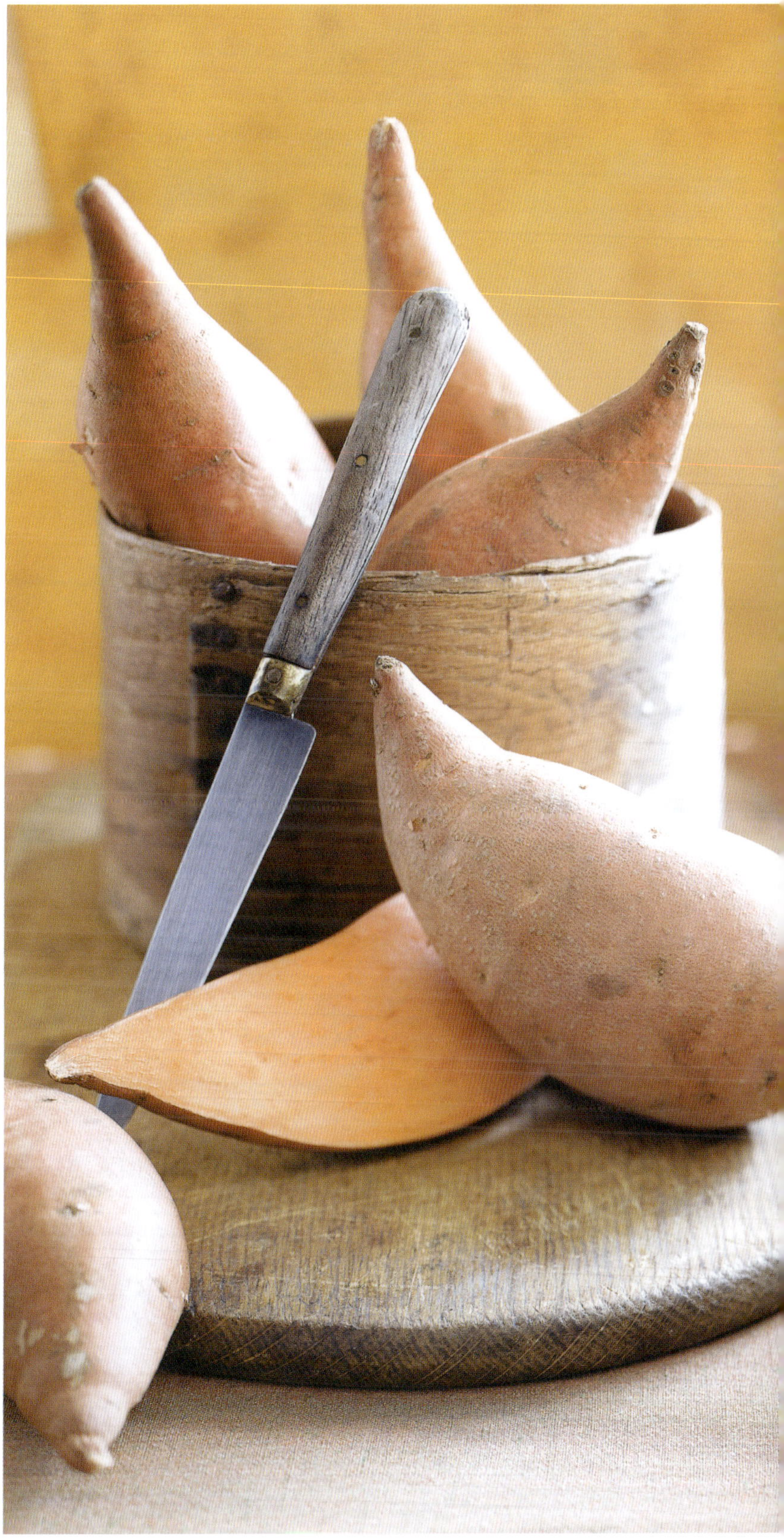

Igname et patate douce

AVANTAGES

- riches en glucides
- bonnes sources de vitamines B_6 et C, d'acide folique et de potassium
- très riches en fibres
- bon apport de bêta-carotène (patate douce)

L'IGNAME

Son nom vient du sénégalais *ñam*, qui signifie « manger ». L'igname est souvent confondue avec la patate douce, bien que ces deux tubercules ne soient pas de la même famille, mais la véritable igname est originaire d'Afrique et vendue aujourd'hui dans des magasins de produits exotiques. Pouvant peser jusqu'à 45 kg, elle est beaucoup plus grosse que la patate douce, mais moins riche en vitamines. Elle est bien pourvue en potassium et, de par sa teneur appréciable en amidon, c'est un aliment essentiel en Afrique et en Asie.

LA PATATE DOUCE

La patate douce n'est apparentée ni à la pomme de terre ni à l'igname. Cependant, elle est très nutritive et sa riche saveur sucrée explique pourquoi cet humble légume du Nouveau Monde, révélé aux Européens par Christophe Colomb, a été apprécié par eux. Elle tire sa saveur d'une enzyme qui, dans le tubercule, convertit l'amidon en sucre. Cueillie à maturité et cuite, la patate douce est encore plus sucrée. Après la récolte, elle est tout de suite entreposée à 30 °C pendant 4 à 6 jours ; après ce traitement, sa teneur en sucre augmente encore, tout comme sa durée de conservation.

DES LÉGUMES TRÈS NOURRISSANTS

L'igname comme la patate douce procurent de bonnes quantités de glucides : 20 % environ dans l'igname cuite et 13 % dans la patate douce, un peu plus que la pomme de terre cuite (18 % en moyenne). Ces deux légumes sont donc de bonnes sources d'énergie (60 à 80 kcal pour 100 g).

La patate douce contient beaucoup de bêta-carotène, antioxydant précurseur de la vitamine A. Une portion de 100 g en fournit plus de 10 000 µg, soit presque cinq fois l'apport nutritionnel conseillé (ANC) ! Elle procure aussi 16 mg de vitamine C (15 % de l'ANC), 400 mg de potassium, ainsi que de l'acide folique et environ 3 g de fibres. L'igname apporte un peu de vitamine C (10 mg pour 100 g) et autant de potassium et de fibres, mais seulement des traces de bêta-carotène.

Igname et patate douce renferment des phytostérols, susceptibles de faire baisser le taux de cholestérol. Ce sont d'excellentes sources de fibres insolubles, qui peuvent prévenir la constipation et la diverticulose. On y trouve en outre de la pectine, fibre soluble qui peut aider à diminuer le cholestérol. Igname et patate douce se gâtent rapidement ; il faut jeter les tubercules qui ont des points de moisissure ou qui sont ratatinés. Il ne suffit pas toujours de couper les parties endommagées, parce qu'une saveur désagréable peut avoir envahi tout le légume. On les gardera au froid, mais hors du réfrigérateur : à moins de 10 °C, elles durcissent et deviennent fades.

La patate douce se substitue à la pomme de terre et à la citrouille dans bien des recettes ; réduite en purée et additionnée de bouillon dégraissé et de zeste d'orange râpé, elle est exquise et nutritive. ❖

Impuissance

ALCOOL ET IMPUISSANCE

S'il n'est pas consommé avec modération, l'alcool empêche la transmission des messages dans le système nerveux. En outre, si les excès s'étendent sur une longue période, l'alcool modifie le mode de production des hormones, ce qui peut retentir sur la fonction sexuelle.

PRIVILÉGIER

- aliments riches en zinc : fruits de mer (huîtres), viande, volaille, œufs, lait, légumineuses, fruits secs oléagineux, céréales complètes

RÉDUIRE

- alcool et graisses saturées

ÉVITER

- nicotine et tous les médicaments, sauf sur prescription médicale

Il est certain que les facteurs psychologiques ont un effet sur la sexualité des hommes, mais des études récentes montrent que la plupart des cas d'impuissance sont dus à une maladie sous-jacente ou sont liés au mode de vie. Diabète, athérosclérose, paralysie ou, moins couramment, déséquilibre hormonal sont parmi les causes organiques de l'impuissance. Certaines drogues – alcool, nicotine, drogues illicites et différents médicaments délivrés sur ordonnance – peuvent aussi y conduire. La nicotine entrave la circulation sanguine en entraînant la constriction des artérioles, y compris celles qui irriguent le pénis. Antihypertenseurs, antiacides, antidépresseurs et somnifères peuvent avoir des effets secondaires qui se manifestent par de l'impuissance. Dans certains cas, le médecin pourra prescrire un autre médicament pour éviter ce désagrément.

Si l'alimentation en tant que telle a peu d'effet sur l'impuissance, en revanche, des médicaments peuvent être efficaces. On trouve en pharmacie : le Viagra®, le Cialis® et le Lévitra®. Il existe aussi des produits à injecter dans la verge ou à introduire par l'orifice urinaire.

LES FACTEURS NUTRITIONNELS

Le zinc est indispensable. De tous les oligoéléments, le zinc serait le plus précieux pour le système reproducteur masculin. L'apport de zinc n'a pas d'effet direct sur la virilité, mais il peut être important pour les hommes sur le plan sexuel, parce qu'on en trouve une concentration élevée dans le liquide séminal. Les bonnes sources alimentaires de zinc sont les fruits de mer (huîtres en particulier), la viande, la volaille, les œufs, le lait et ses dérivés (laitages, fromages), les légumineuses, les fruits secs oléagineux et les céréales complètes. Il n'est pas recommandé de prendre des suppléments de cet oligoélément : à hautes doses, ils peuvent entraver l'absorption du calcium et du cuivre.

Surveiller son poids. Il est important de maintenir un poids normal ; l'obésité prédispose au diabète, une des causes principales de l'impuissance. Des études ont montré que l'obésité augmente les risques de dysfonctionnement érectile. Par ailleurs, une alimentation pauvre en graisses saturées aide à prévenir l'athérosclérose – l'accumulation de plaques qui encrassent aussi les artères péniennes. ❖

Index glycémique

Voir page ci-contre

Interactions aliments-médicaments

Voir p. 214

INDEX GLYCÉMIQUE

UNE HISTOIRE À SUIVRE

En dépit de son utilisation de plus en plus fréquente comme critère de qualité nutritionnelle pour améliorer l'alimentation, l'index ou indice glycémique (IG) est encore mal compris et parfois controversé. Il s'agit d'une méthode pour classer les glucides en fonction de l'effet qu'ils exercent sur le taux de sucre dans le sang (ou glycémie). Régulariser ce taux est la condition indispensable pour prévenir ou contrôler certaines maladies, en particulier le diabète.

Il y a plus de 20 ans, des chercheurs de l'université de Toronto, au Canada, choisirent une cinquantaine d'aliments riches en glucides pour étudier leur effet sur la glycémie. Ils adoptèrent l'index glycémique pour mesurer la glycémie, 2 ou 3 heures après l'ingestion d'un aliment riche en glucides, par rapport à la glycémie engendrée par un aliment de référence – tantôt le pain blanc, tantôt le glucose pur – fournissant la même quantité de glucides.

Un aliment vite digéré et absorbé par l'organisme a un index glycémique élevé parce qu'il augmente rapidement la glycémie. À l'inverse, un aliment qui est assimilé lentement par l'organisme a un IG bas. Les aliments peuvent avoir un IG bas (moins de 55), moyen (de 55 à 70) ou élevé (plus de 70). Plus de 750 valeurs d'IG pour divers aliments ont été publiées.

L'index glycémique et son effet sur la santé

On a longtemps pensé que les aliments très sucrés – fruits, pâtisseries ou chocolat – étaient mauvais pour les diabétiques parce qu'ils se digèrent vite et font monter le taux de glycémie en flèche. On croyait aussi que les glucides complexes – pommes de terre, riz, pâtes – régulaient le taux de glycémie du fait qu'ils se décomposent plus lentement. Cependant, certains sucres ont un IG plus bas que beaucoup de féculents. Par conséquent, des aliments très sucrés, en quantités modérées, n'ont pas plus d'effet sur la glycémie que de nombreux féculents et peuvent faire partie du menu d'un diabétique. Les recherches montrent également qu'un régime à IG bas pourrait réduire, chez

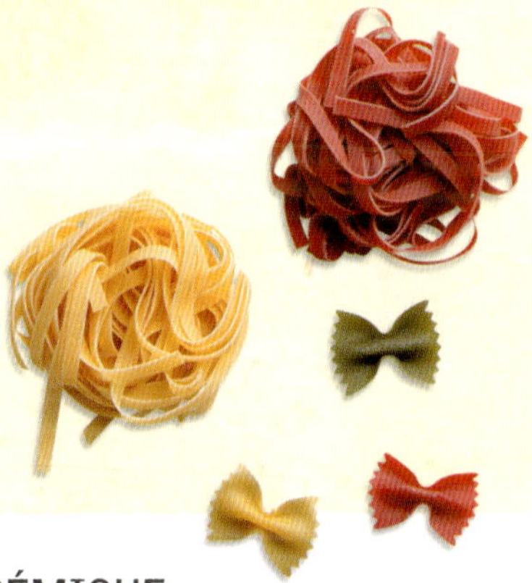

Facteurs qui affectent l'index glycémique

Le mode de transformation et la présence de certains nutriments affectent l'IG des aliments.

FACTEUR	MÉCANISME	EXEMPLE
Cuisson ou raffinage	Modifie la structure de l'amidon : les granules gonflent (gélification). Moins il est gélatinisé, plus l'IG d'un amidon est bas.	Cuites al dente, les pâtes ont un IG plus bas que si elles sont bien cuites.
Sucre	Empêche la gélification des amidons.	Les céréales caramélisées ont un IG plus bas.
Fibres	Ralentissent l'interaction entre amidons et enzymes.	Pomme, lentilles, pois cassés ont un IG bas.
Protéines et graisses	Ralentissent la digestion des glucides.	La présence de protéines et de graisses dans le lait et les légumineuses abaisse leur IG.
Acides	Ralentissent la digestion et l'absorption des aliments.	Vinaigre, jus de citron et fruits acides réduisent l'IG.

les personnes en bonne santé, le risque de contracter un diabète ou une maladie cardiaque.

En médecine sportive, on utilise les aliments à IG élevé comme source d'énergie rapide avant et après les performances de courte durée, et ceux à IG bas pour les sports d'endurance. Dans un tout autre domaine, on pense que les aliments à IG bas pourraient permettre de perdre du poids en aidant à contrôler le taux d'insuline, hormone qui, lorsqu'elle n'est plus sécrétée par le pancréas et ne régule plus le taux de glucose dans le sang, favorise le stockage des graisses et les empêche d'être métabolisées pour servir d'énergie.

Index glycémique et charge glycémique

De nombreux organismes de santé, notamment l'Organisation mondiale de la santé (OMS), encouragent l'utilisation de l'index glycémique chez les diabétiques, mais son utilité ne fait pas consensus. La controverse vient de l'application pratique de cette notion.

Le problème est que beaucoup d'aliments, bien que très bons pour la santé, ont un IG plus élevé que d'autres, qui le sont moins. Par exemple, la pomme de terre en purée a un IG plus élevé que le sucre et, pis encore, le pain complet a plus ou moins le même IG que le pain blanc.

C'est ici qu'intervient la notion de charge glycémique (CG). Elle permet d'évaluer l'effet des aliments sur la glycémie en ne tenant pas compte uniquement de leur IG. L'IG indique en effet la vitesse à laquelle un glucide va se transformer en sucre, mais non la quantité de glucides qui entre dans la composition de l'aliment, ce qui a également son importance. Les glucides du melon d'eau, par exemple, ont un IG très élevé, mais, comme ce fruit en contient peu, sa charge glycémique demeure acceptable. Le cas du melon d'eau n'est cependant pas fréquent. Lorsque l'IG est bas, la charge glycémique l'est généralement aussi, mais, lorsqu'il est moyen ou élevé, la charge peut varier de faible à élevée. Une charge glycémique de 20 ou plus est considérée comme élevée, entre 11 et 19, moyenne et, au-dessous de 10, faible (voir le tableau comparatif page ci-contre).

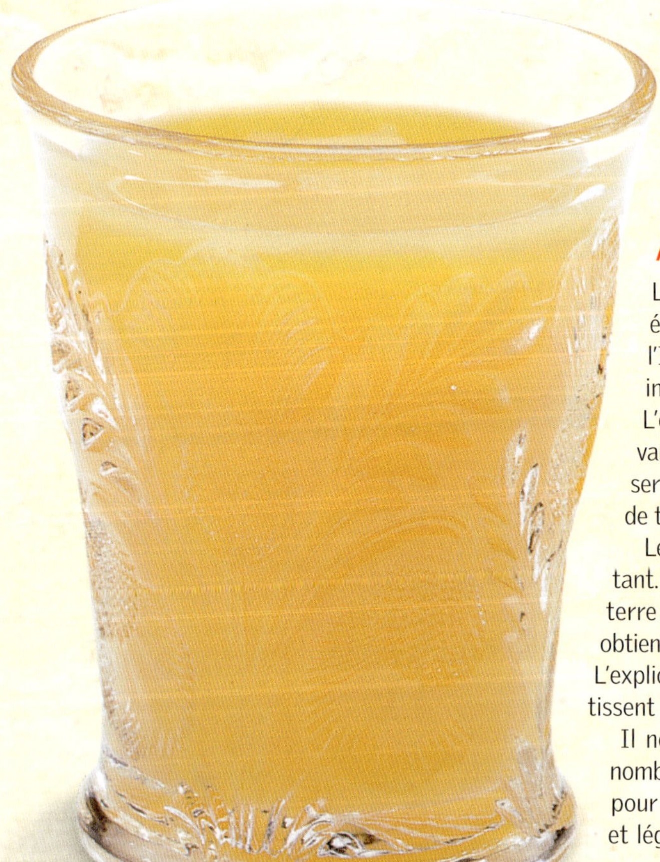

Autres considérations

L'index glycémique attribué à certains aliments varie d'une étude à une autre. Il y a plusieurs raisons à cela. On évalue l'IG en mesurant la glycémie, mais celle-ci diffère selon les individus, voire d'un jour à l'autre pour le même individu. L'état de l'aliment peut aussi modifier son IG. Une légère variation de la maturité d'une banane, par exemple, fait passer son IG du simple au double, tandis que celui de la pomme de terre augmente de 25 % quand elle est en purée.

Les associations alimentaires jouent aussi un rôle important. Si l'on ajoute du beurre ou de la crème à une pomme de terre cuite au four, ou si on la mange avec de la viande, on obtient un IG bien plus bas que celui de la pomme de terre seule. L'explication en est simple : les protéines et les graisses ralentissent le processus d'évacuation dans l'estomac.

Il ne faut jamais perdre de vue que l'IG n'est qu'une des nombreuses caractéristiques d'un aliment à prendre en compte pour la santé. Certes, beaucoup d'aliments à IG bas – fruits et légumes, céréales complètes et légumineuses – sont bons pour la santé. Ils renferment peu de graisses, beaucoup de fibres, de vitamines, de minéraux et d'antioxydants. Mais certains aliments à IG élevé, comme la pomme de terre, contiennent eux aussi des nutriments essentiels et sont de bonnes sources d'énergie.

À mesure que la recherche avance, l'index glycémique pourrait devenir plus facile à utiliser. En attendant, les principes généraux d'une bonne alimentation – variété, équilibre et modération – restent de mise.

Index glycémique (IG)* et charge glycémique (CG) d'aliments courants

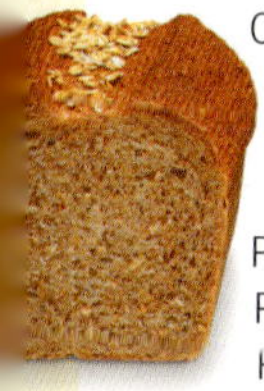

ALIMENT	IG	PORTION	CG
Farines et céréales			
Céréales All-Bran	50	30 g	15
Céréales, flocons de maïs	80	30 g	24
Céréales muesli	66	30 g	19
Maïs	60	150 g	12
Orge mondé	25	150 g	12
Pain au levain	80	30 g	16
Pain baguette	78	30 g	17
Pain baguette « de tradition »	57	30 g	17
Pain blanc	71	30 g	17
Pain complet	85	30 g	13
Riz blanc à longs grains	60	150 g	40
Riz blanc à longs grains précuit	68	150 g	40
Spaghettis (farine blanche)	42	180 g	40
Produits laitiers			
Lait écrémé	32	25 cl	8
Yaourt	36	12,5 cl	5
Légumineuses			
Haricots rouges	42	150 g	21
Lentilles	22	150 g	19
Pois chiches	33	150 g	28
Fruits			
Banane	46	100 g	21
Pomme	39	120 g	14
Raisin	43	120 g	19
Légumes			
Carotte cuite	92	200 g	10
Patate douce	48	150 g	35
Pomme de terre au four	60	150 g	34
Pomme de terre en purée	74	150 g	20
Boissons			
Boisson pour sportifs	78	25 cl	21
Coca-Cola	53	25 cl	26
Jus de pomme	41	25 cl	27

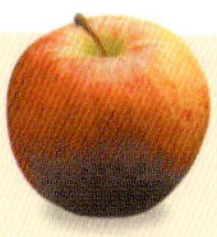

* Base 100 = glucose.

ATTENTION

Si l'on s'en tenait uniquement à l'index glycémique pour rester en bonne santé ou réduire son diabète, on ne mangerait jamais plus de carottes cuites, par exemple : leur IG, en effet, est à peu près égal à celui du sucre. Il faut donc prendre aussi en considération la charge glycémique : une carotte contient seulement 5 g de glucides. Si on calcule la charge glycémique de ce légume, il n'y a aucune raison de le bannir de son alimentation.

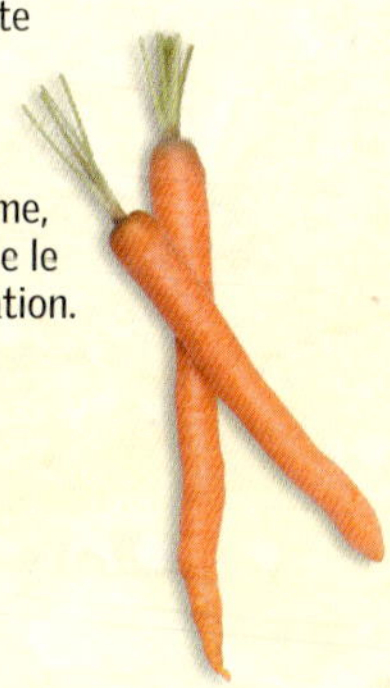

INTERACTIONS

ALIMENTS-MÉDICAMENTS

LE SAVIEZ-VOUS ?

LES ANTIHYPERTENSEURS VIDENT L'ORGANISME DE SON POTASSIUM

Un grand nombre d'antihypertenseurs épuisent les réserves de potassium, un électrolyte essentiel à l'équilibre liquidien dans l'organisme et au fonctionnement des nerfs et des muscles. Avec ce type de médicament, il faut manger en abondance des aliments qui renferment du potassium : légumes et fruits, en particulier banane, agrumes, pomme et jus de pomme, fruits secs oléagineux et fruits séchés.

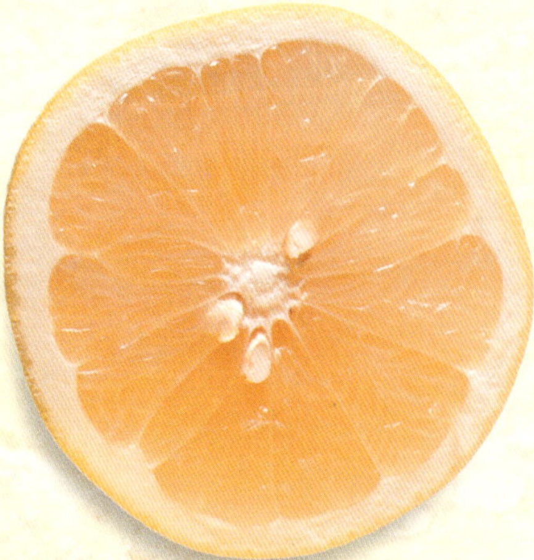

6 conseils de prudence avec les médicaments

1. Ayez toujours sur vous la liste de vos médicaments, avec leur posologie.
2. Avant qu'il ne vous prescrive un nouveau médicament, signalez à votre médecin les suppléments et médicaments en vente libre que vous prenez.
3. Dès que vous ressentez des effets indésirables, signalez-les au médecin ou au pharmacien.
4. Avalez vos médicaments avec un grand verre d'eau (sauf avis contraire) pour favoriser leur absorption et empêcher l'irritation de l'estomac. Évitez les boissons gazeuses et le jus de pamplemousse.
5. Ne prenez les médicaments en mangeant que sur indication du médecin ou du pharmacien.
6. Lisez la notice et suivez-la à la lettre.

Pour être absorbés par l'organisme, les médicaments empruntent la même voie que les nutriments, d'où des interactions possibles.

Certains aliments modifient l'action des médicaments

Les aliments influent de diverses façons sur l'action d'un médicament. La plus courante est la réduction de l'efficacité de celui-ci en entravant son absorption. C'est ce que fait le calcium du lait, par exemple, en se liant à la tétracycline, un antibiotique. Dans certains cas, ce sont des composantes de l'aliment (acides aminés, minéraux...) qui empêchent l'organisme de métaboliser le médicament. Enfin, certains aliments peuvent modifier son élimination par l'organisme.

S'il y a des remèdes qu'on prend en mangeant pour empêcher l'irritation de l'estomac, il y en a d'autres qu'il ne faut pas absorber pendant les repas.

Des médicaments détruisent les nutriments

Certains médicaments entravent l'assimilation des nutriments. C'est en général le cas de ceux qui font baisser le taux de cholestérol ; ils réduisent en même temps l'absorption des vitamines liposolubles. D'autres modifient l'utilisation des nutriments ou leur élimination par l'organisme : les diurétiques, par exemple, peuvent entraîner une carence en potassium.

Interactions dangereuses

Il y a des aliments qu'il ne faut pas consommer lorsqu'on prend certains médicaments (voir tableau page ci-contre).

Aliments contenant de la tyramine : fromage affiné, foies de volaille, certains vins rouges, extrait de levure, extraits de viande, poisson séché ou mariné, légumineuses, sauce soja, bière. Chez les personnes qui soignent une dépression avec un inhibiteur de la monoamine-oxydase (IMAO), ces denrées, qui contiennent beaucoup de tyramine, produisent l'une des plus dangereuses interactions connues ; hypertension soudaine, violents maux de tête, collapsus en sont les symptômes caractéristiques, débouchant parfois sur la mort.

Pamplemousse. Le jus de pamplemousse renferme un élément qui potentialise l'absorption de certains médicaments et rend la dose plus active que prévu. Les autres jus d'agrumes n'ont pas cet effet. Les médicaments pour traiter le sida, les statines pour diminuer le cholestérol, les inhibiteurs calciques, les antihypertenseurs et un immunosuppresseur, la cyclosporine, interagissent tous avec le jus de pamplemousse. Pour plus de prudence, il vaut mieux éviter ce jus quand on prend des médicaments, quels qu'ils soient. Parce que l'élément en cause reste jusqu'à 24 heures dans le sang, les effets peuvent se faire sentir même si le médicament n'a pas été pris en même temps que cette boisson.

Aliments riches en vitamine K. La vitamine K joue un rôle central dans le processus de la coagulation. Les aliments riches en cette vitamine – épinards, choux de Bruxelles, brocoli, bettes, chou frisé et autres légumes à feuilles vert foncé – peuvent entraver l'action des médicaments anticoagulants.

Alcool. Alcool et médicaments ne font pas bon ménage. L'alcool ralentit le métabolisme, ce qui fait que le médicament reste plus longtemps actif ; il arrive que le mélange soit fatal. Le mieux est de cesser de boire de l'alcool quand on prend des médicaments (sur ordonnance ou en vente libre).

ALIMENTS ET MÉDICAMENTS : LES MAUVAIS MÉLANGES

Avant de prendre un médicament, il faut lire attentivement la notice et s'informer auprès du médecin ou du pharmacien des éventuelles restrictions alimentaires. Parfois, le médicament modifie les besoins nutritionnels. D'autres fois, c'est l'aliment qui a un effet sur l'action du médicament. Le tableau ci-dessous décrit en détail l'interaction entre les médicaments les plus répandus et les aliments courants.

MÉDICAMENTS	EFFETS ET PRÉCAUTIONS À PRENDRE
ANALGÉSIQUES	
Aspirine et anti-inflammatoires non stéroïdiens	À prendre avec de la nourriture pour diminuer le risque d'irritation gastro-intestinale. L'alcool augmente les risques d'hémorragie. L'usage fréquent de ces médicaments réduit l'absorption de l'acide folique et de la vitamine C.
Codéine	Augmentez votre ration de fibres et d'eau pour prévenir la constipation.
ANTIASTHMATIQUES	
Théophylline	Les aliments cuits au gril et les régimes riches en protéines réduisent son absorption. La caféine amplifie le risque de toxicité.
ANTIBIOTIQUES	
Céphalosporines, pénicilline	Prenez-les à jeun pour accélérer leur absorption.
Ciprofloxacine	Évitez, 2 heures avant et 2 heures après, les produits laitiers, la caféine et les suppléments qui renferment du calcium, du fer ou du zinc.
Érythromycine	À ne pas prendre avec des jus de fruits ou du vin, qui réduisent son efficacité.
Sulfamides	Risque accru de carence en vitamine B_{12}.
Tétracycline	Les produits laitiers diminuent son efficacité. Elle ralentit de son côté l'absorption de la vitamine C.
ANTICOAGULANTS	
Warfarine	Les aliments riches en vitamine K peuvent réduire son efficacité. Il ne faut ni augmenter ni diminuer la ration habituelle de brocoli, épinards, chou frisé, bettes, choux de Bruxelles et chou.
ANTICONVULSIVANTS	
Phénytoïne, phénobarbital	Élèvent les risques d'anémie et troubles nerveux en diminuant acide folique et autres vitamines B.
ANTIDÉPRESSEURS	
Fluoxétine et équivalents	En réduisant l'appétit, peuvent faire maigrir de façon inopportune.
IMAO	Les aliments riches en tyramine (fromage affiné, extraits de viande, légumineuses, vin rouge, bière...) peuvent déclencher une hypertension aiguë.
Lithium	Associé à un régime hyposodé, risque accru de toxicité. Mais trop de sel réduit son efficacité.
Tricycliques	Beaucoup d'aliments, dont légumineuses, viande, poisson et aliments riches en vitamine C, réduisent l'absorption de ces médicaments.

MÉDICAMENTS	EFFETS ET PRÉCAUTIONS À PRENDRE
ANTIHYPERTENSEURS ET MÉDICAMENTS POUR LE CŒUR	
Alphabloquants	Prenez-les en mangeant, pour prévenir une chute de tension.
Antiarythmiques	Évitez la caféine, qui augmente les risques d'arythmie.
Bêtabloquants	À prendre à jeun. Toute nourriture, surtout la viande, augmente leur action, ce qui provoque étourdissements et chutes de tension.
Digitaliques	Évitez le lait et les aliments riches en fibres, car ils réduisent leur absorption. Les digitaliques augmentent les pertes urinaires de potassium.
Diurétiques	Peuvent provoquer un déficit en potassium.
Diurétiques d'épargne potassique	Afin d'éviter une surcharge, ne pas prendre de suppléments de potassium ou de substituts du sel, sauf avis contraire du médecin.
Diurétiques thiazidiques	Ils augmentent les réactions indésirables au glutamate de sodium.
Inhibiteurs de l'ECA	Prenez-les à jeun pour accélérer leur absorption.
HYPOLIPIDÉMIANTS (POUR ABAISSER LE CHOLESTÉROL)	
Cholestyramine	Accélère l'évacuation de l'acide folique et des vitamines A, D, E et K.
Gemfibrozil	Évitez les aliments gras, qui diminuent son action sur le cholestérol.
LAXATIFS	
Huiles minérales	Un abus peut conduire à des carences en vitamines A, D, E et K.
MÉDICAMENTS POUR L'ESTOMAC	
Antiacides	Bloquent l'absorption de beaucoup de minéraux. Pour de meilleurs résultats, prenez-les 1 heure après avoir mangé.
Cimétidine, famotidine, sucralfate	Évitez les aliments riches en protéines, la caféine et tout ce qui augmente l'acidité dans l'estomac.
PRÉPARATIONS HORMONALES	
Contraceptifs oraux	Le sel favorise la rétention hydrique. Les contraceptifs réduisant l'absorption de l'acide folique, de la vitamine B_6 et d'autres nutriments, il faut réajuster l'alimentation.
Stéroïdes	Pour éviter les carences, mangez des aliments riches en calcium, vitamine K, potassium et protéines, mais réduisez le sel, qui retient l'eau.
Pour la thyroïde	Les aliments iodés abaissent leur efficacité.
SOMNIFÈRES ET TRANQUILLISANTS	
Benzodiazépines	Ne les prenez jamais avec de l'alcool. La caféine augmente l'anxiété et réduit leur efficacité.

Intestin irritable (syndrome de l')

PRIVILÉGIER

- boissons non alcoolisées, sans caféine
- plusieurs petits repas au lieu de deux très importants
- aliments bien tolérés et non irritants (riz, carottes cuites, compote de pommes...)

RÉDUIRE

- boissons alcoolisées

ÉVITER

- aliments frits ou très gras
- caféine sous toutes ses formes
- aliments qui donnent des flatulences

APPRENDRE À SE DÉTENDRE QUAND ON SOUFFRE DU SYNDROME DE L'INTESTIN IRRITABLE

Comme on sait que le stress aggrave le syndrome de l'intestin irritable, il est important de recourir à des techniques de relaxation comme la méditation, le yoga ou le biofeedback. Un psychologue ou un psychothérapeute vous aidera à identifier les causes de votre stress et à trouver des moyens pour les gérer. L'exercice est une bonne thérapie car, en même temps qu'il détend, il peut normaliser la fonction intestinale en cas de constipation.

Le syndrome de l'intestin irritable touche jusqu'à 20 % des adultes. Il se caractérise par des contractions anormales des muscles intestinaux, entraînant la présence de trop ou pas assez de liquides dans les intestins. Les symptômes varient beaucoup d'une personne à l'autre. Certaines ont de la diarrhée. Pour d'autres, on parle de côlon spastique avec épisodes de diarrhée et de constipation, crampes abdominales, ballonnements, gaz, nausées. Mucus dans les selles, impression d'évacuation incomplète, fatigue, anxiété, céphalées, dépression sont d'autres signes.

Il n'existe pas de test de dépistage du syndrome de l'intestin irritable ; on en établit le diagnostic après avoir éliminé la colite et le cancer. Allergies alimentaires et stress peuvent aggraver la maladie. Des facteurs alimentaires exacerbent ou calment le syndrome de l'intestin irritable. Le médecin prescrira des médicaments pour apaiser les contractions anormales et diminuer la diarrhée. Cependant, il est important de réduire son stress et de modifier son alimentation. Selon des recherches récentes, il y aurait un développement bactérien excessif dans l'intestin grêle : dans une étude, 78 % des patients sujets au syndrome de l'intestin irritable présentaient cette caractéristique ; les antibiotiques ont éliminé la maladie chez la moitie d'entre eux.

UN PETIT TRUC

DE L'ESSENCE DE MENTHE POIVRÉE EN GÉLULES

L'essence de menthe poivrée a toujours servi à calmer la digestion. Pour le syndrome de l'intestin irritable, les praticiens de médecine naturelle recommandent d'en prendre une ou deux gélules entre les repas. Mais cette essence est contre-indiquée en cas de reflux gastrique.

L'AUTO-ÉVALUATION

Une étape importante consiste à reconnaître les facteurs qui déclenchent les symptômes. Tenir un journal où l'on inscrit tous les aliments, les boissons, ainsi que les événements stressants peut aider à identifier les facteurs déclenchants. Une femme devrait aussi noter les moments de son cycle menstruel. Consignez également la nature de la douleur et le point exact où elle se manifeste, la fréquence et la consistance des selles, les céphalées, les médicaments et les suppléments que vous prenez. Toutes ces indications seront précieuses pour le médecin.

ADOPTER UN RÉGIME SPÉCIFIQUE

En raison de la variété des symptômes, il faut traquer les aliments indésirables. Commencez par éviter les aliments à risque que vous avez repérés grâce à votre journal alimentaire.

Faire de petits repas plusieurs fois par jour plutôt que des gros. Cela peut diminuer les contractions intestinales et la diarrhée que déclenchent les repas trop copieux.

Manger lentement et bien mâcher. En mangeant trop vite, on avale de l'air, ce qui provoque des gaz irritants. Les aliments insuffisamment mâchés peuvent être plus difficiles à digérer.

Boire beaucoup d'eau. Buvez au moins 8 verres de liquides par jour, de préférence en dehors des repas. Évitez l'eau gazeuse et les irritants potentiels que sont l'alcool et la caféine.

Éviter les graisses. Écartez les aliments frits ou très gras, car la graisse est le nutriment le plus difficile à digérer. Évitez aussi certains féculents qui donnent des flatulences (haricots...).

Attention aux fibres. Céréales complètes et aliments qui renferment des fibres peuvent être problématiques dans le cas du syndrome de l'intestin irritable accompagné de diarrhée chronique. Mais, si le symptôme principal est la constipation, on recommande une alimentation à base de fruits et légumes bien tolérés, de pain bis plutôt que complet. Les fibres insolubles (voir Fibres) augmentent le volume des selles et facilitent l'élimination, soulageant la constipation. Les aliments qui contiennent des fibres solubles absorbent l'eau et ont des effets bénéfiques sur la diarrhée. Si la constipation persiste, demandez au médecin du psyllium ou un autre laxatif, mais sachez que l'usage chronique de laxatifs peut mener à des problèmes de carences vitaminiques et nutritionnelles.

Pas de polyols. Les succédanés du sucre (sorbitol, lactitol, mannitol, maltitol) peuvent déclencher les symptômes de la maladie chez certaines personnes. Pour d'autres, ce seront le lactose des produits laitiers et le fructose présent naturellement dans les fruits, ou encore l'inuline de l'artichaut ou des salsifis. ❖

Intoxication alimentaire

PRIVILÉGIER

- boissons sucrées pour éviter la déshydratation et apporter de l'énergie
- banane, riz, pomme cuite, pain grillé pendant 24 à 48 heures après la disparition des symptômes

ÉVITER

- œufs crus ou peu cuits (mayonnaise, sauces, mousses, desserts froids ou pâtes à gâteaux non cuites)
- restes de nourriture ou aliments périmés
- le fait de trop manipuler la nourriture
- le fait de mélanger des aliments cuits et crus sur les surfaces de préparation

L'intoxication alimentaire est le trouble le plus fréquent après le rhume : elle frappe environ 1 Français sur 3 tous les ans.

On peut contracter plus de 250 affections à partir d'une nourriture contaminée. L'expression « intoxication alimentaire » englobe toutes les affections (le plus souvent des gastro-entérites, mais parfois des atteintes du système nerveux) qui résultent de la contamination virale ou bactérienne de la nourriture. Les bactéries, y compris celles qui peuvent causer des maladies à partir des aliments, se trouvent à l'état naturel dans notre environnement. On ne peut malheureusement pas les détecter à la vue, ni au goût. Elles peuvent causer des maladies soit en se multipliant très rapidement dans le corps (infection bactérienne), soit à partir des toxines qu'elles émettent (intoxication bactérienne). La chaleur détruit les bactéries des aliments, mais les toxines que produisent les staphylocoques, par exemple, ne sont pas éliminées par la chaleur. L'infestation par des parasites de la viande et du poisson crus ou insuffisamment cuits entraîne un autre type d'intoxication alimentaire. La préparation commerciale des aliments fait aujourd'hui l'objet de réglementations sévères.

Mais il y a de nombreuses occasions de contamination entre la récolte, la manutention, le transport et la distribution. La plupart des intoxications alimentaires sont causées par des contaminations bactériennes, au moment de la préparation des aliments chez soi, dans les restaurants ou lors de leur transport. Les micro-organismes le plus souvent en cause sont *Clostridium botulinum*, *C. perfringens*, *Escherichia coli*, *Listeria monocytogenes*, *Staphylococcus aureus* et les souches de *Salmonella*.

SYMPTÔMES ET TRAITEMENT

Nausées et vomissements, diarrhée et crampes abdominales, céphalées, parfois fièvre et prostration sont des symptômes d'intoxication. Leurs conséquences peuvent être graves chez les nouveau-nés et les jeunes enfants, les sujets immunodéprimés (sida et autres maladies du système immunitaire) et les personnes âgées fragilisées. Dans tous ces cas, il est indispensable de voir un médecin. Sinon, l'intoxication guérit presque toujours spontanément, sans aide médicale.

Le botulisme est une forme d'intoxication rare mais très grave, causée par une toxine de la bactérie *Clostridium botulinum*, qui attaque le système nerveux. Les symptômes d'atteinte musculaire et nerveuse sont : vision double, difficulté à parler, à mâcher, à avaler et à respirer. Il faut immédiatement appeler le médecin.

Le corps se libère des micro-organismes responsables par les vomissements et la diarrhée. Il vaut donc mieux laisser faire la nature. Ne chargez pas votre système digestif de nourriture tant qu'il n'est pas capable de la supporter. Prévenez la déshydratation en buvant du jus de pomme additionné d'eau ou du thé léger. Lorsque vous commencerez à aller mieux, réintroduisez les aliments suivants : banane, riz, compote de pommes, pain grillé (voir aussi Diarrhée). Passez ensuite à des aliments non irritants : poulet cuit et purée de pommes de terre. Ne mangez pas de fruits frais pendant plusieurs jours.

DE SIMPLES PRÉCAUTIONS

Les aliments d'origine animale sont ceux qui se contaminent le plus facilement. Les muscles des animaux en bonne santé sont sains, mais ils constituent un terrain favorable au développement des bactéries lors de la manutention et de la préparation. La peau empêche la pénétration des bactéries dans la chair d'un animal vivant, mais, sur une carcasse, les micro-organismes peuvent passer de la peau aux muscles. Les viandes avec la peau, telle la volaille, s'abîment plus facilement parce que les bactéries restent en surface, en dépit du lavage qu'on lui fait subir.

Se laver les mains quand on prépare viande, poisson, coquillages et, surtout, volaille. Lavez bien vos mains à l'eau chaude et au savon avant de commencer à préparer tout aliment, et ce aussi souvent que nécessaire. Enlevez vos bagues et assurez-vous que vos ongles sont propres avant et après.

LE SAVIEZ-VOUS ?

LES ANTIBIOTIQUES PEUVENT ENTRETENIR LES SYMPTÔMES

En cas d'intoxication alimentaire, lemédecin prescrit rarement un antibiotique. Celui-ci, en favorisant la diarrhée, peut venir perturber le rétablissement de la flore intestinale.

Trouver le coupable

Si vous avez les symptômes d'une intoxication alimentaire, tâchez de vous rappeler l'aliment suspect, afin d'identifier la bactérie en cause. Si la fièvre ou les symptômes persistent plus de 2 jours, consultez un médecin.

SOURCES	SYMPTÔMES
CAMPYLOBACTER JEJUNI	
L'infection provient en général du contact avec des animaux infectés ou des aliments contaminés (souvent volaille crue ou mal cuite).	Fièvre, nausées, douleurs abdominales et diarrhées, parfois sanguinolentes. Les symptômes sont intermittents ; le foie et la rate peuvent enfler.
***CLOSTRIDIUM BOTULINUM* (BOTULISME)**	
Conserves maison mal scellées ou mal stérilisées ou faites à base d'aliments contaminés (légumes, fruits, poissons ou condiments). Plus rarement, le bœuf, le porc, la volaille, les laitages, le miel non pasteurisé et l'ail conservé dans l'huile.	Dans les 18 à 36 heures suivant l'ingestion, vision trouble, problèmes de coordination impliquant la mastication, la déglutition, la respiration et la parole. Faiblesse musculaire croissante et paralysie pouvant mener à l'insuffisance respiratoire et à la mort.
CLOSTRIDIUM PERFRINGENS	
Les épidémies ont été associées à la viande contaminée.	Diarrhées sévères, crampes abdominales, ballonnements et flatulences se produisent dans les 8 à 24 heures suivant l'ingestion.
ESCHERICHIA COLI	
Viande mal cuite ou fromages au lait cru. La plupart des cas sont imputables à la viande hachée contaminée, souvent à une hygiène insuffisante en cuisine collective.	Vomissements, diarrhées sanguinolentes. Dans les cas graves, crise épileptique, paralysie, voire mort. Les symptômes apparaissent dans les 24 à 48 heures. L'hospitalisation est parfois nécessaire.
LISTERIA MONOCYTOGENES	
Présent dans le sol et dans l'intestin des humains, mammifères, oiseaux et insectes. L'infection fait généralement suite à l'ingestion de crudités ou de laitages contaminés, même gardés au réfrigérateur.	Chez l'adulte, maux de tête, nuque raide, nausées et vomissements signalant une méningite. Parfois, inflammation des yeux et enflure des ganglions. Dans de rares cas, malaise cardiaque. Les symptômes surviennent dans les 8 à 24 heures.
SALMONELLA	
Viande provenant d'animaux infectés, volaille mal cuite, œufs crus, fromages au lait cru.	Dans les 12 à 48 heures, nausées, douleurs abdominales, diarrhées, vomissements et fièvre, qui durent de 1 à 4 jours.
STAPHYLOCOCCUS AUREUS	
Une infection de peau à staphylocoques contamine un aliment comme la crème pâtissière, le lait, la charcuterie ou les sauces. L'empoisonnement provient souvent plus de la toxine sécrétée que de la bactérie.	Après 2 à 8 heures, fortes nausées et vomissements. Il peut aussi y avoir diarrhées, crampes abdominales, maux de tête et fièvre ; dans les cas extrêmes, état de choc ou prostration nécessitant une réanimation en milieu hospitalier.
TRICHINELLA	
Porc cru ou mal cuit ayant été contaminé et non éliminé lors de l'abattage ; viande de cheval et certains gibiers (sanglier).	Dans les 24 à 48 heures, fièvre et diarrhée avec douleurs musculaires, œdèmes et problèmes respiratoires.

Laver soigneusement à l'eau chaude savonneuse les surfaces de préparation, en particulier les planches de découpe. Ne mettez pas de la nourriture cuite en contact avec une surface non lavée où il y a des restes d'aliments crus. Lavez les plats et les ustensiles utilisés pour la viande crue avant de vous en servir pour la viande cuite ou d'autres aliments. Lavez et stérilisez votre thermomètre à viande après chaque usage.

Garder la viande crue à part et séparer les féculents des produits laitiers pour prévenir la contamination croisée. Ne laissez pas les aliments crus contaminer les aliments cuits par contact direct ou indirect (jus des viandes crues entrant en contact avec d'autres aliments). Placez les aliments crus dans des récipients hermétiques.

Laver linges et éponges à l'eau chaude savonneuse après chaque usage. Cela pour empêcher une possible contamination croisée et la dispersion des bactéries. Changez-les régulièrement.

Garder les aliments au réfrigérateur. Après leur préparation, si vous ne les mangez pas tout de suite, réfrigérez-les ou congelez-les. Ne laissez pas les aliments plus de 2 heures à des températures entre 7 et 60 °C, idéales pour la croissance des bactéries.

Jeter tout aliment qui sent mauvais ou qui a changé de couleur. Éliminez les boîtes de conserve ou les contenants endommagés. Ne goûtez pas à des aliments dont l'aspect est suspect. Jetez toute boîte de conserve dont le couvercle ou le fond sont bombés : il peut s'agir de la pression des gaz dégagés par des bactéries, ce qui indique un défaut de stérilisation.

On ne peut ni voir ni sentir les bactéries qui nous rendraient malades : goûter un aliment douteux est toujours risqué.

BONS ET MAUVAIS GERMES

Il peut sembler contradictoire que les bactéries et les levures utilisées pour la fermentation donnent des aliments parfaitement sains, tandis que d'autres rendent malade. C'est que les bonnes bactéries (comme *Lactobacillus acidophilus* et *L. bifidus* dans des yaourts) inhibent la croissance de micro-organismes indésirables, dont les membres très nocifs des familles de *Clostridium*, *Bacillus* et *Streptococcus*. Beaucoup de bactéries sont dangereuses, mais quelques-unes sont utiles. ❖

Ionisation des aliments

Voir page ci-contre

IONISATION DES ALIMENTS

POUR LA CONSERVATION

On ne peut pas rendre sains tous les aliments d'un coup de baguette magique ! Mais on peut faire presque aussi bien. En exposant un aliment aux rayons X ou à d'autres rayons ionisants, on tue les champignons, les bactéries et les insectes qui causent sa détérioration. En ralentissant la maturation des fruits et des baies, on prolonge leur durée de conservation. On empêche la germination des bulbes comme les oignons, qui restent frais plus longtemps. Jusqu'à présent, on connaissait deux méthodes de stérilisation : la chaleur extrême et l'utilisation de produits comme le formaldéhyde ou l'alcool. La stérilisation par la chaleur oblige cependant à cuire les aliments, ce qui empêche de les manger crus ; les produits ajoutés, quant à eux, rendent souvent la nourriture impropre à la consommation. Bien qu'elle semble être la solution idéale, l'ionisation suscite encore des craintes.

Des aliments radioactifs ?

Le consommateur demeure inquiet en dépit de nombreux avis confirmant que l'action des rayonnements ionisants ou des rayons X ne rend pas la nourriture radioactive. On craint que l'ionisation ne donne naissance à de dangereuses substances : les produits radiolytiques spécifiques. Des études ont démontré que ces substances peuvent altérer la chaîne de l'ADN ; en théorie, elles favoriseraient les cancers. La plupart des chercheurs considèrent que ce risque est négligeable. L'ionisation bien menée présente, comme la cuisson, des avantages bien supérieurs aux risques.

La réglementation précise quels types d'ionisation conviennent aux aliments pour qu'ils n'absorbent aucun élément radioactif. Le rayonnement par rayons X, qui passent à travers la matière sans laisser de traces, et l'exposition à des rayonnements gamma sont des méthodes reconnues. Cette stérilisation à froid permet à la plupart des aliments de conserver leur fraîcheur et leur goût. Dans le cas de la viande, du poisson et des fruits de mer, les fortes doses de rayonnements requises pour détruire les parasites et les micro-organismes comme *Salmonella* peuvent noircir la viande et amollir le poisson et les fruits de mer, c'est pourquoi ce traitement n'est que peu employé pour ces aliments. L'ionisation peut aussi oxyder les glucides des céréales et leur conférer un goût rance. En France, le recours à cette méthode n'est autorisé que pour quelques catégories d'aliments, soit pour stopper leur évolution (germination de l'ail, de l'oignon ou des échalotes, par exemple), soit pour les décontaminer (crevettes, cuisses de grenouille, épices et aromates, herbes aromatiques surgelées, volailles), soit encore pour détruire les insectes éventuellement présents (fruits séchés, légumes secs). Mais son coût élevé en limite l'utilisation.

Les effets bénéfiques

Dans l'ensemble, l'ionisation préserve les nutriments, surtout les vitamines du groupe B – niacine, riboflavine, thiamine – mieux que tout autre mode de stérilisation. Mais les doses élevées requises pour la viande détruisent une partie des vitamines liposolubles A et E. L'effet de l'ionisation sur la vitamine C est encore mal connu ; certaines études montrent des pertes majeures, d'autres n'en observent aucune.

Ce symbole international signale les aliments ionisés

L'ionisation a ses défenseurs. Grâce à cette technique, affirment-ils, on peut envisager d'approvisionner le tiers-monde, surtout les régions tropicales, où les récoltes sont si facilement menacées. L'ionisation pourrait être la réponse au problème chronique de la famine. L'emballage des aliments ionisés doit obligatoirement comporter la mention « traité par ionisation » ou « traité par rayonnements ionisants ».

LE SAVIEZ-VOUS ?

L'IONISATION EST LA MEILLEURE PROTECTION POUR LES PERSONNES IMMUNODÉFICIENTES

Pour les personnes souffrant d'une déficience immunitaire (sida, par exemple), les fruits et les légumes crus sont potentiellement dangereux. En outre, la viande, le poisson, les œufs et tous les aliments susceptibles de recéler des bactéries ou des parasites doivent être bien cuits. En dépit de toutes les précautions, les aliments continuent de présenter des risques pour cette catégorie de consommateurs. Dans leur cas, l'ionisation pourrait être la solution, de loin, la plus sûre.

Jus de fruits et de légumes

AVANTAGE

- permettent de consommer des fruits et des légumes sous une forme liquide

INCONVÉNIENTS

- pulpe et fibres sont perdues
- les jus de fruits constituent un complément calorique parfois non souhaité

ATTENTION

Selon un rapport de l'organisme *American Academy of Pediatrics*, il ne faut pas donner de biberons de jus de fruits aux bébés avant l'âge de 6 mois, car cela peut l'empêcher de boire suffisamment de lait. Le nourrisson manque alors des éléments indispensables à sa croissance et à son développement. En outre, trop de jus peut causer de la diarrhée et favoriser les caries ; il empêche, par ailleurs, de prendre du poids. Cela reste vrai quand l'enfant grandit. Il peut certes trouver agréable le goût sucré du jus, mais il ne profite pas des effets bénéfiques du fruit entier.

Tout le monde sait aujourd'hui que les fruits et les légumes sont riches en vitamines, en minéraux et en nombreux nutriments qui aident à prévenir le cancer et d'autres maladies. Médecins et nutritionnistes conseillent vivement à leurs patients de manger plus de fruits et de légumes, de préférence crus, pour bénéficier de tous les éléments nutritifs. On recommande de consommer de 5 à 10 portions de fruits et de légumes chaque jour, mais très peu d'entre nous y parviennent.

Les jus de fruits et de légumes sont une bonne façon d'atteindre cet objectif tout en hydratant l'organisme. Ils fournissent de l'eau, mais aussi la majorité des éléments nutritifs des fruits et des légumes. En revanche, ils ne sont pas la solution idéale pour ceux qui surveillent leur apport calorique. En effet, il est aisé de boire de grands volumes de jus, car ceux-ci ne renferment plus les précieuses fibres qui calment l'appétit. Par exemple, une orange fraîche contient environ 60 kcal et 3 g de fibres, alors que 1 grand verre de jus d'orange fournit environ 110 kcal et moins de 1 g de fibres.

À l'achat, il faut choisir des jus portant la mention « pur jus », auxquels on n'a pas ajouté de sucre. Attention aux boissons aux fruits : elles n'ont pas les mêmes valeurs nutritives que le fruit et renferment surtout de l'eau et du sucre, ainsi que divers additifs, mais très peu de vrai jus de fruits.

Les jus de légumes sont généralement moins sucrés que les jus de fruits. Mais, en conserve ou en bouteille, ils sont fortement additionnés de sel. On doit donc lire les étiquettes avec soin et choisir les jus les moins salés. ❖

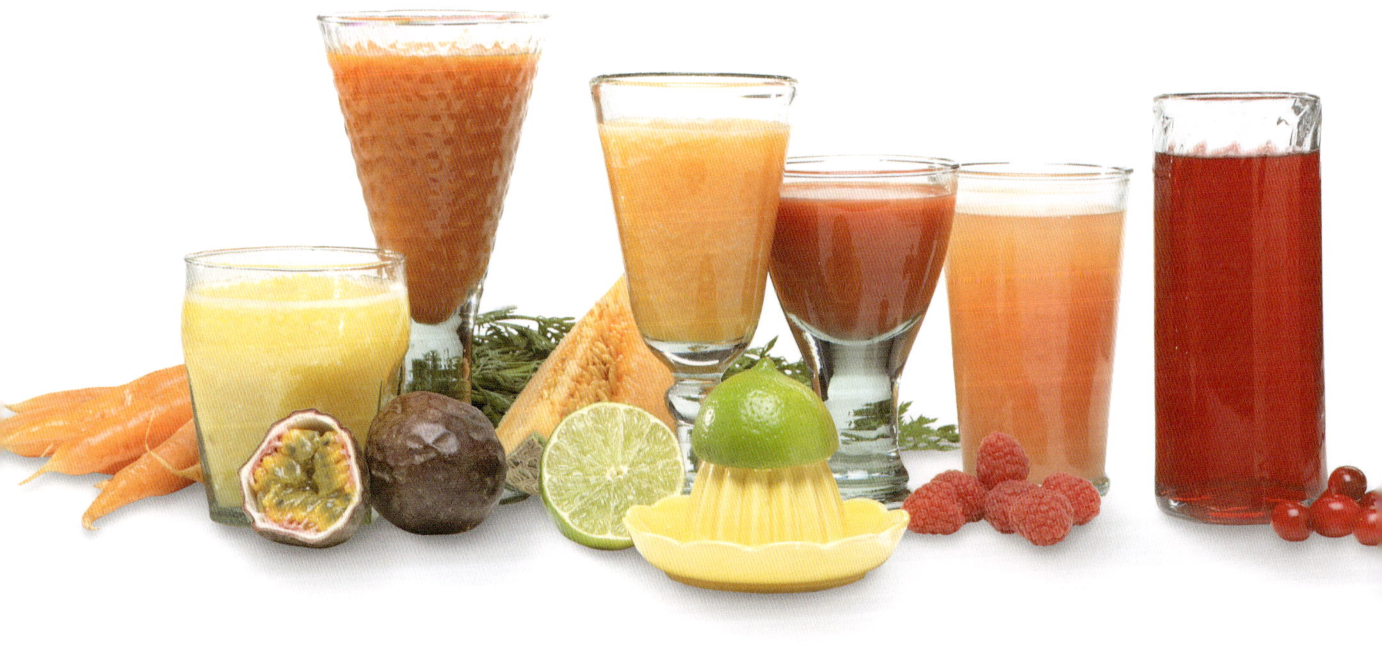

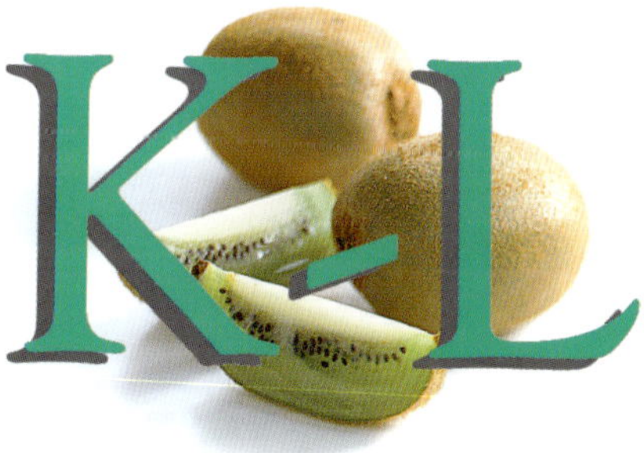

Kiwi

AVANTAGES

- excellente source de vitamine C
- bonne source de potassium et de fibres

INCONVÉNIENT

- peut entraîner des phénomènes d'allergie

L'aspect extérieur du kiwi le fait ressembler à un œuf brun velu. Ce fruit renferme une pulpe très verte, parsemée de petites graines noires. Sa saveur, très acidulée, a des accents qui rappellent les baies sauvages.

Originaire de Chine, le kiwi s'est appelé groseille de Chine jusqu'à ce que des cultivateurs-exportateurs de Nouvelle-Zélande lui donnent le nom de leur emblème national, le kiwi, un oiseau qui ne vole pas. Autrefois fruit exotique, il est aujourd'hui couramment cultivé dans le sud de la France et vendu partout. Les kiwis sont récoltés avant maturité et gardés de 6 à 10 mois dans des entrepôts froids : c'est ainsi qu'on en a toute l'année. Le kiwi mûr se mange nature, soit épluché et détaillé en lamelles ou en tronçons, soit coupé en deux et directement creusé à la petite cuillère.

Un beau kiwi (environ 100 g net) n'apporte pas plus de 50 kcal, mais fournit 80 mg de vitamine C, soit plus des trois quarts de l'apport nutritionnel conseillé (ANC) pour la journée, et environ 1 mg de vitamine E, soit près de 10 % de l'ANC. Il procure aussi de nombreux phytonutriments utiles, en particulier de la lutéine et de la cryptoxanthine, des pigments jaunes ayant des propriétés antioxydantes bénéfiques pour la santé des yeux, comme pour lutter contre les dégâts causés par les radicaux libres en excès. Le kiwi est aussi une bonne source de potassium (280 mg pour 100 g) et de fibres (2,5 g), notamment de pectine, fibre soluble qui aide à réguler le taux de cholestérol.

Le kiwi renferme une enzyme, l'actinidine, qui a la propriété d'attendrir la viande. On peut donc frotter la viande avec un quartier de kiwi puis attendre de 30 minutes à 1 heure avant de la faire cuire : elle sera plus tendre et n'aura aucun goût de kiwi. Cette enzyme a aussi des effets négatifs : elle empêche la gélatine de prendre et fait cailler le lait et la crème. Pour la neutraliser, il suffit de pocher rapidement le fruit.

Comme beaucoup de fruits d'origine exotique, le kiwi peut provoquer des allergies. On évitera d'en donner aux enfants de moins de 10 mois. ❖

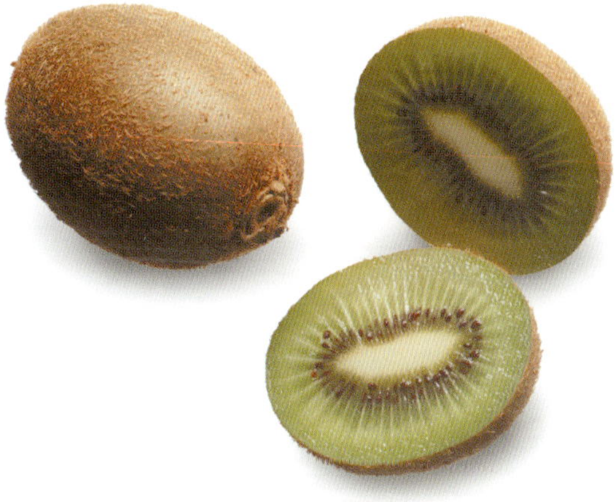

Lactose (intolérance au)

PRIVILÉGIER

- lait « sans lactose », gouttes ou comprimés de lactase (enzyme) si vous ne digérez pas le lait
- fromages à pâte ferme et yaourts, qui contiennent peu de lactose

ÉVITER

- les aliments qui renferment du lait, s'ils créent une gêne abdominale
- les médicaments ayant du lactose comme excipient

UNE INTOLÉRANCE MÉTABOLIQUE

L'intolérance au lactose (incapacité à digérer le sucre du lait) est une des intolérances les plus courantes. Le lactose est le sucre naturel que l'on trouve dans le lait et les produits laitiers. Il est dégradé en glucose et en galactose par la lactase, une enzyme, ce qui lui permet d'être métabolisé par l'organisme. Flatulences, ballonnements, diarrhée et crampes intestinales sont les symptômes qu'éprouvent ceux qui n'ont pas cette enzyme pour métaboliser le lactose des aliments. Ils se manifestent après l'ingestion d'aliments qui contiennent du lactose parce que celui-ci passe, sans être transformé, dans le côlon, où il subit l'action des bactéries. Ce sont les sous-produits de cette activité bactérienne, à savoir des gaz comme l'hydrogène et le méthane, qui créent la gêne abdominale. On peut faire le diagnostic de cette intolérance en mesurant la quantité d'hydrogène exhalée avant et après l'ingestion de lactose. Un excès d'hydrogène confirmera l'intolérance au lactose.

Après avoir été sevrés, les hommes préhistoriques n'absorbaient plus jamais d'aliments renfermant du lactose ; ils n'avaient donc plus besoin de lactase, l'enzyme qui dégrade le sucre du lait dans le système digestif. Ils étaient programmés pour que la lactase disparaisse au moment où ils abandonnaient le sein.

Les adultes capables de digérer le lait sont en minorité dans la population mondiale : 70 % des descendants des Africains et des Asiatiques sont partiellement ou entièrement intolérants au lactose à l'âge de 4 ans. En revanche, 90 % des descendants des Européens du Nord continuent à produire de la lactase. Ce trait génétique a sans doute permis à leurs ancêtres d'absorber plus de calcium dans un habitat où la lumière solaire était insuffisante pour permettre à leur peau d'absorber la vitamine D.

On peut avoir une intolérance au lactose transitoire ou permanente après une maladie qui affecte la membrane intestinale – maladie gastro-intestinale, maladie cœliaque. Cela arrive aussi après un traitement aux antibiotiques ou aux anti-inflammatoires. Dans certains cas, l'intolérance, temporaire, disparaît quand l'état de l'intestin revient à la normale. Dans d'autres cas, il faut établir le « niveau de tolérance » au lactose : savoir, en procédant graduellement, à partir de quelle quantité on devient intolérant.

On trouve le lactose dans les produits laitiers : lait, laitages, fromages frais. On peut aussi en trouver sous forme d'ingrédients dans divers produits : biscuits, pains, saucisses, desserts, médicaments. Recherchez sur les étiquettes les mentions : lait, matières sèches ou solides du lait, crème, petit-lait, poudre de lait, lactosérum.

Manger les produits laitiers en petites quantités. La plupart des personnes qui présentent une intolérance au lactose peuvent consommer un peu de lait et des yaourts (les bactéries de la fermentation utilisent presque tout le lactose). Ceux chez qui l'intolérance est forte choisiront du lait « sans lactose », ou achèteront en pharmacie des gouttes d'enzyme à mettre dans le lait ou des comprimés d'enzyme à prendre avant un repas qui contient des produits laitiers.

Précaution : on ne confondra pas intolérance au lactose et allergie au lait (hypersensibilité aux protéines des produits laitiers). Prendre du lait sans lactose, si l'on est allergique, ne préviendra pas l'allergie. ❖

POUR RENOUER AVEC LE LAIT

Même si vous souffrez d'intolérance au lactose, vous pouvez continuer à consommer des produits laitiers. Il suffit de procéder méthodiquement.

- Commencez par de petites doses, un quart de tasse de lait par exemple. Avec le temps, vous développerez une tolérance. En effet, moins on boit de lait, moins on arrive à le digérer.
- Buvez du lait aux repas, jamais l'estomac vide.
- Le yaourt, grâce à ses ferments actifs, est très facile à digérer.
- Les fromages à pâte dure comme le gruyère, l'édam et le gouda contiennent très peu de lactose.
- Essayez le lait « sans lactose ».

Lait

AVANTAGES

- excellente source de calcium
- apporte des protéines de très bonne qualité
- fournit des vitamines A et D lorsqu'il est entier
- bonne source de vitamines B_2 et B_{12}

INCONVÉNIENTS

- le lactose du lait peut être mal toléré
- certaines personnes présentent une intolérance aux protéines du lait de vache
- renferme des graisses saturées et du cholestérol lorsqu'il est entier ou demi-écrémé

Le lait est une excellente source de calcium, minéral nécessaire à la santé des os et des dents comme au maintien de plusieurs fonctions essentielles de l'organisme. Le calcium aide à prévenir l'ostéoporose et, selon des études récentes, l'hypertension et le cancer du côlon. Le lait fournit aussi des protéines, des vitamines et divers minéraux et oligoéléments. On recommande de consommer de 3 à 4 portions de lait ou d'autres produits laitiers par jour. Une portion équivaut à 1 tasse (de 15 à 20 cl) de lait, ou 1 portion (de 30 à 40 g) de fromage, ou encore 1 yaourt. Considéré depuis des millénaires comme l'un des aliments les plus essentiels, le lait de vache se présente aujourd'hui sous de multiples formes, liées aux procédés de conservation. En effet, le lait est un produit fragile, facilement contaminé par des micro-organismes. Les traitements de conservation, exclusivement physiques, ne comprennent aucun procédé chimique et font appel à l'action de la température.

Ces traitements interviennent après standardisation de la matière grasse. La législation définit le taux de matières grasses que doit contenir le lait : 3,6 % pour le lait entier (emballage rouge), 1,5 % pour le lait demi-écrémé (emballage bleu) et moins de 0,3 % pour le lait écrémé (emballage vert).

La plupart des laits subissent également une homogénéisation avant traitement par la chaleur. Ce procédé consiste à faire éclater les globules de matière grasse en très fines particules.

CONTROVERSE : QUELLE QUANTITÉ DE LAIT FAUT-IL BOIRE ?

Les professionnels de la santé sont loin d'être tous d'accord sur les quantités optimales de ce qui constitue la principale source de calcium : le lait et les produits laitiers. Pour certains, la recommandation actuelle de 3 à 4 portions par jour est efficace contre l'ostéoporose. D'autres pensent qu'elle dépasse de beaucoup nos besoins et qu'un excès peut s'avérer nocif. Une chose est sûre : un régime alimentaire doit fournir assez de calcium pour contrer l'ostéoporose et le lait en est une bonne source. Il fournit aussi des protéines. En outre, le calcium des produits laitiers fait plus que combattre l'ostéoporose : il diminue aussi les risques d'hypertension et de cancer du côlon. Cela dit, un grand bol de lait par jour comble déjà une bonne partie des besoins.

La matière se trouve alors répartie de façon homogène, ne remonte pas à la surface, ce qui évite la formation de dépôts.

Le lait cru. C'est le seul qui ne subisse aucun traitement. Seulement réfrigéré à la ferme, il doit être porté à ébullition avant sa consommation, conservé au réfrigérateur et consommé dans les 48 heures.

Le lait frais pasteurisé. Le but de la pasteurisation est de détruire uniquement les germes susceptibles d'être dangereux pour la santé : le lait est chauffé jusqu'à 85 °C pendant 15 à 20 secondes, puis refroidi très rapidement. Le lait frais pasteurisé doit être conservé au réfrigérateur et consommé dans les 7 jours qui suivent la date de conditionnement. C'est un produit vivant et fragile, car il comporte encore des germes. Il est inutile de le faire bouillir.

Le lait stérilisé. La stérilisation, qui détruit la totalité des germes présents dans le lait, utilise deux procédés.

– La stérilisation simple consiste à porter le lait, préconditionné dans des récipients étanches hermétiques, à une température de 115 °C et de l'y maintenir pendant 15 à 20 minutes ; ce procédé, aujourd'hui moins utilisé, permet de conserver le lait 150 jours à température ambiante tant que l'emballage n'a pas été ouvert.

– La stérilisation UHT (ultra-haute température) porte le lait à une température de 140 °C durant quelques secondes ; ce procédé présente l'avantage de mieux préserver les qualités gustatives et nutritives du lait, le temps de chauffage étant très court. On obtient une moindre dégradation des composants du lait, notamment des vitamines, tout en assurant une qualité hygiénique optimale. La durée de conservation est de 3 mois. Une fois l'emballage ouvert, tout lait stérilisé devient fragile. Il doit être gardé au réfrigérateur et consommé rapidement, comme un lait frais.

Les laits concentrés. Le lait concentré non sucré est stérilisé après conditionnement, contrairement au lait concentré sucré, dans lequel le sucre s'oppose à la prolifération bactérienne. L'un comme l'autre ont une durée de conservation de plus d'un an à température ambiante, emballage intact ; une fois entamé, ce lait se conserve au réfrigérateur 2 à 3 jours s'il est non sucré, une semaine lorsqu'il est sucré.

Les laits en poudre. La déshydratation, presque totale, leur assure une longue conservation – jusqu'à un an en emballage hermétique dans un endroit frais et sec. Après ouverture, la durée de conservation varie selon la teneur en matières grasses (plus celle-ci est élevée, plus le produit a tendance à rancir). Une fois reconstitué,

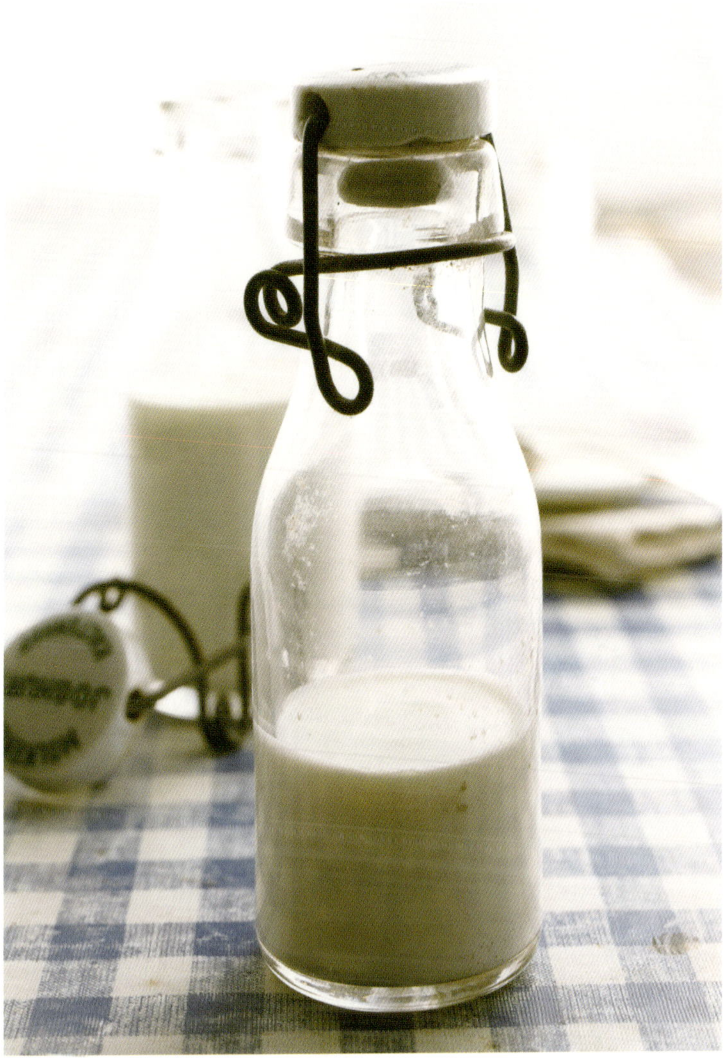

LE LAIT. *De par sa richesse en protéines, calcium et vitamines, le lait est un aliment santé de premier choix.*

le lait en poudre devient un produit très altérable. Il est donc préférable d'effectuer la reconstitution au fur et à mesure de l'utilisation.

VALEUR NUTRITIONNELLE

Elle est très appréciable et fait du lait un aliment conseillé à tous les âges.

Beaucoup de calcium. Il est présent en quantités importantes – 125 mg pour 100 ml – et bénéficie d'une très bonne assimilation grâce à plusieurs facteurs qui en améliorent l'efficacité : bon équilibre avec le phosphore, protéines favorables à l'absorption intestinale, présence de lactose et de vitamine D.

Consommer du lait et des produits laitiers assure ainsi à l'organisme une couverture optimale des besoins, variables selon l'âge et le sexe. Ils sont le plus élevés au moment de l'enfance et de l'adolescence, périodes clés de l'édification du squelette. Ainsi, l'apport nutritionnel conseillé (ANC) est de 1 200 mg par jour pour un jeune entre 10 et 19 ans, et de 900 mg par jour pour un adulte. Diverses études ont montré que les réserves calciques osseuses doivent être constituées avant 30 ans ; sinon, le risque d'ostéoporose, notamment à partir de la ménopause, est plus important.

Des protéines de qualité. Le lait en contient de 30 à 32 g par litre, soit 3 à 3,2 g pour 100 ml – une teneur constante quels que soient les procédés thermiques ou d'écrémage employés. Leur valeur nutritionnelle est équivalente à celle des protéines de la viande.

Ces protéines sont composées de deux éléments : les caséines, qui représentent 80 % du total, et les protéines solubles, à savoir la bêta-lactoglobuline et l'alpha-lactalbumine. Ces dernières coagulent facilement à la chaleur : ce sont elles qui créent la peau du lait quand on le fait chauffer ; nos grands-mères l'intégraient à leurs pâtisseries. C'est aux caséines que l'on doit le caillé des fromages et des yaourts par précipitation de ces protéines en milieu acide. Ces deux éléments se complètent parfaitement, car la caséine est pauvre en acides aminés soufrés indispensables, alors que lactoglobuline et lactalbumine en sont riches. Ainsi le lait renferme-t-il tous les acides aminés essentiels, en proportions optimales.

La question des graisses. La teneur en lipides du lait dépend de l'écrémage. À la traite, le lait renferme naturellement entre 38 et 43 g de graisses par litre, soit 3,8 à 4,3 g pour 100 ml. Un lait commercialisé comme lait entier a une teneur en graisses standardisée à 3,6 g pour 100 g, le demi-écrémé (le plus consommé) à 1,5 g pour 100 g, alors que le lait écrémé en contient moins de 0,3 g. Les lipides du lait sont constitués, pour les deux tiers, par des graisses saturées et, pour un tiers, par des graisses insaturées. Le taux de cholestérol ne dépasse pas 14 mg aux 100 g pour le lait entier et 7 mg pour le demi-écrémé (le lait écrémé en est totalement dépourvu). Selon sa teneur en lipides, le lait est plus ou moins calorique : 46 kcal pour 100 ml de lait demi-écrémé, 34 kcal pour le lait écrémé et 63 kcal pour le lait entier.

Le lactose. Les glucides abondent dans le lait, puisqu'on en trouve presque 50 g par litre, soit 5 %. Ils sont essentiellement présents sous forme de lactose, diholoside composé de glucose et de galactose, au pouvoir sucrant très faible. Le lactose tient un rôle important dans l'intestin, car il agit comme facteur de croissance et d'entretien de la flore digestive. Il a un effet très positif sur l'absorption du calcium. Cependant, il peut être à l'origine d'une intolérance quand la lactase, enzyme permettant son assimilation, fait défaut. Bien que, avec l'âge, l'activité lactasique du corps humain ait tendance à diminuer, elle reste suffisamment active pour supporter un peu de lait sans trouble digestif.

DES LAITS PAS COMME LES AUTRES

- Les laits à teneur garantie en vitamines : ce sont des laits dans lesquels on a remplacé les vitamines perdues lors de la pasteurisation ou de la stérilisation. Un procédé appréciable, puisqu'il permet de se rapprocher de la composition originelle du lait de vache.
- Les laits enrichis : plus récents, ils sont censés être adaptés à certaines périodes de la vie. Ainsi, il existe des laits pour jeunes enfants (à donner après le lait de suite), des laits pour femmes enceintes ou encore pour seniors, adolescents et sportifs. Ces laits sont supplémentés en fibres ainsi qu'en plusieurs vitamines et minéraux qui n'existent pas naturellement dans le lait : fer, zinc, magnésium. Une alimentation équilibrée et variée permettant de couvrir l'ensemble des besoins de l'organisme, l'intérêt de tels produits est plus contestable.

LE SAVIEZ-VOUS ?

Le lait de chèvre a un goût plus marqué que le lait de vache, mais sa composition est semblable, notamment en ce qui concerne les protéines, le calcium et les vitamines du groupe B. Ses matières grasses, un peu plus riches en acides gras saturés, sont faciles à digérer. Sa couleur est plus blanche, ce qui est dû à une structure des protéines un peu différente. Mais attention : en cas d'intolérance au lactose ou d'allergie au lait, il n'est pas mieux toléré que le lait de vache.

En France, près de 1 Français sur 2 a une activité lactasique limitée, mais suffisante pour supporter de petites quantités de lait. Seule une partie restreinte de la population souffre d'une réelle intolérance.

Les vitamines. Le lait en renferme beaucoup, surtout de la vitamine B_2, qui joue un rôle dans l'utilisation des glucides, des protéines et des lipides par l'organisme, mais aussi des vitamines A et D. En ce qui concerne ces dernières, les teneurs varient selon la quantité de matières grasses. Si le lait est totalement écrémé, ces vitamines ne figurent qu'à l'état de traces. Le lait entier, en revanche, renferme des teneurs intéressantes en vitamine A, qui agit sur la croissance, la protection de la peau et des muqueuses, ainsi que sur le mécanisme de la vision. La vitamine D, qui permet à l'organisme de bien utiliser le calcium, se trouve en quantité plus importante dans le lait d'été. ❖

Laitue et autres salades

AVANTAGES

- peu caloriques
- certaines sont riches en bêta-carotène, acide folique, vitamine C, calcium et potassium

INCONVÉNIENT

- souvent servies avec des sauces crémeuses ou contenant beaucoup d'huile

Il est maintenant d'usage de servir une petite salade verte au cours du repas. Bien que plusieurs variétés soient utilisées à cette fin, la palme revient à la laitue. C'est la salade la plus vendue, car elle est désormais disponible toute l'année grâce aux méthodes modernes de production sous serre, de conservation et de transport.

La salade verte est idéale pour qui surveille sa ligne : elle est peu calorique et donne une impression de satiété parce qu'elle renferme beaucoup de fibres. Mais la plantureuse portion de salade verte qui apporte moins de 30 kcal peut devenir beaucoup plus calorique si on l'assaisonne sans prendre garde à la composition de la sauce. Il faut donc choisir un assaisonnement qui soit, lui aussi, pauvre en calories – très peu d'huile d'olive ou de colza additionnée de vinaigre et de fines herbes ou une sauce à base de yaourt maigre, relevé de jus de citron.

BIEN MANGER

Certaines laitues et autres salades renferment beaucoup de bêta-carotène, d'acide folique, de vitamine C, de calcium, de fer et de potassium, mais dans des quantités qui diffèrent d'une variété à l'autre.

En général, les salades qui possèdent des feuilles vert foncé ou très colorées sont les plus riches en bêta-carotène et en vitamine C. La romaine, par exemple, renferme cinq fois plus de vitamine C et aussi plus de bêta-carotène et d'acide folique que la très pâle laitue iceberg.

La roquette, la chicorée, la scarole, la mâche et le cresson sont des salades riches en phytonutriments. Leur goût est plus marqué que celui de la laitue. La chicorée, la scarole et le cresson ont une légère amertume, mais sont aussi très appréciées, et leur texture comme leur saveur s'associent bien à une salade de laitue ou à une salade mixte.

La roquette fait partie de la famille des crucifères, tels le brocoli et le chou. Elle affiche un goût poivré quand elle est cueillie durant les mois frais du printemps et de l'automne, mais une saveur un peu moutardée lorsqu'elle est récoltée l'été. C'est l'une des salades les plus nutritives : elle renferme plus de calcium que la plupart des autres variétés, du bêta-carotène, du fer et de l'acide folique, et une portion fournit 12 kcal seulement. Le cresson, autre crucifère, est lui aussi très nutritif : une portion apporte à peine 10 kcal, mais 15 mg de vitamine C et 45 mg de calcium.

Les salades très colorées sont riches en bioflavonoïdes, pigments végétaux qui, avec la vitamine C et d'autres antioxydants, aident à lutter contre les radicaux libres. Elles renferment aussi des quantités non négligeables de vitamine E, antioxydante, et d'acides gras oméga-3, bénéfiques pour le cœur (mâche et cresson en sont particulièrement bien pourvus).

Laitue et autres salades s'associent à toutes sortes de légumes crus ou cuits, des pâtes ou du riz froids, ou encore à des morceaux de poulet ou de thon pour composer des salades-repas nutritives et légères. On peut consommer les épinards crus en salade, essentiellement les jeunes pousses ; même si la cuisson facilite l'absorption de certains de leurs nutriments, les épinards crus demeurent riches en bêta-carotène, en acide folique, en vitamine C et en calcium.

LES PRINCIPALES SALADES

Il existe de nombreuses salades : on trouvera ici les plus courantes. Les mélanges de salades

LA MEILLEURE FAÇON DE LAVER LA SALADE

Après avoir arrosé de la salade avec des bactéries et l'avoir laissée reposer une demi-journée à 40 °C, on a expérimenté trois méthodes pour la laver :
1. Retirer le cœur, la laver dans un bac et la laisser sécher à l'air libre.
2. Retirer le cœur, la laver sous l'eau courante du robinet et la laisser sécher à l'air libre.
3. Séparer les feuilles une à une, les laver dans un bac rempli d'eau du robinet, et les passer à l'essoreuse.

La troisième méthode a été la plus efficace. Toutes les salades doivent être lavées, même si elles sont étiquetées bio. Il faut toujours laver les salades sous emballage et respecter leur date de péremption, au risque de voir les bactéries proliférer dangereusement.

UN PETIT TRUC

HUILE ET BÊTA-CAROTÈNE : UN DUO GAGNANT

Préparez une salade de cresson, chicorée et scarole, riches en bêta-carotène, et arrosez-la d'un peu d'huile d'olive vierge (ou d'huile de noix) et de quelques gouttes de vinaigre (ou de jus de citron). L'huile favorise l'absorption du bêta-carotène, qui protège contre le cancer et la dégénérescence maculaire.

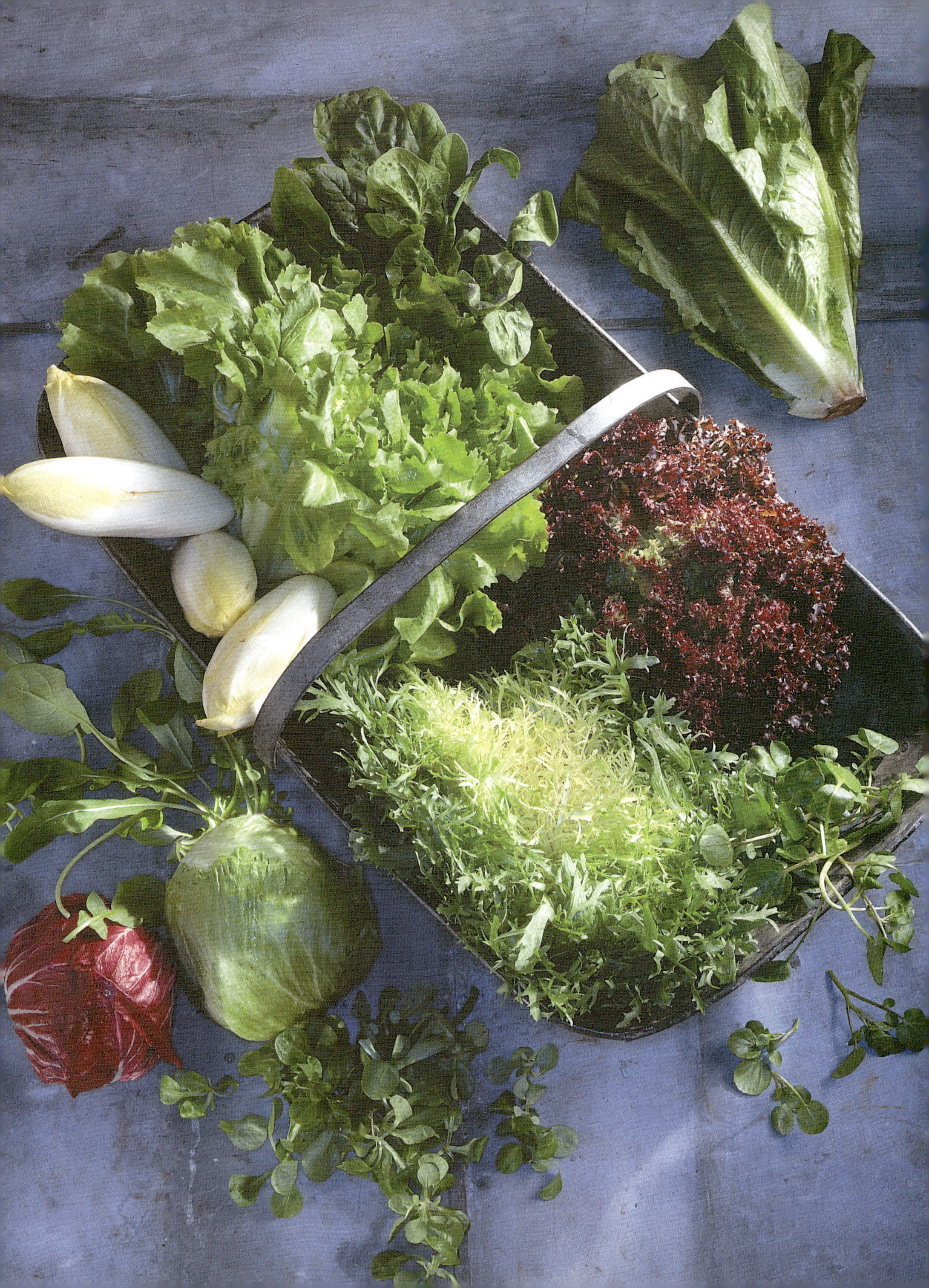

(de type mesclun) sont souvent plus riches en fibres et en éléments antioxydants.

La laitue. C'est « la » salade par excellence. Il en existe de nombreuses variétés : la laitue blonde pommée, la plus connue ; la laitue d'été, un peu plus croquante ; la laitue iceberg, aux feuilles pâles bien serrées ; la laitue feuille de chêne, très douce, au feuillage vert-roux ; la batavia verte ou rouge, bien pommée et savoureuse, dont les feuilles cloquées sont bordées de rouge sombre ; la romaine, assez ferme, de forme allongée… On attribuait à la laitue un effet calmant et sédatif, lié à la présence d'un principe amer, la lactucine. Mais les variétés actuelles n'en renferment que de faibles quantités.

Les chicorées. Une famille pleine de diversité qui comprend la cornette (ou chicorée pain de sucre), pointue et pâle, la frisée (reconnaissable à ses fines feuilles très découpées), la scarole (au cœur jaune pâle et assez ferme), les chicorées rouges (dont la célèbre trévise) et, bien sûr, l'irremplaçable endive ou chicon, dont la vraie dénomination est chicorée witloof. Toutes les chicorées contiennent une substance amère, l'intybine, concentrée dans les nervures ou le trognon, qui leur confère des propriétés cholagogues (facilitant l'évacuation de la bile).

Le cresson. Ses petites feuilles lisses vert foncé sont très tendres et il possède une saveur typique, légèrement poivrée. Il ne doit jamais être ramassé sauvage, en raison des risques de contamination par des parasites. Ses dérivés soufrés, spécifiques des crucifères, ont des effets protecteurs vis-à-vis de certains cancers.

L'épinard. On mange en salade ses pousses et ses plus jeunes feuilles. Ses taux de vitamine C et de bêta-carotène sont très élevés.

La mâche. Parfois appelée doucette, elle est parfumée et tendre. Fragile, elle doit être consommée rapidement. Elle est remarquablement bien pourvue en vitamines et en fer.

Le mesclun. C'est un mélange de jeunes feuilles de salades et d'herbes. On y trouve traditionnellement laitue, frisée, trévise, mais aussi pourpier, roquette, pissenlit ou épinard, cerfeuil et persil… Cette salade délicate exige une extrême fraîcheur et ne doit être assaisonnée qu'au dernier moment.

SALADES VARIÉES. *En haut à droite, puis dans le sens des aiguilles d'une montre : romaine, lolo rossa, cresson, chicorée frisée, mâche, iceberg, trévise (chicorée rouge), roquette, endives, scarole, épinards.*

Le pissenlit. Ses feuilles longues et dentelées peuvent être consommées bien vertes ou, au contraire, blanches (c'est-à-dire étiolées par quelques jours de pousse à l'obscurité). Ses composés amers en font un bon dépuratif.

Le pourpier. Ses feuilles charnues et épaisses doivent être consommées jeunes. Il se distingue par une saveur légèrement acidulée et est réputé diurétique.

La roquette. Elle a un peu l'apparence du pissenlit, mais possède un goût marqué, âcre et puissant. Elle fait partie de la famille de la moutarde et ne s'utilise qu'en petite quantité. ❖

Lapin

AVANTAGES

- apporte des protéines de bonne qualité
- riche en vitamines B_3 et B_{12}
- pauvre en graisses saturées
- contient du fer
- tendre et digeste

Le lapin est souvent classé parmi les volailles. Sa production et sa consommation en France restent stables. C'est une viande relativement chère, car elle ne peut pas être produite en élevage intensif.

La viande de lapin est particulièrement riche en vitamine B_3, ou niacine, essentielle au métabolisme cellulaire : une portion de 100 g de viande cuite permet de couvrir plus de la moitié de l'apport nutritionnel conseillé (ANC). Sa teneur en vitamine B_{12} est également très importante, puisqu'une portion en fournit 10 µg, soit quatre fois l'ANC.

Comme toutes les viandes, le lapin est riche en protéines (de 20 à 22 % en moyenne). La composition en acides aminés essentiels est équilibrée, ce qui contribue efficacement à la synthèse des protéines dont l'organisme a besoin. Le lapin contient aussi du fer, dont la teneur est élevée dans la viande cuite (2 mg pour 100 g). Sa chair tendre est idéale pour les jeunes enfants, les convalescents et les personnes qui ont des problèmes de mastication.

Enfin, le lapin est réellement une viande maigre (6 à 8 % de lipides) et peu calorique (en moyenne, 150 kcal pour 100 g), qui peut être consommée en cas de régime amaigrissant, à condition de le cuisiner avec peu ou pas de matières grasses (grillé, en papillote ou à la vapeur). De plus, le peu de graisse qu'il renferme a la particularité d'être composée pour moitié d'acides gras polyinsaturés, bénéfiques pour la santé cardio-vasculaire. Plus encore que la volaille, le lapin est une excellente source d'acides gras oméga-3. ❖

LIPIDES

TOUS NE SONT PAS ÉGAUX

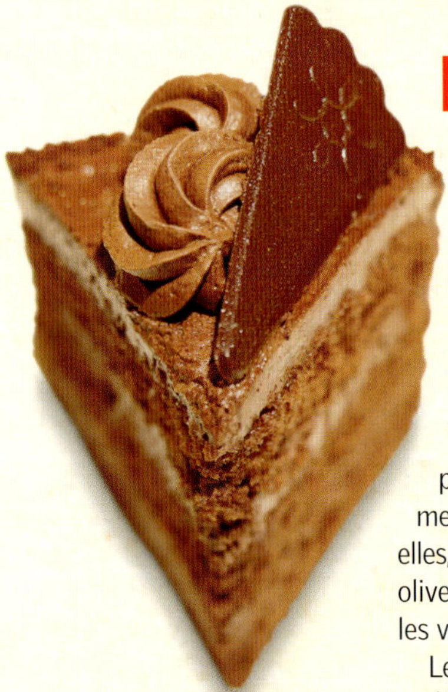

Le rôle des lipides dans l'alimentation a suscité moult controverses et débats, et ce depuis plusieurs décennies. Leurs effets sur la santé continuent à faire l'objet de nombreuses recherches, mais tous les spécialistes conseillent de consommer des graisses avec modération et de privilégier certains acides gras.

D'où viennent les lipides ?

Les lipides sont présents dans un grand nombre d'aliments. Ces corps gras sont apportés en quantités sensiblement égales sous forme de graisses visibles et de graisses dites invisibles (ou cachées). Les graisses visibles correspondent aux huiles, beurres, margarines, etc., ainsi qu'aux parties grasses des viandes et des charcuteries, à divers accompagnements et sauces (crèmes, mayonnaises...). Les graisses invisibles, quant à elles, sont fournies par le fromage, les œufs, certains fruits (noix, cacahouètes, olives, avocat...) ou encore les chips, le chocolat, les biscuits, les pâtisseries, les viennoiseries, etc.

Les lipides, qu'ils soient d'origine végétale ou animale, sont formés de trois molécules d'acides gras (d'où le terme triglycérides), liées à une molécule de glycérol (sorte d'alcool). Selon sa composition en acides gras, un corps gras sera liquide à température ambiante (c'est le cas des huiles) ou, au contraire, solide (comme les graisses).

Le carburant du corps

Tous les lipides apportent le même nombre de calories, soit 9 kcal par gramme, ce qui représente plus du double de ce que fournissent glucides et protéines (4 kcal par gramme). Ils servent donc de carburant pour satisfaire les besoins en énergie des cellules. Les corps gras et les aliments très riches en graisses constituent ainsi la source de calories la plus concentrée dans l'alimentation. En outre, des études ont démontré que l'organisme stocke plus facilement les graisses que les glucides et les protéines : à apport calorique égal, une alimentation riche en lipides tend à faire davantage grossir qu'une alimentation moins grasse.

Comment se comportent les lipides ?

Il est important de distinguer les lipides présents dans les aliments – les graisses alimentaires – de ceux qui circulent dans le sang ou sont emmagasinés dans les tissus adipeux de l'organisme. Même si l'alimentation ne comporte aucune graisse, l'organisme va convertir en graisses toutes les calories excédentaires provenant des protéines et des glucides et les stocker comme telles. Quand le poids d'une personne reste stable, c'est qu'elle brûle les graisses au même rythme qu'elle les stocke. Si son alimentation dépasse ses besoins en énergie, peu importe ce qu'elle mange, elle va métaboliser et stocker plus de graisses qu'elle n'en utilise et, par ce fait même, prendre du poids.

Le corps d'une femme contient de 20 à 25 % de graisses, celui d'un homme seulement 15 %. Cette graisse supplémentaire permet à la femme de répondre à une demande accrue lorsqu'elle est enceinte et qu'elle allaite. Elle assure aussi un fonctionnement hormonal satisfaisant, notamment les ovulations.

LE SAVIEZ-VOUS ?

LES ACIDES GRAS ESSENTIELS, COMME L'ACIDE ALPHA-LINOLÉNIQUE, PRÉVIENNENT LES MALADIES CARDIAQUES

L'acide alpha-linolénique ou oméga-3, un acide gras essentiel présent dans les huiles de noix, de colza et de soja, a fait la preuve de toutes sortes de bienfaits pour la santé. Il aiderait notamment au maintien d'un pouls bien frappé et régulier. Une étude a montré qu'en privilégiant cet acide gras, les hommes protégeaient encore mieux leur cœur qu'en réduisant les graisses saturées. Une autre étude a montré que les femmes qui consommaient le plus d'acide alpha-linolénique risquaient moins de mourir d'une crise cardiaque.

La plupart des cellules absorbent assez peu de graisses, mais celles des tissus adipeux, les adipocytes, font exception : elles ont la capacité de grossir à mesure que les graisses s'y accumulent. Chez une personne obèse, les adipocytes peuvent être de 50 à 100 fois plus gros que chez une personne mince. En outre, l'enfant obèse en développe plus qu'un autre. Ces adipocytes ne disparaîtront pas avec le temps, même s'ils rétrécissent lorsque le gras qu'ils renferment est utilisé pour fournir de l'énergie. Une théorie consiste à dire que ces cellules adipeuses rétrécies lancent un appel biochimique pour être ravitaillés, ce qui expliquerait pourquoi certaines personnes passent leur vie à combattre l'obésité.

Les autres rôles des lipides

Outre l'apport d'énergie, les lipides confèrent aux aliments du goût et du moelleux. Étant plus longs à digérer, ils laissent par ailleurs une impression de satiété bien après que les protéines et les glucides ont quitté l'estomac. Ils stimulent également dans l'intestin la production d'une hormone, la cholécystokinine, dont l'effet est de couper l'appétit à la fin d'un repas.

C'est l'une des raisons pour lesquelles un régime amaigrissant qui intègre une certaine quantité de « bonnes » graisses offre de meilleures chances de réussite à court et à long termes qu'un régime très pauvre en lipides.

Les graisses fournissent aussi des acides gras essentiels à de nombreux processus chimiques, comme la croissance et le développement chez l'enfant, la production des hormones sexuelles et des prostaglandines (sortes d'hormones exerçant des actions biochimiques diverses), la formation et le fonctionnement des membranes cellulaires, ainsi que les échanges dans les cellules. Fait étonnant, les graisses ne procurent pas d'énergie au cerveau ni au système nerveux, qui, pour fonctionner, s'en remettent tous deux au glucose.

À l'instar de la plupart des vitamines et de certains acides aminés, différents acides gras doivent être fournis par l'alimentation, car l'organisme est incapable de les synthétiser. C'est le cas de l'acide linoléique ou oméga-6 (surtout contenu dans les huiles de maïs, de tournesol et de soja), que l'organisme peut ensuite transformer en acide arachidonique, autre acide essentiel, et de l'acide alpha linolénique ou oméga-3 (présent dans les poissons gras, les fruits secs oléagineux et l'huile de colza). Enfin, les graisses servent au transport et à l'absorption des vitamines A, D, E et K, qui sont liposolubles. Une cuillerée à soupe d'huile végétale apporte des quantités appréciables d'acide linoléique et suffisamment de lipides pour assurer le transport de toutes les vitamines liposolubles nécessaires au cours d'une journée.

Les apports quotidiens

On estime que, dans notre alimentation, les lipides fournissent entre 36 et 42 % de l'énergie totale, alors qu'ils représentaient 20 à 30 % il y a un siècle. C'est l'équivalent de 90 g de « pur gras » par jour, soit six à huit fois la quantité minimale nécessaire. La plupart des spécialistes recommandent aux adultes de s'en tenir à 30 % de calories lipidiques dans l'alimentation, tandis que d'autres, peut-être moins réalistes, sont persuadés que ce pourcentage ne devrait pas dépasser 20 à 25 %.

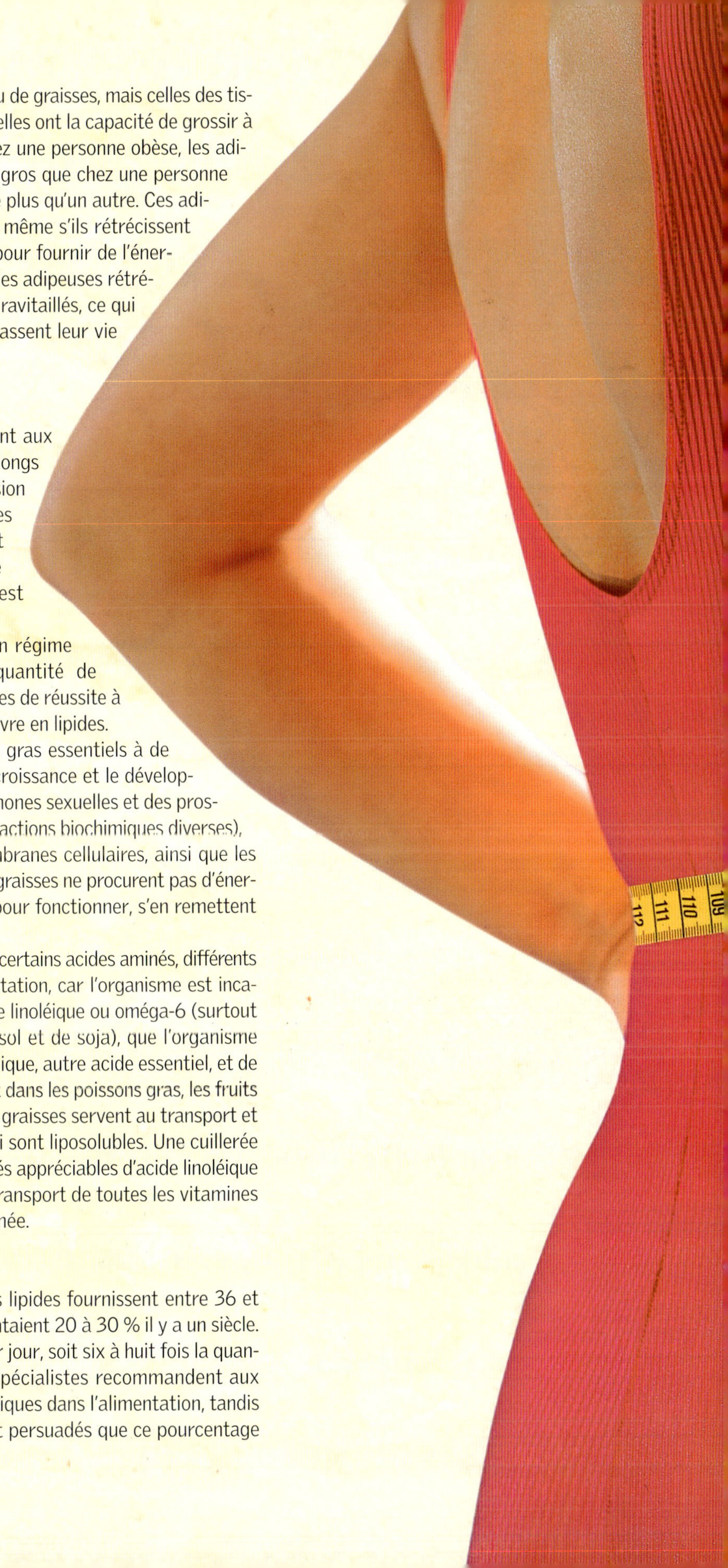

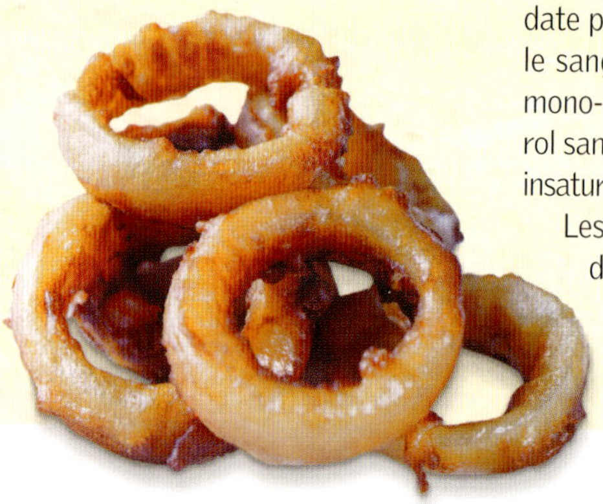

La recommandation des nutritionnistes de limiter les graisses saturées ne date pas d'aujourd'hui. En effet, celles-ci élèvent le taux de cholestérol dans le sang, car elles empêchent l'évacuation du cholestérol. Les acides gras mono-insaturés et polyinsaturés, au contraire, abaissent le taux de cholestérol sanguin ou n'exercent aucune action dessus. Lorsque les acides gras polyinsaturés ont été hydrogénés, leur action ressemble à celle des graisses saturées.

Les graisses saturées, exception faite des huiles de palme, de palmiste et de coprah (coco), sont solides à température ambiante, comme c'est presque toujours le cas pour les graisses animales – gras de bœuf ou de porc, beurre. Les graisses mono-insaturées, comme les huiles d'olive, de colza et d'arachide, sont fluides à température ambiante, et semi-solides lorsqu'elles sont réfrigérées. Les graisses polyinsaturées, telles les huiles de maïs, de tournesol ou de noix, sont liquides, à moins d'avoir été hydrogénées, comme c'est le cas dans certaines margarines.

Conseils pour réduire la quantité de lipides dans l'alimentation

✔ Réduisez les portions de viande à 80-120 g. Achetez des morceaux maigres et supprimez tout le gras avant la cuisson. Choisissez la viande hachée à 5 % MG ou, mieux, une pièce maigre que vous demanderez au boucher de hacher.

✔ Retirez la peau du poulet avant de le manger ou, si c'est possible, avant de le faire cuire.

✔ N'achetez pas de *nuggets* et autres petits morceaux de volaille cuits en friture.

✔ Braisez, ou cuisez au four ou sur le gril, la viande, le poisson et la volaille. Utilisez une lèchefrite pour recueillir le gras qui s'en écoule, et jetez-le.

✔ Préparez les ragoûts et le pot-au-feu à l'avance et réfrigérez-les. Ainsi, la graisse se figera à la surface et sera plus facile à enlever.

✔ Évitez les fritures. Utilisez une poêle non adhésive et huilez-la au pinceau ou avec de l'huile à vaporiser. Mieux, faites revenir les aliments à sec avant de les faire mijoter dans très peu de liquide.

✔ Choisissez du lait demi-écrémé et des versions allégées pour le fromage, la crème et les yaourts.

✔ Achetez une vinaigrette allégée ou faites-la vous-même ; utilisez jus de citron ou vinaigre, moutarde, fines herbes, épices et un mélange d'huile et d'eau.

✔ Achetez de la mayonnaise allégée ; sinon, ajoutez-lui un blanc d'œuf battu en neige.

✔ Cuisez le riz sans corps gras et aromatisez-le avec des fines herbes ou de l'échalote.

✔ Faites la purée de pommes de terre avec du lait écrémé et relevez-la avec un peu de crème allégée (beaucoup moins grasse que le beurre).

✔ Ne mettez pas de corps gras dans les soupes et potages.

✔ Tartinez les sandwichs avec de la moutarde douce ou du fromage fondu allégé plutôt qu'avec de la mayonnaise ou du beurre.

✔ Choisissez de la crème en bombe allégée pour une chantilly plus légère et moins grasse.

✔ Remplacez croissants et brioches par de la baguette viennoise ou du pain brioché, moins gras.

✔ Au lieu de glace, optez pour un dessert moins calorique : une salade de fruits frais avec une boule de sorbet, par exemple.

✔ Rappelez-vous que 2 cuillerées à soupe d'huile représentent 20 g de lipides et environ 180 kcal. Limitez les quantités d'huile dans la salade ou pour la cuisson.

✔ Plutôt que la crème classique dans les gâteaux et les plats, utilisez la crème à 15 % ou à 8 % MG seulement. Dans les desserts, le lait concentré écrémé non sucré donne autant de moelleux que la crème.

✔ Pour garnir les gâteaux, remplacez la crème au beurre par de la compote de pommes, de la banane écrasée ou une purée de fruits.

En savoir plus sur les corps gras

Les graisses et les huiles renferment divers acides gras qui exercent sur l'organisme des effets variés. On distingue deux catégories d'acides gras : saturés et insaturés. Les corps gras, qui contiennent presque toujours les deux à la fois, sont qualifiés de saturés, mono-insaturés ou polyinsaturés selon leur dominante. Les études démontrent que le type de graisses que l'on consomme pourrait avoir autant d'importance que leur quantité.

- Les graisses saturées sont, en général, d'origine animale – viande, volaille, œufs, laitages –, sauf les huiles de coprah, de palme et de palmiste, d'origine végétale. Un régime riche en graisses saturées a tendance à élever le taux de cholestérol sanguin.
- En remplaçant les graisses saturées par des graisses insaturées, on aide à faire baisser le taux de « mauvais » cholestérol (LDL). Les graisses insaturées sont de deux types : mono-insaturées et polyinsaturées.
- Les graisses mono-insaturées font baisser le taux de cholestérol LDL. Fluides à température ambiante, on les trouve dans les huiles d'olive, de colza et d'arachide, l'avocat, les graines et certains fruits secs oléagineux.
- Deux acides gras polyinsaturés, oméga-3 et oméga-6, font beaucoup parler d'eux. Les oméga-3 fournissent de l'acide alpha-linolénique et les oméga-6, de l'acide linoléique, tous deux indispensables à la santé, mais que l'organisme ne fabrique pas.

La teneur des graisses en acides gras

Tous les corps gras sont des mélanges d'acides gras saturés, mono-insaturés et polyinsaturés, bien qu'il y ait toujours un type dominant. Recherchez les graisses les moins saturées (rouge), avec un bon équilibre pour le reste. Les polyinsaturées (beige et vert) font baisser le taux de cholestérol sanguin, alors que les mono-insaturées (bleu) ne le font diminuer que s'ils prennent la place des graisses saturées. L'acide alpha-linolénique (vert), présent entre autres dans les huiles de colza, de soja et de noix, est un acide oméga-3 polyinsaturé qui protégerait le cœur. L'acide linoléique (beige) est un acide gras oméga-6 polyinsaturé. Beaucoup de chercheurs recommandent un mélange des deux. Pour vous simplifier la vie, adoptez une huile associant plusieurs huiles végétales, avec une proportion équilibrée entre acide alpha-linolénique et acide linoléique.

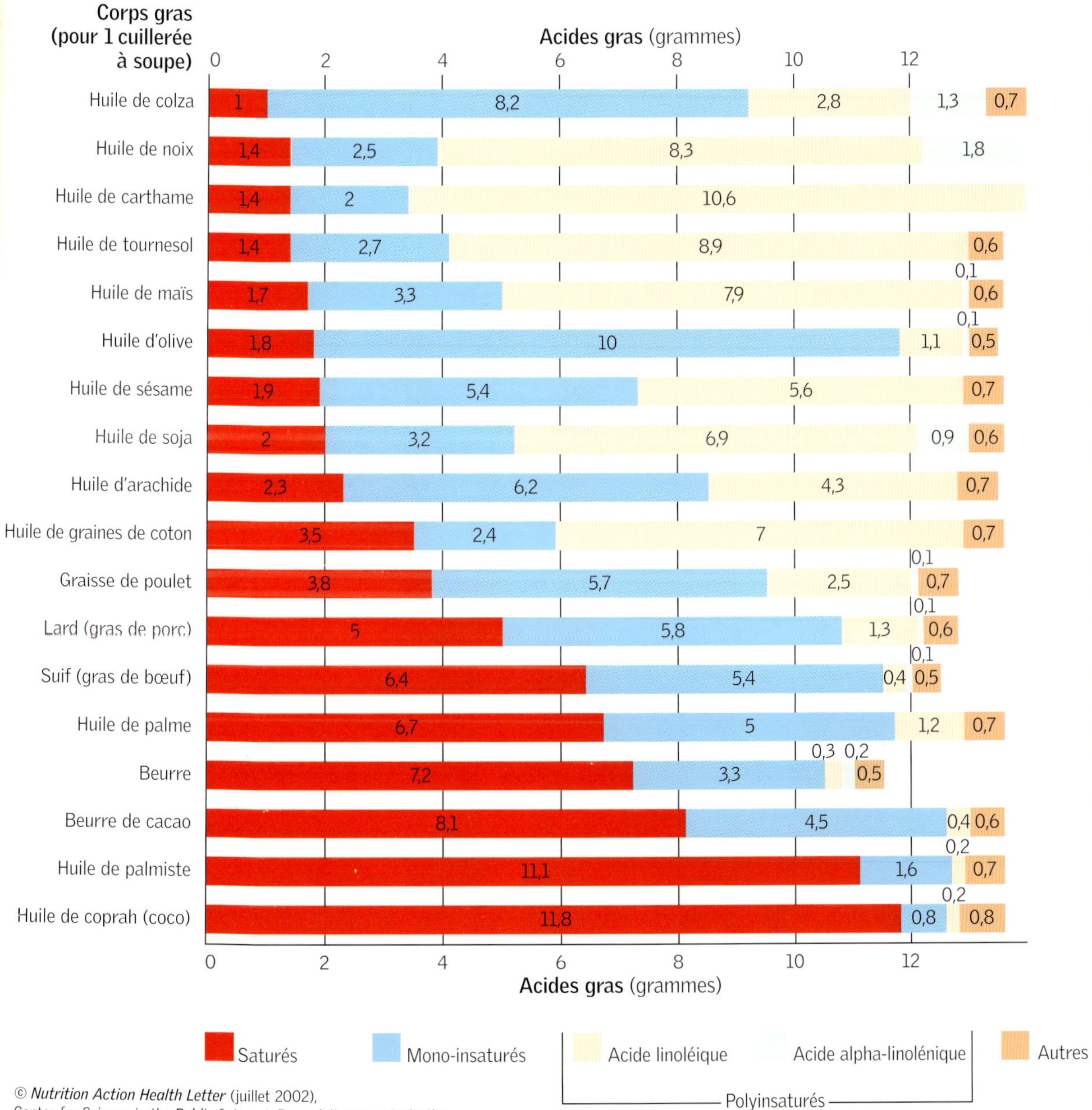

Il est primordial de se les procurer par l'alimentation.

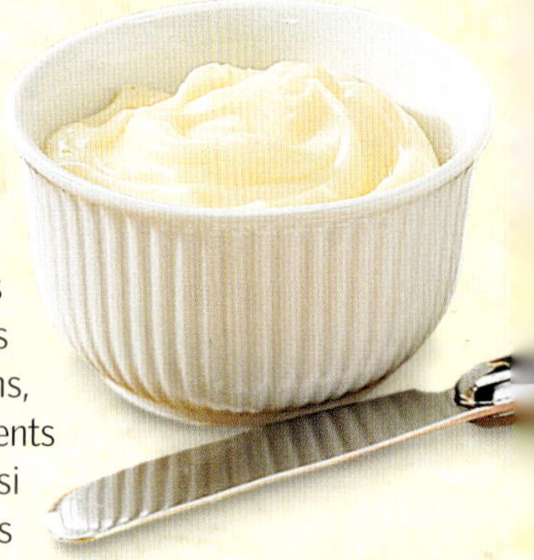

■ Les oméga-3 sont présents dans le saumon, le maquereau, le hareng, la sardine, les huiles de noix et de colza, ainsi que dans les œufs enrichis en oméga-3. Ces acides gras empêchent la formation de caillots sanguins, à l'origine des crises cardiaques et des accidents vasculaires cérébraux (AVC). Ils aident aussi à diminuer les triglycérides et donc les risques coronariens.

■ Les acides gras oméga-6 sont tous d'origine végétale. Huiles de carthame, de tournesol et de maïs, amandes, pacanes, noix du Brésil, graines de tournesol et de sésame en fournissent en abondance.

■ Les spécialistes estiment que la proportion d'acides gras oméga-6 dans notre alimentation actuelle est trop élevée par rapport à celle des oméga-3. On en consomme effectivement de 10 à 20 fois plus, alors que la proportion ne devrait pas dépasser 5 pour 1 (soit environ 10 g d'acide linoléique et 2 g d'acide alpha-linolénique chaque jour). Les oméga-6, s'ils n'augmentent pas le taux du cholestérol LDL, peuvent néanmoins faire baisser celui du cholestérol HDL. Il semblerait aussi qu'ils contribuent à produire des radicaux libres et à augmenter les phénomènes inflammatoires. On peut corriger les proportions en mangeant davantage de poisson gras et en utilisant plus d'huile de colza ou de noix en alternance avec les autres huiles.

■ Les graisses dites « trans » sont le résultat de l'hydrogénation d'une huile végétale. Ce processus sert à solidifier les huiles fluides. Comme les graisses saturées, les graisses « trans » élèvent le taux de cholestérol LDL. On les trouve dans quelques margarines, mais surtout dans beaucoup d'aliments transformés : biscuits, pâtisseries du commerce et fritures. (Voir l'encadré « Le cas des acides gras "trans" », p. 54.)

■ Les recherches sur un type d'acide gras polyinsaturé – l'acide linoléique conjugué (ALC) – sont prometteuses, mais doivent être confirmées. Présent en petites quantités dans les produits laitiers et la viande, l'ALC existe aussi sous forme de suppléments, dont l'efficacité n'est pas prouvée. L'ALC pourrait réduire la graisse corporelle, augmenter la masse musculaire et peut-être même inhiber certains cancers. Mais cela reste une hypothèse.

7 bonnes sources d'acides gras utiles

- Huile d'olive
- Huile de colza
- Huile de noix
- Fruits secs oléagineux, surtout amandes et noix
- Graines de tournesol et de sésame
- Poissons gras
- Avocat

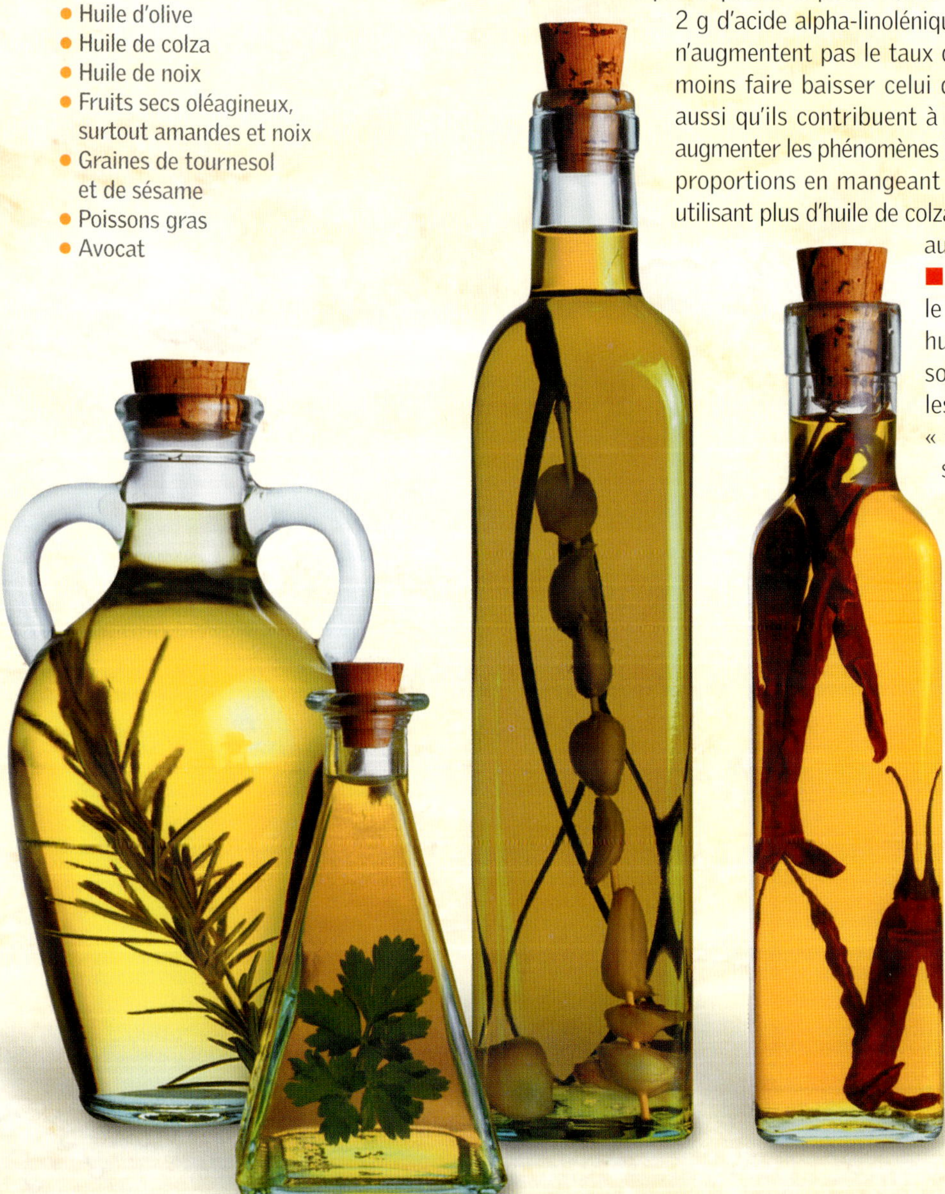

Légumes

AVANTAGES

- beaucoup sont riches en vitamines A, C et E, en acide folique et autres vitamines du groupe B, en potassium et autres sels minéraux
- forte teneur en fibres favorisant la régularité du transit
- riches en bioflavonoïdes et autres éléments protecteurs

INCONVÉNIENT

- certains sont allergènes

Les légumes synthétisent tout ce qui est nécessaire à la vie animale, l'eau, le dioxyde de carbone fourni par l'air et les éléments nutritifs tirés du sol. L'homme vit donc grâce à eux, en les consommant soit directement, soit à travers la chair animale.

Les légumes-racines (betteraves, carottes, panais, navets) sont des réserves d'éléments nutritifs et de bonnes sources de glucides (hydrates de carbone). Les légumes à tiges (céleri-branche, fenouil) acheminent les éléments nutritifs des racines vers les feuilles. Certains légumes-tubercules, comme la pomme de terre, ont des tiges souterraines qui constituent de véritables réserves d'amidon. Les légumes à feuilles vert foncé (bettes, épinards) et les divers choux sont riches en antioxydants, en bioflavonoïdes et en vitamines du groupe B.

Grâce à la photosynthèse, les feuilles de tous les légumes sont de petites usines à sucre, pourvoyeuses d'énergie ; comme ce sont les parties les plus fragiles des plantes, elles perdent beaucoup de volume à la cuisson.

Les feuilles des légumes de la famille de l'oignon se transforment en un bulbe charnu qui emmagasine des glucides et de l'eau pour nourrir la plante durant une année entière. Enfin, certains légumes portent des fleurs comestibles : on mange les tiges de brocoli avec leurs boutons floraux et les fleurs de courgette sont exquises.

COMBIEN DOIT-ON EN MANGER ?

On recommande de consommer au moins 5 fruits et légumes par jour, sous toutes les formes : légumes cuits, crudités, fruits, jus de fruits ou de légumes. Les nutritionnistes suggèrent de diversifier les légumes, de les manger aussi bien crus que cuits : les légumes orange, rouges, vert foncé et jaunes, les crucifères et les liliacées comme l'oignon et l'ail sont riches en antioxydants, en vitamines et en minéraux, mais aussi en phytonutriments protecteurs, qui aident à lutter contre les maladies.

VALEUR NUTRITIONNELLE

La plupart des légumes sont d'excellentes sources de vitamines, de fibres, d'acide folique, de potassium et de nombreux autres minéraux. Ils renferment aussi divers phytonutriments qui protègent des maladies. Enfin, ils sont pauvres en graisses et en calories et peuvent de ce fait être très efficaces pour rééquilibrer l'alimentation.

Les légumes verts doivent leur couleur à la chlorophylle, pigment qui capte l'énergie solaire pour ensuite la transformer en sucres à partir de l'eau et du dioxyde de carbone. Bien que la chlorophylle ne soit soluble que dans les graisses, la cuisson des légumes dans l'eau libère de la chlorophyllase, enzyme qui fragmente la chlorophylle en éléments hydrosolubles et transforme la couleur du légume. Certaines vitamines hydrosolubles se perdent aussi dans l'eau de cuisson. C'est la raison pour laquelle on recommande, quand cela est possible, d'utiliser cette eau pour préparer des bouillons ou, mieux, de cuire les aliments à la vapeur.

La couleur du légume peut renseigner sur sa teneur en vitamines. Les plantes produisent de la vitamine C à partir des sucres formés par la photosynthèse dans leurs feuilles. Plus celles-ci sont grandes et foncées, plus elles contiennent de la vitamine C et du bêta-carotène ; les feuilles intérieures, plus pâles, de la laitue et du chou renferment de 20 à 30 fois moins de carotène et d'acide ascorbique que les feuilles extérieures, plus sombres. Mais il faut souvent jeter les feuilles extérieures parce qu'elles sont flétries ou ont été exposées aux polluants et aux pesticides.

Les légumes jaune foncé, orange et vert foncé tirent leur couleur de pigments caroténoïdes et notamment du bêta-carotène, antioxydant qui se convertit en vitamine A dans la paroi intestinale. Comme ces pigments sont stables à la cuisson et solubles dans les graisses, leur valeur nutritive est bien protégée quand les légumes sont cuits au four ou à l'eau.

En régularisant le transit intestinal, les fibres solubles et insolubles des légumes protègent le côlon contre une exposition prolongée aux sous-produits potentiellement toxiques de la digestion ; en revanche, elles peuvent provoquer des flatulences et un ballonnement.

MYTHE ET RÉALITÉ

Mythe 1 pincée de bicarbonate de soude dans l'eau de cuisson avive la couleur des légumes verts.

Réalité L'effet est certes atteint, mais le bicarbonate de soude s'attaque aussi aux fibres, ce qui rend la texture des légumes plus molle, et détruit une bonne partie de la vitamine B_1.

LE SAVIEZ-VOUS ?

LES LÉGUMES AUX COULEURS VIVES SONT ANTIOXYDANTS

Les pigments qui colorent les légumes de façon appétissante sont aussi de puissantes sources d'antioxydants. Ceux-ci combattent le cancer et les maladies de cœur (athérosclérose) en protégeant les cellules contre les agressions des radicaux libres.

PRÉCIEUX CONTRE LE CANCER

Le cancer se développe lorsque des cellules mutantes échappent au système immunitaire. Les végétaux aussi peuvent connaître des déviances cellulaires, mais ils ont leurs propres mécanismes de protection. Le bêta-carotène ainsi que les vitamines C et E sont des antioxydants naturels qui neutralisent les radicaux libres, molécules instables libérées en permanence dans l'organisme.

Certains microcomposants des légumes freinent la croissance des vaisseaux sanguins qui alimentent les tumeurs, neutralisent les enzymes qui favorisent la dissémination des cellules cancéreuses et détruisent les hormones qui font croître le cancer.

Les indoles, qui se trouvent dans les crucifères (brocoli, chou-fleur, navet, chou), semblent stimuler les enzymes qui offrent une certaine protection contre le cancer. La lutéine, antioxydant présent dans le maïs, les légumes vert foncé et les poivrons, aide à prévenir la dégénérescence maculaire, maladie de l'œil liée au vieillissement, et le cancer colorectal. Le lycopène, présent dans la tomate, la pastèque et le pomelo (pamplemousse à chair rose), diminue les risques de cancer de la prostate et du sein, ainsi que de maladies cardio-vasculaires. Oignon et ail renferment des composés dont plusieurs protègent du cancer. Des chercheurs américains ont constaté que la petite ville de Vidalia, en Géorgie, présentait un taux de mortalité par cancer de l'estomac très bas ; or on y consomme beaucoup d'oignon.

Des études ont démontré que les individus qui mangent légumes et fruits en grande quantité sont moins vulnérables au cancer. À l'inverse, l'incidence du cancer du côlon est plus élevée chez ceux qui consomment peu de légumes.

Les légumes ont un effet préventif qui dépasse, de loin, celui que peuvent offrir des comprimés vitaminiques, parce qu'ils renferment de nombreux éléments susceptibles d'agir en synergie. Le brocoli, par exemple, contient à la fois du bêta-carotène, de la vitamine C, des fibres, de l'acide folique et un phytonutriment protecteur, le sulforaphane. C'est ce cocktail d'éléments nutritifs et de phytocomposants (et peut-être d'autres substances non encore identifiées) qui s'oppose au cancer.

LA PRÉSERVATION DES NUTRIMENTS

Les légumes fournissent des amidons, des sucres et des protéines, mais leur principal effet bénéfique pour la santé est leur apport en vitamines, minéraux, fibres et phytonutriments protecteurs. Or leur valeur nutritionnelle est modifiée par le mode et le temps de cuisson, ainsi que par la quantité d'eau employée, de même que leur couleur et leur texture se transforment.

Les pigments jaunes du carotène ne sont pas solubles dans l'eau et résistent à la cuisson, contrairement aux vitamines B et C. La vitamine C est aussi détruite par l'oxygène. En outre, on peut perdre jusqu'à 20 % de la vitamine C d'un légume à chaque minute que l'eau froide met à bouillir, parce qu'une enzyme qui détruit la vitamine C devient de plus en plus active à mesure que la température augmente ; néanmoins, son action destructrice s'arrête au point d'ébullition. C'est la raison pour laquelle il faut jeter les légumes dans l'eau bouillante. En revanche, la cuisson à la vapeur ou dans très peu d'eau bouillante permet de conserver deux fois plus de vitamine C.

Les pigments caroténoïdes jaunes et orange ne sont attaqués que par les hautes températures de la cuisson sous pression (en autocuiseur). Toutefois, le vert brillant des tissus végétaux se ternit lorsque la chaleur altère la chlorophylle, qui produit ce beau coloris. Ces altérations n'ont cependant aucun retentissement sur la santé, puisque la chlorophylle est inassimilable.

Pour préserver la couleur de certains légumes comme les haricots et le brocoli, on conseille parfois de les blanchir 1 à 2 minutes dans l'eau bouillante, puis de les plonger dans de l'eau froide. Cela vaut pour les légumes qu'on sert froids mais, s'il faut les réchauffer, on perd encore plus d'éléments nutritifs.

Pour conserver la bétanine (ou bétacyanine) des betteraves, on les fera cuire non pas à l'eau, mais au micro-ondes, au four ou sur le gril, et

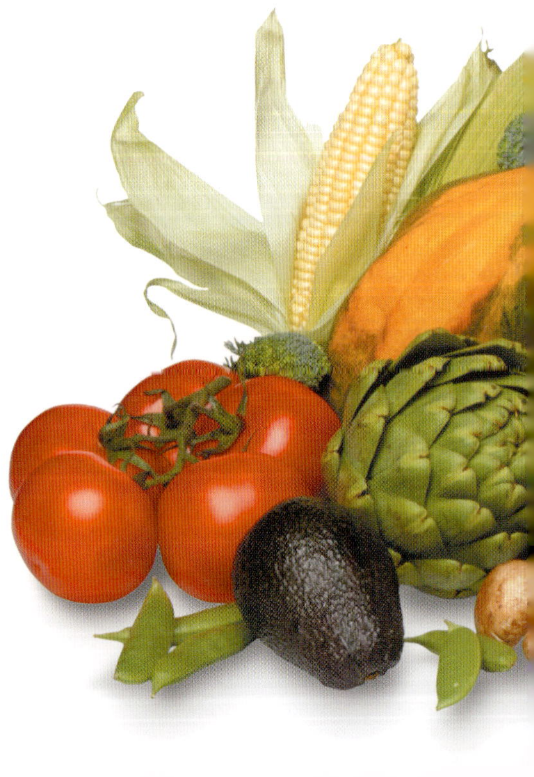

surtout entières, avec la peau. Pelées ou coupées en morceaux, elles perdent une partie de leur pigment rouge, mais aussi de leur acide folique, qui est soluble dans l'eau.

LA CONSERVATION

Comme le goût et la texture des légumes se dégradent après la récolte parce qu'ils se nourrissent de leurs propres réserves, il faut les consommer le plus vite possible. Maïs et petits pois peuvent perdre jusqu'à 40 % de leur sucre s'ils passent seulement 6 heures à température ambiante après la cueillette, tandis que les haricots, le brocoli et les asperges durcissent.

Les légumes des climats tempérés (haricots, aubergines, poivrons, courgettes et tomates) se gardent à 10 °C. Les pommes de terre convertissent leur amidon en sucre au-dessous de 4 °C ; il faut les mettre dans un endroit frais et sombre pour éviter la formation d'alcaloïdes toxiques. La plupart des autres légumes se conservent entre 0 et 4 °C. Les sels minéraux et les sucres que renferme leur sève leur permettent même de supporter des températures inférieures. On ne met pas les tomates au réfrigérateur : le froid altère leur saveur. On peut les garder plusieurs jours à température ambiante. Comme les pommes de terre, les courgettes se conservent dans un endroit frais et sombre, mais non au réfrigérateur. On lave, égoutte et enveloppe la salade dans du papier absorbant, et on la met dans un récipient bien fermé, dans la partie la plus froide du réfrigérateur.

HUIT FAÇONS DE MANGER DAVANTAGE DE LÉGUMES

1. Dans un sandwich, ajoutez toutes les crudités possibles : tomate tranchée, chou râpé, poivron, concombre, oignon, mâche et autres salades.
2. Garnissez votre pizza maison de courgettes en tranches, d'épinards frais, de champignons, d'oignons, de poivrons, de brocoli en bouquets, de carottes râpées, de tomates fraîches en rondelles.
3. Ajoutez à une sauce tomate, un risotto, des lasagnes ou un ragoût une bonne quantité de légumes frais ou congelés.
4. Faites des soupes de légumes : l'hiver un minestrone ou un potage de légumes variés mixés, l'été un gaspacho ou une soupe froide de concombre.
5. Enrichissez de légumes un plat tout préparé. Au restaurant, commandez en entrée une salade ou des légumes grillés, ou un accompagnement de légumes en supplément.
6. Détaillez en petites portions vos crudités préférées. Préparez des radis, lavez des tomates cerises. Rangez-les dans une boîte transparente de telle sorte qu'elles soient la première chose que vous apercevrez en ouvrant le réfrigérateur.
7. Si la préparation vous rebute, achetez des légumes déjà lavés et prêts à consommer.
8. Recherchez toujours les légumes en saison. Demandez conseil aupres du marchand pour savoir reconnaître un légume au meilleur de sa saveur.

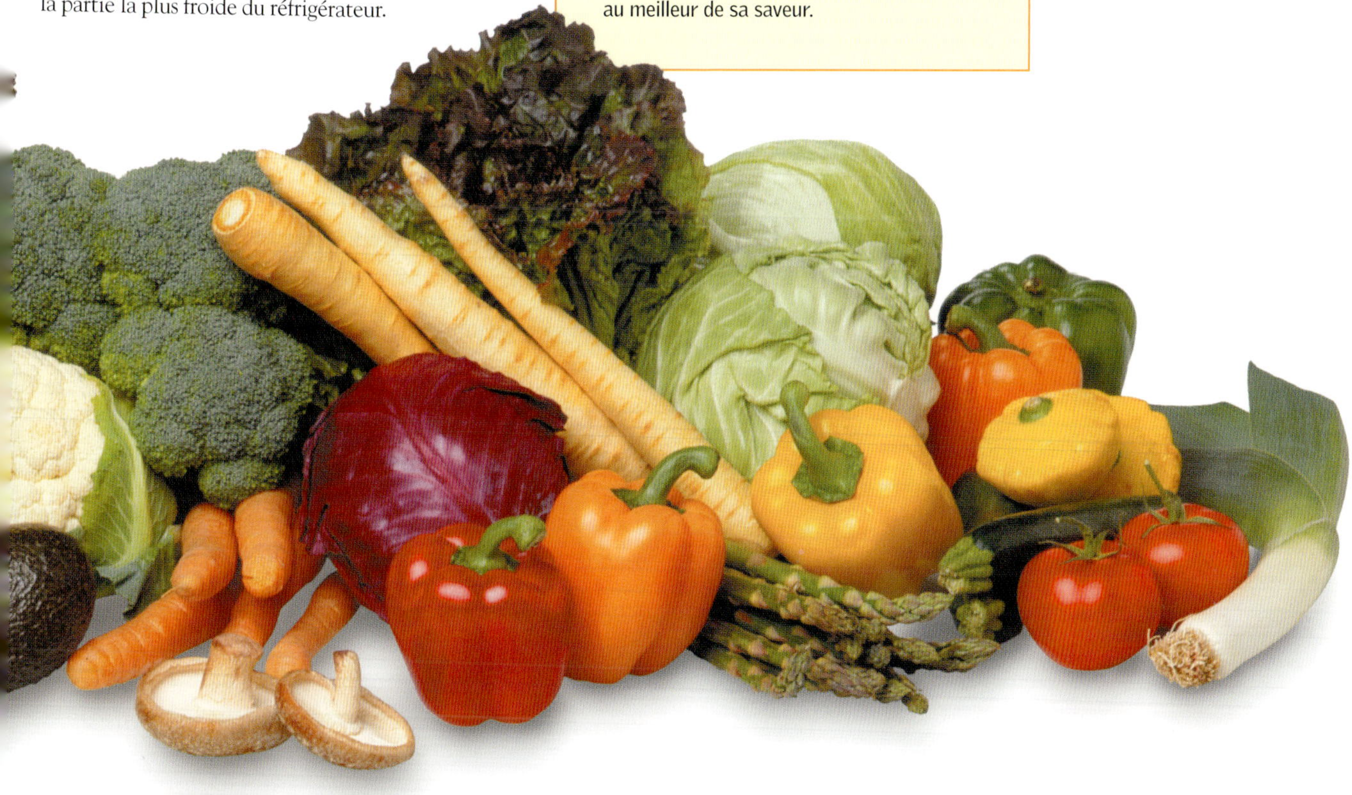

QUELQUES RISQUES

On peut manger crus ou cuits la plupart des légumes, à l'exception des légumineuses (haricots de Lima et haricots communs), qui renferment des substances toxiques que la cuisson neutralise. Le brocoli, le chou frisé et d'autres crucifères contiennent des éléments goitrogènes susceptibles de nuire à la métabolisation de l'iode. Ceux qui souffrent d'une maladie thyroïdienne peuvent aggraver celle-ci s'ils en mangent beaucoup, crus, mais la cuisson les neutralise.

La plupart des légumes ne sont pas allergènes, mais certaines personnes réagissent aux solanacées comme les aubergines et les tomates. ❖

Légumineuses

CONTRE LES FLATULENCES

Si les légumineuses occasionnent des flatulences, c'est en raison de certains glucides, des oligosaccharides complexes. On atténue leur effet en les faisant tremper avant cuisson.

AVANTAGES

- renferment plus de protéines que tout autre aliment d'origine végétale
- bonnes sources d'amidon, de vitamines du groupe B, de fer, de potassium, de magnésium et d'autres minéraux essentiels
- riches en fibres, solubles pour la plupart

INCONVÉNIENTS

- peuvent provoquer flatulences et ballonnements
- peuvent déclencher des réactions allergiques
- doivent être cuites pour que soient détruites différentes substances toxiques

Les 13 000 variétés de légumineuses cultivées dans le monde ont en commun deux caractéristiques : elles produisent des gousses et portent sur leurs racines des nodules où vivent des bactéries capables de convertir l'azote de l'atmosphère en nitrate, forme d'azote dont se nourrissent les plantes. Pour le reste, les légumineuses diffèrent beaucoup entre elles ; certaines sont des herbacées (haricots nains, lentilles et soja), d'autres sont arborescentes (caroube). Les cacahouètes ou arachides, souvent classées parmi les fruits secs oléagineux, sont en réalité des légumineuses, tout comme le trèfle ou la luzerne, plantes fourragères, et le fenugrec. On cultive aujourd'hui, pour l'alimentation humaine, des légumineuses à graines (fèves, féveroles, pois, haricots, lentilles, soja, arachides).

Les archéologues ont découvert que les haricots et les pois secs étaient déjà cultivés dans l'Asie du Sud-Est il y a environ 11 000 ans, ce qui laisserait supposer qu'ils ont précédé les céréales. Pois chiches, féveroles à gros grains et lentilles étaient produits au Moyen-Orient vers 8000 av. J.-C., tandis que la culture des haricots était pratiquée dans le Nouveau Monde aux alentours de 4000 av. J.-C. Les colons européens avaient remarqué que les indigènes plaçaient un rang de haricots entre deux rangs de maïs pour, pensaient-ils, freiner la croissance des mauvaises herbes ; nous savons maintenant que les légumineuses reconstituent les réserves du sol en azote, élément qu'utilisent les céréales.

Comme les légumineuses sont dépourvues de certains acides aminés essentiels indispensables à l'organisme, le fait de les associer à des céréales qui sont riches en ces acides aminés permet d'obtenir des protéines équilibrées. Par exemple, le succotash, un plat indien qui mêle haricots et maïs, fournit des protéines complètes, de même que toutes les autres combinaisons de légumineuses et de céréales, tels le couscous (blé et pois chiches) ou les plats de lentilles et riz, courants au Moyen-Orient. On parle alors de protéines complémentaires. Néanmoins, on sait désormais que, si l'on consomme ces acides aminés le même jour, on n'a pas besoin d'absorber des protéines complémentaires au même repas. Le soja renferme tous les acides aminés essentiels dans de bonnes proportions. C'est pourquoi il tient une grande place dans l'alimentation végétarienne, de même que ses dérivés (tofu, etc.).

LE SAVIEZ-VOUS ?

LES LÉGUMINEUSES AIDENT À PERDRE DU POIDS

Si vous cherchez à maigrir, une portion de légumineuses est un plat très satisfaisant. Son riche contenu en fibres emplit l'estomac et ralentit la glycémie. La faim est plus longue à revenir et l'énergie que fournissent les légumineuses dure plus longtemps.

DES CHAMPIONS DE LA NUTRITION

Les légumineuses comptent parmi les végétaux les plus nutritifs ; elles sont riches non seulement en protéines (6 à 8 g dans 100 g de légumineuses cuites), mais aussi en vitamines du groupe B, en fer, potassium, magnésium et autres minéraux, ainsi qu'en fibres (5 à 8 g pour 100 g cuits), notamment en fibres solubles, qui régularisent le taux de cholestérol sanguin. Des études ont montré que les personnes dont l'alimentation est riche en légumineuses sont moins sujettes aux maladies cardio-vasculaires. Ce sont de bonnes sources d'énergie : 100 g de légumineuses cuites fournissent en moyenne 90 à 100 kcal.

Les légumineuses renferment plusieurs phytonutriments importants, dotés de propriétés qui protégeraient de certaines maladies : des isoflavones, contre les maladies cardiaques et le cancer ; des saponines, qui aident à faire baisser le cholestérol ; des phytostérols, qui prémunissent contre le cancer et contribuent à faire baisser le taux de « mauvais » cholestérol (LDL).

Elles conviennent aux diabétiques, car leur teneur équilibrée en glucides complexes et en protéines constitue une source progressive et régulière de glucose, contrairement aux glucides simples, qui entraînent des pics d'hyperglycémie.

Les légumineuses sont pauvres en graisses, à l'exception du soja et des cacahouètes, riches en huiles, surtout insaturées.

LEURS INCONVÉNIENTS

Les légumineuses abritent quelques substances ou composés toxiques, qui inhibent l'action ou l'absorption des vitamines. L'assimilation du bêta-carotène et des vitamines B_{12} et D est entravée par le soja, tandis que haricots et pois secs renferment une antivitamine E. La cuisson neutralise la plupart de ces éléments. On corrige la perte de bêta-carotène en mangeant beaucoup de fruits et de légumes jaunes ou vert foncé, celle de vitamine B_{12} avec de la viande maigre ou d'autres produits d'origine animale, et celle de vitamine E avec des légumes verts cuits, du germe de blé, des fruits secs oléagineux et des huiles végétales.

En cas de goutte, éviter les pois et les haricots secs, les lentilles et les légumineuses en général, à cause de leur forte teneur en purines, substances qui augmentent le taux d'acide urique chez les personnes prédisposées et peuvent déclencher une crise de goutte.

Une partie de la population d'origine méditerranéenne ou asiatique a un gène qui l'expose au favisme, ou crise grave d'anémie consécutive à l'ingestion de fèves.

Certaines légumineuses, surtout les cacahouètes, peuvent provoquer une réaction allergique ou des migraines chez les sujets sensibilisés. Dans ce cas, il faut les écarter de l'alimentation.

Haricots secs, lentilles et pois secs donnent des flatulences. Cela est dû à la présence d'oligosaccharides complexes spécifiques, comme le verbascose ou le stachyose, qui ne sont pas complètement métabolisés dans l'intestin. Le mode de préparation peut diminuer ces désagréments : on renouvellera par exemple plusieurs fois l'eau de trempage ou de cuisson. Les lentilles, elles, ne nécessitent pas de trempage, on les rincera éventuellement après cuisson si on veut les servir en salade. On passera toujours sous l'eau claire les légumineuses en conserve. Enfin, certaines herbes comme la mélisse, ou citronnelle, le fenouil et le carvi ont la réputation de prévenir les flatulences. ❖

LES PRINCIPALES LÉGUMINEUSES

Cocos. Haricots blancs petits et ronds, à peau assez fine, de bonne digestibilité.

Dolics (ou dolics mongettes). On les appelle parfois banettes ou cornilles dans le Midi.

Fèves. Il est préférable d'utiliser des fèves sèches décortiquées. Sinon, il faut les laisser tremper 12 heures et les faire cuire dans deux eaux.

Flageolets verts (ou chevriers). Cueillis avant maturité (d'où leur couleur), ils possèdent une peau très fine.

Haricots. Il en existe de très nombreuses variétés. Ce sont les légumes secs les plus riches en potassium et en calcium. Ils doivent impérativement être trempés avant cuisson. On trouve :
- les lingots, gros haricots blancs charnus, courants en France. Ceux de Vendée, dits mojettes, sont très tendres ;
- les haricots colorés (rouges, noirs, bruns) ou marbrés, originaires d'Amérique latine, de formes diverses selon les variétés ;
- les haricots d'Espagne, à grandes graines mouchetées ;
- le gros haricot blanc « rognon », répandu aux États-Unis ;
- le haricot mungo, cultivé en Inde et en Asie, à petites graines rondes. Il est surtout connu pour ses germes, abusivement appelés germes de soja.

Lentilles. Leur digestibilité est excellente et elles sont très riches en fer. Elles cuisent rapidement, sans trempage préalable. La plus cultivée en France est la lentille verte à peau fine. Celle du Puy bénéficie d'une AOC. La lentille rose ou corail vient d'Afrique du Nord ou du Moyen-Orient et cuit en un temps record.

Pois cassés. Ce sont des pois secs décortiqués (donc moins riches en fibres) ; digestes, ils se préparent en purée ou en potage (trempage inutile).

Pois chiches. Ils sont particulièrement riches en protéines et en fibres. Il faut les laisser tremper au moins 12 heures, et éviter ceux qui ont été récoltés depuis plus d'un an.

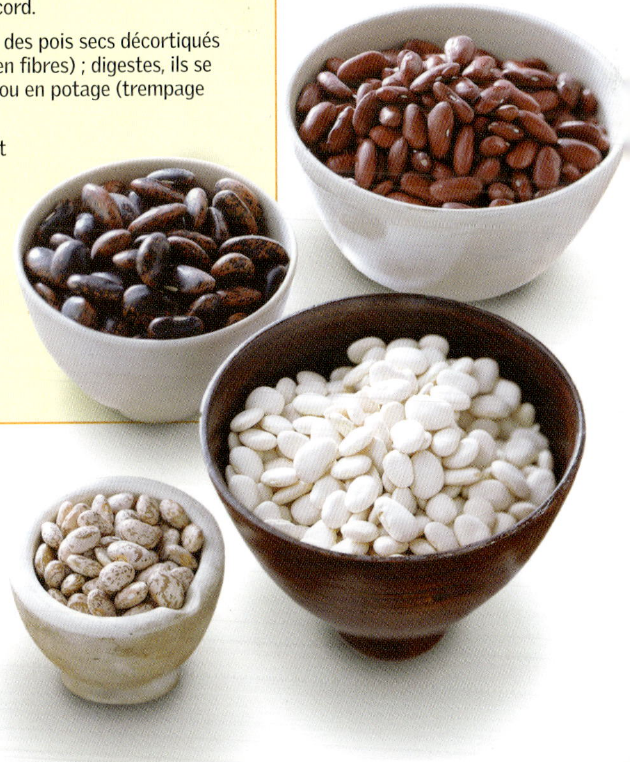

BEAUCOUP DE PROTÉINES ET DE FIBRES, PEU DE GRAISSES. *Les légumineuses aident aussi à faire baisser le taux de cholestérol LDL.*

Légumineuses germées

AVANTAGE

- certaines renferment beaucoup d'acide folique, d'autres des protéines, des vitamines du groupe B et du fer

INCONVÉNIENT

- les germes de luzerne peuvent déclencher les symptômes du lupus érythémateux

Il se cultive aujourd'hui toute une variété de graines et de haricots germés qui ont la réputation d'être des « aliments santé ». Mais toutes ces pousses n'ont pas le même intérêt nutritionnel. Certaines sont très riches en nutriments, comme les pousses de haricot mungo, dites pousses de soja : une portion de 100 g fournit 10 % de l'apport nutritionnel conseillé (ANC) en acide folique et 18 % de l'ANC en vitamine C. Il faut 500 g de pousses de luzerne pour obtenir les mêmes apports vitaminiques ! Les jeunes pousses de brocoli intéressent les chercheurs à cause de leur haute teneur en sulforaphane. C'est à ce jour le plus puissant anticancérogène naturel connu. Le germe de brocoli en contient 50 fois plus que le légume lui-même.

Attention ! En général, les jeunes pousses, quand elles sont exemptes de bactéries, se mangent crues, avec une exception importante : les germes de soja vrai (à ne pas confondre avec les « pousses de soja », qui sont en réalité des germes de haricot mungo). Les graines de soja et leurs germes renferment en effet une toxine potentiellement nocive, qui doit être détruite par la cuisson. Par ailleurs, les personnes atteintes de lupus érythémateux doivent éviter la luzerne, qui déclenche les symptômes de la maladie. ❖

ATTENTION

Très populaires chez ceux qui cherchent à bien se nourrir, les petites pousses vertes de toutes sortes, notamment la luzerne, sont néanmoins sensibles aux bactéries comme *Escherichia coli* et les salmonelles. Les personnes qui ont une santé fragile doivent donc les éviter. Sinon, on peut se prémunir contre tout danger en prenant les précautions suivantes : les choisir croquantes, bien attachées à leur germe ; les jeter dès qu'elles noircissent ou sentent le moisi ; respecter la date de péremption ; les réfrigérer dès l'achat. Pour plus de prudence, on peut les cuire légèrement.

Levure de bière

AVANTAGES

- très riche en vitamines du groupe B
- les levures actives ont une activité probiotique

INCONVÉNIENTS

- certaines personnes sont allergiques aux levures
- contre-indiquée en cas de traitement par IMAO

La levure de bière est un complément alimentaire intéressant et peu coûteux. Elle se compose de champignons microscopiques (*Saccharomyces cerevisiae*) et est obtenue en brasserie à partir de la fermentation du malt. À l'état frais, elle ressemble à une pâte jaune pâle, d'odeur agréable et de saveur un peu amère. Comme sa durée de conservation est limitée, on la propose généralement séchée, sous forme de poudre ou de paillettes, lyophilisée ou en comprimés.

C'est une source exceptionnelle de vitamines du groupe B, essentielles au métabolisme des glucides et des lipides, et en particulier de vitamine B_1 (ou thiamine). Elle renferme aussi des protéines de bonne qualité. Grâce à sa richesse vitaminique, la levure de bière est préconisée pour améliorer l'état de la peau, des cheveux et des ongles, et pour renforcer la qualité vitaminique de l'alimentation.

Certaines levures sont cultivées spécialement à des fins thérapeutiques. C'est le cas de la levure dite active ou vivante, obtenue par lyophilisation, procédé qui préserve son activité probiotique. Elle agit sur la flore intestinale et est prescrite en cas de diarrhée consécutive à un traitement par antibiotiques. On la trouve en pharmacie sous le nom d'ultralevure (il s'agit de souches de *Saccharomyces boulardii*) et elle continue à faire l'objet de nombreuses études.

D'autres levures sont élevées sur un milieu riche en certains minéraux, qui s'incorporent aux protéines de la levure et deviennent ainsi plus assimilables par l'organisme. La levure enrichie en chrome est préconisée chez les diabétiques (le chrome intervient dans le métabolisme de l'insuline) ; la levure enrichie en sélénium est utilisée pour lutter contre les carences.

Attention ! Certaines personnes, notamment les allergiques aux moisissures, ne supportent pas la levure. Le traitement par IMAO est une contre-indication à la prise de levure, en raison de sa richesse en acides aminés libres (tyrosine surtout).

Libido et sexualité

PRIVILÉGIER

- fruits et légumes pour la vitamine C
- huiles, fruits secs oléagineux, graines, légumes verts, germe de blé pour la vitamine E
- viande, poisson, légumineuses, fruits secs oléagineux, graines, céréales enrichies pour le fer
- huîtres, viande, volaille, œufs, lait, haricots secs, fruits secs oléagineux, céréales complètes pour le zinc

RÉDUIRE

- graisses saturées et alcool

ÉVITER

- tabac et obésité androïde (abdominale) chez l'homme

D'aucuns ne jurent que par l'effet de certains aliments sur leur libido, mais aucune étude scientifique ne vient appuyer ces croyances assez extravagantes. S'il est vrai que la performance sexuelle peut être notre réponse physiologique à une activité hormonale complexe, la libido et la sexualité relèvent pour beaucoup de l'adage « un esprit sain dans un corps sain ».

Une sexualité saine implique une bonne nutrition. La performance sexuelle dépend du bon fonctionnement du système nerveux, d'un bon équilibre hormonal et d'une parfaite irrigation sanguine de la région pelvienne. Pour optimiser cette synergie, l'alimentation devrait comprendre, afin de fournir les vitamines et minéraux nécessaires : des légumineuses et des céréales, sources de glucides complexes, beaucoup de fruits et de légumes, et des protéines – sans excès toutefois. Il faut savoir que la vitamine C des agrumes et les anthocyanes des petits fruits rouges (myrtilles, cassis, mûres…) renforcent la paroi des vaisseaux sanguins ; la vitamine B_2, elle, contribue à entretenir les muqueuses qui tapissent les organes reproducteurs de la femme : on la trouve dans les produits laitiers partiellement écrémés, les céréales complètes, les fruits secs oléagineux et les légumes verts.

Vitamine E et fécondité. Bien que les études cliniques ne l'aient pas directement confirmé, il semble qu'un apport insuffisant de vitamine E (huile de tournesol, noix, amandes, légumes verts, germe de blé) puisse affecter la fécondité.

Fatigue et dépression affectent la libido. Elles vont souvent de pair ; aussi est-il important de pratiquer un exercice physique régulier, qui favorise la production d'endorphines (éléments chimiques du cerveau qui stimulent l'humeur). Dans certains cas, la fatigue peut être due à une anémie ferriprive ; l'alimentation devrait comporter viande, poisson, fruits de mer, fruits secs oléagineux, légumineuses, céréales complètes, légumes à feuilles vert foncé, fruits séchés, pour aider à reconstituer les réserves de fer.

Consommer plus de zinc. On sait que le zinc joue un rôle dans la fonction sexuelle, mais on ignore encore son influence sur la libido. En effet, une carence en zinc retarde le développement sexuel chez l'adolescent et diminue la production de spermatozoïdes chez l'homme. Cet oligoélément abonde dans les produits d'origine animale – fruits de mer (huîtres surtout), viande, volaille, foie, œufs, lait. En cas de régime végétarien, il faut consommer légumineuses, fruits secs olégaineux et céréales complètes, tout en sachant que leur zinc (d'origine végétale) est moins bien assimilé.

Alimentation pauvre en graisses saturées. On fait volontiers le lien entre une alimentation riche en graisses saturées et un taux de cholestérol sanguin élevé ainsi que la formation de plaque d'athérome (athérosclérose) sur les parois des vaisseaux sanguins qui entourent le cœur. Mais on ne pense pas toujours que la même plaque se développe sur la myriade de petits vaisseaux qui irriguent le pénis. Si le sang ne circule pas librement, le pénis ne peut pas répondre physiologiquement aux messages et aux demandes de la libido.

Diminuer la consommation d'alcool. L'effet de l'alcool sur la fonction sexuelle a été très bien décrit par William Shakespeare : « [Le vin] attise le désir mais diminue la performance. » Si une petite quantité de boisson alcoolisée peut parfois aider, en levant les inhibitions, une consommation excessive a généralement un effet dévastateur, en raison de l'action dépressive de l'alcool. Par ailleurs, l'alcool a aussi une action similaire à celle des œstrogènes, les hormones féminines, générant une impuissance et une hypertrophie des testicules chez les gros buveurs.

Arrêter de fumer. La nicotine est l'ennemi des artères : elle favorise la formation de plaque

LA VÉRITÉ SUR LES APHRODISIAQUES

- Les herboristes suggèrent que le safran stimule la libido, mais il n'y a pas de preuve scientifique. Il en va de même pour la sarriette d'été, qui serait un stimulant et un tonique sexuel, alors que la sarriette d'hiver calmerait, elle, les pulsions.
- Les scientifiques reconnaissent l'innocuité du ginseng, mais non ses vertus aphrodisiaques ou médicinales. Des études ont démontré que cette racine ravive l'énergie et l'instinct de reproduction chez les souris et les rats. Mais cela ne prouve rien pour l'homme…
- L'écorce du yohimbehe, un arbuste tropical, est considérée comme un aphrodisiaque dans certains pays. Sans influencer le psychisme, il semble qu'elle dilate les vaisseaux, ce qui est une façon de combattre le dysfonctionnement érectile. Mais toutes les études ne sont pas concluantes.
- L'extrait de cantharide, ou mouche d'Espagne, produit une irritation dans le tractus urinaire et les organes génitaux qui peut passer pour une stimulation sexuelle. En réalité, son élément actif, la cantharidine, est une drogue potentiellement mortelle.

athéromateuse dans les vaisseaux sanguins péniens et en entraîne la constriction.

Soigner le diabète et l'obésité. Ces deux maladies affectent souvent la libido et la virilité. On peut améliorer la situation en équilibrant son diabète et en perdant du poids. À l'inverse, certaines femmes qui maigrissent trop ne ressentent plus autant de désir. ❖

Lin (graines de)

AVANTAGES

- source de fibres et d'acide alpha-linolénique
- renferment des lignanes

INCONVÉNIENTS

- les femmes enceintes ou qui allaitent devraient éviter d'en consommer
- les personnes traitées au tamoxifène devraient consulter leur médecin avant de les consommer

Les graines de lin comportent une grande variété d'éléments qui peuvent jouer un rôle important dans le régime alimentaire.

Le lin est une bonne source de fibres solubles, qui contribuent à réduire le taux de « mauvais » cholestérol (LDL) et à diminuer le risque coronarien. Selon des études de l'université de Toronto, au Canada, avec 25 à 50 g de lin par jour, on peut faire baisser le cholestérol sanguin, tandis que les fibres insolubles préviennent la constipation.

Le lin est riche en acide alpha-linolénique (ALA), acide gras essentiel de la famille des oméga-3, jugé bon pour le cœur. Comme l'organisme n'en produit pas, il doit être apporté par l'alimentation. Les acides gras oméga-3 aident à fluidifier le sang, de sorte que le cœur a moins d'efforts à fournir pour le faire circuler dans les vaisseaux sanguins. Ils diminuent aussi l'agrégation des plaquettes, à l'origine de caillots.

Le lin pourrait prévenir certains cancers. Il renferme des lignanes qui se convertissent en éléments semblables aux œstrogènes, mais dotés d'une activité réduite. En occupant les récepteurs d'œstrogènes, ils diminuent les effets des vrais œstrogènes, plus puissants. Les chercheurs se sont donc penchés sur le rôle que pourrait jouer le lin dans la prévention des cancers hormono-dépendants comme ceux du sein ou du côlon. Des études sur les animaux ont ainsi révélé que le lin peut réduire la taille des tumeurs et même modifier leur incidence. Les études sur les humains sont limitées, mais l'une d'entre elles a montré que la croissance des tumeurs chez les patientes souffrant d'un cancer du sein a été freinée par l'ingestion quotidienne de muffins contenant 25 g de lin moulu. **Attention !** Les patients traités au tamoxifène ne doivent pas manger de graines de lin (voir encadré).

Le lin ne renferme pas de gluten, est peu coûteux et a un agréable goût de noix. Plusieurs études recommandent de prendre 1 à 2 cuillerées à soupe de graines de lin moulues par jour.

On peut manger les graines de lin entières. Mais, pour mieux les assimiler, il est préférable de les consommer moulues. Conservez la poudre au froid, dans un bocal opaque hermétique.

Vous pouvez utiliser les graines de lin pour agrémenter vos aliments et préparations :
- dans les céréales et les pâtes à gâteaux, à pain, à crêpes et à biscuits ;
- moulues, dans les yaourts, les compotes et les potages ;
- saupoudrées sur les salades ;
- dans les ragoûts et la viande hachée ;
- moulues, mélangées à du basilic frais, de l'ail et du parmesan râpé pour confectionner le pistou. ❖

ATTENTION

Les graines de lin ne conviennent pas à tout le monde.

- **Vous prenez du tamoxifène ?** Sachez que les lignanes présents dans le lin freinent, comme lui, l'action des œstrogènes. Comme il n'y a pas eu de recherche sur l'interaction des deux substances, il faut consulter le médecin avant d'introduire des graines de lin dans votre régime.
- **Vous êtes enceinte ou vous allaitez ?** Évitez de consommer des graines de lin en quantité, car on ignore encore leur effet sur le fœtus et sur le nourrisson.

Lipides

Voir p. 228

Lupus érythémateux

PRIVILÉGIER

- fruits et légumes tels que pamplemousse, brocoli, chou pommé et chou frisé pour les antioxydants et les bioflavonoïdes
- produits laitiers pour le calcium, ainsi que la vitamine D (dans les produits entiers)
- aliments riches en acides gras essentiels : poissons gras, fruits secs oléagineux, graines de lin, huiles de colza et de noix

RÉDUIRE

- graisses, surtout celles d'origine animale

ÉVITER

- luzerne sous toutes ses formes
- céleri, navet, persil, citron (jaune et vert) en cas de sensibilité au soleil

Le lupus érythémateux est une maladie auto-immune chronique. Les symptômes les plus courants sont : douleur articulaire arthritique, éruptions cutanées, grande fatigue, sécheresse de la bouche. Mais le lupus érythémateux peut aussi entraîner des lésions sur tous les organes internes, notamment les reins ; il s'agit alors de la forme la plus grave, le lupus érythémateux disséminé (LED).

Lupus érythémateux signifie « loup rouge », en référence à cette éruption caractéristique qui peut affecter les deux joues et la racine du nez, comme un masque de carnaval, ou loup.

Le lupus érythémateux touche 10 fois plus les femmes que les hommes. Les atteintes peuvent être bénignes comme sévères, jusqu'à mettre la vie en danger.

Le lupus érythémateux serait causé par une prédisposition génétique et déclenché par des facteurs environnementaux, tel un virus. Il peut être aggravé par d'autres facteurs : exposition au soleil, infection, stress, certains aliments ou médicaments.

Le lupus érythémateux prenant des formes variables d'une personne à l'autre, il n'y a pas de traitement unique, applicable à tous. Le patient et le médecin doivent collaborer étroitement pour trouver l'approche la mieux adaptée. On prescrit souvent un anti-inflammatoire non stéroïdien (AINS) pour enrayer l'inflammation, et de l'hydroxychloroquine (un médicament utilisé depuis longtemps pour le traitement du paludisme), qui peut augmenter la résistance à l'exposition solaire et aider à prévenir les poussées d'érythème comme les douleurs articulaires. Les cas les plus graves sont traités par des corticostéroïdes ou d'autres immunosuppresseurs.

LES ALIMENTS DANGER

Luzerne sous toutes ses formes. Même les suppléments de plantes médicinales contenant de la luzerne peuvent aggraver les symptômes. D'autres légumineuses ont parfois le même effet.

Champignons et aliments fumés. Pour des raisons inconnues, ces aliments peuvent aussi causer des problèmes chez les personnes atteintes de lupus.

Aliments contenant des psoralènes. Si vous faites partie de ceux dont le lupus est aggravé par l'exposition au soleil ou à la lumière fluorescente, évitez les aliments qui renferment des psoralènes : céleri, panais, persil, citron (jaune et vert) – ils augmentent la photosensibilité.

Évitez les aliments très riches en protéines et très gras. Beaucoup de patients constatent une amélioration de leur état quand ils réduisent leur consommation d'aliments protéiques gras, surtout ceux d'origine animale, comme les viandes grasses, les charcuteries et les fromages très affinés. Certains spécialistes recommandent un régime végétarien qui inclut œufs, lait écrémé et autres produits laitiers allégés.

LES ALIMENTS SANTÉ

Céréales, fruits et légumes. Ils contiennent des vitamines et des minéraux antioxydants – bêta-carotène, vitamine C, zinc et sélénium. Ces éléments sont bénéfiques dans cette maladie et ils protègent aussi des pathologies cardio-vasculaires. Les sujets qui font du lupus érythémateux ont tendance à avoir un taux élevé de cholestérol sanguin, phénomène aggravé par les corticostéroïdes. Des études ont montré que le lupus érythémateux s'accompagne d'une augmentation du niveau des lipides sanguins oxydés et d'une baisse de la vitamine E circulant dans le sang. Or, d'après des études préliminaires chez l'animal, la vitamine E peut ralentir la progression du lupus érythémateux. Les meilleures sources en sont : noix, amandes, huile de tournesol, germe de blé.

Crucifères, bioflavonoïdes, poissons gras. Le brocoli et les autres crucifères contiennent des indoles qui modifient le métabolisme des œstrogènes de manière favorable dans le lupus érythémateux. Les agrumes – pamplemousse notamment – renferment beaucoup de bioflavonoïdes, qui semblent aider les malades. Comme l'exposition au soleil est proscrite dans la plupart des cas, l'alimentation doit fournir la vitamine D nécessaire : on la trouve dans le lait entier ou le lait demi-écrémé enrichi en vitamine D, le saumon et les autres poissons gras. Les lipides des poissons gras ont des effets anti-inflammatoires qui peuvent soulager la douleur, la sensibilité et la raideur articulaires caractérisant le lupus.

MÉDICAMENTS ET ALIMENTATION

Si vous prenez de l'aspirine ou d'autres AINS, faites-le lors des repas. Si vous prenez des corticostéroïdes, diminuez le sel ; il augmente en effet la rétention hydrique et peut entraîner une hypertension induite par les médicaments. Les corticostéroïdes augmentent aussi les risques d'ostéoporose : prenez beaucoup de produits laitiers allégés, qui sont riches en calcium, du poisson (avec les arêtes), des légumes à feuilles vert foncé et, éventuellement, des suppléments calciques. ❖

ATTENTION

La cyclosporine est un puissant inhibiteur du système immunitaire. Si vous en prenez, écartez le pamplemousse et son jus. Quoique excellent pour le lupus, le pamplemousse contrecarre l'absorption de la cyclosporine et peut causer un grave empoisonnement.

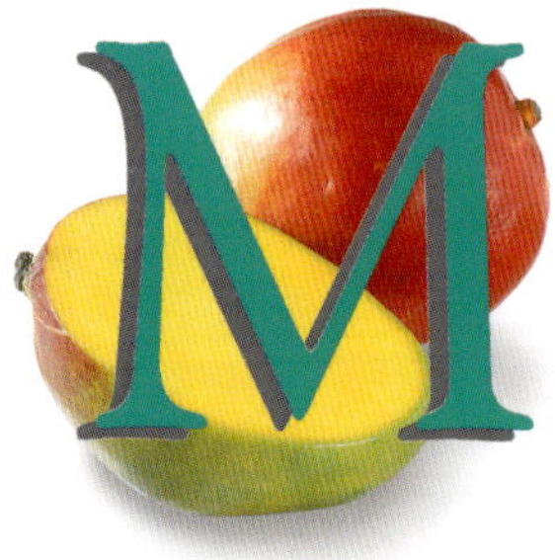

Maigrir

Voir Régime amaigrissant

Maïs

DU NOUVEAU AU SUJET DU MAÏS

Lors de sa cuisson, le maïs doux libère des nutriments bénéfiques, pouvant réduire considérablement les risques de maladie cardiaque et de cancer : c'est ce qu'affirme une étude américaine publiée dans le *Journal of Agricultural and Food Chemistry*. Apparemment, plus le maïs cuit longtemps, plus le niveau d'antioxydants s'élève. Il procure en outre un composé phénolique, l'acide férulique, susceptible d'inhiber certains carcinogènes.

AVANTAGES

- le maïs céréale est une source relativement économique de protéines, ainsi qu'une bonne source d'acide folique et de thiamine
- le maïs céréale est dépourvu de gluten
- le maïs soufflé et le maïs doux sont bien pourvus en fibres

INCONVÉNIENTS

- la niacine du maïs n'est pas directement assimilable
- ses protéines sont déficitaires en lysine et en tryptophane, deux acides aminés essentiels

Le maïs serait originaire d'Amérique centrale, bien qu'il n'y ait plus trace de maïs sauvage pour en témoigner avec certitude. Connu des civilisations les plus anciennes de l'Amérique (aztèque, inca, maya), il est probablement la plus vieille céréale de ce continent. Le maïs a été introduit en Europe après la découverte du Nouveau Monde par les conquistadors, à la fin du XVe siècle. Sa culture était déjà pratiquée en Béarn à la fin du XVIe siècle, pour ensuite se développer dans tout le Languedoc, dans la vallée du Rhône et jusqu'en Bresse et en Alsace. Le maïs est toujours utilisé pour l'alimentation humaine, mais aussi pour l'alimentation animale, sous forme de plante fourragère consommée en vert ou en ensilage et de grains pour les volailles.

Le maïs destiné à l'alimentation humaine appartient à deux grands types : le maïs céréale et le maïs doux, ce dernier ayant la particularité de transformer très lentement les sucres naturels de ses grains en amidon.

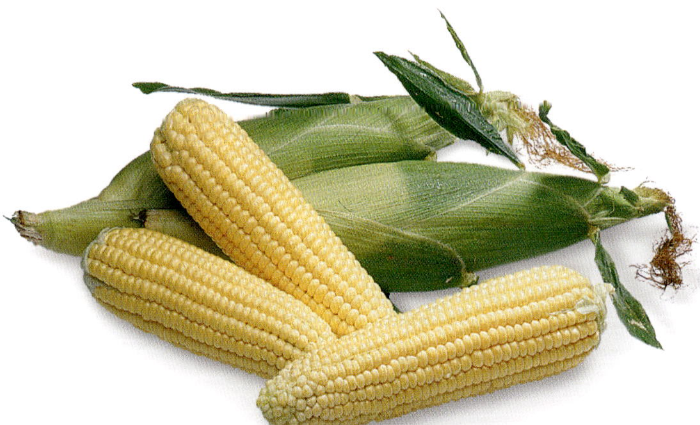

LE MAÏS CÉRÉALE

Le maïs est la troisième céréale cultivée dans le monde, après le riz et le blé. Certaines variétés sont sélectionnées pour donner, par broyage de leurs grains très durs, des semoules plus ou moins fines, qui servent à la préparation de la polenta en Italie. Les variétés à grains plus tendres sont plus faciles à moudre et permettent d'obtenir de la farine, utilisée jadis chez nous pour la fabrication des gaudes et des milliasses ; les Mexicains en font toujours grand usage pour leurs tortillas et différents plats.

On peut aussi obtenir de l'amidon pur en sélectionnant la partie centrale du grain de maïs, ou albumen : cet amidon de maïs, très utilisé en pâtisserie (c'est la fameuse Maïzena), est aussi employé dans les aliments pour enfants et en biscuiterie. Enfin, du germe du grain (retiré avant la mouture), on extrait l'huile de maïs, très riche en acides gras polyinsaturés.

VALEUR NUTRITIONNELLE

Le maïs céréale fournit 350 kcal pour 100 g, apportées surtout, comme pour les autres céréales, par des glucides, présents essentiellement sous forme d'amidon : c'est une source efficace d'énergie progressivement disponible.

Il fournit également des protéines (environ 12 g pour 100 g), totalement dépourvues de gluten, et donc autorisées en cas de maladie cœliaque. Mais ces protéines ne renferment pas de lysine ni de tryptophane, deux acides aminés essentiels. Un déficit heureusement facile à corriger avec les légumineuses : leurs protéines, elles, sont bien pourvues en ces deux acides aminés. Ainsi, dans l'alimentation traditionnelle mexicaine, qui associe des tortillas au maïs à des haricots rouges, la qualité globale des protéines reste satisfaisante.

Le maïs céréale procure en abondance du potassium (340 mg pour 100 g) et du phosphore

(280 mg), ainsi que du magnésium (120 mg), du fer (3 mg) et un peu de calcium (20 mg). Le grain est riche en bêta-carotène (300 µg pour 100 g) et en vitamine E (1,5 mg), mais la semoule en renferme nettement moins. On y trouve aussi des vitamines du groupe B, notamment B_1 et B_9 (acide folique). La vitamine B_3 (niacine ou PP) est présente sous forme de niacytine, inutilisable par l'organisme. Cela a longtemps intrigué les chercheurs en nutrition, qui se demandaient pourquoi certaines populations nourries majoritairement avec du maïs – comme les Mexicains et les Sud-Américains – ne souffraient pas de pellagre, la maladie que provoque la carence en vitamine B_3. Ils se sont rendu compte que, par hydrolyse alcaline, la niacytine se décomposait et donnait naissance à de la niacine biologiquement active. Ainsi, quand les Mexicains délaient la semoule de maïs avec de l'eau de chaux (très alcaline), avant de cuire leurs tortillas, ou quand les Indiens d'Amérique du Sud ajoutent de la potasse alcaline au maïs pour décoller le son, ils libèrent la niacine et se protègent ainsi de la pellagre.

LE MAÏS DOUX

Ce sont d'autres variétés qui donnent le maïs doux, ou maïs sucré, récolté avant complète maturité (les grains doivent être encore laiteux, tendres sous le doigt). Il est proposé surtout en conserve, en grains, et parfois en épis frais sur le marché. Il est plus riche en glucides que la plupart des autres légumes frais, et donc plus énergétique aussi (97 kcal pour 100 g). On apprécie ses apports intéressants en fibres (3 à 4 g pour 100 g) et en magnésium (30 mg pour 100 g), ainsi qu'en lutéine et zéaxanthine, deux caroténoïdes antioxydants nécessaires à la vision et protecteurs de la rétine. ❖

Mandarine et clémentine

AVANTAGES

- bonnes sources de vitamine C, de bêta-carotène et de potassium
- renferment de la pectine, fibre soluble qui aide à régulariser le cholestérol sanguin

INCONVÉNIENT

- les huiles essentielles contenues dans l'écorce peuvent irriter la peau

On utilise souvent sans distinction les termes « clémentine » et « mandarine ». En fait, la clémentine est un dérivé de la mandarine. Originaire de Chine, cet agrume à chair douce est aujourd'hui cultivé un peu partout dans le monde. En pénétrant dans des régions tropicales ou subtropicales, les mandarines ont été croisées avec d'autres agrumes pour créer des hybrides dont font partie les clémentines et les tangerines, de petits fruits très colorés.

Ces agrumes se distinguent par leur richesse en vitamine C : 2 clémentines moyennes (100 g net) en fournissent environ 40 mg, soit plus du tiers de l'apport nutritionnel conseillé (ANC). Elles apportent également un peu de vitamines du groupe B, de bêta-carotène, ainsi que 145 mg de potassium et 20 mg de calcium, le tout pour seulement 45 kcal. Il faut aussi noter leur richesse en pectine, fibre soluble qui aide à faire baisser le cholestérol sanguin, et leur apport de flavonoïdes antioxydants, qui, au vu d'études expérimentales, contribueraient à freiner la croissance des cellules tumorales.

LES PRINCIPALES VARIÉTÉS

Bien que ces petits agrumes soient, pour la plupart, vendus de novembre à mars, mandarines et clémentines sont d'abord recherchées pendant la période de Noël. Voici les variétés les plus courantes.

Clémentine. Fruit sans pépins, la clémentine est un hybride de mandarine et d'orange amère, né en Algérie au début du XXe siècle. Elle a quasiment supplanté la mandarine. Sa saveur sucrée est due à une forte proportion de saccharose naturel parmi ses glucides. La clémentine corse, très parfumée et commercialisée avec deux feuilles, est réputée. On apprécie également la marisol espagnole, un peu aplatie et précoce, la nules, ronde à peau rugueuse et orange vif, qui vient aussi d'Espagne, et la nour, à peau très fine, bien acidulée, une clémentine tardive cultivée au Maroc.

Satsuma. Un peu plus grosse que la clémentine et presque sans pépins, la satsuma possède une fine écorce. Le Maroc en est un grand producteur, de même que l'Espagne.

Tangelo. Croisement de tangerine et de pamplemousse, la tangelo ressemble

LE SAVIEZ-VOUS ?

L'ÉCORCE DES AGRUMES PEUT IRRITER LA PEAU

L'écorce des agrumes renferme des huiles essentielles qui peuvent provoquer des démangeaisons ou des éruptions cutanées. Mais, comme ces fruits se pèlent facilement, le risque est réduit.

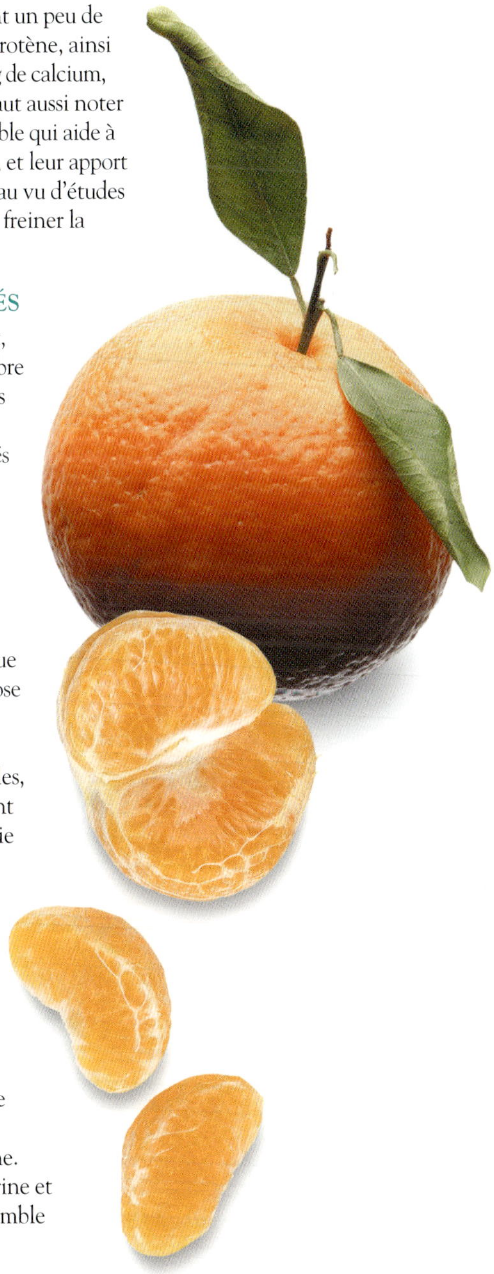

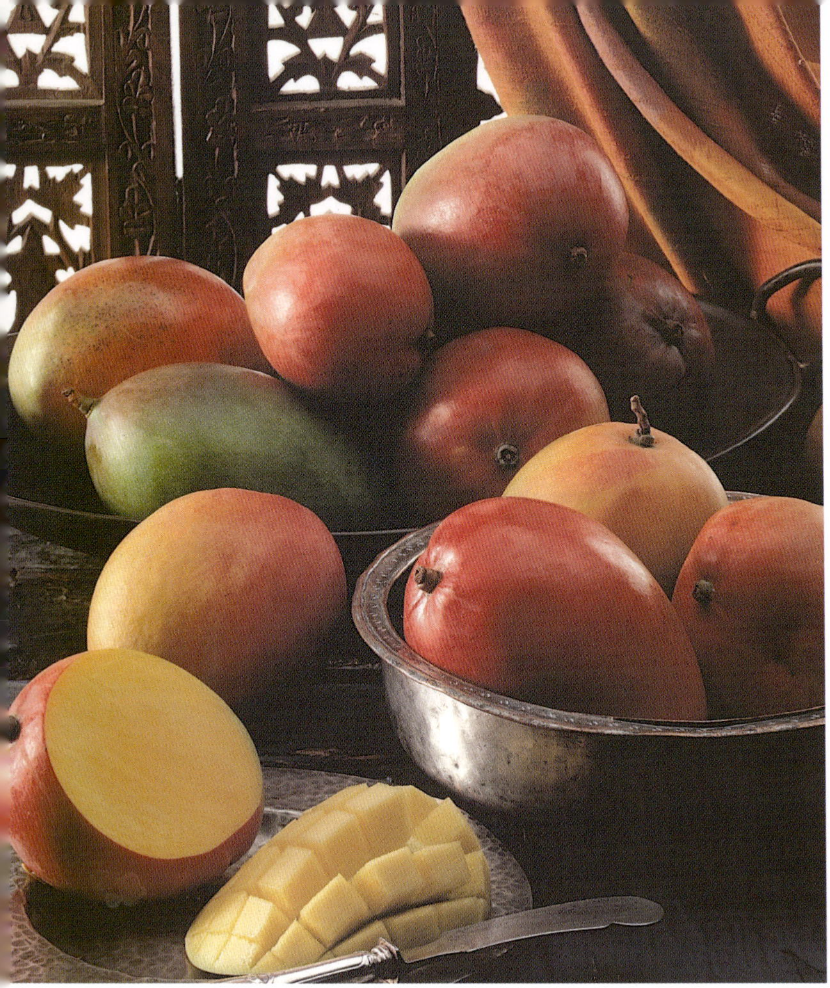

PARTOUT DANS LE MONDE, UN FRUIT ROYAL. *Avec son goût unique, la mangue est très prisée en Inde et un peu partout sous les tropiques, mais aussi, de plus en plus, chez nous.*

à une orange, mais elle est plus acide que la tangerine et plus douce que le pamplemousse.

Tangor. Hybride de tangerine et d'orange, elle a l'aspect d'une tangerine mais le goût de l'orange. Sa chair, sucrée et juteuse, est malheureusement truffée de pépins. ❖

Mangue

AVANTAGES

- excellente source de bêta-carotène et de vitamine C
- riche en fibres ; modérément calorique

La mangue est bien sûr un fruit exotique ; néanmoins, comme on la trouve de plus en plus sur les étals, en provenance d'Afrique de l'Ouest, du Mexique et du Brésil, elle gagne en popularité. Sa chair est tendre et juteuse quand elle est bien mûre. C'est un fruit difficile à peler et à manger, mais cela en vaut la peine (voir l'encadré « Comment préparer une mangue »).

La mangue a la particularité de renfermer une enzyme dont les propriétés digestives sont semblables à celles de la papaïne des papayes. Cette enzyme en fait un excellent« attendrisseur » pour la viande ou le poisson.

COMMENT PRÉPARER UNE MANGUE

À l'aide d'un couteau, incisez la mangue à la verticale en longeant le noyau. Vous pouvez alors découper la pulpe en tranches et détacher la peau de chaque tranche, ou bien quadriller la chair sans entamer la peau et retourner le tout (voir photo). Procédez de même pour l'autre côté, puis dégagez la pulpe qui reste attachée au noyau.

VALEUR NUTRITIONNELLE

Comme la plupart des fruits à chair orange ou jaune foncé, les mangues sont exceptionnellement riches en bêta-carotène, que l'organisme transforme en vitamine A. C'est l'un des fruits qui en renferment le plus : jusqu'à 3 000, voire 3 500 µg, pour 100 g, quand elle est bien mûre, soit largement l'apport nutritionnel conseillé (ANC). C'est un fruit modérément calorique et bien pourvu en vitamine C. Une demi-mangue, soit environ 120 g net, fournit 70 kcal et 40 mg de vitamine C, ce qui équivaut à plus du tiers de l'ANC ; elle procure aussi 2,5 g de fibres et une bonne quantité de potassium. La mangue est également riche en pectine, fibre soluble fort utile pour abaisser le taux de cholestérol sanguin.

Il existe des centaines de variétés de mangues, dont le poids va de 100 g à plus de 1,8 kg ; celles qui sont vendues chez nous pèsent entre 230 et 340 g. Les mangues sont en général cueillies et expédiées encore un peu vertes, mais leur peau vire au jaune et devient de plus en plus orange ou rouge au fur et à mesure que le fruit mûrit.

À l'achat, on recherchera un fruit dont la chair est souple au toucher et dont la peau est orange ou rouge. De grandes taches foncées indiquent que le fruit a été meurtri lors de son transport. Si la peau est toute verte, le fruit risque de ne jamais mûrir ; trop mûr, il a une peau ridée. Mûre, la mangue a une odeur florale.

On garde les mangues non mûres au frais, dans un sac de papier brun : elles mûrissent en 2 à 3 jours. On évite de les placer dans un endroit ensoleillé, pour ne pas gâter leur arôme. Les mangues mûres se mangent le plus tôt possible, de préférence à température ambiante, ce qui permet d'apprécier toute leur saveur. ❖

Margarine

Voir Beurre et margarine

Marron

Voir Châtaigne

Mayonnaise

AVANTAGE

- bonne source d'acides gras insaturés et de vitamine E (selon l'huile employée)

INCONVÉNIENT

- très riche en graisses et en calories

La saveur et la texture moelleuse de la mayonnaise sont très appréciées dans les assaisonnements et comptent pour beaucoup dans le succès de cette sauce typique de la cuisine française.

La mayonnaise est une émulsion d'huile et de jaune d'œuf, relevée d'un peu de vinaigre ou de moutarde. Cette émulsion est rendue stable grâce à la présence de lécithine, un composant des graisses du jaune d'œuf, puissant émulsifiant naturel. Pour favoriser l'émulsion, on recommande d'utiliser des ingrédients ayant la même température et de fouetter vivement l'huile, qu'on verse en filet sur le mélange jaune d'œuf-vinaigre (ou jaune d'œuf-moutarde).

La mayonnaise renferme près de 80 % de lipides (graisses) : c'est donc un concentré d'énergie, d'autant plus redoutable qu'on en consomme facilement une bonne quantité. Or 1 cuillerée à soupe représente déjà 100 kcal environ. Sa teneur en vitamine E est plus ou moins élevée selon la nature de l'huile employée : elle peut atteindre de 8 à 10 % de l'apport nutritionnel conseillé (ANC) dans 1 cuillerée à soupe de mayonnaise à base d'huile de tournesol ou d'une huile mélangée. Si l'on utilise de l'huile de colza, on reçoit environ 1,2 g d'acides gras essentiels oméga-3 pour 1 cuillerée à soupe de mayonnaise, soit plus de la moitié de l'ANC. Enfin, en cas de régime hypocholestérolémiant, il faut aussi tenir compte du cholestérol apporté par le jaune d'œuf, soit de 15 à 20 mg pour 1 cuillerée à soupe de mayonnaise.

Pour confectionner une mayonnaise, on peut choisir l'huile d'olive, riche en acides gras mono-insaturés. Cependant, elle a une saveur typée qui ne plaît pas à tous les convives. C'est pourquoi on la prépare en général avec une huile au goût neutre, comme celle de tournesol ou de colza. Il est important d'utiliser un œuf très frais, puisque le jaune reste cru. La mayonnaise maison doit être gardée au réfrigérateur et consommée dans les 24 heures. Pour celle du commerce, suivez les indications portées sur le conditionnement. Il faut être très vigilant avec les plats en mayonnaise du rayon traiteur : il s'agit de produits fragiles, qui doivent être préparés et manipulés avec soin, maintenus au frais et consommés aussitôt.

LA MAYONNAISE ALLÉGÉE

Il existe des mayonnaises allégées en lipides, dans lesquelles une partie de l'huile est remplacée par de l'eau, de l'amidon et d'autres épaississants. Elles renferment en moyenne deux fois moins de graisses que la mayonnaise classique, soit environ 35 à 40 g pour 100 g, et apportent de 45 à 55 kcal par cuillerée à soupe. ❖

QUELQUES IDÉES

POUR PRÉPARER UNE MAYONNAISE PLUS DIÉTÉTIQUE

1. MOINS RICHE
Écrasez en pommade 2 jaunes d'œuf durs, encore tièdes, avec 2 cuillerées à soupe de moutarde. Incorporez-y peu à peu 200 g de fromage blanc maigre, en fouettant jusqu'à la consistance désirée. Salez, poivrez et ajoutez un peu de ketchup ou de vinaigre et, éventuellement, des fines herbes hachées.

2. SANS ŒUF
Mélangez 2 cuillerées à soupe de lait concentré (non sucré) bien froid avec 1 petit-suisse et 2 cuillerées à soupe de moutarde. Versez l'huile tout doucement en fouettant, salez, poivrez et relevez avec un peu de jus de citron ou de vinaigre.

3. PLUS LÉGÈRE
Battez le blanc d'œuf en neige ferme et incorporez-le à la mayonnaise, avec précaution et en soulevant délicatement le mélange : vous obtiendrez une mayonnaise légère et aérée.

Ou « coupez » votre mayonnaise avec du fromage blanc à 0 % de MG, fouetté en mousse.

ALERTE À L'ALLERGIE

Les personnes qui souffrent de la maladie cœliaque doivent éviter la plupart des mayonnaises et sauces pour salade du commerce, car elles contiennent souvent des épaississants renfermant du gluten.

Melon et pastèque

AVANTAGES

- savoureux et désaltérants
- melon : excellente source de bêta-carotène quand sa chair est orangée
- riches en potassium et en fibres

Il existe plusieurs variétés de melons, dont la plus cultivée en France – et la plus réputée – est le melon cantaloup ou charentais lisse, parfois surnommé melon de Cavaillon. Aujourd'hui, on produit surtout le charentais brodé, de la même famille, dont l'écorce est recouverte de dessins ligneux en relief et la chair moins fragile. On trouve aussi sur le marché, surtout en provenance d'Espagne et d'Israël, le gros melon jaune canari, ovale, à écorce jaune et à chair blanc rosé ou jaune pâle, le melon galia, à chair vert pâle, ainsi que le melon d'hiver.

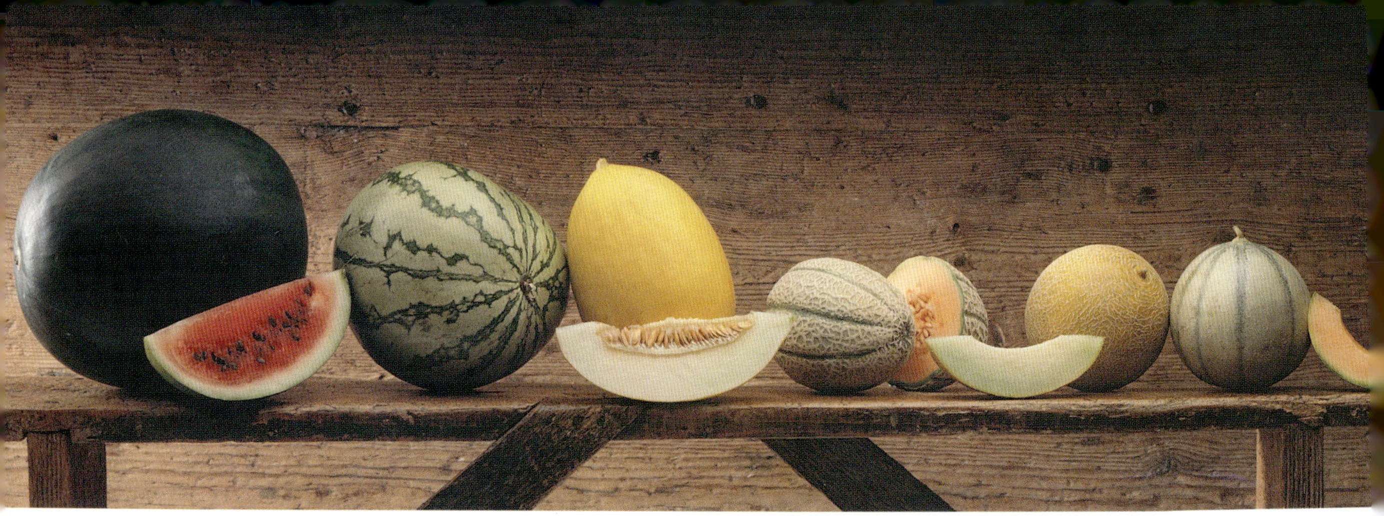

RAFRAÎCHISSANTS ET RICHES EN NUTRIMENTS. *De gauche à droite : pastèque ou melon d'eau (deux variétés), melon d'hiver, charentais brodé, galia et charentais lisse.*

Le melon charentais et ceux dont la chair est d'un bel orange vif sont riches en bêta-carotène, que l'organisme convertit en vitamine A : 1 tranche de melon – environ 150 g – fournit jusqu'à 2 500 µg de provitamine A, soit la totalité de l'apport nutritionnel conseillé (ANC) pour la journée, et 35 mg de vitamine C, ce qui correspond au tiers de l'ANC. La plupart des melons à chair orange sont également de bonnes sources de bioflavonoïdes et autres pigments végétaux qui aident à prévenir les maladies cardio-vasculaires et différents cancers. Les melons à chair pâle, eux, sont moins bien pourvus en ces vitamines et substances protectrices. Mais tous apportent des quantités intéressantes de potassium, précieux pour lutter contre l'hypertension, ainsi que des fibres efficaces pour le bon fonctionnement des intestins.

Attention ! Servi glacé, le melon peut provoquer des dérangements intestinaux chez les sujets au système digestif sensible.

Quelle que soit la variété, le melon est riche en eau. Mais, lorsqu'il est mûr à point, sa teneur en sucres peut atteindre – voire dépasser – 11 à 12 % (une teneur d'ailleurs garantie pour certains melons sous label). Contrairement à ce qui est souvent affirmé, il est à peu près aussi calorique que les autres fruits, avec 50 à 55 kcal pour 100 g.

LA PASTÈQUE

La pastèque, parfois surnommée melon d'eau, appartient également à la grande famille des cucurbitacées. Elle est largement cultivée dans tout le Bassin méditerranéen.

Ce gros fruit rond, recouvert d'une écorce vert uni ou strié, possède une chair tendre et juteuse, d'un rouge plus ou moins soutenu, avec de nombreux pépins.

Son attrait principal réside dans sa richesse en eau et sa teneur modérée en sucres naturels : la pastèque est très désaltérante et pas trop calorique (37 kcal pour 100 g). Mais, comme on a tendance à en manger beaucoup, il ne faut pas négliger son apport énergétique !

Sa croissance étant rapide, sa concentration en minéraux reste modeste. La pastèque est moins riche que le melon en vitamine C (seulement 6 mg pour 100 g), mais fournit comme lui des quantités appréciables de bêta-carotène, ainsi que du lycopène, un autre pigment doté d'effets antioxydants et protecteurs.

LE SAVIEZ-VOUS ?

LA PASTÈQUE PRÉVIENDRAIT LE CANCER DE LA PROSTATE

La pastèque est une bonne source de lycopène. Cet antioxydant aurait un effet protecteur vis-à-vis du cancer de la prostate.

BIEN LES CHOISIR

Les melons, comme tous les fruits dépourvus d'amidon, cessent de mûrir après la récolte : s'ils sont cueillis avant maturité, ils ne l'atteignent jamais. Pour bien choisir un melon, il faut le soupeser : il doit être dense dans la main, avec une écorce sans la moindre tache. Une petite craquelure circulaire à la base du pédoncule, d'où perle une goutte de jus, est un indice assez fiable de sa bonne qualité gustative, de même que son parfum. S'il est mûr à point, dégustez-le sans attendre, car il ne s'améliore plus dans le temps.

Une bonne pastèque est lourde et sa chair doit être bien rouge. Comptez au moins 400 g par personne (soit 200 g de pulpe). ❖

Mémoire (perte de)

PRIVILÉGIER

- petit déjeuner équilibré
- fruits et légumes en abondance pour la vitamine C, le bêta-carotène et les flavonoïdes
- un peu d'huile végétale, d'amandes et autres fruits secs oléagineux, ainsi que de germe de blé pour la vitamine E

Il est courant, en prenant de l'âge, d'avoir de petites pertes de mémoire : ne plus se souvenir d'un nom ou égarer un objet n'est pas grave. Les pertes importantes de mémoire sont dues à la démence sénile ou à la maladie d'Alzheimer. Les premières peuvent être causées par la perte de neurones cérébraux, la moindre production de substances chimiques dans le cerveau ou la diminution du flux sanguin vers les tissus cérébraux ; les secondes peuvent être induites par des facteurs génétiques, des traumatismes crâniens, des virus et des maladies cardio-vasculaires.

L'exercice physique et une bonne alimentation favorisent la « longévité du cerveau » et la mémoire. Les nutriments protecteurs comprennent les glucides complexes et les vitamines du groupe B, qui assurent la production de quantités suffisantes de neurotransmetteurs.

Prendre un bon petit déjeuner. Selon des chercheurs de l'université de Toronto, au Canada, le petit déjeuner est un élément clé pour la mémoire. Leur étude, qui a porté sur des sujets des deux sexes, de 61 à 79 ans, a montré que l'apport de calories (protéines, lipides et glucides) améliorait leurs performances aux tests sur la mémoire. On savait déjà que les glucides rendent la mémoire plus efficace : la hausse du taux sanguin de sucre augmente en effet l'apport de glucose au cerveau. L'étude de Toronto a montré que toute nourriture est bénéfique. Mais il semble que les glucides aident la mémoire à plus long terme que les autres sources alimentaires.

Rechercher le bêta-carotène et la vitamine C. Il semble que des taux élevés de bêta-carotène et de vitamine C entraînent une meilleure performance de la mémoire chez les personnes de 65 ans et plus. Ces antioxydants retarderaient le vieillissement cérébral et augmenteraient la longévité et les capacités mentales en contrant les radicaux libres dans le cerveau. La recherche expérimentale amène à penser que les flavonoïdes des myrtilles et autres baies pourraient ralentir le déclin des fonctions mentales dû à la vieillesse.

Absorber beaucoup de vitamine E. D'autres recherches portent sur le rapport entre le taux sanguin de vitamine E et la mémoire chez les personnes âgées. Dans une étude où plus de 4 000 sujets ont passé des tests pour évaluer leur faculté de se souvenir, ceux qui n'avaient pas une bonne mémoire présentaient généralement un taux sanguin de vitamine E plus bas que les autres. Une autre étude a établi un lien entre la vitamine E prise tout au long de la vie et l'acuité mentale pendant la vieillesse. La vitamine E ralentirait également la progression de la maladie d'Alzheimer.

Le fer peut être important pour la mémoire. Un taux de fer trop bas pourrait nuire à la mémoire. Les études montrent que les enfants qui ont des carences en fer réussissent moins bien les tests de mémoire.

Essayer le ginkgo biloba. Les recherches actuelles indiquent que les extraits de ginkgo ont des effets réels, mais limités, sur la mémoire. Toutefois, l'évaluation des résultats est compliquée par le fait que les produits mis sur le marché ne sont pas standardisés.

Et un supplément. La phosphatidylsérine, un composant lipidique essentiel des membranes cellulaires du cerveau, existe sous forme de supplément. Elle pourrait avoir une action positive sur la fonction cognitive. ❖

Ménopause

PRIVILÉGIER

- aliments riches en calcium et en vitamine D, tels que les produits laitiers non écrémés
- fruits et légumes frais pour les vitamines, les minéraux et les bioflavonoïdes
- produits du soja : tofu et « lait » de soja

RÉDUIRE

- alcool et caféine

La ménopause se caractérise par la fin des menstruations chez la femme. Le processus commence habituellement entre 45 et 50 ans, avec la diminution des sécrétions d'œstrogènes (hormones), et s'achève vers 55 ans. On parle de périménopause pour la période qui précède l'arrêt définitif des règles et de postménopause ensuite.

La ménopause était autrefois le début de la vieillesse. Aujourd'hui, dans nos pays développés, une majorité de femmes peuvent espérer vivre et s'épanouir encore 30 ans durant.

Durant la ménopause, les fluctuations du taux d'œstrogènes peuvent générer un certain nombre de symptômes : bouffées de chaleur, sueurs nocturnes, insomnie, sécheresse vaginale, difficulté à se concentrer, gain de poids. Ils peuvent être peu marqués ou très dérangeants.

La ménopause peut aussi avoir une incidence sur l'espérance et la qualité de vie. Avant la ménopause, les hormones protègent des maladies cardiaques, mais cette protection disparaît après la ménopause. À partir de l'âge de 55 ans, le taux de mortalité due aux maladies cardio-vasculaires est à peu près le même chez les hommes et chez les femmes. De plus, la déperdition osseuse qui commence, chez les femmes, dès l'âge de 30 ans s'accélère à la ménopause ; ce phénomène est en grande partie le résultat de la baisse du taux d'œstrogènes et de l'absorption moins efficace du calcium. Une femme peut perdre de 10 à 20 %

LE CAFÉ STIMULERAIT LA MÉMOIRE

La pause-café de l'après-midi aurait ses vertus, surtout quand on vieillit. Des chercheurs américains (université de l'Arizona) ont constaté que, avec l'âge, la mémoire était meilleure le matin et déclinait dans la journée. La moitié des participants de l'étude, tous d'âge mûr, ont bu 35 cl de café décaféiné le matin et l'après-midi, tandis que l'autre moitié a consommé du café ordinaire. Pour le premier groupe, la mémoire accusait une baisse l'après-midi, alors que le second groupe conservait la même acuité pendant toute la journée.

NUTRIMENTS POUR LA MÉNOPAUSE

1. **Vitamine E.** Bien qu'on la préconise souvent pour soulager les bouffées de chaleur et protéger le cœur, une étude récente indique que 2 doses quotidiennes de 400 UI donneraient des résultats à peine supérieurs à ceux obtenus avec un placebo... Huiles végétales, fruits secs oléagineux, graines, jaune d'œuf et germe de blé contiennent de la vitamine E.
2. **Calcium.** Il aide à prévenir l'ostéoporose. Lait, produits laitiers, brocolis et épinards en sont de bonnes sources. Pour l'absorber, l'organisme a besoin de la vitamine D, que la peau fabrique sous l'action du soleil ou qu'on peut puiser dans le lait entier, les fromages et les œufs.
3. **Magnésium.** Il s'associe au calcium pour entretenir la densité osseuse. Céréales complètes, fruits secs oléagineux, légumineuses en sont de bonnes sources.
4. **Phyto-œstrogènes.** Ils pourraient calmer les bouffées de chaleur et protéger le cœur. On les trouve dans les dérivés du soja, les graines de lin et les légumineuses.

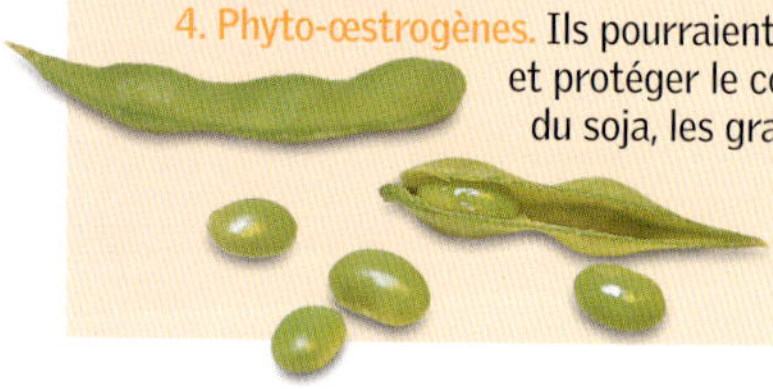

de sa masse osseuse dans les 10 ans qui suivent sa ménopause et continuer à en perdre ensuite, mais plus lentement : c'est l'ostéoporose. Cette maladie augmente le risque de fractures mais peut aussi entraîner tassements vertébraux et invalidité.

L'HORMONOTHÉRAPIE SUBSTITUTIVE

Jusqu'à récemment, de nombreuses femmes suivaient un traitement hormonal substitutif (THS) pour compenser la diminution de la production d'œstrogènes : elles prenaient un cocktail d'œstrogènes et de progestatif prescrit par leur médecin, qui non seulement servait à traiter les symptômes de la ménopause mais qui était également censé avoir un effet protecteur contre des maladies chroniques. Or plusieurs publications récentes ont montré que les risques du THS l'emportaient sur les bienfaits escomptés, remettant en cause cette approche préventive médicamenteuse.

L'étude *Women's Health Initiative*, qui a porté sur plus de 16 000 femmes, en est venue à la conclusion que, si le THS était efficace pour soulager les symptômes de la ménopause, son utilisation à long terme augmentait légèrement les risques de cancer du sein, de maladie cardiaque, d'accident vasculaire cérébral (AVC) et d'embolie (formation de caillots sanguins) chez la femme ménopausée. La combinaison d'œstrogènes et de progestatif semble par ailleurs augmenter les risques de démence après l'âge de 65 ans. Devant ces résultats, les chercheurs recommandent de n'utiliser le THS qu'à la dose efficace la plus faible possible sur le plus court laps de temps possible, chez les patientes dont les symptômes de ménopause altèrent sévèrement la qualité de vie et ne peuvent être atténués par d'autres traitements.

Pour soulager les symptômes plus légers, de même que pour empêcher le développement de maladies chroniques, on encourage les femmes à adopter un mode de vie sain et à essayer d'autres approches : changement des habitudes nutritionnelles, exercice physique, phytothérapie.

L'ALIMENTATION

Manger sainement n'est pas toujours aussi simple que prendre une pilule. Mais cela peut aider à soulager les symptômes de la ménopause tout en réduisant les risques de maladie chronique.

Manger des aliments qui diminuent les symptômes de la ménopause. Suivez un régime riche en céréales complètes, en fruits et en légumes, avec très peu de graisses saturées. Il vous apportera en abondance fibres, vitamines, minéraux, phyto-œstrogènes et bioflavonoïdes, importants autant pour la santé que pour atténuer les symptômes de la ménopause.

Surveiller les aliments déclencheurs. Ces aliments peuvent aggraver les bouffées de chaleur, l'insomnie et les sautes d'humeur : café, thé, chocolat, colas, alcool et épices.

Adopter le soja. Les études montrent que les produits à base de soja (tofu, protéines et « lait » de soja), pris en quantité suffisante, protègent contre les maladies cardiaques et soulagent les bouffées de chaleur. Ils contiennent des isoflavones, qui ont un effet œstrogénique faible sur l'organisme. Si les aliments à base de soja sont sans risque, l'innocuité et l'efficacité des suppléments d'isoflavone restent à démontrer.

L'EXERCICE RÉGULIER

Il peut diminuer les bouffées de chaleur et les sautes d'humeur. Il est recommandé de faire 30 minutes d'exercice physique quatre ou cinq fois par semaine.

LES PRODUITS PHYTOTHÉRAPEUTIQUES

Bien avant la conception du THS, les femmes avaient recours aux plantes médicinales. En voici quelques-unes dont l'efficacité a été démontrée. Cependant, leurs résultats ne sont pas toujours pleinement convaincants, d'autant plus que les produits mis sur le marché ne sont pas standardisés, ce qui complique l'évaluation des résultats.

Actée à grappes noires (*Cimicifuga racemosa*). Plusieurs études montrent qu'elle atténuerait l'irritabilité, la baisse de concentration, l'insomnie et la dépression.

UN PETIT TRUC

GRAINES DE LIN : UTILES CONTRE LES BOUFFÉES DE CHALEUR

Mangez 1 à 2 cuillerées à café de graines de lin par jour. D'un goût agréable, elles fournissent des acides gras oméga-3, précieux pour le cœur, et des œstrogènes d'origine végétale (phyto-œstrogènes), les lignanes, qui semblent réduire les bouffées de chaleur. Ces graines moulues s'intègrent bien aux céréales, aux yaourts et aux potages.

Gattilier *(Vitex agnus-catus)*. On l'utilise avec succès pour diminuer la rétention hydrique, les bouffées de chaleur, l'anxiété et la dépression dont souffrent les femmes en période de ménopause.

Millepertuis *(Hypericum perforatum)*. Le millepertuis est connu pour son efficacité dans les cas de dépression légère à modérée. On l'emploie depuis longtemps dans le traitement des états mélancoliques qui accompagnent la ménopause.

Sauge *(Salvia officinalis)*. On lui reconnaît une réelle efficacité contre l'hypersudation nocturne dont souffrent souvent les femmes en période de ménopause. Elle améliore aussi le fonctionnement digestif.

Trèfle rouge *(Trifolium pratense)*. On a récemment mis sur le marché des extraits de trèfle rouge pour soulager les symptômes de la ménopause. L'analyse chimique fait état de composés œstrogènes, mais deux études en double aveugle (faites sur 12 semaines par un fabricant) n'ont pas mis en évidence de différence entre le trèfle rouge et un placebo pour les bouffées de chaleur et la sécheresse vaginale. Beaucoup de femmes affirment pourtant que le trèfle rouge diminue leurs symptômes. ❖

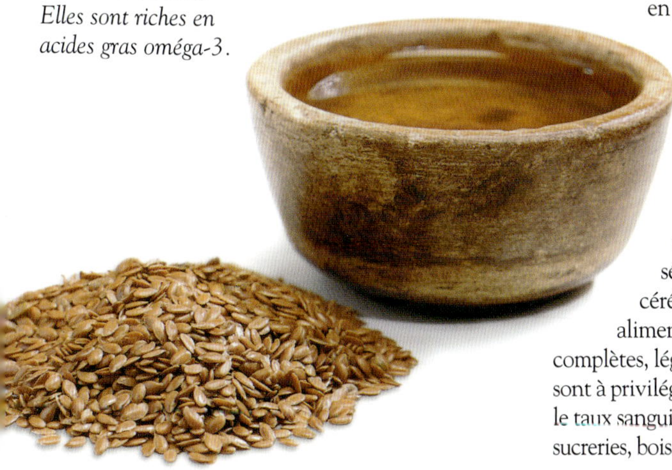

GRAINES DE LIN. *Elles sont riches en acides gras oméga-3.*

Menstruations (problèmes de)

RÉDUIRE

- alcool et boissons contenant de la caféine

ÉVITER

- aliments très salés, qui favorisent la rétention d'eau et l'œdème
- les déficits en protéines

La plupart des femmes éprouvent des crampes légères ou de petits élancements dans le bas du dos au moment de leurs menstruations. Ce sont des effets normaux qui n'entravent pas les activités quotidiennes. Cependant, avant leurs règles et parfois pendant plusieurs jours, beaucoup de femmes ont des crampes et des nausées assez importantes pour les empêcher temporairement de vaquer à leurs occupations. Certaines font face à d'autres problèmes : menstruations irrégulières, flux menstruel faible ou trop abondant.

LE SYNDROME PRÉMENSTRUEL

De nombreux symptômes – œdème, irritabilité, seins douloureux, fringales, céphalées et constipation – peuvent accompagner le syndrome prémenstruel (SPM), qui semble causé par les changements hormonaux de la seconde moitié du cycle menstruel. Chez 10 % des femmes qui souffrent du SPM, les symptômes peuvent être suffisamment marqués pour perturber la vie sociale, familiale et professionnelle.

Manger des aliments à index glycémique bas. Aucun aliment ne peut prévenir le SPM, mais certains renferment des substances qui peuvent avoir un effet bénéfique. Pour limiter les symptômes, les médecins recommandent de suivre un régime équilibré et de pratiquer de l'exercice. Il faut en particulier veiller à consommer suffisamment d'aliments protéiques (viande, poisson, œufs, laitages) : en effet, un déficit en protéines peut accentuer la rétention hydrique. Fruits et légumes doivent aussi figurer aux menus. Les glucides complexes peuvent être utiles en augmentant la production de sérotonine, une substance chimique cérébrale qui régularise l'humeur. Les aliments à index glycémique bas (céréales complètes, légumineuses, riz complet, pâtes al dente) sont à privilégier parce qu'ils élèvent plus lentement le taux sanguin de sucre que ceux à IG élevé (biscuits, sucreries, boissons sucrées), ce qui permet de contrôler l'appétit et d'éviter les fringales. Il faut éviter les graisses en excès, les boissons caféinées, et réduire la consommation de sel et d'aliments salés. L'alcool, qui peut déclencher des symptômes ou les aggraver, doit être évité dans les jours qui précèdent les règles.

Calcium et magnésium. Le calcium peut aider à diminuer les troubles de l'humeur, les crampes et l'œdème. Certains chercheurs mettent en relation le SPM avec un taux de calcium trop bas, car les symptômes s'apparentent à ceux d'une carence calcique. Les meilleures sources de calcium sont les produits laitiers (lait, laitages, fromages), entiers ou allégés. On constate également que les femmes souffrant du SPM ont souvent un taux de magnésium trop bas, ce qui les prédispose aux céphalées et aux troubles de l'humeur provoqués par le syndrome. Les aliments riches en magnésium comprennent : les noix et autres fruits secs oléagineux, les lentilles et autres légumineuses, les fruits séchés et les légumes verts.

Plus de vitamine B_6. Selon les résultats de certaines recherches, on recommande les aliments riches en vitamine B_6, pour stimuler la production de sérotonine, et ainsi réduire l'anxiété et les troubles de l'humeur causés par le SPM. On la trouve en abondance dans les viandes (bœuf, porc, poulet), le poisson, les céréales complètes, les bananes, l'avocat et les pommes de terre. Des suppléments vitaminiques sont parfois prescrits par le médecin.

Attention aux fringales. Souvent, ce sont des sucreries – en particulier le chocolat – qui attirent les femmes dans les jours qui précèdent les menstruations. Un petit morceau de chocolat ne fait pas de mal, mais une grande quantité de sucreries ajoute des calories « vides » et peut augmenter les fringales de sucre en modifiant le taux sanguin de glucose. En cas de fringale, il vaut mieux absorber des glucides complexes, comme du pain complet ou des céréales complètes, qui sont métabolisés plus lentement que les sucres ; ils contiennent en outre des fibres, précieuses pour combattre la constipation – fréquente dans le SPM.

Ne pas négliger l'exercice. Les femmes qui font régulièrement de l'exercice souffrent moins du SPM, sans doute parce que celui-ci favorise la libération d'endorphines (neurotransmetteurs) qui peuvent augmenter le sentiment de bien-être.

Essayer l'huile d'onagre. Conditionnée sous forme de gélules, cette huile contient un acide gras essentiel, l'acide gamma-linolénique, qui bloque l'effet inflammatoire des prostaglandines à l'origine des crampes et d'une plus grande sensibilité des seins.

LES MENSTRUATIONS DOULOUREUSES

La dysménorrhée (crampes menstruelles) est courante chez les jeunes femmes qui n'ont pas eu d'enfant. Dans la plupart des cas, il n'y a pas de problème sous-jacent et les symptômes disparaissent après une grossesse ou avec la prise de contraceptifs oraux.

Penser aux infusions de plantes. Les feuilles du framboisier sauvage renferment une substance qui contribuerait à décontracter l'utérus et soulagerait les crampes. La camomille a aussi une action antispasmodique qui peut être utile. Buvez l'infusion en vous relaxant dans un bain chaud ou en vous étendant avec une bouillotte sur l'abdomen pour relâcher la tension musculaire.

Prendre un anti-inflammatoire. Selon les recherches, les prostaglandines (substances semblables aux hormones, qui provoquent les contractions de l'utérus) jouent un rôle dans les crampes menstruelles, mais on n'en connaît pas le mécanisme précis. L'aspirine, l'ibuprofène et autres anti-inflammatoires non stéroïdiens (AINS) peuvent entraver la production des prostaglandines et soulager les crampes menstruelles. Utilisez ces médicaments avec précaution, car ils comportent des risques d'irritation gastrique et d'hémorragie.

Dans certains cas, les douleurs peuvent être liées à la présence de fibromes (excroissances utérines bénignes) ou d'une endométriose (croissance de tissu utérin à l'extérieur de l'utérus). Il est donc toujours utile de consulter un gynécologue.

LES MENSTRUATIONS ABONDANTES

Ce phénomène, qui s'accompagne souvent de cycles irréguliers, est fréquent lors des premières menstruations et à l'approche de la ménopause. Il est dû aux fluctuations hormonales et signe souvent des cycles sans ovulation à la suite des toutes premières règles et dans les 2 ans qui précèdent la ménopause.

Manger des aliments riches en fer. Un flux menstruel abondant n'est généralement pas grave, mais il peut entraîner une anémie par perte de fer. Il faut 16 mg de fer par jour à une femme adulte. Les bonnes sources en sont la viande, le poisson, les céréales enrichies, les légumineuses, les légumes à feuilles vert foncé et les fruits secs. Pour aider l'organisme à mieux absorber le fer, prenez au même repas un aliment riche en vitamine C.

Si les menstruations importantes ou irrégulières persistent, il faut consulter un gynécologue pour déterminer s'il y a lieu de prévoir un traitement.

L'ABSENCE DE MENSTRUATIONS

La grossesse est le premier motif à invoquer pour une absence de règles. Mais le cycle menstruel peut être interrompu par des déséquilibres hormonaux imputables à diverses causes : obésité, diabète, maladie de la thyroïde, changement de pilule contraceptive ou encore anorexie mentale, par exemple. Les athlètes qui s'entraînent beaucoup ont souvent des irrégularités menstruelles, car elles n'ont pas assez de gras dans leurs tissus pour conserver un taux adéquat d'œstrogènes. Pour maintenir les performances sportives tout en rééquilibrant la composition de leur masse corporelle, il leur faut réétudier la composition de leurs repas. Toute femme dont les menstruations sont irrégulières devrait demander un bilan médical et nutritionnel. ❖

Métaboliques (maladies)

Il existe plusieurs centaines de maladies métaboliques, déclenchées par des déficits et dysfonctionnements enzymatiques. Heureusement, elles sont pour la plupart extrêmement rares, ne touchant pas plus d'un nourrisson sur plusieurs dizaines, voire centaines, de milliers de nouveau-nés. Cependant, à défaut d'un diagnostic et d'un traitement précoces, ces maladies héréditaires peuvent entraîner des malformations physiques ou des troubles mentaux. De telles affections relèvent exclusivement de services médicaux spécialisés. Le régime doit être suivi durant toute la vie, ce qui crée de lourdes contraintes pour la famille et le patient.

La phénylcétonurie est la maladie métabolique la plus fréquente (environ 1 cas sur 10 000 naissances). On la détecte à l'aide du test de Guthrie, pratiqué sur les nourrissons entre le quatrième et le quatorzième jour après la naissance. Depuis plus de 30 ans, on soigne cette affection avec succès lorsqu'elle est diagnostiquée à temps. Comme pour beaucoup de maladies métaboliques héréditaires, on peut réduire, voire prévenir, ses graves effets – sévère arriération mentale, tremblements, convulsions, déficit de pigmentation de la peau et des cheveux –, même si le trouble sous-jacent persiste. Le traitement comporte un régime réduisant l'apport de phénylalanine, un acide aminé qui se trouve dans la plupart des aliments protéiques, ainsi que dans l'aspartame, un édulcorant très employé aujourd'hui. Le lait maternel et le lait de vache en apportant également, les bébés atteints doivent être alimentés avec un lait infantile spécial.

La maladie de Wilson, due à la mutation d'un gène, entraîne une accumulation de cuivre dans le foie et différents tissus, y compris l'iris de l'œil. Non traitée, elle provoque de nombreuses complications, dont une cirrhose, des troubles génitaux et des calculs rénaux. Outre le traitement par la D-pénicillamine, il est recommandé de limiter, voire d'éviter, les aliments riches en cuivre : champignons, foie, crustacés, noix, chocolat, brocolis et légumes verts en général.

La galactosémie, qui touche environ 1 enfant sur 65 000, résulte d'un déficit enzymatique empêchant la transformation des sucres du lait (lactose et galactose) en glucose utilisable par l'organisme. Elle peut entraîner une cataracte et une éventuelle cécité, une cirrhose, des troubles du psychisme et de la croissance. Le régime comporte des laits spécialement modifiés et impose l'exclusion totale du lait et de ses dérivés (yaourts, fromage, crème fraîche…). ❖

AUTRES MALADIES GÉNÉTIQUES DU MÉTABOLISME

Elles concernent principalement :
- les acides aminés (tyrosinose, leucinose, hisidinémie, cystinose, homocystinurie) : intolérance au gluten ou aux protéines du lait de vache ;
- les glucides : intolérance au lactose, au fructose, au maltose, au saccharose ;
- les lipides : adrénoleucodystrophie, mucoviscidose, abêtalipoprotéinémie ;
- les minéraux : hypercalcémie et hypercalciurie idiopathiques.

Miel

AVANTAGES

- source rapide d'énergie
- donne du goût aux aliments et aux boissons

INCONVÉNIENT

- à volume égal, le miel apporte plus de calories que le sucre

Leur goût inné pour le sucré a amené les hommes à s'intéresser au miel dès l'âge de la pierre. Bien que la domestication des abeilles se soit faite en Égypte et en Asie il y a 4 500 ans, c'est seulement vers l'an 1000 de notre ère que l'on a commencé à comprendre les rôles interactifs des abeilles et des fleurs dans la production du miel pour maîtriser peu à peu l'apiculture.

MYTHE ET RÉALITÉ

Mythe La propolis est un puissant antioxydant qui stimule le système immunitaire et combat les virus et les bactéries.

Réalité Cette substance résineuse est récoltée par les abeilles sur certaines plantes en vue de solidifier les rayons de miel et donc d'empêcher les intrus de pénétrer dans la ruche. C'est la seule fonction qu'on lui connaisse. La propolis renferme une bonne douzaine de composés, notamment des acides gras et des flavonoïdes, dotés de vertus antifongiques et antibactériennes. Mais cela ne justifie pas qu'on la considère comme un antibiotique ou qu'on y ait recours pour stimuler le système immunitaire. Certains la recommandent pour soigner les ulcérations et les problèmes de peau causés par des champignons, mais il n'y a aucune preuve scientifique que la propolis soit efficace pour traiter quelque affection que ce soit.

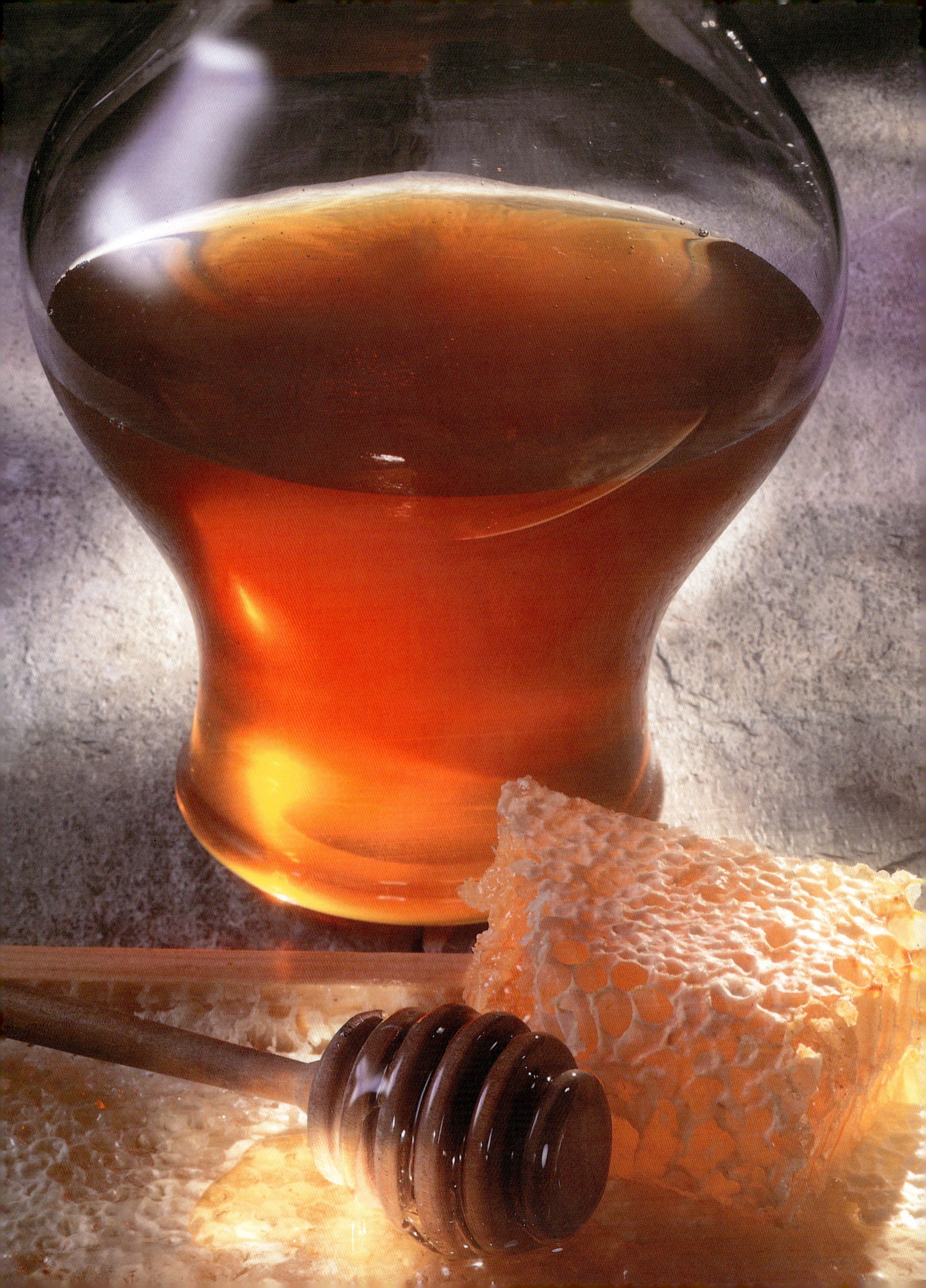

Le miel est une substance sucrée très appréciée dans le monde entier depuis les temps anciens.

Le miel est resté l'édulcorant de base en Europe jusqu'au XVIe siècle, quand le sucre en pains et en granules, plus facile à stocker et à transporter, est apparu sur le marché. Mais le sucre demeurait un produit de luxe, de sorte que le miel a longtemps continué à être populaire. Aujourd'hui, on l'apprécie pour ses saveurs multiples, dues à la diversité de ses origines.

DES FLEURS À LA RUCHE

Plantes et abeilles vivent en parfaite symbiose. En butinant, les abeilles transportent le pollen d'une fleur à l'autre, ce qui assure une pollinisation croisée. Elles transforment le nectar floral en miel, qui est conservé dans la ruche. Elles récoltent et conservent aussi le pollen : les jeunes ouvrières y trouvent les protéines et les vitamines nécessaires à leur développement. Ce pollen n'apporte que de très faibles fractions protéiques et des quantités infinitésimales de vitamines, minéraux et oligoéléments ; en outre, il peut déclencher des allergies fatales chez les sujets vulnérables.

Dans le jabot des abeilles, des enzymes permettent l'affinage et la filtration de ces substances. Quand les abeilles retournent à la ruche, des ouvrières viennent travailler cette matière et la transforment en un miel assez concentré pour résister aux bactéries et aux moisissures. Il est alors placé dans les alvéoles des rayons, où il sert de provision pour les abeilles durant la mauvaise saison. C'est ce miel qui est récolté pour la consommation humaine. L'apiculteur veille à en laisser suffisamment dans la ruche pour que l'essaim puisse survivre.

Les ruches sont placées dans des zones spécifiques. On recherche par exemple le miel que les abeilles fabriquent avec les fleurs de tilleul, de sauge et de thym, ainsi que dans les forêts de conifères.

ATTENTION

En cas de terrain allergique, méfiez-vous des suppléments de gelée royale. Chez les abeilles, les ouvrières produisent cette substance pour nourrir les larves appelées à devenir reines – d'où son nom. Bien qu'on ait vanté ses vertus pour la santé, aucune étude scientifique n'a pu le prouver. Bien au contraire, des publications ont fait état de crises d'asthme, parfois fatales, chez des adultes et des enfants qui avaient consommé de la gelée royale.

Le miel est retiré des rayons à l'état liquide au moyen d'une centrifugeuse, puis il est filtré et mis en bocal. Selon son origine, il va cristalliser plus ou moins rapidement. Certains miels, comme celui d'acacia, restent liquides.

VALEUR NUTRITIONNELLE

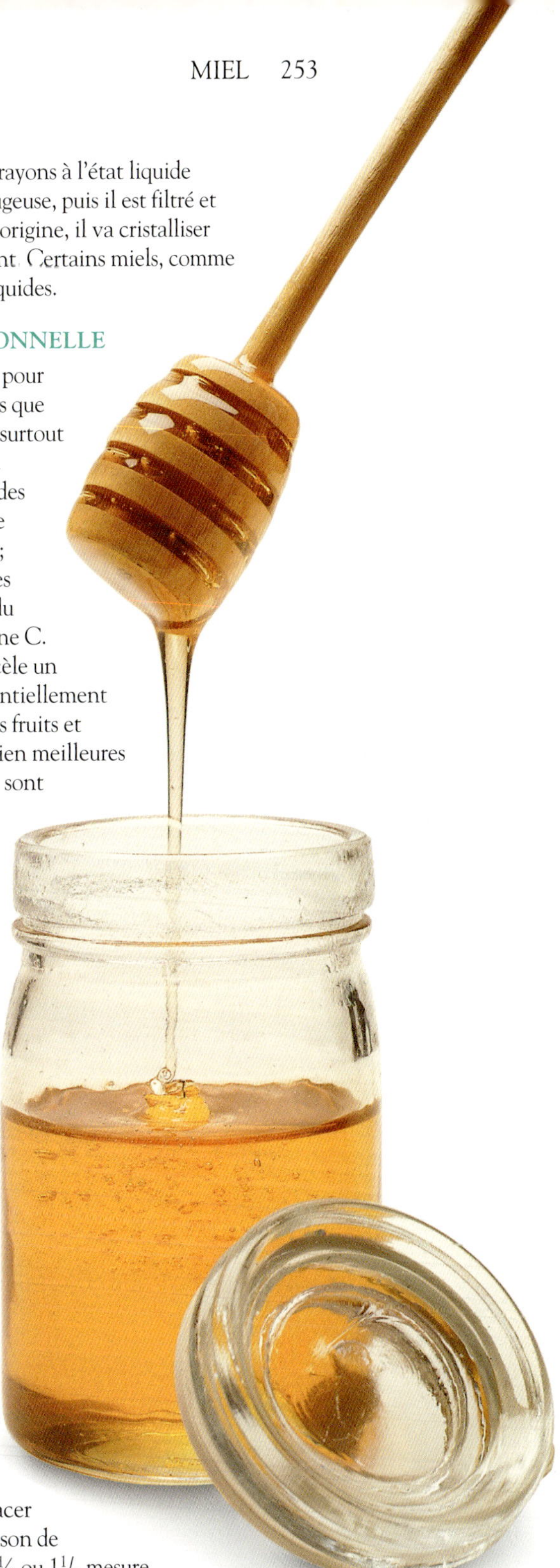

Le miel passe volontiers pour un aliment miracle, alors que sa valeur nutritive tient surtout à sa richesse en glucides. Il renferme en majorité des sucres – fructose, glucose et un peu de saccharose ; il peut contenir de faibles quantités de vitamines du groupe B et de la vitamine C. Il est vrai que le miel recèle un peu d'antioxydants, essentiellement des polyphénols, mais les fruits et les légumes en sont de bien meilleures sources. Aujourd'hui, ce sont ses propriétés antimicrobiennes et cicatrisantes qui intéressent le plus les chercheurs.

À poids égal, le miel est moins riche en calories que le sucre, car il renferme environ 20 % d'eau. Mais il est très dense et 1 cuillerée à soupe apporte au moins 80 kcal, contre 60 kcal seulement pour la même quantité de sucre. Toutefois, comme il possède un pouvoir sucrant supérieur à celui du sucre (saccharose), on peut en utiliser moins pour sucrer boissons ou desserts : on peut remplacer le sucre par du miel à raison de 1 mesure de miel pour $1\frac{1}{4}$ ou $1\frac{1}{2}$ mesure de sucre. En pâtisserie, il faut éventuellement diminuer le liquide prévu dans la recette à cause de l'eau présente dans le miel. Les gâteaux faits avec du miel sont plus parfumés, mais demeurent plus humides que s'ils étaient faits avec du sucre en raison des propriétés hygroscopiques (capacité à absorber l'eau) du miel. ❖

MINÉRAUX ET OLIGOÉLÉMENTS

CE QU'IL FAUT SAVOIR

Les minéraux ne constituent que 3 à 4 % du poids du corps, mais leur rôle dans l'organisme est tout à fait essentiel. Certains d'entre eux sont des éléments constitutifs des os, du sang ou des sécrétions digestives, d'autres des hormones ou des enzymes. Et la plupart interviennent dans de très nombreux processus vitaux. Pour être en bonne santé, il faut veiller à les consommer en juste quantité.

On les classe généralement en deux grands groupes : les macroéléments (phosphore, calcium, magnésium, sodium, potassium, chlore), dont les besoins journaliers sont voisins du gramme, et les oligoéléments ou éléments-traces (fer, zinc, cuivre, manganèse, iode, sélénium, molybdène, fluor, cobalt, chrome...), dont les besoins sont de quelques milligrammes, voire de quelques dizaines de microgrammes, par jour. Certains, comme l'aluminium, l'étain ou le bore, sont détectables dans l'organisme à l'état de traces infimes ; leur caractère essentiel n'est pas démontré et il en est même qu'on juge indésirables.

Tous les éléments minéraux indispensables doivent être fournis par l'alimentation. Le contenu minéral des aliments dépend pour beaucoup de la concentration des minéraux dans le sol où poussent les plantes et où paissent les animaux. Mais l'apport d'un minéral comme le sodium est surtout lié à l'adjonction de sel dans les aliments.

La capacité de l'organisme à absorber les minéraux dépend, elle, de nombreux facteurs. Ainsi, la vitamine D est nécessaire à l'assimilation du calcium ; les aliments qui apportent de la vitamine C aident l'organisme à absorber le fer, en particulier celui des végétaux. À l'inverse, des composants tels que le son ou les tanins peuvent inhiber l'absorption du calcium, du fer et du zinc.

L'organisme ne peut en général maintenir son équilibre en minéraux que pendant une courte période. Si les apports alimentaires en minéraux sont trop faibles, le corps doit en prélever sur ses réserves, dans les muscles, le foie ou les os. Si le déficit se prolonge, des troubles apparaissent. Lorsque l'apport est trop élevé, l'excédent est habituellement excrété, de sorte que l'organisme ne risque guère d'en souffrir, sauf en cas d'excès par abus de suppléments.

LE SAVIEZ-VOUS ?

IL FAUT AUSSI DES OLIGOÉLÉMENTS POUR RESTER EN BONNE SANTÉ

Des études sur les animaux ont révélé que certains minéraux, comme le nickel, le silicium, le bore, le vanadium et l'arsenic, entre autres, jouent un rôle utile dans divers processus physiologiques. Toutefois, leurs effets sur l'organisme ont été analysés de façon moins suivie que pour d'autres minéraux ; aussi n'a-t-on établi aucun apport nutritionnel conseillé (ANC) les concernant.

Macroéléments

Calcium. Dans l'organisme, l'essentiel du calcium (99 % du total, qui avoisine le kilogramme) se trouve dans les os et les dents, auxquels il assure rigidité et solidité. Le 1 % restant joue un rôle tout aussi important, puisqu'il intervient dans la conduction de l'influx nerveux, la contraction musculaire, la coagulation du sang et la libération d'hormones. Le taux de calcium dans le sang ne varie que dans des limites très étroites. Si l'organisme a besoin de plus de calcium que n'en fournit l'alimentation, il le prélève sur les os. Un excès de calcium dans le sang est rare et ne se produit qu'en cas de maladie ou d'abus de suppléments de vitamine D.

Un apport suffisant de calcium contribue à prévenir l'ostéoporose et à faire baisser la tension artérielle. Il pourrait aussi diminuer le risque de cancer du côlon. En revanche, une carence calcique peut provoquer le rachitisme chez les enfants et l'ostéoporose chez les adultes. Elle est parfois imputable à un apport insuffisant de vitamine D, indispensable pour assimiler le calcium. Selon différentes enquêtes réalisées en France, plus de la moitié de la population adulte – et près des trois quarts des femmes – est en dessous de l'apport nutritionnel conseillé (ANC).

Dans l'alimentation, les produits laitiers (lait, laitages, fromages) en fournissent la plus grande part. Les légumes à feuilles vert foncé et les autres légumes frais, les fruits (notamment les agrumes), les poissons en conserve (en particulier les arêtes) et certaines eaux de boisson complètent cet apport. Le calcium des produits laitiers est celui que l'organisme absorbe le mieux, grâce à la présence conjointe de lactose et de vitamine D.

Magnésium. Le corps renferme environ 25 à 28 g de magnésium, dont 60 % dans les os, le reste se trouvant dans le sang et les muscles. Il est nécessaire pour la solidité des os, la synthèse protéique et l'assimilation des graisses. Il participe aussi à la transmission neuromusculaire de l'influx nerveux, à la formation du matériel génétique et aux processus immunitaires.

Un bilan négatif en magnésium peut s'observer à la suite de diarrhées sévères ou au décours d'une maladie. Il peut en résulter apathie, fatigue, crampes, voire tétanie ou même convulsions. Mais, le plus souvent, il s'agit de déficits chroniques plus ou moins marqués et liés à un défaut d'apport alimentaire. Un tel déficit peut être aggravé par le stress, qui augmente le besoin de magnésium. En France, on estime que 15 à 20 % de la population se trouve dans cet état de subcarence.

On trouve du magnésium dans une grande variété d'aliments et une nourriture suffisamment variée et équilibrée fournit normalement la quantité souhaitable. Les meilleures sources en sont les légumes à feuilles vert foncé, les céréales complètes, les fruits secs oléagineux, les légumes secs, le chocolat et certaines eaux minérales (Hépar, Badoit, Contrex).

Phosphore. Deuxième élément minéral en importance, il constitue 1 % du poids du corps. Les quatre cinquièmes du phosphore de l'organisme se trouvent dans les os et les dents. Le phosphore, sous forme d'esters phosphoriques, est indispensable à la libération de l'énergie dans les cellules. Il est aussi un constituant de nombreux composés essentiels (acides nucléiques, phospholipides) et intervient dans beaucoup de systèmes enzymatiques. Enfin, il contribue au maintien de l'équilibre acido-basique de l'organisme.

Le phosphore est apporté par de multiples aliments et les déficits sont rares : on n'en rencontre guère qu'à la suite d'un usage prolongé de médicaments antiacides. En revanche, si un apport excessif n'est pas toxique pour l'organisme, il peut inhiber l'absorption du magnésium et réduire l'assimilation du calcium, avec un risque accru d'ostéoporose.

Oligoéléments

Chrome. Il accroît l'efficacité de l'insuline en favorisant le passage du glucose dans les cellules. Une carence en chrome peut entraîner une diminution de la tolérance au glucose et une élévation du taux de cholestérol dans le sang. Les meilleures sources alimentaires de chrome sont la levure de bière, le germe de blé, le pain et les céréales complets, le foie, le gruyère ainsi que les champignons.

(suite p. 258)

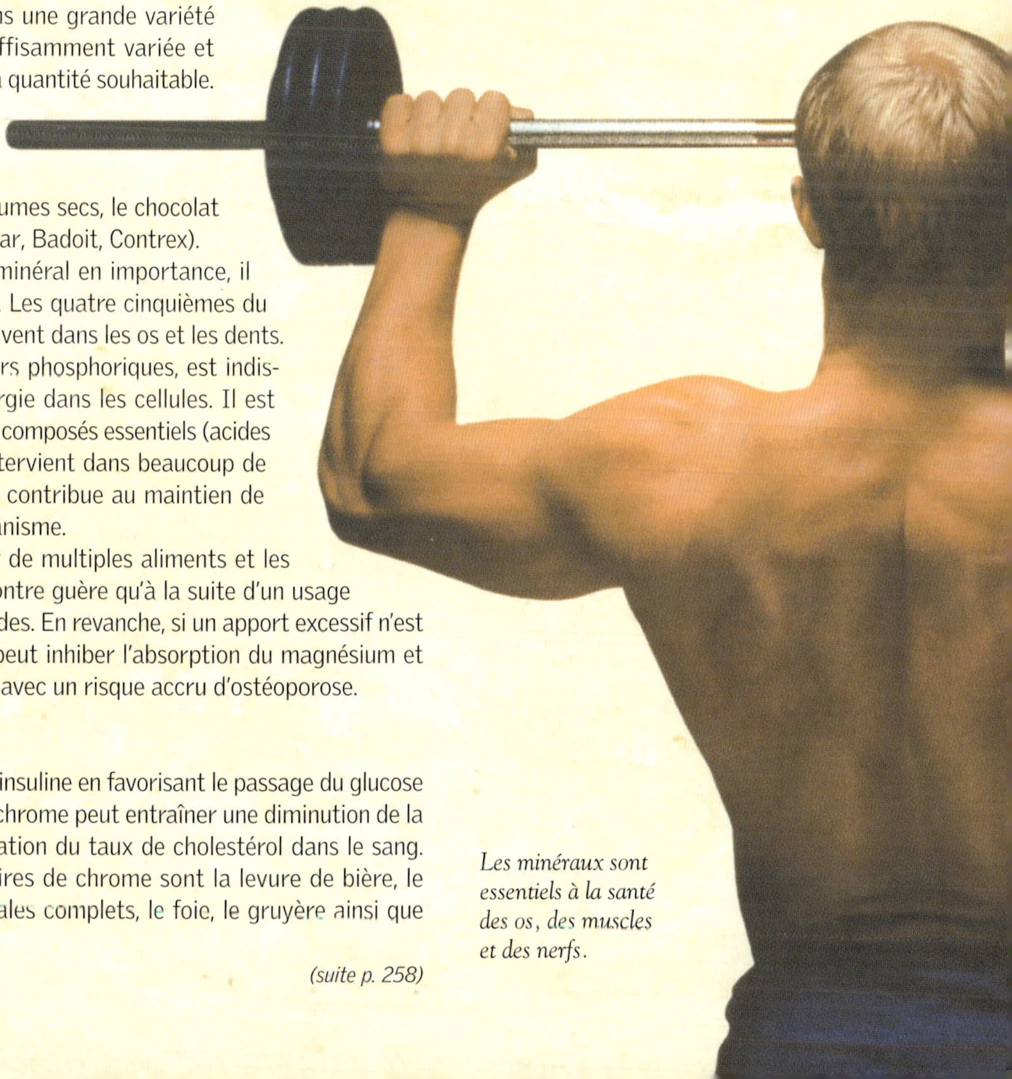

Les minéraux sont essentiels à la santé des os, des muscles et des nerfs.

Tout sur les minéraux et les oligoéléments

MINÉRAUX	LES ALIMENTS OÙ LES TROUVER	LEUR RÔLE POUR LA SANTÉ
MACROÉLÉMENTS		
Calcium	Lait, fromages, laitages et, dans une moindre mesure, légumes à feuilles vert foncé, agrumes, sardines en boîte (avec les arêtes).	Essentiel à la formation et à la solidité des os et des dents, à la fonction musculaire et nerveuse, à la coagulation du sang et à la contraction musculaire. Aide à réguler la tension artérielle.
Magnésium	Légumes à feuilles vert foncé ; légumineuses ; céréales et pain complets ; noix et autres fruits secs oléagineux ; viande, volaille, poisson et œufs ; chocolat ; certaines eaux minérales.	Stimule la croissance des os. Nécessaire à la fonction musculaire et aux métabolismes. Favorise les processus immunitaires.
Phosphore	Viande, volaille, poisson, jaune d'œuf, légumineuses, produits laitiers, céréales.	Essentiel à la formation et à la solidité des os et des dents. Indispensable à la libération de l'énergie dans les cellules. Participe au maintien de l'équilibre acido-basique de l'organisme.
OLIGOÉLÉMENTS		
Chrome	Levure de bière, germe de blé, produits céréaliers complets, foie, fromage, poulet, champignons.	S'allie à l'insuline pour métaboliser le glucose. Participe à la régulation du cholestérol sanguin.
Cuivre	Foie, fruits de mer, légumineuses, noix et autres fruits secs oléagineux, cacao et chocolat.	Facilite l'assimilation du fer. Essentiel aux globules rouges, aux tissus conjonctifs, aux fibres nerveuses et aux pigments de la peau. Composant d'enzymes.
Fer	Foie, boudin noir, viande, fruits de mer, poisson, œufs, légumineuses, fruits secs, céréales complètes, légumes à feuilles vert foncé, noix et fruits séchés.	Composant essentiel de l'hémoglobine, qui distribue l'oxygène dans tout le corps, et de nombreuses enzymes.
Fluor	Sel fluoré, thé, légumes frais, certaines eaux minérales.	Aide à avoir des dents et des os sains. Protège contre la carie dentaire.
Iode	Sel iodé, fruits de mer, algues comestibles.	Composant essentiel des hormones thyroïdiennes.
Manganèse	Thé, noix, légumineuses, céréales complètes.	Composant d'enzymes ; essentiel à la formation des os et des tendons.
Molybdène	Foie et autres abats ; légumes à feuilles vert foncé ; produits céréaliers complets, légumineuses, noix.	Composant de nombreuses enzymes (cofacteur molybdène).
Sélénium	Noix du Brésil, viande, poisson, fruits de mer, céréales complètes, oignon, ail, champignons.	Antioxydant qui s'allie à la vitamine E pour protéger les membranes cellulaires contre l'oxydation.
Zinc	Huîtres, viande, œufs, germe de blé, céréales complètes, noix et noisettes.	Rôle déterminant dans l'action des enzymes sur le métabolisme. Indispensable à la croissance, à la reproduction et au système immunitaire.
ÉLECTROLYTES		
Chlore	Sel de table, tous les aliments additionnés de sel, fruits de mer.	Nécessaire à l'équilibre acido-basique de l'organisme. Constituant du suc gastrique.
Potassium	Avocat, banane, agrumes, fruits secs, légumineuses, légumes frais, céréales complètes.	Avec le sodium, aide à maintenir la pression osmotique. Intervient dans la fonction musculaire. Régule le rythme cardiaque et la pression artérielle.
Sodium	Sel de table, condiments (moutarde, cornichons...), chips, biscuits à apéritif, aliments du commerce.	Avec le potassium, aide à maintenir la pression osmotique et l'équilibre acido-basique. Nécessaire à la fonction musculaire.

APPORT NUTRITIONNEL CONSEILLÉ (ANC) PAR JOUR ADULTES DE PLUS DE 19 ANS HOMMES	FEMMES	APPORT MAXIMAL TOLÉRABLE (AMT) PAR JOUR* ADULTES DE PLUS DE 19 ANS
900 mg de 19 à 65 ans, 1 200 mg après 65 ans	900 mg de 19 à 55 ans, 1 200 mg après 55 ans	2 000 mg
420 mg	360 mg	700 mg
750 mg	750 mg de 19 à 55 ans, 800 mg après 55 ans	2 500 mg
65 µg de 19 à 65 ans, 70 µg après 65 ans	55 µg de 19 à 55 ans, 60 µg après 55 ans	Non déterminé
2 mg de 19 à 65 ans, 1,5 mg après 65 ans	1,5 mg	Non déterminé
9 mg	16 mg de 19 à 55 ans, 9 mg après 55 ans	28 mg
2,5 mg	2 mg	4 mg
150 µg	150 µg	Non déterminé
1-2,5 mg	1-2,5 mg	10 mg
45 µg	45 µg	350 µg
60 µg de 19 à 65 ans, 70 µg après 65 ans	50 µg de 19 à 55 ans, 60 µg après 55 ans	150 µg
12 mg de 19 à 65 ans, 11 mg après 65 ans	10 mg de 19 à 55 ans, 11 mg après 55 ans	15 mg
Non déterminé	Non déterminé	Non déterminé
Non déterminé	Non déterminé	Non déterminé
Non déterminé	Non déterminé	Non déterminé

Ce tableau donne les apports nutritionnels conseillés (ANC) quotidiens. L'ANC répond aux besoins des personnes en bonne santé.
Source : *Apports nutritionnels conseillés pour la population française*, CNERNA - CNRS, 2001.

* D'après CNERNA - CNRS, 2001.

Électrolytes

Trois minéraux sont classés comme électrolytes. Ils jouent un rôle important dans la conduction nerveuse, dans le bon fonctionnement neuromusculaire et l'équilibre acido-basique de l'organisme.

- **Chlore.** Il agit, en liaison avec le potassium et le sodium, pour maintenir l'équilibre osmotique dans l'organisme. La principale source alimentaire de chlore est le sel de table (ou chlorure de sodium). Les carences sont rares et s'observent en cas de sudation intense, de diarrhée ou de vomissements prolongés.
- **Potassium.** Il agit (en exerçant une action inverse de celle du sodium) pour maintenir l'équilibre des liquides et des électrolytes dans les cellules, ainsi que pour régler la tension artérielle. Il est également indispensable à la transmission de l'influx nerveux pour la contraction musculaire et à la régulation du rythme cardiaque. On trouve du potassium dans la plupart des aliments végétaux, surtout les fruits, les légumes et les légumineuses, ainsi que les fruits séchés. Les déficits sont rares, mais l'usage excessif de laxatifs ou de diurétiques peut conduire à un état de carence entraînant une irrégularité du rythme cardiaque, de l'apathie et une faiblesse musculaire. La surcharge est rare, tout apport excédentaire étant éliminé par les urines.
- **Sodium.** Il intervient, avec le potassium, pour le maintien de la pression osmotique et la rétention d'eau dans l'organisme. Il participe à l'équilibre acido-basique et contribue également au bon fonctionnement musculaire. On le trouve surtout dans le sel de table (chlorure de sodium) et les aliments où on en ajoute (pain, plats cuisinés du commerce, condiments, biscuits, fromages, charcuteries, etc.). L'apport habituel est très largement supérieur aux besoins. Normalement, l'excès de sodium est excrété par les reins. Mais, chez les personnes prédisposées, il peut favoriser l'apparition d'une hypertension artérielle. C'est pourquoi on conseille de ne pas trop saler la nourriture.

Cuivre. Présent dans de nombreuses enzymes comme la superoxyde dismutase, qui contribue à la protection contre les radicaux libres, il est indispensable à la bonne qualité des os, à la synthèse de la mélanine, pigment qui colore la peau et les cheveux. Le cuivre intervient aussi dans le métabolisme du fer et la formation des globules rouges. Les carences sont rares et affectent en général les bébés prématurés, les jeunes enfants qui souffrent de malnutrition ou de diarrhée chronique, ou encore les personnes qui ont des problèmes d'assimilation. Un excès de cuivre, provoqué par une supplémentation mal adaptée ou une pathologie comme la maladie de Wilson, peut entraîner de graves troubles du foie et du système nerveux.

Le foie, les huîtres, les crustacés, le chocolat, les fruits secs oléagineux et les légumineuses sont de bonnes sources de cuivre.

Fer. L'organisme humain d'un adulte contient entre 2,5 et 4 g de fer, les trois quarts se trouvant dans l'hémoglobine, le pigment des globules rouges qui transporte l'oxygène. Les besoins varient en fonction de l'âge. Chez le jeune enfant et l'adolescent, ils sont relativement élevés, du fait de la rapidité de la croissance. À l'âge adulte, les besoins en fer des hommes sont moins élevés que ceux des femmes. Chez les hommes, le métabolisme du fer s'effectue quasiment en circuit fermé et les besoins sont relativement bas. Chez les femmes, jusqu'à la ménopause, les besoins sont plus importants, car il faut compenser les pertes sanguines menstruelles. Pendant la grossesse, la femme enceinte reçoit en général une supplémentation médicamenteuse.

Une insuffisance d'apport en fer alimentaire provoque une anémie ferriprive, qui se manifeste par une fatigue excessive, une pâleur du teint et une moindre résistance aux infections. Les végétariens stricts sont souvent exposés à ce type d'anémie.

L'organisme absorbe environ 25 % du fer provenant de la viande et du poisson (fer héminique), mais un pourcentage bien moindre du fer non héminique, issu de sources végétales, comme les légumes, les fruits séchés, les céréales ou le pain complets. Toutefois, le fer d'origine végétale est mieux assimilé s'il est consommé avec des aliments renfermant du fer héminique (viande, poisson) ou beaucoup de vitamine C. À l'inverse, les tanins du thé, les phytates des céréales complètes et les oxalates de certains végétaux entravent son absorption.

Les abats, surtout le foie et les rognons, ainsi que le boudin noir sont nos meilleures sources de fer. On trouve aussi du fer en quantité intéressante dans les autres viandes (y compris celles dites blanches et les volailles), le poisson, le jaune d'œuf, les légumes à feuilles vert foncé, certains fruits séchés (abricots notamment).

Fluor. Dans l'organisme, le fluor est surtout localisé dans le squelette et les dents : combiné au calcium, il renforce leur résistance. Un apport correct pendant l'enfance aide à prévenir la carie. Pour l'eau potable, on considère que la valeur optimale est de 1 mg par litre environ, mais cette valeur n'est atteinte que dans peu de régions en France.

Les principales sources alimentaires de fluor sont le sel fluoré (à raison de 250 mg par kilo), le thé,

Fluor : gare à l'excès

Un manque de fluor peut provoquer des caries chez les enfants. Mais un excès peut être aussi pernicieux : il entraîne une fluorose avec des symptômes disgracieux (taches sur les dents) ou même des malformations osseuses et des troubles rénaux. Cette affection rare peut avoir pour origine une prise excessive de fluor médicamenteux ou la consommation d'aliments et d'eau trop riches en fluor (dans quelques rares régions du monde).

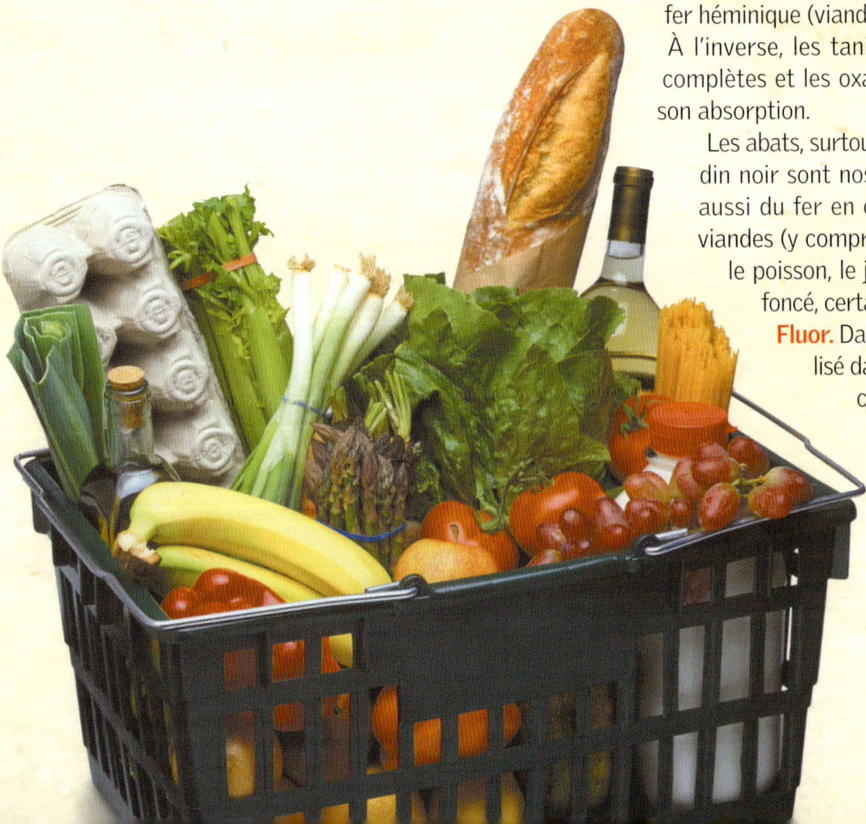

les fruits de mer, les légumes frais et les céréales (dont la teneur varie selon la concentration en fluor du sol), ainsi que certaines eaux minérales (Badoit, Vichy).

Iode. Il n'a qu'une fonction connue dans l'organisme : l'élaboration des hormones thyroïdiennes, dont dépendent le métabolisme énergétique des aliments, mais aussi le développement physique et mental. Une carence en iode peut provoquer une hypertrophie de la glande thyroïde (ou goitre) et, dans les cas graves, une hypothyroïdie ; chez le nourrisson et le jeune enfant, on constate des anomalies de croissance et un retard mental.

En France, on conseille de consommer régulièrement du poisson de mer ou des coquillages et d'utiliser du sel de table enrichi en iode (à raison de 15 mg par kilo), faute de quoi nous ne couvrons en moyenne que 50 à 60 % de nos besoins.

Manganèse. Il est indispensable à l'activation de nombreux systèmes enzymatiques, en particulier pour la synthèse du cartilage et la protection des cellules contre les radicaux libres, et nécessaire à la production des hormones thyroïdiennes et sexuelles. Sa carence est inconnue chez l'homme, sans doute parce que la plupart des aliments végétaux en renferment.

Les fruits secs oléagineux, le riz brun, le pain complet, les légumineuses et les céréales en sont des sources intéressantes.

Molybdène. Présent dans différentes enzymes, il participe aux processus de détoxication, ainsi qu'au métabolisme du cuivre et du fer. Il favorise aussi la rétention du fluor. Les carences sont rarissimes et dues à une dénutrition globale ou à des malabsorptions digestives graves.

Outre le foie, excellente source, on en trouve dans de nombreux aliments végétaux (céréales, légumes secs).

Sélénium. Cet antioxydant intervient, avec la vitamine E, pour lutter contre les dégâts dus à l'excès de radicaux libres. Il régule aussi la production des prostaglandines et a un effet stimulant sur l'immunité. Les études épidémiologiques montrent qu'un déficit d'apport en sélénium est corrélé avec une mortalité cardio-vasculaire plus élevée et avec une plus grande fréquence des cancers digestifs, du poumon et de la prostate.

On trouve du sélénium en quantité appréciable dans les champignons, l'ail et les légumineuses, ainsi que dans le poisson, les coquillages et les crustacés, mais aussi la viande et les abats (en particulier le foie et les rognons). La teneur en sélénium des aliments dépend de sa concentration dans le sol, variable d'une région à l'autre. Il n'est pas toujours facile d'atteindre un apport optimal. En France, comme dans beaucoup de pays occidentaux, la consommation moyenne est inférieure à l'apport nutritionnel conseillé (ANC).

Zinc. Cet oligoélément existe dans tous les tissus du corps et il active un grand nombre d'enzymes. Il est nécessaire à la préservation du matériel génétique et vital pour tous les processus de croissance. Le zinc joue également un rôle important dans la maturation sexuelle, le bon fonctionnement du système immunitaire et la cicatrisation des plaies.

Une alimentation variée permet en général de satisfaire les besoins quotidiens de l'organisme. Les fruits de mer, et en particulier les huîtres, représentent la meilleure source de zinc, suivis par la viande, la volaille, les œufs et les produits laitiers. On en trouve aussi dans les fruits secs oléagineux et les céréales complètes, mais ces dernières contiennent des phytates qui inhibent l'assimilation du zinc. Les végétariens et les végétaliens ont donc un risque de déficit. La supplémentation éventuelle doit être bien conduite, car un excès de zinc entraîne une baisse de l'immunité, nuit à l'absorption du cuivre et réduit le taux du « bon » cholestérol (HDL) dans le sang.

ATTENTION

SURVEILLEZ VOS APPORTS DE FER

Depuis des années, les chercheurs analysent l'effet d'un excès de fer sur les maladies cardiaques. Plusieurs études ont montré que les personnes possédant un taux sanguin très élevé de fer présentent des risques accrus de maladies cardiaques. Dans une étude en particulier, on a donné des doses importantes de fer à des hommes en bonne santé avant de mesurer la circulation du sang. On a alors constaté que la dilatation normale des vaisseaux sanguins était réduite du tiers. Les médecins recommandent donc à leurs patients de surveiller leur consommation de suppléments de fer. Les femmes postménopausées, dont les réserves de fer ne sont plus entamées parla menstruation, devraient consulter leur médecin avant de prendre des suppléments multivitaminiques enrichis en fer.

Migraine et céphalées

RÉDUIRE

- café, thé, colas et autres boissons contenant de la caféine

ÉVITER

- alcool, en particulier le vin rouge, le vermouth, le champagne et la bière
- tout aliment susceptible de déclencher une crise

Environ 70 % des adultes souffrent occasionnellement de céphalées (maux de tête). La plupart des céphalées sont passagères : elles sont dues à la tension ou à un rhume. Certaines, cependant, signent un grave problème sous-jacent. Les céphalées récurrentes demandent un suivi médical qui permette d'en diagnostiquer le type et d'en déterminer le meilleur traitement.

Quand vous allez voir votre médecin, apportez une description écrite de vos céphalées : leur gravité (de moyenne à handicapante), leur fréquence, leur durée, la région touchée par la douleur et tout symptôme qui les accompagne, comme la nausée.

LA MIGRAINE

On appelle migraine des maux de tête sévères localisés dans une moitié du crâne ou du visage et accompagnés d'une sensation de battement ou de pulsation, ainsi que d'une sensibilité à la lumière ou au bruit, de nausées et de vomissements. On dit aussi des migraines que ce sont des céphalées vasculaires, car elles s'accompagnent d'un spasme des artères de la tête, donnant une douleur pulsatile. La migraine peut durer de quelques heures à quelques jours.

Quelque 10 % des migraineux ont une aura avant le début de la migraine ; ce symptôme avertisseur est le plus souvent un trouble visuel : cécité partielle ou temporaire, flash lumineux. L'aura peut entraîner des fourmillements sur un côté du visage ou du corps, ou une distorsion de l'odorat. Même ceux qui n'ont pas d'aura peuvent avoir des signes avertisseurs dans les heures qui précèdent une migraine : sensations de froid, fringale alimentaire spécifique, changements d'humeur, accès d'énergie, bâillements.

La migraine touche trois fois plus de femmes que d'hommes. La première crise se manifeste généralement entre 18 et 44 ans. Des facteurs déclenchants – aliments, hormones, environnement, stress et autres – amènent une constriction des vaisseaux sanguins du cerveau, suivie d'une vasodilatation. Les vaisseaux ainsi malmenés suscitent l'envoi de signaux de douleur par les terminaisons nerveuses.

Essayer la relaxation et le biofeedback. En plus des techniques de relaxation, certains médecins préconisent l'initiation au biofeedback, qui permet de faire monter la température des mains, détournant ainsi une partie du flux sanguin de la tête vers une autre partie du corps. C'est une technique à utiliser au début d'une crise de migraine.

Médicaments. Il existe deux grandes catégories de produits contre la migraine : ceux qui traitent les crises et ceux qui les préviennent. Les produits recommandés contre les crises sont soit non spécifiques, comme les anti-inflammatoires (ibuprofène, kétoprofène, diclofénac) ou l'aspirine associée avec un antinauséeux (métoclopramide), soit spécifiques, comme les triptans (Imigrane®, Zomig®, Naramig®, Relpax®, Almogran®), le tartrate d'ergotamine ou la dihydroergotamine par voie nasale (la voie orale est déconseillée).

Le paracétamol est peu efficace ; son association avec de la caféine n'améliore pas son efficacité. En France, huit molécules sont autorisées comme traitement préventif des crises : la flunarizine, la dihydroergoamine, l'indoramine, le pizatifène, le méthysergide, le métoprolol et le propanolol, ainsi que l'oxétorone. D'autres molécules, comme celles commercialisées pour l'épilepsie ou les névralgies, sont également efficaces. Ces médicaments réduisent d'au moins 50 % la fréquence et la sévérité des crises.

UN PETIT TRUC

UNE HERBE POUR SOIGNER LA MIGRAINE

Essayez d'atténuer vos crises de migraine avec 1 ou 2 gélules par jour de chrysanthème-matricaire lyophilisé. Des recherches récentes indiquent qu'une prise régulière diminue la fréquence et l'intensité des crises et des nausées qui les accompagnent. Commencez en douceur, car cette plante peut causer des réactions allergiques. Si vous la tolérez bien, adoptez-la à vie. Néanmoins, elle ne vous aidera pas à traiter une crise déjà commencée.

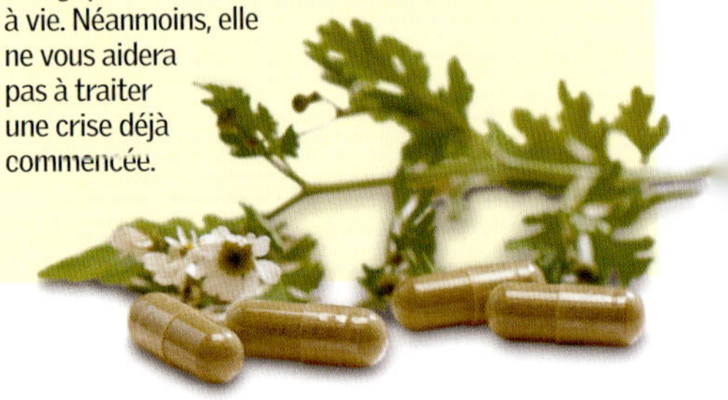

LES DÉCLENCHEURS CONNUS

Les déclencheurs de migraine varient d'une personne à l'autre. En voici des exemples.

Facteurs environnementaux. Lumière vive, réverbération de la lumière, bruits forts, odeurs prononcées, fumée de cigarette, changements de température ou de pression atmosphérique, altitude comptent parmi les facteurs les plus courants.

Facteurs hormonaux. Ils affectent surtout les femmes et sont reliés au cycle menstruel. Mais la migraine peut aussi être déclenchée par l'utilisation de suppléments d'œstrogènes ou de contraceptifs oraux concentrés en œstrogènes.

Activité. Exercice irrégulier, nul ou, au contraire, intense, sommeil inadéquat ou excessif, tension oculaire, mal des transports peuvent déclencher des migraines.

Émotions. Les déclencheurs sont liés aux émotions négatives : colère, ressentiment, dépression, fatigue, anxiété et stress.

Alimentation. Les facteurs nutritionnels sont les plus faciles à contrôler. Tenez un journal de vos repas, notez les aliments qui semblent être déclencheurs (voir encadré « Migraine : la filière alimentaire », ci-contre) et éliminez-les. Mangez à heures régulières, car la faim ou l'hypoglycémie peuvent déclencher les maux de tête.

La caféine, présente dans le café, dans d'autres boissons et dans certains analgésiques en vente libre, peut jouer un double rôle dans les migraines. En prendre trop ou de façon régulière peut augmenter la fréquence des migraines. Par ailleurs, si vous ne prenez pas de caféine, en absorber peut faire avorter une crise imminente, celle-ci ayant un effet constricteur sur les vaisseaux dilatés. Au premier signe d'aura ou de douleur, buvez 1 tasse de café fort ou de cola, prenez 2 aspirines et étendez-vous dans une pièce calme et sombre. La crise peut passer en 1 heure.

LES CÉPHALÉES DE HORTON

Ce sont les céphalées vasculaires les plus fortes ; leur durée varie de 15 minutes à 3 heures – elles vont et viennent pendant plusieurs jours ou plusieurs semaines et disparaissent pendant des mois ou des années. Elles commencent souvent pendant le sommeil et causent une douleur faisant penser à un coup de couteau sur un côté de la tête, habituellement derrière un œil ou autour de celui-ci.

Les céphalées de Horton touchent davantage les hommes que les femmes ; on les rencontre en particulier chez les gros fumeurs et chez les personnes qui boivent fréquemment de l'alcool. Éliminer ces habitudes peut supprimer les céphalées. Les facteurs déclenchants sont généralement les mêmes que pour la migraine : tenir un journal sur son alimentation et son mode de vie peut aider à les écarter.

LES CÉPHALÉES DE TENSION

Les céphalées de tension sont les maux de tête les plus courants ; elles sont causées par des contractions musculaires ou par un déséquilibre dans la chimie cérébrale. La douleur donne l'impression qu'un cercle comprime la tête ; elle peut s'accompagner de tension dans les muscles du cou et des épaules. Les céphalées débutent souvent dans l'après-midi ou la soirée et la douleur est constante. La prévention est à privilégier : techniques de relaxation, biofeedback, massage, méditation et visualisation sont efficaces chez beaucoup de gens. On recommande aussi d'éliminer la caféine de l'alimentation et d'éviter les médicaments qui en contiennent, car elle peut augmenter la tension et l'anxiété, favorisant les maux de tête.

MIGRAINE : LA FILIÈRE ALIMENTAIRE

Beaucoup d'aliments et d'additifs sont susceptibles de déclencher une migraine : ils varient d'un individu à l'autre. Citons les plus fréquents :

- Fromages affinés, bleus et fromages de type camembert.
- Levure fraîche, levain et pains au levain.
- Aliments fermentés, notamment cornichons, sauce soja et miso.
- Certaines légumineuses, surtout haricots secs, lentilles et soja.
- Noix et autres fruits secs oléagineux, arachides.
- Chocolat et cacao.
- Abats, viandes salées ou fumées et charcuteries.
- Sardines, anchois et harengs marinés.
- Nombreux fruits, dont agrumes, ananas, avocat, banane, figue, framboise, fruit de la Passion, papaye, prune rouge, raisin et raisins secs, abricots secs.
- Alcool, en particulier vin rouge tanique et vins blancs doux.
- Condiments et épices (moutarde, gingembre, curry, curcuma).
- Sulfites utilisés comme agents de conservation dans le vin blanc et les fruits séchés.
- Glutamate de sodium.

L'ENFANT N'EST PAS ÉPARGNÉ

La migraine et les céphalées sont plus fréquentes qu'on ne le croit chez l'enfant. Elles répondent pratiquement aux mêmes causes que chez l'adulte (sauf s'il s'agit d'un problème hormonal) et ont un caractère familial évident. Parmi les causes possibles, la plus fréquente et la plus facile à soigner est l'abus de caféine : certains enfants boivent jusqu'à 1,5 litre de soda caféiné par jour, soit l'équivalent de 3 grandes tasses de café fort. Outre des maux de tête, ils souffrent de maux de ventre, de troubles du sommeil, d'agitation et ne mangent pas à table. Supprimer le soda permet de résoudre tous les problèmes sans médicament et en quelques jours.

LES CÉPHALÉES SECONDAIRES

À l'inverse des migraines ou des céphalées de tension, les céphalées secondaires traduisent une autre maladie. Elles peuvent être dues à la sinusite, une inflammation de la muqueuse tapissant les cavités des sinus. La douleur, lancinante, siège autour des yeux et aussi, parfois, dans le front et les oreilles ; elle s'aggrave quand on se penche en avant, un signe typique, qui permet au médecin d'établir le diagnostic.

Les céphalées peuvent aussi être le résultat d'un abus d'analgésiques en vente libre, tel le paracétamol, d'analgésiques ou de sédatifs sur ordonnance, et de caféine (qui entre souvent dans la composition de ces médicaments) : il en découle un cercle vicieux de tolérance grandissante aux produits et d'augmentation de la dépendance. Mettre fin à cette dépendance en cessant de prendre ces médicaments vous donnera peut-être une semaine de maux de tête mais vous permettra de sortir de ce cercle vicieux.

Les problèmes dentaires peuvent causer des maux de tête qui ressemblent à ceux de la migraine ou de la céphalée de Horton, en particulier s'il y a un abcès.

Beaucoup d'autres facteurs peuvent déclencher des céphalées : la tension oculaire, la faim, l'alcool, l'exposition au soleil obligeant à plisser longtemps les yeux, le fait de dormir trop ou pas assez.

Certaines céphalées, enfin, sont consécutives à un traumatisme crânien, un accident vasculaire cérébral, une méningite, une encéphalite, une maladie psychiatrique grave. Leur traitement relève du médecin, mais on peut diminuer leur intensité en évitant le tabac, l'alcool, la caféine et le bruit. ❖

Minéraux et oligoéléments

Voir p. 254

Mononucléose

PRIVILÉGIER

- jus de fruits et de légumes pour les vitamines et les minéraux
- lait, laitages et milk-shakes pour les calories, les minéraux et la vitamine D
- soupes pour l'énergie et les fibres

ÉVITER

- alcool

C'est une maladie courante, causée par le virus d'Epstein-Barr, qui frappe plus de la moitié des petits Européens de moins de 5 ans. La maladie passe souvent inaperçue : un peu de fatigue, une fièvre légère qui disparaissent spontanément. Le virus se transmet par la salive : toux, éternuements et baisers sur la bouche.

Chez l'adolescent et l'adulte, la mononucléose est beaucoup plus virulente : grande fatigue, fièvre, intenses maux de gorge, inflammation des ganglions. Les patients perdent l'appétit, ont des maux de tête et mal dans tout le corps. La confusion avec une amygdalite est fréquente : l'emploi d'ampicilline (pénicilline) peut entraîner une urticaire. La rate et, plus rarement, le foie peuvent s'hypertrophier. Dans les cas graves, on observe un ictère.

Les symptômes disparaissent en général au bout d'une semaine ou deux. Il arrive que la guérison prenne plusieurs mois : fièvre légère, perte d'appétit et fatigue persistent des semaines après la disparition des autres symptômes.

LE RÔLE DE L'ALIMENTATION

Manger équilibré. Une alimentation variée, bien pourvue en fruits et légumes, aide le système immunitaire.

Boire au moins 1,5 litre d'eau ou d'autres boissons (tisane, thé léger, jus de fruits dilué) par jour. Dans la phase aiguë, il faut beaucoup boire pour empêcher la déshydratation. Lors de la convalescence, les jus de fruits fournissent des vitamines et d'autres nutriments utiles pour le système immunitaire. Des sorbets aux fruits peuvent soulager les maux de gorge et fournissent calories, vitamines et minéraux.

Aliments en purée et fibres. La compote de fruits fournit des fibres solubles, efficaces contre la constipation. Les soupes épaisses sont nourrissantes et faciles à avaler. Entremets, œufs brouillés, fromage blanc et yaourts sont aussi bien tolérés. Servez du poisson ou de la viande tendre et hachée avec des légumes en purée associés à des pâtes ou du riz bien cuits. Les infusions calment la gorge, de même que les gargarismes à l'eau salée. Évitez l'alcool : il affaiblit le système immunitaire et le foie.

LE TRAITEMENT

Consultez un médecin pour faire les tests sanguins nécessaires au diagnostic de la mononucléose. Le repos absolu est de mise. Prenez de l'aspirine ou des anti-inflammatoires non stéroïdiens (AINS) pour soulager les symptômes. Il s'agit d'une maladie virale : les antibiotiques sont inutiles, sauf si des complications surviennent, ce qui reste rare. Il faut limiter ses activités jusqu'à ce que les forces reviennent et que la rate ait repris sa taille normale. ❖

Mucoviscidose

PRIVILÉGIER

- poisson, volaille, œufs, viande et autres aliments très protéiques pour la croissance
- produits céréaliers et mets sucrés pour l'énergie
- apports caloriques supérieurs de 130 à 150 % par rapport aux besoins des enfants du même âge
- sel pour remplacer celui qui est éliminé par la transpiration
- liquides pour prévenir la constipation

ÉVITER

- produits peu caloriques

Il s'agit d'une maladie génétique qui atteint un enfant sur 2 000 en Europe. La mucoviscidose, ou fibrose kystique, affecte les glandes qui produisent le mucus, la transpiration, les enzymes et d'autres sécrétions. Poumons, pancréas et intestins sont les organes les plus touchés ; ils sont envahis par un épais mucus. La congestion des poumons prédispose aux infections pulmonaires. Les canaux qui permettent aux enzymes pancréatiques de transiter vers l'intestin grêle se bouchent, ce qui entrave la dégradation des graisses et des protéines, et provoque des problèmes digestifs. Des quantités anormales de sel sont perdues dans la transpiration et la salive, avec un risque de déséquilibre ionique grave dans l'organisme.

Il n'existe pas pour l'instant de traitement contre la mucoviscidose, bien que l'on teste actuellement la thérapie génique comme moyen de corriger le problème génétique sous-jacent. En attendant, le traitement préconisé associe une alimentation aussi nutritive que possible avec des suppléments de vitamines et d'enzymes de substitution, des antibiotiques et d'autres médicaments, ainsi qu'un drainage postural régulier, pour évacuer le mucus des poumons.

LES BESOINS NUTRITIONNELS

L'alimentation est essentielle dans le traitement de la mucoviscidose, aussi l'équipe soignante inclut-elle un nutritionniste. Pour avoir une croissance normale, les enfants atteints ont besoin de beaucoup plus de calories que les autres.

Auparavant, il était presque impossible de répondre à la demande en calories supplémentaires à cause de la difficulté du corps à assimiler plus de graisses et de protéines. Des préparations

DES REPAS ENRICHIS

Dressez un menu équilibré pour toute la famille, puis ajoutez-y des calories et des nutriments à l'intention de l'enfant qui souffre de mucoviscidose.

- Servez-lui de généreuses portions d'aliments riches en calories.
- Enrichissez son lait avec 1 ou 2 cuillerées à soupe de lait en poudre par bol.
- Donnez-lui un goûter nourrissant : noix et fruits séchés, pain grillé et confiture, glace, tartine de beurre et gelée de cassis, ou petits sandwichs.
- Proposez une collation riche en calories au moment du coucher, avec cake, gâteaux ou flans maison...
- Au repas, servez-lui des jus ou des nectars de fruits plutôt que de l'eau.
- Préparez des desserts riches en calories, avec beaucoup d'œufs, qui sont faciles à digérer.

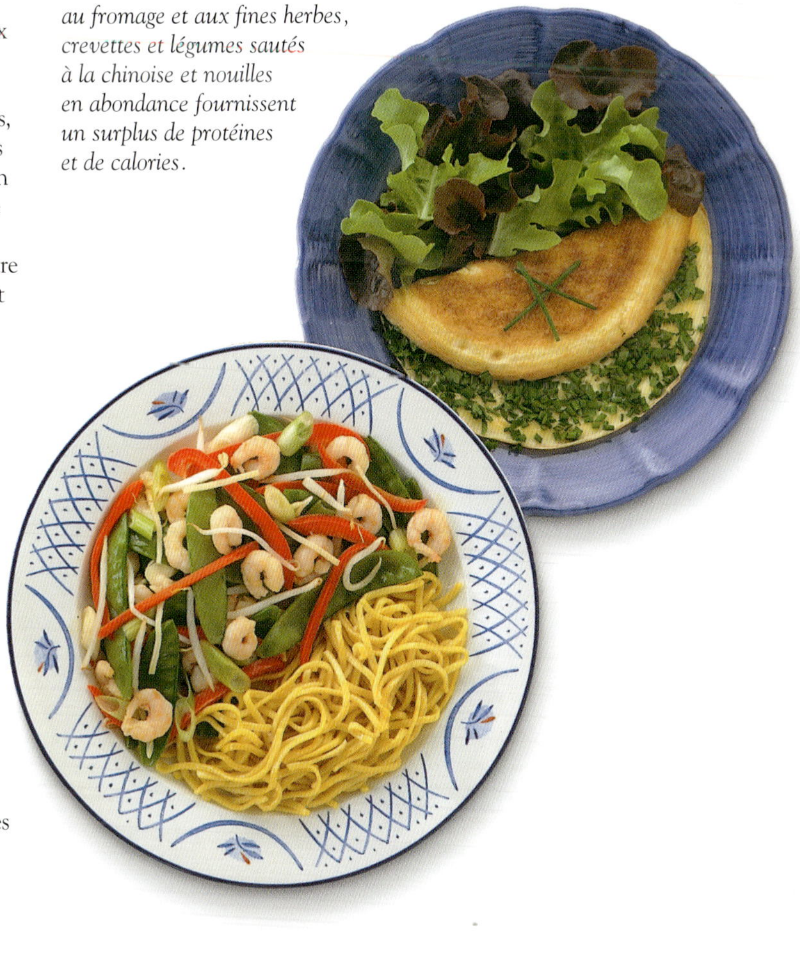

DES ALIMENTS TRÈS NOURRISSANTS. *Omelette au fromage et aux fines herbes, crevettes et légumes sautés à la chinoise et nouilles en abondance fournissent un surplus de protéines et de calories.*

enzymatiques ont été mises au point, qui permettent de remplacer les enzymes produites normalement par le pancréas. Conditionnées en comprimés, gélules ou poudre, elles doivent être prises à chaque repas et collation pour aider la digestion.

Manger davantage et prendre des collations. Il faut inciter l'enfant à manger plus et à prendre des collations fréquentes, en plus du goûter. Les bébés peuvent recevoir une formule lactée contenant des lipides (graisses) prédigérés.

Plus de protéines. L'enfant plus grand prendra des aliments protéiques – viande, volaille, poisson, œufs, lait – et autant de lipides qu'il peut en tolérer, pour un apport de calories maximal. Des suppléments de vitamines et de minéraux, souvent nécessaires, seront donnés sous contrôle médical strict.

Consommer plus de sodium. Le sel est essentiel au régime, car la mucoviscidose affecte les glandes salivaires et sudoripares, qui excrètent des quantités anormales de sodium et de chlorures dans la salive et la transpiration. Cette situation est critique par temps chaud ou durant une activité sportive : il faut alors consommer plus de sel. En dehors de ces circonstances, saler normalement les aliments suffit à maintenir des niveaux de sodium adéquats.

Prescription de suppléments. S'il subsiste des problèmes digestifs malgré la prise de préparations enzymatiques de substitution, des suppléments de lipides prédigérés seront prescrits avec, dans certains cas, des suppléments enrichis en calories : par la bouche ou, dans les cas graves, par une sonde, la nuit. L'alimentation parentérale, rarement nécessaire, peut se faire à la maison.

Certains enfants peuvent développer du diabète si le pancréas se dégrade au point de ne plus pouvoir fabriquer assez d'insuline, l'hormone indispensable pour métaboliser les glucides. On pratique alors des injections d'insuline. La constipation (pouvant mener à l'occlusion intestinale) est fréquente chez une personne souffrant de mucoviscidose. C'est pourquoi il est important de prendre des liquides, mais les aliments riches en fibres ne sont pas recommandés. Le médecin pourra prescrire un laxatif pour combattre la constipation.

UNE ALIMENTATION ADAPTÉE

Les parents trouvent parfois difficile de suivre les recommandations nutritionnelles pour leur enfant. Or les besoins nutritionnels d'une personne atteinte de mucoviscidose sont supérieurs à ceux d'un sujet en bonne santé. Il lui faut beaucoup de calories, et autant de protéines et de graisses qu'elle peut en tolérer. Les préparations enzymatiques qui facilitent l'absorption des graisses et des protéines ont beaucoup amélioré la vie des patients.

Les lipides fournissent plus de calories que tout autre nutriment ; ils sont donc une source essentielle d'énergie.

En l'absence de diabète, il n'y a aucune raison de diminuer les glucides. Les sucres simples sont plus faciles à assimiler que les amidons. Cependant, les aliments sucrés ne doivent pas se substituer aux aliments riches en protéines, qui fournissent les acides aminés nécessaires à la croissance, au fonctionnement du système immunitaire et à la réparation des tissus. ❖

Mûre

AVANTAGES

- riche en fibres
- bonne source de vitamine C et de bioflavonoïdes
- contient des anthocyanines, bioflavonoïdes qui réduiraient le risque de cancer et de maladies cardiaques, et de l'acide ellagique, doté de vertus anticancérogènes

INCONVÉNIENT

- ses salicylates peuvent déclencher une réaction d'intolérance chez les personnes sensibles à l'aspirine

Fruit du mûrier, un arbuste résistant qui pousse jusqu'à 800 m d'altitude, la mûre est une petite baie juteuse violet sombre appréciée pour sa saveur typée. Elle ne doit pas être confondue avec le fruit du roncier, parfois appelé « mûre sauvage », très acidulé.

Ses multiples petites graines confèrent à la mûre une bonne teneur en fibres (2 g pour 100 g). Une portion de 100 g apporte 40 kcal et fournit 36 mg de vitamine C, soit près de 30 % de l'apport nutritionnel conseillé (ANC) pour les adultes, 10 µg d'acide folique ainsi qu'un peu de fer (2 mg) et de calcium (40 mg).

La mûre renferme des pigments anthocyaniques, aux propriétés antioxydantes, qui pourraient prévenir le cancer et les maladies cardiaques, voire certains effets du vieillissement. Ces substances ont en effet la propriété de s'opposer aux radicaux libres, qui, en excès, causent des dégâts aux cellules. Elle contient aussi de l'acide ellagique, que l'on tient pour avoir une action anticancérogène.

Les personnes allergiques à l'aspirine pourraient réagir aux mûres, riches en salicylates naturels comme beaucoup de petites baies.

Attention ! Les mûres sauvages sont susceptibles d'être contaminées (plomb des gaz d'échappement si elles poussent près d'une route, pesticides près des champs cultivés…). Évitez de les cueillir n'importe où ! ❖

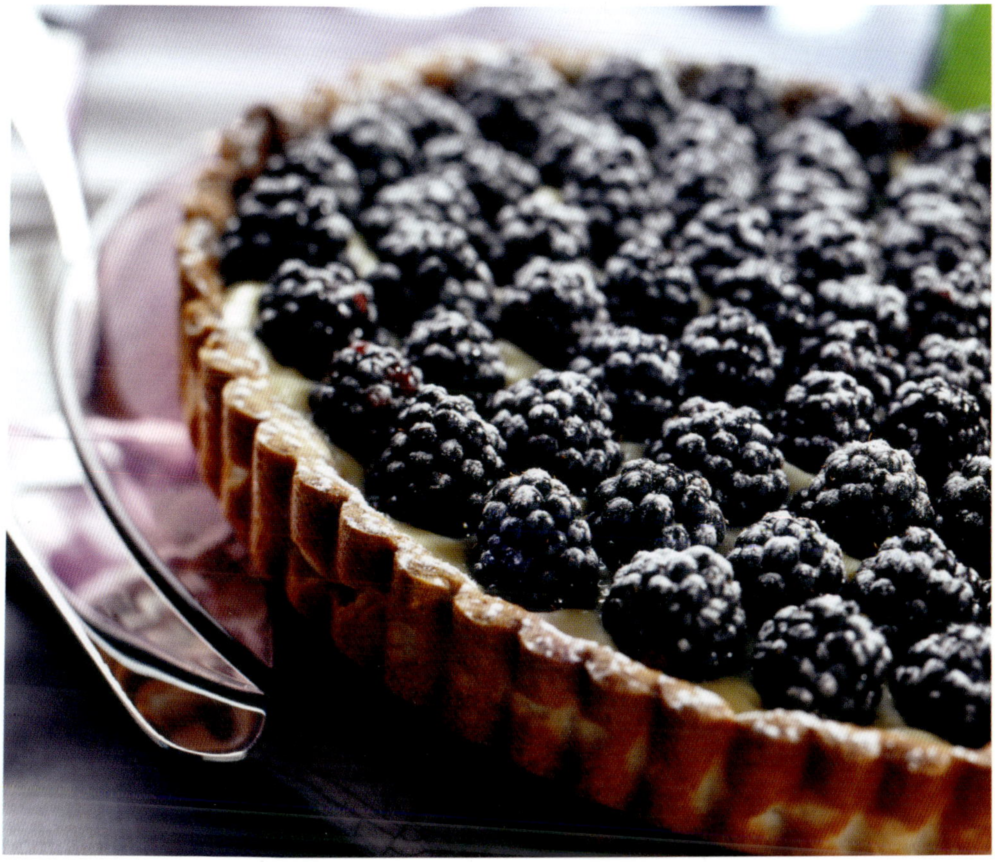

LES MÛRES, NOIRES ET SUCRÉES. *Succulentes en bouche, les mûres sont de surcroît une excellente source de vitamine C et elles renferment plus de fibres que certaines céréales de son. Il faut les manger très fraîches, après les avoir rincées brièvement.*

Myrtille

AVANTAGES

- excellente source d'antioxydants
- bonne source de fibres
- contient de la vitamine C et du fer
- pourrait lutter contre certains troubles intestinaux
- pourrait prévenir les infections urinaires
- ses anthocyanines contribueraient à prévenir les maladies cardio-vasculaires, le cancer et les pertes de mémoire

INCONVÉNIENTS

- colore les selles en noir, ce qui peut faire croire à une hémorragie interne
- peut déclencher des réactions allergiques

On l'appelle parfois brimbelle, airelle noire ou raisin des bois. Elle a longtemps poussé à l'état sauvage et n'est véritablement cultivée chez nous que depuis une trentaine d'années.

Les adeptes des médecines naturelles prétendent qu'en consommant chaque jour 1 tasse de myrtilles crues ou bien 1 ou 2 verres de jus de myrtille sans sucre, on peut traiter et prévenir les infections urinaires. La recherche tend à leur donner raison. Tout comme la canneberge, qui fait partie de la même famille, la myrtille contient une substance qui empêche les bactéries d'adhérer aux parois de la vessie et d'y proliférer. Ces baies rendent aussi l'urine plus acide, ce qui aide à détruire les bactéries déjà présentes dans la vessie et l'urètre. Cependant, manger beaucoup de myrtilles rend les selles noires ; mais ce phénomène ne présente aucun danger.

La myrtille possède un fort pouvoir antioxydant. Elle renferme des flavonoïdes, les anthocyanines, qui colorent le fruit en bleu. Celles-ci protègent et renforcent les petits vaisseaux sanguins, les capillaires. Elles participent également à la prévention contre les maladies cardio-vasculaires, certains cancers et même le vieillissement cellulaire. Des études menées sur des animaux ont suggéré que la myrtille pouvait prévenir les pertes de mémoire liées à l'âge. Le mécanisme en cause n'a pas été identifié avec certitude, mais les chercheurs pensent que le pouvoir antioxydant de la myrtille protégerait les cellules du cerveau contre l'effet nocif des radicaux libres.

LES MYRTILLES : SUPERSTARS ANTIOXYDANTES

La myrtille se classe troisième dans la liste des aliments mesurés par l'indice TAC (*total antioxydant capacity*, capacité antioxydante totale). Avec 2 400 mEq (milliéquivalents) pour 100 g, elle équivaut à 5 portions de certains fruits et légumes.

Comme beaucoup de baies, elle peut déclencher des réactions allergiques, sous forme d'urticaire ou de gonflement des lèvres, car elle renferme des salicylates naturels.

VALEUR NUTRITIONNELLE

Bien que sucrée et douce, la myrtille n'est pas très calorique : 50 kcal pour 100 g. Elle fournit aussi 10 mg de vitamine C, 1 mg de vitamine E et de petites quantités de vitamines du groupe B. C'est une source non négligeable de fer (0,3 mg pour 100 g) et, surtout, de fibres (2,5 g) capables de régulariser le transit intestinal, en raison de leur richesse en pectine soluble.

Pour profiter de son apport en vitamine C et en fibres, il vaut mieux la manger crue. Mais, sous forme de coulis ou de gelée, elle nous fait bénéficier de tous ses autres composants. ❖

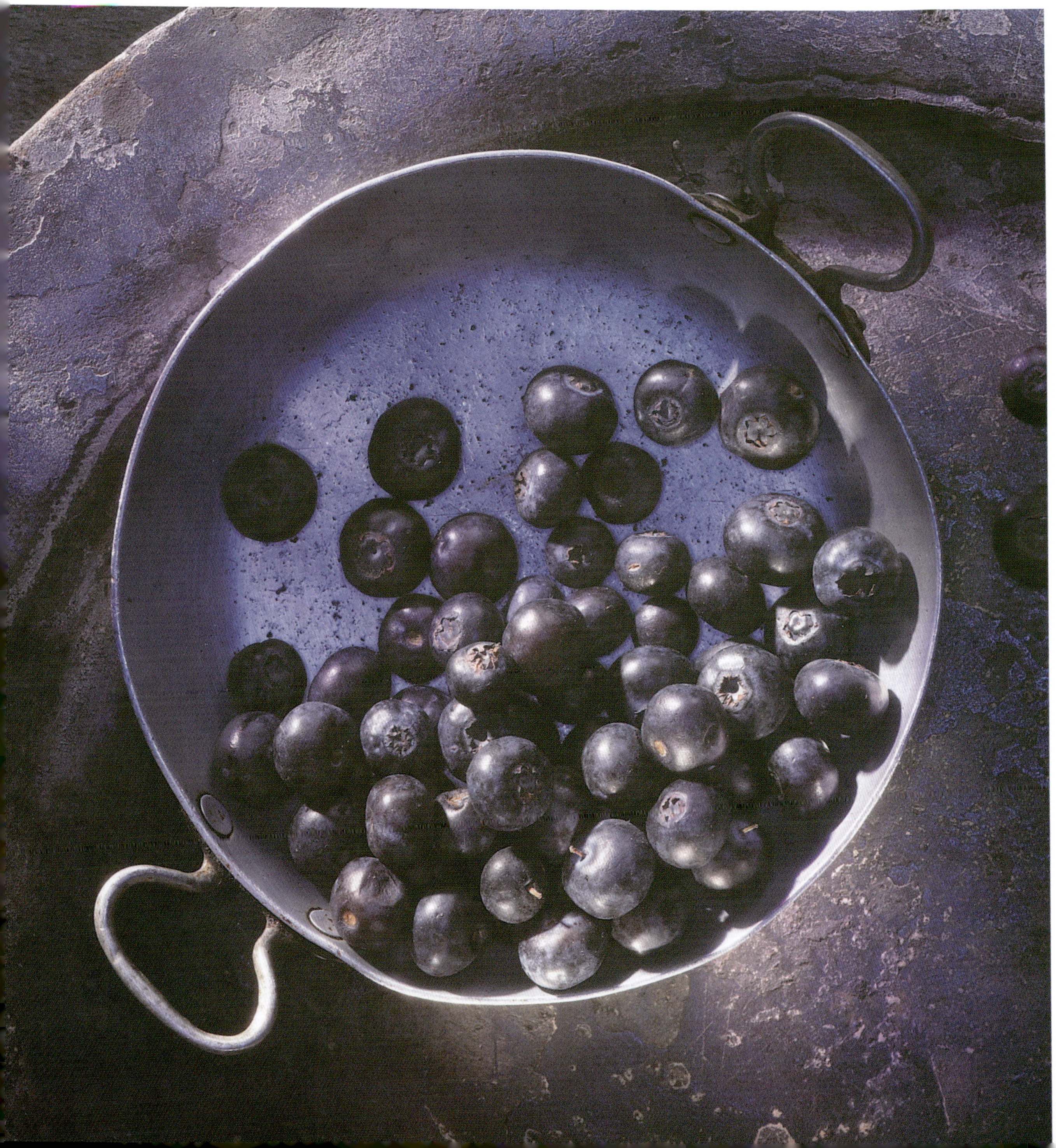

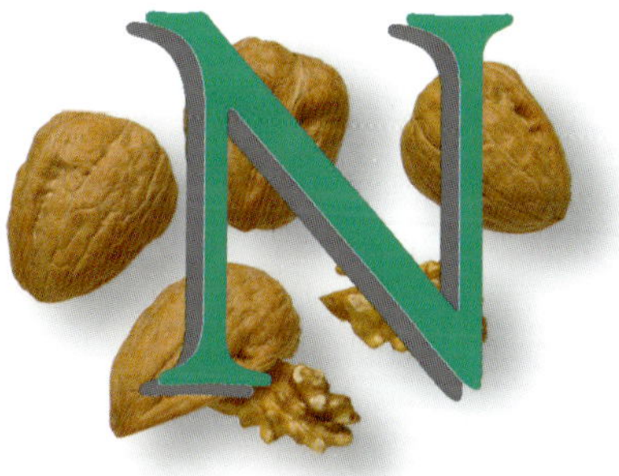

Navet

AVANTAGES

- source de vitamine C, de calcium et de potassium
- bonne source de fibres ; peu calorique
- peut protéger de certains cancers

INCONVÉNIENTS

- parfois mal supporté (ballonnements)
- renferme des substances qui inhibent la sécrétion des hormones thyroïdiennes

Le navet est surtout consommé aujourd'hui comme un légume de diversification. Mais, jusqu'à la diffusion de la pomme de terre, il faisait partie des légumes de base, avec la carotte et le poireau. Résistant et peu exigeant, il pousse dans presque tous les sols, même arides. On cultive aujourd'hui des variétés précoces, qui donnent des navets primeurs appréciés pour leur saveur douce. Les variétés de pleine saison et tardives, à maturité à la fin de l'été et en automne, ont un goût plus marqué et une chair plus ferme. On récolte certaines variétés rustiques jusqu'en décembre.

LE SAVIEZ-VOUS ?

LE NAVET DÉRÈGLE LA THYROÏDE

Certains des composés soufrés du navet, comme la progoitrine, la gluconasturtiine et la glucobrassicine, ont des propriétés anti-thyroïdiennes et goitrogènes : ils inhibent la fixation de l'iode sur la thyroxine et peuvent provoquer un dérèglement de la thyroïde. Les personnes en bonne santé qui en mangent occasionnellement ne courent aucun risque. Pour des sujets qui ont une hypothyroïdie et un traitement substitutif, c'est un légume à éviter, bien que la cuisson tende à neutraliser les substances goitrogènes.

Le navet peut se déguster cru, finement râpé et servi en salade, quand il est jeune et bien tendre. Mais on le prépare davantage en légume d'accompagnement (le canard aux navets est un plat réputé !) ou associé à d'autres légumes dans des potages. En Suisse, on le transforme en une sorte de choucroute, en le conservant au sel par lactofermentation. Son feuillage est comestible et couramment consommé en tant que légume en Amérique du Nord.

Peu calorique (16 kcal pour 100 g), le navet apporte de petites quantités de fer (0,3 mg) et de phosphore (25 mg). Cru, il fournit 20 mg de vitamine C pour 100 g, mais seulement 11 mg après cuisson. Une portion de 150 g de navet contient 75 mg de calcium, 10 mg de magnésium et 250 mg de potassium. C'est surtout une source appréciable de fibres majoritairement insolubles, avec un apport de 3 g par portion. Le navet est un peu plus riche en sodium que la plupart des légumes (57 mg pour 100 g) : il faut en tenir compte dans un régime strictement désodé. Ses feuilles sont riches en vitamine C et en acide folique (vitamine B_9), ainsi qu'en bêta-carotène, antioxydant.

Le navet appartient, comme les choux et les radis, à la famille des crucifères. Ils ont en commun de renfermer des substances soufrées, les indoles, capables de protéger contre certains cancers. Elles provoquent souvent l'apparition de ballonnements intestinaux, ce qui limite la tolérance de ce légume. ❖

BON À SAVOIR

- Originaire d'Europe et d'Asie centrale, le navet a d'abord été cultivé au Moyen-Orient il y a 4 000 ans.
- Le rutabaga, un croisement entre le navet et le chou, fait partie des légumes oubliés. Très délaissé après la guerre de 39-45 (pendant laquelle il servit de substitut à la pomme de terre), il réapparaît sur les marchés. Il renferme plus de vitamine C et de fer que le navet.

CULTIVÉ DEPUIS 4 000 ANS. *Légume trop souvent dédaigné, le navet possède une saveur typée et originale. Il fournit peu de calories, mais de nombreux minéraux et des substances soufrées protectrices.*

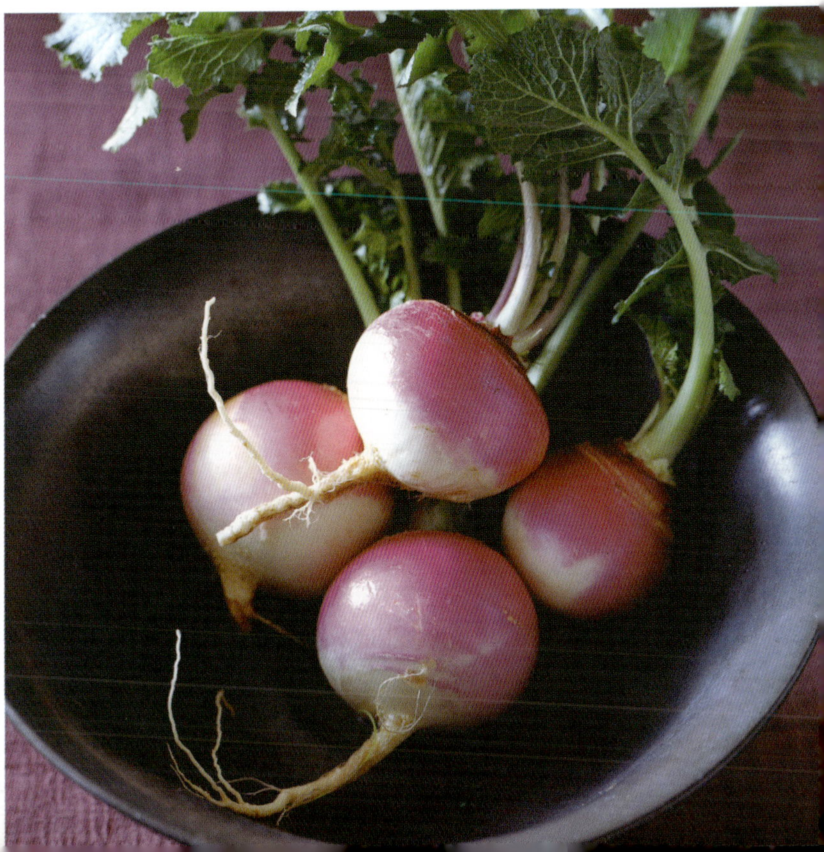

Nectarine et brugnon

AVANTAGES

- source de bêta-carotène, de vitamine C et de potassium
- bon apport de pectine, une fibre soluble bien tolérée

INCONVÉNIENT

- l'amande des noyaux est toxique

La nectarine et le brugnon sont plus sucrés que la pêche, à laquelle ils sont apparentés. Ils ont aussi une peau lisse et non duveteuse. On les reconnaît à coup sûr à leur noyau : celui de la nectarine se détache facilement, alors que le noyau du brugnon adhère à la chair, comme pour la prune. Leur chair peut être blanche ou orangée, comme celle de la pêche. Une nectarine ou un brugnon de taille moyenne (150 g net) fournit environ 60 kcal, plus de 450 µg de bêta-carotène (quand la chair est orangée ou veinée de rouge), 300 mg de potassium et 25 mg de vitamine C – soit plus de 20 % de l'apport nutritionnel conseillé (ANC). En ce qui concerne la vitamine C, la nectarine et le brugnon sont des fruits plus intéressants que la pêche, qui en est moins bien pourvue.

La chair de ces fruits est riche en antioxydants, surtout en caroténoïdes, qui offrent une certaine protection contre le cancer en limitant les dommages causés aux cellules par l'excès de radicaux libres. Elle est également riche en pectine, une fibre soluble bien tolérée, qui aide à faire baisser le taux de « mauvais » cholestérol (LDL). La peau fournit des fibres insolubles qui peuvent prévenir la constipation.

Le fait de peler ou de couper la chair libère une enzyme qui la fait noircir. Le fruit est moins appétissant, mais il garde sa saveur et sa valeur nutritionnelle. On retarde ce phénomène en arrosant les tranches d'un peu de jus de citron.

Attention ! L'amande des noyaux de ces fruits renferme de l'amygdaline, substance qui libère du cyanure dans l'estomac. En avaler une, à l'occasion, ne comporte aucun risque, mais plusieurs amandes peuvent provoquer une intoxication grave, surtout chez les enfants.

BIEN LES CHOISIR

On choisira un fruit modérément ferme et de couleur vive. Il est à point quand la chair cède un peu à la pression et présente un parfum sucré et fruité. On finit de faire mûrir les fruits en 2 ou 3 jours dans un sac en papier, à température ambiante. À l'achat, rejetez les fruits durs ou dont la peau est verdâtre : ils ont été récoltés trop tôt ; même s'ils deviennent tendres, ils n'auront jamais la douceur ni la saveur du fruit mûri à point. ❖

MYTHE ET RÉALITÉ

Mythe La nectarine est le fruit du croisement de la pêche et de la prune.

Réalité La nectarine est issue du brugnon, variante génétique de la pêche. Les graines des fruits issus du croisement ou de l'autofécondation d'un pêcher donnent tantôt des pêchers, tantôt des brugnoniers. Fait tout aussi étrange, on trouvera des pêches sur ces derniers aussi bien que des brugnons sur les premiers.

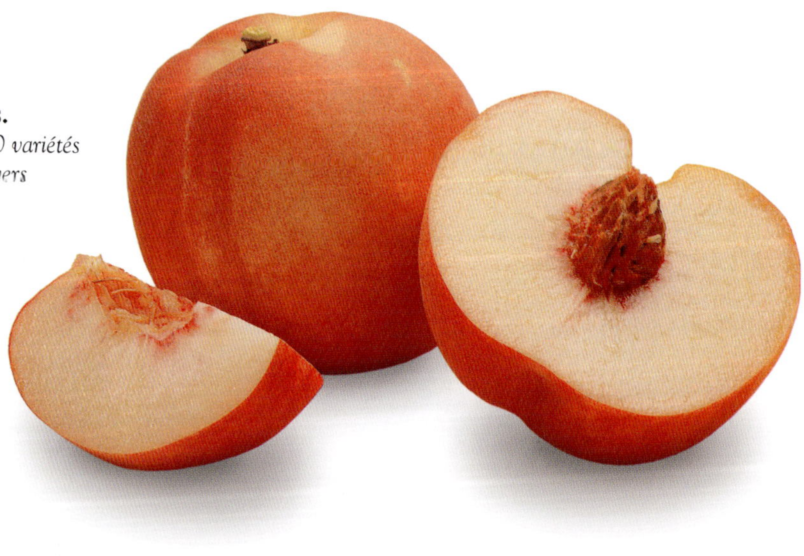

DE PURES DÉLICES. *Il existe plus de 150 variétés de nectarines à travers le monde.*

Névralgie

PRIVILÉGIER

- viande maigre, volaille, œufs et produits laitiers allégés et écrémés pour la vitamine B_{12} ; épinards, pomme de terre et melon pour la vitamine B_6
- huiles végétales, noix et autres fruits secs oléagineux, germe de blé, avocat et produits céréaliers complets pour la vitamine E

ÉVITER

- l'alcool sous toutes ses formes

La névralgie est un terme qui recouvre toute forme de douleur violente ou lancinante sur le trajet d'un ou de plusieurs nerfs périphériques. On la traite selon la partie du corps atteinte et selon la cause, qui peut être une infection ou une maladie sous-jacente (arthrite, diabète, syphilis). Les tumeurs, qu'elles soient bénignes ou cancéreuses, peuvent provoquer des névralgies, de même que toute situation posturale dans laquelle un nerf se trouve comprimé ou pincé : la sciatique, douleur irradiant du bas du dos et des fesses jusqu'au pied, en est un des exemples les plus courants. Divers médicaments, de même que l'arsenic et d'autres toxines, peuvent aussi causer une névralgie.

Maintenir les taux de vitamine B_6. Une prise prolongée d'hydralazine (un antihypertenseur) ou d'isoniazide (un antituberculeux) peut entraîner une carence en vitamine B_6, qui se manifeste par une perte sensorielle et une névralgie. Toute personne suivant un tel traitement doit adopter une alimentation qui lui fournit un apport supplémentaire de vitamine B_6 : viande maigre, volaille, poisson, fruits de mer, épinards, germe de blé, pommes de terre, fromages, noix, noisettes, bananes et pruneaux. Le médecin pourra prescrire des suppléments de vitamine B_6 ; attention, de fortes doses peuvent entraîner des lésions aux nerfs sensoriels.

Ne pas négliger la vitamine B_{12}. Une carence en vitamine B_{12}, présente dans tous les produits d'origine animale, peut entraîner une dégénérescence de la moelle épinière, une névralgie généralisée et une anémie pernicieuse. La plupart des carences en vitamine B_{12} sont dues à une insuffisance du facteur intrinsèque, substance fabriquée par l'estomac, qui permet d'assimiler cette vitamine. Un régime végétarien ou végétalien peut également induire un déficit.

Dans de rares cas, une malabsorption liée à des taux insuffisants de vitamine E peut générer une forme de névralgie. Les médecins donnent alors des suppléments de vitamine E à raison de 30 à 100 mg par jour ; les aliments qui en contiennent sont : noix et autres fruits secs oléagineux, germe de blé, huiles végétales, céréales enrichies, œufs, volaille et fruits de mer. ❖

ALCOOLISME ET NÉVRALGIE

Un déficit en vitamines du groupe B peut entraîner une polynévrite, c'est-à-dire l'atteinte névralgique de plusieurs nerfs à la fois. Cet état s'observe chez les alcooliques, dont l'alimentation est carencée, particulièrement en thiamine, ou vitamine B_1. On la trouve dans la viande, les céréales et les produits céréaliers complets. Cette carence explique la faiblesse musculaire et les douleurs dans les nerfs dont se plaignent souvent les alcooliques. Le traitement exige une désintoxication pour éliminer l'alcool de l'organisme, puis des suppléments de thiamine à haute dose. Avec le temps, il y a amélioration et, si l'alimentation est satisfaisante, on peut réduire les doses de thiamine.

Noix de coco

AVANTAGE

- bonne source de fer et de fibres

INCONVÉNIENT

- riche en graisses saturées et en calories

Fruit du cocotier des régions côtières tropicales, la noix de coco donne une vaste gamme de produits, alimentaires et non alimentaires. Son huile – huile de noix de coco ou huile de coprah – entre dans beaucoup de graisses utilisées dans l'industrie alimentaire et dans de nombreux produits du commerce. Sa chair blanche, sous une coque ligneuse, se consomme fraîche ou râpée et séchée ; sous cette dernière forme, elle sert à aromatiser la glace, les confiseries et les produits de boulangerie. Elle est riche en fibres (10 g pour 100 g de noix fraîche, deux fois plus dans la noix de coco sèche) et apporte de nombreux minéraux (potassium, magnésium, fer). L'eau de coco, presque transparente et légèrement sucrée, est naturellement présente dans le fruit. Elle renferme un peu de glucides (5 g pour 100 g) et est peu calorique (20 kcal pour 100 g). On peut la boire telle quelle ou s'en servir comme marinade. Le lait de coco (ou crème de coco) est un mélange gras et riche obtenu à partir de sa chair. Il est employé dans les préparations au curry ; il est vendu dans le commerce en boîte ou en briquette. Sa teneur en graisses avoisine 20 %. Son total énergétique, quant à lui, s'élève à 235 kcal pour 100 g.

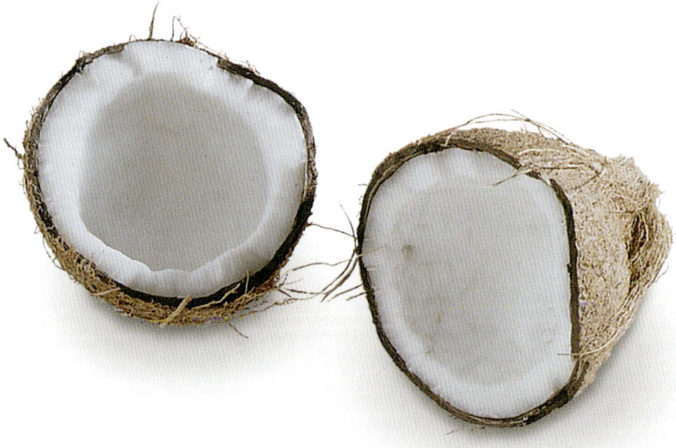

COMMENT CHOISIR UNE NOIX DE COCO. *La coque doit être bien dure ; vérifiez qu'il n'y a ni tache sombre ni meurtrissure.*

L'huile concrète (solide à température ambiante) extraite de la chair de noix de coco, ou coprah, renferme des acides gras majoritairement saturés (à 90 %) – ils sont même plus saturés que les matières grasses du beurre ou de la viande d'agneau. Ce haut degré de saturation donne un corps gras qui résiste à l'oxydation et au rancissement, ce qui le rend particulièrement apte à des usages commerciaux. Mais c'est aussi un inconvénient majeur : les graisses saturées ont tendance à faire monter le taux de cholestérol sanguin. C'est la raison pour laquelle les personnes ayant un taux de cholestérol élevé ou tout autre problème cardio-vasculaire seraient bien avisées d'éviter les produits qui en contiennent. ❖

Noix et autres fruits secs oléagineux

AVANTAGES

- riches en acides gras insaturés, en vitamine E, en potassium et en fibres
- bon apport en protéines végétales
- riches en minéraux : magnésium, fer, manganèse notamment
- bonnes sources de vitamines B

INCONVÉNIENTS

- très caloriques et riches en lipides
- les fruits secs oléagineux vendus pour l'apéritif sont très salés
- cause fréquente d'allergie
- peuvent provoquer des étouffements chez les jeunes enfants
- les noix atteintes de moisissures produisent des aflatoxines cancérogènes

Les fruits secs oléagineux (noix, noisettes, pistaches, amandes, noix de cajou et autres noix…) ont la faveur des nutritionnistes, qui ne cessent de leur découvrir des qualités. Malheureusement, ils sont souvent consommés salés, pour l'apéritif, et représentent un surplus de sodium inutile. C'est nature, et non pas artificiellement salés, que ces aliments aux caractéristiques originales et bénéfiques peuvent nous faire profiter de tous leurs bienfaits nutritionnels.

DE BONNES GRAISSES

La composition de ces fruits varie de l'un à l'autre, mais tous ont la particularité d'être bien pourvus en lipides (graisses) : par exemple, la noix en renferme 65 %, la noisette environ 60 % ; on en trouve un peu moins dans la pistache et l'amande (45 à 50 %), davantage dans les noix de pécan et de macadamia (70 à 75 %). Les lipides de ces fruits à coque sont essentiellement constitués d'acides gras mono- et polyinsaturés, bons pour le cœur (surtout lorsque, dans l'alimentation, ceux-ci se substituent – et non pas s'ajoutent – à des graisses saturées). Les acides gras polyinsaturés dominent très largement dans la noix et la noix du Brésil (toutes deux excellentes sources d'acides gras oméga-3), alors que les autres noix, ainsi que l'amande, la noisette et la pistache, apportent surtout des acides gras mono-insaturés (comparables à ceux de l'olive).

Les fruits secs oléagineux possèdent une bonne teneur en protéines végétales (8 à 12 % en général et jusqu'à 24 % pour la pistache et l'amande). Ces protéines sont déficitaires en lysine, un acide aminé essentiel que l'organisme ne peut synthétiser. Mais il est facile de compenser ce manque en les associant à des protéines de légumineuses, permettant ainsi aux noix et autres fruits secs oléagineux de fournir des protéines de façon efficace dans le cadre d'un régime végétarien.

La richesse vitaminique de ces fruits est appréciable, car ils sont bien pourvus en vitamines du groupe B, notamment en vitamines B_1, B_3 et B_9 (acide folique). Ainsi, une petite poignée (30 g poids net) de noix, de pistaches ou de noisettes couvre plus de 10 % de l'apport nutritionnel conseillé (ANC) en vitamine B_9 ; cette même portion d'amandes ou de noix de macadamia fournit 5 à 10 % de l'ANC en vitamine B_3.

Par ailleurs, amandes et noisettes constituent l'une des meilleures sources de vitamine E, très antioxydante. Une portion de 30 g d'amandes ou de noisettes procure à elle seule 7 mg de vitamine E, soit plus de la moitié de l'ANC. Les autres fruits secs oléagineux en apportent certes moins, mais leur teneur en vitamine E reste intéressante : une portion de 30 g de noix du Brésil couvre 15 % de l'ANC, une même portion de noix, de pistaches ou de noix de pécan, environ 10 % de l'ANC.

Tous les fruits secs oléagineux sont riches en minéraux et oligoéléments. Le potassium est le mieux représenté : une petite poignée de 30 g de noix, de pistaches ou d'amandes en contient plus de 200 mg. On y trouve également du magnésium (75 à 100 mg, soit plus de 20 % de l'ANC dans une portion d'amandes, de noix de cajou, de pistaches ou de noix du Brésil), du calcium (75 mg dans une portion d'amandes, 30 à 50 mg dans une poignée de noix, de pistaches ou de noix de cajou), du fer (1 à 2 mg dans une portion de 30 g de noisettes, de noix, de pistaches ou d'amandes), ainsi que du manganèse, du phosphore, du zinc, du cuivre et du sélénium (particulièrement abondant dans la noix du Brésil et la noix de cajou).

Enfin, l'apport en fibres des fruits secs oléagineux est intéressant, puisqu'une même poignée de 30 g (poids net) en fournit entre 2 et 3 g, soit presque 10 % de l'apport nutritionnel conseillé (ANC) pour la journée.

Ces atouts ne doivent pas faire oublier que les fruits secs oléagineux sont très caloriques. Ils apportent entre 600 et 730 kcal pour 100 g : cela représente environ 180 kcal pour une portion de 30 g (poids net) d'amandes, de pistaches, de noisettes ou de noix de cajou, 190 à 200 kcal pour une quantité équivalente de noix, de noix de pécan ou de noix du Brésil. Il convient de tenir compte de cet apport énergétique important quand on les consomme !

DES BIENFAITS POUR LA SANTÉ

Les chercheurs ont mis en évidence les bienfaits des fruits secs oléagineux pour la santé, notamment leur effet hypocholestérolémiant et leur action protectrice vis-à-vis des accidents vasculaires cérébraux. Ces effets bénéfiques peuvent être reliés à la nature de leurs acides gras, ainsi qu'à leur teneur en vitamine E, en fibres et en magnésium.

Leurs phytostérols pourraient contribuer à abaisser le taux de cholestérol sanguin, tout en assurant une certaine protection contre différents types de cancer. La noix et la pistache en renferment 110 mg pour 100 g, l'amande et la noix de cajou jusqu'à 150 mg.

Par ailleurs, selon différentes études de laboratoire, certains de leurs composés phénoliques (dont l'acide gallique et l'acide ellagique) seraient des inhibiteurs efficaces de l'oxydation du « mauvais » cholestérol (LDL) et pourraient ainsi avoir un rôle protecteur. Ces substances sont plus abondantes dans la mince pellicule brune qui entoure les cerneaux de noix, les amandes et les noisettes.

Plusieurs études d'envergure ont révélé que, consommés régulièrement, les fruits secs oléagineux protègent contre les maladies cardio-vasculaires. Selon la Nurses' Health Study, les femmes qui en mangent plus de 140 g par semaine abaissent de 35 % les risques de faire un infarctus ou de mourir d'une maladie cardiaque, en comparaison avec les femmes qui en mangent seulement une fois par mois ou plus rarement. Selon la Physicians' Health Study, les hommes qui en consomment 2 ou 3 fois par semaine ont 47 % moins de risques de mourir d'un infarctus que ceux qui n'en consomment presque jamais. Enfin, une troisième étude récente montre que la consommation régulière d'amandes permet d'abaisser notablement un taux de cholestérol LDL (« mauvais » cholestérol) trop élevé.

ATTENTION AUX ALLERGIES

Les fruits oléagineux peuvent causer des réactions allergiques, allant jusqu'au choc anaphylactique, très dangereux. En cas d'allergie à un fruit sec oléagineux, il est plus prudent de les éviter tous.

Chez les très jeunes enfants, les fruits secs oléagineux – comme tous les petits aliments durs, lisses et ronds – sont à éviter : ils peuvent rester coincés dans la gorge, voire bloquer la trachée en cas de fausse route et entraîner un grave étouffement.

Il faut savoir que des fruits secs oléagineux mal conservés sont dangereux, car leurs moisissures peuvent donner naissance à des aflatoxines toxiques, cancérogènes à fortes doses. Il est donc recommandé de ne pas consommer des noix et d'autres fruits secs oléagineux noircis, rances ou moisis. ❖

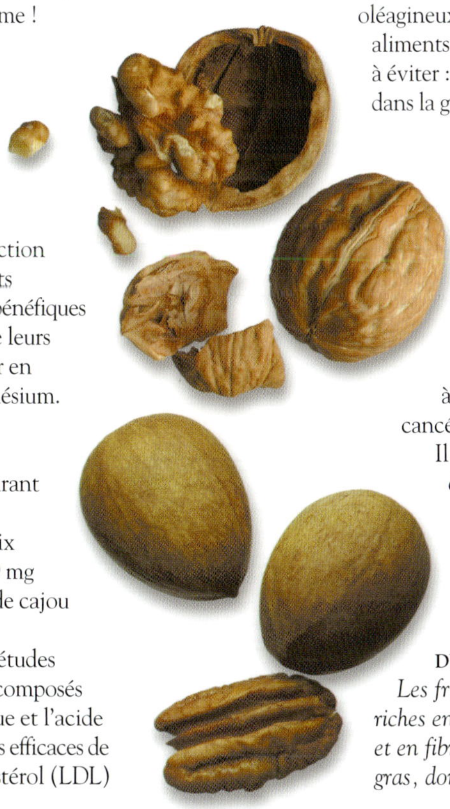

DES ALIMENTS RICHES. *Les fruits secs oléagineux sont riches en vitamine E, en protéines et en fibres. Ils sont aussi très gras, donc très caloriques.*

DES NOIX POUR LES OMÉGA-3...

Les noix constituent une très bonne source d'acide alpha-linolénique ou ALA, la forme végétale de l'acide gras oméga-3 bénéfique pour la santé cardio-vasculaire. Parmi tous les fruits secs oléagineux, ce sont elles qui en renferment le plus, et de loin : 7,4 g pour 100 g (contre 0,2 à 1 g pour les autres fruits oléagineux). Elles s'avèrent ainsi particulièrement efficaces pour renforcer la quantité d'oméga-3 dans l'alimentation : avec seulement 5 à 6 noix (30 g net), on couvre la totalité de l'apport nutritionnel conseillé pour la journée en ALA.

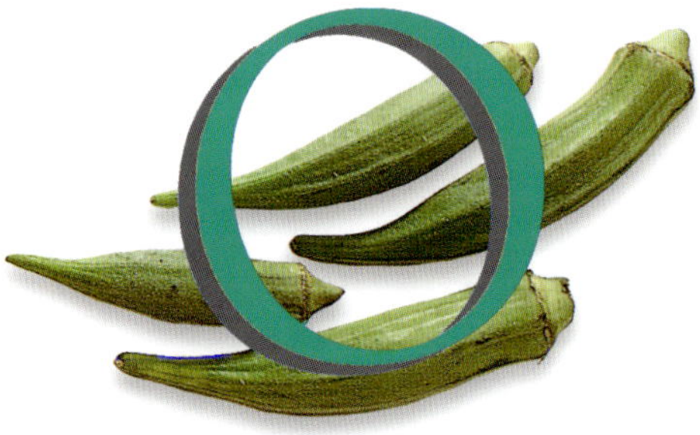

Obésité

PRIVILÉGIER (en quantités réduites)

- légumes et fruits pour les fibres, les vitamines et les minéraux
- glucides complexes : pâtes, riz, pommes de terre, légumineuses, céréales entières pour leur caractère rassasiant
- poisson, volaille sans la peau et viande maigre pour les protéines et les minéraux
- produits laitiers allégés pour les vitamines B et le calcium

ÉVITER

- aliments riches en calories « vides » : bonbons, pâtisseries, viande grasse, alcool et biscuits apéritifs, boissons sucrées

L'excès de poids est le problème de santé lié à la nutrition et au mode de vie le plus courant en Europe : 35 à 40 % des adultes sont touchés, et plus de 15 % de ceux-ci sont obèses. Ces derniers présentent un risque élevé de mort prématurée.

On sait aujourd'hui que ce n'est pas seulement la quantité de graisse corporelle qui influe sur la santé, mais aussi sa répartition. Par exemple, l'obésité abdominale est liée à des problèmes de santé plus graves (hypertension, accident vasculaire cérébral – AVC –, diabète de type 2) que l'obésité localisée sur les hanches et les cuisses. Un tour de taille supérieur à 88 cm chez la femme et à 102 cm chez l'homme est considéré comme un marqueur de risque plus important que le poids dans l'absolu. Ainsi, quand on est gros, il est plus inquiétant d'avoir une silhouette « pomme » qu'une silhouette « poire ». De plus, comme la minceur est très valorisée dans notre culture, les personnes en surpoids ont une piètre image d'elles-mêmes et sont sujettes à la discrimination.

LE SAVIEZ-VOUS ?

UN LIEN ENTRE L'OBÉSITÉ ET LE CANCER DU SEIN

Lorsqu'elle grossit de 20 kg ou plus après l'âge de 18 ans, une femme a deux fois plus de risques qu'elle n'en aurait eu autrement de contracter un cancer du sein après la ménopause.

L'obésité peut causer des problèmes physiques comme de l'essoufflement, des irritations de la peau ou une difficulté à se mouvoir. Les obèses présentent un risque accru de maladie coronarienne, d'hypertension, d'accident vasculaire cérébral, de diabète et de certains types de cancer. Les autres conséquences sont des lésions aux articulations qui supportent le corps ; cela mène à l'arthrose et à l'invalidité, perpétuant le cercle vicieux du gain de poids par manque d'exercice et de mobilité.

L'obésité est frustrante et souvent difficile à vaincre. Les publicités pour des régimes miracles cherchent à répondre à la demande de maigrir rapidement et sûrement. Les compléments alimentaires censés permettre de perdre du poids sont ceux dont les ventes progressent le plus en France… mais leur efficacité paraît modeste !

LES CAUSES

Si nous mangeons au-delà de nos besoins, le surplus est converti et stocké sous forme de graisses. Pour des raisons mal comprises, et peut-être génétiques, certaines personnes prennent plus facilement du poids que d'autres. Les chercheurs ont d'ailleurs découvert des gènes qui semblent favoriser l'obésité. Les hormones peuvent aussi jouer un rôle.

Manger trop et ne pas faire assez d'exercice sont des facteurs clés. Selon une théorie, chacun a un point de contrôle biologique pour son poids idéal et l'organisme ajuste son métabolisme pour le maintenir, que la personne mange plus ou moins. Cette théorie est peut-être valable, mais la recherche montre que l'on peut régler ce point de contrôle biologique à un autre niveau si l'on perd du poids graduellement et si l'on augmente l'activité physique.

Montrer le bon exemple. Parfois, l'obésité semble toucher toute une famille. Mais la vérité est peut-être que les parents qui mangent trop encouragent leurs enfants à les imiter. Il est vrai que les cellules adipeuses s'installent durant l'enfance pour le reste de la vie. Elles peuvent grossir ou diminuer, selon l'importance des réserves de graisse, mais leur nombre reste identique. C'est pourquoi un enfant obèse risque d'accumuler plus de graisses à l'âge adulte qu'une personne qui était mince pendant son enfance.

Avec l'âge, notre métabolisme ralentit et certaines personnes prennent du poids. On peut aussi devenir moins actif. Dans les deux cas, les besoins en calories déclinent et il faut diminuer son apport calorique alimentaire en conséquence.

COMMENT LA CONTRÔLER

Le plus grand défi n'est pas de perdre du poids, mais de ne pas le reprendre. La plupart des personnes qui font un régime regagnent le poids perdu en 1 à 5 ans.

COMMENT ÉVALUER VOTRE POIDS

Les deux principales méthodes pour évaluer le poids et l'adiposité sont l'indice de masse corporelle (IMC) et le tour de taille.

Indice de masse corporelle

Les spécialistes de la santé l'utilisent pour savoir si votre poids présente un risque pour votre santé. Il s'agit d'une formule mathématique qui tient compte à la fois de la taille et du poids.

Pour calculer votre IMC :

1. Pesez-vous et notez votre poids.
2. Mesurez votre taille en mètres.
3. Élevez ce chiffre au carré.
4. Votre IMC équivaut à votre poids divisé par votre taille au carré (IMC = kg/m^2).

Classement de l'IMC

- Moins de 18,5 = insuffisance pondérale
- Entre 18,5 et 24,9 = indice idéal
- De 25 à 29,9 = surcharge pondérale
- Plus de 30 = obésité

Tour de taille

Cette méthode a pour but d'identifier l'endroit du corps où se trouve surtout la graisse. Plus elle s'accumule autour de l'abdomen, plus il y a de risques pour la santé. Un tour de taille de 88 cm chez les femmes et de 102 cm chez les hommes constitue le point critique. Au-delà, les risques sont réels.

La seule solution pour rester à son poids de forme consiste à combiner exercice et régime. Mais quiconque a plus de 20 % de poids à perdre devrait consulter un médecin avant d'entreprendre un programme d'exercices et un régime restrictif.

Les régimes à très faible apport calorique et les régimes à la mode s'accompagnent souvent du phénomène de yo-yo : les gens perdent du poids et en reprennent autant ou plus.

Limiter les calories. Un régime qui assure 1 300 à 1 500 kcal par jour pour une femme et 1 800 à 2 000 kcal pour un homme est raisonnable. Combiné à des exercices modérés, il devrait permettre de perdre de 500 g à 1 kg par semaine. Le but est de trouver une alimentation acceptable pour ne pas reprendre de poids : il vaut donc mieux perdre celui-ci de façon graduelle en mangeant modérément de la viande maigre et d'autres aliments riches en protéines, un peu de féculents (pain, riz, pâtes), beaucoup de légumes, des fruits, sans oublier lait écrémé et produits laitiers allégés qui fourniront le calcium, le complément de protéines et les autres nutriments.

Attention aux calories « vides ». Il ne faut pas interdire complètement certains aliments, mais on doit éviter les calories « vides » apportées par le sucre, l'alcool, les gâteaux et les grignotages sucrés et souvent gras, redoutables pour la ligne. La perte de poids est la meilleure des récompenses. Au fur et à mesure que vous maigrirez, l'envie de nourriture grasse ou sucrée diminuera. Un diététicien pourra vous aider à commencer un régime raisonnable et à consolider vos progrès. ❖

Œil

PRIVILÉGIER

- carottes, mangues et abricots
- agrumes et brocolis pour la vitamine C
- poisson gras et produits laitiers pour la vitamine A et les oméga-3
- huiles végétales et amandes pour la vitamine E
- fruits de mer, viande, volaille et légumineuses pour le zinc
- légumes à feuilles vert foncé, petits pois, maïs et poivrons pour la lutéine et la zéaxanthine

RÉDUIRE

- graisses saturées

Le rôle des antioxydants et des bioflavonoïdes dans la prévention de la perte de la vue et d'autres problèmes de la vision liés à l'âge commence à trouver une explication. Quand on vieillit, la production de radicaux libres, molécules instables et agressives pour les cellules qui se forment quand l'organisme utilise de l'oxygène, augmente. Les radicaux libres peuvent causer des lésions oculaires semblables à celles qui résultent de l'exposition aux rayons X ou aux UV, et entraîner cataracte et dégénérescence maculaire.

VUE ET VIEILLISSEMENT

Une cataracte se développe quand le cristallin, la membrane transparente qui permet à la lumière de passer dans l'œil, jaunit et s'opacifie, ce qui diminue le passage des rayons lumineux. La vision se brouille ; non traitée, la cataracte peut mener à la cécité.

La clé des antioxydants. Le vieillissement est la cause la plus courante de cataracte, mais on peut en souffrir à tout stade de la vie, même dans la petite enfance. Tabac et diabète peuvent en accélérer le développement. Toutefois, une alimentation qui fournit beaucoup d'antioxydants – vitamines C et E, et surtout lutéine (un caroténoïde) – semble en

LE SAVIEZ-VOUS ?

MYRTILLE ET CATARACTE

La myrtille est très riche en antioxydants qui ont la capacité de protéger la vision. Des études suggèrent que la myrtille – fraîche, en conserve ou en extrait – peut prévenir la cataracte et ralentir ou stopper sa progression.

ralentir la progression. Une étude a d'ailleurs montré que la prévalence de la cataracte était nettement moindre chez des sujets qui avaient pris des suppléments de vitamine C pendant au moins 10 ans. Les vitamines C et E sont antioxydantes : elles protègent des lésions des radicaux libres.

La dégénérescence maculaire, autre maladie oculaire qui apparaît avec le vieillissement, est une des causes les plus courantes de cécité chez les Occidentaux. Il s'agit d'une détérioration graduelle, sans douleur, de la portion centrale de la rétine. D'abord, la vision centrale est brouillée, puis la vision latérale peut aussi être limitée. La cause de la dégénérescence maculaire est inconnue, mais des recherches récentes donnent à penser qu'une alimentation riche en antioxydants peut prévenir ou ralentir son développement. La lutéine et la zéaxanthine sont deux antioxydants utiles : ces caroténoïdes sont les pigments dominants de la macula. Ils aideraient à filtrer les rayons lumineux nocifs pour la rétine. On trouve la lutéine dans les légumes à feuilles vert foncé, tels que brocoli, chou vert, bette et cresson, comme dans le maïs, les petits pois et le jaune d'œuf ; la zéaxanthine, dans les légumes à feuilles vert foncé, le poivron rouge et le maïs.

Une étude clinique a été menée sur plus de 3 500 sujets de 55 à 80 ans qui présentaient au moins un symptôme de dégénérescence maculaire due à leur âge. Certains ont été traités avec seulement du zinc, d'autres avec des antioxydants – vitamines C, E et bêta-carotène –, les derniers avec ce même cocktail d'antioxydants associé à du zinc. Les sujets du dernier groupe ont présenté moins de cas de développement d'un stade avancé de dégénérescence maculaire.

La recherche montre aussi qu'une alimentation riche en graisses saturées augmente le risque de dégénérescence maculaire liée à l'âge. Les chercheurs formulent l'hypothèse que les graisses saturées peuvent boucher les artères de la rétine de la même façon qu'elles sont la source d'athérosclérose dans les plus gros vaisseaux sanguins, comme les coronaires. Manger du poisson plus d'une fois par semaine réduit ce risque de façon significative.

LA RÉTINOPATHIE DIABÉTIQUE

Des ressemblances entre la dégénérescence maculaire et la rétinopathie diabétique – infiltration d'anévrismes et d'hémorragies rétiniennes – semblent indiquer que les antioxydants peuvent être bénéfiques dans cette complication courante du diabète. Il faut absolument adopter une alimentation qui permette de contrôler le taux de glucose sanguin, réduisant ainsi le risque de rétinopathie. La consommation d'aliments glucidiques à faible indice glycémique (légumineuses, pain et céréales complets) est très souhaitable, car ils aident à réguler la glycémie.

LA CÉCITÉ NOCTURNE

L'œil a besoin de vitamine A ou de son précurseur, le bêta-carotène, de même que de bioflavonoïdes, pour fabriquer les pigments qui absorbent la lumière. Une carence en vitamine A ou l'incapacité de l'utiliser correctement empêchent l'œil de s'adapter au manque de lumière et entraînent la cécité nocturne – difficulté à bien voir dans la lumière diffuse.

Les carences en vitamine A sont rares en Occident, mais elles constituent un problème grave dans de nombreux pays en développement. Abats, œufs, beurre et fromages sont de bonnes sources de vitamine A. Les aliments jaune foncé ou orange, tels que carottes, mangues et abricots, et les légumes verts à feuilles vert foncé sont les meilleures sources de bêta-carotène, que l'organisme transforme en vitamine A.

Il ne faut pas s'autotraiter avec des suppléments de vitamine A ou de bêta-carotène : le problème d'une mauvaise vision nocturne peut être dû à un trouble digestif ou à un défaut d'absorption qui empêche l'organisme d'utiliser la vitamine. Traiter la cause sous-jacente règle en général le problème, sauf s'il s'agit de rétinopathie pigmentaire, une maladie génétique. Cependant, des recherches récentes donnent à penser que la vitamine A peut ralentir la perte de vision progressive causée par cette maladie incurable.

LA CONJONCTIVITE

Il s'agit d'une irritation ou d'une infection de la membrane qui recouvre le globe oculaire et les paupières. Des virus sont la cause de la plupart des conjonctivites, mais il peut aussi s'agir de réactions allergiques. ❖

Œuf

AVANTAGES

- excellente source de protéines, de vitamine A, de vitamines du groupe B et D, de zinc et de fer
- renferme des antioxydants comme la lutéine et la zéaxanthine

INCONVÉNIENTS

- le jaune est riche en cholestérol
- le blanc peut causer des allergies

L'œuf renferme tout ce dont l'embryon a besoin. Sa coquille est assez solide pour que la poule ne l'écrase pas et assez mince pour qu'elle puisse lui communiquer sa chaleur. Malgré les craintes que suscitent sa teneur en cholestérol et la possibilité qu'il soit contaminé par des salmonelles, l'œuf demeure un excellent aliment, à haute valeur nutritive et d'un prix très abordable. La cuisson élimine le risque de salmonellose sans affecter ses vertus nutritives.

L'œuf est un véritable réservoir de nutriments. Comme toutes les protéines de source animale, celles de l'œuf renferment tous les acides aminés essentiels. Elles sont d'ailleurs souvent considérées par les nutritionnistes comme les protéines de référence. L'œuf fournit de la vitamine A, des vitamines du groupe B (en particulier de la B_{12}), de la vitamine D, du zinc et du fer. Essentielle au bon fonctionnement du système nerveux, la vitamine B_{12} est spécifique des produits animaux. Les personnes qui ne mangent pas de viande peuvent donc en trouver dans les œufs.

L'œuf renferme aussi des antioxydants (lutéine et zéaxanthine), qui réduiraient le risque de dégénérescence maculaire, cause majeure de cécité chez les personnes âgées, et un émulsifiant, la lécithine, riche en choline. La choline contribue au transport du cholestérol dans le sang en même temps qu'elle aide à métaboliser les graisses. C'est également un constituant essentiel des membranes cellulaires et des tissus nerveux. Bien que le corps soit capable de produire une quantité suffisante de choline pour répondre à ses besoins, on a émis l'hypothèse qu'un apport alimentaire pouvait aider à réduire l'accumulation des graisses dans le foie et à réparer certains dommages neurologiques. Les recherches indiquent que la choline pourrait aussi jouer un rôle important dans le développement initial du cerveau et, chez les personnes âgées, dans l'entretien de la mémoire.

LE CHOLESTÉROL

Un œuf moyen apporte environ 80 kcal, 7 g de protéines, 6 g de graisses (dont un peu moins de 2 g d'acides gras saturés) et 200 mg de cholestérol. On a longtemps pensé qu'il ne fallait manger des œufs que deux ou trois fois par semaine, en raison de leur apport en cholestérol. Mais une étude portant sur 117 000 hommes et femmes en bonne santé n'a montré aucun lien entre la consommation d'œufs et le risque de maladies cardio-vasculaires. Le taux de cholestérol sanguin n'est pas plus élevé chez les individus qui ont une petite consommation d'œufs (moins d'un par semaine) que chez ceux qui en consomment plus d'un par jour. On rencontre cependant des personnes dont le taux de cholestérol grimpe en flèche après un repas qui en contient beaucoup. À ceux-là comme à ceux qui souffrent d'hypercholestérolémie, on suggère de s'en tenir à 2 œufs par semaine.

Seul le jaune d'œuf renferme du cholestérol ; il n'est donc pas nécessaire de supprimer le blanc. En fait, celui-ci peut se substituer à l'œuf entier ou au jaune dans bien des recettes. On peut, par exemple, faire une omelette en utilisant 1 œuf entier et 2 blancs plutôt que 2 œufs entiers : on divise ainsi par deux l'apport de cholestérol.

L'ÉTIQUETAGE DES ŒUFS

La mention « œuf coque » ne signifie rien. Il vaut mieux se fier à la date de ponte, souvent inscrite sur l'œuf. La date limite de consommation recommandée est fixée à 28 jours après la ponte, et elle figure toujours sur la boîte.

Une indication comme « œuf de la ferme X » peut être trompeuse ! Seule la mention « œufs provenant de poules élevées en libre parcours » apporte de réelles garanties de qualité, de même que le Label rouge, qui atteste des conditions d'élevage comparables. Viennent ensuite les œufs de poules « élevées en plein air » (avec parfois des précisions sur la nourriture des poules), puis les « œufs frais », qui sont en fait des œufs pondus par des poules de batterie. Les œufs « bio » proviennent d'élevages respectant les règles de l'alimentation bio et permettant aux poules l'accès à des aires ouvertes.

L'étiquetage indique aussi le poids de l'œuf. Les œufs « moyens », les plus courants, pèsent de 53 à 62 g. Il en existe

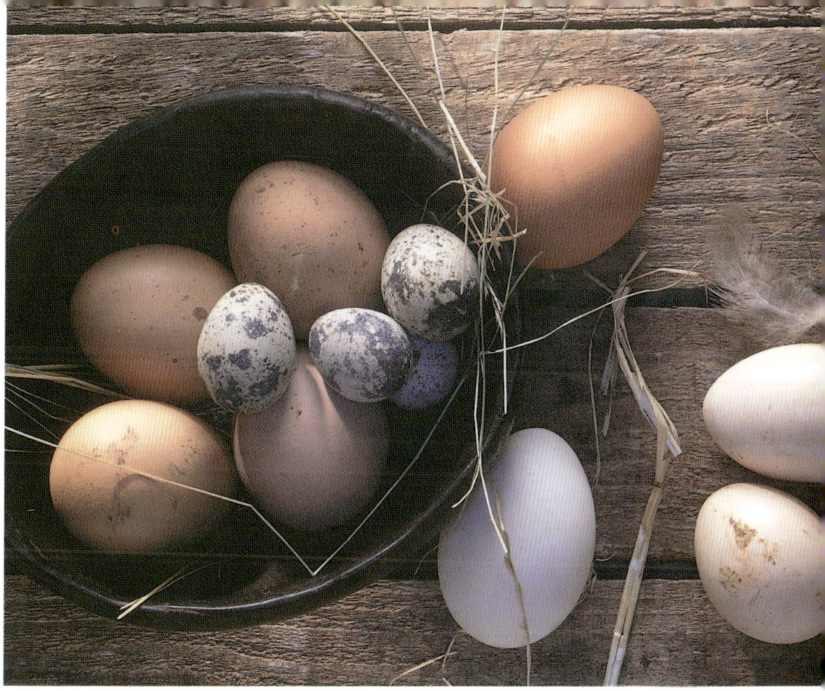

Qu'ils soient de poule, de caille, de poule naine ou de cane, les œufs présentent la même valeur nutritive.

LE SAVIEZ-VOUS ?

L'ŒUF RENFERME UNE PROTÉINE COMPLÈTE

Une protéine associe 20 acides aminés. Neuf d'entre eux ne sont pas fabriqués par l'organisme. On les appelle acides aminés essentiels, car il faut absolument les puiser dans l'alimentation. Une protéine alimentaire qui les renferme tous est dite « complète ». L'œuf entier (jaune + blanc) apporte ces neuf acides aminés en proportions optimales. Un œuf peut donc être considéré comme l'équivalent protéique de la viande (un œuf : 30 à 40 g de viande).

RISQUE DE SALMONELLOSE

Il arrive, de temps à autre, qu'une bactérie de salmonelle s'introduise dans un œuf ; la poule la lui aura communiquée par une fêlure dans la coquille. Bien que le risque d'intoxication soit minime, il vaut mieux éviter de manger des œufs crus ou à moitié cuits. Les personnes âgées, les jeunes enfants, les femmes enceintes et tous ceux dont le système immunitaire est déficient doivent être particulièrement vigilants.

ŒUFS OMÉGA-3

Les œufs oméga-3 sont pondus par des poules dont l'alimentation est riche en graines de lin. Le jaune de ces œufs est riche en acides gras oméga-3, type de graisses polyinsaturées associé à l'abaissement du risque de maladie cardiaque et d'accident vasculaire cérébral. Ils sont également pauvres en graisses saturées et s'avèrent être de meilleures sources de vitamine E que les œufs ordinaires.

aussi des « gros » (63 à 72 g), des « très gros » (plus de 72 g) et des « petits » (moins de 53 g) : tenez-en compte quand vous suivez une recette.

Enfin, l'idée que les œufs à coquille foncée seraient plus nourrissants que les autres relève du mythe : en réalité, la couleur de la coquille dépend de la race des poules pondeuses. En revanche, la couleur du jaune d'œuf résulte de la nourriture de la poule : plus il est foncé, plus la poule a reçu des carotènes dans son alimentation, apportés de façon naturelle par les végétaux et les céréales ou ajoutés sous forme de compléments.

ATTENTION, FRAGILE...

Un œuf se dégrade au fil du temps. Si vous devez le consommer à la coque ou mollet, ou encore sans le cuire (mayonnaise, mousse...), il faut l'utiliser aussi frais que possible. On doit lui éviter les changements de température : ne laissez pas une boîte d'œufs longtemps hors du réfrigérateur. Pour améliorer la conservation, rangez l'œuf côté « pointe » en bas, ce qui limite les échanges gazeux avec l'extérieur. Jetez sans hésiter un œuf choqué ou fêlé, car il n'est plus protégé des contaminations éventuelles.

LES RÉACTIONS ALLERGIQUES

L'œuf est l'un des aliments les plus allergènes. Les personnes sujettes aux allergies doivent lire attentivement la composition de beaucoup de produits du commerce susceptibles d'en contenir. Des mots comme albumine, globuline, ovomucine et vitelline correspondent à des ingrédients dérivés des œufs. En outre, les personnes allergiques aux œufs ont intérêt à éviter les vaccins (grippe) cultivés sur les œufs. ❖

OGM : organismes génétiquement modifiés

Voir p. 278

Oignon

AVANTAGES

- peut faire baisser un taux de cholestérol trop élevé
- riche en quercétine, il peut réduire la formation de caillots
- peut aider à améliorer l'hypertension
- ses vertus antibactériennes aideraient à enrayer les infections superficielles
- ses composés soufrés bloquent les carcinogènes
- ses tiges sont une bonne source de vitamine C et de bêta-carotène

INCONVÉNIENTS

- cause ballonnements et flatulences
- cru, donne mauvaise haleine et une odeur désagréable à la peau

De nombreux récits de l'Antiquité vantent les vertus de l'oignon. À travers l'Histoire, on a prêté à l'oignon le pouvoir quasi magique de guérir à peu près tout, de la calvitie aux infections.

L'oignon fait partie de la famille des liliacées, tout comme l'ail, le poireau et l'échalote. Il existe d'innombrables variétés d'oignons, auxquelles de nouvelles viennent sans cesse s'ajouter. On les répartit généralement en deux catégories : l'oignon frais, très doux, dont on mange la tige aussi bien que le bulbe, et l'oignon de conservation, plus piquant, dont il faut retirer l'enveloppe. L'échalote se situe à mi-chemin entre l'ail et l'oignon, avec une saveur relativement douce et très subtile.

L'oignon frais se choisit avec des tiges fermes et vertes, un bulbe allongé, ferme et bien blanc. Il se conserve au réfrigérateur, mais pas longtemps, car il a tôt fait de se ramollir. L'oignon de conservation, qu'on trouve toute l'année, doit être ferme lui aussi, avec une pelure craquante. Il faut rejeter tous les oignons mous, avec des taches noires (signes de moisissure) ou dont les tiges se sont mises à germer (ceux-là sont assurément très vieux). Leur odeur devrait etre douce ; elle devient plus prononcée quand ils commencent à se gâter. Ils se conservent dans un endroit sec et frais, à l'abri de la lumière, qui peut leur communiquer un goût âcre. Il faut éviter de placer les oignons à côté des pommes de terre, car l'humidité et les gaz que celles-ci dégagent les gâtent rapidement.

L'oignon rouge, de saveur douce et sucrée, convient aux salades et à la préparation en compote. L'oignon jaune ou blanc développe en cuisant un goût suave qu'il communique aux autres aliments.

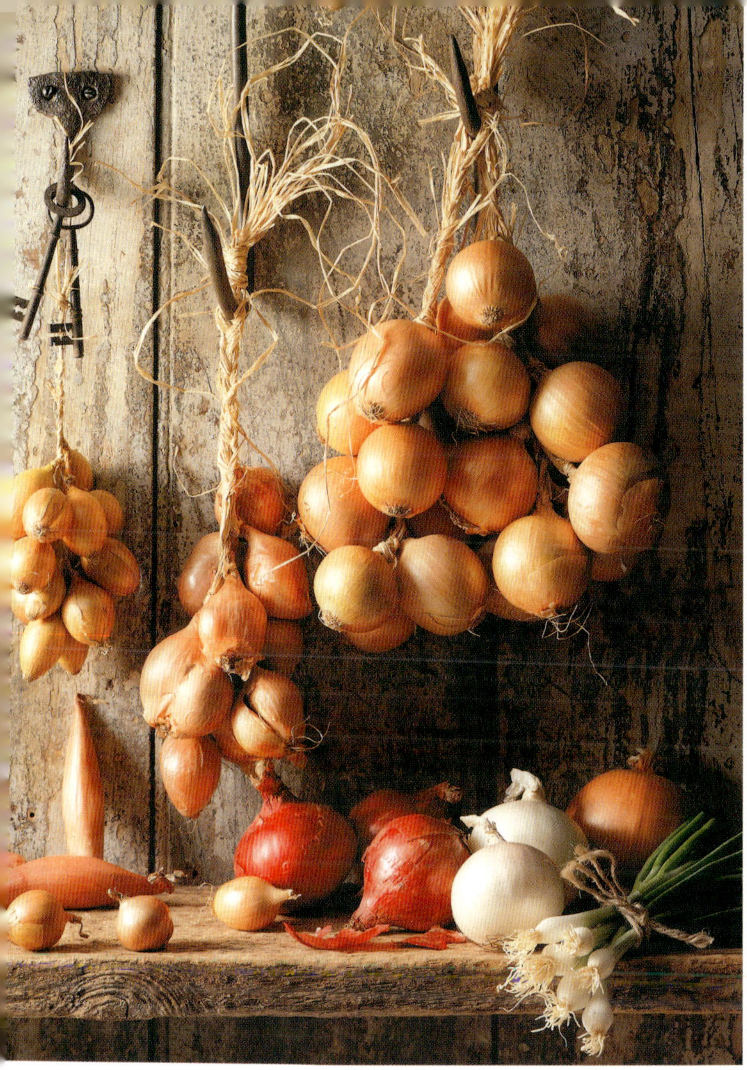

Oignon et échalote font partie de la famille des liliacées. On en trouve de nombreuses variétés sur le marché : oignons rouges, échalions, petits oignons secs, échalotes grises, échalotes de Jersey, oignons jaunes, oignons jaunes d'Espagne, oignons verts, oignons blancs.

SES MULTIPLES UTILISATIONS

L'oignon est un ingrédient indispensable en cuisine. Cru et finement haché, il rehausse les salades. Tranché et doucement revenu, il agrémente les ragoûts, les soupes et les omelettes ; entier ou en quartiers, cuit au four ou sauté, il fait un bon accompagnement, que relève à merveille une sauce. Les oignons blancs nouveaux, généralement servis en crudités, s'avèrent aussi délicieux braisés. Enfin, une soupe à l'oignon constitue presque un repas en soi, dont on limitera les calories en utilisant du bouillon dégraissé et du fromage allégé.

LES AVANTAGES POUR LA SANTÉ

L'oignon est surtout recherché pour son goût, mais sa valeur nutritive n'est pas négligeable. Il fournit des glucides naturels dont une fraction, les fructosanes, est classée parmi les fructo-oligo-saccharides, ou FOS, capables de stimuler dans l'intestin la croissance des bactéries bénéfiques. Ce sont les glucides qui assurent l'essentiel de l'apport énergétique de l'oignon (30 kcal pour 100 g). Il est riche en potassium : un oignon en apporte plus de 150 mg. Il renferme de petites quantités d'acides gras oméga-3, utiles pour la santé cardio-vasculaire, et de nombreux oligoéléments (en particulier du sélénium). Ses tiges vertes sont une bonne source de vitamine C et de bêta-carotène.

La recherche moderne a confirmé certaines des vertus prêtées à l'oignon. On avait, par exemple, coutume de le recommander comme tonique pour le cœur. Il s'est avéré que la quercétine qu'il contient, en ralentissant la formation de caillots, prévient les crises cardiaques. Cette action serait plus marquée avec l'oignon cru. Il semble aussi que l'oignon cru aiderait à réduire le taux de « mauvais» cholestérol (LDL) en accroissant la quantité de lipoprotéines de haute densité (HDL). Enfin, des études ont suggéré que l'oignon consommé en grande quantité pourrait faire baisser l'hypertension.

L'oignon cru cause souvent des flatulences. Ses composés soufrés donnent une mauvaise haleine et même une odeur à la sueur, mais en même temps bloquent le potentiel nocif de certains carcinogènes. D'autres substances dans l'oignon exercent un effet antibactérien, ce qui donne finalement raison à ceux qui affirmaient que frotter un oignon sur une coupure empêche celle-ci de s'infecter.

En coupant un oignon, on libère ses composés soufrés, qui se combinent à des enzymes et dégagent des molécules volatiles ; celles-ci réagissent à l'humidité des yeux pour former de l'acide sulfurique. Le larmoiement est la réaction de l'œil pour éliminer cet irritant. Grâce à ce phénomène, l'oignon fait un bon décongestionnant nasal. ❖

MIEUX VAUT CRU QUE CUIT

Cuire l'oignon à haute température réduit notablement l'effet d'un composant anticancérogène : le sulfure de diallyle. L'oignon cru est bien meilleur pour la santé. Le fait de le hacher permet de mieux profiter de ses vertus.

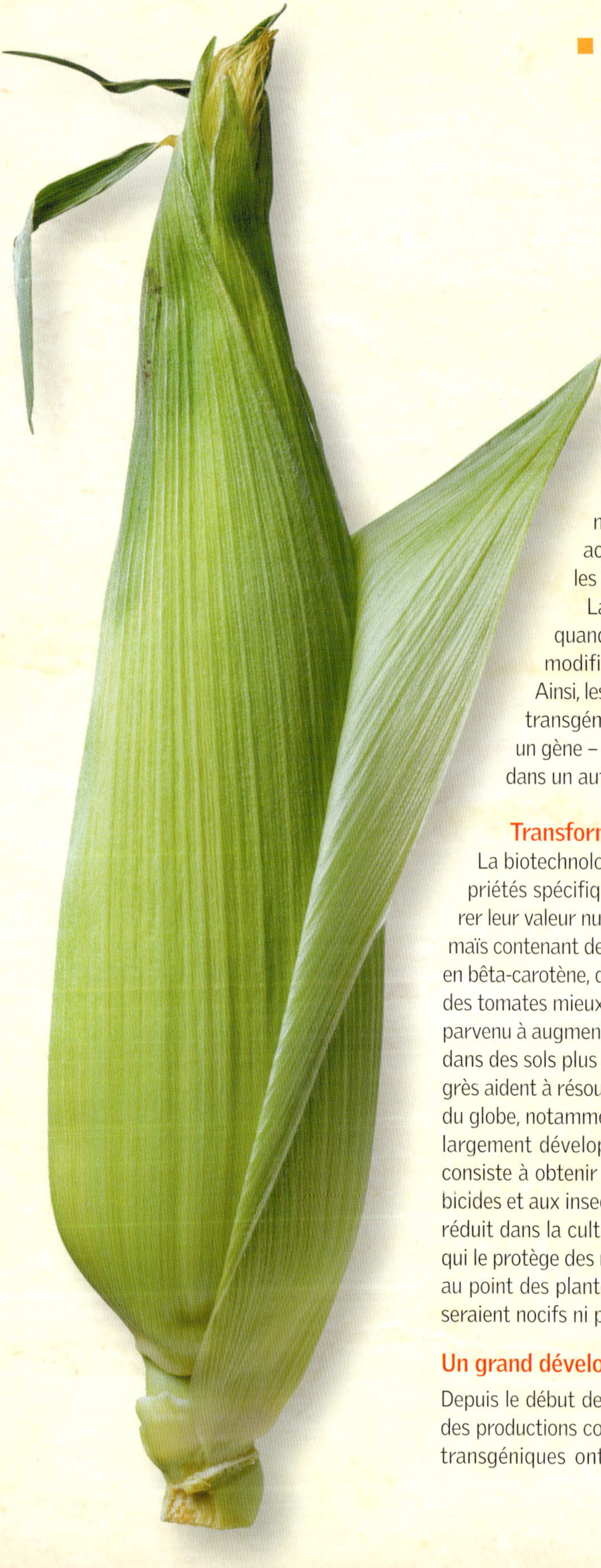

OGM

ORGANISMES GÉNÉTIQUEMENT MODIFIÉS

La modification génétique des aliments continue d'être au centre d'un débat passionné dans les pays européens, notamment en France. Le maïs à l'épreuve des insectes, le colza qui résiste aux herbicides, le café ou le cacao plus résistants aux maladies sont quelques-unes des réalisations intéressantes de la biotechnologie génétique, mais ce sont les effets à long terme des manipulations du génome des plantes qui suscitent des craintes. Certes, il y a maintenant plusieurs siècles qu'on modifie par croisement ou hybridation le bagage génétique des espèces végétales pour favoriser certaines caractéristiques et en atténuer d'autres. Grâce aux raffinements de cette technique, les consommateurs peuvent acheter des denrées souvent plus agréables à déguster, et les agriculteurs bénéficient de récoltes bien plus abondantes. La biotechnologie alimentaire a franchi une étape décisive quand elle a réussi à maîtriser la transgenèse, qui consiste à modifier ou à réorganiser le code génétique d'un organisme. Ainsi, les termes « organisme génétiquement modifié » ou « aliment transgénique » font référence à cette technique qui, en prenant un gène – ou un groupe de gènes – d'un organisme pour l'introduire dans un autre, confère à ce dernier de nouvelles caractéristiques.

Transformer la nature

La biotechnologie génétique permet aux botanistes d'intégrer des propriétés spécifiques dans une plante donnée. Par exemple, afin d'améliorer leur valeur nutritionnelle, de « nouveaux » aliments ont été produits : du maïs contenant des protéines de meilleure qualité nutritive, du riz plus riche en bêta-carotène, du colza renfermant des acides gras non saturés ou encore des tomates mieux pourvues en caroténoïdes antioxydants. En outre, on est parvenu à augmenter le rendement de certaines plantes, à les faire pousser dans des sols plus acides, à les rendre résistantes à la sécheresse : ces progrès aident à résoudre la pénurie alimentaire qui sévit dans plusieurs régions du globe, notamment dans les zones semi-désertiques. Une autre approche largement développée par les grands groupes producteurs de semences consiste à obtenir des plantes capables de résister aux maladies, aux herbicides et aux insectes. Ainsi, l'usage des pesticides a été considérablement réduit dans la culture du coton depuis qu'on a incorporé à celui-ci un gène qui le protège des ravageurs. Une démarche un peu différente vise à mettre au point des plantes résistantes à de nouveaux types d'insecticides qui ne seraient nocifs ni pour les insectes bénéfiques ni pour les récoltes.

Un grand développement dans le monde

Depuis le début de l'utilisation de semences génétiquement modifiées pour des productions commercialisées, en 1996, les surfaces cultivées en plantes transgéniques ont augmenté en moyenne de près de 12 % par an, et dépasseraient aujourd'hui 115 millions d'hectares dans le monde. Il s'agit, pour plus de la moitié, de surfaces cultivées de soja ; viennent ensuite le maïs, le coton et le colza. Aux États-Unis, les cultures d'OGM sont très importantes : elles représentent près des trois quarts de la production totale de maïs, et environ 90 % du soja et du coton récoltés. On y produit également des papayes, des courges et de la luzerne transgéniques. Au Canada, le colza OGM est cultivé depuis 1996, et il constitue à l'heure actuelle plus de 90 % de la production. On en retrouve aussi de façon notable en Argentine et au Brésil (pour le maïs, le soja et le coton). L'Inde est quant à elle un gros producteur de coton OGM, et la Chine a rejoint le groupe des six principaux pays producteurs de cultures d'origine transgénique (coton, tomates, papayes et poivrons doux). En Europe, les surfaces agricoles cultivées en OGM restent très modestes. Les seules récoltes significatives sont le fait de l'Espagne, avec un maïs transgénique résistant à la pyrale (un insecte ravageur), qui est cultivé sur moins de 100 000 ha. Bien que la France ait été le premier pays d'Europe à autoriser, dès 1998, la culture en plein champ et la vente de semences de trois variétés de maïs OGM, ces parcelles ont quasiment disparu en l'espace de 10 ans, sous la double influence de groupes de pression hostiles aux OGM et d'une opinion publique qui leur est, de même, plutôt défavorable.

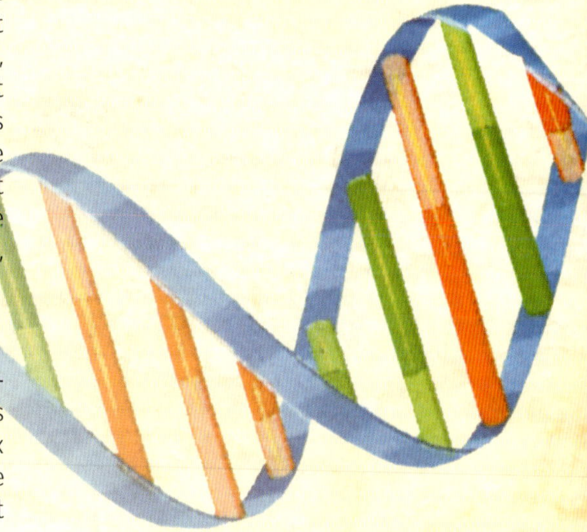

Incertitudes...

La production d'OGM soulève, certes, différentes questions, qui peuvent représenter autant de motifs d'inquiétude. Rien n'interdit de penser que les insectes puissent développer une résistance aux pesticides génétiquement intégrés aux cultures, que la résistance aux herbicides intégrés à une plante OGM puisse être transférée à une mauvaise herbe, ou encore que ces cultures s'avèrent nocives pour les insectes bénéfiques aussi bien que pour les insectes ravageurs.

On a pu également se demander s'il n'existait pas un risque de transfert de gène à une espèce non ciblée par la manipulation génétique. Les spécialistes ont en effet l'habitude d'intégrer au matériel génétique qu'ils introduisent dans une plante un gène antibiorésistant qui sert de « marqueur ». Si la cellule modifiée est capable de survivre à un traitement antibiotique, c'est signe qu'elle a développé une résistance à cet antibiotique et, par conséquent, probablement adopté son nouveau bagage génétique. Jusqu'ici, il n'a jamais été prouvé qu'un marqueur antibiorésistant ait été transféré à une espèce non ciblée, notamment un micro-organisme pathogène, même si, en théorie, cela peut se produire.

Enfin, on a émis l'hypothèse que des allergènes pourraient être transférés dans la plante lors de la manipulation génétique. Cette hypothèse est peu probable car, avant d'introduire une protéine dans le code génétique d'un organisme, on compare sa structure à celle des allergènes connus, pour lesquels il existe d'innombrables bases de données.

... et enjeux

Alors que la culture d'OGM est aujourd'hui une réalité mondiale, force est de constater que, depuis une dizaine d'années, les recherches sur les OGM ont considérablement diminué dans les pays européens, tandis qu'elles se poursuivent aux États-Unis et ailleurs. Cette tendance est en partie due aux moratoires successifs décidés, à partir de 1998, par l'Union européenne. La suspension des autorisations de culture à des fins commerciales, qui avaient été délivrées pour certaines plantes génétiquement modifiées, et surtout les destructions « sauvages » de parcelles pourtant autorisées ont contribué à

LE SAVIEZ-VOUS ?

DES PAYSANS MOINS INTOXIQUÉS PAR LES INSECTICIDES

L'utilisation de coton génétiquement modifié pour être résistant à la pyrale réduit de 30 à 50 % l'usage d'insecticide. On a observé une baisse des cas d'intoxication par insecticides chez les paysans en Inde et en Chine, où ces semences transgéniques sont employées.

décourager la recherche dans ce domaine, tout d'abord dans le secteur privé, mais désormais aussi dans le secteur public. Une situation très préoccupante pour l'économie, dans la mesure où l'une des clés de la compétitivité réside dans la recherche et l'innovation.

Vers plus de transparence

Le fait que l'on n'ait pas encore réellement démontré que les OGM sont inoffensifs pour la santé ou pour l'environnement peut contribuer à pérenniser leur rejet. C'est dans ce contexte que la France a obtenu, en 2008, l'accord de ses partenaires européens pour une remise à plat des procédures d'homologation des organismes génétiquement modifiés dans l'Union, en prenant davantage en compte les risques. Il est ainsi prévu de demander l'avis de toxicologues et de spécialistes de la biodiversité, d'examiner les risques d'appauvrissement des sols, d'étudier les possibilités de cohabitation avec d'autres cultures et de préciser les conséquences financières et économiques d'un tel choix.

D'ores et déjà, l'Union européenne a adopté l'étiquetage obligatoire pour les denrées renfermant des OGM, même en très faible quantité. La mention « issu d'OGM » doit figurer dans la liste des ingrédients pour tous les produits alimentaires contenant plus de 0,9 % d'OGM ou de produits dérivés d'OGM. L'étiquette des denrées doit également mentionner si celles-ci ont été obtenues à partir de matières premières transgéniques, et ce indépendamment de la présence d'ADN ou de protéines résultant de la modification génétique. Des produits très transformés (comme les huiles raffinées, totalement dépourvues de protéines) sont par exemple étiquetés OGM dès lors que la matière première est génétiquement modifiée. On parle alors d'étiquetage technologique.

Enfin, dans toute l'Union européenne, la traçabilité des OGM est désormais de rigueur. Les exploitants qui mettent sur le marché des produits contenant des OGM, ou fabriqués à partir d'OGM, doivent disposer des informations relatives à ce type d'ingrédients, les transmettre à l'ensemble de la chaîne commerciale et les conserver pendant 5 ans. Cela dans un but de transparence et pour garder la possibilité de remonter la filière de production en cas de contestation.

Soucieux de la sensibilité de l'opinion publique, les industriels et les producteurs évitent, en France, le recours à des OGM : ils s'approvisionnent auprès de filières garantissant la non-utilisation de ces organismes, modifient des recettes afin de ne pas utiliser d'ingrédients susceptibles d'être dérivés d'OGM, etc. De ce fait, les produits génétiquement modifiés sont très rares chez nous. Grâce à un étiquetage précis, les consommateurs sont par ailleurs informés de la présence d'OGM dans les aliments et peuvent ainsi choisir en connaissance de cause. Ce qui laisse à chacun la liberté d'introduire ou non les OGM dans son assiette.

LE SAVIEZ-VOUS ?

LES OGM DANS LE MONDE

Aujourd'hui, 65 % des surfaces cultivées en soja sont des OGM, comme 42 % des surfaces cultivées en coton, 24 % en maïs et 20 % en colza.

Les autres usages des OGM

- **La recherche fondamentale :** il s'agit de produire des organismes, plantes ou animaux au profit de la recherche fondamentale pour, à terme, identifier la fonction des gènes.
- **La production de médicaments :** on s'efforce de fabriquer des vaccins, des médicaments et des protéines sanguines à partir de plantes modifiées, ce qui permet d'obtenir des substances exemptes de virus pouvant être transmis à l'homme.
- **Les applications industrielles :** on étudie des OGM qui devraient aider à améliorer les textiles et le rendement du papier. On travaille aussi activement à la mise au point de plantes qui pourraient servir de biocarburants efficaces.

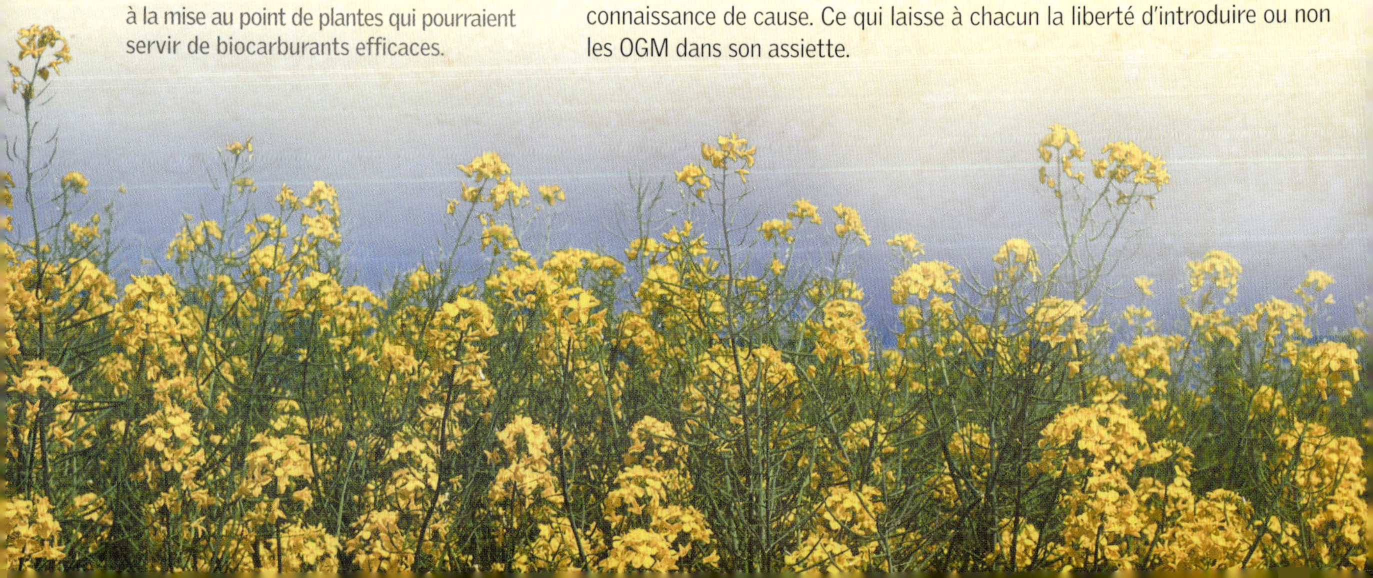

Okra ou gombo

AVANTAGES

- très bonne source de fibres solubles
- riche en vitamines du groupe B, en vitamine C, en magnésium et en potassium
- très peu calorique

INCONVÉNIENT

- sa consistance gélatineuse peut déplaire à certains

Parent de l'hibiscus, l'okra, ou « bonnet grec », est l'ingrédient de base de nombreux plats dans toute l'Afrique aussi bien qu'aux Antilles, comme le gumbo, ragoût créole – d'où son autre nom de gombo.

C'est un végétal peu calorique mais riche en minéraux. Une portion de 100 g d'okra fournit 200 mg de potassium et près de 20 % de l'apport nutritionnel conseillé (ANC) en magnésium, ainsi que du calcium, du phosphore et du fer. L'okra est aussi une bonne source de vitamine C et de provitamine A, antioxydantes, et de vitamines B.

Non seulement l'okra confère un parfum unique aux ragoûts et aux soupes, mais il sert aussi de liant. En cuisant, il épaissit les liquides. Cette propriété lui vient de sa haute teneur en pectine et autres fibres solubles. La pectine aide à faire baisser le niveau de cholestérol sanguin en empêchant les intestins d'absorber la bile, forçant le foie à utiliser le cholestérol qui circule dans le sang pour en produire d'autre. Une action renforcée par la présence de phytostérols actifs, qui peuvent aussi contribuer à la baisse du cholestérol. Une consommation régulière peut donc aider à améliorer la santé cardio-vasculaire. De plus, les fibres solubles régularisent le transit intestinal et préviennent la constipation.

Pour réduire autant que possible la consistance gluante de l'okra, on peut le cuire à la vapeur ou le blanchir pour l'attendrir. Si on évite de le trancher avant de le faire cuire, les sucs resteront à l'intérieur. Il est conseillé également de le cuire en même temps qu'un légume acide comme la tomate. L'okra peut aussi se manger cru, comme ingrédient d'une salade. ❖

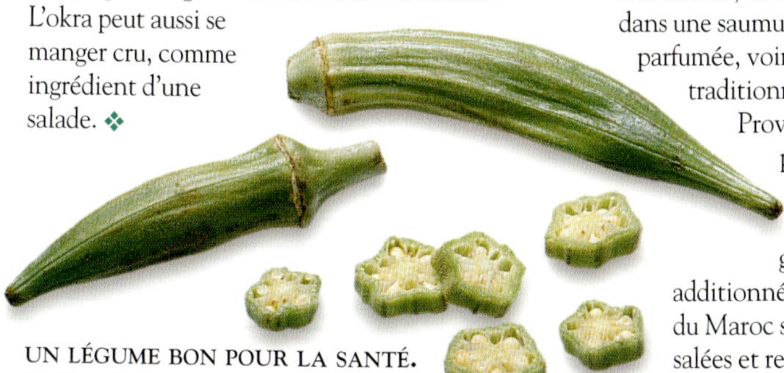

UN LÉGUME BON POUR LA SANTÉ. *Utilisez l'okra pour épaissir les sauces et potages : il aide à réduire le cholestérol.*

Olive et huile d'olive

AVANTAGES

- l'olive est riche en acides gras mono-insaturés, en vitamine E, en phytostérol et en fibres
- l'huile d'olive vierge est riche en phytonutriments antioxydants

INCONVÉNIENT

- l'olive est très riche en sodium

L'olive fait partie intégrante de l'alimentation méditerranéenne, et elle participe largement à ses bienfaits pour la santé. Elle fournit en effet des acides gras mono-insaturés, sous forme d'acide oléique, ainsi que de la vitamine E, de nombreux phytostérols et des fibres, des composants qui agissent en synergie pour préserver la santé cardio-vasculaire.

La couleur des olives dépend du moment de leur cueillette : les olives vertes sont récoltées encore immatures, en début d'automne, alors que les olives noires sont récoltées plus tard, à complète maturité. C'est de ces dernières que l'on extrait l'huile d'olive. Les olives ne sont pas comestibles telles quelles, et sont traitées après récolte.

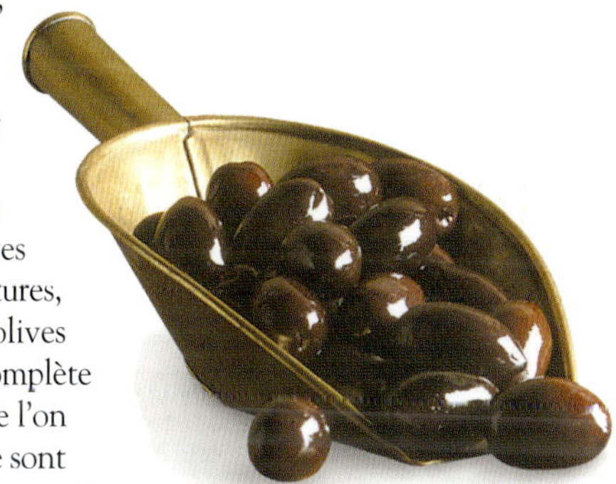

VERTES OU NOIRES ? *Les olives noires sont parvenues à maturité, mais pas les vertes.*

Les olives vertes doivent d'abord tremper dans un bain alcalin (de soude ou de potasse) pour perdre leur amertume. Elles sont ensuite rincées, puis soumises à une fermentation lactique naturelle. Une fermentation peu poussée donne des olives vertes et croquantes, une fermentation plus longue, des olives à saveur légèrement aigrelette. On les conserve ensuite dans une saumure aromatisée.

Les olives noires sont toujours lavées à plusieurs eaux, avant d'être préparées de différentes façons. Au naturel, elles sont simplement conservées dans une saumure concentrée plus ou moins parfumée, voire salées au sel sec. C'est la façon traditionnelle de préparer les olives de Provence, de Nice ou de Nyons, les plus réputées. Préparées à la grecque, elles sont désamérisées, comme les olives vertes, puis gardées en saumure aromatisée et additionnée d'huile d'olive. Les olives noires du Maroc sont séchées au soleil, légèrement salées et recouvertes d'huile d'olive.

Une olive verte n'apporte pas plus de 5 kcal, et elle est peu chargée en huile (moins de 15 %),

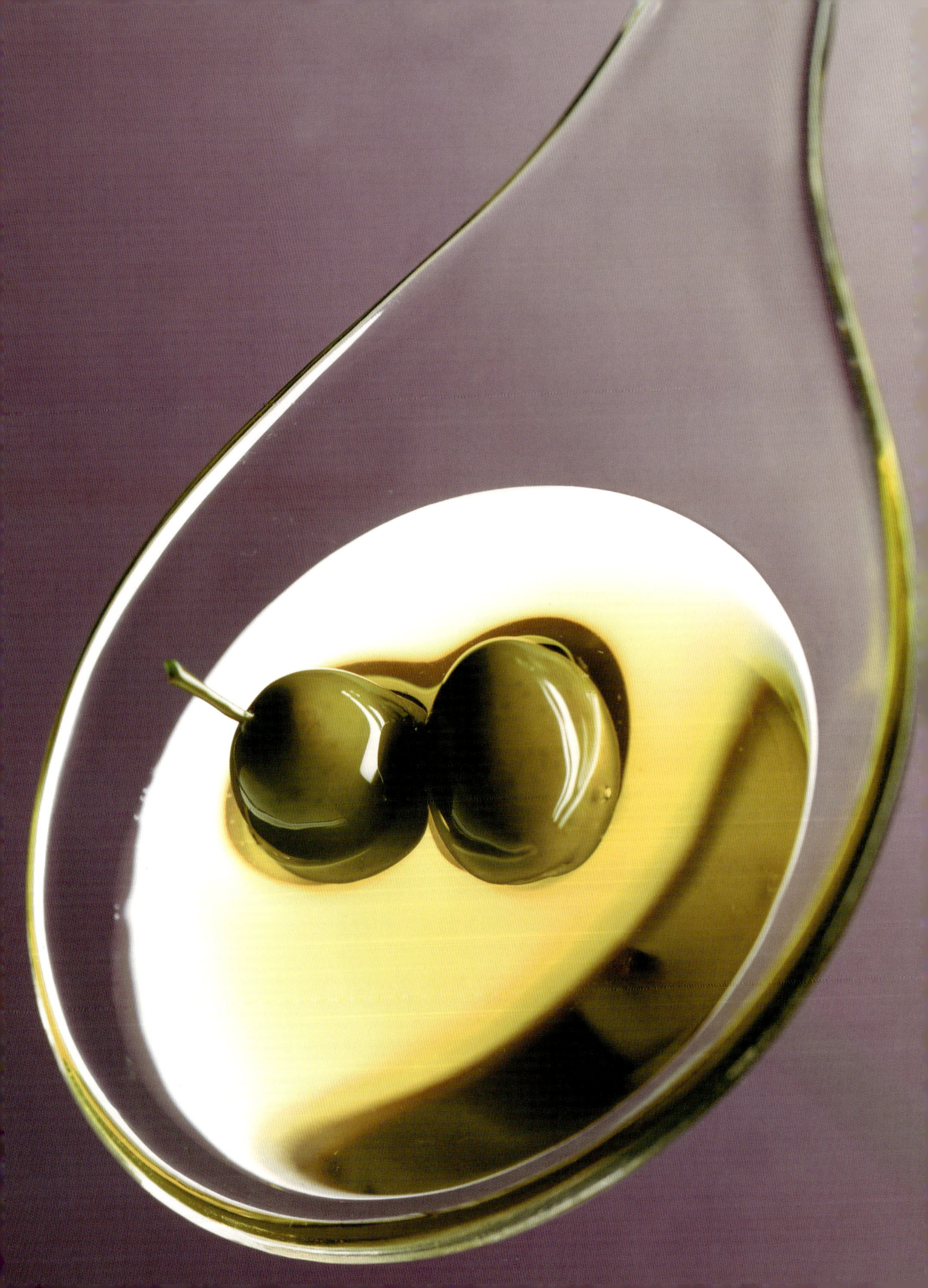

LE SAVIEZ-VOUS ?

L'HUILE LA PLUS ANCIENNE

La culture de l'olivier date de plus de 5 000 ans. Dans la Grèce antique, cet arbre était consacré à la déesse Athéna. L'huile d'olive était utilisée non seulement pour l'alimentation, mais aussi comme base pour la préparation de baumes et d'onguents auxquels on attribuait maintes vertus.

car non parvenue à maturité. Une olive noire, qui renferme 30 % de lipides, apporte de 12 à 15 kcal selon sa grosseur. Mais, qu'elle soit verte ou noire, elle est toujours chargée en sodium, et doit impérativement être écartée du régime hyposodé.

LE JUS DE L'OLIVE

L'huile d'olive vierge, qui est obtenue par simple pression à froid, correspond au jus de l'olive. Elle renferme tous les antioxydants bénéfiques de ce fruit, en particulier la vitamine E (avec un taux de 12 mg pour 100 g) et les polyphénols. La meilleure est l'huile d'olive d'appellation « vierge extra », au goût parfait avec un taux d'acidité inférieur à 1 %.

L'huile d'olive est constituée en majorité par de l'acide oléique, un acide gras mono-insaturé parfois nommé oméga-9. Elle est capable de réduire le taux de cholestérol sanguin total en diminuant le « mauvais » cholestérol (LDL) tout en protégeant le « bon » cholestérol (HDL). Des études récentes laissent penser que certains de ses polyphénols naturels aux propriétés antioxydantes (comme l'hydroxytyrosol ou l'oleuropéine) pourraient agir favorablement sur les parois des vaisseaux et ralentir la progression de l'athérosclérose. Par ailleurs, les lignanes de l'huile d'olive vierge pourraient protéger contre le cancer en évitant dès le début certaines mutations dans les cellules. L'huile d'olive est très digeste, elle stimule le fonctionnement de la vésicule biliaire et aide à combattre la constipation.

Comme toutes les huiles, l'huile d'olive apporte 900 kcal pour 100 g, soit 90 à 110 kcal pour 1 cuillerée à soupe. Elle est largement utilisée dans les assaisonnements, ainsi qu'en cuisine puisqu'elle supporte la cuisson. Elle doit être gardée à l'abri de la chaleur et surtout de la lumière. ❖

Oméga-3 et oméga-6

Voir p. 287

Ongles

PRIVILÉGIER

- viande maigre, volaille et poisson pour le fer et de bonnes protéines
- agrumes pour la vitamine C
- légumes à feuilles vert foncé, céréales complètes, légumineuses et jus de fruits pour l'acide folique et d'autres vitamines du groupe B

ÉVITER

- utilisation fréquente de dissolvants pour vernis à ongles ou d'autres produits chimiques

La plupart des problèmes des ongles sont liés à des excès : se ronger les ongles, utiliser souvent du dissolvant pour vernis à ongles, des colles ou autres produits chimiques. Toutefois, les ongles en mauvaise santé peuvent être le reflet d'une carence nutritionnelle ou d'une maladie sous-jacente.

Les ongles croissent d'environ 3 mm par mois ; la maladie, l'âge et le froid ralentissent leur croissance. Ils sont formés de kératine, une protéine dure également présente dans l'épiderme et dans les cheveux. La portion visible, la tablette unguéale, recouvre le bout des doigts et des orteils ; à sa base se trouve la lunule, en forme de demi-lune. La cuticule forme un sceau protecteur entre la peau et l'ongle. Seule la lunule est du tissu vivant ; le reste est composé de cellules mortes.

Même s'ils sont faits de tissus morts, les ongles sont un indicateur important de l'état de santé ; c'est pourquoi le médecin les examine pour y trouver des indices. Les ongles mous, qui s'incurvent vers le haut, sont le signe d'une anémie ferriprive. Des ongles arrondis, comme bosselés, indiquent une mauvaise circulation sanguine ou un trouble pulmonaire grave ; des ongles épais, décolorés, peuvent être liés à une infection fongique ; le psoriasis s'accompagne d'érosions ponctuées, et des rainures horizontales peuvent indiquer une infection systémique ou une maladie débilitante.

Les ongles en bonne santé sont forts, lisses et rosés. Comme les cheveux, ils ont besoin d'être hydratés ; autrement, ils jaunissent et se cassent facilement. Pour assurer leur croissance et leur solidité, il leur faut un apport régulier d'oxygène et d'autres nutriments. Comme l'organisme est très efficace pour livrer les nutriments là où les besoins sont les plus grands et que les ongles ne sont pas des organes vitaux, ils sont les premiers à être délaissés quand il y a une plus grande demande ailleurs dans le corps.

Les problèmes des ongles disparaissent quand les causes des maladies sont identifiées et que les carences nutritionnelles qui les affectent sont corrigées. Pour fabriquer la kératine, il faut au corps des protéines d'origine animale – viande maigre, volaille, poisson, fruits de mer ; céréales complètes et légumineuses apporteront aussi des protéines.

Des aliments riches en fer. Quand le corps n'apporte pas les nutriments nécessaires aux ongles, ce peut être le signe d'une anémie ferriprive. Augmenter la consommation d'aliments riches en fer – viande maigre, volaille, poisson, fruits de mer, abricots secs, céréales enrichies – peut être suffisant pour soigner une anémie ferriprive légère. Il faut toutefois consulter un médecin pour déterminer si l'anémie est due à des carences nutritionnelles ou à un saignement chronique. (Il ne faut jamais s'autotraiter avec des suppléments de fer, car il y a des risques de toxicité.) La vitamine C aide le corps à assimiler le fer qui se trouve dans les légumes et les fruits, notamment les agrumes.

Essayer l'acide folique. Les ongles peuvent être touchés par une anémie causée par une carence en acide folique, une vitamine B (B_9) essentielle. Foie, céréales complètes, légumineuses, légumes à feuilles vert foncé, petits pois, fruits secs oléagineux et jus d'orange sont de bonnes sources d'acide folique et d'autres vitamines du groupe B. ❖

Orange

AVANTAGES

- excellente source de vitamine C et de bioflavonoïdes
- source d'acide folique, de thiamine et de potassium

INCONVÉNIENT

- peut déclencher des réactions allergiques chez des sujets sensibles

L'un des fruits les plus populaires est sans conteste l'orange, qu'on associe toujours à la vitamine C, et pour cause : 1 orange moyenne (130 g poids net, sans la peau) en fournit 70 mg, soit plus de 60 % de l'apport nutritionnel conseillé (ANC). Dans l'orange, la vitamine C est associée à des flavonoïdes et des anthocyanes, qui améliorent son activité physiologique antiscorbutique et ont un effet protecteur sur les parois des petits capillaires sanguins. La vitamine C, antioxydante, protège les cellules contre les dégâts dus à l'excès de radicaux libres, et pourrait réduire aussi l'incidence de certains cancers, d'infarctus, des accidents vasculaires cérébraux (AVC) et d'autres maladies. Les bioflavonoïdes de l'orange, comme la rutine et l'hespéridine, sont des pigments végétaux susceptibles de prévenir ou de ralentir la croissance des tumeurs. La pulpe de cet agrume contient aussi de la bêta-cryptoxanthine, un caroténoïde susceptible de prévenir le cancer du côlon, ainsi que de la nobiletine, un flavonoïde qui pourrait avoir une action anti-inflammatoire. Enfin, l'orange contient une bonne quantité d'autres vitamines et minéraux : thiamine, acide folique, potassium.

Une orange moyenne n'apporte que 55 à 60 kcal, ce qui reste modéré. La membrane qui sépare les quartiers fournit une bonne quantité de pectine, fibre alimentaire soluble qui aide à contrôler les taux de cholestérol.

L'orange est délicieuse en collation, en dessert, dans les salades et même dans certains plats de viande. Un verre de 15 cl de jus frais renferme à peu près les mêmes nutriments qu'un fruit entier, mais, dans le jus du commerce, la pulpe de l'orange est souvent éliminée. La vitamine C est bien protégée par la peau épaisse du fruit, mais rapidement détruite par l'oxygène de l'air. C'est pourquoi il faut consommer sans attendre le jus extrait de l'orange. Les jus du commerce sont en général moins bien pourvus en vitamine C, sauf ceux « à teneur garantie », dans lesquels on a ajouté de la vitamine C synthétique pour retrouver le taux vitaminique d'origine.

En ce qui concerne le zeste râpé et l'écorce confite, il faut être prudent, car l'orange a tendance à retenir dans sa peau les sulfites et autres produits de traitement qui ont servi à la conserver. Les sulfites sont à l'origine de graves réactions chez les personnes qui souffrent d'allergies, sans compter le pouvoir allergisant

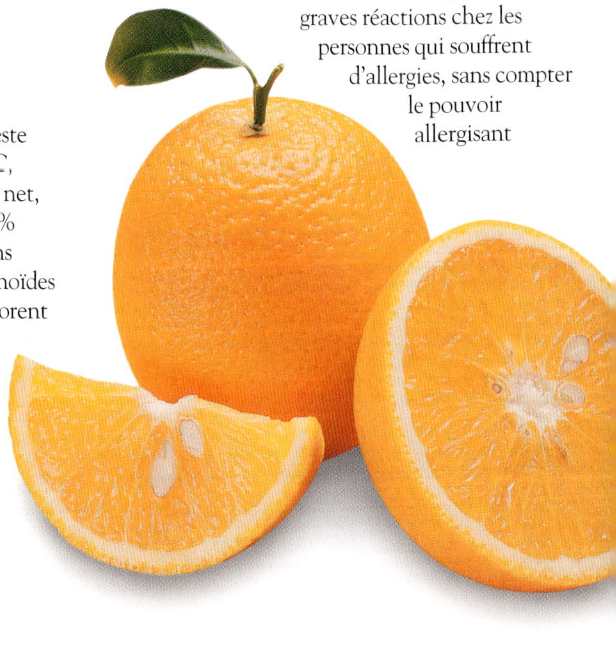

UN PETIT TRUC

MANGEZ AUSSI LE BLANC

La couche blanche spongieuse sous le zeste de l'orange est excellente pour la santé. On y retrouve une bonne part des vertus qui se rattachent aux fibres et aux antioxydants de ce fruit.

du limonène, l'huile naturelle de la pelure. Beaucoup de personnes éprouvent des symptômes allergiques en buvant du jus d'orange vendu dans le commerce, dans lequel passe beaucoup de limonène, alors que ces mêmes personnes tolèrent bien l'orange fraîche. ❖

Ostéoporose

PRIVILÉGIER

- lait, yaourt, fromage et laitages pour le calcium
- aliments riches en vitamine D : poissons gras, lait enrichi, fromages, jaune d'œuf
- légumineuses pour le phosphore
- activité physique

RÉDUIRE

- alcool
- café, thé, boissons au cola et autres boissons contenant de la caféine
- boissons au cola riches en phosphates

ÉVITER

- tabac

Pendant notre vie, nos os sont en constant renouvellement, phénomène appelé remodelage osseux. Tandis que les cellules ostéoclastes désagrègent les minéraux, en particulier le calcium, qui est en partie réabsorbé, les cellules ostéoblastes favorisent la reconstitution osseuse. Quand la résorption, c'est-à-dire la perte de calcium, se produit plus rapidement que la reconstruction, les os s'affaiblissent et deviennent très poreux : c'est l'ostéoporose. Il suffit alors de très peu de pression pour entraîner des fractures. Le manque d'œstrogènes (chez la femme) semble être un facteur déterminant pour le développement de l'ostéoporose, mais la diminution des androgènes (chez l'homme) joue aussi un rôle, comme l'apport insuffisant de calcium et de vitamine D.

Pendant l'enfance, les os croissent en longueur et en densité. À l'adolescence, la densité s'intensifie et les os finissent leur croissance (entre 11 et 14 ans). La masse osseuse optimale est atteinte entre 20 et 25 ans. On ne peut l'améliorer ensuite, mais simplement la préserver, ce qui est déjà important. Plus nos os sont denses, moins on a de risque d'ostéoporose.

Hommes et femmes commencent à perdre de la masse osseuse en vieillissant. Chez la femme, la perte est accélérée lors du déclin de la production d'œstrogènes, à la ménopause. Les femmes d'origine nord-européenne et asiatique présentent le risque d'ostéoporose le plus élevé. Les femmes d'origine méditerranéenne et africaine sont moins touchées : leur masse osseuse est en général génétiquement plus importante et elles sont plus exposées au soleil, ce qui leur permet de fabriquer de la vitamine D.

L'exercice physique est utile à tout âge ; mais il est prouvé qu'il peut améliorer la solidité et la densité des os quand on vieillit. Par contre, l'entraînement athlétique trop poussé à l'adolescence, chez les filles, diminue la masse grasse de l'organisme, ce qui perturbe la production d'œstrogènes. Les adolescentes qui font de l'athlétisme ou de la danse de façon poussée, et qui ont des irrégularités menstruelles, présentent un risque plus élevé de développer plus tard une ostéoporose sévère. Les jeunes anorexiques, qui se laissent mourir de faim pour se débarrasser de la couche sous-cutanée normale de graisse, présentent aussi un risque élevé d'ostéoporose à l'âge adulte.

Le tabac augmente grandement le risque d'ostéoporose. Les femmes qui fument ont des taux d'œstrogènes plus bas quel que soit leur âge et peuvent être ménopausées 5 ans plus tôt que les non-fumeuses. De plus, la nicotine diminue l'assimilation du calcium.

Les femmes qui ont eu une hystérectomie totale subissent une diminution abrupte de la production d'œstrogènes, et non graduelle comme c'est le cas à la cinquantaine. Elles peuvent avoir une ostéoporose plus grave que les femmes ménopausées normalement. Les maladies rénales et l'utilisation des corticostéroïdes sont aussi des facteurs de risque.

LA PRÉVENTION

La prévention de l'ostéoporose commence dès l'enfance, avec une alimentation saine et de l'exercice. Il faut beaucoup de calcium et de vitamine D. L'apport quotidien de calcium recommandé est de 1 200 mg entre 9 ans et 18 ans, de 900 mg pour les adultes de moins de 55 ans et de 1 200 mg après 55 ans. Le phosphore, lui aussi essentiel à la formation osseuse, se trouve dans la plupart des aliments qui contiennent du calcium, ainsi que dans la viande, la volaille et les œufs.

Calcium. On privilégiera les aliments riches en calcium et en phosphore : lait et produits laitiers (yaourts, fromages), poisson en conserve avec les arêtes, noix et autres fruits secs oléagineux, agrumes, légumes à feuilles vert foncé. Plus les légumes sont verts, plus ils renferment de calcium (sauf l'épinard, à cause de l'acide oxalique, qui inhibe son assimilation).

Pour ceux qui ne veulent pas prendre de lait entier, le lait écrémé contient autant de calcium à volume égal. Fromages, yaourts et lait sans lactose sont d'excellentes sources de calcium pour les sujets intolérants au lactose du lait. Les végétaliens auront davantage de difficultés à couvrir leurs besoins. Ils peuvent néanmoins trouver du calcium dans les boissons au soja enrichies en calcium, le tofu, les haricots, les lentilles, les noix et les légumes verts.

Un supplément de calcium est parfois nécessaire, sous forme de complément ou de médicament. Le citrate de calcium est la forme qui s'absorbe le mieux ; le carbonate de calcium, moins bien absorbé, en particulier chez les plus de 50 ans, entraîne de rares cas de constipation et de flatulences. Le gluconate de calcium s'absorbe bien mais cause parfois de la diarrhée. Prendre les suppléments pendant un repas aide l'assimilation.

Vitamine D. Elle est aussi importante que le calcium, car l'organisme en a besoin pour absorber celui-ci. L'ANC pour les adultes est de 200 UI (5 µg) ; pour les plus de 75 ans, de 400 à 600 UI (10 à 15 µg). La principale source est le soleil, mais on en trouve dans le lait enrichi, les poissons gras, le jaune d'œuf, le beurre et les fromages.

Vitamine K. Selon des recherches récentes, la vitamine K pourrait augmenter la densité osseuse et réduire le taux de fractures. Les études *Nurses' Health Study* et *Framingham Heart Study* ont montré que les personnes qui consomment beaucoup de vitamine K présentent un risque moindre de fracture de la hanche que celles qui en consomment moins. Les bactéries de nos intestins aident à fabriquer une bonne quantité de la vitamine K qui nous est nécessaire ; le reste se trouve dans les légumes à feuilles vert foncé, les petits pois, les brocolis, les épinards, les choux de Bruxelles, le cresson, le chou et le foie.

Soja. Selon certaines études, le soja pourrait jouer un rôle dans la prévention de l'ostéoporose grâce à ses isoflavones, des phyto-œstrogènes qui aident à maintenir la masse osseuse pendant la ménopause.

Graines de lin. Une étude chez des femmes ménopausées semble indiquer que les graines de lin, riches en lignanes, peuvent maintenir la masse osseuse, élever le taux d'antioxydants et atténuer la perte urinaire de calcium.

Vitamine C. Des études indiquent que plus on prend de vitamine C, plus la densité osseuse est élevée. La vitamine C aide à former le tissu conjonctif qui maintient les os. Fruits et légumes, en particulier agrumes, baies, melons et poivrons, en sont les meilleures sources.

Exercices. Marche, jogging, gymnastique aérobique, tennis et danse sont excellents pour la masse osseuse. Ils stimulent le processus de remodelage et améliorent la circulation sanguine, ce qui permet d'apporter au tissu osseux les « matériaux » nécessaires à son édification.

CE QU'IL FAUT ÉVITER

Caféine. Café, thé et boissons au cola augmentent l'excrétion du calcium.
Sodium. Il peut entraîner l'excrétion du calcium par les reins. Limitez le sel à table. Évitez les charcuteries et les plats tout préparés du commerce.
Trop de protéines animales. Elles pourraient stimuler l'excrétion du calcium.
Trop de phosphore. En particulier apporté par les boissons au cola (sous forme d'acide phosphorique), il entraîne une fuite urinaire et fécale du calcium. Un excès de viande peut avoir le même effet.

Les médicaments peuvent modifier le taux de calcium. Les antiacides qui contiennent de l'aluminium, de même que d'autres médicaments en traitement à long terme (antibiotiques, diurétiques et corticostéroïdes), peuvent augmenter l'excrétion du calcium.

MESURER LA DENSITÉ OSSEUSE

De nombreux médecins recommandent une mesure de la densité osseuse chez les femmes dont les menstruations deviennent irrégulières. Selon les résultats, le médecin pourra recommander des suppléments de calcium et de vitamine D.

LE THS

L'ostéoporose des femmes a souvent été soignée par un traitement hormonal substitutif (THS) – aujourd'hui fortement remis en question (voir Ménopause) – pour compenser la perte d'œstrogènes lors de la ménopause, perte qui entraîne une diminution de la masse osseuse. Des recherches récentes semblent indiquer que le THS est efficace seulement chez les femmes déjà atteintes d'ostéoporose avant la ménopause.

Il existe de nouveaux médicaments non hormonaux pour les femmes et les hommes : des biophosphonates, comme l'étidronate (Didrorel®) et l'alendronate. Ils diminuent la résorption osseuse et entraînent la formation de nouveaux tissus sains. La calcitonine, préparation hormonale par injection ou par atomiseur nasal, a le même résultat mais induit beaucoup d'effets secondaires.

Le raloxifène aide à prévenir l'ostéoporose en modulant les récepteurs d'œstrogènes de l'organisme. Ce médicament a les mêmes avantages que les œstrogènes, sans augmenter les risques de cancers du sein et de l'utérus. ❖

LE SAVIEZ-VOUS ?

LA QUALITÉ DES OS SE FORGE À L'ADOLESCENCE

L'adolescence est une époque déterminante de la vie, notamment pour les os. Une étude récente a montré que, si elle a bu moins de 1 verre de lait par jour durant son adolescence, toute femme parvenue à l'âge de 50 ans a une densité osseuse beaucoup plus faible et un risque deux fois plus élevé que les autres de subir une fracture. La quantité de lait ou de calcium absorbée par la suite n'influence pas les résultats.

OMÉGA-3 ET OMÉGA-6

ACIDES GRAS ESSENTIELS

Les acides gras oméga-3 sont dits essentiels parce que l'organisme, qui en a absolument besoin pour fonctionner, est incapable de les fabriquer. Il est donc essentiel de se les procurer grâce aux aliments. Ces acides gras se trouvent dans les poissons gras et dans l'huile de certaines plantes.

Également essentiels, les acides gras oméga-6 sont ceux que renferment en général les graines, les noix et fruits secs oléagineux et les huiles végétales. Ils sont apportés aussi en petites quantités par les légumes verts. Il faut veiller à équilibrer dans l'alimentation ces deux acides gras, qui se complètent l'un l'autre. Les oméga-3 aident à réduire l'inflammation et la plupart des oméga-6 tendent à en causer : voilà l'exemple d'un déséquilibre qui peut entraîner des maladies. Une bonne alimentation devrait fournir entre 1 et 5 fois plus d'oméga-6 que d'oméga-3, mais la proportion actuelle en France se situe plutôt de 11 à 30 pour 1. Il faut donc rechercher activement des sources d'oméga-3. En comparaison, le régime méditerranéen présente un meilleur équilibre entre les acides gras oméga-3 et oméga-6, probablement parce qu'il n'inclut pas d'huile de tournesol, très riche en oméga-6.

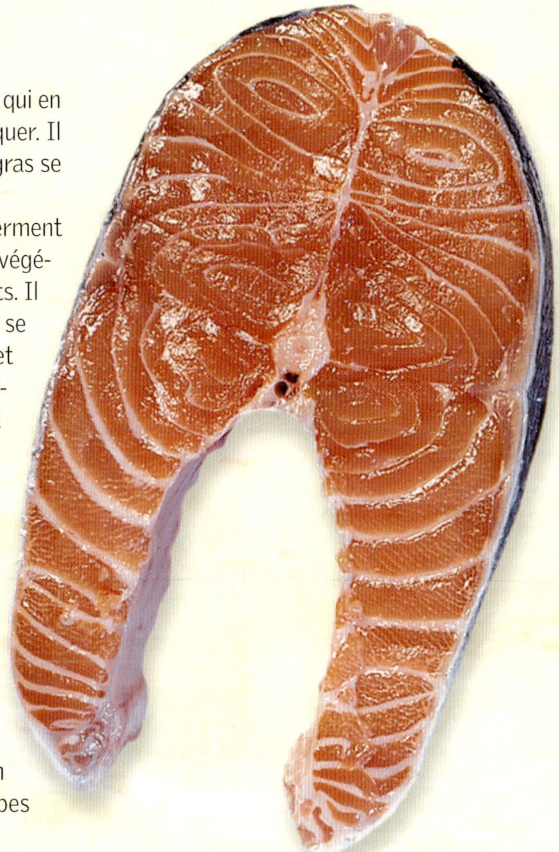

Les différents types d'oméga-3

Il y a trois types d'acides gras oméga-3 : l'acide alpha-linolénique (ALA), l'acide eicosapentaénoïque (EPA) et l'acide docosahexaénoïque (DHA). L'organisme dispose d'enzymes capables de convertir l'ALA en EPA et en DHA, plus faciles à utiliser. Mais ces deux derniers types d'oméga-3 sont aussi fournis directement par les huiles de poisson.

On trouve l'EPA et le DHA dans les poissons gras comme le saumon, le thon, le maquereau, le hareng et les sardines, et l'ALA dans les graines de lin, les noix, l'huile de colza et, en petites quantités, dans les légumes à feuilles vert foncé.

Les avantages pour la santé

C'est en étudiant l'alimentation des Inuits du Groenland que les chercheurs ont découvert les avantages des oméga-3. Ces populations sont beaucoup moins touchées que d'autres par les maladies cardiaques, la polyarthrite rhumatoïde et le psoriasis. Comme leur alimentation est riche en graisse de baleine, de phoque et de saumon, on en a conclu que les acides gras oméga-3 que renferment ces aliments avaient vraiment le pouvoir de combattre ces maladies.

La recherche se poursuit toujours en ce sens. L'effet des acides gras essentiels est surtout probant sur les maladies du cœur et les facteurs qui y sont reliés, mais leurs autres effets thérapeutiques apparaissent également très intéressants.

Les maladies cardio-vasculaires

Il y a tout lieu de croire que l'EPA et le DHA des huiles de poisson réduisent les facteurs de risque de maladies coronariennes comme l'hypertension et l'hypercholestérolémie. Des travaux ont aussi démontré que ces acides gras pouvaient prévenir la formation de plaques d'athérome et de caillots sanguins, abaisser les triglycérides, réduire l'arythmie, et protéger contre la mort

Sources recommandées d'acides gras oméga-3

- ✔ **Poissons gras :** saumon, sardine, hareng, thon ou maquereau. Mangez-en plusieurs fois par semaine.
- ✔ **Graines de lin broyées :** broyez-les dans un moulin à café et parsemez-en dans les céréales, les soupes, les salades. Ou prenez-en 1 à 2 cuillerées à soupe par jour.
- ✔ **Noix :** à manger seules ou associées à des salades. L'huile de noix fait d'excellentes vinaigrettes.
- ✔ **Huile de colza :** pour les vinaigrettes et les sauces froides, type mayonnaise.

Recommandations sur les huiles de poisson

L'American Heart Association recommandait déjà le poisson et les huiles de poisson pour diminuer le risque de maladies coronariennes. Elle les recommande maintenant aussi aux cardiaques et à ceux dont le taux de triglycérides est trop élevé.

INDICATION	QUE MANGER ?
Pour prévenir le risque coronarien	Au moins 2 plats de poisson par semaine.
À la suite d'une crise ou d'un épisode cardiaque	Environ 1000 mg par jour d'huile de poisson, dérivée si possible d'une variété de poissons gras et de suppléments (sur prescription médicale).
Pour faire baisser les triglycérides	2000 à 4000 mg de suppléments d'huile de poisson, sous surveillance médicale.

par arrêt cardiaque. Des études sur des patients ayant survécu à une crise cardiaque ont rapporté qu'un supplément quotidien d'acides gras oméga-3 pouvait réduire les risques de mortalité, de récidives et d'accident vasculaire cérébral. (Voir les nouvelles recommandations ci-dessus.)

Le diabète

Chez les diabétiques, les taux sanguins sont souvent élevés en triglycérides et bas en HDL. Les acides gras oméga-3 (EPA ou DHA) peuvent aider à faire baisser les triglycérides et à augmenter les HDL, mais on craint que l'ALA ne soit pas aussi efficace chez les diabétiques, car il se pourrait que leur capacité de le convertir en EPA et en DHA soit déficiente.

L'arthrite

Des études ont conclu que les suppléments d'oméga-3 pouvaient réduire la sensibilité dans les articulations, atténuer les raideurs matinales et diminuer les besoins en anti-inflammatoires chez ceux qui souffrent de polyarthrite rhumatoïde.

La dépression

Les personnes dont l'alimentation est déficiente en oméga-3 pourraient être davantage exposées à la dépression. Ces acides gras étant d'importants éléments dans la paroi des cellules nerveuses, ils aideraient les cellules à communiquer entre elles, ce qui est important pour la santé mentale.

L'hyperactivité avec déficit d'attention

Il est possible que les enfants hyperactifs qui souffrent d'un déficit d'attention manquent d'acides gras essentiels. Des recherches ont démontré qu'en cas de carence en oméga-3 il y avait plus de problèmes d'apprentissage et de comportement. En attendant des études contrôlées pour examiner l'effet des suppléments d'oméga-3 sur ces symptômes, une alimentation renfermant de bonnes doses de ces acides gras reste une approche raisonnable.

Le cancer du sein

L'équilibre entre les oméga-3 et les oméga-6 pourrait se révéler un facteur important dans l'évolution des cancers du sein. Les recherches sont encore en cours, mais on examine la possibilité de traiter, voire prévenir, le cancer du sein avec une combinaison d'acides gras oméga-3 et d'antioxydants comme la vitamine C, la vitamine E et le sélénium.

ATTENTION

Parce que l'huile de poisson peut réduire le temps requis pour la coagulation du sang, il faut la prendre en suppléments uniquement sur l'avis du médecin, surtout si l'on prend déjà des anticoagulants comme la warfarine. Chez les Inuits du Groenland étudiés dans les années 1960, l'infarctus était rare, mais les hémorragies cérébrales beaucoup plus fréquentes !

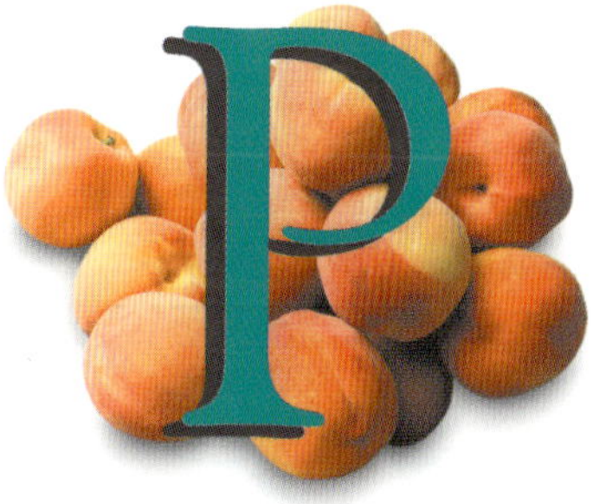

Pain

AVANTAGES

- bonne source de glucides complexes (amidon)
- riche en vitamines du groupe B
- le pain complet est riche en fibres, en magnésium et en fer

INCONVÉNIENTS

- renferme souvent beaucoup de sel
- a parfois un index glycémique élevé
- renferme du gluten : ne doit pas être consommé en cas de maladie cœliaque
- réactions possibles chez les personnes allergiques aux moisissures

Depuis les temps préhistoriques, l'homme sait transformer les céréales en pain, en utilisant des pierres pour moudre le grain en farine, de l'eau pour en faire une pâte et du feu pour la cuisson.

Chaque culture a développé sa propre méthode pour faire le pain. L'immense variété de pains qui existe à travers le monde – pain de blé ou de seigle, pain au levain ou multigrains, pumpernickel, bagels, muffins, croissants, matzos, tortillas, pitas, chapatis… – témoigne en quelque sorte de la diversité des sociétés et de l'ingéniosité de l'homme qui partout a su explorer les ressources de son environnement.

UNE PÂTE QUI LÈVE

Dans les cultures traditionnelles, le pain est plat car n'y entre aucune levure. Il est fait tout simplement de farine et d'eau, puis cuit à la vapeur ou dans la friture ou directement sur le feu. C'est le cas du matzo (ou pain azyme), des tortillas, du pain chapati et des craquelins. L'addition d'un agent levant – levure, bicarbonate de soude, levain – permet à la pâte de gonfler, ce qui confère une certaine légèreté au pain une fois cuit. C'est ainsi que le pain est fabriqué dans la plupart des pays industrialisés.

En France, le pain est traditionnellement élaboré à partir de farine (de blé, et parfois d'autres céréales), d'eau, avec un peu de sel, et de levure ou levain. La réglementation, fort stricte, n'autorise que très peu d'autres ingrédients, destinés à améliorer la qualité de la panification : de la farine de fève et de soja, du malt de blé et des enzymes naturelles pour favoriser la fermentation ; de l'acide ascorbique (ou vitamine C) pour renforcer la souplesse et la tenue de la pâte ; de la lécithine de soja pour freiner l'oxydation. Le pain dit de tradition française, de haute qualité, est fabriqué avec une farine spéciale, et ne peut être additionné que de farine de fève ou de soja et de malt de blé. Il existe aussi différents types de pain, portant des marques spécifiques, qui sont confectionnés avec des farines sélectionnées et selon des procédés traditionnels.

UNE RECETTE TRÈS SIMPLE

La fabrication du pain commence par le pétrissage, qui consiste à mélanger tous les ingrédients de la pâte. Vient alors l'étape dite du pointage, ou première fermentation en pétrin (décisive pour l'arôme du pain). La pâte commence à lever, devient plus ferme et élastique. Elle est ensuite divisée en pâtons, que l'on façonne selon les formes souhaitées pour le pain (cette opération est souvent réalisée à l'aide d'une machine). On laisse reposer les pâtons, pour une nouvelle phase de fermentation : l'apprêt. Quand les pâtons ont triplé de volume, ils peuvent être enfournés et cuits.

Un bon pain se reconnaît à sa croûte craquante et bien dorée, sonore sous le doigt. La mie, de couleur blanc crémeux ou blanc-beige (selon la farine utilisée), est élastique, bien alvéolée et non collante. Il se conserve sans rassir jusqu'au lendemain, au frais et au sec (pour lui garder sa souplesse). Mais on peut aussi – surtout s'il s'agit de pain au levain – le conserver quelques jours dans un linge, dans le bas du réfrigérateur.

LE SAVIEZ-VOUS ?

LE PAIN PRÉEMBALLÉ CONTIENT BEAUCOUP D'ADDITIFS

Le pain préemballé d'origine industrielle est souvent additionné de matières grasses, ainsi que de sucre. Il peut aussi renfermer d'autres additifs que ceux prévus pour le pain de boulanger, notamment le propionate de calcium ou l'acide propionique, qui permettent de le conserver plus longtemps. Tous les ingrédients doivent obligatoirement être mentionnés sur l'emballage.

VALEUR NUTRITIONNELLE

Le pain est un aliment riche en glucides complexes (50 à 56 g pour 100 g), quasiment dépourvu de graisses et renfermant environ 8 g pour 100 g de protéines végétales. Il apporte de 235 à 270 kcal pour 100 g mais, contrairement à ce que l'on croit, il ne fait pas particulièrement grossir. Il n'est d'ailleurs pas interdit dans un régime minceur : on en contrôle simplement la consommation, comme on le fait pour tous les féculents. Autres atouts du pain : ses apports en minéraux, particulièrement en fer et en magnésium, en vitamines B_1 et B_3 et en fibres, apports d'ailleurs nettement plus élevés dans le pain complet que dans le pain blanc.

Le pain complet est considéré comme le plus intéressant pour un bon équilibre alimentaire. Ses fibres abondantes (7 g pour 100 g, au lieu de 3,5 g dans le pain blanc) procurent une satiété durable, favorisent le bon fonctionnement intestinal et seraient capables d'améliorer le métabolisme des glucides et des lipides. Ses minéraux et vitamines contribuent efficacement à couvrir nos besoins. Ainsi, pour un homme adulte, la consommation de 200 g de pain complet représente 35 % de l'apport nutritionnel conseillé (ANC) en vitamine B_1 et en magnésium, et 45 % de l'ANC en vitamine B_3 et en fer. Pour une femme adulte, une consommation de 150 g de pain complet couvre 30 % de l'ANC en vitamine B_1 et en magnésium, 45 % de l'ANC en vitamine B_3, et 20 % de l'ANC en fer. Le pain complet est

PAINS DE TOUS LES PAYS : *pitas, muffins, crumpets, naans, pain italien, aux raisins, de blé entier, baguette, de blé entier croûté, bagel, aux graines de pavot et de campagne.*

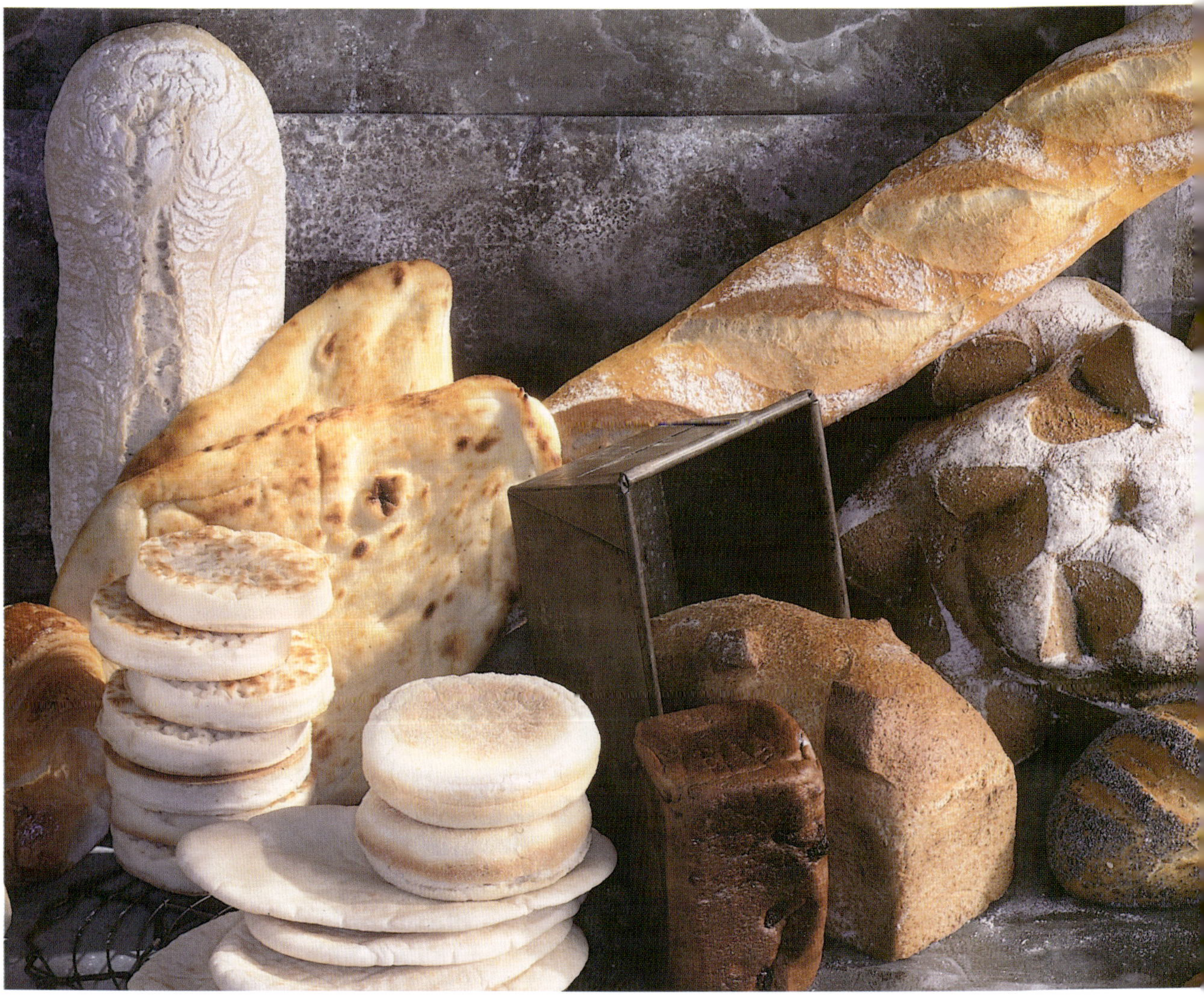

donc bien un aliment nourrissant au meilleur sens du terme, capable d'améliorer l'ensemble de l'alimentation.

LES PAINS EN FRANCE

Pain blanc. Proposé sous différents formats : baguette (200 ou 250 g), flûte, bâtard (plus court), ficelle, pain épi, pain polka (aux incisions tracées en quadrillage), couronne…
Pain bis. À base de farine semi-complète (moins raffinée que la farine blanche).
Pain complet. Obtenu à partir de farine complète (ou intégrale).
Pain au son. Fabriqué avec de la farine blanche – ou parfois semi-complète – additionnée de son de blé.
Pain au levain. Sa fermentation est due à du levain prélevé sur la pâte de la journée précédente. Il possède une saveur légèrement acidulée et se conserve bien.

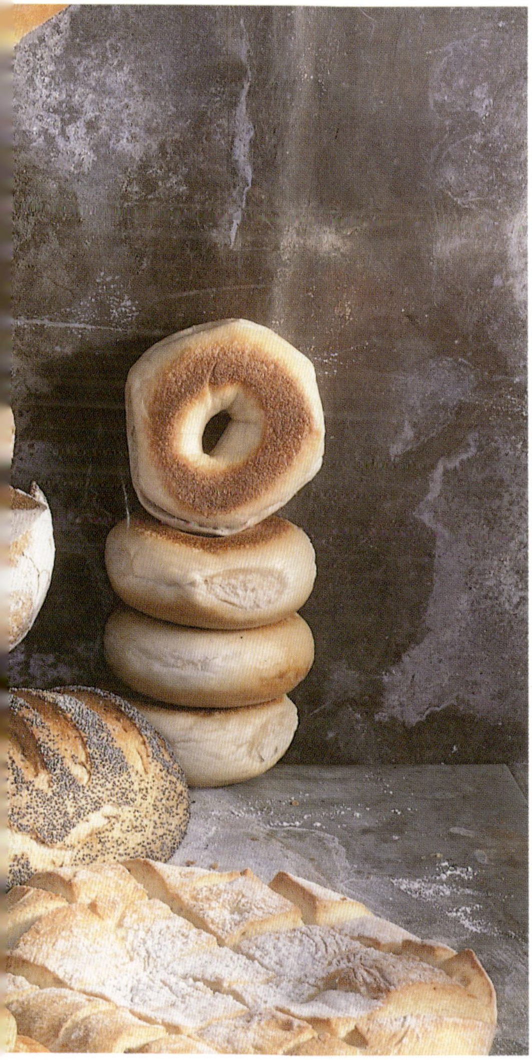

Pain de campagne. Il peut être fabriqué à partir de farine blanche ou bise (ou d'un mélange des deux), parfois avec du levain ; fariné après cuisson.
Pain de gruau. Fabriqué avec une farine très raffinée et riche en gluten, il a une mie fine et légère.
Pain de seigle. Obtenu à partir de farine de seigle (au moins 65 %) et de blé, il a une pâte assez dense, de saveur nettement acidulée.
Pain au seigle. Très différent du précédent, car fabriqué avec 10 % de farine de seigle seulement, il a une saveur beaucoup moins typée.
Pain aux céréales. Confectionné à partir d'un mélange de farine de blé et de farines d'autres céréales (millet, orge, avoine, seigle…), avec parfois des grains concassés dans la pâte, ou des graines de lin ou de sésame en surface.
Pain de mie. À base de farine très blanche, il renferme aussi du lait et des matières grasses (environ 10 %), et il est cuit en moule.
Pain viennois. Il est confectionné à partir de farine très blanche additionnée d'extrait de malt et de lait, façonné en baguette.
Pain brioché. On ajoute à la pâte des œufs, du lait, des matières grasses et un peu de sucre.

LES PAINS DU MONDE ENTIER

Bagel. Apporté par la communauté juive originaire d'Europe de l'Est, ce petit pain est d'abord bouilli puis cuit au four, et garni de graines de carvi, de sésame, de pavot ou de gros sel.
Chapati. Pain plat d'origine indienne préparé avec de la farine blanche ou de la farine de blé entier.
Ciabatta. L'huile d'olive confère à ce pain italien au levain son moelleux caractéristique.
Matzo. C'est le pain azyme, qui se mange par tradition pour fêter la pâque juive.
Muffin. Petit pain anglais à base de farine blanche protéinée, cuit à la poêle ou sur une plaque.
Naan. Pain plat indien qui est mis à cuire dans la partie la plus chaude du four tandoori.
Pain de maïs. Ce pain portugais marie farine de maïs et farine de blé, et s'enrichit de lait et d'œufs.
Pita. Importé du Moyen-Orient, le pita gonfle à la cuisson, puis retombe, formant une galette emprisonnant une couche d'air.
Pumpernickel. Pain de seigle noir allemand, très dense, d'une couleur brune prononcée.
Tortilla. Galette mexicaine à base de farine de blé ou de farine de maïs, de sel et d'eau. ❖

LE SAVIEZ-VOUS ?

L'INDICE GLYCÉMIQUE DU PAIN VARIE

On a longtemps cru que le pain blanc avait un indice glycémique (IG) plus élevé que le pain complet. Une étude récente montre le contraire et fournit des résultats surprenants : la baguette classique a un IG de 78 et celle « de tradition française » un IG de 57 seulement, contre un IG de 85 pour la boule de pain complet !

Pamplemousse

AVANTAGES

- riche en vitamine C et en potassium
- le rose et le rouge contiennent du lycopène et du bêta-carotène, puissants antioxydants
- peu calorique
- ses bioflavonoïdes protègent contre le cancer et les maladies cardio-vasculaires

INCONVÉNIENTS

- peut déclencher des réactions allergiques chez les sujets sensibles aux agrumes
- le jus de pamplemousse modifie l'efficacité de certains médicaments

ATTENTION

Le jus de pamplemousse est contre-indiqué avec certains médicaments, car il augmente leur efficacité, provoquant ainsi des effets secondaires. Les médicaments en question sont la félodipine, un antihypertenseur, et en général tous ceux qui servent à traiter l'anxiété, la dépression, l'hypertension et l'hyperlipidémie. Pour plus de sécurité, il vaut mieux éviter le jus de pamplemousse tant qu'on n'a pas obtenu du médecin ou du pharmacien l'assurance qu'il ne nuit pas au médicament prescrit.

LE ROSE ET LE ROUGE SONT ENCORE MEILLEURS POUR LA SANTÉ. *Un pomelo rose ou rouge, c'est encore mieux, car il est riche en lycopène, antioxydant associé à un risque réduit de cancer de la prostate.*

Le fruit que nous connaissons sous le nom de pamplemousse est en réalité un pomelo, descendant du pamplemousse vrai, un fruit plutôt amer et peu juteux. Savoureux et désaltérant, il est souvent consommé au petit déjeuner, mais aussi en collation et sous forme de jus. Une moitié de pamplemousse (120 g poids net) apporte environ 45 mg de vitamine C, soit plus du tiers de l'apport nutritionnel conseillé (ANC), de même que 170 mg de potassium. Les pomelos rose et rouge sont riches en bêta-carotène, précurseur de la vitamine A.

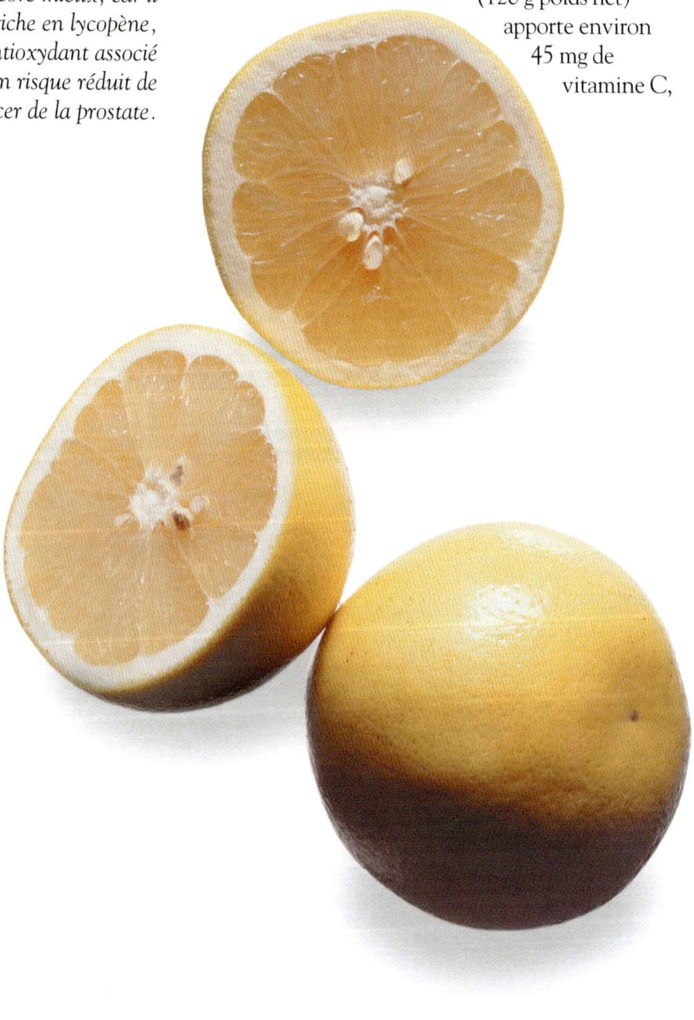

Un verre de 200 ml de pur jus de pamplemousse fournit 76 mg de vitamine C, donc près des trois quarts de l'ANC, et tous les nutriments du fruit frais, sauf les fibres insolubles. Ce jus peut être amer, mais on en trouve aujourd'hui à base de variétés roses et rouges, plus riches en sucres naturels.

Certains régimes amaigrissants préconisent le pamplemousse sous prétexte qu'il aurait la faculté d'éliminer les graisses. Aucun aliment n'a ce pouvoir. Quiconque suit un régime à base de pamplemousse a de fortes chances de maigrir parce qu'il mange peu du reste, s'exposant ainsi à de sérieuses carences. Cela dit, cet agrume reste un aliment à privilégier quand on veut perdre du poids, car 1 pamplemousse moyen n'apporte que 75 kcal, tandis que ses nombreuses fibres satisfont l'appétit.

Le pamplemousse est très riche en pectine, fibre soluble qui aide à abaisser le taux de cholestérol sanguin. De récentes études montrent que le pamplemousse renferme d'autres substances susceptibles de prévenir certaines maladies. Les variétés rose et rouge, par exemple, sont riches en lycopène, un antioxydant qui semblerait diminuer l'incidence du cancer de la prostate. Les chercheurs n'ont pas encore trouvé son mode d'action, mais une recherche menée pendant 6 ans à Harvard, et portant sur 48 000 médecins et travailleurs de la santé, a fait ressortir que 10 portions hebdomadaires d'aliments riches en lycopène entraînaient une réduction de 50 % des cancers de la prostate.

Parmi les autres phytonutriments utiles que renferme ce fruit, l'acide phénolique empêche la formation des nitrosamines causant le cancer ; les limonoïdes, les terpènes et les monoterpènes stimulent la production d'enzymes aidant à prévenir le cancer ; les bioflavonoïdes entravent l'action d'hormones propices aux tumeurs. Il semblerait qu'un demi-pamplemousse par jour puisse soulager les symptômes de maladies inflammatoires comme la polyarthrite rhumatoïde et le lupus érythémateux, sans doute parce que certains de ses phytonutriments entravent l'action des prostaglandines causant l'inflammation. Les sujets allergiques aux agrumes peuvent l'être au pamplemousse ainsi qu'à une huile présente dans sa peau. ❖

Panais

AVANTAGES

- riche en glucides complexes et en fibres ; modérément calorique
- savoureux substitut de la pomme de terre
- bonne source d'acide folique et de potassium

Le panais, légume-racine de la famille des carottes, possède une saveur de noisette légèrement sucrée, et peut se substituer à la pomme de terre et aux autres féculents. Il est plus connu dans le sud de la France que dans le Nord, et s'utilise dans le pot-au-feu avec la carotte et le chou-rave. Il a meilleur goût s'il a été cueilli après la première gelée, car le froid transforme son amidon en sucres.

Le panais est un légume moyennement énergétique. Une portion de 100 g apporte 60 kcal, moins que la pomme de terre (80 kcal) mais deux fois plus que la carotte (30 kcal) – celles-ci provenant surtout des glucides (12 g, dont les trois quarts sous forme d'amidon) –, plus de 2 g de fibres et 500 mg de potassium. Après cuisson, cette même portion fournit encore 10 mg de vitamine C et 60 µg de B_9 (acide folique).

À l'achat, choisissez des panais de la taille d'une carotte moyenne et rejetez ceux qui ont germé, ramolli ou flétri. Pour qu'ils restent fermes, tranchez la tige avant de les ranger afin qu'elle ne se développe pas au détriment de la racine ; de cette façon, ils se conserveront plusieurs semaines. ❖

Papaye

AVANTAGES

- excellente source de vitamine C et de potassium
- riche en acide folique et en bêta-carotène
- attendrit la viande

INCONVÉNIENT

- provoque une dermatite chez les sujets sensibles

Originaire d'Amérique centrale, la papaye est maintenant cultivée dans la plupart des pays tropicaux. Comme la majorité des fruits de couleur jaune et orange, elle est riche en vitamine C (plus de 60 mg pour 100 g) et en bêta-carotène (250 µg pour 100 g), forme végétale de la vitamine A. Elle fournit aussi des quantités intéressantes de fibres (2 g pour 100 g) et de potassium (230 mg).

La papaïne que contient la papaye est une enzyme comparable à la pepsine que produit l'appareil digestif pour décomposer les protéines ; c'est pourquoi la papaye, employée comme ingrédient d'une marinade, peut faciliter la digestion de la viande.

On mange ce fruit cru après l'avoir ouvert en deux et débarrassé de ses graines. Celles-ci peuvent être séchées et devenir un condiment au parfum poivré.

Quelques morceaux de papaye ajoutés à la viande ou à la volaille avant la cuisson, non seulement les attendrissent, mais confèrent aussi au plat un agréable parfum exotique. La pectine du fruit sert également à épaissir la sauce.

Le jus de la papaye est délicieux, mais il faut se méfier des formes du commerce, qui sont trop souvent additionnées de sucre et d'eau. Il suffit en effet de 25 % de pulpe ou de jus de papaye dans de l'eau sucrée pour bénéficier de l'appellation « nectar » !

La papaïne servait jadis en médecine pour traiter la rupture d'un disque vertébral, mais le remède a perdu de sa popularité. On trouve encore de la papaïne dans les pommades destinées à nettoyer une plaie de ses tissus morts. Compte tenu de ses propriétés, les dermatites observées au contact du fruit ne sont donc pas nécessairement d'origine allergique. ❖

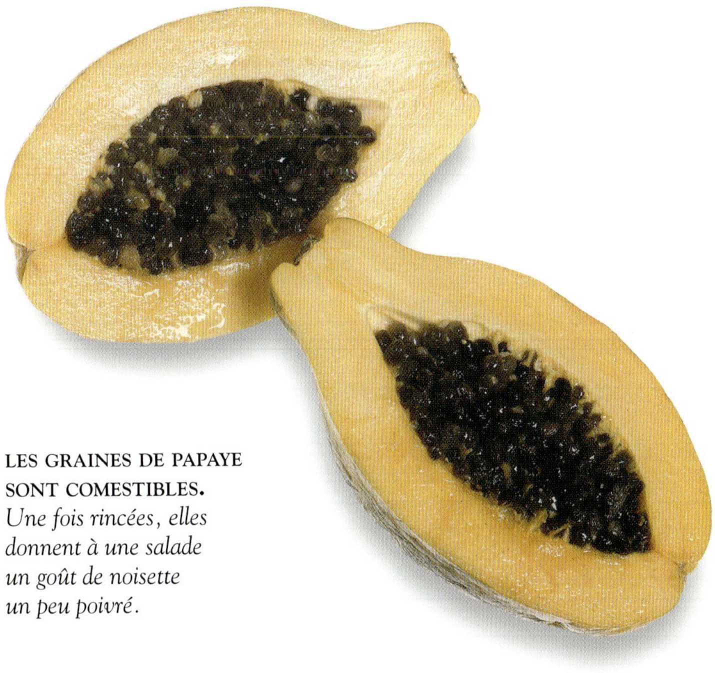

LES GRAINES DE PAPAYE SONT COMESTIBLES. *Une fois rincées, elles donnent à une salade un goût de noisette un peu poivré.*

Parkinson (maladie de)

PRIVILÉGIER

- fruits et légumes, produits céréaliers complets
- liquides pour faciliter la digestion
- purées ou aliments mous et onctueux pour faciliter la déglutition

RÉDUIRE

- aliments riches en protéines si le patient est sous traitement à la lévodopa

ÉVITER

- gain de poids excessif

Environ 150 personnes sur 100 000 souffrent de la maladie de Parkinson après 60 ans. Il s'agit d'une affection neurologique chronique et progressive qui se traduit par des tremblements incontrôlables, une fixité du regard, une rigidité musculaire, une posture penchée et une démarche raide, hésitante. La maladie varie d'une personne à l'autre : certains patients éprouvent des difficultés d'élocution et de déglutition ; d'autres souffrent de démence progressive. Cette maladie touche autant les hommes que les femmes et se développe généralement seulement après l'âge de 50 ans.

Les symptômes de la maladie de Parkinson sont dus à la dégénérescence progressive d'une partie du cerveau, les noyaux gris centraux de l'encéphale, où les cellules fabriquent la dopamine, élément chimique nécessaire à la fonction neuromusculaire. La cause sous-jacente en est généralement inconnue. Dans certains cas, on a pu faire un lien avec les traumatismes crâniens (chez les boxeurs). Dans quelques cas, une drogue comme la cocaïne a induit le Parkinson chez des toxicomanes. Quelques études ont fait état d'une incidence plus élevée de la maladie de Parkinson chez des travailleurs agricoles : la maladie pourrait être alors liée à l'utilisation de pesticides de type roténone.

Il n'existe pas de traitement du Parkinson, mais des médicaments, la lévodopa en particulier, peuvent en diminuer les symptômes et en ralentir la progression. Selon des études préliminaires, la coenzyme Q_{10} (supplément nutritionnel) pourrait être efficace. La chirurgie est réservée aux malades gravement atteints.

LE RÔLE DE L'ALIMENTATION

Il n'existe pas de traitement nutritionnel de la maladie de Parkinson. Toutefois, l'alimentation aide à augmenter l'effet de la lévodopa, et à soulager la constipation de même que les difficultés à mastiquer et à avaler. Le Parkinson est moins fréquent chez la femme : les œstrogènes du soja et de ses dérivés pourraient avoir un effet protecteur, comme le traitement hormonal substitutif (THS) de la ménopause.

Tenir compte de l'alimentation lors du traitement. La lévodopa est plus efficace si elle est absorbée par l'intestin grêle le plus rapidement possible après sa prise. Certains médecins recommandent de prendre le médicament de 20 à 30 minutes avant un repas, mais si cela provoque des nausées, on peut le prendre en même temps que des féculents ou du pain (glucides). Les protéines retardent l'absorption de la lévodopa ; il ne faut donc pas prendre le médicament en même temps que du lait ou des laitages. Manger moins de protéines pourrait être bénéfique. Des médecins lillois ont également montré qu'au début de la maladie, consommer les protéines après 16 heures atténue les symptômes diurnes.

Une bonne alimentation est utile pour d'autres symptômes. On diminuera la constipation en mangeant beaucoup de fruits et de légumes frais, des céréales complètes, d'autres aliments riches en fibres, et en buvant si possible au moins 1,5 litre d'eau ou d'autres liquides par jour. L'exercice aide le péristaltisme intestinal ; on recommande aussi aux parkinsoniens d'en faire parce qu'il conserve le tonus et la force musculaires. Il est important de surveiller son poids car un excès rend la mobilité encore plus difficile.

SOLUTIONS À DIVERS PROBLÈMES

Les parkinsoniens ont souvent de la difficulté à mastiquer et à avaler à cause d'un affaissement des muscles de la langue et du visage.

Pour éviter de s'étouffer. Asseyez-vous bien droit et penchez la tête légèrement en avant. Prenez de petites bouchées, mâchez bien et avalez tout avant d'en reprendre. Concentrez-vous pour faire avancer la nourriture vers l'arrière de la bouche avec votre langue et déglutissez de nouveau si vous avez la sensation que tout n'est pas passé. Prenez quelques gorgées de liquide entre les bouchées. Si vous vous mettez à tousser ou si vous avalez de travers, penchez-vous et toussez le menton baissé.

Hypersalivation et tremblements des mains. Des médicaments aident à diminuer la propension à baver. Il faut aussi choisir des aliments faciles à mâcher et à avaler : céréales bien cuites, œufs pochés ou brouillés, soupes, purée, riz, pâtes, dinde ou poulet hachés, poisson sans arêtes et bien cuit, fruits et légumes en purée, yaourt, jus de fruits. Si manger vous épuise à cause des tremblements et du manque de force, prenez de plus petits repas, plus fréquents. ❖

Pâtes

AVANTAGES

- source utile de glucides complexes, de protéines végétales, de vitamines du groupe B et de potassium
- pauvres en graisses et en sodium
- économiques et polyvalentes

INCONVÉNIENT

- parfois servies avec des sauces trop riches

Aux spaghettis, coquillettes et macaronis de jadis se sont ajoutés peu à peu d'innombrables types de pâtes, souvent d'origine italienne, fort appréciées. Leur valeur nutritionnelle étant désormais bien reconnue, les pâtes méritent d'avoir une bonne place au sein de l'alimentation.

Les pâtes classiques sont confectionnées avec de la semoule de blé dur, riche en gluten, qui a une excellente tenue à la cuisson et donne des pâtes non collantes. Lorsqu'elles sont cuites al dente, comme en Italie, leur index glycémique reste modéré : leurs sucres passent progressivement dans le sang, la glycémie ne monte pas en flèche, et on n'observe pas non plus d'élévation brutale du taux d'insuline.

Les pâtes complètes, faites avec des semoules complètes, renferment trois fois plus de fibres et rassasient davantage encore. On sait que les céréales complètes font baisser les risques de diabète, de maladies cardiaques et de plusieurs cancers. En revanche, les pâtes du commerce aromatisées à la tomate ou aux épinards ne sont pas plus nourrissantes que les pâtes blanches, mais apportent de la variété dans les menus.

Les pâtes constituent un aliment de choix pour les sportifs, puisque leurs glucides complexes représentent le carburant idéal pour les muscles : ils peuvent être utilisés par l'organisme pour constituer des réserves d'énergie sous forme de glycogène musculaire. C'est l'objectif de la *pasta party* à laquelle se prêtent volontiers les athlètes la veille d'une épreuve de longue durée.

VALEUR NUTRITIONNELLE

Une portion de 200 g de pâtes cuites (environ 60 g crues) ne fournit en elle-même que 230 kcal. Mais si on y ajoute du beurre, du fromage, une sauce riche, on peut doubler cette valeur ! Heureusement, il existe plusieurs moyens de limiter les calories (voir encadré « Un petit truc »).

Outre les glucides complexes (environ 45 g par portion), les pâtes apportent une bonne

LE SAVIEZ-VOUS ?

DES PÂTES POUR LE MORAL

C'est un élément chimique dans le cerveau, la sérotonine, qui fait qu'on se sent bien. Quand on mange un aliment glucidique comme les pâtes, le niveau de sérotonine augmente en même temps que la glycémie. L'effet survient en 30 minutes et dure plusieurs heures. En associant les pâtes aux protéines, on annule cet effet ; avec les pâtes complètes et cuites al dente, plus longues à décomposer, on en prolonge la durée.

UN PETIT TRUC

POUR RÉDUIRE LES CALORIES...

Servez, en accompagnement de votre plat de pâtes, de fines lamelles de courgette rapidement pochées à l'eau bouillante : elles apportent moins de 20 kcal pour 100 g et ont le pouvoir, en outre, de faire baisser l'apport calorique total du plat.

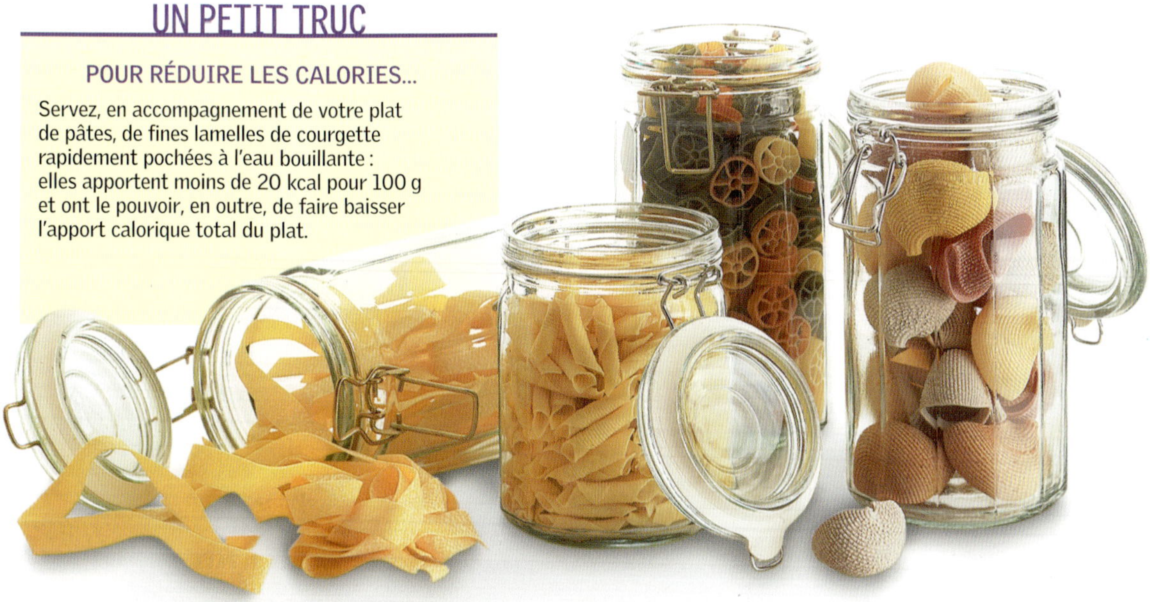

TOUTES NE SONT PAS ÉGALES. *Les pâtes blanches sont parfois enrichies avec du germe de blé, mais les pâtes à la farine complète sont les meilleures pour la santé.*

LA SANTÉ EST DANS LA SAUCE

La qualité nutritive d'un plat de pâtes dépend en grande partie de ce qui entre dans la sauce. Huile d'olive, ail, oignons, champignons, tomate et basilic frais sont de bons ingrédients. D'autres sont moins recommandables à cause de leur forte teneur en graisses et en calories. Osez innover !

- Mélangez les pâtes avec des tomates fraîches coupées en dés ; assaisonnez de fines herbes.
- Faites un pesto avec la moitié de l'huile, du fromage et des pignons de la recette habituelle ; augmentez le basilic et l'ail. Mouillez la sauce avec du vin blanc.
- Préparez un hachis de légumes au mixeur, faites-le mijoter avec des fines herbes et des épices, et intégrez-le aux pâtes cuites.
- Dans une sauce crémeuse, remplacez la crème par du lait demi-écrémé ou du lait écrémé concentré.
- Dans la sauce d'une salade de pâtes, utilisez de la crème allégée ou du yaourt au lieu de la crème ordinaire.
- Pour valoriser les protéines des pâtes dans un repas végétarien, mélangez-les à une légumineuse – des haricots, des lentilles, des pois chiches, par exemple.
- Au lieu d'y mettre du beurre et du fromage, arrosez les pâtes de bouillon et saupoudrez-les très légèrement de parmesan râpé finement.
- Dans la sauce tomate, ajoutez des olives hachées plutôt que de la viande.

quantité de potassium et un peu de fibres (4 g par portion). Elles fournissent un complément protéique non négligeable (environ 8 g pour une portion). Leurs protéines sont déficitaires en certains acides aminés essentiels (en particulier la lysine), mais les acides aminés manquants sont faciles à trouver dans le fromage ou la viande d'accompagnement, voire dans des légumineuses.

Les pâtes aux œufs sont additionnées de 140 g d'œufs au moins pour 1 kilo de pâtes crues, soit l'équivalent d'environ 10 g d'œuf par portion. De ce fait, elles renferment un peu de graisses et environ 20 mg de cholestérol par portion.

Il existe des pâtes à haute teneur en protéines, enrichies avec de la farine de soja et des protéines de lait.

Les pâtes au germe de blé fournissent un complément intéressant de magnésium et de vitamine E, et ont une saveur typée très agréable. ❖

SAVOIR CHOISIR LES PÊCHES

- Recherchez les pêches jaunes ou crème teintées de rouge. Des traces de vert indiquent une pêche trop tôt cueillie.
- La peau doit être exempte de meurtrissures.
- L'extrémité du pédoncule doit exhaler le parfum caractéristique de la pêche.

Pêche

AVANTAGES

- bonne source de bêta-carotène et quantités utiles de vitamine C et de potassium
- bonne source de fibres alimentaires bien tolérées

La pêche est originaire de Chine, où elle devait jouer – ainsi qu'au Japon – un important rôle symbolique. C'est un fruit savoureux qui se déguste seul en dessert ou en collation, dans une salade de fruits ou dans un plat cuisiné de viande ou de volaille. Elle peut être grillée, pochée ou cuite au four dans des tartes et pâtisseries en tout genre.

Bien qu'il en existe d'innombrables variétés, les pêches se classent en principe en deux catégories : les pêches à chair blanche, les plus traditionnelles, mais aussi les plus fragiles, et les pêches à chair jaune, parfois nommées pêches-abricots, qui ont tendance à s'imposer.

La pêche fournit une bonne quantité de bêta-carotène et un peu de vitamine C (7 à 10 mg pour 100 g). Elle renferme 2 g de fibres, surtout de la pectine, fibre soluble qui aide à faire baisser le taux de « mauvais » cholestérol (LDL). Une pêche moyenne apporte 50 kcal (70 kcal si elle est conservée au sirop) et 210 mg de potassium.

La pêche peut être facteur d'allergie, tout comme ses proches parents, l'abricot, la prune et la cerise, sans oublier l'amande. Elle contient aussi des salicylates, auxquels réagissent les personnes allergiques à l'aspirine.

La saison des pêches s'étend de mai à septembre et atteint son apogée en juillet et en août. La pêche, une fois cueillie, ne devient pas plus sucrée : ses teneurs en sucres et en acides organiques n'évoluent plus après la récolte. En revanche, ses pectines peuvent continuer à évoluer : une pêche un peu ferme peut devenir un peu plus tendre si on la laisse 1 ou 2 jours à température ambiante. On choisira à l'achat une pêche lourde, cédant légèrement à la pression du doigt, et exhalant un doux parfum. Il faut sélectionner des fruits à la peau bien colorée, saine et sans meurtrissures.

Lorsque sa texture est relativement tendre, la pêche est prête à manger. Elle se conservera alors encore de 3 à 5 jours au réfrigérateur. ❖

Pesticides

Voir page ci-contre

PESTICIDES

QUELS SONT LES RISQUES ?

La présence de résidus de pesticides dans les aliments inquiète les consommateurs. Les produits phytosanitaires assurent certes des récoltes abondantes, mais leur impact sur la santé suscite bien des questions. C'est pourquoi, afin de minimiser les risques, les pouvoirs publics imposent des normes de résidus de plus en plus restrictives. Et, à l'échelon individuel, chacun peut adopter des mesures efficaces pour réduire ces polluants.

Régulièrement mis en accusation, les pesticides n'en ont pas moins constitué un progrès considérable pour l'agriculture. Associés aux engrais et à une irrigation bien conduite, ils ont permis de produire céréales, fruits et légumes avec des rendements plus élevés et à moindre coût. Sans eux, selon certains experts, la production chuterait de 30 à 50 %, en sorte que les famines et pénuries alimentaires frapperaient encore plus la population du globe, qui est passée de quelque 3 milliards dans les années 1950 à plus de 6 milliards aujourd'hui. Mais il est probable que leur usage a désormais atteint ses limites : la multiplication des molécules utilisées, liée à la résistance croissante aux pesticides, est l'un des principaux problèmes environnementaux auxquels nous sommes confrontés. Et le fait que l'on retrouve des résidus de pesticides dans presque tous les aliments soulève naturellement des inquiétudes.

Quels risques pour la santé ?

À partir du moment où l'on emploie des pesticides, il en reste forcément des traces – plus ou moins importantes – dans l'environnement : dans les aliments, certes, mais aussi dans l'eau ou dans l'air... Ces produits étant très actifs contre différents organismes vivants, animaux ou végétaux, ils sont tous dangereux pour l'homme à forte dose. Les travailleurs de l'agriculture sont d'ailleurs très avertis des précautions à prendre lorsqu'ils manipulent des pesticides, pour éviter des accidents graves, voire des décès par toxicité aiguë. Mais, même à l'état de traces, les pesticides peuvent s'avérer nocifs et présenter des dangers pour la santé, surtout à long terme. C'est pourquoi il est nécessaire d'évaluer leur nocivité éventuelle.

Il faut savoir que les études sur l'homme sont rares et difficiles à mener. La plupart des travaux ont été effectués sur des animaux, avec des doses très supérieures à celles qu'on pourrait retrouver dans l'alimentation humaine : leurs conclusions sont donc difficilement transposables à l'homme. Cependant, différentes pathologies ont pu être reliées à une exposition chronique à de faibles doses de pesticides.

– Ces substances sont soupçonnées d'aggraver, voire de déclencher de l'asthme chez des personnes prédisposées.

– Les insecticides organochlorés qui agissent sur le système nerveux des insectes pourraient en faire autant chez l'être humain, et donc favoriser spasmes et troubles du même type.

– Parmi les fongicides, les carbamates sont accusés de faire baisser la fertilité masculine, en entraînant une diminution du nombre des spermatozoïdes.

– Certaines molécules chimiques utilisées en tant que pesticides, notamment les organochlorés,

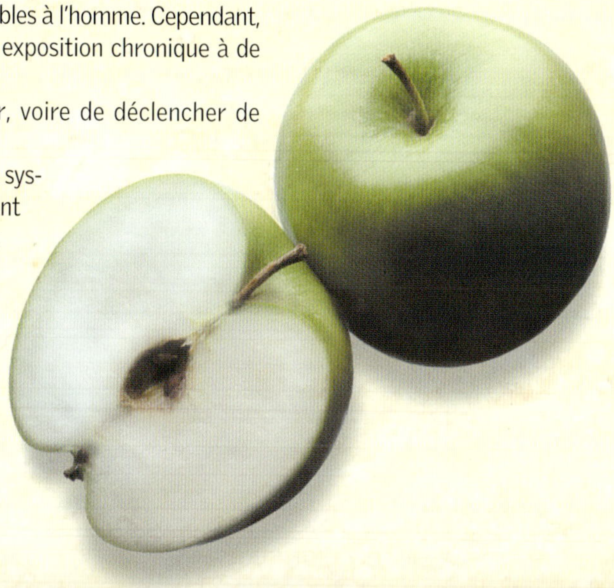

Les différents pesticides

L'appellation générique de pesticides regroupe différents produits.

✔ Les insecticides. Ils provoquent la mort des insectes et sont les pesticides les plus utilisés. Les plus critiqués sont les organochlorés, dont beaucoup sont aujourd'hui interdits (comme le DDT), car ils persistent dans l'environnement très longtemps, jusqu'à plusieurs dizaines d'années. On les a remplacés par des carbamates et des organophosphorés, très toxiques mais laissant moins de résidus. Dans ce groupe figurent aussi les dérivés du pyrèthre, moins nocifs pour l'homme.

✔ Les herbicides. Très utilisés également, ils permettent de lutter contre les mauvaises herbes et de nettoyer le sol avant les cultures.

✔ Les fongicides. Ces substances luttent contre les champignons et les moisissures, dont certains, telle la patuline des pommes, sont très toxiques.

✔ Les rodonticides. Ils tuent les rongeurs (rats, souris, mulots...) qui peuvent dévaster les récoltes. Il peut s'agir, par exemple, d'anticoagulants qui provoquent des hémorragies internes chez l'animal.

✔ Les nématicides. Ils servent à éliminer les vers, en particulier ceux qui s'attaquent aux racines. Ils peuvent être très dangereux pour l'homme.

Le mercure dans la chaîne alimentaire

Certains composés toxiques, en particulier les métaux lourds, persistent dans l'environnement et se concentrent davantage à mesure qu'ils remontent la chaîne alimentaire. C'est par exemple le cas du mercure, que l'on retrouve dans le poisson et qui est très toxique pour l'être humain.

Le mercure pénètre dans l'atmosphère surtout lors de la production d'électricité par les centrales thermiques au charbon. Il acquiert de la toxicité au contact des bactéries des lacs et des océans qui le convertissent en méthylmercure, que les poissons absorbent et stockent dans leurs tissus adipeux.

Le méthylmercure est particulièrement toxique pour les femmes enceintes, celles qui allaitent et les jeunes enfants. Une exposition, même minime, peut affecter un cerveau en croissance et avoir des répercussions neurologiques et comportementales. Chez l'adulte, il augmente le risque de contracter une maladie cardiaque.

C'est pourquoi, en Europe, un taux maximal de mercure a été fixé à 0,1 mg pour 100 g de partie comestible dans le thon, et à 0,05 mg dans les autres poissons.

Ces valeurs sont compatibles avec les recommandations des nutritionnistes de consommer du poisson 2 ou 3 fois par semaine si possible, afin de bénéficier de ses atouts nutritifs (oméga-3, iode, protéines, sélénium, vitamines du groupe B, notamment).

ont une structure proche de celle des hormones humaines, et pourraient être responsables de dérèglements des systèmes immunitaire, nerveux et reproducteur. Il est beaucoup question aujourd'hui de ces perturbations hormonales, provoquées également par d'autres contaminants, comme les métaux lourds et les dioxines.

– Certains herbicides et insecticides pourraient provoquer des retards de croissance, voire des malformations (notamment des organes génitaux) chez le fœtus.

– Enfin, les pesticides pourraient jouer un rôle dans l'augmentation actuelle de certains cancers (du sein, de la prostate ou des testicules).

Cependant, obtenir la preuve de la responsabilité directe des pesticides dans toutes ces pathologies nécessite encore beaucoup d'études, obligatoirement très longues et très coûteuses. C'est pourquoi il est indispensable d'adopter le « principe de précaution » et d'agir en amont, non seulement pour limiter les quantités employées, mais aussi pour éviter les associations de molécules actives, car on ignore pratiquement tout de l'effet de l'interaction de ces substances dans l'organisme.

Femmes enceintes et enfants d'abord

Certaines franges de la population sont plus sensibles que d'autres à une exposition aux pesticides. À ce titre, les femmes enceintes et celles qui allaitent constituent des sujets insuffisamment étudiés par les chercheurs. Une certitude toutefois : des substances toxiques comme les organochlorés passent, certes en quantités infimes, dans le lait maternel. Cela dit, les avantages pour le nourrisson de l'allaitement maternel continuent de l'emporter de loin sur les risques.

Les nourrissons et les très jeunes enfants constituent également un groupe à risque. En effet, par rapport à leur poids, la quantité de nourriture qu'ils absorbent est très élevée. Des taux de résidus de pesticides dans les aliments jugés acceptables pour les adultes peuvent s'avérer toxiques pour eux. Depuis mars 2005, la réglementation européenne impose des normes de résidus de pesticides particulièrement sévères dans les aliments infantiles comme les laits spéciaux, les farines infantiles, les petits pots, etc. La limite maximale de résidus (LMR) à ne pas dépasser dans ces aliments a été fixée à 0,1 mg par kilo, avec des restrictions plus strictes encore – voire une interdiction totale – pour certaines molécules. Beaucoup d'industriels de ce secteur exigent

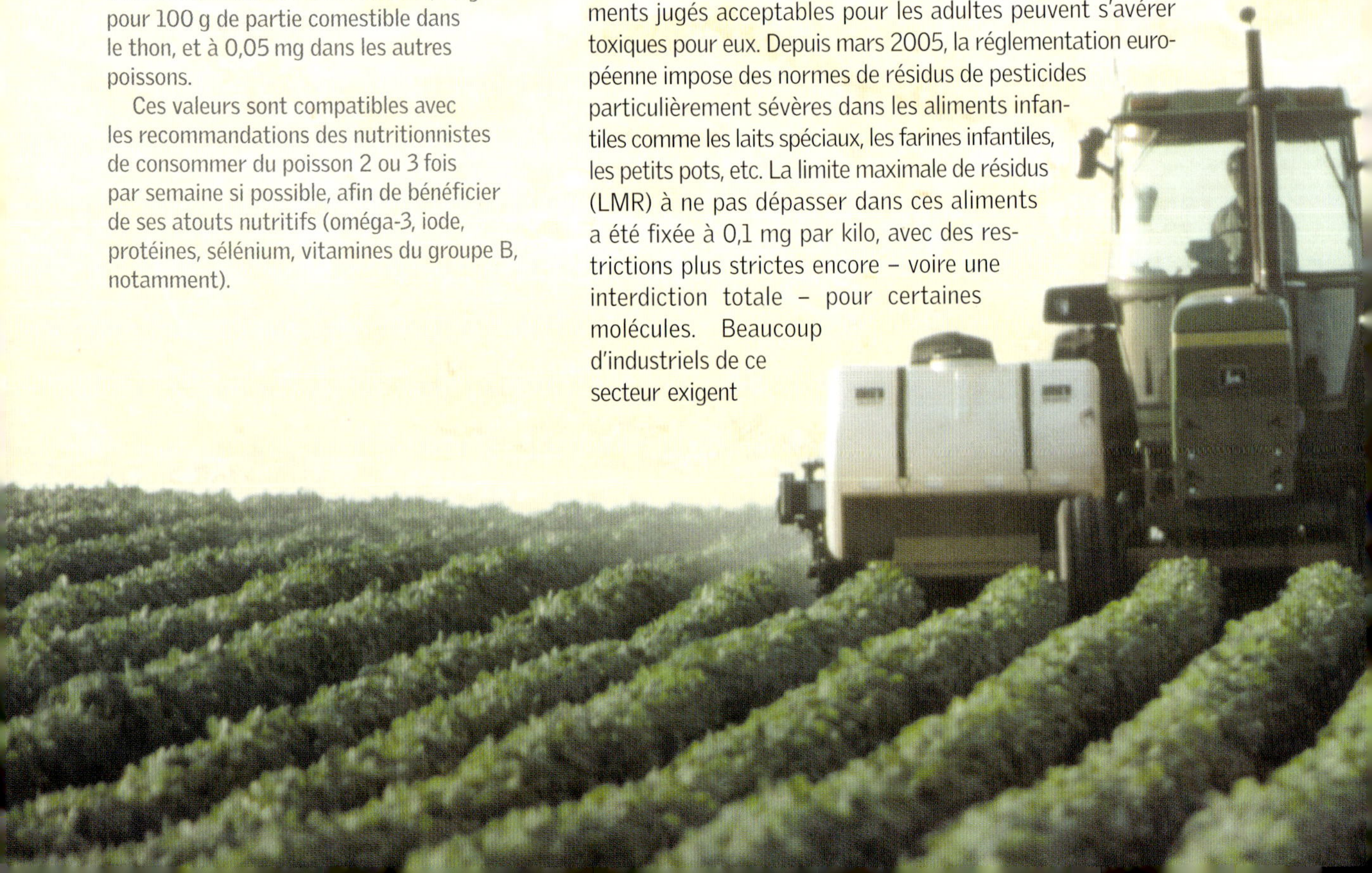

même l'absence totale de pesticides dans les matières premières qu'ils utilisent. Il existe d'ailleurs pour les tout-petits des gammes d'aliments biologiques garantis sans produits de traitement.

Aliments sous surveillance

Dans toute l'Europe, comme dans la plupart des pays occidentaux, les pesticides font partie des produits chimiques les plus réglementés. Leur emploi nécessite une autorisation officielle assortie de conditions d'utilisation très précises. D'ores et déjà, une trentaine de molécules jusque-là autorisées, mais considérées comme problématiques pour la santé, ont été retirées du marché.

Depuis 2008, un nouveau règlement européen harmonise la limite maximale de résidus (LMR) pour chaque pesticide autorisé. Il s'agit du taux de pesticide à ne pas dépasser dans les végétaux et autres denrées destinés à l'alimentation humaine. Ces taux sont très surveillés. Ainsi, en France, la Direction générale de l'Alimentation effectue régulièrement des analyses sur des échantillons représentatifs des denrées les plus consommées, ou de celles qui posent le plus de problèmes. Selon les derniers résultats publiés, plus de 95 % des produits analysés étaient conformes à la réglementation, avec 52 % des échantillons ne renfermant aucune trace de pesticides. Et parmi les 4 % d'aliments dépassant les limites maximales autorisées, les deux tiers concernaient des produits importés, qu'il est en effet plus difficile de contrôler systématiquement.

On devrait pouvoir améliorer encore la situation, grâce notamment au développement de l'agriculture raisonnée, avec ses méthodes « naturelles » de lutte contre les ravageurs et maladies (coccinelles contre les pucerons, pièges à phéromones, etc.), et l'utilisation très rationnelle et aussi modérée que possible des pesticides. Le plan « Ecophyto 2018 », instauré en France par les pouvoirs publics et entré en vigueur fin 2008, vise d'ailleurs à réduire l'usage des pesticides par les agriculteurs de 50 %, d'ici 10 ans.

Minimiser les risques

Une alimentation équilibrée, riche en fruits et en légumes, protège contre les risques que constituent les résidus chimiques. Il est vrai que fruits et légumes sont eux-mêmes susceptibles d'en renfermer, mais les scientifiques s'accordent à dire que l'effet protecteur de leurs composants bénéfiques dépasse les risques éventuels. Il ne faut pas oublier non plus que le corps humain est équipé de mécanismes de protection pour détoxifier les contaminants.

Voici néanmoins quelques conseils de prudence.

1. Lavez systématiquement les fruits et légumes, pelez ceux qui peuvent l'être. Et variez suffisamment : vous écartez ainsi le danger de consommer en excès un aliment particulièrement affecté par les contaminants.

Le méthylmercure dans les produits de la mer

L'adoption de la norme de 0,25 ppm (parties par million) de méthylmercure dans l'apport alimentaire rend même le thon suspect : le thon blanc affiche une moyenne de 0,32 ppm. Quoi qu'il en soit, il est toujours préférable d'opter pour les poissons et fruits de mer qui renferment le moins de mercure : plie, saumon, aiglefin, merlu, sardine, crevette, crabe, pétoncle. Il vaut mieux supprimer la graisse de l'espadon et des autres poissons prédateurs très gras. Voici quelques chiffres.

Concentrations moyennes de mercure

Source	(parties par million)
Espadon	1,00 ppm
Requin	0,96 ppm
Thon frais ou congelé	0,32 ppm
Homard	0,31 ppm
Mérou	0,27 ppm
Flétan	0,23 ppm
Merlu	0,20 ppm
Thon en boîte	0,17 ppm
Pétoncle	0,05 ppm

Source : United States Food and Drug Administration (FDA database FY 85-99)

Le jardinage aussi

Une étude menée auprès de plusieurs milliers de femmes de Long Island, près de New York, a montré que le risque de développer un cancer du sein était accru de 40 % chez celles qui utilisaient régulièrement des pesticides pour leur jardin.

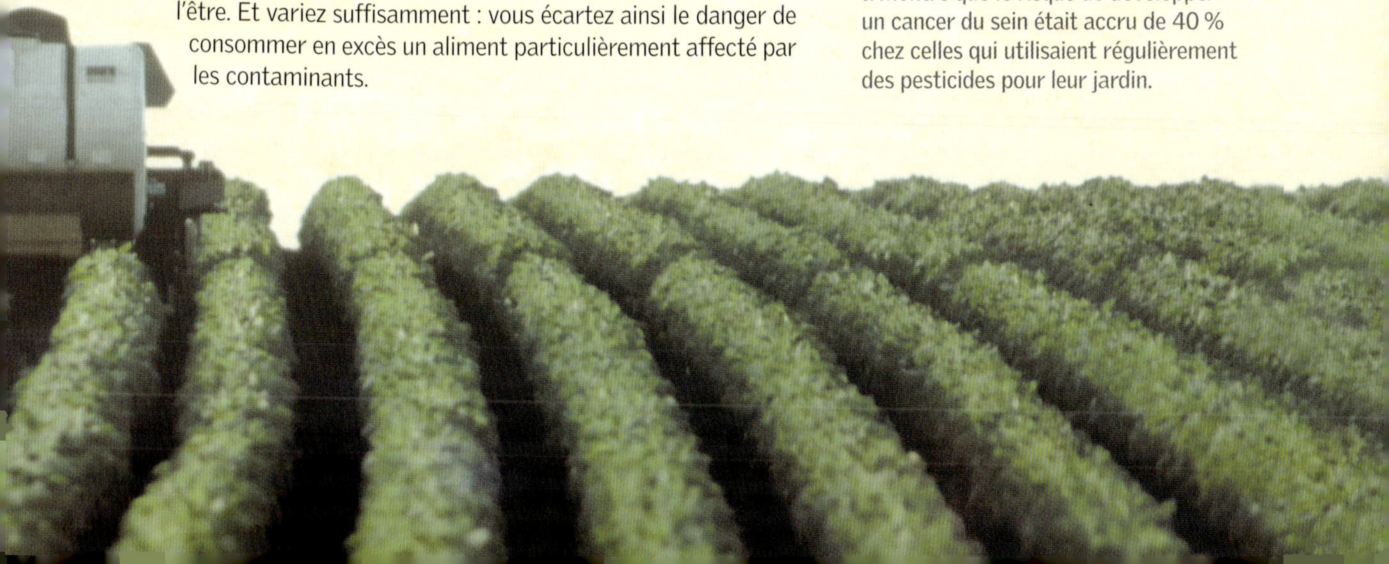

2. Pensez bio, surtout pour les aliments qui tendent le plus à abriter les résidus de pesticides (voir « Aliments biologiques »). Vous pouvez aussi vous tourner vers les produits « issus de l'agriculture raisonnée », pour lesquels les produits phytosanitaires sont utilisés avec parcimonie et dans le respect de l'environnement.
3. Écartez le gras de la viande, dans lequel les polluants se concentrent. Pour les enfants, optez pour du foie bio (c'est un organe dans lequel les contaminants sont particulièrement abondants).
4. Mangez beaucoup de fruits et légumes, de céréales complètes et de fruits secs oléagineux : leurs antioxydants et leurs fibres aident l'organisme à se prémunir contre les carcinogènes.
5. Pensez « vert » : brocoli, choux, cresson, renferment en abondance des composés soufrés qui produisent des isothiocyanates, lesquels, à leur tour, incitent le foie à produire des enzymes capables de détoxiquer les carcinogènes avant que ceux-ci ne deviennent nocifs. Les composés phénoliques des pommes et les bioflavonoïdes des agrumes et des baies rouges protègent de la même façon.
6. Jardinez « nature » : pour l'entretien de votre jardin et de vos potées, évitez au maximum les pesticides, adoptez des produits sans risque pour la nature… ni pour l'homme.

LE SAVIEZ-VOUS ?

LA FRANCE, GRANDE UTILISATRICE DE PESTICIDES

La France est le quatrième pays utilisateur de pesticides dans le monde (après les États-Unis, le Brésil et le Japon), et le premier en Europe, mais il ne faut pas oublier que c'est un pays à forte activité agricole. Les quantités de pesticides utilisées représentent 80 000 à 85 000 tonnes par an (dont 90 % en agriculture et 10 % pour les espaces verts et les particuliers), avec, depuis une dizaine d'années, une tendance à la diminution de ces tonnages, d'environ 2 à 3 % par an.

En savoir plus sur les LMR

Les limites maximales de résidus (LMR) sont fixées en tenant compte de la dose journalière admissible (DJA) pour chaque pesticide et pour chaque type d'aliment (fruit, légume, céréale). La DJA est déterminée à partir d'un ensemble d'études menées sur des animaux de laboratoire. On retient la dose (par kilo de poids corporel et par jour) avec laquelle on n'observe aucun effet indésirable chez l'animal, puis on divise cette valeur par 100 (parfois plus), afin de prendre un minimum de risques pour les humains.

À noter que, lorsqu'on dose la LMR d'un pesticide, on le fait sur l'aliment (fruit ou légume) non lavé et non épluché, ce qui ne correspond généralement pas à la façon dont il est consommé dans la réalité !

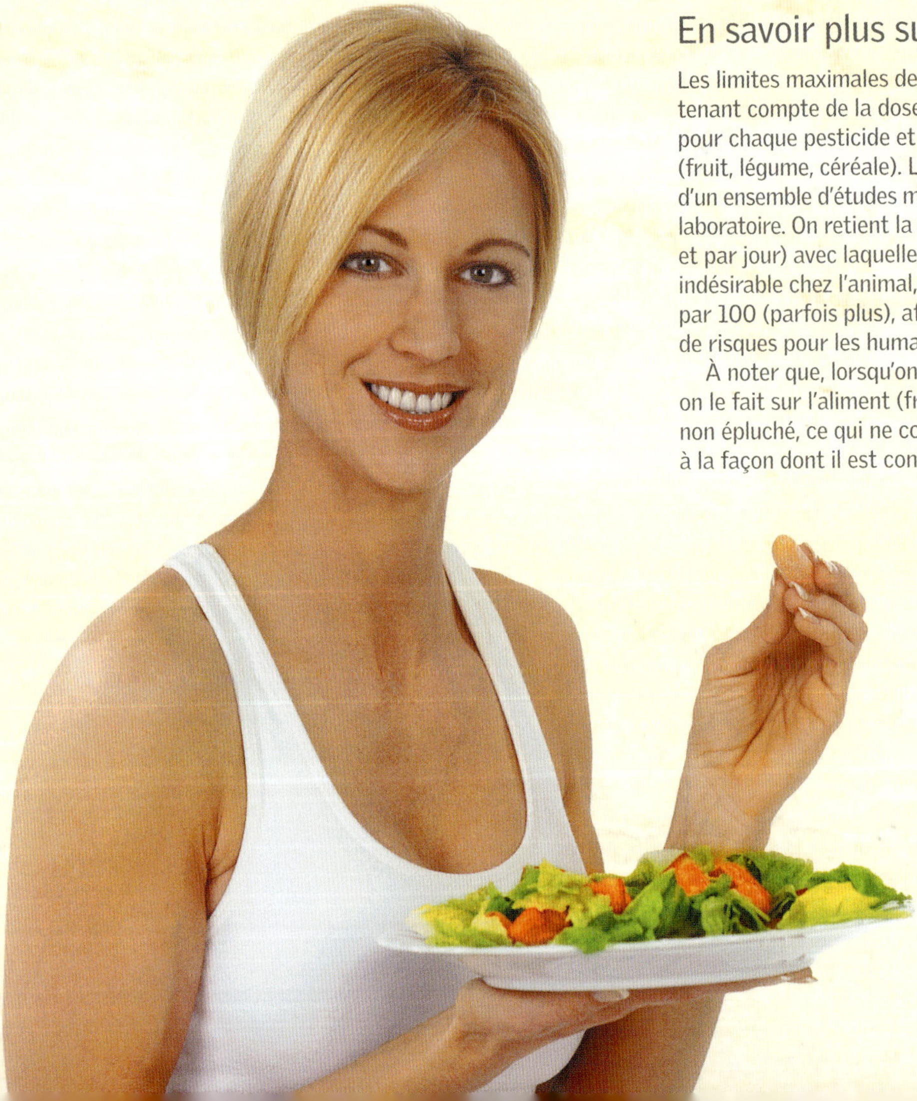

Petit pois

AVANTAGES

- source de vitamines B_6 et C, d'acide folique, de thiamine et de potassium
- riche en pectine et autres fibres

INCONVÉNIENT

- étant riches en purines, les petits pois sont à déconseiller aux personnes qui souffrent de la goutte

Le pois a sa place dans l'Histoire. Il figure dans la Bible et on en a retrouvé dans les tombes des pharaons. Plus près de nous, c'est lui dont s'est servi Gregor Johann Mendel, père de la génétique moderne, pour mener ses expériences. Le pois se classe parmi les légumineuses et, comme tel, forme une protéine complète quand on l'associe à une céréale comme le riz. Il cuit beaucoup plus rapidement lorsqu'il est frais plutôt que sec, et peut même alors se manger cru.

Le petit pois est récolté avant complète maturité. Il est un peu moins riche en vitamine C que d'autres légumes frais (30 mg pour 100 g, et encore 15 mg après cuisson), mais beaucoup mieux pourvu en protéines et en vitamines du groupe B. C'est une bonne source de pectine et autres fibres qui contribuent à faire baisser le taux de cholestérol sanguin. Une portion de 150 g de petits pois (écossés) fournit 105 kcal et 8 g de protéines. En même temps, elle fournit environ 20 % de l'apport nutritionnel conseillé (ANC) en vitamine C, de 25 à 30 % de l'ANC en vitamines B_1, B_3 et B_9 (acide folique), de même que 2 mg de fer et 300 mg de potassium.

Le pois recèle de la lutéine, phytonutriment qui a été associé à la diminution du risque de dégénérescence maculaire, principale cause de cécité chez les personnes âgées.

Plus le pois est jeune, plus il est tendre et sucré. Sa cosse est parfois assez tendre pour être comestible. Une fois le pois cueilli, son sucre se transforme vite en amidon ; il faut donc le manger tout de suite ou le réfrigérer. Pour perdre le moins de vitamines possible, mieux vaut le faire cuire à la vapeur ou utiliser très peu d'eau ; on le garde croquant. Pour ajouter de la saveur et des nutriments, on peut mettre quelques cosses avec les pois ou dans la soupe pendant la cuisson, et les retirer avant de servir. Les pois surgelés sont préférables aux pois en conserve, qui renferment moins de nutriments, plus de sel et de sucre, et manquent de couleur et de saveur.

Le pois mange-tout, frais ou surgelé, entre dans les plats sautés à la chinoise. Cueilli avant maturité, il est très peu développé à l'intérieur de sa gousse plate et renferme moins de protéines que le pois vert. Il contient cependant beaucoup plus de vitamine C (40 mg par portion de 150 g environ, soit 35 % de l'ANC) et un peu plus de fer. Une portion de mange-tout fournit 60 kcal et beaucoup de fibres.

En tant que légumineuse, le petit pois est riche en purines. Attention : celles-ci ont la propriété de favoriser une attaque de goutte chez les personnes qui souffrent de cette maladie.

EN CONSERVE OU SURGELÉ

Plus de 90 % de la production de petits pois sont utilisés pour les conserves et les surgelés. Des variétés particulières ont été sélectionnées pour ces usages.

Les petits pois de conserve peuvent être au naturel (additionnés simplement d'eau, d'un peu de sucre et de sel), ou le plus souvent cuisinés à l'étuvée, avec laitue et petits oignons : pour les déguster, il suffit alors de les réchauffer à feu doux, sans les laisser bouillir. Les petits pois surgelés sont en général proposés nature, sans aucune adjonction, ce qui est très commode en cas de régime sans sel, par exemple. On les cuit sans décongélation, et leur saveur reste proche de celle des petits pois frais.

Les petits pois sont calibrés en fonction de leur grosseur : choisissez de préférence les petits pois très fins ou extra-fins, plus tendres, moins farineux et mieux supportés que les moyens par les intestins délicats. ❖

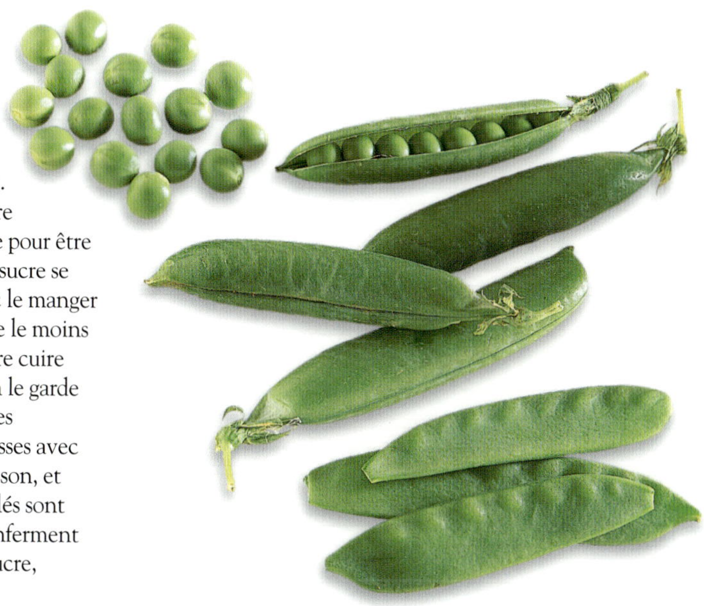

Piments

AVANTAGES

- excellentes sources de vitamine C et de bêta-carotène
- riches en bioflavonoïdes

INCONVÉNIENTS

- doivent être manipulés avec soin pour ne pas irriter la peau et les yeux
- peuvent enflammer les hémorroïdes

Les piments sont probablement originaires du Brésil ou du Mexique, où ils étaient connus depuis des millénaires et utilisés aussi bien comme épices que comme plantes médicinales. Ils se sont répandus en Europe et dans toute l'Asie après la découverte du Nouveau Monde. Ils sont aujourd'hui largement cultivés en Europe centrale, en Hongrie, en Espagne et en Italie par exemple, ainsi qu'en France, notamment à Espelette, au Pays basque, célèbre pour son piment rouge très aromatique.

De la même famille que la tomate et le poivron, le piment fait partie des solanacées. Il peut également s'utiliser séché, comme une épice. Sa force dépend de sa variété et de son origine : en général, plus il est petit, et plus il pousse dans des régions ensoleillées, plus il est fort, voire « enragé ». C'est surtout dans les graines que se concentre la force de son goût. Les variétés les plus douces peuvent s'utiliser en salade ou en légume, alors que les piments forts, ou chilis, sont employés pour relever les plats exotiques.

Le piquant des chilis leur vient des capsaïcinoïdes, substances en elles-mêmes inodores et insipides, mais qui développent leur mordant en agissant sur les nocicepteurs de la bouche. Elles provoquent alors le larmoiement, la rhinite et la transpiration dont raffolent ceux qui aiment les variétés très piquantes. La capsaïcine et les autres capsaïcinoïdes se concentrent surtout dans les membranes blanchâtres et les graines ; on les retire pour ôter du piquant.

Les piments se manipulent avec prudence. On conseille de porter des gants, de laver tous les ustensiles au savon et à l'eau après la préparation et de ne pas toucher à une lentille de contact après avoir haché des piments : il faut peu de capsaïcine pour irriter gravement l'œil.

LES PIMENTS : LES CHOISIR SELON LEUR FORCE

Les piments suivants sont les plus courants.

DOUX À MODÉRÉS

- **Anaheim.** De forme allongée, indifféremment rouge ou vert, c'est le piment le plus répandu en Amérique du Nord.
- **Ancho.** Rouge foncé, en forme de cœur, généralement séché.
- **Piment cerise.** Petit, rond et généralement mariné.
- **Poblano.** Piment vert, mince et effilé. On peut le rôtir, le farcir ou l'intégrer à divers plats.

FORTS

- **Cascabel.** Rouge ou vert, et rond, il se vend d'habitude séché.
- **Serrano rouge.** Moins fort que le vert, c'est l'ingrédient courant d'une salsa.

TRÈS FORTS

- **Cayenne.** Aussi appelé pili-pili, il est long, rouge, généralement séché, souvent pulvérisé.
- **Habanero et scotch bonnet.** Petits, en forme de lanterne rouge, jaune ou orange, ce sont les plus forts des piments de culture.
- **Jalapeño.** Piment vert ou rouge effilé, vendu frais, en conserve ou mariné.
- **Serrano vert.** Petit et conique, il est piquant et très fort.

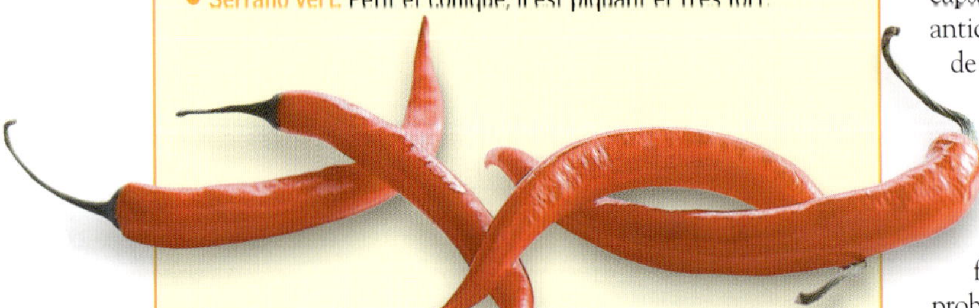

DE NOMBREUSES PROPRIÉTÉS NUTRITIVES

Les piments sont encore plus riches en vitamines que les poivrons, et les variétés rouges, plus que les vertes. Ce sont de bonnes sources d'antioxydants, notamment de bêta-carotène (250 à 1 250 µg pour 100 g) et surtout de vitamine C : 1 seul piment rouge cru de 45 g renferme 105 mg de vitamine C, soit quasiment l'apport nutritionnel conseillé (ANC). Les piments contiennent en outre des bioflavonoïdes, pigments végétaux que certains chercheurs croient capables d'aider à prévenir le cancer. Les recherches récentes indiquent que la capsaïcine des piments peut avoir un effet anticoagulant qui préviendrait la formation de caillots susceptibles de provoquer une crise cardiaque ou un accident vasculaire cérébral (AVC) ; cette substance a également une action anti-inflammatoire.

Contrairement à la croyance populaire, rien ne prouve que les chilis peuvent favoriser l'apparition des ulcères ou des problèmes digestifs, mais ils peuvent, en revanche, provoquer des irritations rectales. ❖

PROBIOTIQUES

BACTÉRIES BÉNÉFIQUES

L'étymologie du terme « probiotique » le définit par « ce qui favorise la vie ». Les probiotiques sont des organismes qui contribuent à entretenir la santé et l'équilibre de l'intestin. On les qualifie généralement de « bonnes » bactéries. Ce sont des substances qu'on ingère et qui, une fois dans l'intestin, le gardent en bonne santé et aident à combattre les maladies.

Les probiotiques sont ainsi nommés par opposition aux antibiotiques, composés qui éliminent ou détruisent les bactéries dans l'organisme, et en particulier dans le tube digestif. Les probiotiques combattent les « mauvaises » bactéries en même temps qu'ils favorisent la santé des cellules qui tapissent le tractus gastro-intestinal. Parmi les différents types de probiotiques, on étudie surtout actuellement *Lactobacillus acidophilus* et *Streptococcus thermophilus* (les ferments des yaourts), *Lactobacillus rhamnosus* GG et les bifidobactéries.

Les probiotiques ont plusieurs modes d'action. Ils freinent le processus inflammatoire, sécrètent des composés pour régulariser la fonction cellulaire et protègent l'intestin contre le développement de bactéries nocives. Ils inhibent la croissance des bactéries pathogènes en les empêchant d'adhérer à l'intestin et en produisant des substances qui leur sont nuisibles. Enfin, on a découvert qu'ils peuvent moduler favorablement l'activité du système immunitaire intestinal.

Les chercheurs étudient aujourd'hui le rôle des probiotiques dans le traitement de troubles gastro-intestinaux comme la diarrhée et de maladies inflammatoires de l'intestin telles la colite ulcéreuse et la maladie de Crohn.

On ingère ces bactéries salutaires en mangeant des yaourts et des laits fermentés qui renferment des cultures actives de lactobacilles ou de bifidobactéries. Il existe aussi des suppléments en comprimés et en poudre dont l'efficacité varie largement d'un produit à l'autre.

Les probiotiques ouvrent une voie intéressante, mais la recherche, bien que prometteuse, est encore fragmentaire. Si vous prenez des suppléments de probiotiques, certains faits devraient retenir votre attention.

- Tous ne sont pas équivalents. Ils peuvent apporter un seul type d'organisme ou en contenir plusieurs.
- Leurs effets sur la santé sont spécifiques à l'espèce et à la lignée. Par exemple, *Lactobacillus* GG serait utile pour traiter la diarrhée chez l'enfant, mais pas la maladie de Crohn.
- Les bactéries doivent se chiffrer par milliards si l'on veut qu'elles colonisent l'intestin. Toutes ces bactéries doivent non seulement être disponibles dans le supplément, mais aussi parvenir vivantes jusqu'à l'intestin. Cela implique parfois d'utiliser des gélules gastrorésistantes.
- Les produits laitiers fermentés et les yaourts doivent être aussi frais que possible pour être efficaces : un séjour prolongé au réfrigérateur entraîne la disparition d'une forte proportion des bactéries actives.
- La présentation de lait fermenté en petites fioles n'augmente pas l'efficacité des probiotiques : ce qui compte, c'est la quantité apportée. Elle doit atteindre au moins 100 millions de bactéries par « dose » pour être efficace. Dans le yaourt, on trouve au moins 10 millions de bactéries lactiques par gramme, soit 1,25 milliard pour un yaourt frais.

LE SAVIEZ-VOUS ?

L'INTESTIN ABRITE TOUTES SORTES DE BACTÉRIES

Il n'y a pas une seule bactérie dans l'intestin à la naissance, mais 2 semaines plus tard, une véritable colonie s'y est installée pour y demeurer à vie. À certains moments, la colonie pourra être en partie décimée, par un traitement aux antibiotiques par exemple, mais elle finira par se repeupler. Il doit toujours régner un bon équilibre entre les différents types de bactéries. Si les bactéries normales se raréfient ou si l'équilibre est rompu, cela ouvre la voie toute grande aux bactéries nuisibles, qui, si on les laisse se multiplier et faire souche, causeront divers problèmes de digestion et de santé.

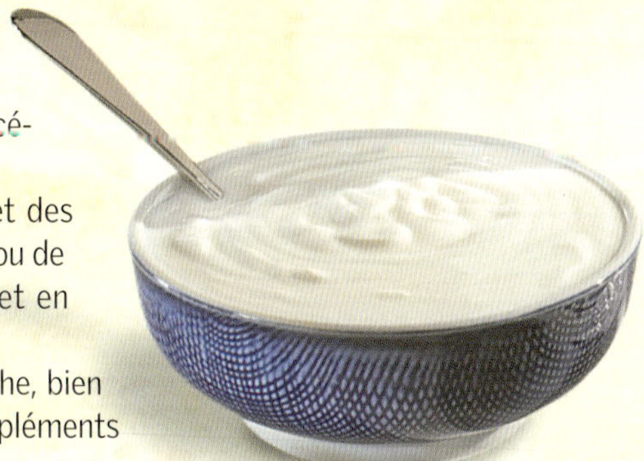

Plats cuisinés et aliments préparés

PRÉPAREZ VOUS-MÊME VOS ALIMENTS PRÊTS À SERVIR

Un nombre croissant de personnes préfèrent confectionner elles-mêmes leurs repas-minute. Au lieu d'apprêter les restes, par exemple, on peut les emballer par portions dans un sac en plastique et les congeler. En temps voulu, il n'y aura qu'à les réchauffer au micro-ondes. C'est une bonne façon de surveiller ses apports de graisses, de sel et d'autres ingrédients.
Si vous faites de la soupe, doublez les quantités et congelez-en la moitié pour plus tard. N'oubliez pas d'inscrire la date sur l'emballage, car la durée de conservation des aliments congelés n'est pas illimitée.

AVANTAGE

- utiles aux personnes qui n'ont pas le temps de faire la cuisine

INCONVÉNIENT

- certains sont trop riches en graisses, sel et calories

La technologie a considérablement augmenté la qualité et les gammes des aliments prêts à servir. Mets sous vide ou surgelés, précuits et prêts à passer au micro-ondes, purée et céréales instantanées, soupes toutes prêtes, mélanges pour sauces et desserts en sachets : autant d'aliments sur lesquels on peut compter pour gagner du temps, sans parler des rayons frais et des produits traiteur qu'on trouve partout.

Certains condamnent la popularité croissante des aliments prêts à servir, très chargés en graisses et en calories, et leur imputent l'excès de poids dont souffre une fraction croissante de la population. Soyons lucides : les aliments prêts à servir font maintenant partie de notre vie ; il suffit de pratiquer la variété, l'équilibre et la modération pour pouvoir en manger sans mettre notre santé ni notre ligne en péril.

LES ALIMENTS PRÉPARÉS

Très souvent, les plats et aliments préparés du commerce n'ont pas la valeur nutritionnelle de ceux que l'on fait soi-même. Les soupes instantanées, par exemple, renferment peu de légumes déshydratés mais beaucoup de sel, d'aromates, d'émulsifiants et d'agents de remplissage et de conservation : les soupes maison ou même en boîte sont plus nutritives et contiennent moins d'additifs. Souvent aussi, les aliments déjà préparés sont plus sucrés, plus salés et plus gras que ceux faits à la maison. La transformation peut faire disparaître des vitamines et des minéraux, mais il y a des cas, rares il est vrai, où les aliments ainsi traités ont une valeur nutritive supérieure à celle des aliments frais. Légumes et fruits cueillis en saison et surgelés sur-le-champ ont plus de vitamines que ceux cueillis avant leur maturité, expédiés au loin et qui restent en attente sur les étals ou dans les rayons.

Des industriels de l'alimentation ont été amenés à améliorer la qualité nutritionnelle de leurs produits en leur ajoutant de bons ingrédients (comme de la vitamine A au lait écrémé) ou en réduisant leur teneur en graisses, en sucre et en sel. Si les termes « light » ou « léger » ne sont pas toujours fondés, le consommateur avisé peut faire de bons choix.

LE PRIX DE LA COMMODITÉ

Les aliments prêts à servir coûtent plus cher que la valeur totale de leurs ingrédients. Pour certaines personnes, cette dépense vaut bien le temps et les efforts qu'elles s'épargnent. Néanmoins, on peut s'inquiéter de la valeur nutritionnelle des repas surgelés, biscuits pour petit déjeuner et autres aliments commodes à utiliser. Pour rassurer le consommateur, des fabricants ont créé de nouveaux produits dont certains sont peu caloriques et pauvres en sodium, tandis que d'autres conviennent aux personnes ayant des contraintes de régime, comme celles qui souffrent de diabète ou d'allergies alimentaires. Bref, il faut lire les étiquettes et la liste des ingrédients.

En associant des aliments précuisinés à des aliments frais, on épargne temps et argent tout en augmentant la valeur nutritionnelle et la saveur des plats. Par exemple, on peut composer un excellent menu en servant une salade verte et des légumes frais faciles à préparer (brocolis, par exemple) avec du poisson cuisiné surgelé.

LES ALIMENTS POUR ENFANTS

Pour diversifier le menu des bébés, les parents ont souvent recours à des aliments préparés : il est plus rapide et aussi sûr de servir des céréales instantanées ou des purées de fruits, de légumes ou de viandes en petits pots que de les préparer. En revanche, la qualité des aliments-minute dont raffolent les adolescents est plus douteuse. Barres et biscuits ou chips sont riches en graisses, en sucres, en sel et en agents de conservation ; les céréales instantanées apportent beaucoup de sucre, d'arômes et de colorants artificiels, même si elles font consommer du lait.

Pour nourrir les enfants, donnez la préférence aux aliments ayant subi le moins de transformations possible ; le poulet rôti est meilleur que les hot dogs ou les nuggets, le yaourt, plus intéressant que les glaces et autres desserts glacés, les céréales d'avoine naturelles ou de type muesli, préférables aux céréales sucrées pour enfants. ❖

UN PETIT TRUC

LES CRUDITÉS : UN EXCELLENT À-CÔTÉ

Pour accompagner un repas acheté tout fait, comme une quiche ou des crêpes surgelées, un bol de salade verte ou une simple tomate à la croque-au-sel sont le meilleur moyen de s'assurer que tous les nutriments sont présents au repas.

Poids insuffisant

PRIVILÉGIER

- portions plus grosses
- collations nutritives entre les repas
- boissons nourrissantes

RÉDUIRE

- alcool, caféine et boissons gazeuses, qui coupent l'appétit

Dans une société qui privilégie la minceur, il est difficile d'accepter que la maigreur (il ne s'agit pas là d'anorexie) soit mauvaise pour la santé. On sait que l'obésité est dangereuse, mais les études montrent que les personnes de poids moyen à 50 ans vivent plus longtemps que les personnes de poids insuffisant au même âge.

Il n'y a pas de poids parfait ; mais selon la stature et la taille, il y a un poids « désirable » qui diminue les risques de maladie et de décès. Un poids insuffisant se trouve à 15 % et plus au-dessous de la fourchette idéale (votre médecin pourra vous indiquer la fourchette qui vous convient). Un poids légèrement insuffisant ne fait pas courir de graves risques de santé, mais les personnes très maigres manquent de réserves d'énergie, sont vulnérables aux infections et craignent le froid parce qu'elles manquent de graisse protectrice. Les patients qui ne pèsent que 80 % ou moins de leur poids optimal présentent des risques élevés de complications quand ils sont hospitalisés. Ceux qui sont extrêmement maigres font rapidement des escarres.

LES RISQUES POUR LA SANTÉ

La maigreur est un problème si elle vient d'une nutrition inadéquate. Une femme qui suit constamment des régimes peut devenir stérile. Chez les femmes enceintes, un poids insuffisant peut entraîner de l'anémie, des complications cardio-respiratoires et un risque élevé de toxémie. Leurs bébés, souvent prématurés, ont un poids insuffisant à la naissance et leur développement peut être ralenti.

Les adolescents qui ont des horaires de vie irréguliers ont tendance à perdre du poids, surtout s'ils font beaucoup de sport. Les adolescents et les adultes trop minces se sentent parfois trop occupés pour prendre le temps de manger suffisamment.

UN RÉGIME ADAPTÉ

Gagner de 400 à 500 g par semaine peut nécessiter un apport supplémentaire de 500 à 750 kcal par jour. Pour certains sujets, un tel changement dans les habitudes alimentaires est aussi difficile qu'un régime amaigrissant pour un obèse. L'objectif consiste à créer du tissu musculaire et à augmenter le niveau d'énergie pour soutenir le gain de poids.

Il est très important d'augmenter les calories provenant des graisses. Pour une alimentation visant à un gain de poids, on doit d'abord chercher à augmenter la quantité de nourriture ingérée et, ensuite, choisir des aliments qui donnent beaucoup de calories sous peu de volume. Les crudités, par exemple, apaisent la faim bien avant d'avoir fourni beaucoup de calories. Une personne maigre ne doit pas hésiter à choisir des aliments un peu chargés en graisses, jusqu'à ce que le poids désiré ait été atteint.

DAVANTAGE DE CALORIES

1. Faites trois vrais repas par jour et complétez par des collations. Certaines personnes se sentent mieux si elles font plusieurs petits repas au lieu de trois gros.
2. Mangez des soupes revigorantes : potage de lentilles, minestrone, soupe aux pois, crème de légumes. Diluez les soupes en boîte avec du lait entier ou concentré au lieu de l'eau et ajoutez-leur des croûtons et du gruyère râpé.
3. Choisissez des céréales enrichies de fruits secs et de noix. Consommez-les avec du lait entier plutôt que demi-écrémé.
4. Ajoutez de la poudre de lait entier dans les entremets, les pâtisseries, les milk-shakes et la purée de pommes de terre.
5. Pour augmenter les calories et les protéines, ajoutez aussi du lait en poudre à votre lait.
6. Les fruits secs – raisins secs, dattes, pruneaux, abricots séchés – regorgent de calories ; faites-en des collations, ajoutez-les aux céréales, aux salades de fruits et aux gâteaux.
7. Pauvres en calories, les salades s'accommodent bien de fromage, de pois chiches, de graines de tournesol ou de raisins secs.
8. Les noix et autres fruits oléagineux, riches en calories, font de bonnes collations.
9. Optez pour des desserts qui sont à la fois nutritifs et énergétiques. Les entremets, les cakes, les gâteaux aux bananes ou aux fruits, la crème glacée et les biscuits aux céréales répondent à cette définition.
10. Ne cédez pas à la tentation des suppléments pour vous aider à prendre du poids. La patience, une attitude positive à l'égard de la nourriture, une bonne variété d'aliments sains et de l'exercice sur une base régulière sont les meilleurs moyens d'obtenir des résultats et de rester en bonne santé.

Augmenter les graisses peut vite faire la différence, car les lipides apportent deux fois plus de calories (9 par gramme) que les protéines et les glucides (4 par gramme).

Augmenter les portions d'aliments riches en calories. Les nutritionnistes recommandent de respecter l'équilibre entre les aliments, mais d'augmenter graduellement les portions et de choisir les aliments les plus caloriques dans chaque groupe : viande mi-grasse plutôt que viande maigre, avocat au lieu de concombre, banane plutôt que fraises, crêpes au lieu de pain grillé, fromage plutôt que yaourt, lait entier au lieu de lait écrémé. À table, buvez du jus de fruits, en plus de l'eau. Sucrez vos boissons et vos mets avec du sucre et non avec des édulcorants.

Ajouter des suppléments liquides. Les personnes dont la perte de poids est due à la maladie bénéficieront de compléments en formules liquides nutritives, faciles à avaler et bien adaptées.

Beaucoup de personnes maigres ne se sentent pas bien quand elles commencent à manger de plus grandes quantités, plus souvent. Le malaise finit par passer. Comme lorsqu'on veut perdre du poids, quand on veut en gagner, il y a des plateaux. Il faut alors augmenter de nouveau l'apport en calories pour redémarrer. ❖

Poire

AVANTAGES

- bonne source de minéraux et de fibres alimentaires
- apporte de l'acide folique et de la vitamine C

INCONVÉNIENT

- certaines variétés peuvent devenir granuleuses et être moins bien tolérées

Fruit traditionnellement cultivé chez nous, la poire serait originaire d'Asie centrale. Elle possède une chair fine et juteuse, et une peau plus ou moins épaisse selon les variétés. Elle se consomme généralement crue, mais peut aussi être pochée, cuite au four ou garnir une délicieuse tarte.

Une poire moyenne (150 g poids net) apporte environ 75 kcal et 4 g de fibres. Sa pectine, une fibre soluble, contribue à faire baisser le taux de cholestérol, et sa cellulose, celle-là insoluble, aide au fonctionnement de l'intestin. On trouve aussi dans la poire un peu de vitamine C (5 mg pour 100 g), d'acide folique (10 mg pour 100 g) et de potassium (125 mg pour 100 g).

La poire en conserve, pelée et cuite, est tendre et bien supportée, même par les intestins délicats. Mais sa teneur en vitamines et minéraux est faible, et elle est plus calorique quand elle a été préparée au sirop (60 kcal pour 100 g, soit 90 kcal pour 2 demi-poires).

DE NOMBREUSES VARIÉTÉS

Parmi les dizaines de variétés de poires qui se succèdent sur les étals, on peut citer : la jules guyot et la williams, des fruits d'été fondants ; en automne, la beurré hardy, parfumée et juteuse, la conférence et la doyenné du Comice, très appréciées pour leur saveur et leur parfum ; puis, en hiver, la passe-crassane, juteuse et bien acidulée. ❖

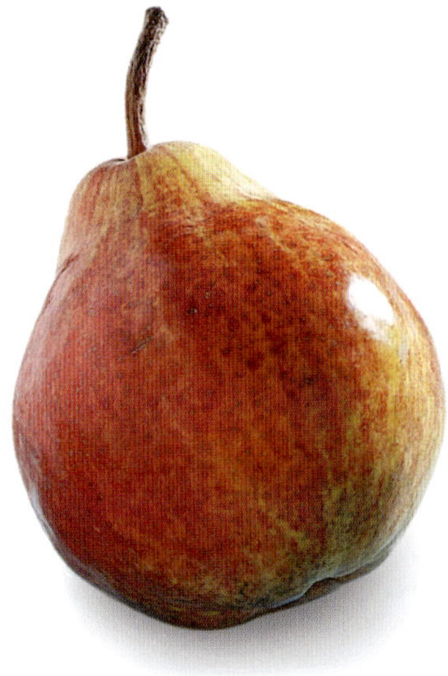

Poireau

AVANTAGES

- contient du fer et du calcium ; peu calorique
- le vert est riche en acide folique

INCONVÉNIENT

- comme toutes les liliacées, il peut causer flatulences et mauvaise haleine

Le poireau est un proche parent de l'oignon, comme le suggère son goût, et un lointain cousin de l'asperge. Tous trois sont membres de la famille des liliacées. Bien que le poireau soit comestible dans sa totalité, on a souvent tendance à écarter la partie foncée, pourtant riche en vitamines, pour ne garder que le blanc, moelleux et tendre.

Avec peu de calories, le poireau fournit une quantité appréciable de minéraux. Une portion de 100 g de poireau, servie nature, fournit 20 kcal

POIREAU CONTRE LE CANCER.
Le kaempferol est une substance anticancérogène qu'on retrouve dans le poireau. Il peut bloquer le développement des composés carcinogènes.

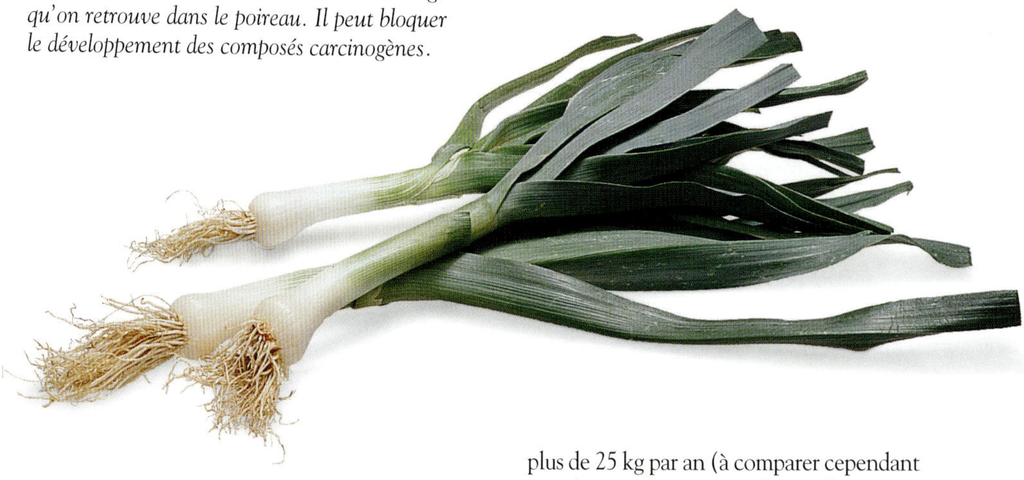

seulement, mais 70 µg d'acide folique, 1 mg de fer et 40 mg de calcium. Ses fibres sont abondantes (près de 3 g pour 100 g), surtout insolubles dans le vert, alors que le blanc concentre les fibres solubles, très bien tolérées.

Faisant partie de la famille de l'oignon, le poireau renferme comme lui des composés soufrés et des substances appartenant à la famille des saponines, qui pourraient avoir un effet protecteur contre le cancer, tout en contribuant à faire baisser le taux de cholestérol.

Le poireau peut se substituer à l'oignon si l'on cherche une saveur atténuée. Il possède une activité diurétique marquée, due en partie à sa richesse en potassium (255 mg pour 100 g), mais peut causer des flatulences ainsi qu'une mauvaise haleine. ❖

Poisson

AVANTAGES

- excellente source de protéines, de fer et d'autres minéraux
- renferme des acides gras oméga-3 (surtout le poisson gras des mers froides)
- certains poissons sont riches en vitamine A

INCONVÉNIENTS

- certains poissons peuvent contenir des BPC, du mercure ou d'autres polluants
- il est souvent cher

Le poisson est une véritable mine de nutriments, et il semble bien que l'on en soit conscient puisque les Français en consomment désormais plus de 25 kg par an (à comparer cependant avec leur consommation de viande, qui atteint environ 85 kg). C'est malheureusement une ressource de la mer qui tend à se raréfier, et donc à devenir plus coûteuse.

Dans l'alimentation occidentale actuelle, les principales sources de protéines animales – viande de boucherie et laitages – apportent beaucoup de graisses saturées. Aussi riches en protéines que ces aliments, les poissons sont en général moins gras que la plupart des viandes. Les graisses du poisson sont moins chargées en lipides saturés que les graisses des viandes. Elles renferment de plus une forte proportion d'acides gras polyinsaturés. De ce fait, les graisses du poisson restent fluides à basse température : si le poisson avait beaucoup de graisses saturées, il figerait dans l'eau froide.

LES AVANTAGES POUR LA SANTÉ

Selon toutes les recherches actuelles, le fait de manger du poisson trois fois par semaine est associé à une baisse marquée de l'incidence des maladies cardiaques. Les scientifiques ont d'abord découvert que les coronaropathies – principale cause de mortalité dans les pays occidentaux – n'existaient presque pas chez les habitants du Groenland, les pêcheurs du Japon et les Indiens du Nord-Ouest canadien. Or ce que ces trois groupes avaient en commun, c'était une alimentation à base de poisson. Les chercheurs ont voulu vérifier ce lien chez d'autres populations. Ils ont trouvé que les hommes qui mangeaient régulièrement du poisson deux ou trois fois par semaine étaient beaucoup moins sujets aux crises cardiaques que les autres.

Dans la récente *Physicians' Health Study*, aux États-Unis, les sujets masculins qui mangeaient du poisson au moins une fois par semaine avaient

OÙ TROUVER LES OMÉGA-3 ?

Le poisson gras est la principale source d'acides gras oméga-3 : saumon, maquereau, hareng, sardine, anchois, truite. Il y en a un peu dans le flétan, le sébaste, la sole, le vivaneau et l'éperlan.

52 % moins de risques de mourir d'une crise cardiaque que ceux qui en mangeaient une fois par mois ou moins. On ne sait pas encore si cela est attribuable à un ou à plusieurs facteurs alimentaires, mais on évoque surtout l'action bénéfique des huiles de poisson. Leurs acides gras oméga-3 rendent les plaquettes moins susceptibles de s'agglutiner pour former un caillot ; ils assouplissent les globules rouges et facilitent leur entrée dans les petits capillaires ; ils réduisent l'inflammation des parois artérielles, et ils abaissent le taux de triglycérides dans le sang.

Une autre étude menée auprès de 43 000 hommes et publiée en 2003 a montré que ceux qui consomment entre 85 et 140 g de poisson de une à trois fois par mois ont 43 % moins de risques de subir un accident ischémique, l'AVC le plus courant, causé par un caillot, que ceux qui n'en prennent pas.

L'organisme utilise les acides gras oméga-3 pour fabriquer des prostaglandines, éléments biochimiques qui interviennent dans divers processus, comme l'inflammation et d'autres fonctions du système immunitaire. Plusieurs études ont démontré qu'un apport d'huiles de poisson équivalant à une ration quotidienne de 230 g de poisson soulageait les symptômes douloureux de la polyarthrite rhumatoïde. Les chercheurs ont attribué cet effet bénéfique aux acides gras oméga-3, en particulier à l'acide eicosapentaénoïque (EPA). Il semblerait que cet acide gras stimule la production des prostaglandines et autres substances moins inflammatoires que celles provenant des graisses saturées et polyinsaturées. Cet effet anti-inflammatoire des acides gras oméga-3 a relancé les recherches pour un traitement éventuel de la maladie de Crohn et de la colite ulcéreuse qui utiliserait les oméga-3.

D'autres études suggèrent aussi que les personnes âgées qui mangent régulièrement du poisson (surtout des poissons gras) sont moins exposées à l'altération de leurs facultés mentales, telle la mémoire. On a également associé une carence en oméga-3 à un risque accru de dépression.

DIOXINE ET PCB DANS LE POISSON

Faut-il avoir peur des contaminants d'origine industrielle quand on mange du poisson ?

Le PCB (polychlorobiphényl) et la dioxine font partie des polluants très répandus et aujourd'hui strictement contrôlés. Ces substances, qui se sont accumulées dans les sédiments lacustres et marins, peuvent contaminer la nourriture ingérée par les poissons, eux-mêmes susceptibles d'être infectés à leur tour. Cependant, des prélèvements sont régulièrement réalisés dans la chair des poissons ; les quantités de dioxine et de PCB retrouvées sont presque toujours très en dessous des limites maximales retenues par les autorités de santé – la contamination accidentelle au niveau d'un fleuve ou d'un lac interdit toute pratique de la pêche. Il faut savoir que dioxine et PCB sont également présents dans de nombreux autres aliments (le poisson ne représentant qu'une faible part de leur apport total). Les spécialistes considèrent que consommer du poisson deux ou trois fois par semaine n'est pas dangereux, mais présente bien au contraire beaucoup d'avantages pour la santé.

Enfin, une étude australienne portant sur plus de 3 500 personnes âgées a suggéré que 1 à 3 portions de poisson par mois pourrait suffire à protéger contre la dégénérescence maculaire, cause majeure de cécité chez les adultes.

VALEUR NUTRITIONNELLE

Tous les poissons sont riches en éléments nutritifs, spécialement en protéines, vitamines B_3 et B_{12}, zinc et magnésium. Les poissons gras surtout sont riches en vitamines A et D. En outre, les arêtes et le cartilage du saumon et des sardines en conserve sont d'excellentes sources de calcium. Le poisson de mer est remarquablement bien pourvu en iode (nécessaire au bon fonctionnement de la thyroïde), de même que la plupart des coquillages et crustacés.

Si le poisson contient beaucoup de protéines, c'est parce qu'il est doté d'une masse compacte de muscles. La couleur plus ou moins foncée de sa chair n'est pas liée à sa teneur en graisses ; elle est surtout due à la présence de myoglobine, pigment chargé d'entreposer de l'oxygène dans les muscles. Le saumon et la truite doivent le joli rose de leur chair à l'astaxanthine, un carotène tiré des crustacés et du plancton dont ils s'alimentent. La nourriture qu'on donne aux poissons d'élevage contient des suppléments de carotène pour donner à leur chair une couleur plus attrayante.

Du point de vue nutritif, il y a peu de différence entre le poisson sauvage et le poisson d'élevage. Certaines espèces toutefois, comme le saumon et la truite d'élevage, ont une chair qui a tendance à devenir molle et farineuse. On craint aussi que les poissons d'élevage n'absorbent des BPC (biphényles polychlorés) du fait que ces contaminants se retrouvent dans les eaux côtières, ou encore dans les farines animales utilisées pour leur alimentation. Depuis quelques années, on pêche des poissons dits des grands fonds, en raison de l'épuisement des espèces vivant en eau moins profonde. On capture ainsi vers 1 000 m de profondeur des grenadiers, empereurs, sabres noirs, sébastes… De qualité nutritive comparable à celle des autres poissons, ils sont souvent vendus en filets, car ils ont une très grosse tête.

LA BONNE QUANTITÉ

Les preuves croissantes du lien entre la consommation de poisson et la prévention des maladies cardio-vasculaires ont amené les nutritionnistes à conseiller la consommation de poisson au moins deux fois par semaine. Certains experts estiment que c'est plutôt 3 portions hebdomadaires qu'il faudrait pour bénéficier des avantages attribués aux oméga-3.

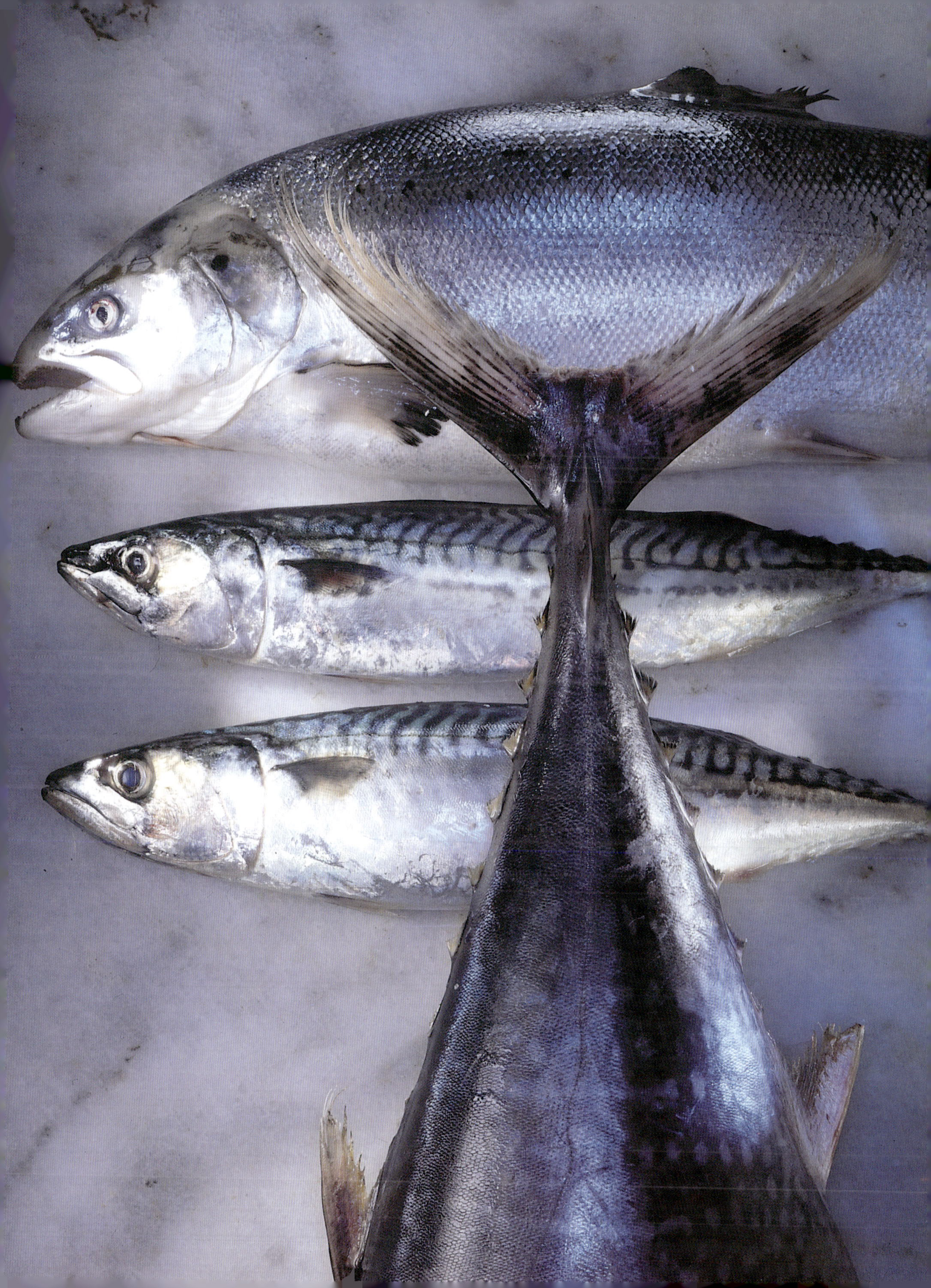

Propriétés nutritives du poisson

NUTRIMENTS (pour 100 g)	LE SAVIEZ-VOUS ?
POISSONS MAIGRES : MORUE, AIGLEFIN, PLIE, TURBOT, SOLE ET AUTRES	
Calories : 75-115 Protéines : 17-20 g Mat. grasses : 0,5-3 g Fer : 0,3-1,1 mg	Ce type de poissons est riche en vitamines B_3 et B_{12}, et sa teneur en acides gras oméga-3 est de faible à moyenne.
POISSONS MI-GRAS ET GRAS : HARENG, MAQUEREAU, SAUMON, TRUITE, SARDINE ET AUTRES	
Calories : 135-215 Protéines : 18-25 g Mat. grasses : 5-14,5 g Fer : 0,8-2 mg	Les poissons mi-gras et gras sont une excellente source d'acides gras oméga-3 et de vitamine B_{12}. Les poissons gras renferment aussi de bonnes quantités de vitamines A et D.
POISSONS EN BOÎTE : ANCHOIS, SARDINE, THON ET AUTRES	
Calories : 120-215, selon que le poisson est conservé au naturel ou à l'huile. Protéines : 19-27 g Mat. grasses : 1,6 (thon au naturel)-20 g (anchois à l'huile) Fer : 0,5 mg (thon au naturel)-2,8 mg (anchois)	Consommés avec le cartilage, le saumon et la sardine en boîte sont une bonne source de calcium. Les anchois, riches en sodium et en purines, sont à éviter en cas d'hypertension et de goutte. Les sardines, elles aussi riches en purines, apportent des oméga-3 en abondance.
POISSONS FUMÉS : SAUMON, MAQUEREAU, HARENG ET AUTRES	
Calories : 180 (saumon)-300 (maquereau) Protéines : 19-22 g Mat. grasses : 11 (saumon)-24 g (maquereau) Fer : 0,7-1,2 mg	Le poisson fumé, quel qu'il soit, est souvent très riche en sodium ; c'est pourquoi, bien que délicieux au goût, il doit être consommé avec modération. Les personnes souffrant d'hypertension doivent l'éviter.
CROQUETTES ET BÂTONNETS DE POISSON PANÉ	
Calories : 125-150 Protéines : 11-15 g Mat. grasses : 2-5 g (8-12 g après cuisson) Fer : 0,3-1 mg	Les croquettes de poisson, surtout les bâtonnets surgelés, sont très populaires, en particulier auprès des enfants. Souvent panées, frites et agrémentées de sauce tartare, elles apportent beaucoup de matières grasses. Il est préférable de les cuire au four plutôt qu'à la poêle dans de la graisse, et de les assaisonner d'un filet de jus de citron.
CAVIAR	
Calories : 250 Protéines : 25 g Mat. grasses : 17 g Fer : 1,4 mg Cholestérol : 440 mg	Le caviar beluga est le plus recherché et, bien sûr, le plus cher de tous les caviars. L'esturgeon de ce nom qui le produit peut avoir 100 ans et peser jusqu'à 1 580 kg. Le caviar est une denrée très périssable ; il faut l'acheter frais, le conserver au réfrigérateur et le présenter sur de la glace pilée. Très riche en sodium, il renferme 40 kcal par cuillerée à café. Le caviar est à éviter en cas d'hypertension (il est très salé) et de goutte (il est riche en purines).

Le poisson frais ou en conserve (de préférence au naturel) est le plus intéressant de ce point de vue. En effet, la surgélation entraîne une diminution rapide de la teneur du poisson en oméga-3.

LES DANGERS POUR LA SANTÉ

Le poisson cru (voir Sushi) peut receler des parasites. Le traitement que subissent le hareng et le saumon marinés (gravlax), bien que crus eux aussi, les débarrasse de toutes traces de vers et de larves.

Les poissons gras comme le hareng et le maquereau doivent être cuits ou traités dès leur capture, sinon leurs protéines riches en histidine peuvent donner naissance à de l'histamine et entraîner une intoxication se manifestant par de l'urticaire et des maux d'estomac.

Engourdissement de la face, difficulté à respirer, faiblesse musculaire et parfois paralysie partielle sont les symptômes de la ciguatera, causée par une toxine que produit une espèce de plancton des mers chaudes. Le plancton est mangé par le poisson, qui le passe à l'être humain. On a vu les effets s'étendre sur plus de 20 ans.

Les gros poissons comme le thon, le requin et l'espadon, parce qu'ils vivent longtemps, risquent d'accumuler les résidus de métaux lourds comme le mercure, qui sont toxiques pour le système nerveux humain et dangereux pour le fœtus. Vu le risque potentiel, une femme enceinte devrait s'abstenir de manger ces poissons ou s'en tenir à 1 portion par mois.

Attention ! Effilochez la chair du poisson avant d'en donner à manger aux enfants, car il peut toujours s'y cacher une arête.

FRAÎCHEUR AVANT TOUT

Il est essentiel de veiller à la fraîcheur du poisson que l'on achète. Il s'agit en effet d'une denrée particulièrement fragile. À température ambiante, les micro-organismes se développent rapidement dans sa chair, donnant naissance à une importante quantité d'histamine, qui peut être responsable de manifestations d'intolérance. C'est pour cette raison que, dès qu'il est pêché, le poisson est gardé à basse température (souvent sur la glace), ou même congelé dans des bateaux spécialement équipés.

Pour reconnaître la fraîcheur du poisson, on peut se fonder sur les caractéristiques suivantes :

- peau de couleur vive et irisée, mucus abondant et transparent ;
- œil bombé, avec la pupille brillante, et remplissant l'orbite ;
- branchies bien colorées, sans mucus ;

DÎNER AVEC LA MORT : LE FUGU

Un poisson japonais nommé fugu ou poisson-lune, de la famille des tétraodontidés, est l'équivalent culinaire de la roulette russe. Ses œufs, ses ovaires et son foie renferment en effet une toxine mortelle, la tétrodotoxine, si puissante qu'une seule goutte peut déclencher la paralysie, puis la mort. Un simple glissement du couteau en cours de préparation suffit à contaminer la chair. Au Japon, le fugu n'est jamais servi à la maison et sa préparation dans les restaurants est confiée à des spécialistes diplômés. Malgré les précautions, le fugu se classe au premier rang des intoxications alimentaires, au Japon, et fait chaque année plusieurs dizaines de victimes.

- chair ferme, brillante, non colorée le long de l'arête centrale, résistante au toucher ;
- odeur rappelant la marée, ni ammoniacale ni trop forte.

UNE BONNE DIGESTIBILITÉ

La digestibilité du poisson est en général excellente : sa chair est pauvre en tissu conjonctif, et elle reste moins longtemps que la viande dans l'estomac (d'où d'ailleurs la réputation erronée que l'on fait au poisson d'être moins nourrissant que la viande).

Font exception les poissons à chair foncée ou à texture serrée : thon, saumon, hareng, lotte. Le mode de préparation va bien entendu intervenir : cuit à la vapeur ou au court-bouillon, préparé au four ou au gril, donc avec un minimum de corps gras ajouté, le poisson est très digeste. S'il est frit ou pané, ou encore servi accompagné d'une mayonnaise ou d'une sauce chargée en graisses, il est bien entendu nettement moins facile à digérer et perd de ses qualités diététiques.

LE COÛT

Le poisson peut sembler cher à l'achat, mais on en trouve en général au moins une ou deux espèces à un prix abordable, sauf lors des périodes de tempête. Il faut tenir compte du pourcentage de déchet : pratiquement nul pour les filets, de l'ordre de 10 à 15 % pour les tranches ou les darnes, il peut atteindre et même dépasser 50 % pour les petites ailes de raie ou les petits poissons entiers. ❖

Poivron

AVANTAGE

- excellente source de bêta-carotène et de vitamine C ; peu calorique

Le poivron est parent du piment, mais généralement moins fort que lui. L'un comme l'autre, originaires de l'hémisphère occidental, ont reçu leur nom des explorateurs espagnols, qui les confondaient avec le fruit du poivrier.

La variété la plus courante de poivron a quatre lobes, ce qui lui donne une forme un peu carrée. Selon son degré de maturité, il passe du vert au jaune puis au rouge, et sa saveur s'adoucit au fur et à mesure. Mais une fois cueilli, ce poivron ne change plus de couleur. Parmi les autres variétés, on distingue le poivron long, de couleur jaune et de forme allongée, le cubanelle, effilé, qui mesure environ 10 cm et passe aussi du vert au rouge ; enfin, les poivrons orangés, en forme de cœur.

VALEUR NUTRITIONNELLE

Un poivron moyen (100 g poids net) founit moins de 25 kcal. Son apport vitaminique varie en fonction de sa couleur. Un poivron vert moyen fournit 100 mg de vitamine C, soit plus de 90 % de l'apport nutritionnel conseillé (ANC), et un poivron rouge en apporte davantage encore : 175 mg ! Et, si le poivron vert fournit 200 µg de bêta-carotène, le poivron rouge en renferme six fois plus ! En outre, les poivrons, quelle que soit leur couleur, procurent aussi de petites quantités de vitamine B_6 et B_9 (acide folique). Ils apportent des fibres en abondance (1,8 à 2 g pour 1 poivron) ainsi que du potassium, du magnésium et un peu de fer et de calcium.

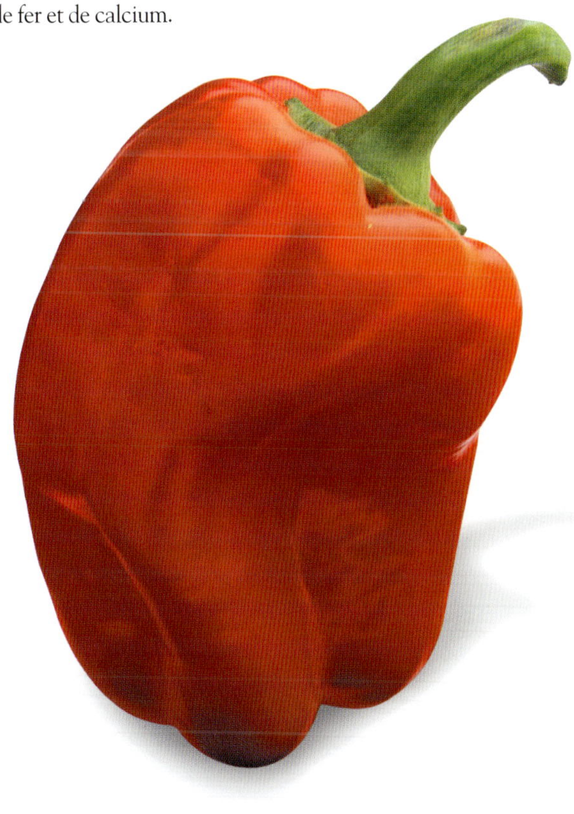

Les poivrons très colorés sont riches en bioflavonoïdes, pigments végétaux qui préviennent le cancer, en acides phénoliques, qui empêchent la formation d'agents cancérogènes appelés nitrosamines, et en stérols végétaux, précurseurs de la vitamine D, qu'on croit capables de protéger contre le cancer. Le poivron renferme aussi deux antioxydants, la lutéine et la zéaxanthine, qui ont été associés à une diminution du risque de dégénérescence maculaire, principale cause de cécité chez les personnes âgées.

Le poivron s'apprête de différentes manières. Il peut être cuit à la vapeur, rôti, grillé ou bien farci et cuit au four ; cru, il peut faire partie d'un plat de crudités ou agrémenter une salade. En le faisant cuire rapidement à la vapeur ou sauter à la chinoise, on préserve au mieux ses teneurs vitaminiques. ❖

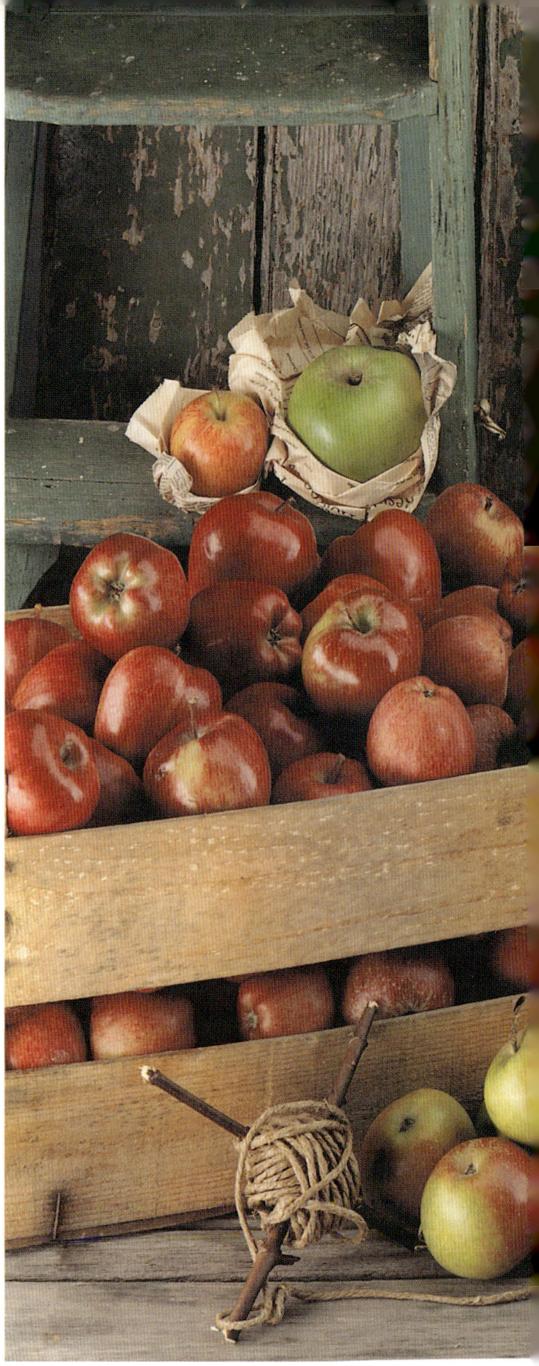

Pomme

AVANTAGES

- peu calorique
- riche en fibres solubles, en potassium et en flavonoïde antioxydant (quercétine) qui aident à faire baisser le cholestérol et à prévenir les maladies cardio-vasculaires
- aide à l'hygiène buccale

INCONVÉNIENT

- présence éventuelle de pesticides et de contaminants dans la peau

Saine et délicieusement croquante, aussi parfumée que rafraîchissante, la pomme reste le fruit de référence, auquel depuis toujours on a attribué mille et une vertus. Modérément énergétique – une pomme de 150 g apporte à peine 70 kcal –, elle est devenue la compagne indissociable des régimes amaigrissants et d'une alimentation santé. On la croque volontiers au moment d'un petit creux, c'est la collation idéale, savoureuse et facile à emporter. La pomme est appréciée aussi en compote, au four ou en tarte, voire en accompagnement d'une viande.

ATTENTION

Si vous aimez croquer la pomme avec la peau, lavez toujours soigneusement le fruit auparavant, et choisissez de préférence des pommes bio, pour lesquelles on n'utilise pas de traitements phytosanitaires de synthèse (pesticides notamment). Même si la peau concentre davantage de vitamine C que la pulpe (4 à 5 fois plus), étant donné son faible poids, elle ne fournit qu'une fraction limitée de l'apport total en vitamine C de la pomme.

VALEUR NUTRITIONNELLE

Ses sucres naturels (10 à 12 %) – en majorité du fructose – fournissent l'essentiel de ses calories. Ses fibres abondantes sont composées pour une grande part de pectines solubles, avec une petite fraction de cellulose insoluble concentrée dans la peau. Bien tolérées, elles permettent de réguler en douceur le transit intestinal. Grâce à sa richesse en potassium (120 mg pour 100 g) et à la présence de sorbitol, un glucide spécifique à certains fruits, la pomme possède également d'indéniables propriétés diurétiques. Sa teneur en vitamine C diffère beaucoup d'une variété à l'autre : elle est plus élevée dans la reinette et la calville (de 12 à 20 mg pour 100 g) que dans la golden (8 mg en moyenne). Le stockage n'entraîne pas une baisse importante du taux

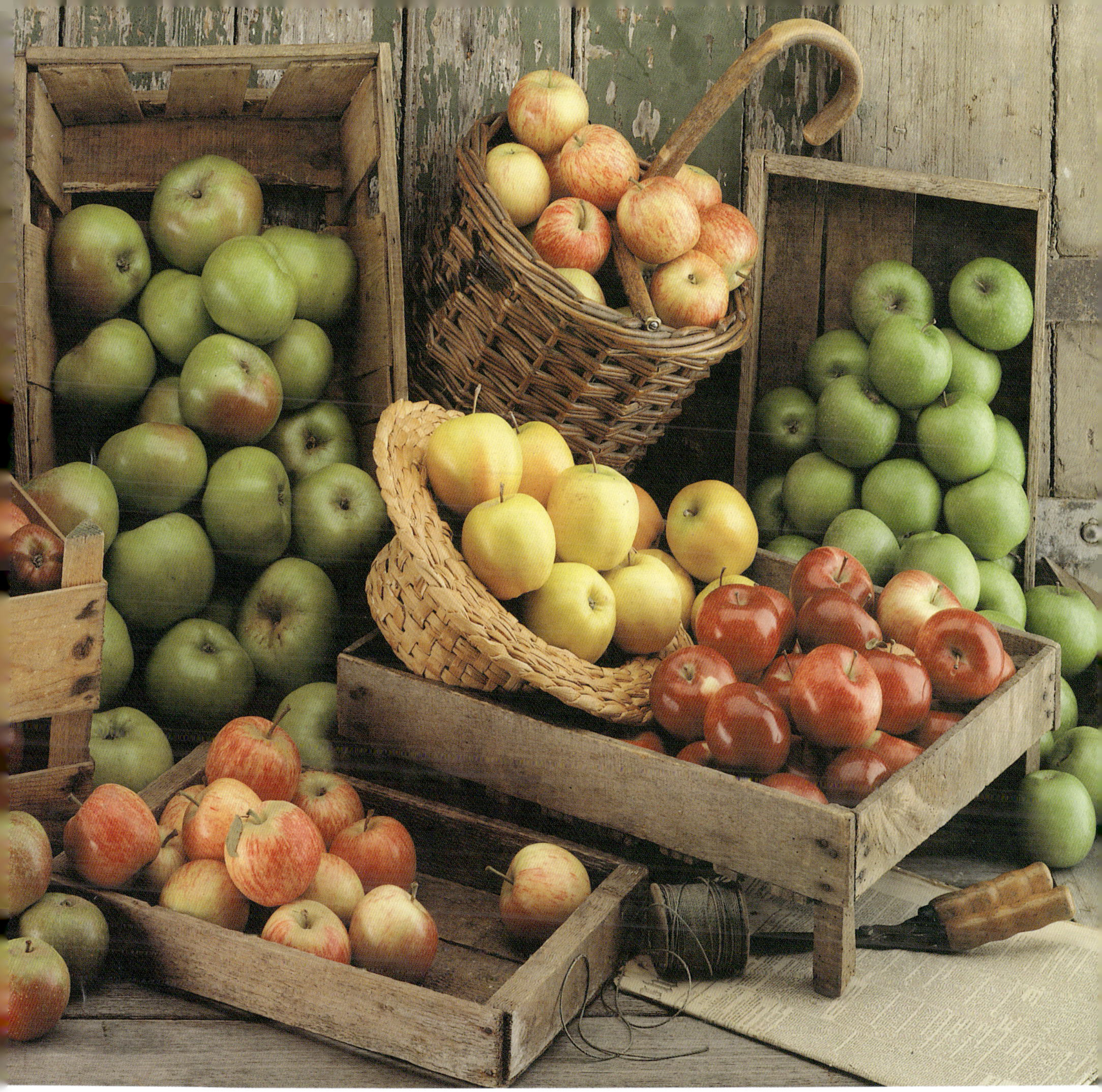

de vitamine C de la pomme : on ne relève que 10 à 15 % de perte après plusieurs semaines de stockage en atmosphère neutre et à température contrôlée.

D'après des travaux réalisés par des chercheurs français et confirmés depuis par plusieurs équipes, la consommation de 2 ou 3 pommes par jour réduit de façon significative un taux de cholestérol excessif, surtout le « mauvais » cholestérol (LDL), tout en préservant le « bon » (HDL). On attribue cet effet bénéfique à la richesse de la pomme en pectine et en potassium, et sans doute aussi à la présence de quercétine, une substance flavonoïde ayant une action antioxydante. D'ailleurs, selon des recherches récentes, le pouvoir antioxydant de la pomme est très supérieur à ce que pourrait laisser penser sa teneur modeste en vitamine C.

Parce que la compote est agréable au goût et facile à digérer, elle fait partie des premiers aliments qu'on donne au bébé, en commençant par de la compote de pommes pelées et mixées. Longtemps surnommée « la brosse à dents de la nature », la pomme que l'on croque stimule les gencives et provoque un afflux de salive qui, en abaissant le taux de bactéries dans la bouche, aide à combattre les caries.

Exception faite de celles que l'on importe, les pommes vendues hors saison, longtemps après

DANS LES POMMES. *On cultive plus de 2500 variétés de pommes dans le monde. Quelques variétés bien connues (à l'extrême gauche, puis dans le sens des aiguilles d'une montre) : red delicious, boskoop, royal gala, granny smith, idared, golden, reine des reinettes, cox orange.*

leur récolte, sont conservées à basse température et dans un environnement où l'oxygène est raréfié afin de ralentir les échanges entre les fruits et le milieu extérieur. Cette méthode permet de les garder durant plusieurs mois. Mais une fois sorties de ce milieu, les pommes évoluent à nouveau et doivent être assez rapidement consommées. ❖

Pomme de terre

POURQUOI LES POMMES DE TERRE NOIRCISSENT

La pomme de terre tire du sol une forme de fer appelée fer ferreux. Celui-ci, quand on coupe le tubercule et qu'on le fait cuire, se transforme en fer ferrique sous l'action de l'oxygène. Totalement inoffensive, la combinaison de fer ferrique et d'acide chlorogénique apparaît souvent sous forme de taches bleu-noir dans les pommes de terre cuites.

AVANTAGES

- bonne source de vitamines du groupe B, de vitamine C, de potassium et d'autres minéraux
- bonne source de fibres
- féculent peu cher à l'achat, nourrissant et commode d'utilisation

INCONVÉNIENT

- la pomme de terre qui germe ou verdit peut renfermer une dangereuse toxine, la solanine

La pomme de terre est native des Andes et les Incas la cultivaient il y a plus de 4 000 ans. Les explorateurs espagnols l'introduisirent en Europe au XVIe siècle, où elle ne tarda pas à devenir l'aliment de base des pauvres. Cultivée aujourd'hui dans le monde entier, elle représente l'une des cultures les plus répandues et les plus importantes en termes d'économie.

La pomme de terre, comme le poivron et la tomate, se range dans la famille des solanacées. C'est un légume-tubercule riche en amidon (17 %), qui apporte aussi des protéines végétales (près de 2 %) et des fibres (environ 1,9 g pour 100 g). Fait surprenant, la pomme de terre est une bonne source de vitamine C, surtout quand il s'agit de la pomme de terre nouvelle : 2 petites pommes de terre nouvelles (100 g, poids net) cuites à la vapeur, avec la peau, fournissent 25 mg de vitamine C, soit plus de 20 % de l'apport nutritionnel conseillé (ANC).

On y trouve aussi une bonne quantité de vitamines B_1, B_3 et B_6, et de potassium (500 mg), du magnésium (25 mg) et un peu de zinc. Sa peau est riche en acide chlorogénique, un phytonutriment doté de propriétés anticancérogènes, mais elle renferme aussi des glucosides spécifiques, en particulier de la solanine de saveur très amère, qui est toxique. C'est pourquoi il est préférable d'éviter de manger trop souvent la pomme de terre avec sa peau. La solanine est très concentrée également dans les zones encore vertes des tubercules immatures, et près des parties germées. Elle donne un goût amer désagréable à la pomme de terre, qui ne doit pas être consommée.

La pomme de terre a un index glycémique (IG) assez élevé et est donc déconseillée aux diabétiques. Cependant, son mode de préparation détermine en grande partie son IG, qui n'est que de 58 pour la pomme de terre bouillie, de 60 pour la pomme de terre cuite au four, et atteint 74 pour la purée.

Beaucoup de personnes croient que la pomme de terre fait grossir, et c'est vrai lorsqu'elle est frite ou rissolée. Une pomme de terre moyenne (100 g) cuite à l'eau, à la vapeur ou au four ne fournit pas plus de 80 kcal, un peu de protéines et presque pas de graisses. La même pomme de terre transformée en chips apporte entre 450 et 500 kcal et 35 g de graisses ; 100 g de frites représentent environ 280 kcal et de 15 à 20 g de graisses. Une portion de 200 g de purée de pommes de terre avec du lait fournit environ 180 kcal, à comparer à 320 kcal pour une portion de gratin.

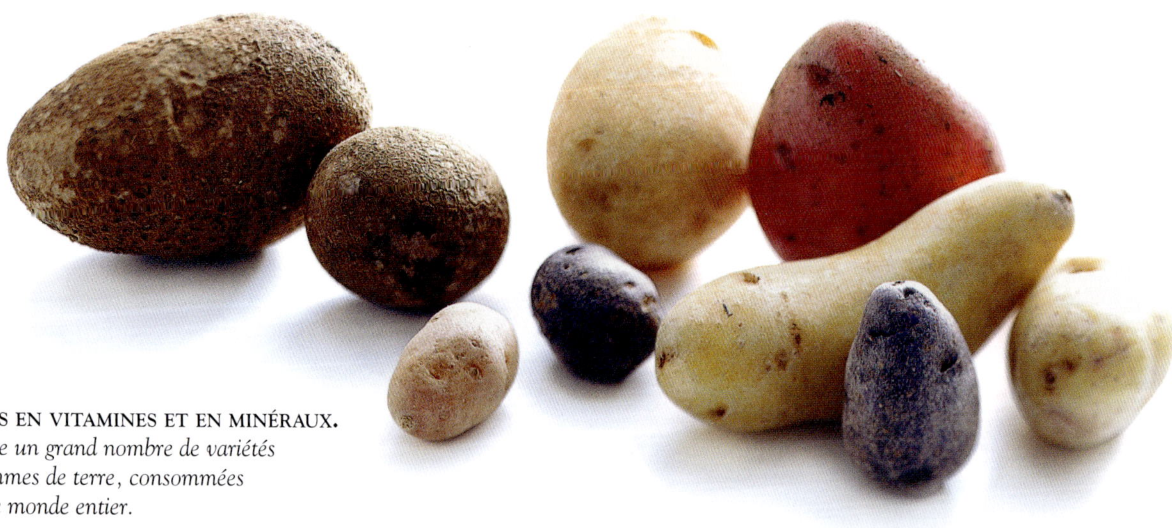

RICHES EN VITAMINES ET EN MINÉRAUX. *Il existe un grand nombre de variétés de pommes de terre, consommées dans le monde entier.*

LES BONNES CUISSONS

Il est préférable de ne pas peler la pomme de terre avant de la cuire, ce qui limite les déperditions en minéraux et en vitamines. Si vous devez le faire, pelez-la aussi finement que possible. Une fois pelée, elle noircit au contact de l'oxygène. Si elle doit attendre, on peut l'immerger dans de l'eau vinaigrée ou citronnée mais le moins longtemps possible, là encore pour éviter des pertes nutritionnelles par dissolution de nutriments dans l'eau. La cuisson à la vapeur, au four ou au micro-ondes préserve le mieux ses qualités nutritives, mais il faut percer la peau avant de la cuire au micro-ondes, sinon elle explosera. Pour faire cuire les pommes de terre à l'eau, on utilise le moins d'eau possible et on couvre la casserole.

Les pommes de terre se rangent au frais mais pas au réfrigérateur. À moins de 7 °C, l'amidon se transforme en sucre, ce qui leur donne mauvais goût. Il ne faut pas non plus les entreposer trop près des oignons ou d'autres légumes à odeur marquée. ❖

Porc

AVANTAGES

- riche en protéines de qualité, en vitamines et en minéraux (surtout en fer)
- les morceaux maigres sont pauvres en lipides

INCONVÉNIENT

- sous forme de jambon et de charcuterie, il contient beaucoup de sel, parfois aussi de gras

Les anciens avaient coutume de dire : « Dans le cochon, tout est bon, de la queue au menton ! » Cet animal fournit de la viande fraîche, des produits fumés et traités comme le jambon et la charcuterie, et sa peau pour faire la gélatine.

Sa consommation ne cesse d'augmenter : d'après les dernières statistiques, elle représente 41 % de la consommation mondiale (comparée à 29 % pour la volaille et 25 % pour le bœuf). La production porcine française bénéficie d'une traçabilité totale de la viande, ainsi que de programmes d'assurance qualité avec la mise en place de protocoles pour la bonne gestion de l'élevage du porc (composition de l'alimentation, procédures de soins et de traitements, conditions d'abattage, etc.).

Bien que certains morceaux de porc (collier, échine, côtes) soient plus gras que la moyenne des morceaux de viande de boucherie, avec des teneurs en lipides qui peuvent atteindre 15 à 20 %, il n'en demeure pas moins que la viande par elle-même reste maigre. Le muscle renferme moins de 2 % de lipides. La graisse du porc est essentiellement située sous la peau, et donc très facile à retirer. La tendance aujourd'hui est de parer assez fortement les morceaux, pour répondre aux souhaits des consommateurs. Ainsi, des morceaux comme le filet, le filet mignon ou la noix de porc font partie des viandes maigres, avec des teneurs en lipides qui ne dépassent pas 5 %. La viande de porc présente, de plus, l'intérêt d'avoir des graisses moins saturées que celle des autres viandes de boucherie, agneau et bœuf notamment.

Sa teneur en cholestérol est de l'ordre de 65 à 75 mg pour 100 g, comme dans la plupart des viandes. Même si le rôle du cholestérol apporté par les aliments reste probablement modeste dans une élévation éventuelle du taux de cholestérol sanguin, les recommandations actuelles préconisent de ne pas dépasser 300 mg de cholestérol alimentaire par jour.

Une portion de 100 g de porc maigre fournit de 110 à 135 kcal, 20 g de protéines d'excellente qualité biologique, et toutes les vitamines du groupe B. La viande de porc est particulièrement riche en vitamine B_1 : une portion de 100 g de porc cuit permet de couvrir 50 à 75 % de l'apport nutritionnel conseillé (ANC) en cette vitamine. Elle procure aussi d'importants minéraux et oligoéléments : phosphore (290 mg), magnésium (25 mg), zinc (0,7 mg). C'est une source intéressante de fer, bien assimilé par l'organisme dans la mesure où la plus grande part est présente sous forme héminique : 100 g de viande de porc cuit en apportent en moyenne 1,5 mg, soit environ 16 % de l'ANC pour l'homme et 10 % pour la femme.

La viande de porc doit toujours être bien cuite. En effet, elle peut héberger des parasites, dont la trichine, ver plat qui s'encapsule dans les muscles de l'animal. Le parasite peut être détruit par une cuisson suffisamment prolongée, ou encore par une congélation à – 20 °C. Une viande parasitée est à l'origine de la trichinose, qui se manifeste rapidement par des maux d'estomac, des diarrhées et des vomissements. Une à deux semaines plus tard, des douleurs musculaires et des difficultés à respirer peuvent apparaître.

LE SAVIEZ-VOUS ?

LE PORC RENFERME MOINS DE GRAISSES SATURÉES QUE LES VIANDES DE BOUCHERIE

Le porc est un animal monogastrique, et non un ruminant, animal qui transforme les graisses de son alimentation dans son rumen et les rend plus saturées. Les graisses du porc, comme celles des volailles, sont dans une large mesure le reflet des graisses de son alimentation : or le régime du porc est à base de céréales, complétées par du maïs et du soja, qui apportent beaucoup d'acides gras polyinsaturés.

Non traitée, la trichinose peut être très grave, voire mortelle. L'inspection sanitaire garantit, en principe, contre le risque de trichinose en France. Le porc se prête à de nombreuses préparations, mais sa cuisson doit être conduite sans brutalité, afin d'éviter un choc thermique qui le durcirait. Pour vérifier si la viande est assez cuite, y enfoncer une lame à cœur : le jus qui s'écoule ne doit plus être rosé. ❖

Potiron

AVANTAGES

- excellent apport de bêta-carotène
- bonne source de fer, de zinc et de potassium
- riche en fibres ; peu calorique
- bonne source de protéines, de vitamines du groupe B et de fibres
- se garde longtemps

Le potiron, ou courge d'hiver – appelé citrouille en Amérique du Nord, où il est l'emblème d'Halloween –, ne sert pas qu'à confectionner des lanternes et à garnir des tartes ! On peut accommoder sa chair de bien des façons, notamment en purée et en potage.

Comme tous les légumes à pigments orange, le potiron est très riche en bêta-carotène, forme végétale de la vitamine A ; on trouve dans une portion de 200 g de potiron cuit environ 4 000 µg de bêta-carotène, soit près de deux fois l'apport nutritionnel conseillé (ANC). Plus la chair a une couleur orange vif, plus sa teneur en bêta-carotène est élevée. Or, selon plusieurs études, le bêta-carotène peut prévenir certaines formes de cancer. Dans une portion de 200 g de potiron cuit, il y a 80 kcal, 3 g de fibres (l'équivalent d'une tranche de pain complet) et 2 mg de fer. Riche en potassium (220 mg pour 100 g), ce légume est bon pour la tension artérielle. Comme sa chair absorbe l'eau, il est préférable de le cuire à la vapeur pour préserver sa valeur nutritive. Les petits potirons, plus doux et plus sucrés que les gros, sont préférés en cuisine.

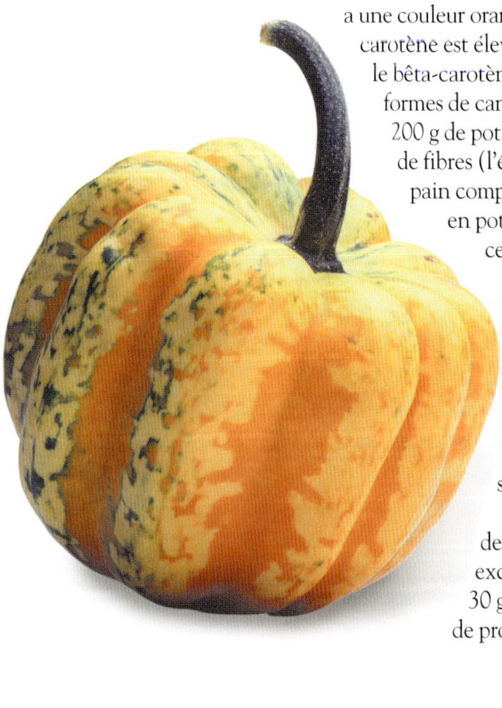

On a tort de jeter les graines de potiron ; elles sont une excellente source de protéines. 30 g de graines fournissent 7 g de protéines – soit autant qu'une portion identique de cacahouètes – et 3 mg de fer – soit de 20 à 30 % de l'ANC pour un adulte. Elles sont aussi riches en huile insaturée, source de vitamine E, et en vitamines du groupe B. Quand on les mange avec leur tégument, elles apportent beaucoup de fibres. Les graines de potiron se préparent facilement ; il faut les laver, les laisser sécher et les mettre au four une heure à 120 °C sur une plaque huilée.

Comme les potirons ont une peau épaisse, on peut les conserver environ un mois dans un endroit frais et sec. ❖

Probiotiques

Voir p. 303

Prostate

PRIVILÉGIER

- tomate et produits dérivés (sauces, soupes), raisin rouge, pastèque pour le lycopène
- fruits secs oléagineux, fruits de mer, poisson, pain, son et germe de blé, avoine, riz brun pour le sélénium
- huiles végétales, fruits secs oléagineux, graines, germe de blé pour la vitamine E
- fruits, légumes, céréales complètes pour les antioxydants
- liquides pour vidanger la vessie

RÉDUIRE

- graisses d'origine animale

ÉVITER

- alcool, caféine, épices et autres substances qui irritent le tractus urinaire
- gain de poids excessif

La prostate, une glande de la taille d'une noix située juste sous la vessie chez l'homme, est la source de multiples problèmes allant du cancer à l'hypertrophie bénigne et à l'inflammation (prostatite). Les prédispositions à ces problèmes sont les infections des voies urinaires, le mode de vie et une alimentation riche en graisses. Toutefois, il existe d'autres facteurs favorisants.

Avec l'âge, la prostate tend à grossir : c'est l'hypertrophie bénigne de la prostate (HBP). Environ un tiers des hommes de plus de 50 ans ont cette affection non cancéreuse qui peut ralentir sérieusement l'émission d'urine.

LE SAVIEZ-VOUS ?

LES SUPPLÉMENTS DE ZINC : UN DANGER POUR LES HOMMES

Selon une étude menée par les Instituts nationaux de la santé des États-Unis, les hommes qui prennent des suppléments de zinc doublent leur risque de contracter un cancer avancé de la prostate. L'étude a porté sur quelque 48 000 hommes. Comparés à d'autres qui ne prenaient pas de suppléments, ceux qui en prenaient plus de 100 mg par jour voyaient ce risque doubler.

Le cancer de la prostate (environ 9 500 décès par an en France) est le cancer le plus courant chez l'homme. S'il est traité à un stade précoce, il est curable. Dans de nombreux cas, cependant, il peut avoir essaimé à d'autres organes lorsqu'on en fait le diagnostic. En France, on conseille à tous les hommes un dépistage systématique annuel à partir de 50 ans : toucher rectal par le médecin, dosage sanguin des PSA (antigènes prostatiques spécifiques), souvent augmentés en cas de cancer, puis échographie et biopsie si une anomalie est mise en évidence.

LE RÔLE DE L'ALIMENTATION

Lycopène. Une étude récente effectuée auprès de 48 000 hommes a démontré que le lycopène (tomate, notamment en sauce ou en soupe, raisin noir, pastèque) semble réduire le risque de cancer de la prostate. Ces données confirment les recommandations d'augmenter la consommation de fruits et de légumes riches en antioxydants et en pigments bioflavonoïdes, qui protègent de plusieurs cancers. La cuisson des tomates semble libérer plus de lycopène ; les sauces et les soupes à la tomate sont donc particulièrement bénéfiques. Le lycopène s'assimile mieux avec un peu de graisses, car il est liposoluble.

Vitamine E. On sait que cette vitamine réduit l'inflammation et peut protéger du cancer de la prostate. Les fumeurs, chez qui le taux de vitamine E est faible, présentent un risque accru de cancer de la prostate. Bonnes sources de vitamine E : huiles végétales, noix et autres fruits secs oléagineux, germe de blé, céréales complètes.

Sélénium. Cet antioxydant pourrait protéger du cancer de la prostate. Mangez fruits secs oléagineux (noix du Brésil), fruits de mer, viande, poisson, son et germe de blé, avoine, riz brun.

Isoflavones. Les produits du soja peuvent aider à prévenir l'hypertrophie bénigne, à protéger du cancer de la prostate et à ralentir la croissance tumorale. Cet effet est attribuable aux isoflavones, composants phytochimiques qui aident à abaisser la dihydrotestostérone (DHT), hormone mâle qui stimule la croissance du tissu prostatique.

Manger des crucifères et des oméga-3. Poissons gras et huiles végétales riches en acides gras oméga-3 (huile de colza, mélange d'huiles) semblent réduire le risque de cancer de la prostate. Une alimentation riche en graisses saturées d'origine animale en accroît l'incidence. Les crucifères (brocoli, chou-fleur et choux) contiennent des isothiocyanates, éléments phytochimiques qui semblent avoir un effet protecteur. Fibres, sélénium, vitamine E et éléments phytochimiques qui se trouvent dans les céréales complètes jouent un rôle préventif contre le cancer.

Boire beaucoup de liquides. Toute personne atteinte d'une hypertrophie de la prostate devrait boire beaucoup d'eau et d'autres liquides non alcoolisés, et éviter la caféine. ❖

SOIGNER LA PROSTATE AVEC DES PLANTES

Le chou palmiste nain (sabal) peut soulager les symptômes d'une hypertrophie bénigne de la prostate, mais on n'a encore trouvé aucune plante pour traiter le cancer de la prostate. Certains hommes atteints d'HBP se trouvent bien de prendre du pollen chaque jour, mais aucune étude scientifique n'a encore validé cet usage.

Protéines

Voir p. 319

Prune

AVANTAGES

- source utile de vitamine C et de potassium
- apporte des fibres

INCONVÉNIENT

- réactions allergiques possibles

La prune est un fruit juteux et désaltérant, modérément calorique (20 kcal environ pour une prune de taille moyenne) et qui offre un large éventail de nutriments : un peu de vitamine C (de 5 à 8 mg pour 100 g, selon la variété), du potassium en abondance (240 mg pour 100 g) et de petites quantités d'autres minéraux (magnésium, calcium, fer). Elle fournit plus de 2 g de fibres pour 100 g (cellulose et pectine), ainsi qu'un phytonutriment spécifique, la diphénylisatine, qui possède des propriétés laxatives. Comme une partie des sucres de la prune est constituée par du sorbitol, qui stimule aussi le transit intestinal, on comprend pourquoi ce fruit est réputé efficace contre la paresse intestinale.

La prune violette contient des anthocyanines, pigments violacés qui lui confèrent sa couleur. Ces pigments pourraient protéger contre le cancer et les maladies cardiaques.

LES VARIÉTÉS DE PRUNES

Les principales variétés commercialisées en France sont les suivantes.

La golden Japan, jaune et juteuse, qui apparaît dès juillet. Modérément sucrée, cette prune est rafraîchissante mais pas très parfumée.

La reine-claude est la plus cultivée. On la récolte de fin juillet à début septembre. Qu'elle soit verte ou dorée, elle est juteuse, parfumée et bien sucrée, bref, délicieuse aussi bien nature qu'en confiture.

La président est un très gros fruit allongé à peau bleu violacé et à chair jaune. Elle mûrit en septembre, est juteuse mais assez peu sucrée.

La quetsche, prune à peau bleu-noir et à chair jaune doré, est récoltée vers la mi-septembre. Sucrée et bien parfumée, elle est très appréciée en compote et en tarte.

La mirabelle, très petite prune ronde et dorée, est la plus sucrée et la plus parfumée. Selon les années et l'ensoleillement, elle est récoltée entre la mi-août et la mi-septembre. À savourer en compote, en confiture, et aussi telle quelle, bien sûr.

Une fois cueillie, la prune ne mûrit plus. Il faut donc choisir des prunes très colorées qui cèdent légèrement à la pression du doigt. La couleur, qui diffère selon les variétés, n'est pas une indication du degré de maturité. Une prune trop mûre est généralement molle et sa peau est meurtrie et décolorée. Si elle est trop ferme, on peut l'attendrir quelque peu en la laissant un jour ou deux à température ambiante.

Les personnes qui ont un diagnostic d'allergie à l'abricot ou à la pêche réagissent en général de la même façon à la prune. Celles qui sont allergiques à l'aspirine peuvent aussi éprouver des problèmes avec la prune, qui renferme de l'acide salicylique. En outre, le noyau de prune renferme de l'amygdaline, substance qui se décompose dans l'estomac en acide cyanhydrique et peut causer un empoisonnement si on l'absorbe en grande quantité. ❖

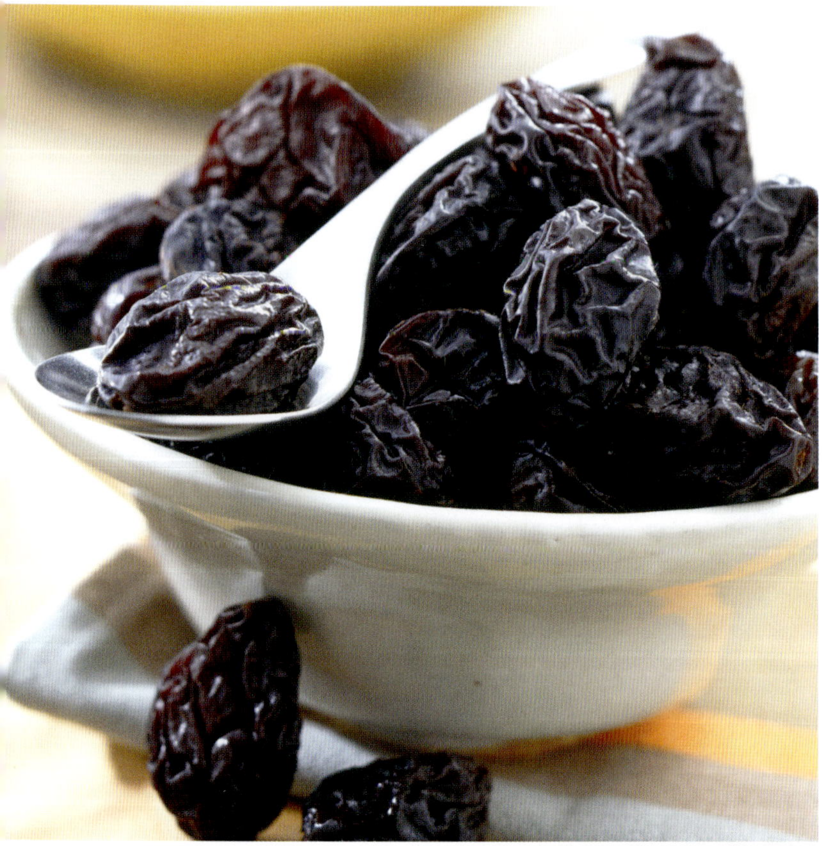

Pruneau

AVANTAGES

- riche source de fibres
- bonne teneur en provitamine A, potassium et fer
- aide à soulager la constipation

INCONVÉNIENT

- risque de caries

Les pruneaux sont les fruits séchés d'une espèce particulière de prunier, le prunier d'ente, donnant des prunes à chair ferme et à teneur élevée en sucre et en acidité. Ces caractéristiques leur permettent de se déshydrater facilement – soit au soleil, soit, le plus souvent, dans des fours à température peu élevée.

Comme tous les fruits secs, le pruneau renferme très peu d'eau. C'est donc une source plus concentrée d'énergie et de nutriments que le fruit frais. Il contient beaucoup de sucres naturels : 4 gros pruneaux (environ 50 g poids net) apportent 95 kcal. Il est riche en fibres : 4 pruneaux en fournissent 3 g, ainsi que de bonnes quantités de bêta-carotène (225 µg), de fer (0,8 mg) et de potassium (350 mg).

Le pruneau est le remède naturel contre la constipation. Cela lui vient de sa haute teneur en fibres, mais aussi d'un laxatif naturel qu'il renferme, la dyphénylisatine, et de la présence de sorbitol. Il présente l'inconvénient de laisser un résidu collant sur les dents, et peut favoriser les caries si on ne se brosse pas les dents après consommation.

Le jus de pruneau conserve une partie des éléments nutritifs du fruit. Un verre de 20 cl de jus de pruneau renferme environ 600 mg de potassium. Sa teneur élevée en sucres naturels lui vaut d'apporter 150 kcal par verre. Même s'il ne renferme pas les fibres du pruneau sec, le jus de pruneau contribue à soulager la constipation, car il conserve la dyphénylisatine et le sorbitol. ❖

PROTÉINES

MATÉRIAUX DE L'ORGANISME

La protéine est le nutriment par excellence de la matière vivante. Elle est nécessaire pour le développement et le renouvellement de toutes les cellules. Les anticorps qui protègent contre les maladies, les enzymes qui facilitent la digestion et le métabolisme ainsi que des hormones comme l'insuline sont tous des protéines. Le cholestérol se déplace dans la circulation sanguine grâce aux lipoprotéines (littéralement, protéines transportant des graisses). Le tissu conjonctif qui sert de support aux os est fait de protéines. Les chromoprotéines sont la combinaison de protéines et de pigments qui forme l'hémoglobine. La kératine des poils et des ongles est une autre forme de protéine. Enfin, les neurotransmetteurs qui distribuent les messages du cerveau sont constitués d'acides aminés tirés des protéines alimentaires.

Avec autant de fonctions essentielles, on croirait que les protéines constituent le gros de notre alimentation, mais ce n'est pas le cas. Idéalement, elles devraient représenter de 12 à 13 % des calories quotidiennes. Un adulte en bonne santé n'a besoin que de 0,8 g de protéines par kilo de poids. Ainsi, une personne qui pèse 70 kg doit recevoir 56 g de protéines dans son menu quotidien. À titre indicatif, une portion de 100 g de viande, de poisson ou de poulet renferme environ 21 g de protéines, 1 œuf, 6 g, une tasse de lait, 8 g, et une demi-portion de lentilles cuites, également 8 g de protéines.

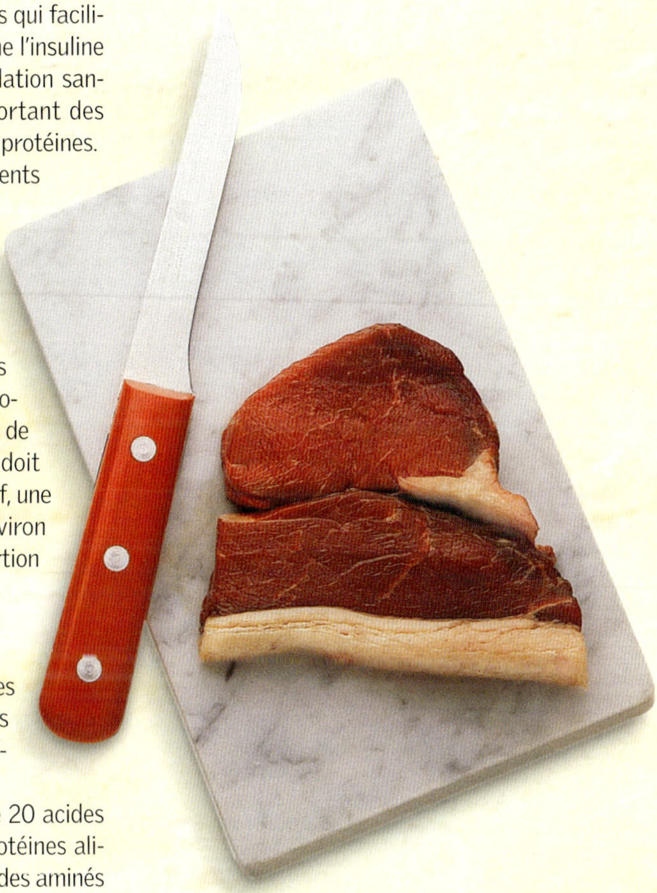

Les acides aminés

Les protéines sont des structures extrêmement complexes et variées de chaînes d'acides aminés, molécules renfermant de l'azote, reliés par des liaisons peptidiques. Il existe des milliers de protéines différentes ayant des natures et des fonctions très diverses.

Pour fabriquer les protéines dont il a besoin, l'organisme utilise 20 acides aminés différents. Il peut élaborer 11 d'entre eux à partir des protéines alimentaires qu'il recombine entre elles, mais les 9 autres, appelés acides aminés essentiels, doivent provenir tels quels de l'alimentation et en quantités suffisantes. Tout comme la combinaison des lettres de l'alphabet donne lieu à une infinité de mots, celle des acides aminés produit quelque 50 000 protéines différentes, dont certaines contiennent des centaines d'acides aminés. Le bagage génétique appelé ADN (acide désoxyribonucléique), qui forme le noyau de toute cellule, fournit le plan directeur selon lequel les acides aminés sont disposés dans les protéines et qui varie d'un individu à l'autre.

De façon constante, l'organisme fabrique des protéines avec des acides aminés, dont la plupart sont recyclés à même le tissu à réparer. Mais il en perd une certaine quantité dans le processus, qu'il va puiser dans les protéines alimentaires. Celles-ci, avant de servir, seront décomposées en acides aminés, puis réassemblées d'après le code génétique.

LE SAVIEZ-VOUS ?

UN REPAS RICHE EN PROTÉINES PEUT REDONNER LA FORME

La plupart des quelque 35 neurotransmetteurs qui signalent à notre cerveau si nous sommes en forme ou si nous avons sommeil se composent d'acides aminés de provenance alimentaire. Un repas riche en protéines, en fournissant de la tyrosine, augmente le taux de la norépinéphrine, qui stimule le cerveau. À l'opposé, un repas riche en glucides alimente le cerveau en tryptophane, lequel a un effet calmant.

Les protéines des aliments

À l'exception des huiles et du sucre pur, tous les aliments renferment des protéines, dont la qualité varie en fonction de leur contenu en acides aminés. Les protéines animales (sauf la gélatine) fournissent les 9 acides aminés essentiels en proportions convenables ; on parle d'une protéine de haute qualité biologique ou protéine complète. Dans les protéines végétales (sauf celles du soja, dont la protéine est quasi complète), il manque un ou plusieurs de ces acides aminés essentiels, ou bien certains sont présents en quantités insuffisantes – on dit qu'ils sont déficitaires. Comme l'acide aminé manquant n'est pas le même pour tous les végétaux, il est possible de compenser les déficits en faisant des associations adéquates. Ainsi, les céréales sont riches en méthionine, mais il leur manque de la lysine. Celle-ci est abondante dans les légumineuses comme les haricots secs, auxquels la méthionine fait précisément défaut. En associant l'une et l'autre au même repas (ou au moins dans la journée), on obtient l'éventail complet des acides aminés, en proportions convenables.

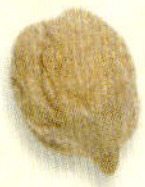

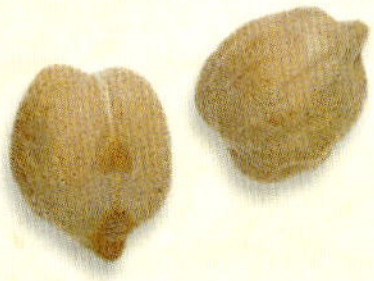

On remarquera que cette association est au cœur de la cuisine de tous les peuples qui consomment peu de viande : pour les Mexicains, les haricots frits et les tortillas de maïs ; pour les Indiens, le riz et le dahl ; pour les Asiatiques, le tofu avec riz et légumes ; au Moyen-Orient, le boulgour et les pois chiches. Le régime végétarien le plus strict fournit des protéines convenables s'il combine les céréales et les légumineuses complémentaires. Mais cela nécessite une grande vigilance. S'il arrive qu'un acide aminé essentiel manque dans l'alimentation, l'organisme décompose les tissus nobles pour s'approvisionner.

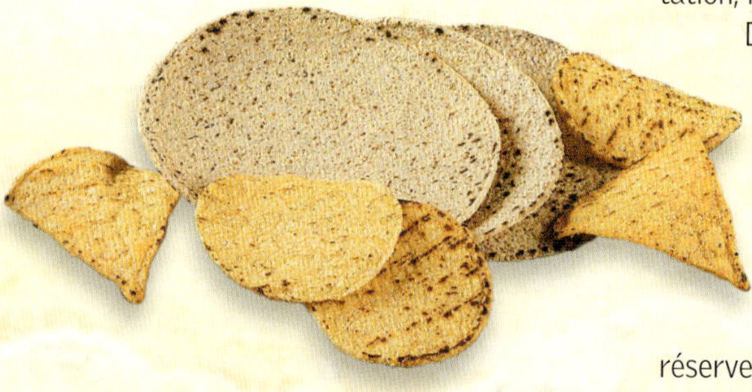

Dans l'estomac, les longues chaînes d'acides aminés sont scindées en chaînes plus petites appelées polypeptides. La digestion se poursuit dans l'intestin grêle, où le pancréas, aidé des enzymes, achève le processus. Les différents acides aminés sont absorbés par le sang et transportés jusqu'au foie, où certains serviront à fabriquer des lipoprotéines et de nouvelles enzymes. Les autres retourneront dans le sang pour être transportés jusqu'aux cellules.

Les acides aminés ne peuvent être stockés pour constituer des réserves. Ceux qui ne servent pas dans l'immédiat retournent au foie, qui les débarrasse de leur azote et les transmet aux reins, où ils seront éliminés sous forme d'urée. Le reste de la molécule de protéine est stocké sous forme de graisses ou converti en glucose pour fournir de l'énergie.

ATTENTION

On entend vanter les mérites de poudres et de comprimés de protéines ou d'acides aminés purifiés pour insuffler de l'énergie et gonfler les muscles des athlètes et des culturistes, et pour venir en aide à ceux qui veulent perdre du poids. Les bienfaits pour les athlètes n'ont pas été prouvés. Un régime équilibré satisfait tous les besoins en protéines ; le surplus est tout simplement excrété. Quant aux suppléments d'un acide aminé en particulier, ils peuvent avoir des conséquences imprévisibles. Des études ont démontré qu'en déséquilibrant la synthèse normale de la protéine, ils ouvraient la voie à des troubles de la nutrition. Certains chercheurs considèrent que les suppléments de protéines stimulent l'élimination du calcium et augmentent les risques d'ostéoporose. Un excès de protéines dans l'alimentation peut causer les mêmes problèmes.

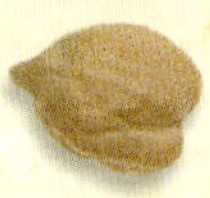

Les régimes hyperprotéiques

Les régimes riches en protéines et pauvres en glucides (voir Glucides : régimes pauvres en glucides, p. 192) jouissent d'une grande popularité chez ceux qui veulent perdre du poids. Bien qu'ils soient efficaces de ce point de vue, on s'interroge quant à l'effet d'un apport massif de protéines et de graisses sur la fonction rénale, la santé des os, la santé cardio-vasculaire et l'incidence de cancers. La faible consommation de légumes et de fruits qui va de pair avec ces régimes prive l'organisme de nombreux nutriments bénéfiques.

La carence en protéines

Les carences en protéines, surtout chez l'enfant, sont fréquentes en Afrique et dans les pays en développement. Arrêt de croissance et retard mental chez l'enfant, œdème, anémie, fonte musculaire, baisse de l'immunité et anomalies métaboliques sont des symptômes du kwashiorkor, terme médical qui désigne une grave déficience en protéines.

L'excès de protéines

Dans les pays occidentalisés, l'alimentation fournit plus de protéines qu'il n'en faut. Cela ne pose guère d'inconvénients aux adultes en bonne santé, mais occasionne un surplus de travail aux reins et au foie. C'est pourquoi on recommande un régime pauvre en protéines lorsque ces organes sont déficients.

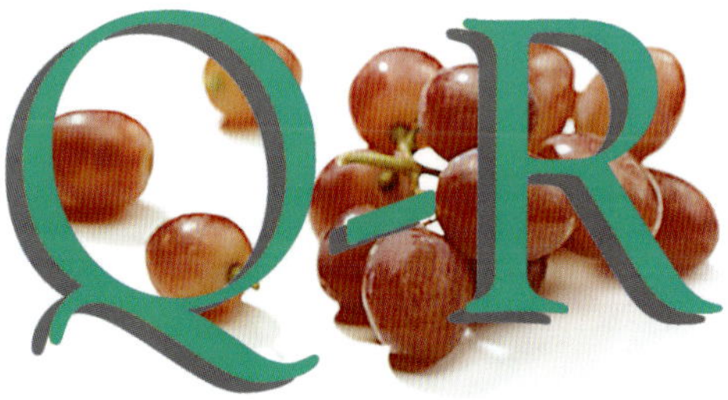

Quinoa

AVANTAGES

- excellente source de glucides complexes, fibres, fer, magnésium, potassium, phosphore, zinc et autres minéraux
- bonne source de vitamines du groupe B
- apporte des protéines de bonne valeur biologique

INCONVÉNIENT

- plus rare et plus cher que la plupart des céréales

Le quinoa est souvent considéré comme une céréale, alors qu'il s'agit d'une plante apparentée à l'épinard. Ses feuilles vertes sont comestibles, mais on recherche avant tout ses graines.

Pendant plus de 5 000 ans, il a constitué la base de l'alimentation pour les Indiens des hauts plateaux des Andes, où il est l'une des rares cultures à avoir un bon rendement malgré la sécheresse du climat et la pauvreté du sol.

UNE MINE DE NUTRIMENTS

Les minuscules graines du quinoa regorgent de nutriments. Une portion de 125 g de quinoa cuit (soit 30 g de quinoa sec) fournit environ 3 mg de fer, plus que toutes les céréales. La même portion recèle une foule d'autres minéraux – 80 mg de magnésium, 250 mg de potassium, 0,8 mg de zinc – et des vitamines du groupe B, en particulier de la B_6, de l'acide folique, de la niacine et de la thiamine. L'apport calorique – 100 kcal – provient essentiellement de glucides complexes. Le quinoa fournit en même temps des protéines (14 %) de qualité supérieure à celle des produits équivalents (maïs, blé et autres céréales), car elles renferment davantage de lysine, un acide aminé déficitaire dans les céréales. C'est aussi une bonne source de saponine, substance végétale un peu amère qui aide à prévenir le cancer et les maladies cardiaques.

LE SAVIEZ-VOUS ?

LE QUINOA : UNE PROTÉINE COMPLÈTE

La proportion optimale d'acides aminés essentiels dans la protéine du quinoa se rapproche du modèle établi par l'Organisation des Nations unies pour l'alimentation et l'agriculture (FAO). Les scientifiques considèrent le quinoa comme une des protéines les mieux équilibrées du règne végétal.

UN ALIMENT POLYVALENT

Le quinoa cuit vite. Sa texture granuleuse, légère et délicate convient à toutes sortes d'apprêts. Dans le repas, il tient lieu de féculent ; associé à des légumes, de la volaille ou des fruits de mer, il fait un délicieux pilaf ; et il donne du corps aux soupes et aux ragoûts. Le quinoa représente une bonne solution de diversification pour consommer des glucides complexes. ❖

Radis

AVANTAGES

- bonne source de vitamine C
- pauvre en calories, riche en fibres

INCONVÉNIENTS

- peut donner des flatulences
- ses salicylates peuvent produire des réactions chez les personnes allergiques à l'aspirine

Le radis fait partie de la famille des crucifères, comme le chou ou le navet. Il n'est pas particulièrement nourrissant, mais il est délicieux au goût. Sa faible teneur en calories en fait un hors-d'œuvre idéal quand on surveille sa ligne… à condition de ne pas forcer sur le pain et le beurre d'accompagnement ! On peut aussi le servir en salade, détaillé en petites rondelles et assaisonné avec du fromage blanc salé et poivré : légèreté assurée !

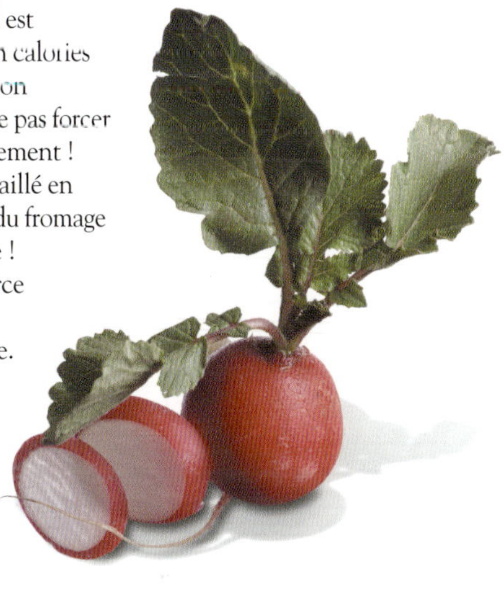

Le radis constitue une bonne source de vitamine C et renferme un peu de fer, de potassium et d'acide folique. Une douzaine de radis (environ 100 g) fournissent 20 mg de vitamine C et seulement 10 kcal. Le radis est une source intéressante de fer (1,6 mg pour 100 g) et de potassium (240 mg pour 100 g). Il recèle, comme les autres crucifères, des composés soufrés ayant une action préventive et protectrice vis-à-vis du cancer. Ces substances ne sont pas toujours bien supportées par les intestins fragiles et peuvent entraîner ballonnements et flatulences. En outre, le radis contient des salicylates, composés similaires au principe actif de l'aspirine. C'est pourquoi les personnes sensibles à l'aspirine peuvent faire des réactions allergiques au radis.

Le radis est en pleine saison d'avril à juillet, mais on en trouve maintenant toute l'année. En été, son goût est plus intense et plus piquant qu'au printemps et à l'automne. Le radis rose est le plus répandu, mais il existe d'autres variétés, comme le radis noir et le radis oriental (ou daïkon).

Les petits radis sont généralement plus savoureux et plus fins que les gros. Le brillant de leur couleur est un indice de fraîcheur. S'il reste des feuilles sur la tige, elles doivent être vertes et bien croquantes. Quelle que soit la variété, le radis doit donner l'impression d'être dense, avec une peau parfaitement lisse.

Si on ne les consomme pas le jour même, les radis doivent être débarrassés de leur tige afin de préserver toute leur fraîcheur. Il est recommandé de les entourer de papier absorbant et de les placer dans une boîte ou un sac en plastique avant de les ranger au réfrigérateur. ❖

LE SAVIEZ-VOUS ?

RAISINS SECS : RICHES EN CALORIES !

Les raisins secs constituent un concentré de nutriments et de calories : une petite poignée (30 g) apporte 80 kcal, 0,7 mg de fer, 235 mg de potassium et 2 g de fibres. Il faut environ 2 kg de raisin frais pour produire 500 g de raisins secs.

Raisin

AVANTAGES

- riche en sucres naturels et en bioflavonoïdes
- ses phytonutriments réduiraient les risques de cancer, de maladie coronarienne et d'accident vasculaire cérébral
- bonne source de potassium

INCONVÉNIENT

- ses salicylates naturels peuvent provoquer une réaction allergique

Le raisin représente probablement l'une des cultures les plus anciennes et les plus répandues au monde. La majeure partie des 60 millions de tonnes de raisin récoltées annuellement est destinée à être fermentée pour fabriquer du vin. Le raisin de table, en revanche, se consomme en dessert ou en collation, comme les autres fruits.

La France est, après l'Italie, le deuxième producteur européen de raisin de table. On en cultive différentes variétés. Le muscat de Hambourg est un raisin noir à petits grains ronds, recouverts d'une peau fine : juteux, sucré et légèrement musqué, il compte parmi les plus réputés. Il en est de même du chasselas, raisin blanc à peau fine et dorée : sa pulpe est juteuse, bien sucrée, et le chasselas de Moissac, récolté grappe par grappe, quand il est mûr à point, bénéficie d'une AOC (appellation d'origine contrôlée). On trouve aussi l'italia (ou idéal), à gros grains vert-jaune, croquants et légèrement musqués ; l'alphonse-lavallée, qui possède de gros grains noirs à peau épaisse ; le cardinal, aux grains ronds couleur violine ; le dattier blanc-vert, dont les grains ont la forme d'une datte.

Le raisin, riche en sucres naturels, est le fruit de l'énergie : une grappe de 125 g apporte environ 80 kcal. Désaltérant, car riche en eau, il procure de nombreux minéraux – surtout du potassium (200 mg pour 100 g), mais aussi du magnésium (10 mg) et du calcium (10 mg). Il renferme de

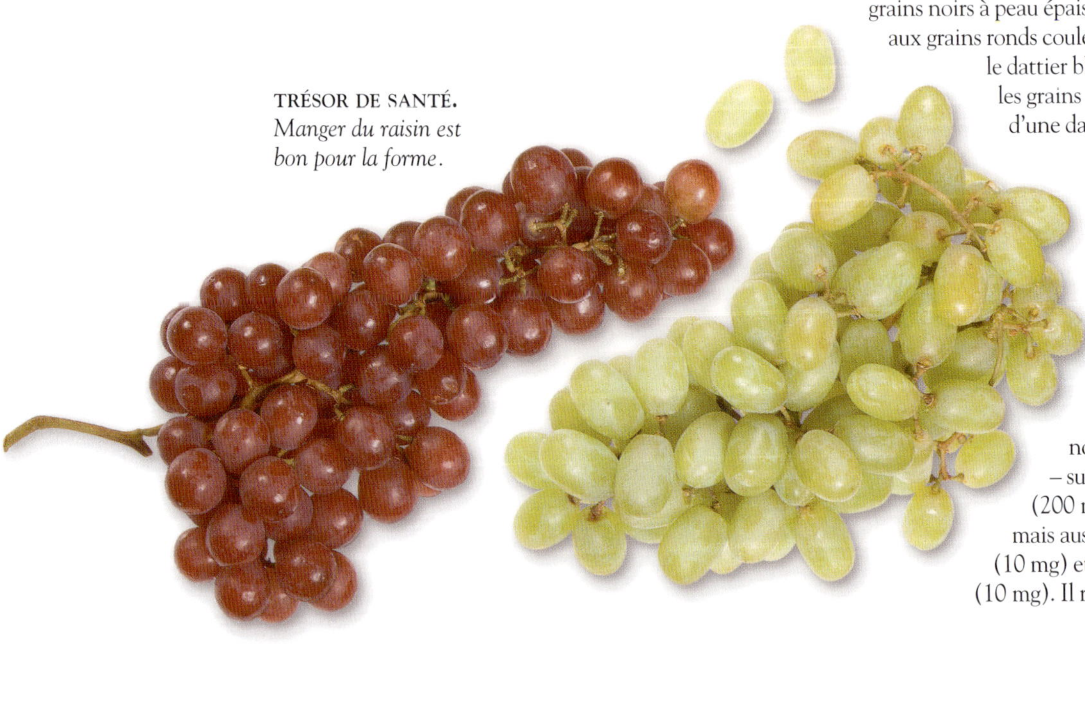

TRÉSOR DE SANTÉ. *Manger du raisin est bon pour la forme.*

TOUT CE QUE VOUS VOULIEZ SAVOIR SUR LE RAISIN

La culture du raisin a débuté il y a 7 000 ans chez les Égyptiens. Des variétés développées par les Grecs et les Romains gagnèrent l'Europe.

Vitis vinifera, l'espèce propre à l'Europe, a donné quelque 10 000 cultivars : empereur, muscat, thompson, ribier, tokay en sont quelques exemples.

Un puceron parasite venu des États-Unis, *Phylloxera vastatrix*, a ruiné les vignobles européens à la fin du XIXe siècle. Le phylloxéra n'attaque pas les racines des porte-greffes américains – sur lesquels sont greffés, depuis lors, les cépages français.

petites quantités de vitamines du groupe B (en particulier B_9 ou acide folique) et de vitamine C (4 à 8 mg pour 100 g), ainsi qu'un peu de bêta-carotène pour le raisin noir. Ses composés anthocyaniques (les pigments rouges et violets du raisin noir) améliorent la résistance des petits vaisseaux sanguins. Aujourd'hui, on met en avant les effets bénéfiques de ces substances dans la diminution du risque cardio-vasculaire et la prévention des cancers. La quercétine est un autre pigment du raisin capable de régulariser le niveau du cholestérol sanguin et de réduire l'activité des plaquettes, qui favorisent la formation des caillots ; certains lui attribuent les bienfaits du vin sur le cœur. Le resvératrol présent dans la peau est un phytocomposant associé à la réduction des maladies coronariennes, du cancer et des accidents vasculaires cérébraux. Enfin, l'acide ellagique qu'il renferme protégerait les poumons contre les toxines de l'environnement. Il faut savoir que tous ces composés salutaires sont plus concentrés dans le raisin noir que dans le raisin blanc.

Le raisin renferme des salicylates, proches du principe actif de l'aspirine. Leur effet anticoagulant pourrait expliquer pourquoi le vin protège des maladies cardiaques. Cependant, les personnes allergiques aux salicylates sont susceptibles de mal tolérer le raisin et ses dérivés.

Les pépins du raisin fournissent une huile remarquablement riche en acides gras polyinsaturés. Mais, s'ils sont avalés avec les grains, ils peuvent devenir irritants : en cas d'intestins sensibles ou de diverticules, il vaut mieux les recracher.

Le raisin s'achète avec une rafle verte et ferme, les grains étant, si possible, encore enrobés de pruine : cette substance cireuse que le fruit sécrète pour se protéger indique que le raisin a été récemment cueilli et peu manipulé. Il faut toujours le laver soigneusement avant de le consommer, pour éliminer toute trace de contaminants : levures, moisissures, polluants atmosphériques, éventuels résidus de pesticides… ❖

Reflux gastro-œsophagien

PRIVILÉGIER

- petits repas à intervalles réguliers

RÉDUIRE

- alcool, caféine et café sous toutes ses formes
- mets et aliments acides

ÉVITER

- boissons gazeuses, aliments gras, piments
- tabac
- le fait de s'allonger moins de 2 heures après chaque repas

Beaucoup d'adultes souffrent occasionnellement de maux d'estomac, certains tous les jours. Les brûlures d'estomac sont le symptôme le plus courant de troubles digestifs qui se produisent lorsque l'acide gastrique et le bol alimentaire refluent dans le conduit œsophagien. À la différence de l'estomac, la muqueuse de l'œsophage n'est pas protégée par un tissu qui produit continuellement du mucus, de sorte que l'acide a un effet irritant et provoque même des ulcérations. L'obésité et la grossesse peuvent entraîner un reflux parce qu'il y a une augmentation de la pression à l'intérieur de l'abdomen, ce qui a tendance à faire remonter les liquides de l'estomac dans l'œsophage. Une hernie hiatale est une autre cause possible de reflux.

Les brûlures d'estomac occasionnées par un reflux peuvent être atténuées par quelques modifications dans les habitudes alimentaires : régime pauvre en graisse, mais équilibré par ailleurs, renfermant fruits et légumes bien tolérés, si nécessaire cuits et écrasés en compote ou purée épaisse. Les aliments gras sont à éviter car, longs à digérer, ils ralentissent le passage de la nourriture dans l'estomac. Le café, même décaféiné, favorise une production élevée d'acide, tout comme le thé, les colas et les autres boissons renfermant de la caféine ou très acides. Les agrumes et leur jus peuvent aussi poser des problèmes. Il n'est pas prouvé que les aliments épicés – sauf peut-être le poivre et le piment (harissa) – entraînent des brûlures, mais les personnes qui ont l'impression de mal supporter les mets relevés doivent les éviter. Le reflux s'aggrave avec le chocolat ou la menthe, qui relâchent le sphincter reliant l'œsophage à l'estomac.

Évitez les gros repas, surtout le soir. Ne prenez pas de trop grandes quantités de boisson à table, afin de ne pas diluer le bol alimentaire. Buvez plutôt en dehors des repas. Ne mangez pas moins de 2 heures avant de vous coucher. Restez assis après un repas ; ne vous penchez pas et ne vous étendez pas, car ces positions augmentent la pression sur l'estomac, favorisant le reflux. Arrêtez de fumer : la nicotine relâche le sphincter œsophagien. Limitez votre consommation d'alcool à 1 verre de vin ou de bière durant le repas.

Prendre des antiacides en vente libre pour neutraliser l'acide gastrique n'est pas la meilleure solution ; le problème, en cas de reflux, n'est pas qu'il y a trop d'acide, mais que l'acide ne reste pas là où il devrait être. Si ces antiacides vous soulagent, suivez bien les instructions et n'en prenez jamais plus longtemps qu'il n'est recommandé. Les inhibiteurs de la pompe à protons, comme l'oméprazole, médicaments prescrits par le médecin, sont très efficaces en cas de reflux acide. ❖

Régime amaigrissant

Voir p. 327

Régime et grand âge

Voir p. 330

Reins (maladies des)

PRIVILÉGIER

- liquides pour maintenir l'équilibre hydrique

RÉDUIRE

- aliments qui contiennent beaucoup d'oxalates (baies, agrumes, rhubarbe, légumes à feuilles vert foncé, betterave, poivron et chocolat) pour prévenir les calculs rénaux
- sel pour réduire la rétention hydrique et prévenir l'hypertension

ÉVITER

- analgésiques, vitamines et suppléments de calcium en vente libre, qui ont des effets et des interactions nocifs pour le rein

Les maladies qui peuvent toucher les reins sont soit primaires, comme les calculs rénaux ou lithiase, soit secondaires, c'est-à-dire consécutives à d'autres affections (hypertension, athérosclérose, diabète) pouvant altérer les vaisseaux sanguins à l'intérieur du rein. Les hommes âgés sont plus sujets aux infections rénales en raison de l'hypertrophie de leur prostate. Les femmes enceintes et les diabétiques sont vulnérables aux infections de l'appareil urinaire. Les effets secondaires des médicaments sur la fonction rénale sont courants, mais on peut les prévenir. Ainsi, le paracétamol, l'aspirine et d'autres anti-inflammatoires non stéroïdiens (AINS), tout comme le calcium que l'on trouve dans les suppléments de vitamine D, figurent parmi les médicaments en vente libre qui peuvent avoir un effet dommageable sur les reins ; l'association d'aspirine et de paracétamol est particulièrement nocive. Quand vous consultez votre médecin, ne manquez pas de lui mentionner tous les médicaments en vente libre et tous les suppléments vitaminiques que vous prenez, même de manière occasionnelle.

Si l'on est en bonne santé, rien ne sert d'attendre d'avoir des problèmes rénaux pour adopter une alimentation qui aide à prévenir les troubles du rein. Buvez beaucoup pour bien drainer l'appareil urinaire et remplacer les liquides perdus ; optez pour une alimentation pauvre en graisses avec suffisamment de féculents, de légumes et de fruits ; enfin, salez avec modération.

L'alimentation est essentielle lorsqu'il s'agit de traiter des problèmes rénaux. Si vous avez une maladie rénale grave, votre médecin vous orientera probablement vers un nutritionniste, qui vous aidera à modifier votre régime en conséquence. Le type d'aliments et les quantités diffèrent selon la maladie rénale et son degré de gravité.

LES CALCULS RÉNAUX (LITHIASE)

Chaque année, 1 adulte sur 1 000 en Europe est traité pour une lithiase rénale ; les hommes sont plus nombreux que les femmes, dans la proportion de 3 pour 1. Certains ont leur première crise à l'occasion d'un exercice aussi banal que le jogging, par exemple : ils ne boivent pas assez pour remplacer les liquides perdus avec la transpiration. Et la moitié de ceux qui ont une crise pour la première fois en auront d'autres.

Un calcul est une concrétion de cristaux de minéraux qui auraient dû être évacués dans les urines : sa taille va de celle d'un grain de sable à la grosseur du gravier. Il peut être causé par de la goutte ou un autre problème du métabolisme ; il peut aussi résulter d'une anomalie structurelle ou métabolique du rein. Quand les calculs bloquent une partie du système urinaire, notamment l'urètre ou la vessie, ils provoquent une douleur intense. Certains parviennent à passer à travers l'appareil urinaire et sont éliminés naturellement ; les autres doivent être enlevés chirurgicalement ou par lithotripsie (procédé utilisant des ultrasons ou des ondes de choc hydroélectriques).

Pour éviter les récidives, il est important de déterminer la cause des calculs. La plupart sont formés d'oxalate de calcium ou de phosphate de calcium. Ils peuvent aussi, quoique plus rarement, se former à partir de cristaux d'acide urique, en particulier chez les gens qui font de la goutte. Le quatrième type de lithiase, les calculs cystiniques, ne se produit que dans le très rare cas d'un trouble métabolique héréditaire.

Veiller à l'apport de liquides. Quel que soit le type de lithiase, il est essentiel de boire assez pour maintenir l'équilibre hydrique et évacuer les minéraux susceptibles de s'agréger pour former des calculs. La plupart des patients qui font des lithiases peuvent diminuer le risque de récidive en augmentant leur apport hydrique (de l'eau de préférence à toute autre boisson) de façon à éliminer 2 litres d'urine par jour – dont on vérifiera régulièrement le volume journalier. Le jus de citron coupé d'eau et à peine sucré est également intéressant parce que cet agrume contient beaucoup d'acide citrique, dont on sait qu'il diminue l'excrétion urinaire du calcium. En effet, même si la plupart des calculs renferment du calcium, il n'est pas recommandé de réduire le calcium – à moins que le médecin ne le demande.

RÉGIME ALIMENTAIRE APRÈS UNE GREFFE DE REIN

Après la greffe, le régime alimentaire est moins strict qu'au cours de la dialyse. Il est toutefois tributaire des médicaments que le patient doit prendre pour prévenir le rejet du nouvel organe. Au fil de la convalescence, le médecin et le diététicien apporteront des ajustements.

Dans les premières semaines, on recommande généralement au patient de manger plus de protéines : œufs, viande maigre, poisson, volaille, lait écrémé, fromage allégé. Il doit limiter ses apports en glucides, qui risquent d'interagir avec les doses massives de corticostéroïdes visant à lutter contre le rejet. Le mieux est de s'en tenir aux glucides complexes des féculents et d'écarter les sucres simples. Il faut aussi réduire le sel, donc la plupart des aliments tout préparés. Le médecin donnera des directives concernant les aliments riches en potassium et prescrira, au besoin, des suppléments.

Une légère augmentation de poids est normale. Si elle tend à persister, il faut écarter les aliments et produits gras. Entre les repas, les légumes et fruits frais, de même que le yaourt allégé, font des collations idéales.

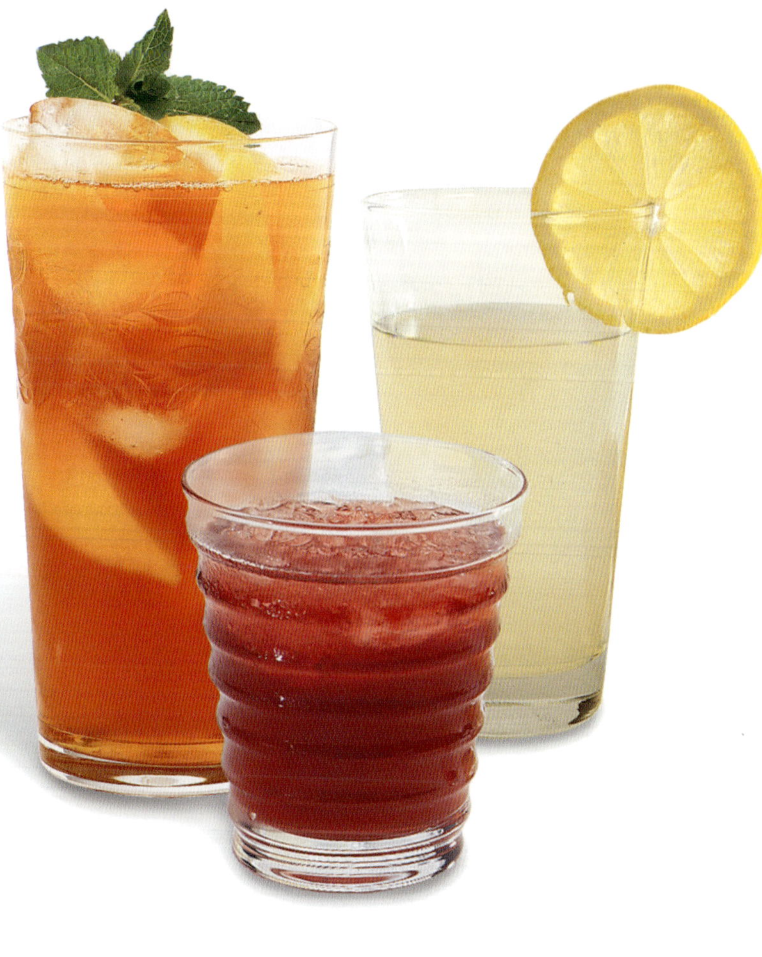

BIEN S'HYDRATER. *Les liquides sont indispensables au bon fonctionnement rénal. Eau et jus de fruits préviennent la formation de calculs.*

Si l'organisme ne reçoit pas suffisamment de calcium, ou s'il en élimine trop, il le puise dans les os, ce qui augmente le risque d'ostéoporose.

Les aliments riches en phosphore favorisent la formation de calculs de phosphate de calcium. L'équilibre du phosphore et du calcium est très délicat ; diminuer l'un de ces minéraux peut avoir un impact sur l'autre. Il vous faut l'avis d'un nutritionniste ou de votre médecin avant de modifier l'apport d'un de ces minéraux.

Limiter les aliments riches en oxalates. Rhubarbe, betterave, noix, tofu, chocolat, thé, baies et fruits rouges, son et germe de blé, légumes à feuilles vert foncé (pour la plupart), patates douces, haricots secs, lentilles, bière contiennent tous beaucoup d'oxalates. On écartera ces aliments des menus ou on les consommera avec modération, de façon occasionnelle seulement. Les personnes qui ont de la goutte devraient adopter une alimentation pauvre en purines pour réduire le risque de calculs d'acide urique.

Les calculs rénaux sont rares chez les végétaliens. On maîtrise encore mal le lien entre lithiase et protéines ; mais l'on sait que les protéines augmentent l'acidité de l'urine, ce qui intervient vraisemblablement dans le processus de formation des calculs. On pourrait diminuer le risque de réapparition de calculs chez de nombreuses personnes en maintenant l'apport quotidien de protéines dans une fourchette allant de 0,8 g à 1 g par kilo de poids corporel. Il est assez facile de réduire l'apport protéique en mangeant moins de produits d'origine animale. Il faut alors veiller au bon équilibre entre les acides aminés essentiels, ce qu'on obtient en combinant des aliments comme les céréales et les légumineuses, par exemple couscous et pois chiches ou lentilles et pain.

MYTHE ET RÉALITÉ

Mythe Si l'on souffre de calculs rénaux, il faut éviter les aliments riches en calcium (lait, laitages et fromages).

Réalité De récentes études indiquent qu'un apport équilibré de calcium évite au contraire la formation de calculs d'oxalate de calcium. En se liant à l'oxalate dans le tractus digestif, le calcium empêche celui-ci d'être absorbé par l'organisme.

LA NÉPHRITE

L'inflammation des reins, ou néphrite, peut être le résultat d'une infection bactérienne ou l'effet secondaire de médicaments, entre autres causes. Une infection ailleurs dans le corps peut atteindre les reins par la circulation sanguine ; ou encore, une infection des voies urinaires peut remonter à travers la vessie vers les reins. Les infections du rein, comme celles liées à des lithiases, exigent un traitement antibiotique. Il n'est pas nécessaire de prendre des mesures diététiques, quoique le patient doive boire abondamment. En revanche, boire un verre de jus de canneberge par jour peut aider à prévenir les infections des voies urinaires chez les personnes qui y sont sujettes.

L'INSUFFISANCE RÉNALE

L'insuffisance rénale peut être aiguë et temporaire, faisant suite à un état de choc ou à un traumatisme, ou chronique, ce qui est très grave et demande un traitement drastique. L'insuffisance rénale aiguë peut avoir diverses causes : infection sévère, brûlures, diarrhée ou vomissements, intoxication (dont effet secondaire de médicaments ou interaction médicamenteuse), chirurgie, lésion d'un rein ; dès que le problème est circonscrit, la fonction rénale redevient normale. L'insuffisance rénale chronique peut être due à une hypertension non traitée, un diabète mal contrôlé, un problème congénital. L'insuffisance rénale chronique sévère – souvent fatale – requiert une dialyse régulière, pour éliminer les produits de déchet du sang, ou une transplantation d'organe.

L'alimentation est extrêmement importante dans l'insuffisance rénale. Les recommandations générales visent à restreindre phosphore, potassium, protéines et sel. Les liquides sont surveillés : s'il n'y en a pas assez, il y a déséquilibre électrolytique ; s'il y en a trop, la rétention hydrique entraîne un œdème et des problèmes électrolytiques, favorisant hypertension et insuffisance cardiaque. Les besoins protéiques sont ajustés au vu de la fonction rénale, de la dialyse et du stress éventuel.

Les études montrent que, si le niveau de protéines quotidien est limité à 1 g par kilo de poids corporel, le patient sous dialyse aura un apport suffisant d'acides aminés essentiels, sans risque de lésion rénale. Les protéines du poisson, du blanc d'œuf, des céréales et des légumineuses sont préférables à celles de la viande, car elles ne sont pas associées à des graisses saturées.

L'insuffisance rénale demande des soins spécifiques. Aucun changement alimentaire ne doit se faire sans autorisation médicale. Remettez-vous-en au nutritionniste spécialisé qui vous suit, il ajustera votre alimentation pour que vous receviez tous les nutriments nécessaires, dont des suppléments de vitamines et de minéraux. ❖

RÉGIME AMAIGRISSANT

POUR DES EFFETS DURABLES

Perdre du poids n'est jamais facile. Quel que soit le régime préconisé – riche en protéines, pauvre en glucides, etc. –, ses tenants finissent toujours par reconnaître que, si l'on veut perdre du poids, il faut consommer moins de calories et/ou en brûler davantage par l'exercice. Facile à comprendre mais beaucoup moins facile à mettre en œuvre.

Tandis que la mode des régimes amaigrissants frise l'obsession, l'obésité ne cesse de progresser. Dans notre monde industrialisé, elle atteint des proportions inquiétantes. On estime que 64 % des Américains sont trop gros et, parmi ceux-là, 23 % obèses (avec un indice de masse corporelle – IMC – de 30 ou plus). En France, près de la moitié de la population aurait une surcharge pondérale et 1 personne sur 6 souffrirait d'obésité. En dépit d'articles et d'ouvrages abondants sur le sujet, les gens ne savent toujours pas comment perdre du poids de manière durable et efficace.

ATTENTION

Méfiez-vous des régimes qui ont des visées ouvertement commerciales. Les diètes à la mode, dont la promotion est souvent assurée par des célébrités copieusement rémunérées, ne fonctionnent pas à long terme. Les prétendus « bloqueurs de graisses » et « bloqueurs d'amidon », censés absorber les lipides et empêcher la digestion des féculents, ne bénéficient d'aucun aval scientifique. Il en va de même pour les produits d'herboristerie, dont certains sont additionnés de substances stimulantes ou diurétiques et peuvent provoquer de l'arythmie, des troubles rénaux et d'autres effets secondaires.

Perdre du poids et ne pas le reprendre

Le « secret » pour maigrir consiste à brûler plus de calories qu'on n'en consomme. Lorsque l'organisme utilise plus d'énergie qu'il n'en absorbe dans les aliments, il est obligé d'en puiser dans ses réserves. Autrement dit, quand on mange moins, les réserves de graisses diminuent. Mais ce que l'on mange a aussi beaucoup d'importance. Un régime axé sur la soupe au chou, par exemple, ne fournit pas les nutriments indispensables. En outre, on s'en lasse vite et l'on a tôt fait de reprendre ses vieilles habitudes.

Un bon plan minceur doit s'appuyer sur des aliments qui pourront être consommés toute la vie. L'idéal est qu'il protège également contre le cancer et d'autres maladies. Car soigner sa ligne n'est pas tout. Un régime qui privilégie la viande et écarte les fruits (comme le régime Atkins) affine sans aucun doute la silhouette à court terme, mais il va à l'encontre des principes nutritionnels les mieux acquis. Un excès de viande dans l'alimentation a, en effet, été associé à de nombreuses pathologies, alors qu'un régime riche en végétaux peut prévenir le cancer et les maladies cardio-vasculaires. Une alimentation saine et équilibrée doit comporter des fruits, des légumes, des céréales complètes, des produits laitiers peu gras et des protéines maigres, que l'on cherche ou non à perdre du poids. On peut facilement supprimer les aliments superflus, qui sont souvent aussi les plus riches en calories : gâteaux, pâtisseries, charcuteries, viandes grasses, glaces, fromages riches en graisses, chips et autres produits de ce type.

Lorsqu'on décide de perdre du poids, on voudrait voir des résultats tout de suite. Et pourtant, plus vite on perd du poids, plus vite on le reprend, avec parfois même quelques kilos en plus. Les spécialistes proposent de se fixer comme objectif de perdre environ 450 g par semaine. Ces 450 g de graisses

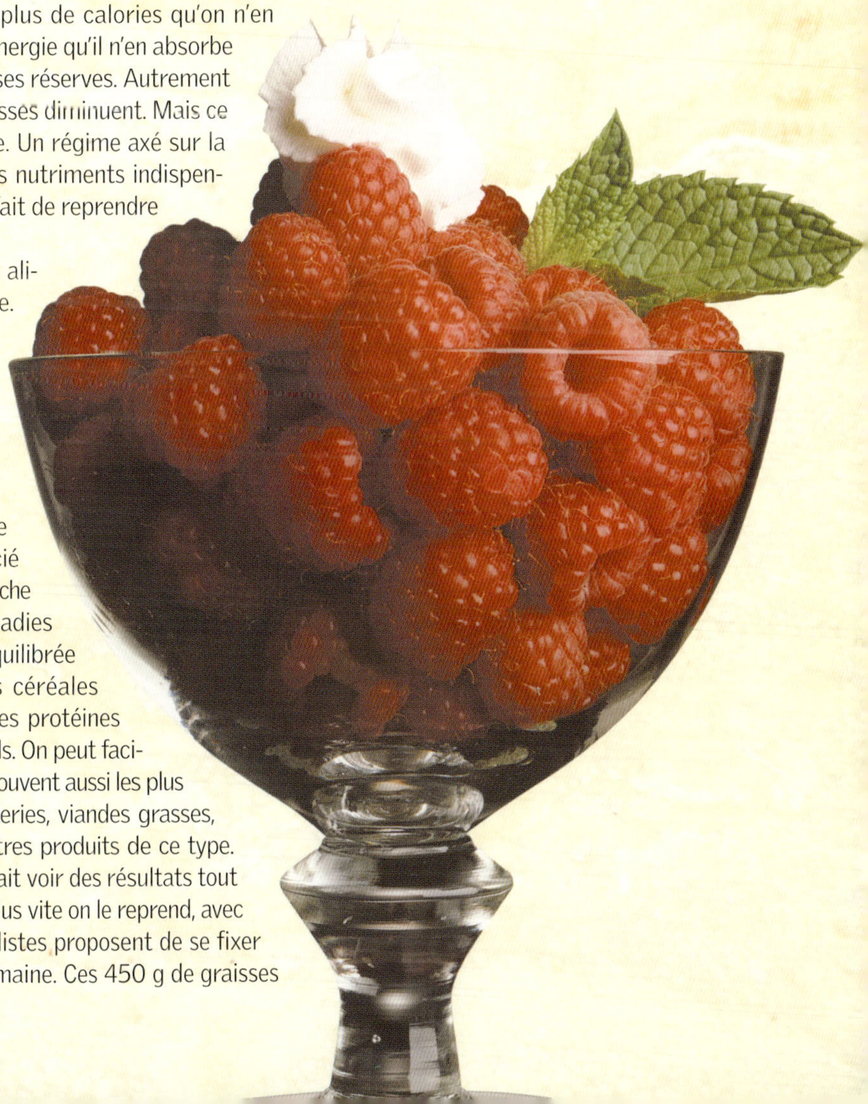

en réserve dans notre organisme correspondent à 3 500 kcal, ce qui signifie qu'il faut ingérer chaque jour 500 kcal en moins pour atteindre cet objectif. Ou bien manger 250 kcal de moins et brûler 250 kcal de plus.

La recherche a démontré que les gens qui font de l'exercice en même temps qu'ils suivent un régime amaigrissant obtiennent des résultats plus durables. Avec un minimum de 30 minutes d'exercice par jour (marche rapide, par exemple), le métabolisme s'accélère et brûle davantage de calories, même pendant le sommeil. L'exercice met en forme, mentalement et physiquement, et encourage à continuer son régime.

Quelques principes de base

Bien des gens se lancent dans un régime à la mode et abandonnent dès que ses effets s'estompent pour en expérimenter un autre. Ne soyez pas de ceux-là. Les conseils donnés ici vous permettront de perdre du poids naturellement, en toute sécurité et pour longtemps.

- **Mangez le matin et ne sautez pas de repas.** Manger plus souvent empêche d'avoir l'estomac vide et de trop manger au repas suivant. Les chercheurs ont découvert une hormone sécrétée par l'estomac qu'ils ont baptisée ghreline. Quand l'estomac est vide, la ghreline augmente et lui fait crier famine. Au lieu de sauter un repas, prévoyez au contraire de 4 à 6 repas et collations dans la journée, à intervalles de 3 à 5 heures.
- **Choisissez vos glucides.** Ne vous laissez pas convaincre de les éviter tous pour perdre du poids. Ce sont surtout les glucides simples qu'il faut supprimer, soit le sucre et tous les produits très sucrés, y compris les boissons sucrées. Aussitôt ingérés, ces aliments se transforment en glucose et l'afflux de glucose stimule l'insuline, l'hormone qui extrait ce glucide de la circulation sanguine pour le faire pénétrer dans les cellules. Une brusque élévation d'insuline dans le sang est toujours suivie d'une baisse du taux de glucose sanguin, qui déclenche la faim.

Remplacez les glucides simples par les glucides complexes des céréales complètes ou des légumes féculents. Pour éviter la production d'insuline en dents de scie, ne consommez pas de glucides isolément. Si vous mangez des pâtes, accompagnez-les d'une bonne portion de légumes ou de viande maigre, ou ajoutez-y des haricots blancs. Au lieu d'une tartine de confiture, optez pour du pain accompagné de fromage maigre.

- **Visez bas dans l'index glycémique (IG).** L'index glycémique indique le rythme auquel se digèrent les aliments riches en glucides. Avec un IG élevé, ils se digèrent plus vite, se transforment rapidement en glucose et font resurgir la faim, contrairement aux aliments à IG bas, comme le riz brun, les lentilles, les pâtes al dente et beaucoup de fruits frais. Au sommet de l'IG se trouvent les flocons de céréales, le riz blanc très cuit et la purée de pommes de terre, qu'il faut impérativement éviter si l'on veut perdre du poids. (Pour plus de détails, voir Index glycémique, p. 211.)
- **Mangez des aliments qui ont du volume.** Une forte teneur en fibres, en eau ou en air dans un aliment donne l'impression que l'on est rassasié. Pensez

UN PETIT TRUC

ABSORBER PLUS DE CALCIUM

Il semblerait que le calcium stimule l'évacuation des graisses en inhibant les hormones dévolues au stockage des lipides. Ainsi, dans un régime à basses calories, inclure des aliments riches en calcium comme le lait, le yaourt et des fromages maigres pourrait inciter l'organisme à mobiliser ses réserves de graisses pour les brûler.

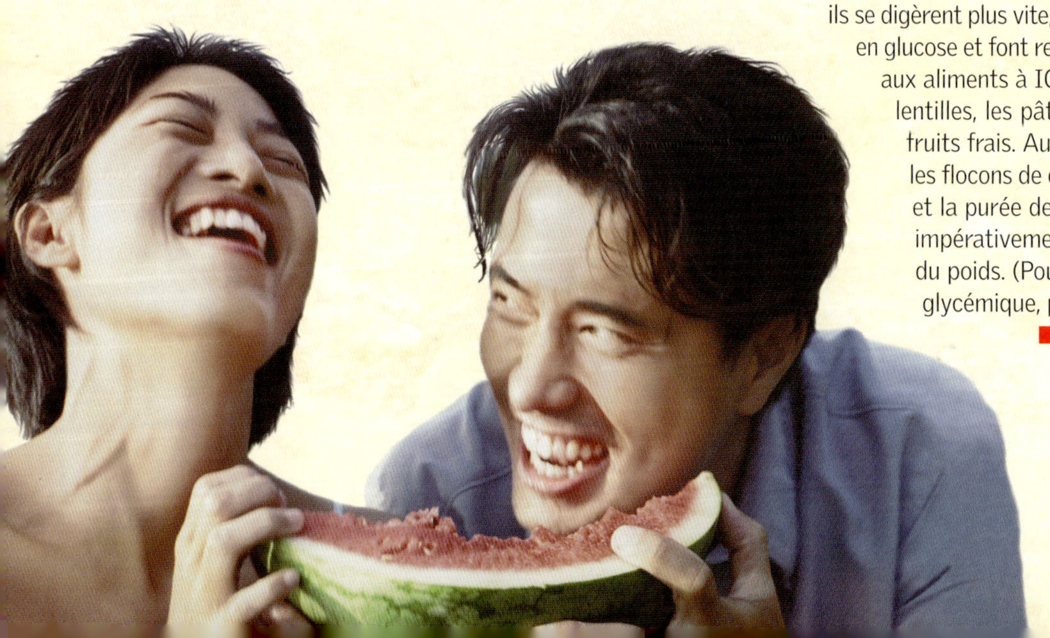

fruits frais, légumes, légumineuses. Plutôt qu'une poignée de raisins secs, mangez du raisin frais, qui regorge d'eau. Au lieu de boire un jus d'orange, choisissez une orange entière, qui apporte moins de calories pour le même volume et contient en plus des fibres. Dans un couscous, ajouter des légumes donne plus de volume que de calories. Pour remplacer les frites, servez une purée de légumes frais mixée avec du lait écrémé. Les potages de légumes ont également un bon rapport volume-calories. Des études ont démontré qu'en commençant un repas par un potage de légumes (si possible en morceaux, plutôt que mixés), on mange moins à ce repas et à celui qui le suit.

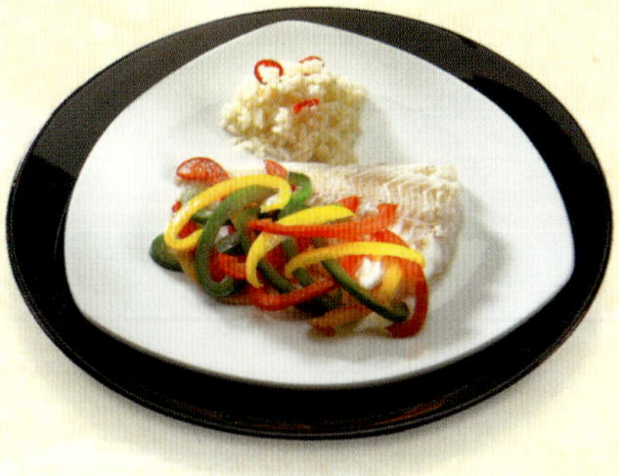

- **Méfiez-vous des aliments allégés.** Certains, comme les produits laitiers, sont très intéressants lorsqu'on veut perdre du poids. Mais les biscuits sans graisses ne sont rien d'autre que des biscuits plus sucrés. Vérifiez l'étiquette et vous constaterez souvent que le biscuit allégé contient autant de calories que l'original avec toutes ses graisses...

Dans d'autres cas, il est utile de limiter les graisses, puisqu'elles sont un concentré de calories. Faites des repas avec du poisson ou du poulet plutôt que de l'agneau, du bœuf ou du porc. Supprimez la peau du poulet avant de le cuire et bannissez la friteuse ! Utilisez les poêles à revêtement antiadhésif, le gril, le four ou bien le micro-ondes. Choisissez les morceaux de viande maigres et retirez tout le gras visible. Évitez la charcuterie, les saucisses et le lard.

Gardez-vous cependant de supprimer complètement les graisses. Les études ont en effet démontré que les gens restent plus fidèles à leur régime si celui-ci inclut une petite quantité de corps gras visibles – par exemple huile de noix et huile d'olive.

- **Diminuez les portions.** On a tendance à trop manger. Au restaurant, si la portion est très généreuse, il vaut mieux penser aux calories qu'au prix. Avant même d'entamer le repas, prévoyez de n'en manger que les deux tiers. À la maison, pesez ou mesurez vos portions. Si vous avez coutume de manger l'équivalent de deux ramequins de pâtes, tenez-vous-en à un demi-ramequin et votre ligne en témoignera. Si cela peut vous aider, utilisez une assiette plus petite, qui paraîtra plus pleine.
- **Buvez beaucoup, surtout de l'eau.** Eau pure, eau minérale, eau gazeuse, soda light sont tous de bons choix. Les liquides étanchent la soif et calment aussi l'appétit. Les jus de fruits sont excellents pour la santé mais fournissent des calories – sans les fibres des fruits, à l'effet rassasiant. Le thé et le café ne posent pas de problèmes. Si vous y mettez du lait, optez pour de l'écrémé, de même qu'il vaut mieux les sucrer avec un édulcorant. Vous pouvez vous offrir un verre de vin ou de bière de temps à autre, mais n'oubliez pas qu'il vous en coûte à chaque fois 80 à 100 kcal de plus.
- **Ne vous privez pas outre mesure.** Accordez-vous des petits plaisirs : cela vous évitera de vous sentir frustré, voire déprimé, et de vous jeter à corps perdu sur les aliments défendus.
- **Le miroir renseigne mieux que la balance.** Si vous vous êtes mis à faire de l'exercice pour maigrir, il se peut que vous perdiez de la graisse tout en développant vos muscles, de sorte que votre poids semblera ne pas vouloir baisser sur la balance. Votre miroir, vos vêtements, votre tonus et les crans de votre ceinture sont de meilleurs indicateurs que le nombre de kilos.
- **Ne jeûnez jamais.** Le jeûne, même si on boit beaucoup d'eau, comporte toujours des risques : c'est la porte ouverte aux chutes de pression artérielle et à la défaillance cardiaque. En outre, la perte de poids obtenue est très vite regagnée...
- **Ne grignotez pas entre les repas.**

LE SAVIEZ-VOUS ?

UN PEU DE CORPS GRAS VISIBLES FAIT DURER LE RÉGIME PLUS LONGTEMPS

Les chercheurs de la faculté de médecine de Harvard et du Brigham and Women's Hospital de Boston ont étudié les effets de deux régimes amaigrissants. Le nombre de calories était identique, mais l'un supprimait les graisses et l'autre prévoyait des graisses mono-insaturées apportées par des huiles végétales (olive, colza ou noix) ou par des fruits secs oléagineux (amandes et noix). Il en est ressorti que les sujets qui consommaient des graisses (entre 45 et 60 g par jour) restaient plus longtemps fidèles à leur régime et obtenaient des résultats plus durables.

RÉGIME ET GRAND ÂGE

BIEN MANGER, LONGTEMPS

Avec l'âge, le corps perd peu à peu son énergie mais ses besoins en nutriments, eux, augmentent, et des études récentes indiquent même que certains d'entre eux pourraient retarder le vieillissement.

Si le fait de vieillir est inéluctable, une part significative des changements et de la dégénérescence qui l'accompagnent peut être contrée par des mesures préventives. La recherche médicale confirme qu'un régime sain et équilibré prévient ou, du moins, ralentit certaines pathologies liées à l'âge, comme l'ostéoporose, le diabète et les troubles cardiaques. Une étude suggère même que plus d'un tiers des problèmes de santé chez les seniors de plus de 65 ans sont corrélés à l'alimentation.

Le respect d'une bonne hygiène alimentaire est essentiel si l'on veut bien vieillir. Or on constate que les personnes âgées, dans l'ensemble, se nourrissent mal. Il y a plusieurs raisons qui expliquent cet état de fait. L'appétit tend à diminuer avec l'âge, de même que le goût et l'odorat ; la nourriture a moins d'attrait. Beaucoup de personnes âgées pâtissent d'une mauvaise denture. Brûlures d'estomac, constipation, lenteur digestive poussent également à ne pas s'alimenter correctement. L'acidité de l'estomac diminue, ce qui nuit à l'absorption des nutriments. Livrée à elle-même pour manger ou faire les courses, la personne âgée en vient à se nourrir de soupe, de pain grillé, de friandises, de thé, de repas vite faits mais peu nourrissants. Le manque d'autonomie,

Quelques faits intéressants sur la longévité

- Les Japonais détiennent le record mondial de la longévité, et en particulier les habitants de l'archipel des Ryukyu, dans le sud du Japon. Que mangent-ils donc ? Beaucoup de céréales complètes, de légumes, de soja et de poisson ; très peu de viande, de volaille et de produits laitiers. Un supplément à base de « calcium de corail » serait le secret de cette longévité, mais il n'y a aucune preuve scientifique à l'appui.
- Les communautés qui, comme les mormons ou les moines trappistes, respectent une alimentation végétarienne et un mode de vie sobre, jouissent elles aussi d'une longévité supérieure à la moyenne.
- Les Occidentaux font sûrement bien les choses, puisqu'ils se portent mieux qu'il y a 20 ans. La tranche des 85 ans et plus est celle qui connaît la plus grande expansion, preuve qu'on vit aujourd'hui plus longtemps et en meilleure santé ; l'amélioration des habitudes de vie et, aussi, de l'accès aux soins y est sans doute pour beaucoup.

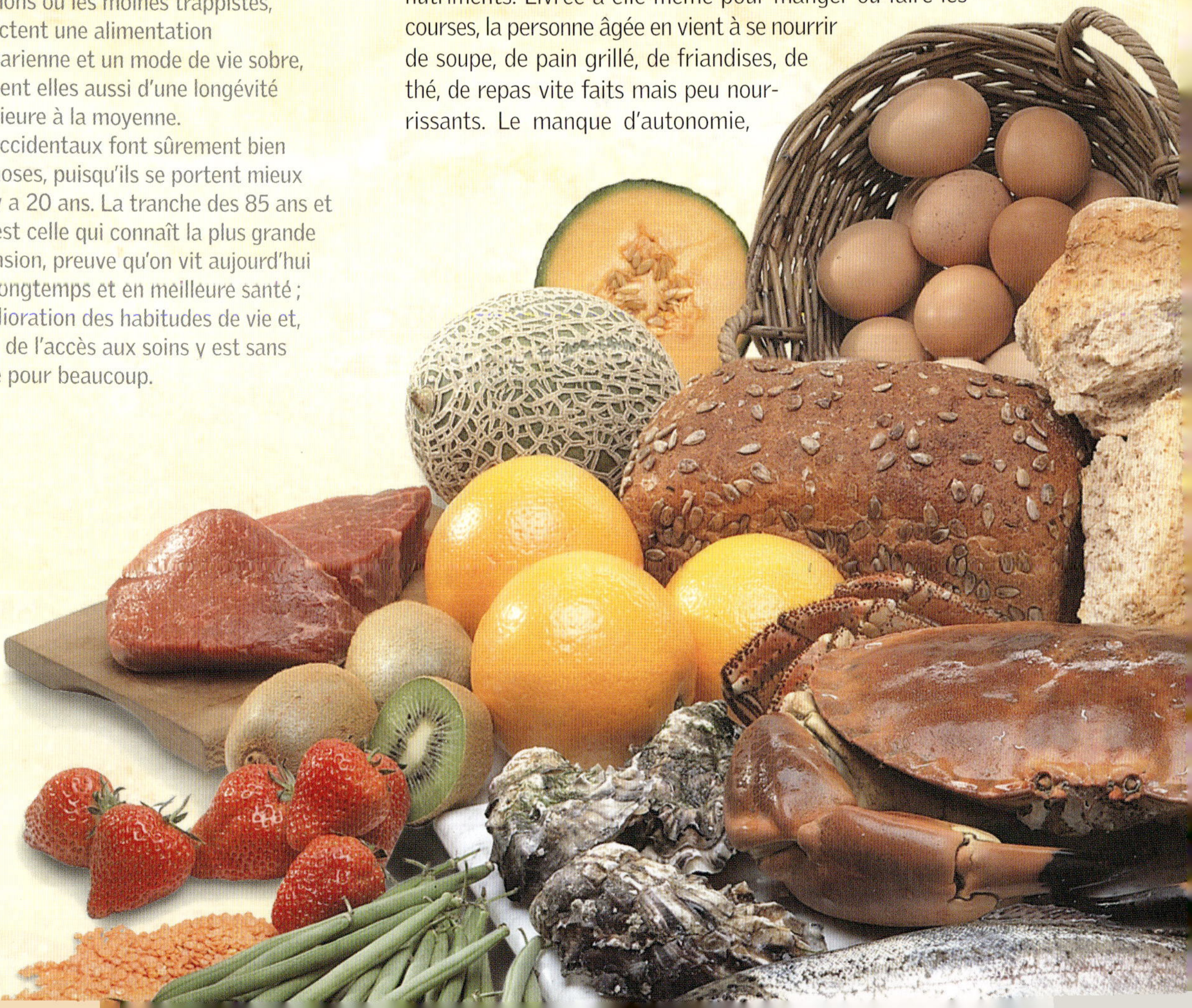

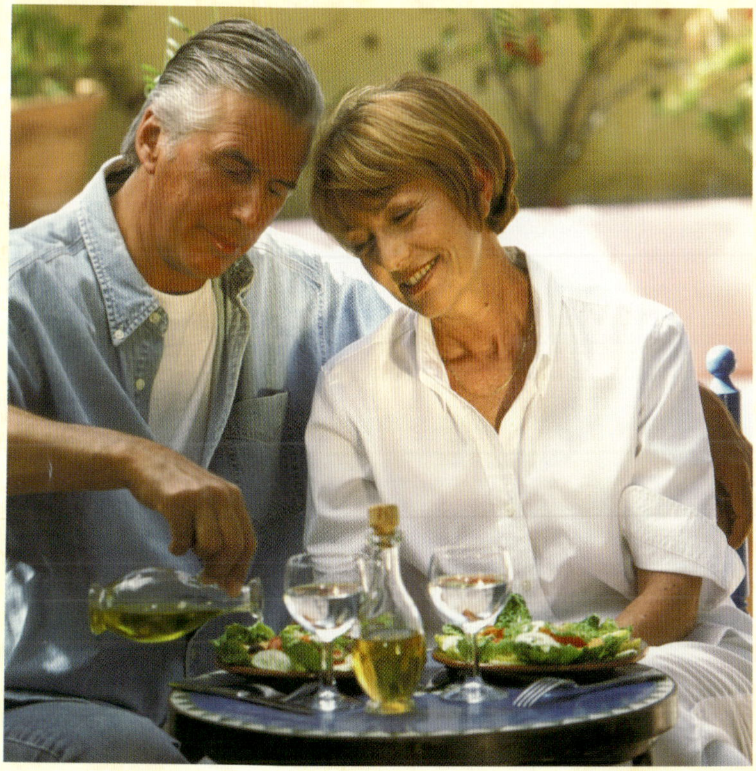

conjugué, dans bien des cas, à un petit budget, l'empêche souvent aussi de se ravitailler convenablement en fruits et légumes frais, en poisson et en viande.

De nouveaux besoins

La morphologie se modifie avec l'âge : la masse musculaire réduit, un phénomène accentué par le manque d'exercice, et cède la place au tissu adipeux. Le métabolisme ralentit également et les besoins énergétiques diminuent ; les experts estiment qu'après 60 ans ils baissent de 10 % tous les 10 ans. En d'autres termes, une personne qui consommait 1 800 kcal à 60 ans n'en aura besoin que de 1 440 à 80 ans, voire moins si elle est devenue sédentaire. Par conséquent, si elle ne modifie pas son régime alimentaire, elle prend du poids et augmente ses risques de maladie coronarienne, de diabète et d'arthrose.

Avec l'âge, l'organisme absorbe moins bien les nutriments. L'ostéoporose et d'autres maux courants modifient également les besoins. Il faudrait donc augmenter les apports de certains nutriments :

- calcium pour prévenir l'ostéoporose et entretenir la solidité des os ;
- vitamine D pour favoriser l'absorption du calcium ;
- vitamine B_{12} pour renouveler les globules rouges et assurer l'entretien du système nerveux ;
- zinc pour restaurer le système immunitaire menacé par l'âge ;
- potassium en cas d'hypertension et si l'on prend des diurétiques ;
- acide folique (ou vitamine B_9), dont l'organisme se sert pour fabriquer son ADN et ses globules rouges, qui, semble-t-il, pourrait contribuer à abaisser les concentrations d'homocystéine, composé sanguin lié au risque accru de maladie cardio-vasculaire avec l'âge ;
- fibres pour prévenir la constipation.

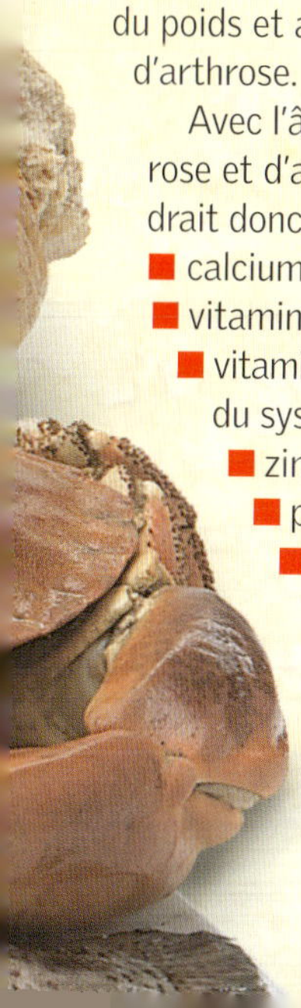

Influence de l'alimentation sur la santé : des preuves

Si l'on se fie aux résultats de plusieurs études menées récemment, l'action protectrice des huiles de poisson ne fait plus aucun doute. En régulant le rythme cardiaque, les acides gras oméga-3 de ces huiles empêchent l'arrêt du cœur, auquel on attribue une bonne moitié des décès dus à une pathologie cardiaque. On savait depuis longtemps déjà que manger du poisson – surtout du poisson gras comme le saumon, la truite, le maquereau, le hareng et la sardine – réduit le risque coronarien. Les acides gras oméga-3 contribuent aussi à l'entretien des artères et freinent l'agrégation des plaquettes.

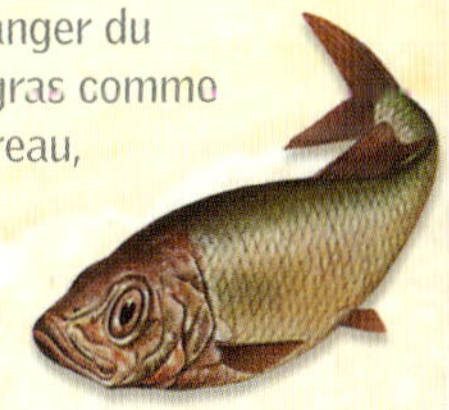

Par ailleurs, les chercheurs ont découvert que manger du poisson plus d'une fois par semaine réduisait le risque de dégénérescence maculaire. Cette maladie chronique de l'œil, qui détruit progressivement la vision centrale, est responsable d'un tiers des cas de cécité.

D'autres études indiquent que les huiles de poisson pourraient protéger contre la maladie d'Alzheimer.

Il faut donc manger du poisson plusieurs fois par semaine, en privilégiant les petites espèces : en effet, plus le poisson est gros (espadon, requin), plus il risque de concentrer du mercure.

Ceux qui n'aiment pas le poisson peuvent puiser leurs acides gras oméga-3 dans les huiles de colza et de noix ainsi que les graines de lin.

UN PETIT TRUC

BOIRE BEAUCOUP D'EAU

Il faut boire entre 1,5 et 2 litres de liquide par jour. L'eau est un nutriment tout aussi essentiel que les vitamines et les minéraux, parce que l'organisme doit obligatoirement en recevoir de l'extérieur pour répondre à ses besoins quotidiens. L'eau aide à maintenir la température du corps à un bon niveau, permet de transporter les nutriments jusqu'aux cellules et contribue à évacuer les déchets. Parce que la soif se fait moins sentir en vieillissant, les personnes âgées sont davantage sujettes à la déshydratation, qui peut entraîner chez elles de la confusion, de la fatigue, des maux de tête et autres troubles.

Le recours aux suppléments

Une étude parue récemment dans le *Journal of the American Medical Association* montre que des carences vitaminiques peuvent survenir chez les personnes âgées même si elles s'alimentent bien. Certains médecins recommandent donc des suppléments quotidiens de vitamines et de minéraux pour continuer à recevoir 100 % des apports nutritionnels conseillés (ANC). Toutefois, un complexe de vitamines ne remplace pas la nourriture, qui renferme une foule d'autres nutriments importants, comme les fibres, les phytonutriments et les acides gras essentiels. Il faut aussi éviter les suppléments à hautes doses, à moins d'une recommandation spécifique du médecin, car ils entraînent souvent des déséquilibres métaboliques. Les suppléments de zinc, par exemple, peuvent nuire à la répartition de l'acide folique, tout comme le fer finit par entraver l'absorption du calcium et du zinc.

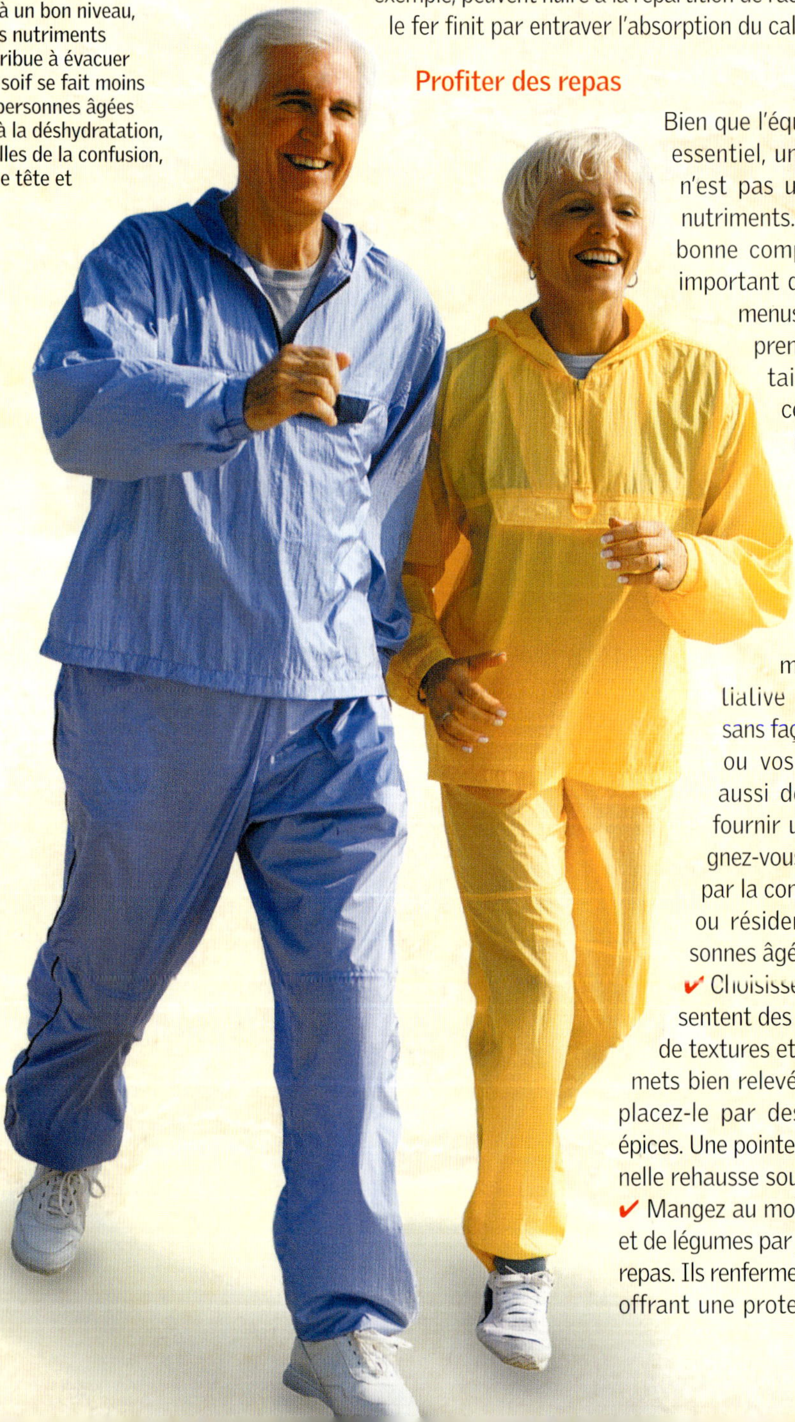

Profiter des repas

Bien que l'équilibre nutritionnel soit essentiel, une bonne alimentation n'est pas uniquement affaire de nutriments. Partager son repas en bonne compagnie est tout aussi important que bien composer ses menus. Pour ceux qui doivent prendre leur repas en solitaire, voici quelques conseils pour en faire un moment agréable.

- ✔ Efforcez-vous de mettre un joli couvert, soignez la table ou le plateau. Un peu de musique distrait.
- ✔ Si vous n'aimez pas manger seul, prenez l'initiative d'organiser un repas sans façon, en invitant vos amis ou vos voisins. Vous pouvez aussi demander à chacun de fournir un plat. Ou bien renseignez-vous sur les repas proposés par la commune, dans des foyers ou résidences ouverts aux personnes âgées.
- ✔ Choisissez des aliments qui présentent des contrastes de couleurs, de textures et de saveurs. Servez des mets bien relevés. Évitez le sel et remplacez-le par des fines herbes et des épices. Une pointe de muscade ou de cannelle rehausse souvent les saveurs.
- ✔ Mangez au moins 5 portions de fruits et de légumes par jour – au moins une par repas. Ils renferment beaucoup d'éléments offrant une protection contre les mala-

dies liées à l'âge, comme les affections cardio-vasculaires et le cancer. Choisissez des fruits et des légumes très colorés : poivron, carotte, potiron, melon, petits fruits rouges...

✔ Un petit verre de bière ou de vin peut agrémenter les repas. Mais ne substituez pas l'alcool à la nourriture et renseignez-vous auprès de votre médecin sur les éventuelles interactions des boissons alcoolisées avec les médicaments qui vous sont prescrits.

✔ Assurez-vous de boire chaque jour environ 1,5 litre d'eau, de jus de fruits ou autre boisson non alcoolisée. En vieillissant, on ressent moins la soif et on craint souvent de perdre le contrôle de sa vessie. Or le fait de moins boire favorise les problèmes de constipation et de reins, et expose à la déshydratation quand il fait chaud.

✔ Si vous avez du mal à mastiquer, mangez de la viande hachée ou du jambon, des soupes épaisses et d'autres aliments nourrissants, des purées de poisson et de légumes.

✔ Adonnez-vous à une promenade quotidienne ou à un exercice physique : faites-vous conseiller en ce sens par votre médecin. L'exercice entretient les muscles, mais améliore également l'humeur et l'appétit.

✔ Si vos revenus sont modestes, essayez de vous grouper avec d'autres personnes qui ont le même budget que vous pour faire vos courses dans un supermarché, ce qui permet de réaliser des économies. Profitez des promotions, quitte à partager des achats trop importants pour une personne seule.

✔ Lisez les étiquettes. Même s'il faut parfois vous munir d'une loupe, la lecture des listes d'ingrédients et des fiches nutritionnelles imprimées sur les emballages vous aidera à faire des choix plus judicieux.

Manger moins pour vivre plus longtemps ?

Est-il vrai qu'en réduisant ses apports caloriques on peut non seulement être plus mince, mais aussi vivre plus longtemps, en quelque sorte ralentir son horloge biologique ? Depuis les années 1930, certains scientifiques sont persuadés que c'est effectivement le cas. Ils ont même observé la correction de certains phénomènes évolutifs liés à l'âge chez des rats et des souris de laboratoire. En soumettant ces animaux à un régime très pauvre en calories, entre 30 et 50 % de l'apport normal, ils ont réussi à prolonger leur vie.

Une étude en particulier a cherché à savoir si les singes vivaient plus longtemps quand on les soumettait à un régime prévoyant tous les nutriments, mais seulement deux tiers des calories. Il en est ressorti que les primates, lorsqu'ils mangent moins, sont moins sujets aux maladies cardio-vasculaires, au diabète et au cancer. Reste à savoir où se situe la relation entre une alimentation restrictive et une durée de vie prolongée. Une hypothèse l'attribue au fait que les métabolismes entraînent la production de radicaux libres : moins on mange, moins on s'expose à leurs dommages.

Mais l'être humain n'est ni un rat, ni un singe. Pour pouvoir affirmer que limiter le nombre de calories prévient le vieillissement, il faut davantage de preuves. Même si l'on sait que les personnes âgées ont besoin de moins de calories, il demeure que leur corps absorbe moins bien les nutriments. Limiter les calories sans compromettre l'équilibre des nutriments essentiels est très difficile. Les dommages encourus avec une alimentation restrictive déséquilibrée pourraient s'avérer plus importants que les avantages d'un régime à basses calories, si avantages il y a. Ce type de régime n'est pas conseillé en France, où le dernier rapport de l'AFSSA (2001) estime que, chez la personne très âgée, l'apport énergétique et protéique doit être un peu plus élevé qu'on ne le croyait jusqu'à maintenant.

ATTENTION

Les populations des régions du Nord, peu ensoleillées, peuvent souffrir d'une carence en vitamine D, essentielle à l'absorption du calcium. Cette vitamine provient surtout de l'action du soleil sur la peau. Non seulement on est moins exposé aux rayons solaires pendant l'hiver, mais, en été, la piètre qualité de l'air dans les villes et la protection active contre les ultraviolets font que la peau reçoit moins de rayons UV solaires, donc produit moins de vitamine D. C'est pourtant elle qui permet au calcium de protéger les os contre les fractures, plus fréquentes à mesure que l'on vieillit. Les personnes âgées ont besoin de 10 à 15 µg (soit 400 à 600 UI) de vitamine D par jour. Une tasse (200 ml) de lait enrichi en vitamine D apporte 1,5 µg de cette vitamine, tandis qu'une portion de 100 g de saumon, de thon ou de maquereau en fournit de 5 à 10 µg.

LE SAVIEZ-VOUS ?

IL VOUS FAUT PEUT-ÊTRE UN SUPPLÉMENT DE VITAMINE B_{12}

Chez les personnes de 60 ans et plus, on recommande un supplément de vitamine B_{12}, essentielle pour la reproduction des cellules et la production de globules rouges. L'acide produit par l'estomac permet la bonne utilisation de cette vitamine présente dans tous les produits animaux ; elle se lie à une substance appelée facteur intrinsèque, qui l'entraîne dans la circulation sanguine. En vieillissant, 1 personne sur 3 sécrète une quantité insuffisante d'acide gastrique et se trouve incapable d'absorber la B_{12}.

Respiratoires (troubles)

PRIVILÉGIER

- fruits et légumes frais pour le bêta-carotène, la vitamine C et d'autres antioxydants
- viande maigre, huîtres, yaourt, produits céréaliers complets pour le zinc

RÉDUIRE

- aliments causant ballonnements et flatulences

ÉVITER

- tabac et tabagisme passif ainsi que l'exposition aux polluants atmosphériques
- alcool

Les troubles respiratoires comptent parmi les causes principales de maladie, d'incapacité et de décès. Il s'agit autant de rhumes ou de grippes, infections généralement bénignes, que de maladies chroniques comme l'asthme ou de pathologies très graves, tel l'emphysème. Toute maladie qui a un effet sur le passage de l'air dans les poumons ou son expulsion devrait être prise au sérieux. La survenue de symptômes respiratoires est suffisante pour justifier une consultation médicale.

LA BRONCHITE

Difficulté à respirer, toux, mucus épais (glaire) sont les symptômes caractéristiques de la bronchite, inflammation des bronches et des bronchioles qui transportent l'air dans les poumons. Elle peut aussi s'accompagner d'un peu de fièvre et d'une sensation de brûlure dans la poitrine. La bronchite aiguë, qui est souvent une complication d'un mauvais rhume, d'une forte grippe ou d'une autre infection des voies respiratoires supérieures, peut nécessiter des antibiotiques mais, en général, elle cède spontanément en 1 semaine ou 2.

La bronchite chronique se développe lorsque les bronchioles sont irritées pendant une longue période. Le tabac en est la cause la plus courante, mais elle peut aussi être favorisée par l'exposition à des polluants atmosphériques comme à des poussières et des produits chimiques nocifs sur le lieu de travail. La paroi des bronchioles s'épaissit, la toux se fait permanente, avec formation d'un mucus épais, et le passage de l'air dans les poumons devient difficile. Cela crée un terrain propice à l'infection et entraîne l'apparition progressive de lésions pulmonaires.

L'EMPHYSÈME

Maladie obstructive chronique, l'emphysème pulmonaire met des années à se développer, souvent à la suite du tabagisme ou de la bronchite chronique. Les alvéoles perdent peu à peu de leur élasticité et se remplissent d'air vicié : le souffle devient court et le thorax prend la forme d'un tonneau. L'emphysème peut se compliquer par un pneumothorax aigu.

LA PNEUMONIE

On distingue de nombreux types de pneumonie ; leurs symptômes généraux sont les suivants : toux avec expectorations abondantes, fièvre, frissons et douleur thoracique. Les agents en cause peuvent être des virus, bactéries, champignons ou parasites, tout comme l'exposition du tissu pulmonaire à des substances toxiques y prédispose. Les personnes atteintes du sida sont sujettes à la pneumocystose, une pneumonie rare qui frappe les gens dont

LE SAVIEZ-VOUS ?

MANGER DES LÉGUMES ET DES FRUITS EST UNE FAÇON DE PRÉSERVER SES POUMONS

Les recherches menées depuis 10 à 15 ans tendent à prouver qu'un régime abondant en fruits et en légumes a des effets bénéfiques sur les poumons. Cela est particulièrement vrai pour les fruits riches en vitamine C, laquelle a été associée à une amélioration de la fonction pulmonaire tant chez l'adulte que chez l'enfant. Une étude a notamment été faite sur le régime de 2 633 adultes se plaignant d'une respiration sifflante ou ayant reçu un diagnostic d'asthme. Le fait de manger 5 pommes ou plus par semaine ou au moins 3 tomates a coïncidé avec une régression de leurs symptômes. Une autre étude auprès de 40 000 personnes a conclu que celles qui mangeaient le plus de légumes étaient beaucoup moins sujettes à la bronchite que celles qui en mangeaient le moins.

UN PETIT TRUC

L'AROMATHÉRAPIE POUR SOULAGER LES SYMPTÔMES

Une façon simple de soulager la congestion des poumons est d'inhaler la vapeur qui se dégage d'un bol d'eau bouillante additionnée de quelques gouttes d'huiles essentielles. Contre la bronchite, on recommande une combinaison d'huiles d'eucalyptus, de thym, de pin et de lavande. L'huile d'eucalyptus, particulièrement efficace, peut aussi aider en cas d'emphysème. L'huile de menthe poivrée dans l'eau bouillante est un autre bon remède pour les bronches.

l'immunité est affaiblie. La pneumonie pneumococcique, une pneumonie bactérienne courante, fait l'objet d'un vaccin recommandé chez les plus de 65 ans et chez les enfants souffrant d'une maladie chronique qui augmente leur risque de faire une pneumonie.

LES ALIMENTS UTILES

Un régime équilibré, riche en antioxydants et en zinc, ainsi qu'une bonne hydratation peuvent aider à prévenir ou à réduire la gravité d'une bronchite, d'une pneumonie et d'autres infections pulmonaires.

Liquides. Pour toute infection des voies respiratoires comme pour toute affection fébrile, il est important de beaucoup boire pour prévenir la déshydratation et faciliter le refroidissement par évaporation de la sueur. Des bouillons de viande ou de volaille un peu salés compensent les pertes de sodium et d'électrolytes. Les tisanes à base d'eucalyptus, de thym ou de réglisse sont réputées faciliter l'expectoration.

Antioxydants. Ils aident à protéger le tissu pulmonaire des dommages causés aux cellules par les radicaux libres, molécules instables libérées en permanence dans l'organisme. Les vitamines A, C et E, le bêta-carotène (précurseur de la vitamine A) ainsi que le sélénium sont d'importants antioxydants.

Vitamines A et C. Elles sont également nécessaires pour restaurer le tissu épithélial qui tapisse les poumons, les bronches et d'autres parties de l'appareil respiratoire ; l'épithélium sert de barrière contre les bactéries. Ces vitamines sont en outre essentielles pour renforcer l'immunité. Un régime équilibré, avec chaque jour des fruits et des légumes frais (légumes jaunes, orange et vert foncé), fournira des quantités adaptées de vitamines A et C.

Zinc. Important pour l'immunité, en particulier contre les infections des voies respiratoires supérieures, le zinc se retrouve dans de nombreux aliments : viande maigre, huîtres, yaourts, céréales complètes. Attention toutefois aux excès : en prendre plus de 15 mg par jour peut déprimer votre système immunitaire et vous rendre plus sensible aux infections.

LE CONTENU DES REPAS

Les personnes qui font de l'emphysème préfèrent prendre de fréquentes petites collations : de gros repas augmentent le volume de l'estomac, comprimant des poumons déjà distendus. Évitez les fritures et autres aliments gras. Les graisses restent plus longtemps dans l'estomac parce qu'elles sont plus longues à digérer : l'estomac comprime alors les poumons plus longtemps que s'il devait digérer d'autres types d'aliments. Évitez tout ce qui entraîne ballonnements et flatulences : légumineuses, oignons, crucifères (chou, chou de Bruxelles, brocoli…). Si vous buvez 1 heure avant et 1 heure après les repas plutôt que pendant, le volume du bol alimentaire sera moindre dans votre estomac et comprimera donc moins vos poumons.

Certains médicaments utilisés dans le traitement des maladies respiratoires entraînent une perte d'appétit. Demandez au médecin si vous pouvez les prendre après les repas. Préparez de petites portions appétissantes et mangez lentement. Enrichissez vos plats en ajoutant un jaune d'œuf à une purée de légumes, du fromage râpé dans le potage… Si vous n'arrivez pas à avaler suffisamment de nourriture solide, optez pour des jus de fruits et des compléments liquides riches en calories.

LES HABITUDES DE VIE

Le tabagisme est de loin la cause principale des maladies respiratoires chroniques que sont la bronchite et l'emphysème, sans compter le cancer du poumon. Alors ne ménagez pas vos efforts pour arrêter de fumer. Évitez aussi le tabagisme passif et les polluants atmosphériques. Si vous êtes exposé à des poussières nocives ou à des gaz chimiques sur votre lieu de travail, portez le masque protecteur approprié.

L'alcool abaisse l'immunité et doit être évité durant une infection. Comme la bronchite et l'emphysème chroniques prédisposent aux infections pulmonaires, il est conseillé de s'abstenir de tout alcool. ❖

Restauration rapide

Voir p. 337

Rhubarbe

AVANTAGE

- contient vitamine C, potassium et fibres

INCONVÉNIENTS

- généralement cuite avec beaucoup de sucre en raison de son acidité naturelle
- renferme de l'acide oxalique, qui nuit à l'absorption du calcium et du fer
- ses feuilles sont très toxiques

D'un point de vue botanique, la rhubarbe n'est pas un fruit mais un légume. Vendue fraîche sur les étals en saison, elle est aussi proposée congelée et en conserve. Une portion de 100 g de rhubarbe cuite au naturel fournit moins de 15 kcal, 5 mg de vitamine C et 100 mg de potassium. Bien qu'elle contienne près de 150 mg de calcium, elle n'est pas considérée comme une bonne source de ce minéral, car elle recèle aussi de l'acide oxalique ; or celui-ci entrave l'absorption du calcium, et ce même s'il provient d'autres aliments pris au cours du repas. La haute teneur en acide oxalique de la rhubarbe la fait également déconseiller à ceux qui sont sujets aux calculs rénaux ou biliaires à base d'oxalate.

On ne consomme que les tiges de la rhubarbe : ses feuilles sont très toxiques. Pour neutraliser son acidité naturelle, on a tendance à la cuire avec beaucoup de sucre ou de miel, ce qui augmente sa teneur calorique. Ainsi, une portion de 100 g de rhubarbe sucrée peut atteindre 100 à 120 kcal. Elle apporte cependant des quantités appréciables de fibres (plus de 2 g), bénéfiques pour le transit intestinal.

La rhubarbe fait de délicieuses tartes, compotes et confitures. On peut aussi l'apprêter en sauce pour accompagner une viande, une volaille ou un dessert.

Il ne faut pas cuire la rhubarbe dans une casserole d'aluminium, car ce métal réagit à l'acide du fruit, ce qui fait noircir à la fois la chair et le récipient. ❖

Rhume des foins

SI VOUS ÊTES ALLERGIQUE À L'AMBROISIE...

...Vous l'êtes vraisemblablement à d'autres plantes :
- Artichaut
- Camomille (tisane et remède naturel)
- Carthame (huile et certaines margarines)
- Chicorée
- Endive
- Estragon
- Pissenlit
- Salsifis
- Scarole
- Topinambour
- Tournesol (graines et huile)

PRIVILÉGIER

- poissons gras et aliments riches en acides gras oméga-3 pour leur effet anti-inflammatoire

ÉVITER

- miel, gélules de pollen d'abeille
- tout aliment de la famille du tournesol
- aliments fermentés ou contenant des moisissures si les spores des champignons déclenchent chez vous des symptômes

Le rhume des foins est une rhinite allergique saisonnière, qui est déclenchée par l'inhalation de pollens ou, plus rarement, de moisissures. Ses noms populaires de rhume des foins ou de fièvre des foins sont trompeurs, car le foin n'y est pour rien.

Chez les personnes sensibles, les pollens des arbres, des graminées et des fleurs peuvent ainsi provoquer des éternuements, un écoulement nasal et un larmoiement, des démangeaisons et d'autres symptômes. L'ambroisie, qui se répand en France, peut aussi être en cause. Ces symptômes sont plus gênants que graves, sauf chez les asthmatiques, dont la vie peut être mise en danger lors des crises de rhume des foins.

Éviter les aliments de la même famille que le tournesol. Les aliments ne sont pas d'ordinaire associés au rhume des foins ; pourtant, certaines personnes peuvent ressentir des symptômes après avoir mangé certaines choses. C'est le cas des plantes de la famille des composées, comme le tournesol : elles possèdent des antigènes qui provoquent des réactions croisées avec les plantes de la famille des ambrosiacées. Donc, une personne dont les symptômes sont déclenchés par l'ambroisie peut réagir à l'ingestion de fines herbes et de légumes de la famille des composées (artichaut, laitue, pissenlit, salsifis, entre autres).

Attention au miel. Les polluants et les pollens que l'on trouve dans certains aliments peuvent aussi déclencher les symptômes du rhume des foins. C'est le cas du miel, qui peut contenir des pollens, et des suppléments de pollen d'abeille, que celui-ci soit d'origine bio ou non.

Précieux oméga-3. Il n'y a pas de régime qui soulage les symptômes du rhume des foins. Mais, d'après des rapports scientifiques récents, manger des poissons gras et des aliments riches en acides gras oméga-3 pourrait diminuer l'inflammation qui accompagne la réaction allergique. Il faudra poursuivre les recherches en ce sens ; en attendant, consommer du poisson gras régulièrement.

LES MOISISSURES

Chez certaines personnes, les allergies saisonnières sont déclenchées par des spores de moisissures et les crises de rhume des foins se produisent quand il fait frais et humide : au printemps, avec amélioration l'été et aggravation à l'automne. Si la plupart des spores de moisissures se trouvent au jardin, certaines croissent à l'intérieur, dans les sous-sols sombres et humides, les cabines de douche, le bac à lessive du lave-linge, les climatiseurs, les poubelles. Les symptômes se déclenchent généralement après inhalation des spores. Mais l'ingestion d'aliments contenant des moisissures provoque parfois des crises. On évitera donc :

- les boissons alcoolisées (bière, vin et autres boissons fermentées) ;
- les pains au levain ;
- le fromage, en particulier le roquefort et les bleus ;
- les fruits séchés, dont les raisins secs et tous ceux qui sont mis à sécher en plein air ;
- tous les champignons ;
- les charcuteries et poissons fumés ;
- la choucroute et autres aliments en saumure ou fermentés, dont la sauce soja ;
- les vinaigres et tout ce qui en contient, soit vinaigrette, mayonnaise, ketchup, cornichons. ❖

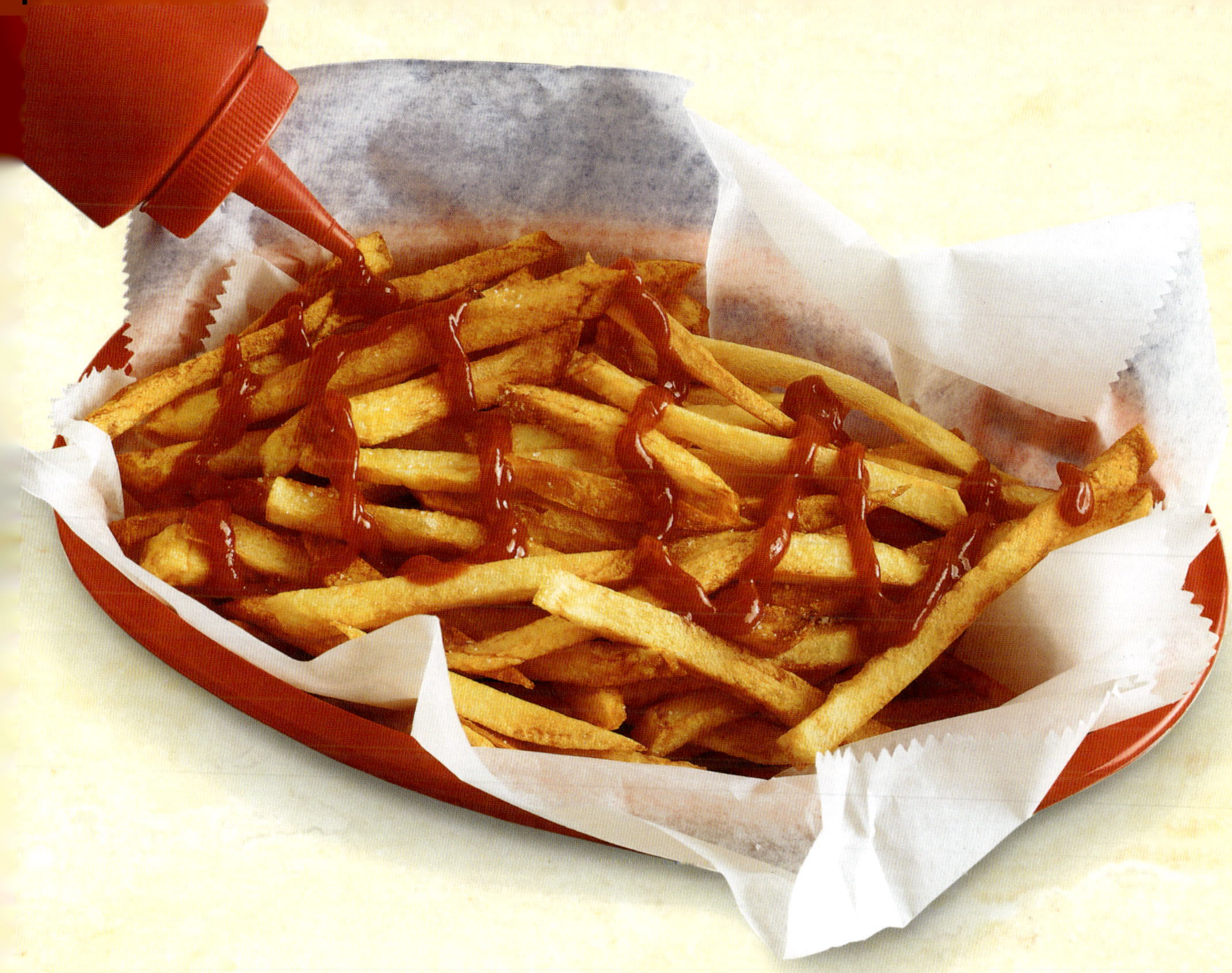

RESTAURATION RAPIDE

FAST-FOOD ET MALBOUFFE

Le fast-food – souvent surnommé chez nous « néfaste food » ou encore malbouffe – sévit désormais en France, comme d'ailleurs dans tous les pays occidentaux.

Certains critiques blâment la popularité de ces aliments pleins de graisses et de calories, souvent servis en portions excessives, et les accusent d'être responsables de l'épidémie d'obésité que nous connaissons actuellement. Pourtant, avancent les défenseurs des établissements de restauration rapide, on y offre aussi des plats sains et équilibrés. Reste qu'on y va surtout pour manger hamburgers, frites, hot dogs, poulet frit et pizza, autant de plats riches en graisses, en sel et en calories, mais pauvres en fibres.

Les mets offerts en fast-food sont chargés d'acides gras saturés. Les fritures en général – et les frites en particulier – renferment de surcroît beaucoup d'acides gras « trans » produits par l'hydrogénation, un procédé

La surenchère

On en veut toujours plus pour son argent. Mais est-ce bien raisonnable d'absorber ainsi des graisses, des calories et du sel en quantité excessive ? Il y a une quinzaine d'années, chez McDonald's, le hamburger avec frites et Coca-Cola fournissait 660 kcal. Aujourd'hui, le même menu (« Best of », servi avec une portion moyenne de frites et un Coca de 40 cl) représente 1 000 kcal. Et, si l'on choisit un menu « Maxi Best of », accompagné d'une grande frite et d'un Coca de 50 cl, on dépasse les 1 200 kcal, soit près de 60 % de l'apport quotidien recommandé !

qui permet de stabiliser et de solidifier les huiles végétales. On considère aujourd'hui que les acides gras « trans » sont aussi mauvais pour la santé – voire plus néfastes – que les acides gras saturés.

Certaines chaînes de fast-foods ont promis d'une part de réduire la teneur en acides gras saturés et en acides gras « trans » de leurs produits, d'autre part de présenter des menus et des aliments plus équilibrés. Beaucoup ont d'ores et déjà mis des plats plus sains à leurs menus : salades, aliments grillés et non frits, pommes de terre au four, soupes, petits pains au blé complet, salade de fruits, yaourt, eau et jus de fruits. Certaines sociétés présentent même des analyses nutritionnelles sur leurs sites Internet ou les affichent dans leurs restaurants pour aider les clients soucieux de bien manger à mieux choisir.

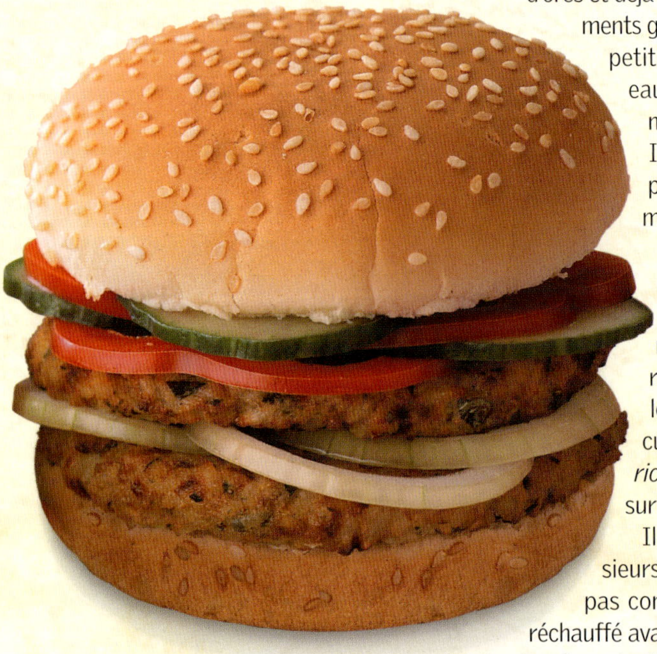

Le facteur sécurité

De temps à autre, un épisode d'intoxication alimentaire frappe un établissement de restauration rapide. Tout aliment préparé en quantité et gardé longtemps sur le comptoir peut se gâter. La sous-cuisson d'un steak contaminé par la bactérie *Escherichia coli* peut provoquer une intoxication mortelle, surtout chez les jeunes enfants.

Il est imprudent d'acheter un plat et d'attendre plusieurs heures avant de le manger. Tout aliment qui n'est pas consommé sur-le-champ doit être réfrigéré et bien réchauffé avant d'être consommé. Au restaurant, on ne doit pas hésiter à refuser tout plat précuit qui semble avoir attendu longtemps.

LES SALADES : UN PLAT PLUS SAIN ?

On croit souvent que, si l'on doit manger sur le pouce, il vaut mieux choisir une salade. Erreur ! Avec sa sauce et ses accompagnements, une salade peut renfermer plus de calories et de matières grasses qu'un hamburger classique accompagné d'une crudité (ce que proposent aujourd'hui certaines chaînes de restauration rapide). Enfin, gare au dessert, souvent aussi tentant que calorique !

	CALORIES		LIPIDES (graisses)	
Salade Chicken Bacon Ranch (salade, carottes, tomates-cerises, bacon, cheddar, édam, poulet pané) + sauce et croûtons	368 + 222	total : 590 kcal	20 g + 15 g	total : 35 g
Salade Chicken Caesar (salade, carottes, tomates-cerises, fromage, poulet pané) + sauce	316 + 110	total : 426 kcal	15 g + 6 g	total : 21 g
Hamburger (steak haché, pain, ketchup, moutarde, cornichons, oignon) + crudités (salade, carottes, tomates-cerises) et sauce au vinaigre balsamique	257 + 13	total : 270 kcal	8,9 g + 0,3 g	total : 9,2 g

Côté desserts...

Sundae nappé de coulis	270-335 kcal
Muffin au chocolat	350 kcal
Milk-shake	365-395 kcal

Heureusement, presque partout, on peut opter pour
un fruit frais (50 kcal environ),
un yaourt (80-120 kcal),
une salade de fruits frais (60-80 kcal),
qui sont beaucoup moins redoutables pour la ligne.

Quand on est obligé de manger sur le pouce...

Les gens qui mènent leur vie tambour battant n'ont souvent d'autre choix que de manger sur le pouce, et parfois même sans s'arrêter de travailler. Le fast-food peut constituer une bonne solution s'ils font un choix éclairé parmi les aliments qui leur sont proposés dans ce type d'établissement. Avant de commander un plat, il est sage de considérer les données qui suivent.

Hamburgers : un hamburger normal apporte environ 260 kcal et 9 g de matières grasses ; dans un Big Mac garni, il y a près de 500 kcal et 26 g de matières grasses. On choisira un hamburger normal, servi avec moutarde, cornichons, oignons frais, tomate et laitue, mais sans fromage, ni mayonnaise, ni bacon.

Frites : les frites sont l'accompagnement classique du hamburger. Encore faut-il être prêt à en subir les conséquences : 340 à 400 kcal et 16 à 22 g de graisses dans une portion moyenne. Dans plusieurs établissements, une grosse portion de frites fournit 500 à 600 kcal et 25 g de matières grasses, dont beaucoup d'acides gras « trans ». Mieux vaut s'en passer ou en manger peu souvent.

Si la tentation est trop forte, on en commande une petite portion, à condition qu'elles soient frites dans de l'huile végétale (on demande à la serveuse de le vérifier). Si c'est possible, on choisit de grosses frites, bien larges : elles sont un peu moins grasses et moins salées que les petites frites. On n'ajoute pas de sel et encore moins de mayonnaise ; au besoin, on met du ketchup : 12 kcal seulement par portion et aucune matière grasse.

Hot dogs : le hot dog classique fournit 16 g de matières grasses et 240 kcal, dont 60 % des calories en provenance des matières grasses et un faible pourcentage seulement des protéines. On peut se permettre d'en manger un de temps à autre, en le garnissant de moutarde, de cornichons et d'oignons, mais sans fromage ni sauce.

Tacos : le taco au bœuf servi dans une galette croquante avec fromage et laitue fournit 180 kcal et 10 g de matières grasses. On n'en commande qu'un, sans garniture.

Pizza : la popularité de la pizza ne se dément pas. Malheureusement, elle renferme beaucoup de matières grasses. Une pizza du commerce de 35 cm contient entre 22 et 36 g de graisses. Avant de commander de la pizza, il faut penser aux recommandations suivantes.

N'en prendre qu'une part. Une part de pizza avec une petite salade ou des bâtonnets de légumes : voilà qui fait un en-cas nutritif et pas trop chargé en calories et en graisses.

Préférer les pizzas végétariennes. Elles sont moins grasses et caloriques, et renferment plus d'éléments nutritifs que les autres. Sinon, on préférera les viandes maigres – poulet et jambon – à la saucisse et au pepperoni.

Éviter le fromage. Il est préférable de demander plus de sauce et moins de fromage. Si la pizza est aux légumes, au poulet ou aux fruits de mer grillés et relevée de fines herbes, on peut supprimer le fromage.

FAST-FOOD, MODE D'EMPLOI

Voici quelques suggestions saines et délicieuses dont peuvent profiter les amateurs de fast-food.

BEAUCOUP...	UN PEU...
Cuisine japonaise Teriyaki (bœuf, poulet ou crevettes) ; yakitori (poulet) ; soupe miso ; *stir-fries* ; sushi ; sashimi ; soupe-repas aux nouilles.	Tempura.
Cuisine italienne Pâtes à la sauce tomate ou marinara ; salades avec vinaigrette allégée, pizza riche en légumes, avec peu de fromage ; soupe minestrone.	Veau frit ; poulet au parmesan ; pizza trois fromages ; pizza à la viande grasse, sauces à la crème.
Cuisine mexicaine Fajitas au poulet, enchiladas, tacos non frits au bœuf, burritos aux légumes (peu de crème et de fromage) ; salsa.	Nachos et fromage, guacamole, haricots frits, tacos frits.
Cuisine grecque Souvlaki maigre ou brochette de poulet avec salade, sauce en saucière.	Tzatziki, gâteaux fourrés.
Cuisine chinoise Soupes ; légumes mélangés ; riz vapeur ; dim sum vapeur ; *stir-fries.*	Rouleaux impériaux frits, ailes de poulet, plats cuits en grande friture.
Hamburgers Nature ou végétariens avec laitue, tomate, cornichons marinés et oignon ; poulet grillé sur petit pain.	Frites, rondelles d'oignon frit, mayonnaise, bacon, fromage.
Sandwichs et plats traiteur Blanc de poulet ou de dinde, bœuf maigre, sandwich au rosbif ; cornichons à l'aneth ; salade verte nature.	Sandwich au fromage ou au saucisson, salade de pommes de terre avec sauce à la mayonnaise, salade de fruits de mer.
Paninis De 15 cm, au blé complet, avec dinde, bœuf, poulet ou fruits de mer, légumes, mayonnaise allégée.	Boulettes de viande, poulet frit avec la peau.
Sandwichs grecs sans sauce Sandwich au blanc de poulet, club au poulet, poulet au gril (sans la peau).	Poulet pané frit, poisson pané frit.

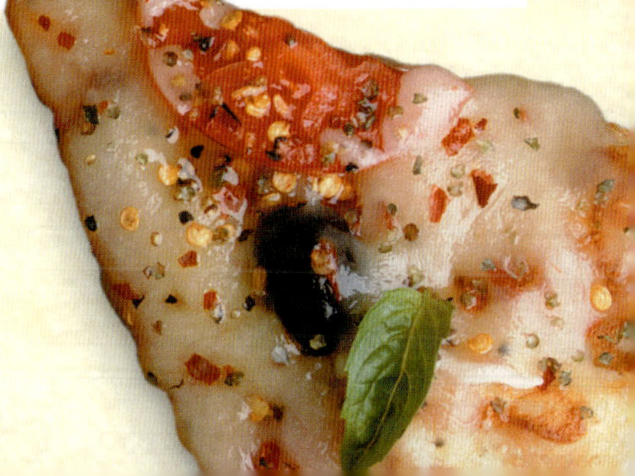

Rhume et grippe

GRAND-MÈRE AVAIT RAISON

La soupe et le bouillon de poulet sont des remèdes tout à fait efficaces contre le rhume. D'après une étude scientifique, l'absorption d'un bol de 35 cl de bouillon de poulet contribue à calmer l'inflammation des poumons. Il semble qu'il aurait pour effet de ralentir l'activité des globules blancs, à l'origine du processus inflammatoire.

PRIVILÉGIER

- fruits et légumes pour la vitamine C
- ail, oignon et piment fort, qui peuvent agir comme décongestionnants naturels
- liquides pour diluer les mucosités

Deux ou trois fois par an, la plupart d'entre nous devons faire face à la rhinorrhée (écoulement de liquide par le nez), à la toux et au mal de gorge qui accompagnent un rhume.

Pendant les mois d'hiver, la grippe sévit avec les mêmes symptômes que ceux du rhume, aggravés de température ainsi que de douleurs articulaires et musculaires. Elle peut évoluer vers des formes sévères – pneumonie, en particulier – et il faut savoir que des milliers de personnes âgées meurent de la grippe ou de ses complications chaque année.

Le rhume et la grippe sont des infections respiratoires très contagieuses, causées par des virus. On a identifié plus de 200 rhinovirus (virus du rhume), mais l'immunité acquise contre un virus ne met pas à l'abri des autres. Les virus de la grippe, moins nombreux, subissent de fréquentes mutations : leur structure protéinique se modifie un peu chaque année. C'est pourquoi on élabore régulièrement de nouveaux vaccins pour protéger des principales souches. Les médecins recommandent la vaccination pour toutes les personnes de plus de 65 ans et pour tous ceux qui ont des troubles circulatoires, respiratoires, rénaux, métaboliques ou immunitaires.

ADOUCIR LA GORGE. *Un citron pressé chaud ou du thé léger aident à hydrater l'organisme et à diluer le mucus.*

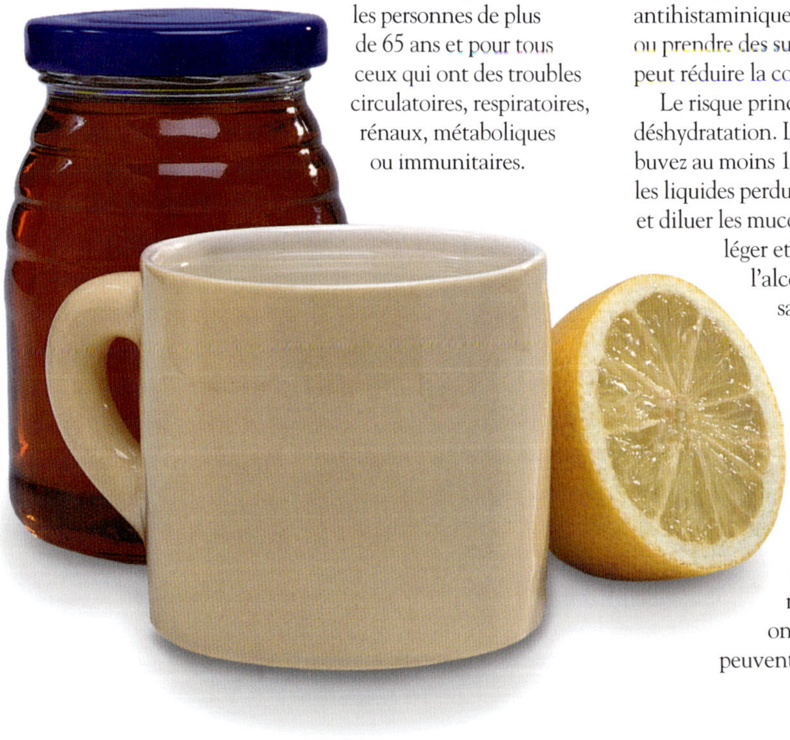

ÇA S'ATTRAPE

Le rhume et la grippe se propagent quand la toux et les éternuements libèrent des gouttelettes chargées de virus dans l'air et sur les surfaces que l'on peut toucher. Des chercheurs britanniques ont montré que la température doit être légèrement inférieure à 37 °C, température normale du corps humain, pour activer les virus du rhume. C'est pourquoi, si vous restez assis dans un courant d'air, votre température va baisser juste assez pour activer les virus du rhume qui étaient en attente dans vos sinus.

Quand l'air est très sec (dans les avions et les immeubles de bureaux, en particulier), il peut se former de petites craquelures dans vos voies nasales qui deviennent la porte d'entrée des virus. Buvez beaucoup pour réhydrater les muqueuses ; installez un humidificateur ou ouvrez les fenêtres pour améliorer la qualité de l'air.

Vous êtes plus susceptible d'attraper un rhume ou la grippe si votre système immunitaire est déprimé. En prévention, évitez l'alcool, prenez beaucoup de repos et diminuez le niveau de stress.

LE RÔLE DE L'ALIMENTATION

Il n'y a pas de traitement du rhume ou de la grippe. Concernant la vitamine C, aucune des recherches menées depuis 20 ans n'a pu prouver que de hautes doses préviennent ou traitent les affections grippales. La vitamine C n'empêche pas de tomber malade mais, selon des études, elle peut écourter la durée de la maladie ou en diminuer les symptômes. On sait que l'acide ascorbique a un léger effet antihistaminique : boire plus de jus d'agrumes ou prendre des suppléments de vitamine C peut réduire la congestion nasale.

Le risque principal de la fièvre est la déshydratation. Lors d'un rhume ou d'une grippe, buvez au moins 1,5 litre par jour pour remplacer les liquides perdus, garder les muqueuses humides et diluer les mucosités. Prenez de l'eau, du thé léger et du bouillon de légumes. Évitez l'alcool : il dilate les petits vaisseaux sanguins et augmente la congestion des sinus. Par ailleurs, l'alcool peut entraîner des effets secondaires avec de nombreux médicaments, s'il est pris en même temps, et il réduit la capacité de l'organisme à combattre l'infection.

L'appétit diminuant en cas d'affection grippale, les médecins recommandent de manger quand on a faim. Voici des aliments qui peuvent être utiles et réconfortants.

Bouillons. Facile à digérer, calmant, le bouillon de poulet contient de la cystine, un composé qui dilue les mucosités et soulage ainsi la congestion. Le bouillon de légumes fournit lui des minéraux précieux en cas de fièvre, pour combler la perte occasionnée par la transpiration.

Aliments épicés. Les piments forts renferment de la capsaïcine, une substance qui peut décongestionner le nez et les sinus. L'ail, le curcuma et d'autres épices ont le même effet.

Zinc et rhume : la controverse continue. Des recherches montrent que sucer une pastille de zinc aux premiers signes de rhume peut diminuer la durée ou l'intensité de celui-ci. Mais il n'est pas bon de prendre des suppléments de zinc (plus de 15 mg par jour) sur une période prolongée, car cela affaiblit les défenses de l'organisme. En revanche, le zinc dans l'alimentation est essentiel à la santé du système immunitaire. Les meilleures sources en sont : fruits de mer (huîtres, en particulier), viande rouge et volaille, yaourt et autres produits laitiers, germe et son de blé, céréales complètes.

FAUT-IL CONSULTER ?

Il n'est pas nécessaire de consulter un médecin pour la plupart des rhumes et des accès de grippe, sauf en présence des signes suivants :

- toux s'accompagnant d'expectorations verdâtres, jaunes ou sanguinolentes ;
- céphalées violentes ou douleur importante dans la face, la mâchoire ou l'oreille ;
- difficulté à avaler ou à respirer ;
- température de plus de 38 °C pendant plus de 48 heures. ❖

Riz

AVANTAGES

- excellente source de glucides complexes
- associé à des haricots ou des petits pois, fournit une protéine complète
- convient aux personnes souffrant de la maladie cœliaque, car exempt de gluten
- facile à digérer, aide à restaurer la fonction intestinale après une diarrhée
- très peu allergisant

Pendant des milliers d'années, le riz a été l'aliment de base pour plus de la moitié des êtres humains. Dans certains pays d'Asie, la consommation annuelle par habitant se situe autour de 135 kg et la survie de peuples entiers dépend de la récolte.

Comme l'orge et l'avoine, le riz se développe dans une enveloppe protectrice dont il faut commencer par l'extraire, ce qui implique différentes opérations successives : après récolte, le riz est d'abord séché puis broyé et frotté pour ôter ses enveloppes ou glumelles. On obtient du riz dit cargo ou riz brun. Celui-ci continue à être frotté et meulé, ce qui donne le riz blanc traditionnel, que l'on peut ensuite polir. Beaucoup de nutriments sont perdus pendant le broyage, lequel a pour but de débarrasser le grain du son et du germe. Le riz brun, à savoir l'amande complète enrobée de son, est certes plus nourrissant, mais il contient de l'acide phytique, qui nuit à l'absorption du fer et du calcium.

Comme c'est un aliment glucidique raffiné, le riz blanc se digère vite, élève rapidement la glycémie et fournit de l'énergie, mais il renferme moins de nutriments et de fibres que le riz brun. Pour mesurer l'impact des glucides sur l'organisme, on se sert de l'index glycémique. Moins l'IG est élevé, mieux on s'en trouve. Le riz blanc cuit possède un IG de 60, ce qui est un IG moyen. Le riz brun, quant à lui, a un IG qui ne dépasse pas 55. En revanche, le riz à cuisson rapide (ou riz instantané) a un IG qui atteint 90, presque celui du glucose !

Le riz blanc raffiné perd d'emblée une part de ses nutriments. Le riz étuvé – blanc ou brun – possède davantage de qualités nutritives. La méthode pour l'obtenir est vieille de 2 000 ans. Elle consiste à passer le grain dans l'eau bouillante pour dégager la balle de riz et faciliter la mouture. Elle améliore de fait la qualité nutritive du grain en permettant aux vitamines B du son et du germe de filtrer dans l'endosperme. La méthode a aussi l'avantage de gélifier l'assise protéique, réceptacle des graisses et des nutriments, qui, ultérieurement, adhérera au grain au lieu d'être évacuée avec le son. Grâce au riz étuvé, l'Inde et le Pakistan ont échappé à la carence en thiamine ou vitamine B_1, nommée béribéri, qui décima des populations entières nourries exclusivement au riz blanc. Il ne faut pas confondre le riz étuvé avec le riz instantané : il est aussi long à cuire que les autres riz.

La plupart des riz blancs du commerce sont des riz polis. Cela veut dire qu'on a enrobé le grain de talc et de glucose pour ensuite le passer dans une machine spéciale qui le rend brillant et plus attirant. Cette opération ne change rien à sa valeur nutritionnelle.

VALEUR NUTRITIONNELLE

Le riz tire des glucides complexes (amidon essentiellement) 90 % de ses calories. Une portion de 125 g de riz cuit fournit 150 kcal, qu'il soit blanc ou brun. Avec 2 g de fibres par portion, le riz brun est beaucoup plus intéressant que le riz blanc,

À PROPOS DE RIZ

En lançant des grains de riz aux nouveaux mariés, on emprunte un symbole de fertilité à une vieille tradition d'Asie.

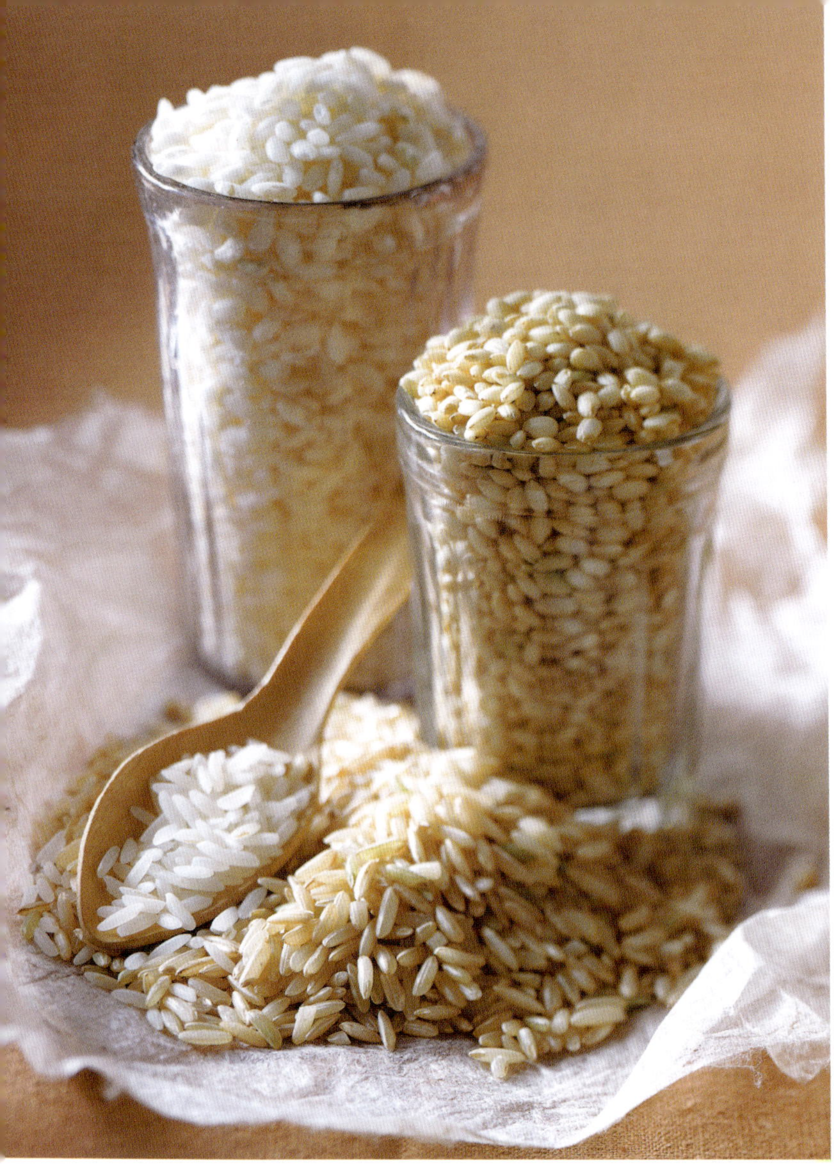

LE RIZ, DIGESTE ET HYPOALLERGÉNIQUE. *Ces qualités exceptionnelles expliquent sa présence dans beaucoup d'aliments pour bébés.*

qui n'en fournit que 1,1 g. Le riz brun renferme également plus de sélénium, de vitamine E, de magnésium, de phosphore et de manganèse.

La teneur du riz en protéines, qui est d'environ 3 g par portion de 125 g, peut sembler inférieure à celle des autres céréales, mais sa composition en acides aminés est plus équilibrée. Le riz est presque dépourvu de graisses, ainsi que de sodium.

SES AVANTAGES POUR LA SANTÉ

Le riz a un effet liant qui le rend très utile, avec la banane et la compote de pommes, pour rétablir la fonction intestinale après une diarrhée. Le riz au lait est un entremets idéal pour le repas d'un convalescent.

Plusieurs études ont démontré que le son du riz brun contribue à réduire le cholestérol et pourrait abaisser le risque de cancer du côlon. D'autres rapportent que le riz brun aide à réguler le métabolisme du glucose chez les diabétiques. De par sa richesse en fibres, il approvisionne lentement l'organisme en glucose : son index glycémique est modéré et ne donne pas lieu à de brusques élévations (pics de glycémie) comme c'est le cas pour le riz blanc ou les sucreries.

Avec l'agneau, le riz fait partie des rares aliments très peu allergisants. On s'en sert donc comme aliment de base pour un régime visant à identifier les allergènes par exclusion.

Comme il est totalement exempt de gluten, on l'utilise en cas de maladie cœliaque.

UN ALIMENT POLYVALENT

Le riz est une valeur sûre lorsqu'on planifie un menu. Pour un plat principal économique et nourrissant, on peut faire un risotto avec un bouillon maigre et le servir avec un peu de viande hachée, des légumes. C'est un accompagnement naturel pour le poisson et la viande et un bon ingrédient pour une salade. Le riz au lait et le gâteau de riz sont délicieux en dessert ou en collation. Enfin, le son de riz ajoute du volume aux gâteaux et aux pâtisseries.

LES VARIÉTÉS DE RIZ

Le riz est classé selon la taille du grain (long, demi-long ou rond). Les grains longs ne s'agglutinent pas en cuisant comme le riz rond utilisé dans les cuisines asiatique et antillaise, mais aussi pour les potages et desserts.

Le grain moyen du riz qui sert à faire le risotto (type arborio) est crémeux mais reste ferme à cœur malgré une cuisson prolongée. Le basmati est le riz parfumé de l'Inde et du Pakistan. À la cuisson, il s'étire plutôt que de gonfler. Ses grains secs, bien séparés, le rendent idéal pour les pilafs. Le riz thaï est naturellement parfumé lui aussi, mais ses grains tendres ont tendance à coller en cuisant.

Le riz sauvage est non pas une céréale mais une graminée qui pousse sur les berges des lacs et étangs d'Amérique du Nord (Grands Lacs) et du Canada central. Cueilli autrefois à la main par les autochtones, il fait maintenant l'objet d'une culture intensive et se récolte à la machine. Il renferme plus de protéines que le riz et ces protéines incluent de bonnes proportions de lysine, un acide aminé essentiel déficitaire dans les céréales. ❖

LE SAVIEZ-VOUS ?

LE SAKÉ, UNE SORTE DE BIÈRE

Le saké, appelé vin de riz, est fermenté avec une levure qui libère des enzymes absorbant l'amidon du riz. À la différence des bières occidentales, le saké n'est pas effervescent ; il est très fort en alcool et se boit tiède.

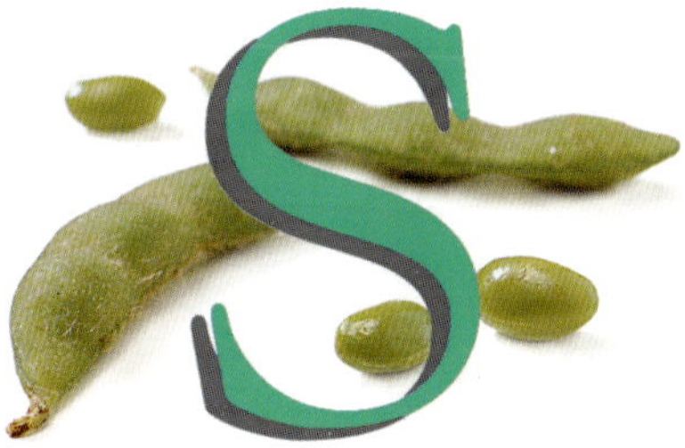

Sarrasin

AVANTAGES

- riche en amidon, en protéines et en fibres
- bonne source de fer et de magnésium
- excellente source de rutine, un bioflavonoïde protecteur
- convient en cas de maladie cœliaque, car dépourvu de gluten

Considéré comme une céréale et surnommé blé noir, le sarrasin est en réalité le fruit d'une plante de la même famille que l'oseille et la rhubarbe. Originaire d'Asie centrale et orientale, il a été introduit en France au XVe siècle. Sa culture s'est rapidement répandue dans l'ouest et le centre du pays, régions où, pendant longtemps, il a été largement consommé. Sa farine, fine mouture des graines de la plante, est toujours utilisée pour confectionner les crêpes ou galettes de sarrasin, traditionnelles en Bretagne. Les graines décortiquées et concassées peuvent être cuites comme de la semoule et servir d'accompagnement. En Russie et en Europe de l'Est, on prépare la « kacha » à partir de graines grossièrement décortiquées et légèrement grillées, que l'on fait cuire doucement à l'eau salée. Enfin, les graines de sarrasin germées constituent un complément à la fois délicieux et nutritif.

Le sarrasin est une plante robuste qui supporte des sols arides et un climat rude. Il est cultivé avec peu ou pas d'engrais et généralement sans apport de pesticides. Le sarrasin est donc un aliment jugé particulièrement naturel.

VALEUR NUTRITIONNELLE

Le sarrasin est riche en amidon et en fibres, comme les céréales. Ses protéines sont totalement dépourvues de gluten, ce qui autorise sa consommation même en cas de maladie cœliaque. Une portion de 100 g de sarrasin cuit (obtenue à partir de 35 g de sarrasin cru) apporte 110 kcal, 1,3 g de fibres et plus de 3 g de protéines. On y trouve aussi 50 mg de magnésium, 1,2 mg de fer, ainsi que du zinc et du sélénium, utiles dans la lutte contre les dégâts causés par les radicaux libres. Mais la principale originalité du sarrasin réside dans sa grande richesse en rutine, un bioflavonoïde protecteur des vaisseaux sanguins, dont il est l'une des meilleures sources alimentaires. Le sarrasin renferme aussi une substance très proche, la quercétine. Cette combinaison lui confère une puissante activité antioxydante. ❖

LE SAVIEZ-VOUS ?

LA RUTINE A BEAUCOUP DE VERTUS

Non seulement la rutine protège les parois des vaisseaux sanguins, mais on lui reconnaît aussi des propriétés antioxydantes, anti-inflammatoires et antithrombotiques (elle prévient la formation de caillots). Cette substance, extraite du sarrasin, est utilisée dans des médicaments phlébotoniques.

Sauces

AVANTAGES

- rehaussent les saveurs et les présentations des plats
- les sauces de type salsa fournissent des fibres et des antioxydants
- les sauces à base de tomate, d'huile d'olive et de légumes frais apportent des vitamines et des fibres, des glucides et des graisses non saturées

INCONVÉNIENTS

- souvent riches en sel et en matières grasses
- parfois lourdes à digérer
- les sauces industrielles peuvent provoquer des allergies

Très prisées des amateurs de bonne chère au cours des siècles précédents et témoins du savoir-faire des cuisiniers, les sauces jouissent de nos jours d'une mauvaise réputation. Mais il faut savoir distinguer les différentes préparations et faire la part des choses quant à la composition, la fréquence et la quantité : la mesure est, comme toujours, le meilleur des principes.

LES SAUCES LIÉES

Parmi les classiques de la cuisine traditionnelle figurent les sauces à base de roux, confectionnées à partir d'un mélange de matière grasse et de farine.

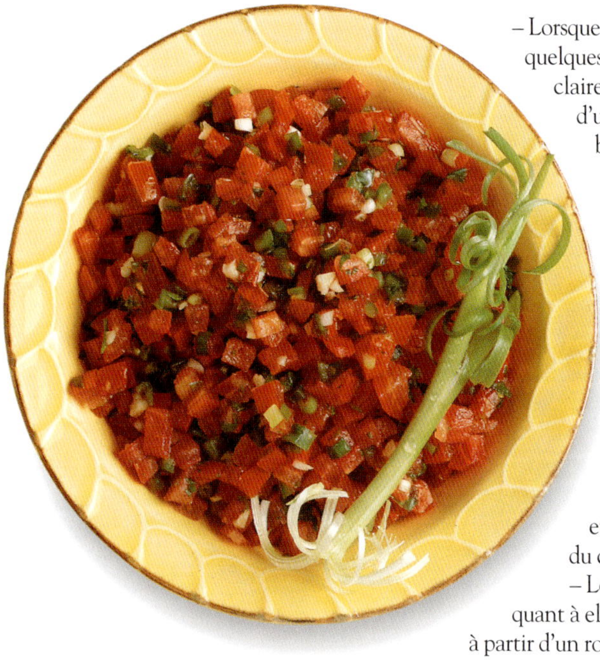

UNE SAUCE SANTÉ. *La salsa a l'avantage d'être riche en vitamines et minéraux.*

– Lorsque la farine ne cuit que quelques minutes et reste claire avant l'adjonction d'un liquide (lait, vin, bouillon ou fond), le roux est dit blanc ; c'est la base de la béchamel, de la sauce Mornay, des veloutés auxquels sont ajoutés, selon le cas, de la crème, des œufs, du gruyère, etc. Ces sauces sont très caloriques et elles apportent du cholestérol.

– Les sauces brunes, quant à elles, sont obtenues à partir d'un roux brun : la farine a roussi dans la matière grasse ; ce sont les sauces les plus indigestes (sauce Périgueux, sauce madère, sauce piquante, sauce Robert).

Ces sauces sont non seulement riches par elles-mêmes, mais elles absorbent durant la cuisson une bonne partie de la graisse contenue dans l'aliment. De plus, le cuisinier ajoute souvent en fin de cuisson un beurre manié (mélange de beurre et de farine) ! Autant de raisons pour les éviter à tout prix si l'on surveille son poids ou bien si l'on cherche à maigrir.

LES SAUCES ÉMULSIONNÉES

Très appréciées, les sauces émulsionnées peuvent être chaudes ou froides. Attention, elles sont très caloriques ! À froid, il s'agit de la mayonnaise et de ses multiples dérivés (aïoli, sauce cocktail, tartare ou gribiche, rouille), préparés avec de l'huile et du jaune d'œuf. Parmi les émulsions chaudes, les plus classiques sont la béarnaise, la hollandaise, le beurre blanc et la sauce mousseline, élaborés à grand renfort de beurre et de jaunes d'œufs. Ces sauces sont, certes, délectables et sources de vitamine A mais, en raison de leur grande richesse en graisses saturées, mieux vaut en faire un usage très modéré !

LES SAUCES CRUES

La plus courante est la vinaigrette, que nous consommons presque chaque jour. Plus on y met de vinaigre et d'épices piquantes, moins elle convient aux estomacs délicats. Plus on y met d'huile, plus elle est riche en lipides, donc en calories. En outre, selon l'huile utilisée, cette vinaigrette sera plus ou moins riche en acides gras saturés, mono-insaturés et polyinsaturés.

Les salsas sont des sauces crues à base de légumes et de fruits hachés en dés menus, fortement assaisonnées avec de l'ail, des oignons nouveaux, du jus de citron et de la coriandre ou du basilic. Contrairement aux sauces traditionnelles, une salsa maison faite avec des fruits ou des légumes frais renferme peu ou pas de graisses, selon que l'on y ajoute ou non de l'huile. Elle fournit en général peu de calories (moins qu'une sauce classique), mais beaucoup de fibres et d'antioxydants comme la vitamine C et le bêta-carotène.

Le pesto, à base de basilic, de parmesan, de pignons et d'huile d'olive, est certes gras, mais très parfumé : on en mange donc peu.

LES SAUCES AUX LÉGUMES

À base de purée de tomates, de poivrons rouges ou d'oseille, de duxelles de champignons, de compote de fruits épicée (chutney), elles offrent une valeur alimentaire très variable selon les ingrédients ajoutés (corps gras, sucre). En les faisant soi-même, on peut contrôler l'apport de matières grasses et de sel, et obtenir des sauces peu caloriques, idéales pour parfumer les plats.

Toutes les sauces à base de tomate fournissent des fibres, du bêta-carotène, des vitamines B et C, du lycopène et un peu de graisses non saturées. Les sauces tomate du commerce sont riches en potassium. Elles renferment souvent peu de matières grasses et de calories, mais il faut faire attention à leur composition, car elles sont en général très riches en sel. Il est donc plus sain et plus économique de faire une sauce maison, avec des tomates fraîches ou en boîte, des oignons, de l'huile d'olive, de l'ail et des aromates.

LES SAUCES PRÊTES À L'EMPLOI

L'industrie agroalimentaire nous offre un bel éventail tant en boîtes qu'en pots, tubes, barquettes, en conserve, semi-conserve ou surgelées. Il est important de lire la liste des ingrédients qui les composent. De nombreuses sauces contiennent du sucre et du sel en proportions relativement importantes et renferment en outre des additifs (épaississants, émulsifiants, stabilisants, colorants et conservateurs). Mieux vaut s'assurer que l'on n'est pas allergique à l'un de ces additifs.

LA TOUCHE MAISON

Rien ne vaut une sauce que l'on fait soi-même : on sait exactement ce qu'elle contient et on peut limiter l'emploi des matières grasses, du sel et du sucre. Voici trois versions légères.

- Remplacez la mayonnaise classique par une sauce confectionnée avec de la moutarde, $^1/_3$ d'huile et $^2/_3$ de yaourt, aromatisée avec des fines herbes et une pointe de sucre.
- Confectionnez une petite sauce à base de yaourt, d'ail pilé et de concombre râpé pour assaisonner les tomates à la mode grecque ; remplacez le concombre par des fines herbes pour accompagner une langue de veau ou un pot-au-feu de lapin.
- Allégez la rémoulade du céleri-rave en mélangeant de la moutarde avec $^1/_4$ d'huile pour $^3/_4$ de yaourt.

Il existe également des sauces dites légères ou allégées ; ces appellations concernent les sauces émulsionnées dans lesquelles environ la moitié des corps gras est remplacée par de l'eau. Elles sont deux fois moins grasses et presque deux fois moins caloriques que les sauces classiques. Un autre avantage réside dans le fait que l'on ne peut pas réaliser ces sauces en petites proportions, alors que l'on peut conserver au réfrigérateur un pot ou un tube après en avoir prélevé juste ce qu'il faut, fût-ce 1 cuillerée à café ! Cependant, il est à noter que ces sauces sont en général très riches en sel.

LES SAUCES-CONDIMENTS

Nous nous sommes fort bien accoutumés à l'emploi de sauces exotiques.

– Le ketchup est riche en sel et en sucres ajoutés. Attention à ne pas en abuser. Le hot ketchup est nettement plus épicé.

– Les sauces épicées, comme le Tabasco mexicain, à base de piment, de vinaigre et de sel, la sauce Worcestershire ou la purée de piment, peuvent décongestionner le nez. Elles sont généralement consommées en trop petites quantités pour que leur apport nutritif soit à considérer, mais il faut les éviter en cas d'indigestion ou d'ulcère.

LES SAUCES ASIATIQUES

– La sauce soja, faite à partir de soja fermenté, est un concentré de sodium. Elle est par conséquent à proscrire, comme les autres sauces de la cuisine orientale, en cas de régime hyposodé. Elle contient du froment et doit donc aussi être évitée en cas d'intolérance au gluten.

– La sauce d'huître est un condiment salé couramment utilisé dans la cuisine chinoise. Elle peut provoquer des réactions allergiques chez les personnes sensibles aux fruits de mer. Dans sa version thaïe, la sauce d'huître est faite à partir de poisson salé et séché.

– Les sauces aux haricots noirs et jaunes, faites à partir de soja salé ou fermenté, peuvent être épaissies à la farine de blé et sont à écarter en cas d'intolérance au gluten.

– La sauce Hoisin est un condiment à la fois salé et sucré, fait à partir de soja et de riz rouge (coloré par des haricots rouges). Elle sert à aromatiser le canard pékinois.

– La sauce satay est une sauce épicée à la cacahouète. À exclure, bien sûr, en cas d'allergie. ❖

Saucisse

Voir Charcuterie et viande fumée

Sclérose en plaques

PRIVILÉGIER

- aliments riches en fibres pour combattre la constipation
- jus de canneberge contre la cystite
- aliments en purée pour faciliter la déglutition

RÉDUIRE

- caféine pour son effet irritant sur la vessie

ÉVITER

- aliments avec lesquels on peut s'étouffer

Maladie chronique et souvent invalidante du système nerveux central, la sclérose en plaques (SEP) frappe surtout des adultes jeunes, entre 20 et 40 ans. Elle se caractérise par la destruction graduelle, sous forme de plaques, de la gaine de myéline des fibres nerveuses, empêchant les nerfs de transmettre l'influx. Les symptômes varient selon que la myéline est détruite dans le cerveau ou dans la moelle épinière, mais la plupart des malades souffrent de fatigue anormale, troubles de la vision, difficultés d'élocution, perte de l'équilibre et de la coordination musculaire, difficultés à mastiquer et à avaler, tremblements, problèmes de vessie et d'intestins, paralysie dans les cas les plus sévères.

SCLÉROSE EN PLAQUES ET NUTRITION

Une alimentation digeste, peu grasse et riche en fibres, renfermant des fruits, des légumes et des céréales complètes, fournira l'énergie et les nutriments nécessaires pour entretenir et réparer les tissus, combattre les infections et réduire le risque de constipation.

Les régimes et la SEP. Certains médecins et des associations de malades de la SEP recommandent de suivre le régime du docteur Swank, élaboré en 1950, qui élimine la plupart des graisses d'origine animale. Toutefois, l'évaluation de ce régime sur plusieurs années n'a pas donné de résultats concluants par rapport à la SEP. Le régime du docteur Kousmine a aussi été préconisé. Il est riche en acides gras polyinsaturés, très pauvre en graisses saturées, et renferme beaucoup d'aliments végétaux. Mais il est très contraignant à suivre et n'a pas scientifiquement prouvé son efficacité à prévenir la progression de la maladie. Les autres régimes sont plus risqués, car déséquilibrés : c'est le cas des diètes liquides, des régimes-chocs qui peuvent mener à un déficit en potassium, des cures d'instinctothérapie (aliments crus), des régimes qui restreignent l'apport de pectine et de fructose,

VITAMINE D ET SCLÉROSE EN PLAQUES

Les femmes sont deux fois plus exposées que les hommes à la sclérose en plaques. Néanmoins, le risque diminue de 40 % avec une seule dose de vitamine D par jour, soit 400 UI ou 10 µg. C'est ce qu'a démontré une récente étude de l'université Harvard. Les chercheurs ont observé la diminution du risque autant chez les femmes qui prenaient des suppléments que chez celles qui tiraient leur vitamine D à la fois de l'alimentation et des suppléments.

des régimes sans gluten. Ils peuvent entraîner des carences et de la fatigue supplémentaire. Aucun ne semble avoir une réelle efficacité.

Vitaminothérapie. Les vitamines sont utiles dans la SEP, mais rien ne prouve que cette maladie est causée par une carence en vitamines.

Antioxydants. Certains scientifiques pensent qu'un excès de radicaux libres peut favoriser la progression de la SEP. Les antioxydants permettent de lutter contre les dommages des radicaux libres. Il est donc utile de manger des aliments riches en antioxydants : fruits et légumes pour la vitamine C et le bêta-carotène ; huiles végétales, noix et autres fruits secs oléagineux pour la vitamine E ; céréales complètes, noix et fruits de mer pour le sélénium.

Vitamine D. Selon certaines études, la vitamine D pourrait prévenir la progression de la maladie et avoir d'autres effets protecteurs. Les personnes qui souffrent de SEP sont exposées à l'ostéoporose, or la vitamine D réduit ce risque. Les meilleures sources alimentaires en sont les poissons gras, le jaune d'œuf et le fromage.

L'alimentation doit aider à combattre la fatigue, la constipation, les infections des voies urinaires, et pallier les difficultés à mastiquer et à avaler. Un équilibre entre un régime sain, de l'exercice et du repos peut permettre de réduire la fatigabilité. Prendre souvent de petits repas aide aussi à fournir de l'énergie tout au long de la journée. Un petit déjeuner assez nutritif est très important.

FAIRE FACE AUX COMPLICATIONS

Attention au poids. Il est très important de maintenir son poids de forme. Le surpoids fatigue le système cardio-respiratoire et affecte la mobilité. La peau s'irrite facilement chez les personnes inactives et trop grosses. Il n'est pas bon, non plus, d'être trop maigre : la résistance aux infections diminue et le risque d'escarres et d'ulcérations augmente.

Liquides. Les infections des voies urinaires sont fréquentes dans la SEP, surtout lors du port de sondes. Le jus de canneberge augmente l'acidité urinaire et crée un environnement hostile aux bactéries. En cas d'incontinence urinaire, il faut éviter les boissons caféinées (café, thé et boissons au cola) et garder le chocolat (qui contient aussi de la caféine) pour les occasions spéciales. La caféine a un effet diurétique et peut irriter la vessie.

Fibres. La constipation s'aggrave si l'on ne boit pas assez. Prenez beaucoup d'eau et des aliments riches en fibres (fruits, légumes et céréales complètes) pour favoriser le péristaltisme intestinal. Céréales au son et jus de pruneau sont à recommander au petit déjeuner.

Éviter les aliments problématiques. L'incontinence anale peut être aggravée par l'alimentation. Éliminez les aliments suspects – café, alcool, mets épicés – pendant quelques jours, puis réintroduisez-les un par un pour voir si le problème réapparaît. La nicotine pouvant stimuler le péristaltisme (et avoir d'autres effets nocifs), il va de soi de ne pas fumer.

Textures des aliments. Les difficultés à mastiquer et à avaler peuvent diminuer si l'on fait attention au mode de préparation des aliments. Remplacez les aliments durs ou secs par des compotes de fruits, des purées de légumes, des soupes épaisses et des entremets. Servez des fruits en cubes ou cuits à la vapeur au lieu de les proposer entiers ou crus. Passez les aliments au mixeur et prenez des repas légers plus souvent. Le médecin pourra vous recommander de consulter un orthophoniste pour apprendre à placer les aliments dans votre bouche ou pour modifier votre façon de respirer afin de soulager les difficultés de déglutition. ❖

Sel et sodium

AVANTAGES

- le sodium aide à maintenir l'équilibre des liquides dans le corps, à réguler la pression sanguine et à transmettre l'influx nerveux
- le sel rehausse le goût des aliments

INCONVÉNIENT

- le sodium favorise la rétention des fluides et peut contribuer à l'hypertension

Bien qu'on utilise les deux termes indifféremment, sel et sodium ne sont pas identiques. Le sodium est, avec le chlore, l'un des deux éléments qui composent le chlorure de sodium, ou sel de cuisine. Il est présent à l'état naturel dans la plupart des aliments, mais le sel est la source la plus répandue de sodium dans l'alimentation. Il contribue à préserver l'équilibre acido-alcalin et celui des fluides de l'organisme. Il aide aussi à réguler les fonctions nerveuses et musculaires.

En langage scientifique, le mot sel désigne toute substance composée d'ions se regroupant sous l'effet d'une charge opposée. Le carbonate de calcium (la craie) est un sel, tout comme le bicarbonate de soude parfois utilisé en pâtisserie. L'organisme a besoin de sodium, mais beaucoup moins que nous n'en consommons. Ce besoin varie selon les circonstances et le climat, mais il se situe généralement autour de 2 g. Or il y a 2 g de sodium dans 1 cuillerée à café de sel (5 g).

Nous absorbons entre 4 et 7 g de sel par jour. Un déficit n'est donc pas à craindre : le problème serait plutôt l'excès de sodium.

Déjà présent à l'état naturel dans les aliments, le sel est ajouté lors de la cuisson et à table. Mais la plus grande part de sel, dans l'alimentation courante, provient des produits du commerce. S'il est facile de le déceler dans les chips et les biscuits salés, la liste des ingrédients figurant sur l'emballage des produits révèle son omniprésence : céréales, charcuterie, soupes et légumes en conserve, plats préparés, mais aussi (même si l'on ne le sent pas à la dégustation) beaucoup de produits sucrés, notamment les biscuits, les pâtisseries et les céréales du petit déjeuner. Le fromage est également riche en sel, de même que le pain. Autres sources : le glutamate de sodium (utilisé comme agent de sapidité), les sauces comme le ketchup, la sauce soja, les condiments, les aliments fumés, la moutarde, les olives et les cornichons.

SEL ET HYPERTENSION

Les personnes qui souffrent d'hypertension doivent réduire leur consommation de sel, car le sodium diminue la capacité des reins à débarrasser l'organisme de ses déchets. Lorsque le niveau de sodium est bas, les reins en prélèvent dans les urines pour le remettre en circulation dans le sang. Certains individus génétiquement prédisposés à retenir le sodium sont plus exposés à l'hypertension. Quand les reins retiennent plus de sodium qu'il n'en faut, ils excrètent moins d'urine et exigent plus de liquide pour conserver la bonne concentration de sodium. Le cœur est alors obligé de pomper plus fort pour garder cet excès de liquide en circulation et la pression sanguine augmente. Cette forme d'hypertension peut être corrigée en réduisant l'apport de sel.

La principale controverse concernant le sel est l'importance de son rôle sur la pression sanguine. Il ne fait aucun doute que les personnes souffrant d'hypertension doivent adopter un régime hyposodé. Pour les sujets en bonne santé, la question reste débattue. Certains prétendent qu'encourager tout le monde à réduire le sel ne repose sur aucune preuve scientifique. Ils ignorent le fait que bien des personnes souffrent d'hypertension sans le savoir et que celles-là auraient intérêt à diminuer l'apport de sel.

Les études ont prouvé que, plus une population consommait de sel, plus elle était touchée par l'hypertension. Chez celles qui en consomment peu, la pression sanguine moyenne est basse. Les Yanomamis du Brésil ne salent pas du tout leurs aliments et ne connaissent pas l'hypertension. À l'opposé, chez les Occidentaux qui ont un faible pour les mets salés, l'hypertension est une véritable endémie. Il n'y a pas à craindre qu'en réduisant le sel dans l'alimentation des personnes en bonne santé puissent souffrir d'hypotension. Manger moins de sel ne nuit nullement à la santé, bien au contraire.

Pour des raisons génétiques ou physiologiques, certains sujets, comme les Africains, les diabétiques et les personnes âgées, ont plus intérêt que d'autres à diminuer l'apport de sel.

L'augmentation du volume sanguin pendant la grossesse accroît temporairement les besoins en sel, mais la quantité requise correspond normalement à un régime équilibré. Les femmes enceintes devraient donc continuer à cuisiner avec le moins de sel possible et ne pas ajouter de sel à table.

RÉDUIRE LA CONSOMMATION DE SEL

Cuisiner soi-même des aliments frais au lieu d'acheter des mets tout préparés est la meilleure façon de réduire son apport de sel. Par ailleurs, on trouve de plus en plus d'aliments traités en versions hyposodiques, du moins sans sel ajouté, notamment les bouillons en conserve. Les fiches nutritionnelles mentionnent toujours le contenu en sodium par portion. Mais, comme on a tendance à manger plus que la portion indiquée, la quantité de sel ingérée est souvent supérieure. Il faut aussi apprendre à reconnaître la présence de sel ou de sodium dans la liste des ingrédients, au travers de termes comme saumure, marinade, bouillon, sauce soja ou glutamate.

Bien des gens ajoutent du sel à table sans avoir pris la peine de goûter avant. Ne pas mettre la salière sur la table corrige souvent cette mauvaise habitude. Quand on cuisine, réduire de moitié le sel et les assaisonnements salés que recommande la recette ne modifiera

POUR RÉDUIRE LE SEL

1. **Utilisez des herbes et des épices** nature pour relever vos plats.
2. **Préparez votre vinaigrette** plutôt que d'utiliser celles du commerce. Au lieu de la saler, employez un vinaigre aromatisé.
3. **Mangez des légumes frais ou surgelés plutôt qu'en conserve.** Au lieu de saler l'eau de cuisson, mettez-y des fines herbes et des épices. Adoptez le mode vapeur, qui préserve les saveurs.
4. **Frais ou surgelé, le poisson** n'est pas salé, comme lorsqu'il est séché ou conditionné en boîte. Des tranches de rôti de bœuf ou de volaille sont toujours préférables à la charcuterie.
5. **Prenez de nouvelles habitudes.** Moins on sale, moins on a envie de sel. Goûtez toujours avant de saler à table. Évitez les aliments du commerce. Dans une recette, divisez par deux la quantité de sel indiquée.

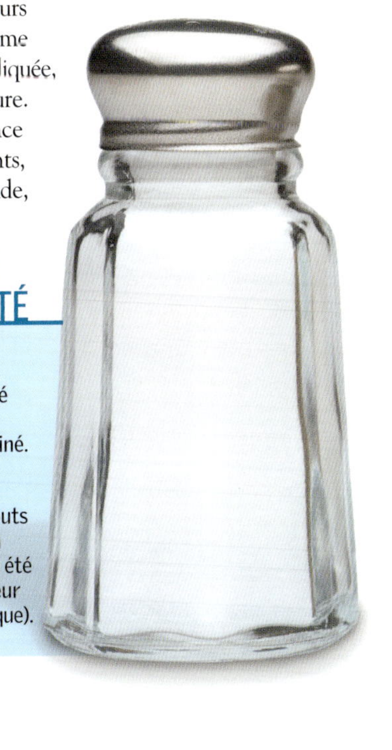

MYTHE ET RÉALITÉ

Mythe Le sel marin non raffiné est préférable à celui qui est raffiné.

Réalité Les atouts du sel marin non raffiné n'ont pas été démontrés (teneur en sodium identique).

pas substantiellement le goût et l'on peut très bien compenser par des fines herbes, des épices, de l'ail ou du jus de citron. Tant pour les vitamines que pour la saveur, il vaut mieux ajouter ces compléments juste avant de servir.

Attention ! Les substituts du sel contiennent généralement du potassium. Celui-ci présente un danger pour les personnes souffrant de dysfonctionnements rénaux comme pour celles qui prennent des diurétiques d'épargne potassique ou des suppléments de potassium. Dans ces cas surtout, il est conseillé de consulter le médecin avant d'adopter un substitut du sel.

Marinades, condiments, moutarde, ketchup, vinaigrettes et sauces renferment toujours beaucoup de sel. Au restaurant, demandez la sauce à part et, si possible, commandez sans sel.

Certains purificateurs ajoutent du sodium à l'eau. Il faut s'informer à ce sujet avant tout achat, et, au besoin, opter pour de l'eau en bouteille.

De nombreux médicaments en vente libre contiennent du sodium, surtout s'ils sont présentés sous forme effervescente – notamment les antiacides, les analgésiques et les laxatifs. Le pharmacien pourra donner des précisions à ce sujet. ❖

Sida

PRIVILÉGIER

- viande, volaille, foie, œufs, lait, fruits secs oléagineux, aliments riches en protéines et en calories pour prévenir la fonte musculaire et la perte de poids
- féculents (pâtes, riz), légumes cuits, jus de fruits et fruits frais pelés pour les vitamines et les minéraux essentiels
- petits repas tout au long de la journée

RÉDUIRE

- aliments gras et produits céréaliers complets s'ils provoquent de la diarrhée
- café, thé et boissons caféinées, qui peuvent causer de la diarrhée et diminuent l'assimilation de certains nutriments

ÉVITER

- crudités ou aliments insuffisamment cuits, en particulier coquillages, œufs et viande
- alcool, qui peut aggraver la diarrhée et entrer en interaction avec les médicaments

LE RECOURS AUX CHAMPIGNONS

Certains considèrent que les champignons, parce qu'ils posséderaient des vertus antivirales, pourraient être utiles en cas de sida. Le shiitake, ou lentin du chêne, en particulier, renferme un composé qui aurait le pouvoir de renforcer l'immunité, mais aucune preuve scientifique n'a été apportée à ce jour.

Il n'existe toujours pas de traitement radical et définitif du sida (syndrome d'immunodéficience acquise), ni de régime spécifique pour les porteurs du VIH, le virus responsable de la maladie. Mais une bonne nutrition peut prévenir ou retarder la perte de poids et d'autres complications.

Les porteurs asymptomatiques du VIH devraient suivre les mêmes pratiques diététiques que les personnes en bonne santé, avec quelques précautions. Comme le VIH attaque le système immunitaire, on est plus vulnérable aux infections, notamment aux intoxications à salmonelles, shigelles, *Campylobacter* et autres bactéries. Les infections d'origine alimentaire sont plus fréquentes et plus graves chez les sujets dont l'immunité est réduite.

Bien se nourrir. Le sida provoque des pertes protéiques ainsi qu'une fonte musculaire, et le patient meurt plus souvent de dénutrition que de toute autre complication. Il faut manger le plus possible et, à moins d'obésité marquée, ne pas s'inquiéter de prendre du poids. Tout gain est crucial pour aider le patient à surmonter une crise pendant laquelle il ne pourra pas s'alimenter.

Malheureusement, les problèmes de nutrition se compliquent des effets du sida sur le système digestif. Les nutriments sont moins bien assimilés, notamment la riboflavine, la thiamine, l'acide folique (vitamine B_9) et d'autres vitamines du groupe B (B_6 et B_{12}) ; la diarrhée, fréquente, a un caractère persistant et génère également des carences ; enfin, le risque d'infections intestinales est accru. Beaucoup de personnes atteintes du sida souffrent aussi d'une perte d'appétit et de nausées, dues à la maladie ou aux médicaments.

S'il se produit une perte rapide de poids, une alimentation artificielle peut être envisagée, par sonde gastrique ou par perfusion. Nombre de spécialistes privilégient cette approche.

LES RISQUES ALIMENTAIRES

Les porteurs sains du VIH et ceux qui préparent des aliments pour des malades du sida doivent prendre beaucoup de précautions d'hygiène. Lavez-vous les mains avant de manipuler des aliments, durant et après la préparation. Les aliments chauds doivent rester chauds ; ceux qui sont froids doivent être maintenus au froid, à une température inférieure à 4 °C. Évitez de mettre en contact aliments crus et aliments cuits. Faites bouillir les œufs au moins 7 minutes ; cuisez bien la viande et le poisson, à cœur. Évitez fruits de mer et sushis, steak tartare, hamburgers saignants, mayonnaise et glace faites avec des œufs crus (celles du commerce sont à préférer).

Bien laver les fruits et les légumes. Moins problématiques que les produits d'origine animale,

CONSEILS PRATIQUES POUR LES PERSONNES ATTEINTES DU SIDA

En cas d'ulcère ou de muguet dans la bouche ou la gorge. Privilégiez les aliments moelleux et mous, faciles à avaler, comme de la purée de pommes de terre ou de légumes. Buvez avec une paille. Ne mangez pas brûlant : la chaleur ajoute à l'inconfort. Prenez des boissons non acides, comme le lait et le jus de pomme.

En cas de nausées et de diarrhée, généralement causées par les médicaments. Pour compenser la perte de liquide, buvez de l'eau, du bouillon, du soda dégazéifié ou prenez des sorbets. Faites de fréquentes collations. Mangez lentement, mastiquez bien. Si l'odeur de nourriture vous incommode, faites-vous préparer vos repas. Après une crise de diarrhée, choisissez des aliments qui n'irritent pas : poulet, œufs, poisson, compote de pommes, fromage blanc.

En cas de diarrhées à répétition. Évitez les fruits et les légumes frais non pelés, de même que les aliments riches en fibres, comme les céréales et le pain complets. Écartez aussi les aliments qui causent des flatulences : choux, oignons, haricots, mets épicés et boissons effervescentes. Évitez les aliments riches et gras, ainsi que l'alcool.

ils doivent toutefois être soigneusement lavés. Des médecins préconisent de ne manger que des légumes cuits et des fruits pelés, cuits ou en conserve. Si certains fruits et légumes crus ne présentent pas de risques, il n'en demeure pas moins qu'ils sont difficiles à digérer en cas de problème digestif.

SUPPLÉMENTS, RÉGIMES ET PLANTES

Les nutritionnistes recommandent souvent aux porteurs sains du VIH de prendre des complexes de vitamines pour prévenir les carences ; mais ceux qui contiennent plus de 100 % de l'apport nutritionnel conseillé (ANC) ne doivent être pris que sur prescription médicale. Les patients qui s'autotraitent avec des suppléments fortement dosés peuvent avoir de graves problèmes : la vitamine C, par exemple, peut aggraver considérablement la diarrhée.

Attention aux approches nutritionnelles dangereuses. Des groupes de soutien recommandent de prendre de fortes doses de zinc et de sélénium pour stimuler le système immunitaire. Il n'est aucunement prouvé que de tels suppléments protègent des infections liées au sida ; les études montrent même que prendre de 200 à 300 mg de zinc par jour pendant 6 semaines diminue l'immunité. Trop de sélénium peut causer vomissements et diarrhée.

Les régimes macrobiotiques, en particulier ceux qui se résument au riz brun et à quelques légumes, sont dangereux également. Ils peuvent aggraver le sida parce qu'ils ne fournissent pas des apports nutritionnels adéquats ; de plus, l'abondance de fibres peut exacerber la diarrhée.

Les personnes atteintes du sida ont souvent recours aux plantes pour se soigner, mais il n'existe pas de preuve de leur efficacité. La prudence s'impose, car certaines préparations contiennent des substances pouvant générer de sérieux effets secondaires ou entrer en interaction avec des médicaments. Avant de prendre des plantes médicinales ou de vous tourner vers des thérapies alternatives et complémentaires, demandez toujours l'avis de votre médecin traitant. ❖

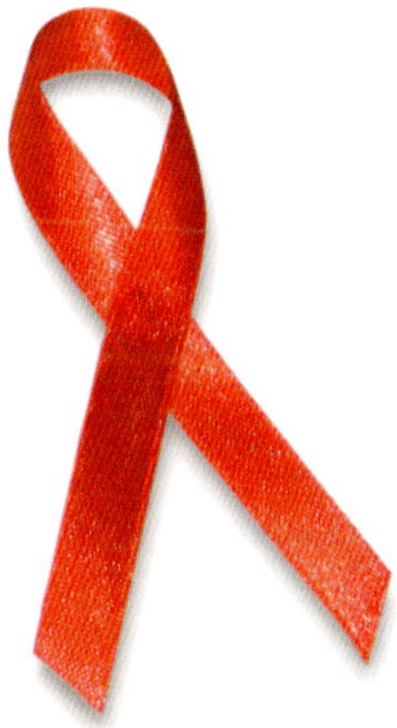

Sinusite

PRIVILÉGIER

- eau et jus de fruits
- fruits et légumes frais pour la vitamine C et les bioflavonoïdes
- ail, oignon et piment pour diminuer la congestion des sinus

ÉVITER

- tabac
- pièces sèches et trop chauffées

La sinusite est une inflammation douloureuse des muqueuses qui tapissent les cavités des sinus. Elle se déclenche fréquemment à la suite d'un rhume ou chez les personnes qui souffrent du rhume des foins ou d'autres allergies touchant la fosse nasale. Normalement, le mucus produit par les muqueuses sinusales s'écoule par des conduits étroits dans la fosse nasale. Une sinusite aiguë sera due à une infection virale, bactérienne ou fongique. Une sinusite chronique sera plutôt causée par des réactions allergiques ou une infection dentaire.

Dans les deux cas, la membrane sinusale se tuméfie, entraînant l'obstruction du nez ; le patient se sent congestionné, a la tête lourde. Le diagnostic se confirme si la douleur augmente quand on se penche. Le mouchage peut ramener des sécrétions jaunes ou vertes. Selon la cause, le médecin prescrira antihistaminiques, décongestionnants, antibiotiques ou corticostéroïdes.

L'APPROCHE NUTRITIONNELLE

La nutrition ne joue pas un rôle direct dans la sinusite, mais certaines mesures sont utiles. Une étude menée chez des patients atteints de sinusite chronique a fait état d'une amélioration

LA SINUSITE : UNE INFECTION TRÈS COURANTE

Plus de 10 millions de personnes en France font au moins une sinusite par an : c'est une des infections les plus répandues. Selon les chercheurs, l'augmentation vertigineuse des cas de sinusite au cours des 10 dernières années serait due à la pollution et à une résistance accrue aux antibiotiques.

quand les produits laitiers étaient supprimés de l'alimentation. Dans tous les cas, l'avis du médecin est requis, car des suppléments de calcium peuvent être nécessaires.

Les liquides diluent les sécrétions et facilitent le drainage. Buvez au moins 1,5 litre par jour d'eau, de jus de fruits coupé d'eau, de thé léger ou de tisane.

Manger beaucoup de fruits et de légumes frais pour la vitamine C. Agrumes (jus comme fruit), raisin et mûres contiennent des bioflavonoïdes, pigments végétaux qui ont des propriétés anti-inflammatoires. La vitamine E a aussi des effets anti-inflammatoires. Le zinc des aliments est important pour renforcer le système immunitaire ; il combattrait également l'inflammation. Fruits de mer, viande, volaille, poisson, haricots et autres légumineuses, noix et autres fruits secs oléagineux sont tous riches en zinc.

Aliments décongestionnants naturels. Ce sont l'ail, l'oignon, le piment et le raifort. Gingembre, thym, cumin, clou de girofle et cannelle comptent parmi les herbes et épices qui ont des propriétés décongestionnantes.

Faire le maximum d'efforts pour arrêter de fumer. La fumée de tabac a un effet irritant sur le nez et les sinus, pour le fumeur comme pour le non-fumeur. L'air chaud et sec d'une pièce peut assécher les muqueuses nasales et les congestionner ; un humidificateur est alors une solution simple et efficace.

Pour obtenir un soulagement rapide, se couvrir le visage de serviettes mouillées chaudes, afin de faciliter l'écoulement du mucus et d'augmenter la circulation sanguine dans la zone touchée. Des inhalations de vapeur favorisent aussi l'écoulement. Du thé chaud peut diminuer la congestion ; il contient de la théophylline, qui contribuerait à relâcher les muscles lisses des voies respiratoires. ❖

Soja

AVANTAGES

- fournit des protéines végétales de haute qualité
- bonne source de vitamines du groupe B, de potassium, de zinc et d'autres minéraux
- pauvre en graisses saturées ; exempt de cholestérol

INCONVÉNIENTS

- les produits fermentés du soja sont riches en sodium et peuvent déclencher des allergies
- la protéine du soja freine l'absorption du fer

Depuis longtemps, les végétariens remplacent la viande par des produits à base de soja. Voyant les nombreux avantages que ce type d'aliments présente pour la santé, beaucoup d'autres consommateurs les ont adoptés pour varier leurs sources de protéines. La recherche sur le soja n'est cependant pas complète et il reste des inconnues quant à son action sur la santé. Le haricot ou graine de soja est l'un des végétaux les plus nourrissants et les plus polyvalents. À poids égal, le soja renferme plus de protéines et de fer que le bœuf, plus de calcium que le lait, plus de lécithine que l'œuf. Mais on le consomme essentiellement intégré dans des plats ou des préparations, ou encore sous forme diluée (« lait » de soja) ou en tofu, et très rarement sous forme de graine.

La protéine du soja contient tous les acides aminés essentiels en proportions presque optimales, ce qui en fait la seule protéine végétale comparable à la protéine animale. Le soja est donc idéal pour ceux qui cherchent des substituts à la viande. C'est également une bonne source de vitamines du groupe B, de potassium, de zinc et d'autres minéraux. Qui plus est, les graisses du soja sont pauvres en acides gras saturés, contrairement aux graisses des aliments d'origine animale. Le soja renferme enfin d'importants phytonutriments, comme des isoflavones, des saponines, des lignanes et des phytostérols, qui ont tous des effets bénéfiques.

LES AVANTAGES POUR LA SANTÉ

De nombreuses recherches en cours évaluent l'impact positif du soja sur les maladies cardio-vasculaires, sur certains cancers, sur l'ostéoporose et sur les symptômes de la ménopause. Il existe de multiples preuves épidémiologiques (études de populations) des effets protecteurs du soja. Par exemple, les populations qui consomment beaucoup de soja sont moins touchées par les cancers du sein et de la prostate, mais aussi moins affectées par les symptômes de la ménopause.

Maladies cardiaques. On a démontré de façon satisfaisante que le fait de remplacer les aliments protéiques animaux par du soja et ses dérivés diminuait l'incidence des troubles cardio-vasculaires. En effet, le soja abaisse le niveau de lipoprotéines de faible densité (LDL), c'est-à-dire le « mauvais » cholestérol qui encrasse les artères, sans pour autant réduire le niveau de lipoprotéines de haute densité (HDL), le « bon » cholestérol. Pour preuve, la Food and Drug Administration, aux États-Unis, a autorisé les fabricants à inscrire sur l'emballage des produits riches en soja que les protéines de soja aident à réduire le risque de maladies cardiaques – à condition d'être consommées en quantité suffisante.

Cancer. En Asie, où le soja est intégré à l'alimentation depuis toujours, l'incidence des cancers du sein et de la prostate est beaucoup moins élevée qu'en Occident. Des études épidémiologiques menées auprès des Asiatiques semblent démontrer que c'est la consommation de soja dans les premières années de la vie qui exerce une action protectrice. Les produits à base de soja renferment des isoflavones, qui font partie d'un groupe de composés appelés flavonoïdes. Certains chercheurs attribuent la faible incidence de ces cancers aux deux principales isoflavones du soja, la génistéine et la daidzéine, qui réduisent les effets des œstrogènes sur les tissus du sein et de la prostate. Néanmoins, le lien entre le soja et l'incidence de cancer n'a pas encore été prouvé et les recherches se poursuivent. Bien qu'il soit généralement admis que le soja prévient le cancer du sein, son rôle reste à préciser en ce qui concerne les femmes déjà atteintes. Par précaution, on recommande pour l'instant qu'elles s'en tiennent à une consommation modérée et ne changent rien à leurs habitudes.

Ostéoporose. Il semblerait que les isoflavones du soja puissent ralentir la perte osseuse, voire la compenser. Ces conclusions ne font néanmoins pas l'unanimité et sont même contredites par certaines études récentes.

Ménopause. Chez certaines femmes, une alimentation riche en soja réduit les symptômes de la ménopause, notamment la fréquence et l'intensité des bouffées de chaleur. Mais l'importance des effets bénéfiques varie largement d'une femme à l'autre.

LA PRUDENCE S'IMPOSE

Bien que les aliments à base de soja présentent indéniablement des avantages pour la santé, ils ne sont pas dénués de risques, surtout si on les consomme en quantités massives ou sous forme de suppléments. C'est ce qui ressort de différentes études portant sur plusieurs domaines.

- Cancer. On connaît encore mal le mode d'action des isoflavones. De récentes études suggèrent que des concentrations élevées pourraient accroître le risque de certains cancers, surtout celui du sein. Les problèmes s'observent plus avec les isoflavones isolées sous forme de suppléments qu'avec celles des dérivés du soja. En attendant de mieux comprendre le rôle des isoflavones, il est préférable d'éviter les suppléments. Les personnes qui se font traiter ou ont été traitées pour un cancer du sein ou de la prostate devraient éviter d'ajouter du soja à leur alimentation.
- Fonction thyroïdienne. Quelques études ont associé la consommation de soja à l'hypothyroïdie. Là encore, le risque semble lié aux suppléments de soja ou à une consommation massive, mais il faudra d'autres études pour faire la lumière sur cette hypothèse.
- Infertilité masculine. Des chercheurs américains de Boston auraient tout récemment mis en évidence une relation directe entre une consommation importante de soja et une baisse significative de la concentration des spermatozoïdes dans le sperme. Cet effet serait dû à l'activité œstrogénique du soja. Une hypothèse à confirmer…
- Préparations lactées pour nourrissons. Différents organismes nationaux de santé commanditent actuellement des études sur les effets à long terme des laits maternisés à base de soja. Ces études ont pour but de comparer, le temps venu, de jeunes adultes ayant été nourris à la naissance avec des préparations lactées à base de soja à ceux qui ont reçu des préparations à base de lait. Elles font suite à la découverte de fortes concentrations d'isoflavones dans le sang des nourrissons consommant du soja. Pour lors, on réservera ce type de laits infantiles à ceux qui ne supportent pas les laits classiques.

UN ALIMENT BÉNÉFIQUE

Le soja est un aliment nourrissant et bienfaisant, que l'on a tout

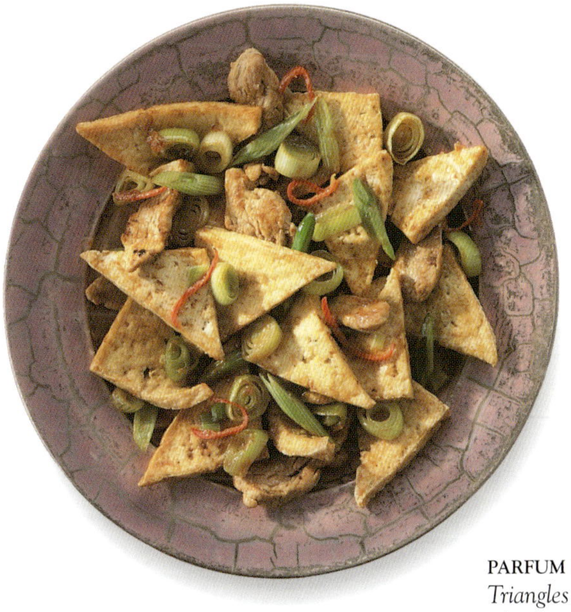

PARFUM D'ASIE. *Triangles de tofu sautés à la chinoise avec de minces tranches de légumes et de viande : une bonne façon d'inclure le soja dans son alimentation.*

UN PETIT TRUC

DE LA VITAMINE C POUR MIEUX ABSORBER LE FER

Beaucoup de produits du soja sont riches en fer, mais cette forme de fer est difficilement assimilable par l'organisme. Pour améliorer le processus, il faut augmenter l'apport de vitamine C au repas avec un jus d'orange, du poivron, de la tomate, des fraises ou du melon.

LE SOJA DANS TOUS SES ÉTATS

Tofu. Se présente en blocs de texture ferme, molle ou soyeuse. Les haricots de soja sont broyés et le liquide filtré est mis à cailler. Le produit obtenu a une saveur neutre. Il peut être sauté, grillé, ajouté aux salades, aux lasagnes et à toute autre préparation en remplacement de la viande ou du fromage.

« Lait » de soja. Il s'agit, en fait, de jus de soja. Se vend pasteurisé ou, plus souvent, en brique UHT. À choisir enrichi en calcium s'il doit remplacer le lait dans l'alimentation. Parfois parfumé (notamment à la vanille, au chocolat ou au café). Utilisé pour confectionner des « yaourts » au soja et des entremets tout prêts. Peut se substituer au lait et à tout autre liquide dans une recette.

Haricots de soja. Vendus en conserve, ils sont d'un emploi facile. Il suffit de les rincer et de les ajouter à une soupe ou un plat cuisiné, ou encore de les écraser pour en faire des hamburgers végétariens.

Farine de soja. Ajoute des protéines à une recette quand elle remplace la farine blanche. Aussi présente dans des céréales, des mélanges à crêpes, des desserts.

Protéines végétales texturées. Proviennent de la farine de soja dégraissée et déshydratée. Une fois réhydratées, elles remplacent la viande dans des farces, des boulettes, des préparations de pâtes (sauce à spaghettis, lasagnes).

Tempeh. Produit fermenté à texture caoutchouteuse et saveur prononcée. Peut remplacer la viande.

Miso. Pâte fermentée, généralement très salée. S'utilise comme condiment.

Protéine de soja en poudre. Faite de protéines de soja isolées, elle peut être utile dans l'alimentation d'un convalescent où elle viendra enrichir les desserts lactés, par exemple.

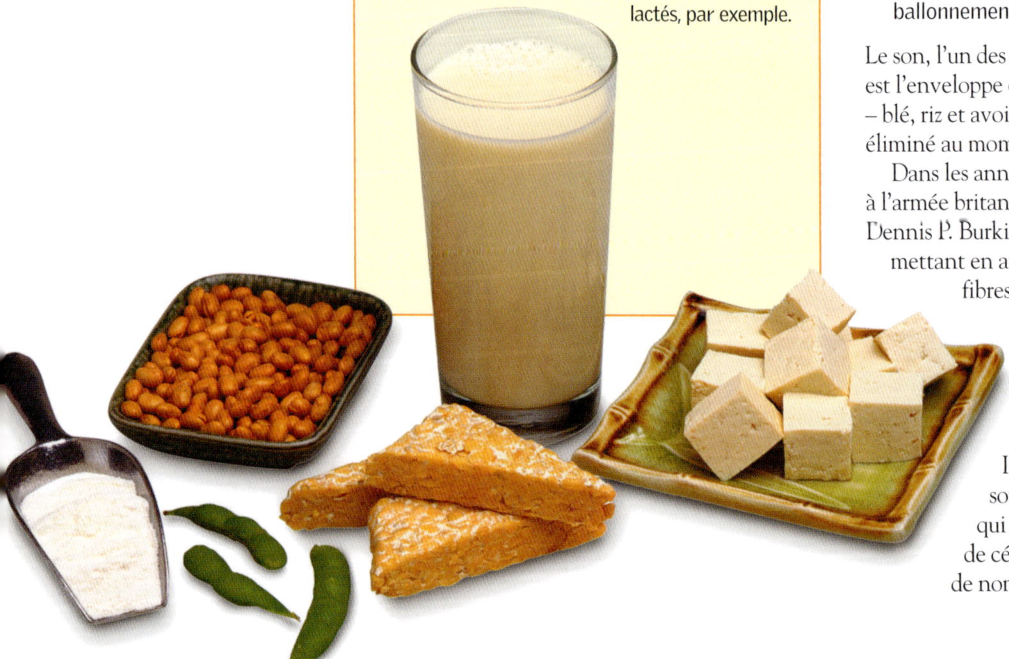

intérêt à intégrer à son alimentation. Mais il reste un aliment et non pas un médicament. Ses protéines ont le grand avantage de pouvoir se substituer aux protéines animales. Il semble aussi qu'il protège contre les maladies coronariennes et, chez certaines femmes, contre les symptômes de la ménopause. Il se pourrait bien qu'il prémunisse également contre les cancers activés par les hormones et contre l'ostéoporose. Cela dit, tous les aliments, y compris le soja, sont des substances complexes pour lesquelles notre approche mérite des approfondissements. On ne peut faire du soja la panacée pour rester en bonne santé. ❖

Sommeil

Voir p. 354

Son

AVANTAGES

- aide à combattre la constipation
- le son de l'avoine contribue à faire baisser le taux de cholestérol
- son effet rassasiant évite les fringales et peut donc aider à perdre du poids

INCONVÉNIENTS

- une surconsommation inhibe l'absorption du calcium, du fer et du zinc
- peut irriter les intestins, provoquer ballonnements et flatulences

Le son, l'un des aliments les plus riches en fibres, est l'enveloppe externe des grains de céréales – blé, riz et avoine en particulier. Il est en général éliminé au moment de la mouture.

Dans les années 1960, un médecin rattaché à l'armée britannique en Afrique, le docteur Dennis P. Burkitt, publia une série de rapports mettant en avant l'hypothèse selon laquelle les fibres, et notamment le son, pouvaient prévenir les crises cardiaques, certains troubles intestinaux comme la diverticulite, mais aussi les cancers du sein, du côlon, de la prostate et de l'utérus. Il partait du constat que ces maladies sont très rares chez les Africains, qui consomment de grandes quantités de céréales complètes. Sa théorie fit de nombreux adeptes, si bien que, dans les années 1970, on se mit à ajouter du son brut à toutes sortes d'aliments, allant du pain aux biscuits en passant par les biscottes et céréales pour petit déjeuner.

L'enthousiasme est retombé à mesure que les chercheurs en apprenaient davantage sur les bienfaits du son et ses dangers potentiels. Il est apparu d'abord que les divers sons n'avaient pas tous les mêmes propriétés ni les mêmes fonctions. Le son de blé, par exemple, a la capacité de se gorger d'eau et, par là, d'augmenter le volume des selles. En facilitant leur passage dans l'intestin, il contribue effectivement à prévenir la constipation. Mais, consommé de façon abusive, il peut engendrer ballonnements et flatulences.

SON ET CANCER DU CÔLON

Le docteur Burkitt pensait que le son peut prévenir le cancer du côlon parce qu'il réduit le temps de séjour des selles dans l'intestin. Les études pour étayer cette hypothèse n'ont guère été concluantes. L'une, menée en Australie, a même montré que le cancer du côlon était un peu plus fréquent chez des femmes qui consommaient beaucoup de son. En revanche, une autre étude a suivi pendant 4 ans 58 adultes atteints de polypes précancéreux ; chez ceux qui prenaient du son sous forme de suppléments, on a constaté une réduction de la taille et du nombre de ces polypes. Mais d'autres suivis de ce type n'ont pas donné les mêmes résultats.

En 2003, deux études – l'une américaine, l'autre européenne – ont démontré le lien entre une consommation élevée de fibres alimentaires et un risque moindre de cancer colorectal. L'étude américaine a comparé la ration quotidienne de fibres de 3 500 personnes atteintes de polypes du côlon précancéreux à la ration quotidienne de près de 34 000 personnes en bonne santé. Elle a conclu que celles qui mangeaient le plus de fibres, soit environ 35 g par jour, avaient 27 % moins de risques de contracter des polypes précancéreux que ceux qui en mangeaient le moins, soit environ 12 g par jour. Le rapport était plus évident pour les fibres dérivées des céréales et des fruits. Précisons qu'il s'agissait des fibres apportées par les aliments et non par des suppléments de son.

L'étude européenne a analysé ce même lien chez plus de 500 000 personnes dans 10 pays. Ceux qui mangeaient le plus de fibres, soit environ 35 g par jour, présentaient environ 40 % moins de risques de contracter un cancer colorectal que ceux qui en mangeaient le moins, soit 15 g par jour. Conclusion de cette recherche : « un régime riche en aliments végétaux, c'est-à-dire fruits, légumes et céréales complètes, demeure selon toute vraisemblance le meilleur moyen de réduire le risque du cancer du côlon et de protéger sa santé en général. » Il est clair qu'on ignore quel est l'impact du son proprement dit. Il se pourrait bien que d'autres phytonutriments présents dans ces aliments soient aussi impliqués dans cette action bénéfique.

Il semble que le son du blé ait un effet préventif sur la diverticulite, une maladie caractérisée par la formation, puis l'infection de petites hernies dans la paroi intestinale. Et, parce qu'il empêche la constipation, le son pourrait également être bénéfique pour les personnes qui souffrent d'hémorroïdes.

Le son de l'avoine est riche en fibres solubles qui, combinées à l'eau, produisent un gel plus ou moins visqueux. De nombreuses études montrent que ce type de fibres réduit le taux de cholestérol. Il améliorerait en outre le métabolisme du glucose chez les diabétiques.

On a rapporté tout récemment que le son du riz abaissait lui aussi le niveau de cholestérol. On ignore encore si cela est dû aux fibres insolubles ou à l'huile, hautement insaturée, présente dans le germe du riz – lequel reste collé à l'enveloppe pendant la mouture.

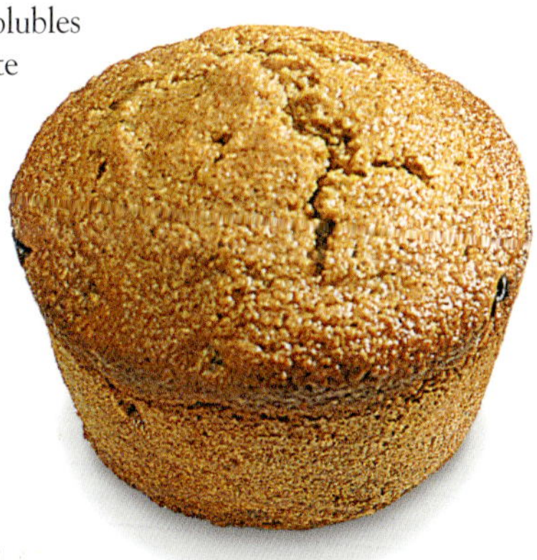

Comme tout aliment riche en fibres, le son aide à réguler le poids parce qu'il rassasie facilement, ce qui pourrait expliquer l'incidence réduite de maladies cardiaques et de cancers liés à l'obésité dans les populations dont l'alimentation comporte beaucoup de fibres.

LES RISQUES POTENTIELS

L'ajout de son au menu doit se faire avec beaucoup de circonspection. En effet, il produit des ballonnements et aggrave le syndrome de l'intestin irritable. En outre, l'acide phytique qu'il contient ralentit l'absorption des minéraux : calcium, fer, zinc, magnésium. Lorsqu'on fait cuire le pain, une enzyme présente dans la levure détruit une bonne part de cet acide. Le traitement par la chaleur appliqué aux céréales à haute teneur en son les débarrasse aussi en grande partie de leur acide phytique. Ces produits sont donc plus sûrs que le son brut.

On a rapporté plusieurs cas d'occlusion intestinale chez des sujets ayant consommé trop de son, surtout s'ils ne buvaient pas assez d'eau. Aujourd'hui, les diététiciens suggèrent plutôt de manger des produits qui renferment du son à l'état naturel, comme le pain au blé complet, les céréales complètes ou le riz brun. Non seulement ces aliments sont plus bénéfiques que le son brut, mais ils sont infiniment plus savoureux. ❖

SOMMEIL

■ DU RÔLE DE L'HYGIÈNE ALIMENTAIRE ■

Le sommeil a pour fonction de restaurer l'énergie tant physique que mentale ; aussi a-t-il de grandes répercussions sur la vie quotidienne. Le fait de mal dormir diminue l'aptitude au travail, nuit à la concentration et peut modifier les rapports sociaux.

La durée du sommeil varie d'une personne à l'autre, mais elle se situe en moyenne entre 7 et 9 heures. L'état au réveil est un bon indice : celui qui dort trop ou trop peu se sent fatigué et irritable. Comme le sommeil libère des hormones de croissance, les bébés, les enfants et les adolescents doivent dormir plus longtemps que les adultes. Il semble aussi, selon les dernières études, qu'un sommeil suffisant soit nécessaire pour la bonne régulation du poids : les enfants qui manquent de sommeil ont plus de risques de développer un surpoids à l'âge adulte, tout comme les adolescents et les adultes qui ne dorment pas assez (ou qui dorment trop) sont plus souvent obèses que ceux qui ont un temps de sommeil correct.

Les spécialistes du sommeil n'adhèrent pas au mythe selon lequel les personnes âgées ont besoin de dormir moins longtemps. La durée de sommeil nécessaire demeure assez constante mais, avec l'âge, la nature du sommeil se modifie, tandis que la durée du sommeil profond diminue et que les périodes d'éveil durant la nuit sont plus fréquentes.

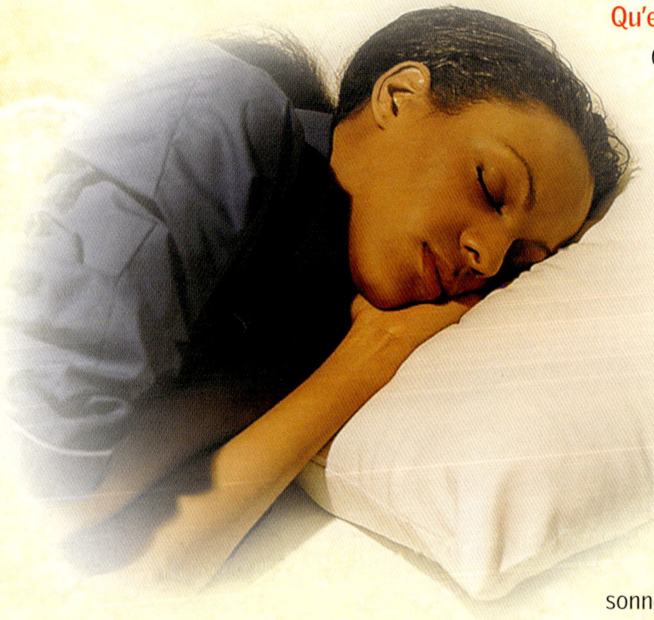

Qu'est-ce qui nous fait dormir ?

On sait, sans en connaître les mécanismes exacts, que le rythme circadien d'un individu se fixe peu après la naissance et persiste à la manière d'une horloge interne. Certains éléments chimiques de l'organisme induisent le sommeil, et l'alimentation joue aussi un rôle.

■ **Manger trop ou trop peu peut nuire au sommeil.** Une petite collation au coucher favorise le sommeil, mais un repas trop copieux peut provoquer des problèmes de digestion et de l'insomnie.

■ **L'alcool est une arme à double tranchant.** En petite quantité, il aide à s'endormir. Toutefois, sa métabolisation peut perturber le sommeil, donc aggraver l'insomnie et nuire au sommeil paradoxal, pendant lequel l'organisme récupère. En outre, l'alcool crée une déshydratation qui génère une sensation de fatigue au réveil.

■ **La caféine peut perturber le sommeil.** De par leur effet excitant, les boissons caféinées sont à déconseiller chez les personnes sensibles. Si l'on souffre d'insomnie, il faut s'abstenir d'en consommer l'après-midi et le soir.

■ **Attention aux graisses.** Manger un repas lourd le soir ou consommer des aliments dont on sait par expérience qu'ils provoquent des brûlures d'estomac ou se digèrent mal entraîne un sommeil agité et non réparateur.

■ **Ne pas manger tard.** Les personnes souffrant de brûlures d'estomac ou de régurgitations acides doivent éviter les dîners copieux, difficiles à digérer. De plus, s'allonger l'estomac plein, c'est faire jouer la gravité contre soi ; les acides et les sucs gastriques ont tendance à remonter dans l'œsophage et à causer des brûlures d'estomac qui gênent le sommeil.

Il n'est pas conseillé de boire avant le coucher. Boire le soir peut donner envie d'uriner la nuit, donc provoquer un réveil.

Lait et miel favorisent le sommeil. Le lait renferme du tryptophane, acide aminé dont dérive la sérotonine, sédatif naturel présent dans le cerveau. C'est la raison pour laquelle on prônait autrefois de boire du lait chaud avec un peu de miel – sucre simple – avant le coucher (les glucides facilitent l'entrée du tryptophane dans le cerveau).

Veiller à un apport suffisant en magnésium. Ce minéral exerce une action équilibrante sur le système nerveux et a un effet décontractant sur les muscles. Un déficit en magnésium peut entraîner des crampes qui risquent de gêner le sommeil. Les principales sources de magnésium sont les légumes verts, les céréales complètes, les noix et autres fruits secs oléagineux, ainsi que certaines eaux minérales.

Les plantes médicinales utiles

Plusieurs plantes médicinales favoriseraient le sommeil. La plus populaire et la plus fiable est la valériane. Ses vertus ont été démontrées par la recherche : la racine renferme des composés qui contribuent à déprimer le système nerveux central et détendre les muscles lisses. Prise en infusion, en gélules ou en teinture, elle peut hâter l'endormissement et procurer un sommeil profond et réparateur sans créer d'accoutumance ni donner de bouche pâteuse. Elle n'est pas indiquée durant la grossesse et l'allaitement, car ses effets sur le fœtus et le nourrisson n'ont pas été étudiés. Contre les troubles du sommeil, on recommande aussi les infusions de camomille, de tilleul, de cônes de houblon et de mélisse, mais leur efficacité n'a pas été prouvée.

Le rôle de la mélatonine

Des chercheurs ont mis en évidence l'influence de la mélatonine dans la régulation du cycle veille-sommeil. Cette hormone synthétisée par le cerveau intervient aussi dans la puberté, le cycle menstruel, l'humeur et la libération des hormones de croissance. Prise de façon adaptée, elle pourrait atténuer les effets du décalage horaire (*jet-lag*) lors des vols long-courriers. Mais rien ne prouve qu'elle puisse prévenir le cancer, renforcer l'immunité ou retarder le vieillissement, comme l'affirment certains. De fortes doses ou un usage prolongé pourraient même provoquer des effets indésirables : vertiges, dépression, dysfonctionnement sexuel. Il faut noter que la vente de mélatonine est interdite en France, alors que ce produit est commercialisé aux États-Unis en tant que complément alimentaire.

Les troubles du sommeil

L'insomnie peut être générée par l'angoisse, la dépression ou le stress, comme par un problème d'ordre médical. On ne peut améliorer la qualité de son sommeil sans s'attaquer aux causes qui le perturbent, mais on peut s'aider en surveillant son alimentation et tout ce qui touche à l'hygiène du sommeil.

L'obésité peut gêner la respiration et par conséquent le sommeil. Dans l'apnée du sommeil, trouble potentiellement grave, des ronflements de plus en plus sonores sont suivis d'un arrêt de la respiration et d'un court réveil. Elle frappe surtout les personnes obèses d'âge moyen, qui peuvent alors cesser de respirer pendant 10 secondes ou plus, à raison d'une centaine de fois par nuit. La perte de quelques kilos peut améliorer la situation. Les crampes musculaires et le syndrome des jambes sans repos, sensation d'inconfort qui oblige à les remuer, peuvent aussi entraver le sommeil.

Quelques conseils pour mieux dormir

- Pendant plusieurs semaines, noter les activités et les comportements qui empêchent de dormir. Noter aussi chaque jour les heures du coucher et du lever, celles où l'on prend des boissons caféinées, celles où l'on fait de l'exercice et la sieste.
- Pratiquer de l'exercice régulièrement, surtout en fin d'après-midi. Mais éviter les exercices violents 2 à 3 heures avant le coucher.
- Ne pas faire de longues siestes durant la journée, ce qui gêne l'endormissement le soir.
- Manger à des heures régulières et éviter les repas copieux tardifs.
- Après le déjeuner, ne rien prendre qui contienne de la caféine.
- Ne pas fumer. Si l'abstention est impossible, cesser de fumer 1 à 2 heures avant le coucher.
- Avant d'aller au lit, éviter ce qui stimule l'esprit avec excès.
- Adopter un horaire pour régulariser son horloge interne. Se coucher et se lever toujours à la même heure.
- Se préparer à dormir toujours de la même façon pour créer une sorte de rituel du sommeil. Prendre un bain chaud, lire un peu au lit, écouter de la musique ou méditer, autant d'habitudes bénéfiques.
- Plonger la chambre dans l'obscurité et le calme. Masquer le bruit (par exemple, avec le tic-tac d'un réveil).
- Utiliser sa chambre pour dormir et non pour travailler ou regarder la télévision.
- Porter des vêtements de nuit amples et confortables.
- Essayer de ne pas régler sur l'oreiller les problèmes du lendemain. Prendre plutôt 30 minutes, après le dîner, pour les mettre par écrit et y trouver des solutions. Ensuite, s'efforcer de les oublier.
- Si le sommeil ne vient pas, ne pas tourner dans son lit plus de 15 minutes. Se lever, changer de pièce, lire ou regarder la télévision jusqu'à ce que le sommeil vienne. Se lever le lendemain à l'heure habituelle.

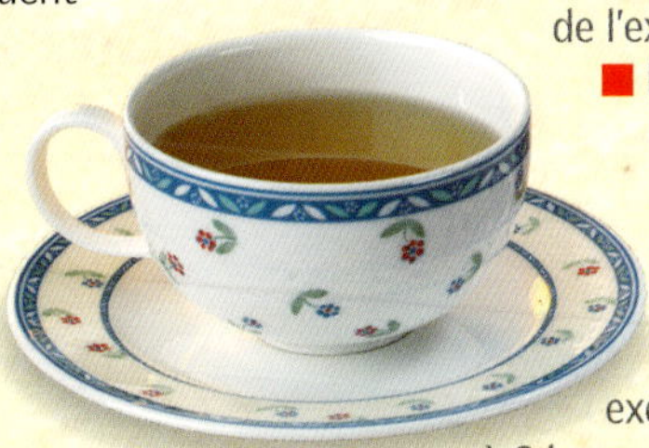

STRESS

STRATÉGIES NUTRITIONNELLES

Parler de stress, c'est évoquer un état de tension ou de détresse émotionnelle. En médecine, on appelle stress la réaction d'un organisme soumis à une tension provoquée par une maladie ou une blessure physique, mais aussi par toute une gamme de facteurs psychologiques : frayeur, colère, frustration et même joie inattendue. Ce qui génère un stress à peine supportable chez les uns peut avoir un effet stimulant chez les autres. Mais, dans les deux cas, le facteur stressant (le stimulus qui provoque le stress) déclenche une réaction de défense aux multiples répercussions : diminution de l'immunité et vulnérabilité accrue aux maladies, allant du simple rhume à la crise cardiaque, voire, pense-t-on, au cancer.

Symptômes du stress

Comme le stress peut engendrer de nombreux symptômes, tant physiques que psychologiques, il est parfois difficile d'en cerner la cause. Le médecin peut demander des examens médicaux, même s'il soupçonne le stress d'être le grand coupable. En voici quelques manifestations classiques.

Symptômes physiques

- Fatigue chronique, même après un repos normal.
- Palpitations, essoufflement, douleur thoracique et autres symptômes de nature cardiaque (à rechercher).
- Respiration anormalement rapide, vertiges et étourdissements.
- Picotements dans les mains ou les pieds.
- Douleurs dorsales ou cervicales chroniques ou récurrentes.
- Maux de tête fréquents.
- Diarrhée ou constipation.
- Brûlures d'estomac ou autres troubles digestifs.

Symptômes psychologiques

- Difficulté à se concentrer et à prendre des décisions.
- Troubles du sommeil.
- Angoisse persistante.
- Modification de l'appétit ; recours fréquent à l'alcool, à la cigarette et à d'autres drogues.
- Difficulté à supporter des problèmes mineurs.
- Manque d'énergie et d'enthousiasme à l'égard d'activités ou d'événements agréables.

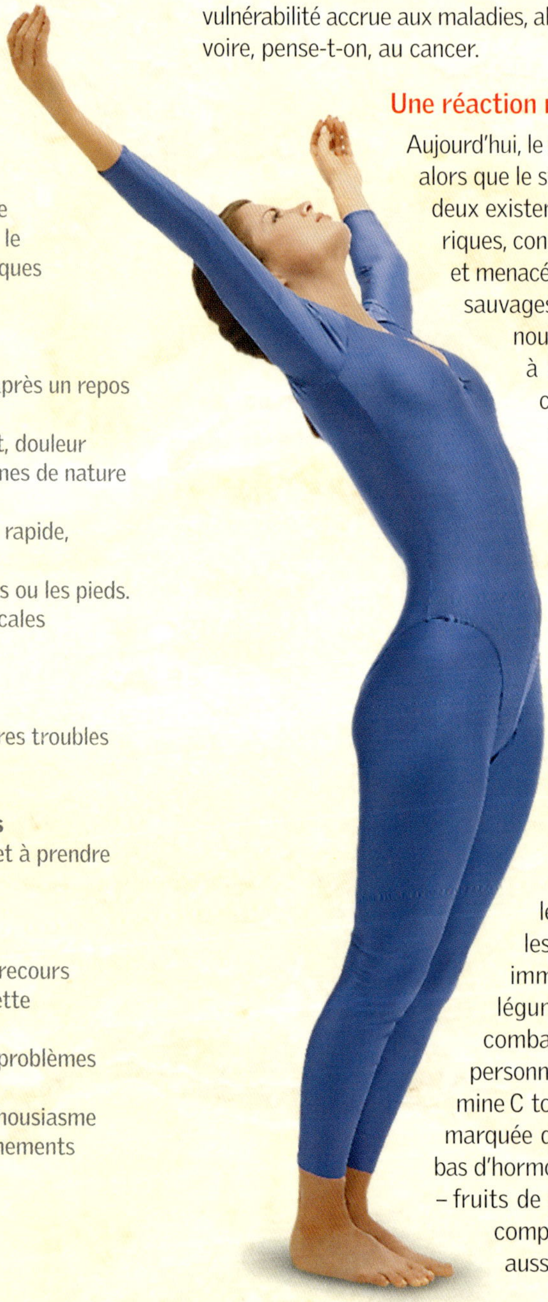

Une réaction naturelle de lutte ou de fuite

Aujourd'hui, le stress physique est en général épisodique, alors que le stress émotionnel peut être quotidien. Les deux existent depuis toujours. Les hommes préhistoriques, constamment obligés de trouver à se nourrir et menacés tant par leurs ennemis que par les bêtes sauvages, y étaient certainement plus sujets que nous. Ces dangers nous sont épargnés mais, à toute forme de stress, nous opposons comme eux une réaction soit de lutte, soit de fuite. Cette réaction déclenche une montée d'adrénaline qui augmente la tension artérielle, accélère le rythme cardiaque, tend les muscles et met tous les systèmes de défense en alerte. Le métabolisme s'accélère pour fournir l'énergie nécessaire et la digestion s'arrête, le sang passant de l'intestin dans les muscles.

Les besoins nutritionnels

Une tension prolongée perturbe la digestion et les besoins nutritionnels. Il est alors important de mieux manger, le corps puisant dans les aliments l'énergie, les vitamines et les minéraux pour contrer les effets négatifs du stress sur le système immunitaire. Agrumes, poivrons, fruits et légumes frais riches en vitamine C aident à combattre les infections. Selon une étude, des personnes stressées ayant pris 1 000 mg de vitamine C tous les jours ont connu une hausse moins marquée de leur tension artérielle et des taux plus bas d'hormones du stress. Les aliments riches en zinc – fruits de mer, viande, volaille, lait, œufs, céréales complètes, fruits secs oléagineux – renforcent aussi les défenses immunitaires.

Parmi les victimes du stress, les unes ont toujours faim et grignotent sans arrêt, tandis que les autres doivent se forcer à manger. Comme la tension nuit à la digestion, il est préférable de prendre 4 à 6 petits repas bien espacés par jour plutôt que les trois repas traditionnels, plus copieux.

Les aliments riches en glucides augmentent le taux de sérotonine, élément chimique du cerveau qui favorise la sérénité. Des études ont montré que les individus vulnérables au stress sont moins sujets à la dépression s'ils absorbent plus de glucides et moins de protéines.

Quelques conseils pour bien manger en période de stress

Aucun régime ne fait disparaître le stress. Néanmoins, on peut s'aider en améliorant son alimentation lors des périodes de tension.

- **Prendre un petit déjeuner.** Le stress est plus actif et insidieux quand on a le ventre creux.
- **Manger lentement.** On digère moins bien quand on mange vite. Ajoutée au stress, cette habitude peut rendre la digestion beaucoup plus laborieuse.
- **Ne pas adopter un nouveau régime.** En soi, changer ses habitudes alimentaires est déjà stressant.
- **Limiter caféine et alcool.** Ils troublent l'humeur et le sommeil ; en outre, l'alcool a des effets déprimants.
- **Observer ses réactions.** Éviter les aliments difficiles à digérer

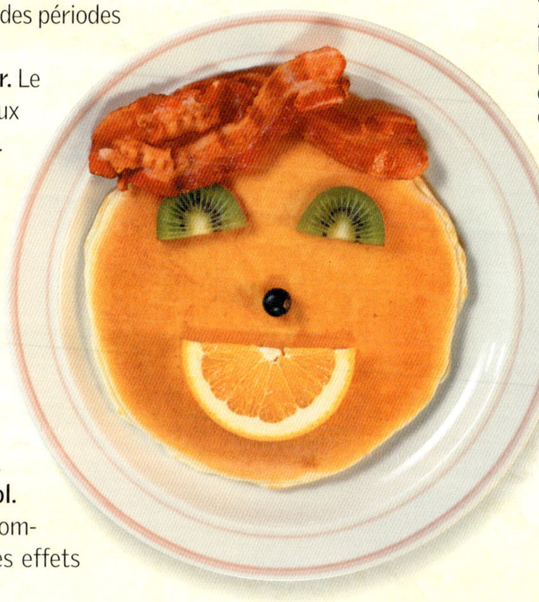

Les aliments qui réconfortent

Tout individu a des aliments favoris qui le réconfortent en période de stress. Pour les uns, ce sera le lait – réminiscence de l'enfance –, pour les autres le chocolat ou les sucreries, qui augmentent le taux de sérotonine dans le cerveau. D'aucuns auront des fringales de potage ou d'aliments faciles à manger, comme le yaourt, le fromage blanc ou la glace. C'est à chacun de trouver les aliments qui lui apportent du réconfort – sans tomber dans l'excès.

Les aliments à éviter

Comme le stress trouble la digestion, des aliments normalement bien digérés peuvent provoquer tout à coup des brûlures d'estomac ou des ennuis digestifs. Il est préférable d'éviter les aliments gras, toujours difficiles à digérer. Il en va de même des mets poivrés, pimentés ou épicés, qui peuvent être plus mal tolérés en période de stress.

On évitera les boissons caféinées : ce sont des stimulants qui peuvent augmenter l'agitation en cas de stress. On boira plutôt une tisane de tilleul ou de verveine, dont l'effet est calmant, du lait, des jus de fruits ou des sodas sans caféine.

Il est plus facile de résister aux épreuves de la vie quand on mange bien, que l'on dort bien et que l'on porte un regard positif sur l'existence.

UN PETIT TRUC

PRENDRE DES SUPPLÉMENTS

Des études ont démontré que les personnes soumises à un stress chronique souffrent souvent de carences nutritionnelles. Elles peuvent corriger la situation en prenant des suppléments de vitamines et de minéraux. Aucune pilule ne peut chasser le stress. Néanmoins, quand on mange mal durant une période difficile, il est bon de prendre des suppléments pour atténuer les effets de carences éventuelles.

8 armes contre le stress

1. Faire des repas réguliers et équilibrés ; on peut envisager plusieurs petites collations.
2. S'asseoir dans un lieu calme, les yeux fermés, quelques minutes tous les jours.
3. Faire de l'exercice régulièrement pour stimuler la production d'endorphines, les euphorisants naturels de l'organisme.
4. Écouter la musique que l'on aime : cela active la sécrétion d'endorphines.
5. Apprendre une méthode de relaxation : yoga, méditation, ou encore exercices de respiration profonde.
6. Mettre sur papier, par ordre d'importance, ce que l'on a à faire. Accomplir une chose à la fois. Reporter au lendemain ce qui n'a pas été fait.
7. Prendre un animal de compagnie, voire des poissons rouges : c'est une présence apaisante.
8. Confier ses problèmes à un parent, à un ami ou à un psychologue.

Soupe

AVANTAGES

- peut contenir beaucoup de nutriments
- économique et facile à faire

INCONVÉNIENT

- les soupes du commerce (briques, sachets...) ont souvent une teneur en sel élevée

Nourrissante, réconfortante, économique, la soupe fait partie de l'alimentation dans toutes les cultures. Elle peut même aider à perdre du poids. Comme l'a démontré une étude française, plus on mange de soupe, moins on absorbe de calories et plus on perd du poids. L'effet est encore plus marqué lorsque la soupe est une julienne de légumes, avec de petits morceaux, plutôt qu'un potage mixé. En effet, parce qu'elle occupe beaucoup de volume dans l'estomac, la soupe rassasie avec peu de calories. Cela ne signifie pas qu'un régime à base de soupe au chou soit la solution idéale pour maigrir. La soupe s'intègre dans une alimentation variée et ne constitue pas un régime miracle à elle seule.

PRÉPARER UNE SOUPE MAISON

Rien de plus simple à préparer qu'une soupe. Il suffit de hacher grossièrement des carottes, des pommes de terre ou tout autre légume et de les faire éventuellement mijoter dans un bouillon aromatisé de fines herbes. Une cuisson prolongée fait perdre des vitamines aux légumes, mais la soupe n'en conserve pas moins de précieux minéraux et des fibres. On peut, pour compenser la perte de vitamines, ajouter quelques légumes crus en fin de cuisson. Faire soi-même ses soupes permet de contrôler leur teneur en sel, ce qui est important pour rester en bonne santé. La saveur des fines herbes et des légumes frais permet facilement de limiter le sel.

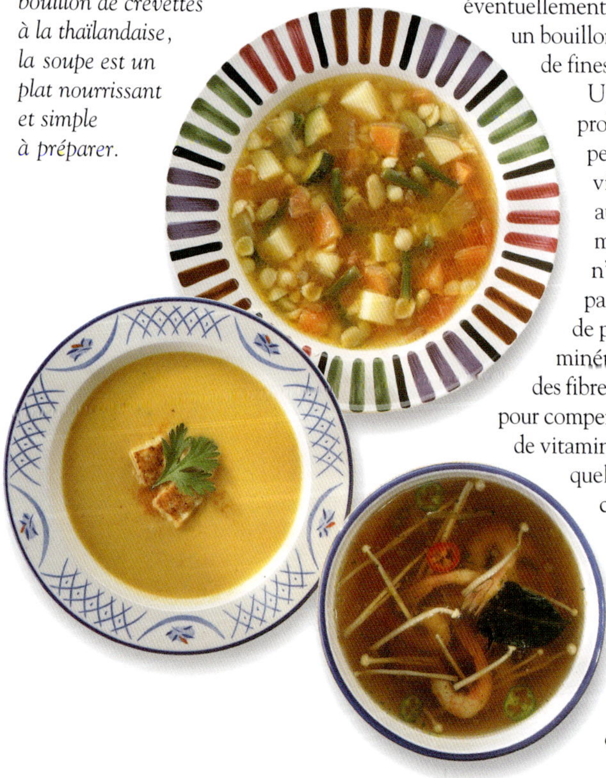

DE LA SOUPE AU MENU. *Que ce soit un minestrone de pâtes et de légumes, un velouté de carottes ou un bouillon de crevettes à la thaïlandaise, la soupe est un plat nourrissant et simple à préparer.*

Les veloutés à base de crème sont riches en graisses saturées. On peut les alléger en utilisant du lait. On peut aussi obtenir une texture crémeuse en mixant des pommes de terre ou des courgettes avec du lait et en incorporant ce mélange à la soupe.

LES SOUPES DU COMMERCE

Elles sont séduisantes, car faciles à utiliser ; leur présentation comme leur composition sont extrêmement variées. Lisez bien les indications portées sur l'emballage, car la valeur nutritionnelle peut être très différente d'une soupe à l'autre. Elles sont plus ou moins riches en graisses, en calories et en sodium, selon les marques et les variétés.

– Les soupes fraîches en bouteille sont généralement les meilleures, pour leur saveur comme pour leur apport nutritif. Elles sont élaborées à partir d'ingrédients frais, qui gardent la majorité de leurs éléments nutritifs, car elles ne subissent pas de traitement de conservation par la chaleur après cuisson : elles sont simplement mises – encore bouillantes – en récipients stériles et stockées au frais. Elles doivent être gardées entre 2 et 4 °C et consommées dans les jours qui suivent leur fabrication.

– Les soupes en brique sont stérilisées à très haute température, pendant très peu de temps. Elles sont souvent additionnées de vitamines, ce qui garantit une teneur comparable à celle des produits frais. Leurs recettes peuvent varier selon les saisons, mais elles sont en général trop salées.

– Les soupes en sachet renferment moins d'éléments nutritifs et davantage d'additifs que les soupes en brique. Outre leurs matières premières lyophilisées ou déshydratées, on y trouve souvent des épaississants, des arômes, parfois des colorants, et toujours beaucoup de sel. Elles sont presque dépourvues de vitamines, sauf celles enrichies en fin de fabrication. Certaines contiennent du glutamate de sodium, susceptible de causer des phénomènes d'intolérance chez les personnes sensibles. Elles sont à éviter en cas d'intolérance au gluten, car leurs épaississants sont souvent obtenus à partir de blé.

LES TYPES DE SOUPES

On classe les soupes en six genres différents, qui parfois se recoupent.

- **Bouillons clairs.** Bouillons et consommés s'obtiennent en filtrant le liquide de pochage, plus ou moins concentré, de légumes et de cubes de viande ou de volaille. On peut ajouter une poignée de petites pâtes, de riz ou de légumes en dés, ou les épaissir à l'œuf battu. Le consommé de bœuf, qui contient la gélatine des os, forme en refroidissant une gelée maigre et facile à digérer. Si on laisse refroidir le bouillon de viande ou de volaille, on peut aisément retirer la couche de graisse qui s'est formée en surface et, ainsi, alléger le bouillon.

- **Crèmes et veloutés.** Ces soupes à base de légumes, de volaille ou de viande sont liées à la sauce blanche, à la crème ou au jaune d'œuf. Pour réduire les graisses et les calories, on peut employer du lait écrémé ou demi-écrémé, de la crème légère, voire du yaourt maigre, à condition de ne pas le faire bouillir (il tournerait).
- **Minestrone.** Des légumes hachés grossièrement, des haricots et des pâtes courtes sont servis avec le bouillon dans lequel ils ont mijoté.
- **Potages.** Ce sont des soupes épaisses que l'on obtient en écrasant ou en mixant des légumes.
- **Soupes de poisson.** Parures de poisson et de légumes servent à faire le bouillon, auquel on ajoute, selon son goût, du poisson en morceaux, des fruits de mer ou même de la viande. La plus fameuse soupe de poisson est la bouillabaisse.
- **Soupes froides.** Les plus connues sont la vichyssoise, faite de pomme de terre et de poireau, et le gaspacho espagnol, à base de tomate, de poivron et de concombre. ❖

Sport

Voir Forme physique

Stérilité et hypofertilité

PRIVILÉGIER

- régime équilibré : beaucoup de fruits et de légumes, viande maigre, poisson, volaille, pain complet, céréales complètes, produits laitiers allégés

RÉDUIRE

- café et autres sources de caféine

ÉVITER

- alcool et tabac
- prise de poids ou amaigrissement

L'infertilité – absence de grossesse après un an d'essai – touche plus de 20 % des couples. Les scientifiques ne parviennent pas à expliquer pourquoi le taux d'infertilité a presque doublé dans les 25 dernières années, mais il ressort trois facteurs : mariage et désir d'avoir des enfants survenant après les meilleures années de fertilité, augmentation des MST (maladies sexuellement transmissibles) et baisse inexpliquée de la production de spermatozoïdes.

Contrairement à ce que l'on croit, l'infertilité est due aux hommes dans 40 % des cas, et aux femmes dans 40 % des cas. Pour les 20 % restants, soit on ne peut identifier la raison, soit les deux membres du couples sont en cause. Quoi qu'il en soit, manger sainement augmente les chances de conception et de mise au monde d'un bébé en bonne santé.

L'INFERTILITÉ FÉMININE

La cause principale est l'anovulation, qui peut être influencée par l'alimentation, des déséquilibres hormonaux et d'autres facteurs. Il faut savoir que le taux d'œstrogène dépend de la quantité de graisse corporelle. Les femmes très maigres, dont l'organisme manque de graisse de réserve – athlètes, danseuses, mannequins, anorexiques –, cessent souvent d'être réglées et d'ovuler. Les obèses, qui ont un taux anormalement élevé d'œstrogènes, peuvent aussi avoir un arrêt d'ovulation.

Conception et poids. Toute femme qui veut concevoir doit atteindre son poids idéal avant la conception. Une femme maigre à la conception risque en effet de faire de l'anémie pendant sa grossesse. Le bébé, plus petit que la normale, aura peut-être des problèmes de santé. De même, maigrir pendant la grossesse peut être dangereux pour le fœtus. Il est donc conseillé, pour une femme en surpoids, de se mettre au régime avant la conception, pour éviter hypertension et diabète gestationnel.

Nutriments essentiels. La contraception orale conduit à une infertilité temporaire jusqu'à ce que les taux d'hormones reviennent à la normale et que l'ovulation se rétablisse. Une femme qui prend la pilule depuis longtemps peut avoir perdu des réserves en acide folique (vitamine B_9, très importante pour le développement du fœtus) ; en vitamines B_6, B_{12}, C et E ; en calcium, en zinc et en d'autres minéraux. Il faut privilégier les aliments qui contiennent ces nutriments : fruits et légumes pour la vitamine C ; lait pour le calcium ; pain complet et céréales

ALIMENTATION ET CHOIX DU SEXE

La sélection préconceptuelle du sexe par le régime alimentaire nous vient d'études effectuées sur des bovins. Le régime destiné à concevoir un garçon sera pauvre en calcium, mais riche en sodium. Celui voué à donner naissance à une fille devra, au contraire, apporter beaucoup de calcium et de magnésium, mais peu de sodium et de potassium. Il est toutefois capital que la prescription de tels régimes reste un acte médical, compte tenu des contre-indications telles que l'hypertension artérielle et l'insuffisance rénale.

LE SAVIEZ-VOUS ?

LE CAFÉ PEUT DIMINUER LA FERTILITÉ CHEZ LES FEMMES

Les chercheurs de l'université Johns-Hopkins, aux États-Unis, ont constaté qu'en buvant plus de 3 tasses de café par jour une femme réduisait de 25 % ses chances de concevoir dans le mois.

enrichies, viande maigre, volaille et fruits de mer pour les vitamines du groupe B, le fer, le zinc et d'autres minéraux. Alcool et tabac diminuent la fertilité tant chez l'homme que chez la femme ; selon une étude récente, le café aurait le même effet.

L'INFERTILITÉ MASCULINE

La cause principale de l'infertilité masculine est le nombre insuffisant de spermatozoïdes. On ne sait pourquoi, mais les hommes produisent moins de spermatozoïdes qu'il y a quelques dizaines d'années, et ce à l'échelle mondiale. Serait-ce à cause des pesticides, qui ont des effets comparables à ceux des œstrogènes ? On a aussi incriminé l'élévation de la température corporelle au niveau des testicules chez les hommes portant des jeans serrés. Alcool et tabac diminuent le taux des spermatozoïdes : il faut les éviter en cas de problème de fertilité.

Zinc. Dans une étude récente, les hommes qui prenaient 1,4 mg de zinc par jour produisaient moins de spermatozoïdes et avaient un taux moins élevé de testostérone que ceux qui en prenaient 10,4 mg – l'apport nutritionnel conseillé (ANC) étant de 11 mg.

Vitamine C. Un manque de vitamine C semble aller de pair avec la tendance des spermatozoïdes à s'agglutiner, problème qui s'est corrigé après 3 semaines de suppléments de vitamine C.

Acide folique. Les scientifiques ont étudié un groupe d'hommes en bonne santé qui mangeaient peu de fruits et de légumes et qui ne prenaient pas de suppléments. Un taux trop bas d'acide folique correspondait à un faible taux de spermatozoïdes et à une moindre densité du sperme. Les meilleures sources d'acide folique sont : le foie, les légumes à feuilles vert foncé (brocoli, épinards, salade romaine, petits pois, choux de Bruxelles), le jus d'orange, les pois et les haricots secs. La vitamine B_{12} (dans les produits d'origine animale) pourrait améliorer le nombre et la motilité des spermatozoïdes. ❖

DE L'ACIDE FOLIQUE CONTRE LES ANOMALIES CONGÉNITALES

On recommande aux femmes enceintes ou désireuses de l'être de consommer beaucoup d'aliments riches en acide folique et même de prendre des suppléments avant la grossesse, afin de réduire chez leur futur enfant les risques d'une malformation du tube neural connue sous le nom de spina-bifida. Les meilleures sources d'acide folique sont le foie, les légumes à feuilles vert foncé, les légumineuses, les céréales enrichies et le jus d'orange.

Stress

Voir p. 356

Sucre

AVANTAGE

- aliment plaisir

INCONVÉNIENTS

- en grandes quantités, mène indirectement à l'obésité
- favorise les caries

Le sucre raffiné est un produit relativement nouveau dans l'alimentation humaine, car il ne s'est vraiment généralisé que depuis un peu plus de 2 siècles. On savait déjà l'extraire de la canne à sucre dès l'Antiquité, mais c'est seulement sous Napoléon Ier, quand on parvint à l'extraire de la betterave sucrière, qu'il devint réellement populaire.

Les sucres que nous consommons sont tirés de substances naturelles produites par la photosynthèse des plantes. Les nutritionnistes distinguent les sucres de constitution, qui confèrent une saveur sucrée aux fruits et à certains légumes, et le sucre ajouté aux aliments, pendant leur préparation ou à table.

La betterave et la canne à sucre sont les deux principales sources de sucre. Le sucre roux et la cassonade sont des sous-produits du raffinement. Le sucre blanc, ou saccharose, est néanmoins le sucre le plus utilisé.

VALEUR NUTRITIONNELLE

Le sucre blanc se compose presque exclusivement – à 99,9 % – de saccharose. C'est un disaccharide (sucre double) composé de deux monosaccharides : le glucose (ou dextrose) et le fructose (sucre des fruits).

En plus de leurs sucres naturels, les fruits, les légumes et les féculents apportent des vitamines, des minéraux, des fibres et d'autres phytonutriments, tous essentiels à la santé. Le sucre, lui, à part ses calories qui fournissent de l'énergie à l'organisme, ne contient aucun autre nutriment appréciable et ne fait que satisfaire l'appétence naturelle pour le sucré. On dit qu'il fournit des calories « vides ». Tous les sucres (saccharose, glucose, fructose, mais aussi maltose et lactose) ont sensiblement la même valeur énergétique, soit 4 kcal par gramme. En pratique, un sucre de 5 g apporte 20 kcal, tout comme 1 bonne cuillerée à café de sucre en poudre. Bien que la teneur calorique du sucre demeure finalement peu élevée, il entre dans la préparation d'aliments souvent riches en graisses, comme le chocolat et la pâtisserie, or celles-ci fournissent 9 kcal par gramme ; dans ce cas, l'apport calorique est à imputer au sucre, mais aussi – et surtout – aux graisses.

SUCRE ET SANTÉ

On a volontiers attribué au sucre divers maux (hyperactivité, acné, hypertension, obésité), ce que la recherche a démenti en montrant qu'il n'en était pas responsable, ou ne l'était qu'indirectement, par le biais d'une surconsommation. En revanche, le sucre reste une des causes majeures de caries, en particulier chez les enfants.

DÉCOUVERTE CLÉ

D'après les résultats d'une vaste étude, le sucre ne serait pas un facteur déterminant de diabète. Les chercheurs de Harvard ont examiné le cas de 38 000 femmes d'âge moyen en bonne santé, qui participent à l'étude *Women's Health Study* sur des professionnelles de la santé. À partir d'un questionnaire qu'elles ont rempli, les chercheurs ont additionné leur consommation totale de sucre : sucre ordinaire (saccharose), sucre naturel des fruits (fructose) et sucre du lait (lactose). Leur analyse a démontré que les femmes qui mangent le plus de sucre ne sont pas plus exposées au diabète que celles qui en mangent très peu.

On n'a pas pu prouver que le sucre avait un lien avec l'obésité et différentes enquêtes indiquent même que les personnes minces en consomment souvent plus que les autres. Mais les boissons sucrées qui renferment plus de 100 g de sucre au litre contribuent fréquemment à un excès calorique, et donc potentiellement à une prise de poids.

Aucune recherche n'a pu établir un lien entre l'absorption de saccharose et l'athérosclérose. Néanmoins, certaines personnes à risque d'hyperlipidémie voient leur taux de lipides sanguins augmenter en cas d'absorption, même modérée, de glucides, et en particulier de saccharose et de fructose, surtout en dehors des repas. Mis à part ces cas particuliers, une consommation excessive de sucre entraîne probablement une petite élévation du taux de lipides sanguins, mais qui reste dans les limites de la normale, excepté à très long terme.

On peut affirmer qu'il n'existe aucune relation de cause à effet entre la consommation de saccharose et la prévalence du diabète : les populations dont l'alimentation renferme une forte proportion de saccharose ne comportent pas plus de diabétiques que celles qui en consomment moins. Cependant, la prise excessive d'aliments ou de boissons sucrés peut révéler, aggraver ou entretenir un diabète méconnu. La diminution ou la suppression de ce type de nourriture permet souvent un retour à la normale du taux de glycémie.

LES PROBLÈMES DENTAIRES

Tous les sucres – sucre blanc, sucre roux, mais aussi miel – induisent la prolifération des bactéries qui causent la carie. Il en va d'ailleurs de même pour les féculents lorsqu'ils se décomposent dans la bouche sous l'action d'une enzyme de la salive. Ce n'est pas tant la quantité de sucre qui est à craindre que la durée de contact avec l'émail des dents. On peut donc remédier à ce problème en se brossant les dents après avoir mangé du sucré.

LES AUTRES SUCRES

Quoi qu'en disent les adeptes de l'alimentation naturelle, ni la cassonade ni le sucre roux ne sont plus nourrissants que le sucre blanc. Ils renferment, certes, du fer et d'autres minéraux (du potassium surtout), mais dans une proportion trop infime pour avoir un quelconque intérêt nutritionnel. Cependant, il faut reconnaître que leur saveur riche donne du caractère à une recette.

TROP, C'EST COMBIEN ?

Un rapport canado-américain, publié en 2002 par l'Académie nationale des sciences des États-Unis, aborde le sujet du sucre. Il conclut qu'en l'état actuel des connaissances il est impossible d'associer la consommation ou l'ajout de sucre à une augmentation des risques en termes de carie, de comportement (hyperactivité), d'incidence de cancer, de risque d'obésité ou d'hypercholestérolémie. En l'absence de niveaux plafonds, le rapport suggère de fixer à 25 % la part maximale d'énergie tirée des sucres ajoutés aux aliments, tant pour les enfants que pour les adultes. Ce pourcentage est bien supérieur à celui enregistré actuellement, qui tourne autour de 15 à 20 %.

Ces affirmations sont néanmoins contredites par un autre rapport, publié conjointement par l'Organisation mondiale de la santé (OMS) et l'Organisation des Nations unies pour l'alimentation et l'agriculture (FAO). Ce rapport avance que la consommation de sucre mène à l'obésité lorsqu'elle se substitue à celle d'autres nutriments. L'OMS précise que, si l'on ne limite pas les sucres ajoutés à 10 % de son apport calorique quotidien, on risque de développer une obésité et des problèmes de dentition. Pour des consommateurs adultes, ce pourcentage est l'équivalent de 45 à 60 g de sucre par jour.

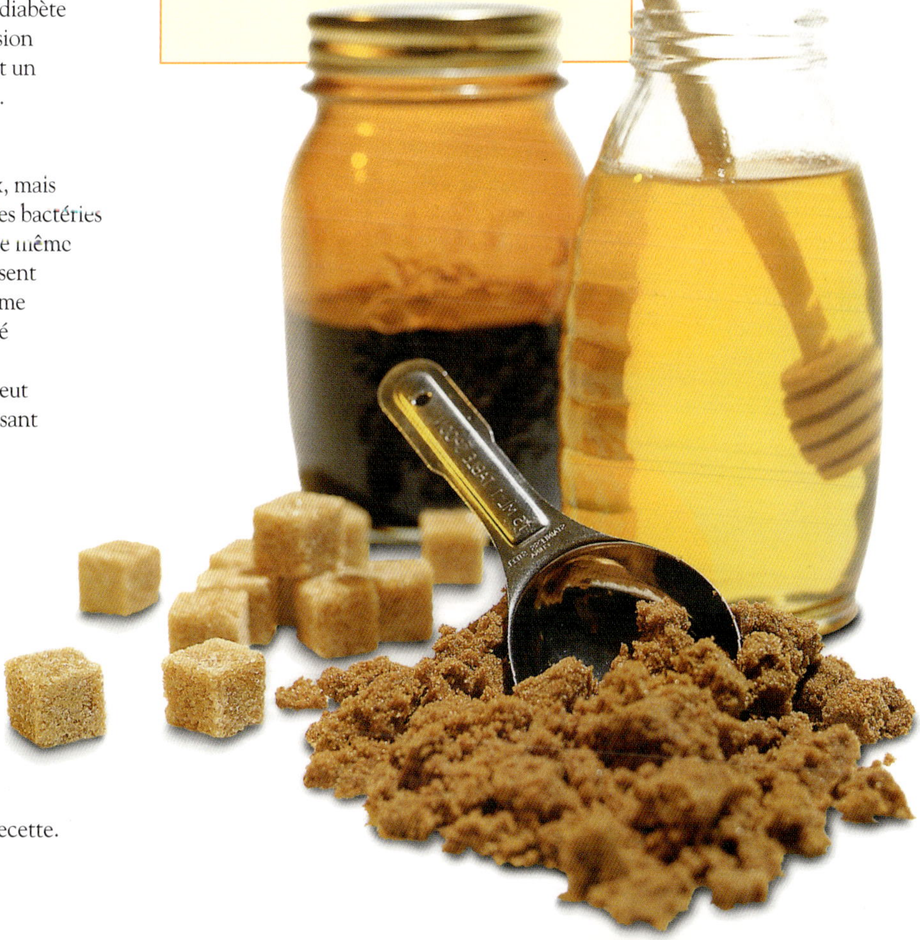

DU SUCRE SOUS DIVERSES FORMES. *Miel, cassonade, sucre roux, vergeoise, quelle qu'en soit la forme, le sucre ravit nos papilles.*

Le miel, du fait de sa teneur en eau (environ 20 %), n'apporte que 300 kcal pour 100 g. Toutefois, comme il est très dense, 1 cuillerée à café représente de 8 à 10 g, soit de 25 à 30 kcal.

Les polyols et polysaccharides – sorbitol, xylitol, maltitol, lactitol – servent d'édulcorants dans les chewing-gums, les bonbons, les yaourts et les desserts laitiers. Ils sont moins caloriques que le saccharose (en moyenne, 2,4 kcal par gramme), ne favorisent pas les caries et n'élèvent pas subitement la glycémie. Mais, pris en excès, ils causent des flatulences et de la diarrhée. On les déconseille aux jeunes enfants.

Comme les polysaccharides n'augmentent pas les concentrations d'insuline, ils conviennent davantage aux diabétiques que le sucre blanc. Une dose inférieure à 10 g n'élève pas sensiblement le taux de glucose dans le sang. ❖

Suppléments nutritionnels

Voir p. 364

Surimi

AVANTAGE

- peu calorique et peu gras

INCONVÉNIENT

- obligatoirement salé

En Asie, le surimi est consommé depuis des siècles. Il s'agit d'une préparation à base de poisson et non, comme on pourrait le croire, à base de crabe ou autre crustacé. Les filets de poisson, finement découpés, sont lavés et malaxés. On ajoute à la pâte obtenue du blanc d'œuf, de la farine, de l'huile végétale et du sel, ainsi que des arômes ou de l'extrait naturel de crabe (pour le goût) et du paprika (pour la couleur orange, caractéristique du surimi). Le mélange est cuit à la vapeur, puis mis en forme par des procédés physiques pour lui donner son aspect définitif.

Le surimi est surtout consommé en bâtonnets, mais on le trouve aussi en miettes ou en tranches fines. Modérément calorique et plutôt maigre, il fournit des protéines de bonne qualité, mais près de deux fois moins que le poisson dont il provient (en moyenne de 9 à 12 g pour 100 g, au lieu de 16 à 20 g). C'est pourquoi le surimi n'a pas vocation à remplacer le plat protéique principal : il vient plutôt renforcer l'apport protéique d'une recette ou d'un menu. À noter que sa teneur en sodium (environ 700 mg pour 100 g) le fait écarter d'un régime hyposodé. ❖

Sushi

AVANTAGES

- se compose d'ingrédients sains : algues, riz, légumes, poisson
- pauvre en graisses

INCONVÉNIENT

- les sushis de poisson cru sont à éviter chez les femmes enceintes et les personnes qui souffrent de troubles immunitaires, car ils peuvent abriter bactéries et parasites

Le sushi fait maintenant partie de nos mœurs. Il doit sa popularité non seulement à ses qualités gustatives et nutritives, mais aussi à son aspect raffiné, qui est l'aboutissement d'un art séculaire au Japon. Le mot sushi signifiait à l'origine riz vinaigré, mais il en est venu à désigner toute une variété d'aliments allant

LE VOCABULAIRE DU SUSHI

Daikon : radis blanc allongé, moins amer que le rouge.
Ebi : crevette bouillie.
Gari : gingembre mariné.
Gohan : riz bouilli.
Hashi : baguettes.
Maki/norimaki : sushi fait d'une enveloppe de nori, d'une couche de riz et d'une farce (légumes et/ou poisson).
Makisu : natte de bambou servant à enrouler le sushi.
Nigiri : poisson, fruits de mer ou œufs de poisson sur un lit de riz.
Nori : algue pressée en fines feuilles servant d'enveloppe au sushi norimaki.
Rouleau californien : avocat et œufs de poisson, crabe ou poisson enroulés dans du riz.
Sashimi : poisson cru, congelé puis tranché.
Shoyu : sauce soja.
Wasabi : raifort japonais.

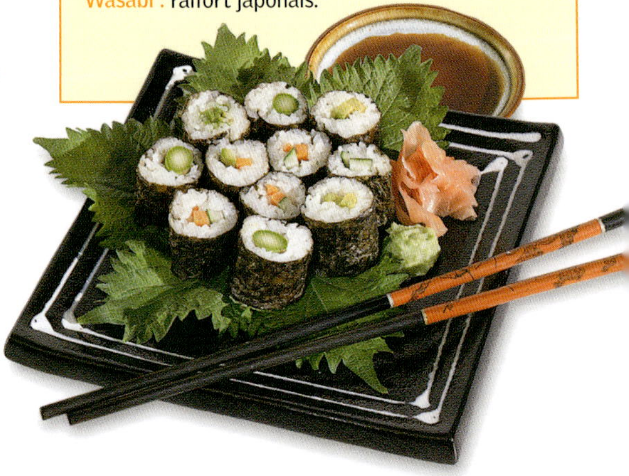

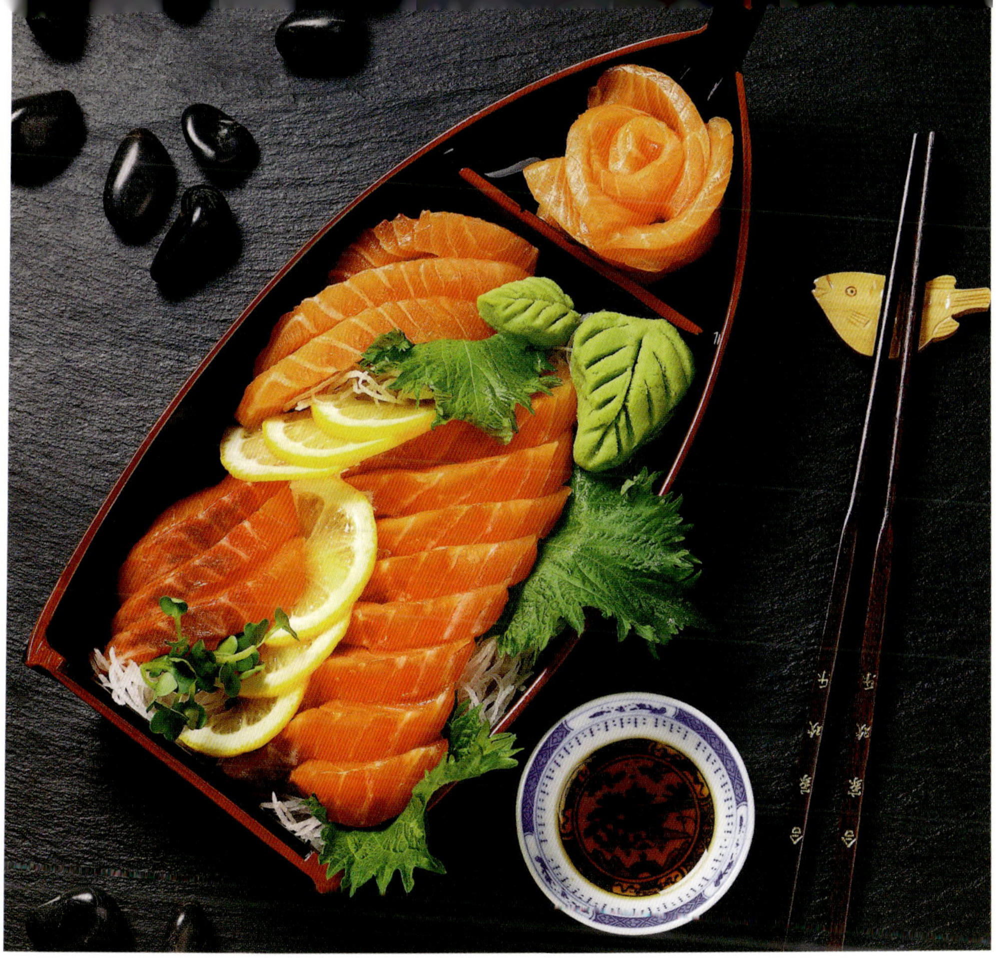

du poisson cru sur lit de riz (nigiri) aux rouleaux de riz et d'algues enfermant du poisson et/ou des légumes (maki). Ces aliments se mangent tels quels ou trempés dans du shoyu, équivalent japonais de la sauce soja.

LES BIENFAITS POUR LA SANTÉ

La préparation d'un sushi fait appel à des ingrédients comme le riz, les algues, le poisson, les légumes, qui sont pauvres en graisses et plutôt peu caloriques. Le sushi est donc apprécié par les personnes qui surveillent leur ligne ou leur taux de cholestérol. Celles qui font attention au sodium doivent néanmoins se méfier des enveloppes d'algues (nori) et du shoyu.

Parce qu'il est servi en petites portions, le sushi incite à manger plus lentement et à déguster chaque bouchée. Un repas incluant une dizaine de nigiris et de rouleaux minces n'apporte pas plus de 450 à 500 kcal. Le nigiri représente de 40 à 80 kcal, tandis que le riz et les autres garnitures fournissent environ 30 kcal. Deux petits makis équivalent à un nigiri, mais le nombre de calories des gros makis varie considérablement en fonction des ingrédients.

MISE EN GARDE

Le sushi doit être préparé avec un soin méticuleux. Bien que les chefs spécialisés dans la confection des sushis soient formés à respecter des consignes particulièrement strictes de fraîcheur et d'hygiène, le poisson cru comporte toujours des risques. Le poisson de mer comme celui d'eau douce peuvent en effet transmettre des vers parasites.

La plupart du temps, le poisson est préalablement congelé en vue de détruire ces parasites. Il faut néanmoins rester conscient des risques d'infection, car on n'a pas toujours la garantie que le poisson a bien séjourné au congélateur avant utilisation.

À cause du poisson cru, les femmes enceintes et les personnes immunodéprimées ne doivent pas manger de sushis, car ils présentent un risque d'exposition à des parasites et bactéries comme *Listeria monocytogenes*. Sinon, ces risques sont considérés comme minimes, pourvu que l'établissement respecte les règles sanitaires. On peut toujours opter pour des ingrédients cuits comme le crabe, la crevette, l'œuf, le tofu et les légumes. ❖

Système immunitaire

Voir p. 366

UN ART ANCIEN

Le sushi est né au VIIe siècle avec l'introduction de la technique du marinage, mise au point en Asie du Sud-Est. Les Japonais l'adaptèrent en pressant du poisson et du riz. Le poisson, en fermentant, entraînait la production d'acide lactique dans le riz et cet acide, à son tour, marinait le poisson. Après des siècles de raffinement, le sushi est devenu un aliment unique, aussi savoureux que sain, et sa popularité ne cesse de croître.

SUPPLÉMENTS NUTRITIONNELS

■ FAUT-IL EN PRENDRE ? ■

ATTENTION

Il faut se méfier des interactions entre médicaments et suppléments, car ils sont absorbés et métabolisés de la même façon. Par exemple, le calcium peut se fixer sur certains antibiotiques et modifier leur taux d'assimilation. Ainsi, avant de prendre tout supplément nutritionnel, il est bon de s'assurer auprès du médecin (ou du pharmacien) qu'il n'existe pas de risques d'interactions (voir Interactions : aliments-médicaments).

Les suppléments nutritionnels sont de plus en plus utilisés par les consommateurs, certains parce qu'ils estiment que leur régime alimentaire ne leur fournit pas suffisamment d'éléments nutritifs, d'autres parce qu'ils veulent prévenir ou guérir un problème de santé.

Les nutritionnistes ont toujours soutenu que l'alimentation est la meilleure source de vitamines, de minéraux, d'acides gras, d'acides aminés et de fibres et que les éléments nutritifs naturellement présents dans les aliments sont les mieux adaptés au système digestif de l'homme. Ils soulignent, par ailleurs, que les suppléments n'apportent que des nutriments isolés, sans les autres composants des aliments.

Récemment, l'accent a été mis, non pas sur les déficits éventuels à corriger, mais plutôt sur les moyens d'améliorer toujours plus l'état de santé et de prévenir les maladies : les suppléments seraient alors la solution idéale. Encore reste-t-il à prouver leurs avantages. Il faut parfois attendre plusieurs années avant que ceux-ci ne soient vraiment appréciables, ce qui rend l'observation et la mesure de leurs effets très complexes – sans compter l'hétérogénéité des personnes étudiées. Néanmoins, les recherches commencent à mettre en lumière les effets bénéfiques de certains suppléments.

Les complexes de vitamines

Les complexes de vitamines (ou multivitamines) sont les suppléments les plus courants, bien que peu d'études traitent de leurs effets. On estime cependant qu'un recours quotidien est associé à un moindre risque de maladies cardiaques et d'accident vasculaire cérébral (AVC), de certains cancers et maladies infectieuses. Des recherches récentes les font préconiser chez les femmes en âge d'avoir des enfants, les personnes qui boivent régulièrement de l'alcool, celles qui mangent peu de légumes et de fruits et les personnes âgées. Mais on n'efface pas les effets d'une mauvaise alimentation, d'une vie sédentaire, du tabagisme ou de l'obésité simplement en avalant une pilule. Les complexes de vitamines ne peuvent remplacer les aliments sains, ceux qui renferment des fibres, les phytonutriments et les acides gras essentiels. Il va de soi que, si le régime est très déséquilibré, l'effet de tels suppléments ne peut être que limité.

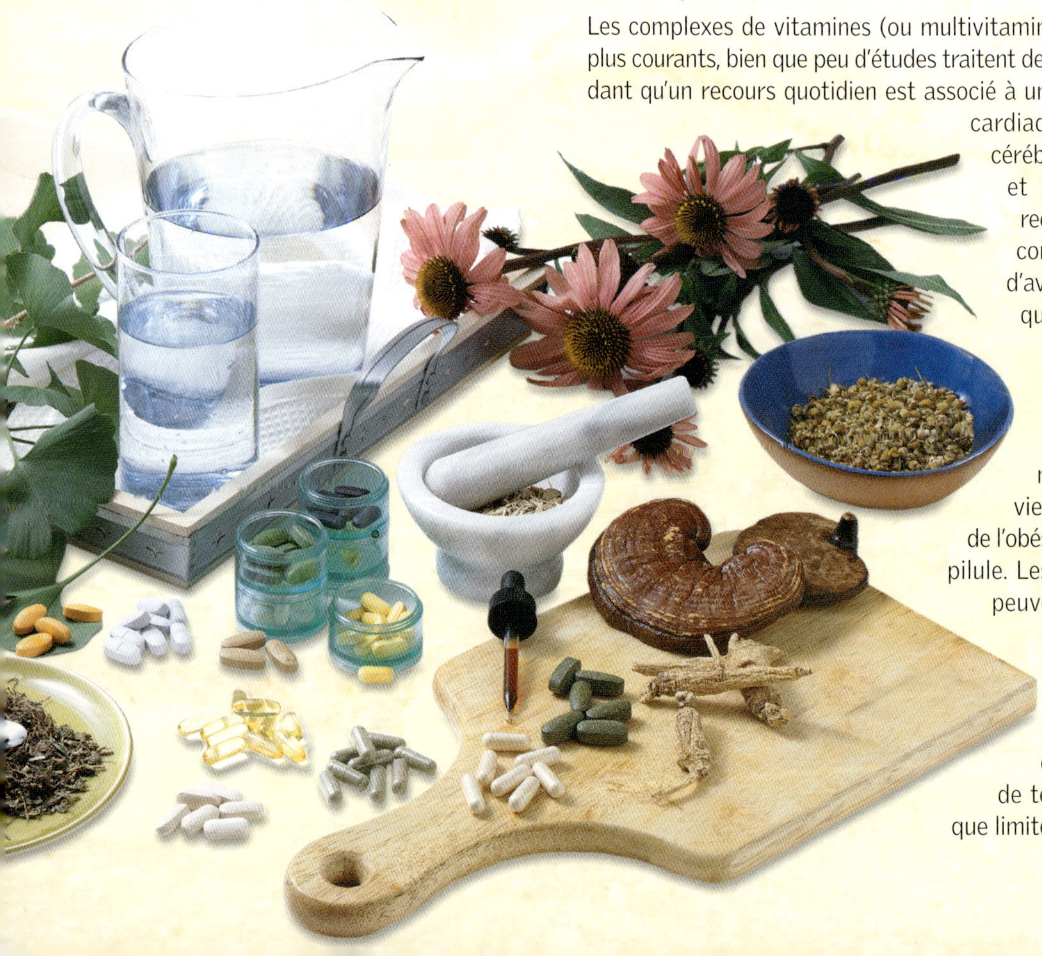

L'acide folique

Il est maintenant prouvé que l'acide folique, ou vitamine B_9, peut prévenir les anomalies congénitales du tube neural comme le spina-bifida, malformation caractérisée par le défaut de soudure du tube neural, ce qui peut entraîner la mort ou de graves lésions au niveau de la moelle épinière du bébé. La prise d'acide folique dès avant la conception, à raison de 400 µg par jour, peut prévenir la moitié de ces anomalies.

Il est à peu près avéré que l'acide folique réduit le risque cardio-vasculaire. Ceux qui ont un taux élevé d'homocystéine, un acide aminé, sont plus exposés que d'autres aux maladies cardiaques. La prise d'acide folique (400 µg par jour) contribue à faire baisser le taux d'homocystéine.

La vitamine B_{12}

Le taux sanguin de B_{12} est fréquemment trop bas chez les personnes âgées, car l'assimilation de cette vitamine se fait en présence d'acide gastrique, moins abondant avec l'âge. Or une carence en vitamine B_{12} fait monter le taux d'homocystéine, avec un risque accru de maladie cardiaque. La B_{12} en supplément peut être absorbée par l'organisme, même sans acide gastrique. Certains médecins jugent bénéfique, pour les personnes âgées, de prendre des complexes de vitamines ou des vitamines du groupe B renfermant au moins 25 µg de B_{12}.

La vitamine D

La vitamine D est tout aussi nécessaire que le calcium pour la santé des os. On l'obtient de deux sources : l'exposition au soleil et l'alimentation. Cependant, les personnes vivant sous un climat nordique ou sortant peu peuvent manquer de soleil, tandis que l'alimentation est souvent déficitaire en vitamines. En outre, avec l'âge, l'organisme est moins apte à extraire la vitamine D de la lumière solaire. Pour les plus de 70 ans qui vont peu au soleil, la prise de vitamine D est conseillée, soit sous forme médicamenteuse (et, dans ce cas, prescrite par le médecin), soit intégrée dans des complexes de vitamines (à raison de 10 à 15 µg par jour), en prévention de l'ostéoporose. La vitamine D étant liposoluble, il faut la prendre au cours du repas le plus riche en graisses de la journée pour améliorer son assimilation.

Des doses dangereuses

En France comme dans le reste de l'Europe, les autorités sanitaires ont fixé un apport maximal tolérable (AMT) pour plusieurs vitamines et minéraux. C'est la limite à partir de laquelle leur consommation pourrait avoir des effets néfastes sur la santé. Plus l'apport dépasse l'AMT, plus le risque d'effets indésirables augmente. Sont notamment concernées la vitamine A (AMT : 1 000 µg par jour, soit 3 300 UI), la vitamine D (25 µg par jour), la vitamine E (40 mg par jour), la vitamine B_3, ou niacine (33 mg par jour), la vitamine B_6 (5 mg par jour), la vitamine B_9, ou acide folique (600 µg par jour), et la vitamine C (1 000 mg par jour). Un apport excessif de vitamine A peut provoquer des troubles hépatiques sévères. Avant ou durant la grossesse, il peut entraîner des anomalies congénitales graves. L'excès de vitamine D peut créer des dépôts calcaires dans le cœur et les vaisseaux sanguins. Si l'apport excessif se prolonge, ces vitamines peuvent être fatales.

En ce qui concerne les minéraux, l'AMT du zinc a été fixé à 15 mg par jour, celui du calcium à 2 000 mg par jour, celui du fluor à 0,04 mg par kilo de poids corporel et par jour. Des doses de zinc et d'autres minéraux assez fortes pour créer une accumulation dans les tissus peuvent entraîner des nausées, de la diarrhée, voire la mort.

On se rappellera que...

- Les suppléments ne remplacent pas une bonne alimentation. Tous les jours, il faut manger des fruits, des légumes, des céréales complètes et des protéines de qualité.
- Il est toujours conseillé de choisir des complexes de vitamines dont les dosages ne dépassent pas l'AMT. En cas de doute, il faut consulter un médecin, un diététicien ou un pharmacien.
- Beaucoup de nouveaux suppléments, présentés comme « bons pour tout », sont commercialisés sans qu'une étude scientifique suffisante ait été menée. Les miracles n'existent pas dans ce domaine.
- Les personnes qui suivent un traitement contre le cancer ne doivent pas prendre de suppléments vitaminiques sans en parler à leur médecin. Dans certains cas, ceux-ci peuvent être contre-indiqués.

SYSTÈME IMMUNITAIRE

VOTRE ARME SECRÈTE

LE SAVIEZ-VOUS ?

UN BON SYSTÈME IMMUNITAIRE N'EST PAS UNE ARME ABSOLUE

Un bon régime alimentaire est essentiel à l'intégrité du système immunitaire et de tout l'organisme, mais aucun aliment, aucune vitamine, aucun minéral ne peut offrir une protection sans faille contre les virus. Constitués d'une seule chaîne génétique, les virus sont d'une telle simplicité que l'on hésite à les considérer comme des êtres vivants. Pourtant, ils peuvent déclencher des maladies comme la grippe ou la varicelle, qui perturbent le fonctionnement génétique des cellules. Ils commandent alors à ces cellules de produire d'autres virus, qui envahissent les organes vitaux. Le mieux est d'agir préventivement contre ces virus, par des mesures efficaces (notamment la vaccination).

Le système immunitaire protège le corps contre les micro-organismes, les cellules anormales et les produits chimiques. Son armée se compose de macrophages et de lymphocytes B et T. Les bactéries, les virus et les champignons responsables d'infections constituent les ennemis externes et les cellules anormales ou cancéreuses, les ennemis internes. Ce système complexe surveille aussi la réparation des tissus lésés par une blessure ou une maladie.

Il arrive que le système immunitaire prenne pour un ennemi une substance étrangère inoffensive et provoque des réactions allergiques : urticaire, rhume des foins, asthme. Plus rarement, interprétant mal un signal interne, il peut attaquer des tissus normaux et causer des maladies auto-immunes : diabète de type 1, polyarthrite rhumatoïde, lupus érythémateux.

Le trait le plus remarquable du système immunitaire est sa capacité à mémoriser des substances ou des micro-organismes étrangers. En présence d'un micro-organisme envahissant, comme un virus, il crée un anticorps qui le reconnaît et qui lance la défense à la première confrontation. Ce mécanisme, appelé immunité acquise, explique l'efficacité des vaccins.

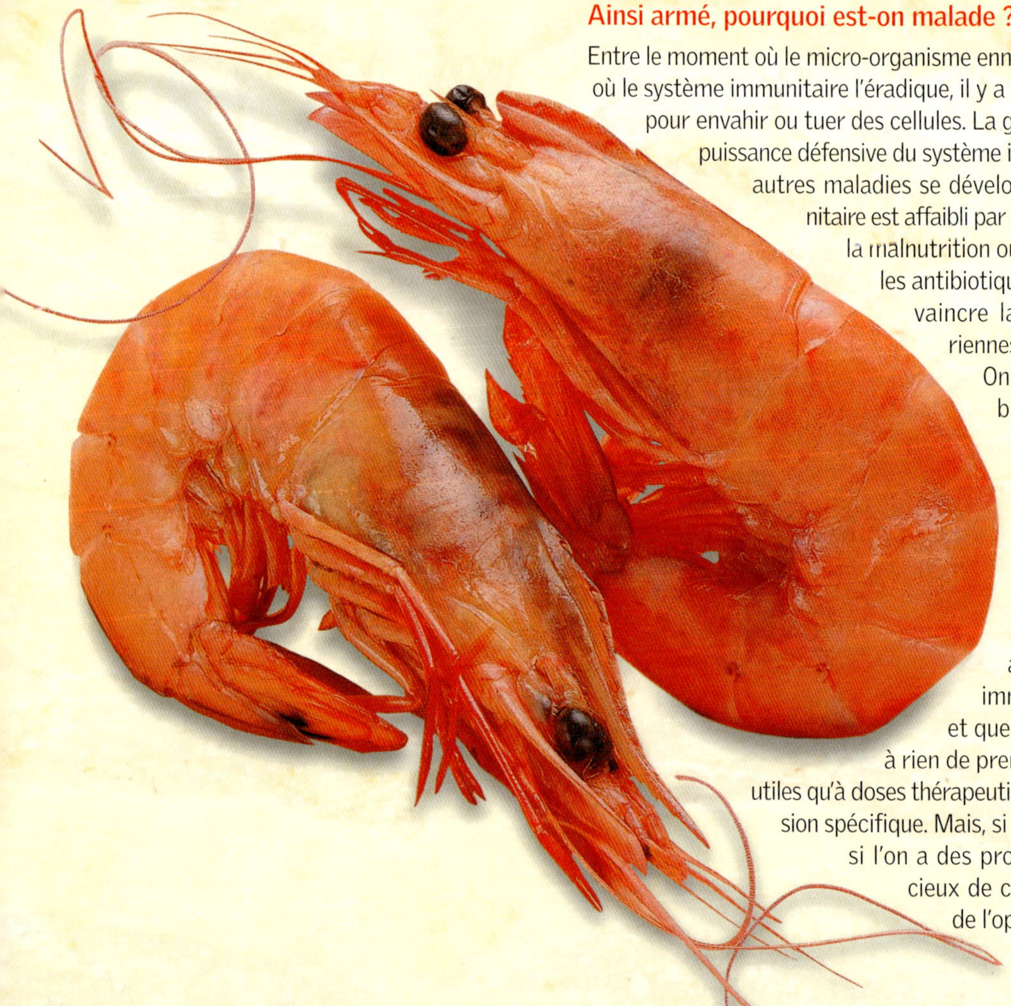

Ainsi armé, pourquoi est-on malade ?

Entre le moment où le micro-organisme ennemi pénètre dans le corps et celui où le système immunitaire l'éradique, il y a un hiatus dont profite l'attaquant pour envahir ou tuer des cellules. La gravité de la maladie dépend de la puissance défensive du système immunitaire. Infections, cancers et autres maladies se développent lorsque le système immunitaire est affaibli par des virus ou des micro organismes, la malnutrition ou le vieillissement. Heureusement, les antibiotiques et les sulfamides réussissent à vaincre la plupart des infections bactériennes et les antivirus font des progrès. On peut aussi volontairement affaiblir l'immunité d'un patient pour traiter une maladie auto-immune ou prévenir le rejet d'une transplantation.

L'influence de l'alimentation

Un régime équilibré doit comporter assez de nutriments pour assurer l'efficacité du système immunitaire. Quand on mange bien et que l'on est en bonne santé, il ne sert à rien de prendre des suppléments. Ils ne sont utiles qu'à doses thérapeutiques, pour lutter contre une agression spécifique. Mais, si l'on sait que l'on se nourrit mal ou si l'on a des problèmes de santé, il semble judicieux de consulter son médecin, qui jugera de l'opportunité d'une supplémentation.

Les protéines sont essentielles au bon fonctionnement du système immunitaire. Leurs acides aminés servent à produire des anticorps et d'autres composés immuns qui attaquent les envahisseurs et préviennent l'infection. Notre alimentation renferme en général assez de protéines.

Les acides gras oméga-3 et oméga-6 stimulent l'immunité. Les acides gras oméga-3 sont d'une grande utilité pour maîtriser l'inflammation et les effets nocifs de la polyarthrite rhumatoïde et d'autres maladies auto-immunes. Selon les recherches récentes, les acides gras oméga-3 aident à réduire l'inflammation aiguë qui accompagne la réponse immunitaire. Ils stimulent les éléments du système immunitaire qui ont pour fonction de réguler les cellules d'attaque et de les amener à cesser leur activité dès qu'elles ont fait leur travail.

La vitamine E dynamise les lymphocytes T. Présente dans les huiles végétales, les amandes, les noix, les céréales complètes et les avocats, elle stimule l'action des lymphocytes T et la production d'anticorps.

La vitamine C pour fortifier. Elle contribue à la production et à l'entretien des muqueuses et du collagène, renforce les parois des vaisseaux sanguins et stimulerait l'action des cellules immunes. Les suppléments de vitamine C peuvent écourter les rhumes. Les poivrons rouges, les agrumes, les kiwis et les fraises sont d'excellentes sources de vitamine C.

La vitamine A : un rôle clé. Présente dans le foie, le poisson, le lait entier, le beurre, le fromage et les œufs, elle réduit l'incidence et la gravité des maladies infectieuses en entretenant l'intégrité des muqueuses, en stimulant la production d'anticorps et en favorisant la multiplication des globules blancs. Le bêta-carotène est un précurseur de la vitamine A.

Le zinc est un oligoélément qui, entre autres fonctions, favorise l'immunité. On associe une carence en zinc à une cicatrisation ralentie. Les meilleures sources de zinc sont des aliments d'origine animale : fruits de mer (huîtres surtout), viande, volaille et foie, mais aussi œufs, lait, haricots et fruits secs oléagineux, céréales complètes. Des suppléments de zinc pris en trop grande quantité peuvent, en revanche, inhiber le système immunitaire.

Le sélénium est un oligoélément essentiel au système immunitaire. En voici les meilleures sources : noix du Brésil, fruits de mer, viande et poisson, pain complet, son de blé, germe de blé, avoine et riz brun.

Le fer est d'une nécessité absolue. Il favorise la production de lymphocytes B et T et l'oxygénation des cellules, procédé qui leur permet de bien fonctionner et de résister à la maladie. Viande rouge, foie, boudin, œufs, céréales complètes et légumineuses en sont les meilleures sources.

Des antioxydants contre les radicaux libres. La recherche tendrait à prouver que les propriétés antioxydantes des caroténoïdes, comme le lycopène des tomates et le bêta-carotène des aliments végétaux orange, rouges et jaunes ainsi que des légumes vert foncé, peuvent protéger les cellules immunes contre les radicaux libres, molécules nocives susceptibles de les attaquer et d'endommager l'ADN.

Il n'existe pas de régime miracle pour le système immunitaire

Des charlatans font valoir la complexité du système immunitaire pour proposer des méthodes qui décupleraient son action. Ils préconisent ainsi un « nettoyage » de l'organisme, puis des doses intensives de vitamines, de minéraux et d'acides aminés pour restaurer son immunité. Rien ne prouve l'efficacité de ces méthodes ; qui plus est, prendre des suppléments à fortes doses peut être dangereux.

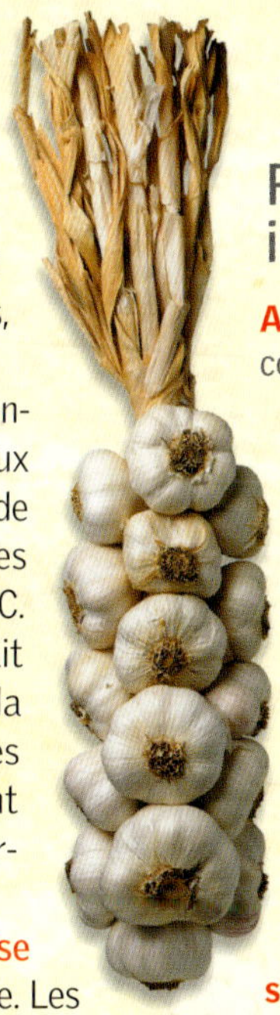

Renforcer le système immunitaire

Ail et oignon. Leurs puissants composés soufrés stimulent les macrophages et les lymphocytes T, et peuvent intercepter les enzymes qui permettent aux organismes pathogènes d'envahir les tissus sains.

Selon différentes études, **faire de l'exercice, même modérément,** peut améliorer le fonctionnement immunitaire, surtout chez les personnes qui étaient jusque-là sédentaires.

Certaines recherches indiqueraient que les **champignons shiitakes** favorisent l'immunité, ce qui reste à étayer.

Les probiotiques, bactéries bienfaisantes que l'on trouve dans certains produits laitiers fermentés comme le **yaourt et le kéfir,** pourraient favoriser la réponse immunitaire aux virus.

Myrtilles, mûres et raisin renferment des anthocyanes, puissants antioxydants qui ont la propriété de stimuler fortement le système immunitaire.

Certaines **protéines du lactosérum,** spécifiquement traitées pour fournir une forte dose d'un acide aminé appelé cystéine, renforcent la fonction immunitaire. La cystéine permet à l'organisme de synthétiser le glutathion, un élément clé du système immunitaire.

L'EGCG (ou épigallo-catéchine-3 gallate), une catéchine antioxydante présente dans le thé vert, a la faculté d'inhiber la croissance des cellules cancéreuses et de neutraliser les dangereux radicaux libres.

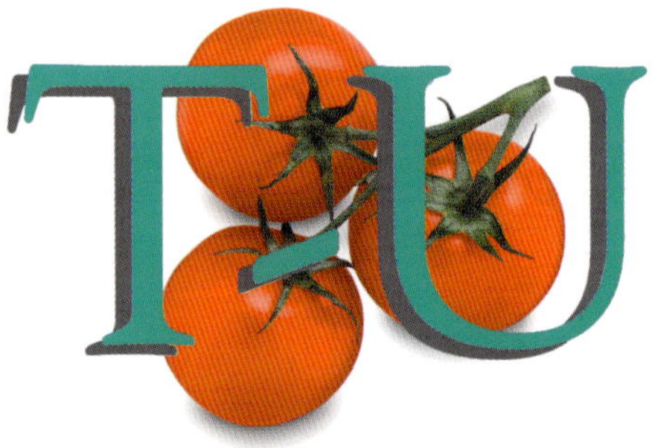

Thé

LE THÉ : UN AGENT ANTI-INFECTIEUX ?

Un rapport de recherche présenté devant l'Académie nationale des sciences des États-Unis montre que le thé renferme un élément qui multiplie par cinq les défenses naturelles de l'organisme. Les chercheurs disent avoir isolé du thé noir ordinaire une substance qu'ils ont appelée L-théanine, présente aussi dans le thé vert et le thé oolong. Elle se transforme dans le foie en éthylamine, molécule qui active le lymphocyte T gamma-delta. Ce lymphocyte forme une défense de premier ordre contre de nombreux types d'infections bactériennes, virales et parasitaires et aurait peut-être aussi une fonction antitumorale. Les lymphocytes T président à la sécrétion d'interféron, qui joue un rôle déterminant dans le mécanisme de défense de l'organisme.

AVANTAGES

- stimulant, rafraîchissant et très peu calorique s'il est bu nature
- renferme des antioxydants et des bioflavonoïdes qui peuvent diminuer le risque de cancer et de maladie cardio-vasculaire
- renferme du tanin pouvant protéger contre la carie

INCONVÉNIENTS

- le tanin du thé nuit à l'absorption du calcium si on en boit au repas
- effet diurétique qui stimule la miction
- peut causer de l'insomnie

Le thé est la boisson non alcoolisée la plus répandue dans le monde. L'Inde, le Sri Lanka, la Chine, le Japon, Taïwan et l'Indonésie en sont les grands producteurs. Le thé est un arbrisseau à fleurs blanches de la famille des camélias. Comme pour le café, les variétés supérieures poussent en altitude, et les feuilles les plus prisées sont cueillies sur de jeunes tiges avant de s'être déroulées. Ces feuilles contiennent les plus grandes concentrations de phénols, d'enzymes et de caféine (appelée aussi théine quand elle provient du thé).

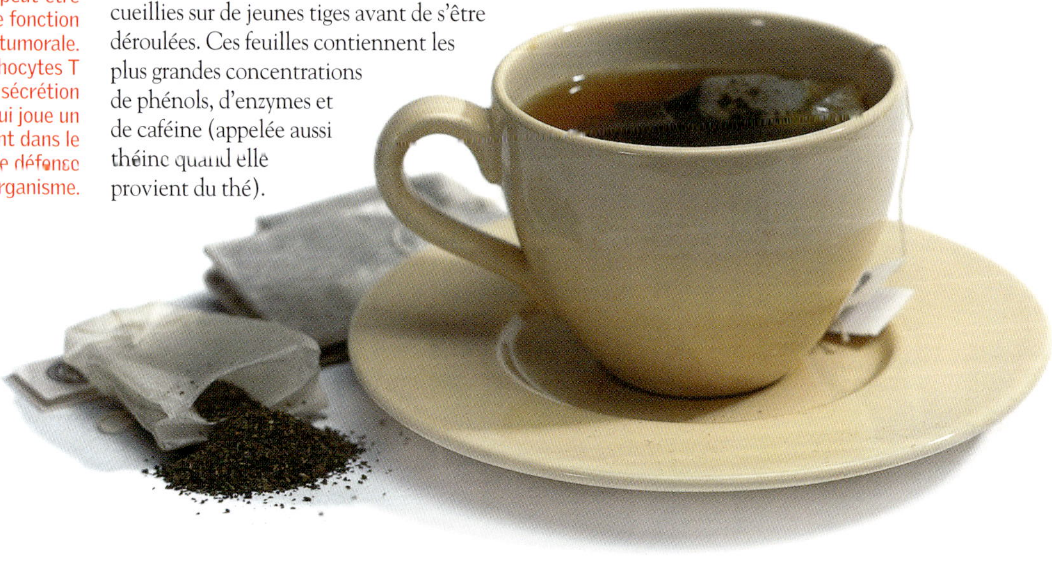

De récentes études laissent entendre que le thé est non seulement stimulant et réconfortant, mais qu'il présenterait des avantages pour la santé.

UNE BOISSON ANTIOXYDANTE

Parmi les centaines de composantes du thé, les plus caractéristiques sont les flavonoïdes, de puissants antioxydants. Une sous-classe en particulier, les catéchines, lui confère son goût spécifique et ses effets salutaires.

La présence plus ou moins concentrée de catéchines dans le produit final dépend de la façon dont les feuilles de thé sont traitées. Pour le thé noir, on écrase les feuilles sèches afin de libérer des enzymes qui réagissent en quelques heures avec les catéchines en modifiant la couleur et la saveur du thé. Ce processus porte souvent le nom de fermentation. Le thé oolong n'est que partiellement fermenté. Pour le thé vert, au lieu de faire fermenter les feuilles, on les expose à la vapeur afin de stopper l'activité des enzymes. C'est le thé vert qui renferme la plus grande concentration de catéchines, mais le thé noir en est aussi une bonne source.

Une équipe de chercheurs de l'université de Tufts, à Boston, a mis au point l'indice ORAC (*Oxygen Radical Absorbance Capacity*) pour mesurer et comparer la capacité d'absorption des radicaux libres des fruits et des légumes. En comparant l'ORAC du thé à celui de 22 fruits et légumes, malgré quelques variantes selon le type de thé, on a constaté que le thé vert et le thé noir, infusés pendant cinq minutes, surpassaient les fruits et les légumes les mieux cotés. Sans prétendre remplacer ceux-ci par le thé, il y a lieu d'insister sur les effets bénéfiques d'une consommation quotidienne de thé.

LE SAVIEZ-VOUS ?

LE THÉ VERT FAIT BAISSER LE TAUX DE CHOLESTÉROL

On a découvert que les personnes qui boivent au moins 5 tasses de thé vert par jour ont des chances d'abaisser leur niveau de cholestérol.

Une tasse de thé fournit à peine 2 kcal et, à part le thé vert, ni vitamines ni minéraux en quantités appréciables, si ce n'est du fluor. Le thé vert renferme un peu de vitamine K, indispensable à la coagulation du sang.

LES AVANTAGES POUR LA SANTÉ

Il existe de nombreuses études concernant les bienfaits du thé sur la santé.

Maladies cardiaques. Les antioxydants expliqueraient pourquoi les grands buveurs de thé sont moins sujets que la moyenne au décès par maladie cardio-vasculaire. Les antioxydants empêchent en effet le cholestérol de s'oxyder et, par le fait même, d'adhérer aux parois des artères.

Accidents vasculaires cérébraux. Une étude a rapporté une diminution de 70 % du risque d'accident vasculaire cérébral (AVC) chez les hommes qui buvaient 5 tasses et plus de thé noir par jour ; d'autres études ont montré que le risque de crise cardiaque était réduit d'au moins 40 % chez les hommes et les femmes qui consomment une tasse de thé par jour et plus. Les flavonoïdes pourraient protéger contre les AVC de deux façons : en réduisant la capacité des plaquettes à former des caillots, souvent à l'origine des accidents vasculaires cérébraux ; et en enrayant les dommages causés aux artères par les radicaux libres, des molécules instables qui se forment sans cesse dans l'organisme et dont l'accumulation est nocive.

Cancer. Plusieurs études ont démontré que le thé protège contre certains cancers. Une catéchine, l'EGCG (épigallo-catéchine-3 gallate), serait à l'origine de ces vertus. Elle protège en effet contre les mutations de l'ADN. Il se pourrait aussi qu'elle fasse échec à une enzyme dont les cellules cancéreuses ont besoin pour se reproduire.

Autres avantages. Il semble qu'en enrayant la prolifération de bactéries nocives les flavonoïdes du thé puissent aider à prévenir les infections. Les théophyllines naturelles du thé dilatent les voies respiratoires et sont utiles pour soulager l'asthme et les difficultés respiratoires. Des théophyllines entrent même dans la composition des médicaments traitant l'asthme et l'insuffisance pulmonaire. Les tanins, présents aussi bien dans le thé que dans le vin, ont pour caractéristique de resserrer les protéines de surface des muqueuses et des tissus tapissant la cavité buccale. Cela explique la sensation d'astringence que donne le thé, ainsi que l'impression que cette boisson « a du corps ». Les tanins se lient aussi à la bactérie qui cause la plaque dentaire, la rendant inefficace. Cette action catalysante explique l'utilité du thé en cas de diarrhée. Le fluor, notamment dans le thé vert, protège contre la carie.

LES AUTRES EFFETS

À poids égal, les feuilles de thé renferment autant de caféine que les fèves de café. Mais on en utilise de moindres quantités pour confectionner la boisson. Au final, le thé est une boisson à peu près deux fois moins riche en caféine que le café. Tout dépend ensuite des quantités absorbées ! Une tasse de 15 cl de thé, qu'il soit noir ou vert, renferme de 20 à 45 mg de caféine. Mais une tasse à thé peut avoir une contenance supérieure, et dépasser 20 ou 25 cl. Chez certaines personnes, le thé déclenche des maux de tête, chez d'autres, il les soulage si on l'associe à un analgésique comme l'aspirine. Autre composante du thé, la théobromine produit les mêmes effets que la caféine, quoique atténués.

Si le thé est bu au repas, ses tanins peuvent freiner de 80 % l'absorption du fer. Les végétariens sont particulièrement exposés à ce risque. Toute personne menacée d'anémie devrait donc éviter de boire du thé durant les repas. Quelques gouttes de citron ou un nuage de lait dans le thé lient les tanins et diminuent leur effet nocif sur l'absorption du fer. Entre les repas, le thé n'a pas cet effet nocif, mais il faut éviter d'en donner aux enfants. Enfin, les tanins noircissent les dents de façon durable.

Le thé, en raison de la présence de caféine, produit un effet diurétique qui augmente la production d'urine par les reins. Une consommation excessive de thé peut provoquer une élimination urinaire importante de potassium, rompre l'équilibre des liquides et des électrolytes dans l'organisme et causer de la fatigue ou des troubles musculaires. ❖

REMÈDE AU CANCER ?

En laboratoire, les catéchines du thé empêchent la prolifération du cancer. Des études effectuées sur les animaux ont eu les mêmes effets. Mais rien n'est prouvé chez l'homme. Des études indiquent que les populations qui consomment beaucoup de thé enregistrent moins de cancers du sein, de la peau, de l'estomac et du côlon. D'autres études, néanmoins, n'ont pas été en mesure d'établir le lien. Les recherches se poursuivent, notamment sur des suppléments de thé vert en application topique pour ralentir ou prévenir un cancer de la peau.

En Arizona, des chercheurs ont étudié l'effet du thé vert décaféiné sur de gros fumeurs à qui ils en ont fait boire 4 tasses par jour pendant 4 mois. Les tests ont montré une diminution de 30 % concernant les dommages à l'ADN (précurseurs de cancer) ; on n'a pas constaté d'effet chez le groupe témoin qui buvait soit du thé noir décaféiné, soit de l'eau.

À Rochester, des scientifiques ont découvert que deux des flavonoïdes du thé, l'EGCG et l'EGC, bloquaient une molécule appelée récepteur AhR (récepteur aryl hydrocarbure). La fumée du tabac agit sur cette molécule de manière à déclencher une activité génétique potentiellement cancérogène. En bloquant les récepteurs AhR, le thé vert pourrait prévenir les cancers liés au tabac.

Tisane

AVANTAGES

- sans calories si elle est prise nature
- sans caféine, donc non excitante
- certaines tisanes ont des vertus médicinales

INCONVÉNIENT

- à trop forte dose, peut avoir des effets indésirables, voire dangereux

Bien des plantes font de délicieuses infusions, ou tisanes. En général exemptes de caféine, elles sont un bon choix pour ceux qui veulent éviter les stimulants. Certaines infusions favorisent la digestion et d'autres, la détente et le sommeil.

Le choix d'une tisane a son importance. L'usage des plantes en tisane peut présenter des risques : c'est le cas, par exemple, de la noix muscade. Inoffensive si on la saupoudre sur les aliments, elle peut, en infusion concentrée, avoir de graves effets allant jusqu'aux hallucinations. Quant à l'origan et ses proches parentes, comme la marjolaine, ils ont un effet stimulant et favorisent l'insomnie.

Les données scientifiques sont encore trop fragmentaires pour garantir l'innocuité des tisanes pour les femmes enceintes ou qui allaitent. Les seules infusions apparemment inoffensives seraient le gingembre, le tilleul, la mélisse, l'églantier et la fleur d'oranger, en consommation modérée. Une femme enceinte devrait interroger son médecin à ce sujet.

Les tisanes sont utilisées depuis toujours pour leurs vertus médicinales, et certaines d'entre elles ont été étudiées selon les méthodes scientifiques d'aujourd'hui. Les plantes qui les composent renferment des principes actifs (notamment des huiles essentielles, des hétérosides, des alcaloïdes) dont certains peuvent être dangereux s'ils sont absorbés à forte dose. Il ne faut donc pas abuser des tisanes ; dans ce domaine comme ailleurs, la modération est de mise.

Les tisanes les plus courantes sont les suivantes.

Camomille. Légèrement sédative, la camomille facilite la digestion et calme les douleurs menstruelles. Des résidus de pollen peuvent entraîner des symptômes d'allergie comme l'urticaire chez les personnes sensibles à l'ambroisie.

Églantier. La tisane d'églantier est une bonne source de vitamine C.

Fenouil. La tisane de fenouil, au parfum de réglisse, calme les maux d'estomac et facilite la digestion.

Framboisier. Les herboristes recommandent d'en faire infuser les feuilles pour contrer les douleurs menstruelles.

Lavande. Une infusion de fleurs de lavande séchées aurait des vertus sédatives et cholagogues (facilitation de l'évacuation de la bile vers l'intestin).

Mélisse. Cette tisane au goût de menthe peut calmer les nerfs et faciliter le sommeil.

Menthe poivrée. Cette infusion rafraîchissante stimule la digestion. En revanche, elle est à éviter si l'on souffre d'une hernie hiatale, car elle favorise le reflux des sucs gastriques vers l'œsophage.

Oranger. L'infusion de fleurs d'oranger est indiquée dans les cas d'insomnie et de nervosité de l'adulte et de l'enfant.

Pissenlit. Outre son efficacité diurétique, la tisane de pissenlit a un effet cholagogue.

Romarin. Bien qu'elle soit recommandée en cas de gaz et de colique, il ne faut pas boire plus de 2 ou 3 tasses par jour d'infusion de romarin, par crainte d'irriter l'estomac.

Sureau. L'infusion de fleurs de sureau est indiquée en cas de refroidissement ou d'état grippal. C'est aussi un stimulant léger.

Thym. On le recommande en cas de problèmes gastro-intestinaux et pour soulager les toux légères.

Tilleul. L'infusion est appréciée pour ses propriétés relaxantes. Elle aide à soulager la tension nerveuse et à trouver le sommeil.

Verveine. Elle est utilisée dans les troubles légers du sommeil, la nervosité et les digestions difficiles.

LES TISANES INSTANTANÉES

Ces boissons instantanées sont des infusions concentrées dont l'eau a été évaporée, pour ne garder que la poudre. On les reconstitue en y ajoutant de l'eau. Elles sont souvent riches en sucre et parfois additionnées d'arômes. ❖

Thyroïde (maladies de la)

PRIVILÉGIER

- fruits de mer, légumes à feuilles vert foncé, produits laitiers pour l'iode

RÉDUIRE

- alcool et caféine en cas d'hyperthyroïdie
- légumes crus de la famille du chou dans les cas d'hypothyroïdie

ÉVITER

- tabac
- suppléments d'algues à hautes doses

La thyroïde est une glande en forme de papillon qui se trouve en avant de la trachée et juste au-dessous du larynx (pomme d'Adam). Elle produit deux hormones qui influent sur presque toutes les fonctions du corps : la triiodothyronine (T_3) et la thyroxine (T_4). Ces hormones régulent le métabolisme, le développement physique et mental, les fonctions nerveuses et musculaires, la circulation sanguine. Les hormones thyroïdiennes ont aussi un effet sur les actions d'autres hormones : par exemple, elles intensifient l'action de l'insuline et la réponse de l'organisme aux hormones surrénales (catécholamines), importantes pour réagir au stress.

À l'inverse d'autres glandes qui fabriquent des hormones, la thyroïde a besoin d'un nutriment spécifique – l'iode – pour produire ses hormones. Trop peu ou trop d'iode peuvent entraîner une dysfonction thyroïdienne. Le goitre, un gonflement de la thyroïde dans le bas du cou, signale habituellement une maladie de la glande. Le goitre est courant dans les régions où l'agriculture se fait dans un sol pauvre en iode : le goitre signale alors un manque d'iode. Mais il est aussi courant chez les Japonais, qui mangent de très grandes quantités d'algues très riches en iode.

Les personnes qui manquent d'iode semblent être plus sensibles aux effets toxiques de l'iode radioactif, contaminant libéré dans l'atmosphère lors d'accidents nucléaires. C'est pourquoi on distribue des comprimés d'iodure de potassium lors des accidents nucléaires. L'iode sature la thyroïde, l'empêchant de fixer l'iode radioactif.

Les carences en iode sont courantes dans les pays en développement. Elles sont moins fréquentes chez nous, mais arrivent encore, malgré la mise à disposition de sel iodé sur le marché. L'eau de mer étant très riche en iode, les récoltes côtières en contiennent. Les carences se produisent davantage dans les régions montagneuses ou à l'intérieur des terres.

Les maladies de la thyroïde touchent un peu plus souvent les femmes que les hommes. Le crétinisme, type de retard mental et de retard du développement, est une maladie congénitale causée par un manque d'iode chez la mère durant la grossesse. Cette déficience est encore très fréquente dans certaines parties de la Chine, mais elle est très rare dans les pays industrialisés, où les carences peuvent être diagnostiquées et traitées dès la naissance.

Les causes habituelles de troubles thyroïdiens sont : l'infection, une maladie auto-immune, un déséquilibre hormonal, une tumeur, l'exposition à des concentrations élevées de rayons ionisants, des problèmes héréditaires ou congénitaux.

L'HYPERTHYROÏDIE

Les personnes qui font de l'hyperthyroïdie, ou maladie de Basedow (connue aussi sous le nom de maladie de Graves), ont tendance à être nerveuses et agitées. Leur métabolisme s'accélère et les symptômes caractéristiques sont : faim inhabituelle, perte de poids, faiblesse musculaire, tachycardie. Elles ne supportent pas la chaleur et transpirent beaucoup. Qu'il présente ou non un goitre, le sujet hyperthyroïdien a les yeux exorbités.

Le traitement cherche à éliminer la cause de l'hyperthyroïdie et implique une réduction de la production hormonale par l'administration d'iode radioactif ou d'antithyroïdiens, ou par l'ablation de tout ou partie de la glande thyroïde.

L'HYPOTHYROÏDIE

L'hypothyroïdie ralentit le métabolisme, entraînant gain de poids et léthargie. Il est difficile d'identifier correctement les premiers symptômes : fatigue progressive, somnolence et faiblesse musculaire. Les sujets se plaignent de problèmes de mémoire et de concentration. Ils ont froid, même quand il fait chaud ; leur peau devient sèche et ils perdent leurs cheveux. Les ongles poussent lentement et deviennent cassants. Comme le métabolisme ralentit, un gain de poids est courant, même si la personne mange peu. Les cycles menstruels des femmes deviennent irréguliers ; la constipation est un autre problème courant. En outre, il existe souvent une hypercholestérolémie.

L'hypothyroïdie est fréquemment causée par une inflammation chronique due à une maladie auto-immune. Le traitement à base de comprimés de thyroxine, pour remplacer les hormones manquantes, doit être suivi à vie.

LES APPROCHES NUTRITIONNELLES

L'apport nutritionnel conseillé (ANC) en iode est de 150 µg par jour pour les adolescents et les adultes. Pour les femmes enceintes et celles qui allaitent, il est de 200 µg par jour. Le sel iodé, qui est enrichi à raison de 17,5 µg d'iode par gramme, ne permet de couvrir qu'une faible fraction du besoin : si on en utilise 3 à 4 g par jour, cela ne représente que de 50 à 70 µg d'iode. Même les personnes qui suivent un régime sans sel peuvent absorber suffisamment d'iode grâce à la consommation régulière de fruits de mer, de poisson de mer, de produits laitiers et de légumes verts. Certains légumes (chou, brocoli et autres crucifères) contiennent des substances connues sous le nom de goitrogènes, qui bloquent les effets des hormones thyroïdiennes et peuvent entraîner un goitre en cas de consommation importante. Faire cuire ces légumes neutralise un peu ces substances.

En cas de trouble thyroïdien, utilisez du sel iodé et mangez beaucoup de fruits de mer, de produits laitiers, d'épinards et d'autres légumes. Poisson, produits laitiers, œufs, fruits et légumes jaunes et orange, ainsi que légumes à feuilles vert foncé, qui apportent de la vitamine A et du bêta-carotène, doivent avoir une bonne place dans l'alimentation. En effet, dans l'organisme, la conversion du bêta-carotène (provitamine A) en deux molécules de vitamine A (rétinol) est accélérée par la thyroxine. Aussi, les personnes qui font de l'hypothyroïdie peuvent avoir besoin de plus de bêta-carotène pour répondre à leurs besoins de vitamine A.

Pas de caféine. La caféine peut aggraver l'agitation dans l'hyperthyroïdie. On pourra toutefois prendre du café décaféiné. La nicotine du tabac ajoute à la nervosité : il faut l'éviter. Enfin, l'alcool peut aggraver la somnolence et la fatigue chez les sujets qui souffrent d'hypothyroïdie. ❖

Tomate

AVANTAGES

- source utile de vitamine C, de bêta-carotène, d'acide folique et de potassium
- bonne source de lycopène, antioxydant qui protège contre certains cancers

INCONVÉNIENTS

- crue ou cuite, peut causer indigestion et brûlures d'estomac
- allergène potentiel

Aussi délicieuse crue que cuite, la tomate est peu calorique et riche en vitamines et nombreuses autres substances bénéfiques. Tout comme la pomme de terre, le poivron et l'aubergine, elle fait partie de la famille des solanacées. Les Espagnols l'introduisirent en Europe après l'avoir découverte en Amérique centrale. Dans le nord de l'Europe, on la cultivait comme plante ornementale et l'on craignait que le fruit ne soit tout aussi toxique que les feuilles. C'est en Espagne et en Italie que l'on finit par comprendre qu'elle était comestible. Même si, botaniquement, elle est un fruit, la tomate est aujourd'hui la culture maraîchère la plus répandue au monde.

SES AVANTAGES PARTICULIERS

Une célèbre étude de l'université Harvard a démontré que les hommes qui consomment régulièrement de la tomate avaient un moindre risque de cancer de la prostate. Des études menées en France ont confirmé cette observation. Les chercheurs l'attribuent au lycopène, puissant antioxydant qui serait aussi une substance anticancérogène naturelle, que la tomate fournit à raison de 5 à 15 mg pour 100 g. On savait déjà qu'il ralentit les dommages causés aux cellules par les radicaux libres. De récents travaux ont montré qu'il protège de ce fait contre les maladies cardio-vasculaires et divers cancers. Le lycopène se retrouve concentré dans les dérivés de la tomate, notamment la sauce tomate et le ketchup. Il est mieux assimilé quand la tomate est consommée cuite, si possible broyée, d'où l'intérêt de la sauce tomate. À noter que l'on trouve aussi du lycopène dans le pamplemousse rose et la pastèque.

Bien sûr, aucun aliment ne peut combattre à lui seul le cancer, mais les nutritionnistes recommandent de mettre toutes les chances de son côté en mangeant beaucoup de fruits et de légumes qui, comme la tomate, sont riches en antioxydants, car ils protègent les cellules contre les dommages cellulaires de l'oxydation, propices au cancer.

LE SAVIEZ-VOUS ?

LA TOMATE COMBAT LES TOXINES DE L'ENVIRONNEMENT

La tomate contient de l'acide chlorogénique. Il semblerait que cette substance protège contre le cancer en bloquant l'effet de certaines toxines présentes dans l'environnement, comme les nitrosamines, carcinogènes que libère le tabac et qui se forment dans l'organisme après consommation d'aliments renfermant des nitrites, telles les charcuteries.

VALEUR NUTRITIONNELLE

Une tomate moyenne (100 g) bien mûre, avec 20 kcal, apporte environ 18 mg de vitamine C, près de 800 µg de bêta-carotène et 20 µg d'acide folique (vitamine B_9). La majeure partie de la vitamine C se retrouve dans la gaine gélatineuse des graines. La substance gélatineuse est aussi riche en salicylates, qui ont un effet anticoagulant. Ce pourrait être en partie pourquoi la tomate protège contre les maladies du cœur.

LA TOMATE, QUI POUSSE SUR UN ARBUSTE, ÉTAIT À L'ORIGINE UNE BAIE. *Au XVIe siècle, en Provence, on la surnommait « pomme d'amour » – mais on ne la mangeait pas. On reconnaît ici plusieurs variétés : cocktail, marmande, cerise, cerise jaune, olivette, en grappe…*

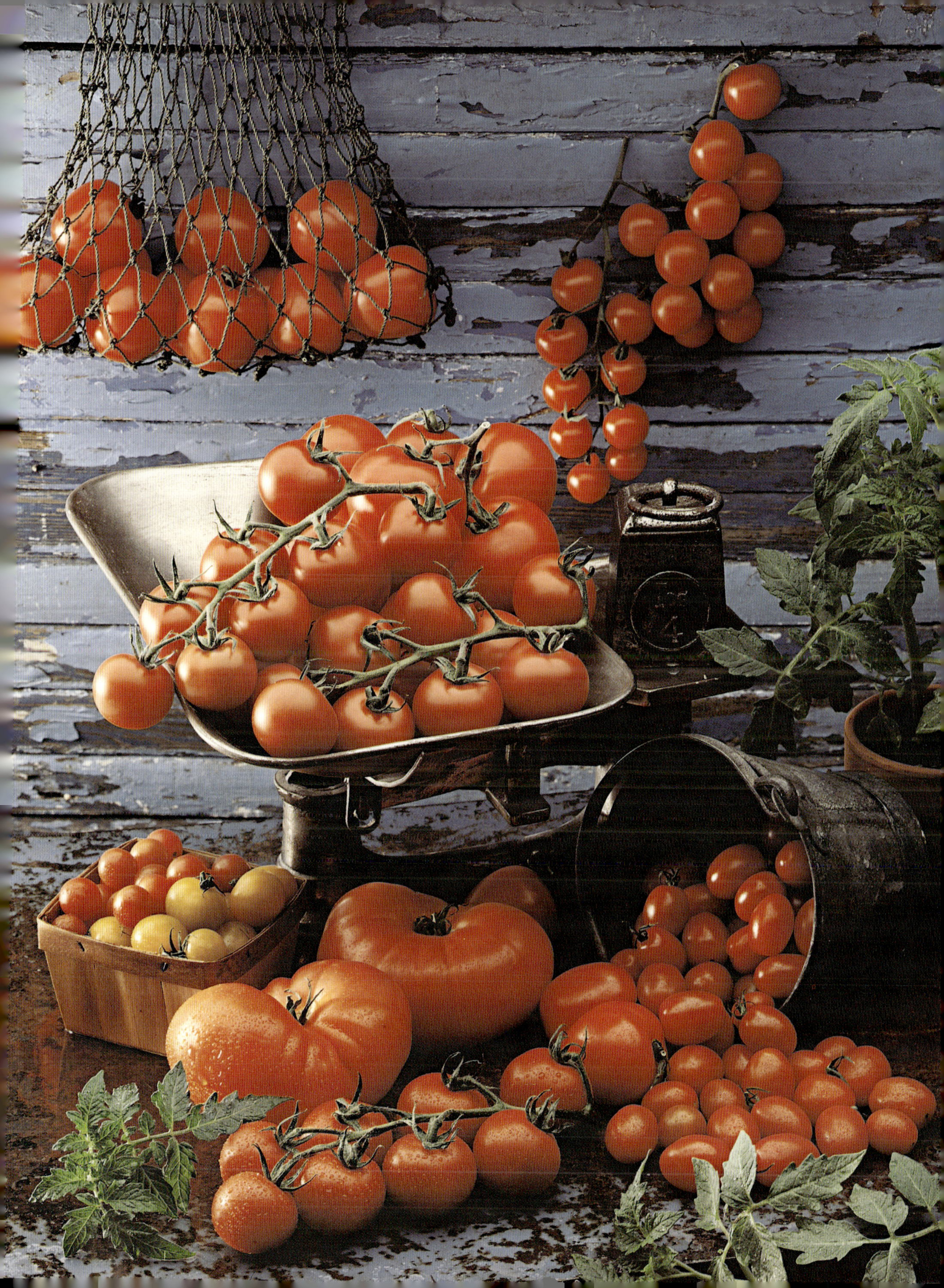

Les tomates mûres doivent être conservées à température ambiante : à 10 °C et moins, elles deviennent farineuses et perdent de leur parfum. Celles qui ne sont pas tout à fait assez mûres peuvent être enveloppées dans du papier journal et laissées quelques jours à température ambiante pour finir de mûrir. Les tomates séchées donnent de la saveur aux mets, mais apportent beaucoup de calories si elles ont été conservées dans l'huile.

UN PETIT TRUC

LAISSEZ-LUI SA PEAU ET DONNEZ-LUI DE L'HUILE

Le lycopène, qui pigmente la tomate, loge dans sa peau : il faut donc garder les peaux dans la sauce tomate. Et comme le lycopène est liposoluble, un peu d'huile favorisera son absorption.

LES INCONVÉNIENTS

La solanine, substance toxique que l'on trouve en quantités infimes dans toutes les solanacées, est présente surtout dans les tomates vertes (elle disparaît peu à peu durant la maturation). Elle peut causer des maux de tête chez les personnes sensibles. En outre, la tomate est un allergène commun. Par ailleurs, une substance non identifiée dans la tomate et ses dérivés peuvent déclencher un reflux acide et causer des brûlures d'estomac. Les personnes dont la digestion est difficile devraient éliminer la tomate pendant 2 à 3 semaines pour vérifier si elle n'en serait pas la cause.

LE SAVIEZ-VOUS ?

LES TOMATES ROUGES SONT LES MEILLEURES

Les tomates qui ont un gène rouge cramoisi – qui les colore en rouge foncé – renferment plus de lycopène que les tomates pâles. La différence entre les deux peut aller du simple au double. Les tomates qu'on laisse mûrir sur plant contiennent aussi plus de lycopène que celles qui ont été cueillies vertes et ont mûri ensuite.

LES PRODUITS À LA TOMATE DU COMMERCE

Les sauces tomate du commerce apportent plus ou moins de calories selon leurs ingrédients. Certaines d'entre elles sont fortement salées et il faut rechercher, si l'on craint le sodium, des produits spécifiant « sans sel ajouté ». La sauce tomate en boîte apporte en moyenne 40 kcal pour 100 g, mais beaucoup plus si l'on y a ajouté de l'huile. En revanche, les tomates entières en boîte ne fournissent que 25 kcal.

Le coulis de tomates est une source privilégiée de nutriments : une boîte de 10 cl fournit environ 40 kcal, 1 500 µg de bêta-carotène, 30 mg de lycopène, des vitamines du groupe B et 600 mg de potassium. Le jus en boîte, tout comme la tomate fraîche, est une bonne source de vitamine C. Il peut s'en perdre un peu en cours de traitement, mais certaines marques l'enrichissent pour que l'on y retrouve la même quantité de vitamine C que dans la tomate fraîche. Tous les jus de tomate du commerce sont additionnés de sel.

De nombreux condiments renferment de la tomate : ketchup, sauce chili, sauces pour pâtes, chutney. Ils peuvent représenter un apport non négligeable de lycopène, surtout si leur concentration en tomate est élevée. Ils renferment, en général, suffisamment de sucre et d'huile pour être assez caloriques. Et, comme ils sont très salés, ils doivent être évités par les personnes qui font attention à leur apport en sodium. Le choix santé reste une sauce maison à base de légumes frais ou surgelés. ❖

Tuberculose

PRIVILÉGIER

- viande maigre, volaille, œufs, poisson pour des protéines de haute qualité
- fruits et légumes frais pour la vitamine C et le bêta-carotène
- fromages, œufs, poissons gras pour la vitamine D
- viande maigre, fruits de mer, lait, haricots, fruits secs oléagineux pour le zinc

ÉVITER

- alcool, tabac, tabagisme passif
- partage des couverts et des objets personnels

On estime qu'un tiers de la population mondiale est infectée par une des souches de *Mycobacterium*, le bacille responsable de la tuberculose. Mais, pour la majorité des sujets touchés, cette maladie reste en sommeil et ne se manifeste pas. Actuellement, dans le monde, 14 à 15 millions de personnes souffrent de tuberculose déclarée ; entre 1,5 et 1,8 million d'individus en meurent encore tous les ans, en général faute de traitement. Environ 5 300 nouveaux cas de tuberculose apparaissent chaque année en France : c'est quatre fois moins qu'il y a 30 ans. Toutefois, dans certains groupes très vulnérables (notamment les individus atteints du sida et les sans-abri), cette maladie fait de nouveau beaucoup de ravages et s'avère difficile à soigner.

Le bacille de la tuberculose se propage quand une personne infectée tousse ou éternue, libérant le micro-organisme dans l'air. L'infection débute lorsque le bacille est inhalé et entre dans les poumons, où il peut se multiplier discrètement. En général, le système immunitaire élimine l'infection à ce stade précoce, mais le bacille peut rester dormant dans l'organisme. Il faut savoir que les symptômes ne se développeront pas chez la plupart des personnes infectées, qui auront pourtant un résultat positif au test cutané à la tuberculine, indiquant la présence d'anticorps contre le micro-organisme qui cause la maladie.

Une infection latente peut se transformer en tuberculose active si le système immunitaire devient affaibli : malnutrition, vieillesse, maladie grave comme le sida ou le cancer. Les premiers symptômes – perte d'appétit et de poids, sueurs nocturnes, fièvre et frissons, malaise généralisé – peuvent ressembler à ceux d'une grippe qui n'en finit pas. La progression de la maladie s'accompagne de manifestations plus graves : toux chronique, expectorations abondantes teintées de sang et malodorantes, faiblesse accrue, fonte musculaire. Si les poumons sont l'organe cible le plus courant de la tuberculose, la maladie peut toucher toutes les parties du corps, dont cerveau, reins, colonne vertébrale, os et peau.

LE RÔLE DE L'ALIMENTATION

Le traitement typique de la tuberculose comporte l'administration quotidienne à long terme de plusieurs antibiotiques puissants : isoniazide, rifampine, pyrazinamide, plus éthambutol ou streptomycine. Pendant le traitement, les patients doivent s'abstenir de boire de l'alcool, qui interagit avec les médicaments et augmente le risque de lésions hépatiques et nerveuses – effets secondaires courants du traitement de la tuberculose. Malgré le manque d'appétit, il faut maintenir une bonne nutrition pour endiguer la perte de poids, soutenir le système immunitaire et reconstruire les tissus.

Un régime protéiné. L'alimentation doit fournir des protéines de haute qualité : viande maigre, volaille, poisson, œufs, lait, autres produits d'origine animale. (Même si leurs résultats ne sont pas totalement concluants, certaines études suggèrent que les végétariens sont plus vulnérables à la tuberculose et à ses complications que les personnes qui mangent des protéines animales.) Agrumes, fruits et légumes frais fournissent la vitamine C et le bêta-carotène, antioxydants nécessaires pour stimuler l'immunité. Le zinc est également important pour favoriser la guérison et renforcer le système immunitaire ; les meilleures sources en sont les huîtres et autres fruits de mer, la viande maigre, les légumineuses, le lait, les noix et autres fruits secs oléagineux, ainsi que les céréales complètes.

Le plein de vitamine D. Les chercheurs ont trouvé une explication au fait que les tuberculeux qui passent du temps au soleil et au grand air guérissent souvent plus vite. Les globules blancs, qui contiennent des concentrations élevées de vitamine D, détruisent efficacement le bacille. Or le corps fabrique de la vitamine D quand la peau est exposée au soleil. Par ailleurs, les bonnes sources alimentaires de vitamine D incluent les poissons gras, les fromages et laitages entiers et le lait enrichi.

Rôle de la vitamine B_6. L'isoniazide a un effet destructeur sur le système nerveux. Pour contrer cet effet, des médecins prescrivent habituellement des suppléments de vitamine B_6. Les aliments qui contiennent ce nutriment sont les produits d'origine animale (viande, poisson, œufs, lait et dérivés), les céréales, les épinards et les pommes de terre.

Poids critique. Absorber plus de calories que la normale permet de lutter contre la perte de poids, presque systématique en cas de tuberculose. Choisir des aliments faciles à digérer et très riches en calories : légumineuses, pâtes, céréales, féculents, soupes épaisses, œufs, crèmes et entremets au lait entier.

LES AUTRES MESURES

À cause des atteintes de la tuberculose sur les poumons, éviter la fumée de tabac et de polluants nocifs pour ces organes. Les fumeurs doivent cesser de fumer ; il faut éviter au maximum le tabagisme passif.

La tuberculose est très contagieuse ; le risque de la propager diminue si l'on suit une bonne hygiène et si l'on évite d'utiliser les ustensiles et objets personnels d'autrui. Quand il tousse ou qu'il éternue, le patient tuberculeux doit se couvrir la bouche et le nez d'un mouchoir en papier et le jeter aussitôt.

Comme le soleil et l'air frais aident à détruire les bacilles dans l'air, les pièces de la maison doivent être aérées fréquemment et il faut laisser entrer les rayons du soleil. Quiconque vit en contact proche avec un tuberculeux doit passer des tests de dépistage ; dans quelques cas, il suivra un traitement antibiotique préventif. ❖

Ulcérations buccales

PRIVILÉGIER

- viande maigre, foie, légumineuses, abricots séchés, riches en fer
- légumes à feuilles vert foncé, germe de blé, légumineuses pour l'acide folique
- viande maigre pour la vitamine B_{12}
- aliments faciles à avaler pendant les accès

ÉVITER

- aliments salés, épicés ou acides
- alcool et boissons très chaudes
- les aliments déclencheurs : selon les cas, noix, gruyère ou fromages très faits, etc.

Les ulcérations buccales, ou aphtes, prennent la forme de petites taches en relief, blanches ou jaunes, douloureuses, dans la bouche. On peut en avoir une dizaine à la fois, regroupées ou disséminées dans la bouche. Elles sont très douloureuses les premiers jours, durent une semaine ou deux, puis guérissent spontanément. Les plus grosses peuvent durer des semaines ou des mois, avec fatigue, fièvre et ganglions lymphatiques.

La cause n'en est pas connue. Les médecins croient à la possibilité d'une réponse immunitaire anormale ou à une infection virale. Le stress ou un traumatisme localisé, comme un dentier mal adapté, peuvent précipiter un accès. Dans de rares cas, les ulcérations buccales sont le symptôme d'une maladie systémique : intolérance alimentaire, anémie, maladie cœliaque, maladie de Crohn, lupus érythémateux systémique. Les carences en fer, en vitamine B_{12} et en acide folique (vitamine B_9) augmentent le risque d'ulcérations buccales ; manger des aliments qui contiennent ces nutriments peut prévenir les récidives.

UN PETIT TRUC

UN COMPRIMÉ ANTIACIDE POUR CALMER LA DOULEUR

Peu importe la marque, mâchez-le ou posez-le sur l'ulcération buccale pour qu'il se dissolve. Il neutralisera les acides qui rongent l'ulcération et causent la douleur. Un sachet de thé imbibé d'eau peut avoir le même effet.

LA NUTRITION

Pendant les accès, évitez les aliments et les boissons qui peuvent irriter les ulcérations buccales : boissons chaudes, alcool, aliments salés ou épicés, tout ce qui est acide.

Des aliments doux. Si les ulcérations douloureuses vous empêchent de manger, essayez d'avaler des liquides ou des purées avec une paille. Quelques aliments « doux » : fromage blanc, crème anglaise, riz, poulet poché ou poisson.

Le dentiste peut prescrire une pâte protectrice pour accélérer la guérison. ❖

Ulcères gastriques

PRIVILÉGIER

- régime équilibré et varié pour favoriser la guérison
- viande maigre, foie, volaille, légumineuses, abricots séchés pour compenser le fer perdu lors des saignements éventuels

ÉVITER

- café, même décaféiné, autres sources de caféine
- poivre, piment, clous de girofle, ail, épices irritantes qui stimulent les sécrétions gastriques
- alcool, tabac
- aliments gras

Toutes les lésions qui érodent les muqueuses ou la peau et vont jusqu'au muscle sous-jacent sont des ulcères. Celles qui sont localisées dans la partie inférieure de l'œsophage, dans l'estomac ou dans le duodénum portent le nom d'ulcères gastriques (ou peptiques) parce qu'ils se forment dans des zones exposées à l'acidité gastrique et à une enzyme digestive, la pepsine. L'ulcère gastrique est une des maladies les plus couramment diagnostiquées dans le monde ; il est aussi fréquent chez l'homme que chez la femme. Quand l'érosion se fait dans le duodénum, la partie supérieure de l'intestin grêle, on utilise le terme d'ulcère duodénal ; quand elle se fait dans l'estomac seulement, on parle d'ulcère gastrique.

Le patient a l'impression d'être rongé de l'intérieur ou que ça le brûle ; il peut souvent indiquer l'endroit exact. La douleur commence habituellement 2 à 3 heures après un repas ; généralement, elle empire quand l'estomac est vide, s'apaise si l'on grignote ou si l'on prend un antiacide. Certains patients n'ont pas de douleur ulcéreuse, mais plutôt des saignements de l'estomac, des aigreurs œsophagiennes, des ballonnements et des flatulences, des nausées et des vomissements.

LES CAUSES D'ULCÈRES

Pendant longtemps, les antiacides ont été le traitement de choix des ulcères. Leur utilisation était fondée sur la notion que les ulcères seraient dus à la sécrétion excessive d'acide ou à des problèmes de digestion. Mais la plupart des ulcères se développent lorsqu'une bactérie commune, *Helicobacter pylori* (voir encadré « Le saviez-vous ? » ci-dessous), infecte le tractus intestinal. Tabagisme, stress, alcoolisme augmentent les risques d'ulcère. Il peut y avoir une prédisposition héréditaire à cette affection. Enfin, les ulcères gastriques peuvent faire suite à un stress physique : brûlures importantes ou chirurgie.

L'autre cause importante d'ulcères est une réaction aux anti-inflammatoires non stéroïdiens (AINS), notamment l'aspirine, l'ibuprofène et le naproxène, qui érodent les muqueuses. De plus, l'aspirine inhibe la coagulation sanguine et favorise les saignements.

LE TRAITEMENT MÉDICAL

Si les épreuves de laboratoire confirment la présence de *H. pylori*, le traitement comportera des antibiotiques pour éliminer la bactérie et un inhibiteur des sécrétions gastriques d'acide (acide chlorhydrique). La bactérie est généralement éliminée en une semaine, mais beaucoup de patients éprouvent des effets secondaires : nausée, diarrhée, goût métallique dans la bouche. Prendre du yaourt, qui contient des lactobacilles et des bifidobactéries vivants, tous les jours du traitement peut diminuer ces symptômes.

Cesser de fumer. Le tabagisme ralentit la guérison et favorise les récidives. Les fumeurs font couramment des ulcères tant qu'ils n'arrêtent pas la cigarette.

Ne plus prendre les médicaments nocifs. Si l'ulcère vient des AINS, il faut cesser de prendre ceux-ci. Pour les patients arthritiques qui ont besoin d'un médicament pour calmer la douleur, il faudra changer de prescription.

Faire de l'exercice pour augmenter le taux d'endorphines. Les ulcéreux peuvent tirer profit des techniques de relaxation et du biofeedback contre le stress. Faire régulièrement de l'exercice favorise la libération d'endorphines, substances chimiques cérébrales qui apaisent la douleur et améliorent l'humeur.

LES REMÈDES MAISON

Les patients ulcéreux recourent souvent à l'autotraitement : médicaments en vente libre, préparations maison contenant du bicarbonate de soude pour neutraliser l'acidité gastrique. Mais l'utilisation à long terme d'antiacides contenant de l'hydroxyde d'aluminium peut empêcher l'absorption du phosphore et entraîner une déperdition des minéraux qui se trouvent dans les os. L'ingestion prolongée de bicarbonate de soude ou d'antiacides au carbonate de calcium peut provoquer dans l'organisme l'accumulation de calcium et d'alcalins entraînant nausées, céphalées, faiblesse, risque de lésion rénale. Consultez votre médecin avant de prendre ces médicaments.

La réglisse semble un remède efficace contre l'ulcère ; utilisez de préférence de la réglisse déglycyrrhizinée, pour éviter le risque d'élévation de la tension artérielle.

UN PETIT TRUC

PRENDRE DES REPAS MODÉRÉS À INTERVALLES RÉGULIERS

En matière d'alimentation, le « quand » et le « comment » ont autant d'importance que le « quoi ». Pour éviter les symptômes de rebond, les médecins ne recommandent plus de prendre de fréquents petits repas, mais plutôt un certain nombre de repas légers à intervalles réguliers. Ils déconseillent la collation dans la soirée, pour éviter les sécrétions acides pendant le sommeil. Les excès sont à proscrire.

ULCÈRES ET ALIMENTATION

On recommandait autrefois un régime excluant beaucoup d'aliments censés aggraver l'ulcère, mais rien ne prouve que cela accélère la guérison. En fait, il faut éviter la hausse soudaine de la sécrétion gastrique d'acide et l'irritation de la muqueuse gastro-intestinale.

Éviter les aliments déclencheurs. Ce ne sont pas les mêmes d'une personne à l'autre, mais certains sont communs : café (même décaféiné), caféine du thé, des boissons au cola et du chocolat, alcool, menthe, tomates et préparations à la tomate. La menthe et le chocolat peuvent aussi empêcher la fermeture du sphincter gastro-œsophagien, ce qui laisse remonter les sucs gastriques dans l'œsophage et cause des brûlures gastriques. Les aliments gras peuvent ralentir la vidange de l'estomac et stimuler la production de sucs acides. Le lait et les produits laitiers soulagent temporairement la douleur mais peuvent entraîner un effet de rebond sur la sécrétion gastrique d'acide. Les épices (poivre noir, clous de girofle, piments, etc.) et l'ail doivent être limités ou éliminés. Les jus d'agrumes accentuent la douleur chez certaines personnes.

Manger des aliments riches en fer. Les saignements d'un ulcère non traité peuvent mener à une anémie ferriprive. Les personnes

LE SAVIEZ-VOUS ?

HELICOBACTER PYLORI ET LE CANCER DE L'ESTOMAC

La bactérie *H. pylori*, qui peut causer un ulcère gastrique, affaiblit la muqueuse qui protège la paroi de l'estomac, qu'elle expose ainsi aux attaques de l'acidité. La présence de cette bactérie augmente de 2 à 6 fois le risque d'un cancer de l'estomac, qu'il y ait ou non un ulcère.

souffrant d'anémie doivent manger des aliments riches en fer : viande maigre, foie, volaille, abricots séchés, légumineuses. ❖

Urinaires (infections)

PRIVILÉGIER

- boissons sans alcool ni caféine pour vidanger l'appareil urinaire
- jus de canneberge, airelles et myrtilles
- agrumes, fruits et légumes frais pour la vitamine C

ÉVITER

- irritants de la vessie : café, thé, alcool

La plupart des infections des voies urinaires, que l'on connaît aussi sous le nom de cystite, touchent la vessie, certaines aussi les reins, les uretères (canaux qui transportent l'urine des reins à la vessie) et l'urètre (petit canal qui vide le contenu de la vessie à l'extérieur du corps). Le symptôme le plus courant d'une infection des voies urinaires est un besoin urgent d'uriner, même lorsque la vessie n'est pas pleine. Uriner peut s'accompagner de douleur ou d'une sensation de brûlure et, dans les cas graves, on notera aussi la présence de petites quantités de sang. Enfin, l'infection peut entraîner un peu de température et une douleur dans le bas du dos.

La plupart des infections des voies urinaires sont causées par la bactérie *Escherichia coli*, qui vit dans l'intestin mais peut migrer vers la vessie. La chlamydia, un micro-organisme transmis sexuellement, est une autre cause d'infection des voies urinaires. Les femmes sont particulièrement touchées par les infections des voies urinaires parce que leur urètre est plus court que celui des hommes et que sa situation presque externe fournit une entrée facile à la bactérie.

Beaucoup de femmes souffrent de ce que l'on appelle la cystite de la lune de miel, une inflammation causée par l'activité sexuelle ou par l'emploi d'un diaphragme trop grand.

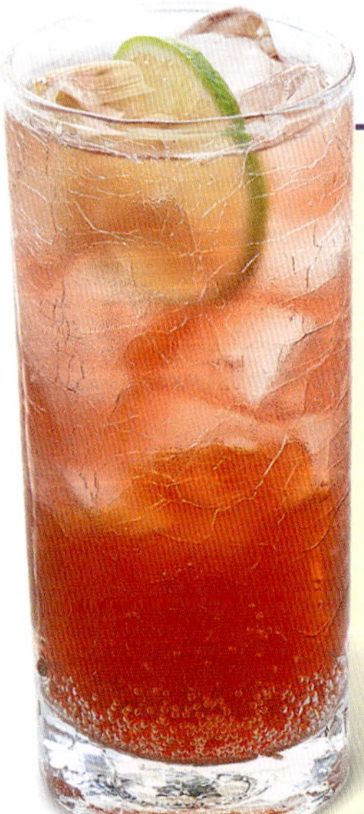

UN PETIT TRUC

CONTRE L'INFECTION URINAIRE, UN JUS DE BAIES

Une étude en Finlande a suivi pendant 6 mois 150 femmes qui souffraient d'infections urinaires mais ne prenaient pas d'antibiotiques. Chez celles qui buvaient un verre par jour de jus de canneberge et d'airelles rouges, le nombre de récidives a diminué de façon significative par rapport à celles qui prenaient un placebo. Une autre étude, publiée dans l'*American Journal of Clinical Nutrition*, a montré que boire du jus de baies – framboises, canneberges, fraises, groseilles – de une à trois fois par semaine entraînait une diminution des récidives d'infection urinaire, par rapport à une consommation moindre. D'après la même étude, il y avait également une réduction de l'incidence chez les femmes qui consommaient des produits laitiers fermentés contenant des bactéries probiotiques (comme le yaourt à base de *Lactobacillus acidophilus*).

LE RÔLE DE L'ALIMENTATION

Il faut prendre des antibiotiques pour guérir une infection bactérienne des voies urinaires, mais des mesures diététiques peuvent accélérer la guérison et aider à prévenir les récidives.

- Les médecins recommandent de boire tous les jours au moins 1,5 litre pour augmenter le volume et la circulation de l'urine et vidanger les contenus infectieux.
- Évitez le café, le thé, les boissons au cola, les boissons alcoolisées, qui augmentent l'irritation de la vessie. Chez certaines personnes, les aliments épicés ont le même effet.
- Le jus de canneberge est un remède traditionnel dont les effets ont été reconnus par la recherche scientifique. Canneberges, myrtilles et airelles contiennent des substances qui accélèrent l'élimination des bactéries en les empêchant d'adhérer à la paroi de la vessie.
- La vitamine C aide à renforcer le système immunitaire, à combattre l'infection et à acidifier l'urine. Quant au calcium, il peut diminuer l'irritabilité de la vessie.
- Consommer des probiotiques peut s'avérer utile, car ils inhiberaient la croissance des micro-organismes qui causent les infections des voies urinaires. Ces bactéries bénéfiques, que l'on trouve dans les yaourts, favoriseraient la croissance de la flore utile qui est éliminée en partie par l'antibiothérapie.

AUTRES TACTIQUES PRÉVENTIVES

Des mesures d'hygiène aideront les femmes à éviter les récidives d'infection : de nombreux médecins recommandent de suivre les principes suivants.

- Porter des culottes qui ne sont pas trop serrées, en coton blanc, et des collants à entrejambe de coton.

- Ne pas prendre de douches vaginales ni utiliser des déodorants vaginaux, qui peuvent causer une irritation de la vessie.
- Pour les femmes qui utilisent un diaphragme, en faire vérifier la taille par leur gynécologue : un diaphragme peut irriter l'urètre et la vessie.
- Uriner et boire un verre d'eau avant les rapports sexuels et uriner dans l'heure qui suit, pour vider le tractus urinaire.
- Après une selle, s'essuyer de l'avant vers l'arrière, pour ne pas risquer d'entraîner de bactéries intestinales dans l'urètre. ❖

Urticaire

ÉVITER

- aliments qui ont déjà donné des poussées d'urticaire ou d'autres réactions allergiques
- aliments ou médicaments contenant le colorant jaune E 102 (tartrazine) si l'on est sensible à cet additif alimentaire
- aliments qui contiennent des salicylates si l'on est allergique à l'aspirine

L'urticaire forme des plaques (papules rouges, en relief), accompagnées de démangeaisons constantes, qui sont le résultat de réactions à des aliments ou à d'autres substances. Des médicaments – aspirine, pénicilline et antibiotiques de la même famille – peuvent provoquer de l'urticaire chez certaines personnes. Même ceux qui n'ont pas d'allergies connues peuvent faire de l'urticaire après avoir été piqués par un insecte ou avoir touché une plante comme l'ortie ou le sumac vénéneux. L'urticaire peut s'accompagner d'autres symptômes d'allergie, dont l'enflure des yeux et d'autres parties du corps. Certaines allergies alimentaires provoquent de l'œdème et des démangeaisons des lèvres et de la bouche.

Avertissement : si l'urticaire s'accompagne d'un œdème de la gorge et de difficultés à respirer, à parler ou à avaler, aller aux urgences. Ces symptômes peuvent être le signe d'une anaphylaxie, urgence médicale potentiellement fatale.

LES CAUSES CONNUES D'URTICAIRE

L'apparition des papules peut suivre l'ingestion de n'importe quel aliment, mais en particulier des fruits de mer, des noix et des baies. Une personne allergique à l'aspirine (acide acétylsalicylique) doit se méfier de tout aliment qui contient des salicylates naturels : abricot, baies, raisin, fruits séchés, thé. Voici quelques autres déclencheurs d'urticaire : stress ; exposition au soleil, à la chaleur ou au froid (glaçons dans un verre) ; infections virales.

L'urticaire se développe habituellement dans les heures qui suivent le contact avec le facteur déclenchant, parfois plusieurs jours plus tard. Ce délai peut rendre difficile l'identification de la cause. Une réaction différée est typique des médicaments ; en cas d'éruption lors d'un traitement médicamenteux, il faut en aviser aussitôt le médecin. Les éruptions en réaction à un médicament débutent souvent autour de la tête, puis s'étendent vers le bas. Parfois, une allergie médicamenteuse mettra des mois ou même des années à s'installer. Indiquer toujours ses allergies au pharmacien et au médecin.

Chercher la tartrazine sur les emballages. Parmi les additifs alimentaires, seule la tartrazine (colorant jaune E 102) cause l'urticaire, et ce chez seulement 1 personne sur 10 000. Le nom des colorants alimentaires doit toujours figurer sur les emballages. Les personnes allergiques à la tartrazine doivent vérifier la composition des aliments, médicaments et suppléments qu'elles prennent.

VIVRE AVEC L'URTICAIRE

Un accès d'urticaire peut s'estomper en quelques minutes ou durer des jours et même des semaines. Si l'on peut relier l'urticaire à un aliment précis, éviter celui-ci et consulter un médecin. Si l'urticaire persiste plus de quelques jours, le médecin pourra prescrire des antihistaminiques et une lotion pour apaiser les démangeaisons et soulager l'inflammation. Si l'urticaire est récurrente, tenir un journal de ce que l'on mange ; après avoir identifié les aliments suspects, les éliminer de son alimentation, puis les réintroduire un par un, de façon à découvrir ceux auxquels on est allergique.

Aliments contenant de la niacine. Comme l'urticaire et d'autres symptômes d'allergie sont déclenchés par les histamines, il peut être utile d'augmenter la consommation d'aliments riches en niacine (vitamine B_3), qui inhiberait la libération d'histamine. Volaille, fruits de mer, fruits secs oléagineux, céréales complètes et produits céréaliers enrichis sont de bonnes sources de niacine. Mais attention : certains de ces aliments sont susceptibles aussi de provoquer des allergies.

Éliminer les aliments déclenchants est la meilleure façon de prévenir un accès d'urticaire. Quand on a fait une réaction allergique très prononcée, il faut demander au médecin si l'on doit avoir sur soi un antidote à utiliser si cela se reproduit. Porter une carte qui indique son allergie est vivement conseillé, car le personnel médical des urgences saura quoi faire si l'on perd connaissance. ❖

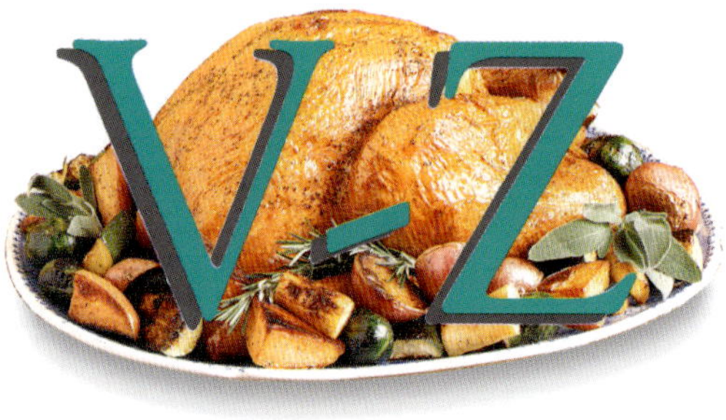

Veau

AVANTAGES

- riche en protéines de qualité
- apporte des vitamines du groupe B (notamment B_3 et B_{12}), du fer, du zinc et du sélénium
- viande plutôt maigre selon les morceaux

Le veau est un animal non sevré, c'est-à-dire nourri essentiellement au lait maternel, ou au lait reconstitué. Il est abattu après engraissement, vers l'âge de 4 mois.

DEUX MÉTHODES D'ÉLEVAGE

Le veau sous la mère. Il s'agit d'une production de veau traditionnelle désignée sous l'appellation « veau de lait élevé sous la mère ». L'animal est exclusivement nourri au lait tiré au pis de sa mère.

Le veau de boucherie. L'engraissement est effectué dans l'exploitation laitière, en complément de la production de lait, ou, plus généralement aujourd'hui, dans des installations spécialisées où sont élevés les animaux à partir de l'âge de 2 semaines. Les veaux sont logés en case individuelle et nourris au seau. Leur alimentation se compose de poudre de lait et de divers compléments, d'origine végétale notamment.

LES DIFFÉRENTES CATÉGORIES

Les morceaux de veau sont répartis en 3 catégories.

1re catégorie. Elle est réservée aux morceaux à griller ou à poêler exigeant une cuisson courte, mais jamais inférieure à 2 à 3 minutes pour chaque face, selon l'épaisseur du morceau, car la viande de veau ne doit pas être consommée saignante.

Ces morceaux sont très maigres naturellement (noix, dans laquelle on coupe les escalopes, sous-noix et quasi) et lorsqu'ils sont bien parés (pour les côtes).

Les morceaux de 2e et 3e catégorie nécessitent une cuisson prolongée, permettant de rendre tendres et moelleuses les parties riches en collagène. Certains sont très maigres, comme le tendron ou le jarret ; le collier et la poitrine sont plus riches en graisses.

Le veau présente une chair rosé clair, avec un grain serré. La graisse n'infiltrant pas la viande, mais l'entourant, il est facile de la retirer. Pauvre en collagène, la viande est de ce fait tendre et facile à mastiquer. Comme toutes les viandes jeunes, celle du veau est riche en eau et « fond » à la cuisson. Pour rester moelleuse, elle doit être saisie à feu vif, puis cuite à feu doux.

VALEUR NUTRITIONNELLE

La viande de veau est une excellente source de protéines : crue, elle en contient environ 20 g pour 100 g. Après cuisson, en raison d'une perte d'eau, on en trouve 25 à 28 g dans 100 g de veau sauté ou rôti. Celles-ci sont de très bonne qualité, car elles renferment tous les acides aminés essentiels nécessaires à la synthèse de nouvelles protéines.

La teneur en lipides dépend du morceau. Mais, dans l'ensemble, les morceaux de veau sont maigres : moins de 10 % de graisses, voire moins de 5 % souvent. Elles sont constituées pour 30 à 40 % d'acides gras saturés selon les morceaux, le reste étant composé d'acides gras mono- et polyinsaturés essentiels.

La viande de veau est riche en zinc, élément indispensable à la synthèse des protéines. 100 g permettent de couvrir de 20 à 50 % de l'apport nutritionnel conseillé (ANC). Bien que moins riche en fer que la viande de bœuf, elle en apporte 1 à 2 mg pour 100 g. C'est aussi une bonne source de sélénium (8 µg pour 100 g). Enfin, la vitamine B_{12}, indispensable à la constitution des globules rouges, y est présente en quantité importante : 100 g d'épaule, par exemple, assurent la couverture complète de l'apport conseillé en cette vitamine. ❖

Végétarisme

Voir p. 385

Viennoiserie

AVANTAGE

- agréable et facile à consommer, peut inciter à prendre un petit déjeuner

INCONVÉNIENT

- riche en matières grasses, surtout saturées

On nomme viennoiseries les croissants, petits pains, pains au chocolat, chaussons aux pommes, brioches et autres produits de ce type. Alors qu'on les achetait autrefois surtout en boulangerie, elles sont aujourd'hui couramment proposées dans les grandes surfaces et les croissanteries. Leur consommation a beaucoup augmenté depuis une quinzaine d'années : certaines personnes en mangent chaque matin, des adultes en font leur repas de midi.

VALEUR NUTRITIONNELLE

Ces produits se caractérisent par leur richesse en glucides (amidon) mais aussi en graisses. En conséquence, les viennoiseries sont très caloriques, sous un volume relativement faible. Ainsi, un pain au chocolat, qui pèse en moyenne 70 g, apporte 280 kcal et près de 15 g de graisses. Dans un croissant, qui fournit de 170 à 190 kcal, on trouve 7 à 8 g de graisses. Les corps gras utilisés pour leur fabrication sont soit du beurre, soit des matières grasses solides à température ambiante ; dans les deux cas, il s'agit de graisses en majorité saturées.

Mangées occasionnellement, les viennoiseries restent des aliments plaisir, utiles d'ailleurs quand l'appétit fait défaut ou lorsque des problèmes de mastication existent. Prises quotidiennement, en remplacement du pain, elles apportent des graisses cachées dont on ne maîtrise pas la nature et qui peuvent nuire au bon équilibre alimentaire. ❖

Vin

AVANTAGES

- une consommation modérée peut diminuer les risques de maladies cardiaques et de certains cancers
- renferme des bioflavonoïdes, des phénols et des tanins qui sont salutaires

INCONVÉNIENTS

- peut causer allergies et maux de tête et augmente le risque d'un type rare d'accident vasculaire cérébral (AVC)
- en excès, peut provoquer cancers, maladies du foie, malformations congénitales et de nombreux troubles psychiques et neurologiques

Le vin se fabrique depuis au moins 7 000 ans, mais il aura fallu attendre les expériences de Louis Pasteur, au XIXe siècle, pour comprendre les secrets de la fermentation. Résultat de la fermentation du jus naturellement sucré du raisin, le vin renferme de l'alcool, toxique pour tous les organismes vivants. Même les levures qui le dégagent ne tolèrent pas plus de 15 % d'alcool dans leur environnement, expliquant pourquoi la fermentation s'arrête à cette concentration. La présence d'alcool dans les vins français est, en général, de 11 à 12 % vol. Les vins doux comme le xérès et le porto reçoivent un supplément d'alcool.

MYTHE ET RÉALITÉ

Mythe Le vin rouge compense les effets nocifs d'une alimentation grasse et de la sédentarité.

Réalité Le vin est bénéfique, à petites doses, s'il s'inscrit dans de saines habitudes de vie.

LES COMPOSANTES DU VIN

Le vin rouge est fait avec du raisin noir, le vin blanc et rosé avec du raisin blanc ou noir sauf que, dans ces deux derniers cas, les peaux ont été éliminées avant d'avoir pu colorer entièrement ce que l'on appelle le moût, c'est-à-dire le jus mis à fermenter. C'est dans la peau que logent la plupart des bioflavonoïdes, phénols, tanins et autres composés qui confèrent au vin ses qualités gustatives et ses propriétés bénéfiques pour la santé. Plus longtemps le moût reste en contact avec les peaux, plus la robe du vin sera foncée. Certains vins de dessert sont fabriqués avec du raisin de cueillette tardive, surmaturé, voire atteint d'une « pourriture noble », *Botrytis cinerea*, qui donne un vin naturellement très sucré et moelleux (le plus connu étant le sauternes).

Un verre de vin d'une contenance de 12,5 cl renferme 10 à 12 g d'alcool pur, et fournit de 80 à 90 kcal pour le vin rouge et de 75 à 85 kcal pour le vin blanc. Les vins contiennent des traces d'oligoéléments, surtout de fer dans les vins rouges.

LES EFFETS SUR LE CŒUR

De nombreuses études ont associé une consommation raisonnable d'alcool (1 ou 2 verres de vin de 12,5 cl par jour, de préférence aux repas) à un risque réduit de maladie cardio-vasculaire. Dès 1991, on observait que la fréquence des crises cardiaques en France était 3 fois plus faible qu'aux États-Unis, alors que les Français consommaient autant de graisses, sinon plus, que les Américains. Surnommé « le paradoxe français », ce phénomène a été attribué, du moins en partie, à la consommation de vin, qui atteint par an 53 litres par personne en France, contre 10 à 12 litres seulement en Amérique du Nord.

Les chercheurs n'ont pas encore déterminé ce qui, dans le vin, protège de la crise cardiaque, mais l'hypothèse la plus probable est qu'il s'agirait des flavonoïdes, en particulier la quercétine et le resvératrol que contient la peau du raisin. Ces composants ont la propriété de rendre les plaquettes du sang moins aptes à s'agglutiner en caillots. L'habitude de boire du vin à table fournirait une dose d'alcool, petite mais constante, qui suffit pour empêcher la formation des caillots, cause principale des crises cardiaques. Les

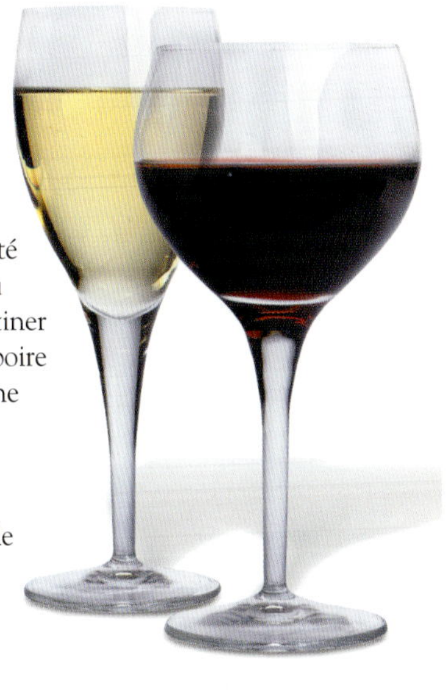

VIN ET SULFITES

Autrefois, les vins blancs contenaient beaucoup de sulfites, qui déclenchent des céphalées chez les sujets sensibles. Les progrès techniques ont permis de réduire les quantités de ces additifs, mais ils demeurent présents dans la plupart des vins.

bioflavonoïdes ont aussi des propriétés antioxydantes : ils aident à prévenir la détérioration de la paroi artérielle et préservent le diamètre intérieur des artères. D'autres études ont également suggéré que le vin en quantité modérée pouvait élever les concentrations de lipoprotéines de haute densité (HDL), c'est-à-dire de « bon » cholestérol.

AUTRES AVANTAGES POUR LA SANTÉ

On étudie actuellement d'autres effets bénéfiques éventuels du resvératrol du vin. Il présenterait des effets préventifs sur plusieurs types de cancers, y compris ceux du côlon et de la prostate. Des études en laboratoire indiquent que les tanins du vin et des pigments appelés anthocyanines, substances provenant du raisin, sont capables de combattre les virus, mais cet effet n'a pas encore été prouvé chez l'homme. Les tanins empêchent la prolifération de la bactérie qui cause la plaque dentaire et pourraient donc prévenir les caries. D'autres études explorent actuellement le lien entre la consommation de vin et l'abaissement du risque de démence sénile.

Certaines substances du vin, encore mal connues, ralentissent l'absorption de l'alcool dans l'organisme. On a observé en effet qu'une quantité modérée de vin avait moins d'effets visibles sur le comportement qu'un volume égal d'alcool distillé. La somnolence, plus fréquente avec le vin qu'avec l'alcool, pourrait être due à d'autres ingrédients que l'alcool.

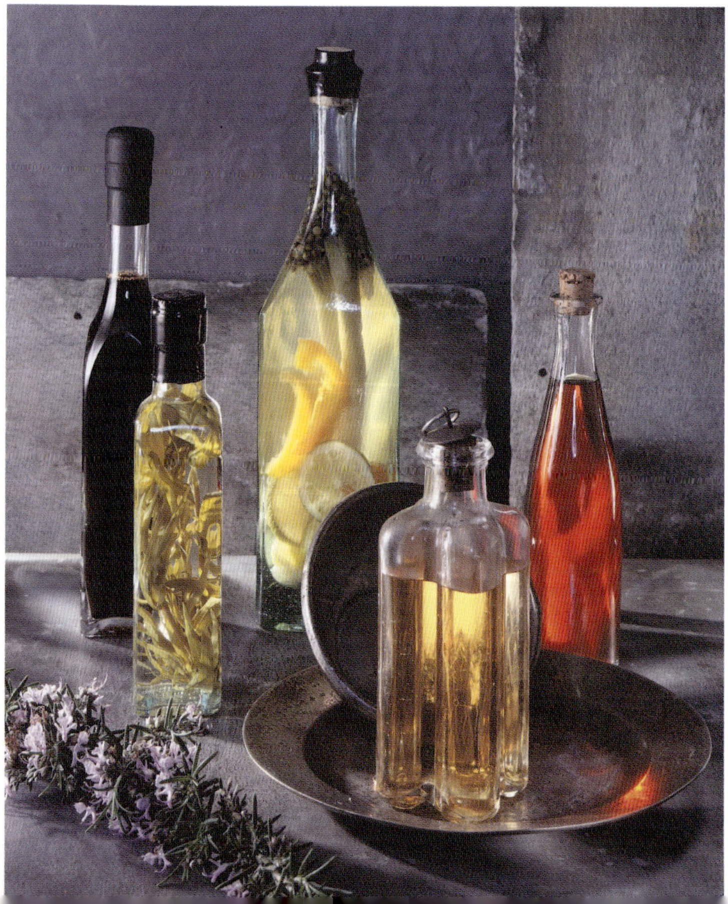

LE SAVIEZ-VOUS ?

LE VIN ROUGE RÉDUIT LE RISQUE DE CERTAINS CANCERS

Une récente étude indique que certains composés du vin rouge protégeraient contre le cancer et d'autres maladies qui surviennent avec l'âge. Ces composés, que l'on retrouve dans plusieurs légumes, activent la SIR-2, une enzyme qui stabilise l'ADN et prolonge la vie. Grâce à ces composés, les chercheurs de la faculté de médecine de Harvard ont prolongé de 70 % la durée de vie de la levure. Comme l'être humain est doté d'une enzyme qui ressemble à celle de la levure, pareille découverte ouvre la porte à la recherche d'un traitement contre la maladie et le vieillissement, mais le raisin serait peut-être aussi efficace que le vin !

LES EFFETS NÉGATIFS

Selon différentes études, l'effet salutaire du vin, y compris le moindre risque de certains cancers, est optimal pour une consommation de 25 cl par jour chez l'homme (mais de seulement 15 à 20 cl chez la femme). Au-delà, on retrouve une augmentation des risques d'obésité, de cancer du sein, d'accident vasculaire cérébral (AVC), d'hypertension, sans parler d'alcoolisme, de cirrhose et de troubles hépatiques. Même un léger excès favorise le risque d'hémorragie cérébrale, qui correspond à la rupture d'un vaisseau sanguin. Enfin, trop de vin en début de grossesse peut entraîner des malformations congénitales chez le fœtus.

Quoi qu'il en soit, l'alcool sous toutes ses formes est à bannir durant la grossesse. ❖

Vinaigre

AVANTAGES

- élément de la vinaigrette peu calorique
- peut servir d'agent de conservation

INCONVÉNIENT

- peut déclencher des réactions allergiques chez les personnes sensibles aux moisissures

Comme son nom l'indique, le vinaigre était au départ un sous-produit du vin, mais il est dépourvu d'alcool. Les vinaigres de vin et de cidre demeurent toujours les plus populaires, quoiqu'on puisse faire du vinaigre avec n'importe quel aliment qui produit de l'alcool en fermentant, comme le prouve l'abondance des variétés que l'on trouve aujourd'hui dans le commerce.

Le grand avantage du vinaigre, c'est de donner de la saveur en n'apportant ni sel ni calories. Il peut même se substituer à une sauce à salade.

Le vinaigre renferme en général 6 à 8 % d'acide acétique. C'est ce taux qui est indiqué sur l'étiquette, et non un degré d'alcool. Le vinaigre se fabrique en deux étapes. On utilise d'abord une levure ou une moisissure quelconque pour transformer en alcool les sucres naturels de l'ingrédient de base. Ensuite, on introduit des bactéries pour convertir l'alcool en acide acétique.

LES VARIÉTÉS DE VINAIGRE

La couleur et le parfum du vinaigre varient selon l'alcool de base utilisé. On peut employer du vin rouge, du vin blanc, du cidre, du malt, du miel (dans certains départements où cette production est strictement réglementée, le vinaigre ne titrant que 3,8 % d'acide acétique au maximum), du xérès, de l'alcool de fruits (qui, dans les campagnes où cette coutume subsiste, donne des vinaigres délicieusement odorants), de l'alcool de riz (en Chine et au Japon), etc. Tout ce qui contient du sucre peut produire de l'alcool – et donc du vinaigre – sous l'action de micro-organismes, les acérobacters, si les conditions requises sont respectées (oxygène et température). Alors que certains vinaigres dans lesquels ont macéré des herbes aromatiques, des épices ou des fruits sont agréablement parfumés, d'autres, comme le vinaigre blanc (ou cristal), fabriqué surtout à partir d'alcool de betterave, n'offrent aucun intérêt culinaire.

LES AVANTAGES POUR LA SANTÉ

On recommande parfois divers types de vinaigre pour traiter des problèmes de santé comme l'arthrite et l'indigestion. Ces allégations sont sans fondement scientifique. En petite quantité, il peut stimuler les sécrétions digestives, mais il vaut mieux l'utiliser avec parcimonie en cas de muqueuse digestive fragile, de gastrite ou d'ulcère à l'estomac.

Attention ! Les personnes qui sont allergiques aux moisissures peuvent réagir au vinaigre et aux aliments conservés dans le vinaigre : picotements ou démangeaisons autour de la bouche, voire urticaire. ❖

LE SAVIEZ-VOUS ?

LE VÉRITABLE VINAIGRE BALSAMIQUE EST TRÈS CHER

Fabriqué à base d'un vin rouge particulier, le vinaigre balsamique traditionnel est une spécialité de la ville de Modène, en Italie. Avec sa couleur sombre caractéristique et son goût velouté, il est considéré comme l'un des meilleurs vinaigres au monde. Le fait qu'il mette entre 15 et 50 ans à atteindre le degré voulu de maturité explique son prix très élevé.

Vinaigrettes et sauces à salade

AVANTAGE

- bonnes sources de vitamine E et d'acides gras insaturés

INCONVÉNIENT

- augmentent les calories et les graisses

De multiples sauces à base d'huile et de vinaigre rehaussent le goût des salades vertes, et servent de liant aux crudités et aux salades composées. Les huiles végétales, surtout de tournesol, de colza et de maïs, fournissent de la vitamine E et sont riches en acides gras insaturés. Ces huiles n'élèvent donc pas les concentrations de cholestérol dans le sang. En version allégée, ce genre de sauce aura moins de graisses et de calories.

La vinaigrette classique est un mélange d'huile et de vinaigre avec 1 part de vinaigre pour 3 ou 4 parts d'huile. Il y a plusieurs façons de réduire la proportion d'huile. L'une est de choisir un vinaigre doux, comme un vinaigre de vin ou de riz. Une autre consiste à diluer l'huile avec de l'eau, du bouillon maigre ou du jus. Enfin, on peut utiliser une huile au goût très prononcé, comme l'huile de noix ou d'olive, en plus petite quantité.

Pour obtenir une texture crémeuse sans ajouter de graisses saturées, on peut se servir de yaourt, ou remplacer une partie de l'huile par du fromage blanc maigre. Les fines herbes sont d'excellents enrichissements. Au restaurant, on demandera à ce que la sauce soit servie à part. ❖

NE NOYEZ PAS LA SALADE

Une salade, si l'on y met trop de vinaigrette, non seulement perd sa subtilité, mais acquiert inutilement des calories. Utilisez un peu d'huile pour lier les feuilles les unes aux autres et quelques gouttes de vinaigre pour donner du caractère aux crudités et marier les assaisonnements. Ne mélangez qu'à la dernière minute. En règle générale, on compte 1 cuillerée à soupe de sauce vinaigrette pour 2 personnes.

Vitamines

Voir p. 388

Volaille

AVANTAGES

- excellente source de protéines
- bonne source de vitamine A, de vitamines du groupe B et de minéraux

INCONVÉNIENT

- sujette à la contamination bactérienne

Avec autant de protéines et moins de graisses saturées que les viandes de boucherie, la volaille – poulet, dinde, canard, oie, pintade, pigeonneau, faisan ou caille – est un aliment protéique de choix, dont les protéines renferment, en excellentes proportions, tous les acides aminés essentiels. Elle constitue aussi une très bonne source de fer, de zinc, de cuivre, de sélénium, de phosphate et de potassium. C'est surtout la teneur en lipides (graisses) qui varie d'une volaille à l'autre, d'un morceau à l'autre. La chair de la pintade et de la dinde est la plus pauvre en calories et la plus maigre, avec 135 kcal, 3 g de graisses et 25 g de protéines par portion de 100 g. Pour une portion équivalente, la chair de canard fournit 170 kcal, 9 g de graisses et 20 g de protéines. La même portion de blanc de poulet représente 142 kcal, 3 g de lipides et 26 g de protéines ; pour du blanc avec la peau, on obtient 195 kcal et 8 g de graissesÍ

Les graisses des volailles ont la particularité de présenter – comparativement aux autres viandes – une proportion plus élevée d'acides gras insaturés, et donc de renfermer moins de graisses saturées, que l'on souhaite diminuer dans l'alimentation.

Les graisses des volailles se concentrent sous la peau ; si on supprime la peau, on les réduit considérablement. En piquant la peau du canard, on permet au gras de s'écouler en cuisant. Au four ou au gril, la peau contribue à conserver le moelleux de la volaille : il suffit de l'éliminer au moment de servir. Le poulet, la pintade et le canard renferment la même proportion de cholestérol, soit 75 mg par portion de 100 g de viande débarrassée de sa peau ; la dinde en apporte 65 mg.

La volaille est une bonne source de vitamines du groupe B. Une portion de 100 g de blanc de poulet cuit, sans la peau, fournit près de 8 mg de niacine, soit plus de la moitié de l'apport nutritionnel conseillé (ANC). Le canard et la dinde sont aussi d'excellentes sources de cette vitamine qui joue un rôle important dans le métabolisme de l'énergie, la santé de l'épiderme et le bon fonctionnement du système nerveux. Toutes les volailles apportent de la vitamine B_6, mais le blanc de poulet et de dinde en est la meilleure source, avec 0,5 mg, ou 30 % de l'ANC, par portion. La dinde, le canard, la pintade et le poulet contiennent beaucoup de zinc, ainsi que du fer héminique, la forme la mieux absorbée de ce précieux métal. Les morceaux de viande « brune » en sont encore mieux pourvus. La viande de dinde est particulièrement riche en sélénium, avec 35 µg par portion de 100 g, soit plus de la moitié de l'ANC. La volaille fournit enfin beaucoup de tryptophane, un acide essentiel qui aiderait, croit-on, à combattre la dépression et l'insomnie. La viande brune est celle des muscles qui font le plus d'exercice. C'est pourquoi les pilons du poulet ou de la dinde sont plus foncés que la poitrine.

LE SAVIEZ-VOUS ?

LE BRUN PLUS GRAS QUE LE BLANC

Dans n'importe quelle volaille rôtie, une portion de 100 g de blanc (sans la peau) renferme 3 g de graisses, contre 5 g pour une portion équivalente de chair brune – cuisse ou pilon.

ATTENTION

Une épidémie de grippe aviaire s'est développée depuis 2004 dans les pays asiatiques, et différents foyers sont apparus les années suivantes en Europe puis en Afrique. Le virus de cette grippe animale peut exceptionnellement se transmettre à l'homme, notamment lors de contacts étroits avec des animaux infectés. Actuellement, toutes les précautions sont prises pour prévenir une épidémie animale en France (renforcement des contrôles vétérinaires, encadrement voire interdiction des importations de certaines denrées, etc.), et la qualité sanitaire des volailles commercialisées est parfaitement garantie. La principale crainte des autorités de santé concerne une éventuelle mutation du virus qui pourrait entraîner une pandémie grippale chez l'homme : des systèmes d'alerte sont en place, et un plan de mesures d'urgence est prévu.

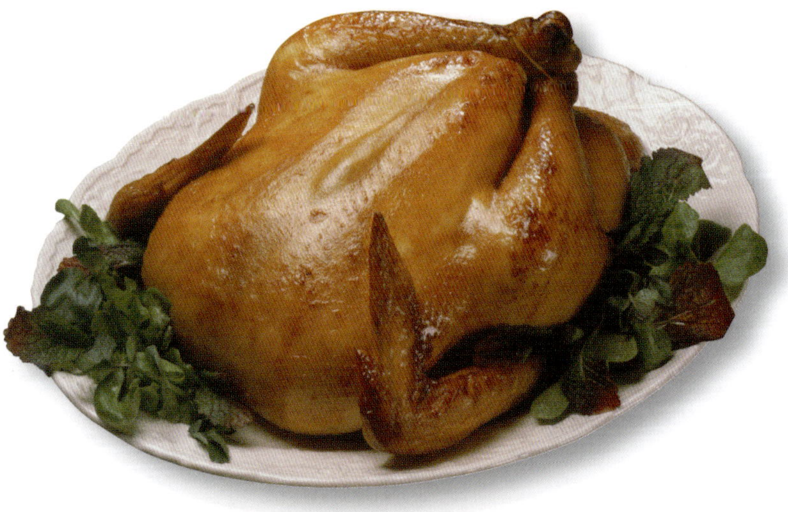

L'IMPORTANCE DE LA CUISSON

La volaille est sujette à la contamination par les bactéries qui se logent à la surface et à l'intérieur lorsqu'on la vide. Une cuisson suffisante s'impose donc. La volaille est cuite lorsque la patte se meut librement dans son articulation et que le jus qui s'écoule est devenu clair. Il faut veiller à ce qu'elle soit cuite à cœur, en particulier quand elle est farcie (la température interne doit dépasser 75 °C). ❖

VÉGÉTARISME

LE POUR ET LE CONTRE

Il fut un temps où la recherche scientifique sur le végétarisme mettait en doute sa valeur nutritionnelle, surtout au niveau de l'apport quantitatif et qualitatif des protéines. La plupart de ces réserves ayant pu être levées, les chercheurs se sont récemment mis à étudier le rôle des régimes végétariens dans la prévention et le traitement des maladies.

Résultat ? Un intérêt croissant pour ces régimes alimentaires ou pour ceux qui comportent de généreuses quantités d'aliments d'origine végétale et des quantités limitées d'aliments d'origine animale. L'American Institute for Cancer Research, l'American Cancer Society et les Instituts nationaux de la santé se sont, parmi d'autres, déclarés en faveur de ces régimes. L'American Dietetic Association et d'autres associations de diététiciens dans le monde soutiennent les régimes végétariens bien composés parce que, disent-elles, ils sont sains, nourrissants et efficaces dans la prévention et le traitement de certaines maladies. Le végétarisme voit ainsi ses qualités reconnues aujourd'hui !

En principe, on appelle végétarien celui qui élimine de son alimentation viande, poisson, volaille et tout produit qui en contient. En réalité, les habitudes alimentaires des végétariens varient largement, depuis le végétarien strict – ou végétalien – jusqu'à celui qui consomme des produits laitiers et du poisson. Certains même se disent végétariens bien qu'ils mangent poisson, poulet et viande à l'occasion (voir « Options végétariennes », p. 386).

Bon pour la santé

Les premières informations concernant les bienfaits pour la santé des régimes végétariens nous viennent d'études menées aux États-Unis sur les adventistes du Septième Jour. On trouve chez eux une forte proportion de végétariens. Beaucoup sont végétaliens ; d'autres se limitent à ne pas manger de viande.

5 conseils pour les végétariens

1. Mettre au menu céréales complètes, légumes, fruits, légumineuses, noix et autres fruits secs oléagineux, et, s'il y a lieu, produits laitiers et œufs.
2. Consommer de préférence des aliments peu raffinés et peu transformés ; manger peu d'aliments très sucrés ou très gras.
3. Veiller à prévoir une grande variété de fruits et de légumes.
4. Si on s'autorise les produits laitiers et les œufs, choisir des produits laitiers contenant peu de matières grasses et consommer les œufs avec modération pour éviter un excès de graisses saturées.
5. Contrôler régulièrement le taux sanguin de fer. Prendre aussi un complément de vitamine B_{12} et, en cas d'exposition limitée au soleil, de vitamine D.

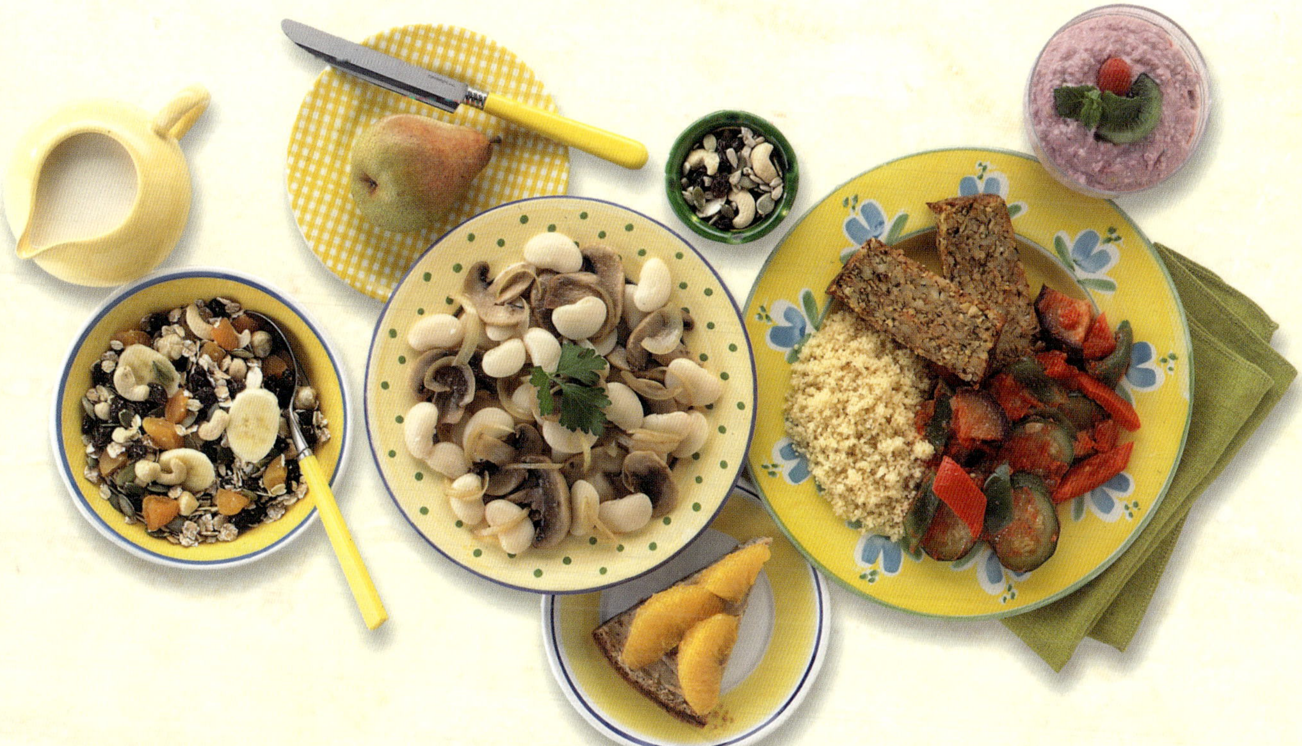

Néanmoins, dans l'ensemble, leur vie est sobre et sans excès d'aucune sorte. Ils ne fument pas, boivent peu ou pas d'alcool. Il est donc difficile d'attribuer au seul facteur diététique, et en particulier à l'absence d'aliments issus du règne animal, les observations faites sur ce groupe de population.

■ **Obésité.** Les régimes végétariens sont associés depuis longtemps à un recul de l'obésité, facteur de risque pour plusieurs maladies chroniques, dont les maladies cardio-vasculaires, l'hypertension, le diabète et certains cancers. On explique cet effet par une moindre consommation de graisses, un apport plus important de fibres et une plus grande consommation de légumes.

■ **Maladies cardio-vasculaires.** Plusieurs études ont fait état d'une incidence réduite de maladies cardiaques chez les végétariens. Cela s'expliquerait en partie par un taux de cholestérol sanguin plus bas. Si l'on en croit certaines études, comparés aux non-végétariens, les lacto-ovo-végétariens et les végétaliens ont respectivement des taux de cholestérol inférieurs de 14 % et de 35 %. Bien que les végétariens ne s'astreignent pas à des régimes hypolipidiques, leur consommation d'acides gras saturés est souvent plus faible que celle des non-végétariens. Ils absorbent de 50 à 100 % plus de fibres que ces derniers, ce qui réduit encore le taux de cholestérol sanguin. Enfin, le régime végétarien trouve dans les légumes de nombreux phytonutriments dont les propriétés antioxydantes réduisent les dépôts de cholestérol sur les parois des artères. Mais d'autres travaux n'ont pas retrouvé les mêmes effets favorables d'une alimentation végétarienne sur le cholestérol sanguin : tout dépend du choix des aliments et de la composition des menus.

■ **Hypertension.** Les végétariens ont une tension artérielle généralement plus basse que celle des non-végétariens et souffrent moins souvent qu'eux d'hypertension. Les chercheurs ont analysé divers facteurs pouvant expliquer cet écart : moins de graisses alimentaires, absence de protéines carnées ou lactées, et surtout différences dans les apports de potassium, de magnésium et de calcium ; ils ne sont pas encore parvenus à des conclusions définitives.

■ **Cancer.** Il y a moins de cas de cancer chez les végétariens que dans le reste de la population. Cette différence est particulièrement marquée pour le cancer de la prostate et le cancer colorectal. Certains aspects des régimes végétariens peuvent diminuer les risques de ces cancers : moins de graisses, plus de fibres, plus de fruits et de légumes, moins de fer héminique (de source animale) et plus de phytonutriments comme des isoflavones, composés semblables aux hormones que l'on trouve notamment dans le soja.

■ **Diabète.** Les végétariens seraient moins exposés au diabète que les non-végétariens. Cela tiendrait à leur poids, généralement inférieur, ainsi qu'à un apport alimentaire plus grand de fibres, deux facteurs qui peuvent améliorer le métabolisme des glucides et des lipides, et le taux du sucre dans le sang.

Options végétariennes

On choisit d'être végétarien pour des raisons de santé, d'éthique, de religion, d'économie ou de goût. Voici les différents régimes qui peuvent être adoptés.

■ **Semi-végétarien.** Alimentation surtout végétarienne, mais pouvant inclure à l'occasion des aliments d'origine animale.

■ **Lacto-ovo-végétarien.** Régime végétarien incluant lait, produits laitiers et œufs, mais excluant viande, poisson et volaille.

■ **Lacto-végétarien.** Régime végétarien avec lait et produits laitiers.

■ **Végétalien.** Exclut viande, volaille, poisson, produits laitiers, œufs et parfois miel.

Nécessité d'apports nutritionnels adéquats

Les besoins nutritionnels des végétariens sont les mêmes que ceux des non-végétariens ; ils peuvent les combler en respectant les recommandations diététiques de base. Néanmoins, il est nécessaire de surveiller particulièrement les apports de plusieurs nutriments, de préférence fournis par les aliments d'origine animale : protéines, vitamines B_{12} et D, calcium, zinc et fer. Dans certains cas, des suppléments doivent être prescrits.

Régimes comportant des aliments de source animale

Lacto-végétariens et lacto-ovo-végétariens peuvent ne souffrir d'aucune carence s'ils ont un régime équilibré et diversifié où figurent en bonne place céréales, légumineuses, fruits, légumes, produits laitiers allégés, ainsi qu'une quantité modérée d'œufs, de noix et autres fruits secs oléagineux. Un tel régime peut être parfaitement équilibré, avec des quantités correctes de protéines et d'autres nutriments clés.

Régimes végétaliens

En revanche, les végétaliens doivent composer leur régime avec le plus grand soin s'ils veulent qu'il leur procure tous les nutriments dont ils ont besoin.

Protéines. Les végétaliens doivent associer des aliments d'origine végétale riches en protéines complémentaires s'ils veulent obtenir des protéines de bonne qualité et en quantité suffisante (voir « Protéines complémentaires », ci-contre). Les adultes n'ont pas besoin de manger des protéines végétales complémentaires à chaque repas ; il leur suffit de les absorber le même jour, dans la mesure où leur régime alimentaire demeure constamment équilibré et varié. Les enfants ont besoin de protéines complètes à tous les repas : pain tartiné de beurre d'arachide, par exemple, ou lentilles et riz leur sont recommandés. Quoi qu'il en soit, même si en théorie les bonnes combinaisons végétales permettent d'atteindre un équilibre protéique, il n'en demeure pas moins que cela devient vite fastidieux en pratique. Et il est difficile d'avoir la certitude que l'on couvre bien tous les besoins.

Calories. Les régimes végétaliens sont riches en fibres, mais peu caloriques ; il faut donc ajouter au menu des éléments énergétiques. Au déjeuner et au goûter, on pensera à des compléments qui renferment beaucoup de calories, tels les fruits secs oléagineux et les fruits séchés.

Vitamine B_{12}. Comme les végétaux ne renferment pas de vitamine B_{12}, les végétaliens doivent en inclure chaque jour à leur menu sous forme, par exemple, de levure enrichie nutritionnellement ou de suppléments de B_{12}.

Vitamine D. Les deux meilleures sources de vitamine D sont l'exposition au soleil et les aliments enrichis de vitamine D comme les boissons au soja enrichies. Lorsque ces sources sont insuffisantes, il est recommandé de prendre des suppléments.

Oligoéléments. Fer, calcium, zinc et autres oligoéléments sont présents dans les végétaux, mais pas toujours en grandes quantités ; les végétaliens doivent donc en absorber les quantités requises en mettant au menu des aliments riches en vitamine C – légumes à feuilles vert foncé, tofu, légumineuses, amandes et graines de sésame – pour mieux absorber le fer non héminique (de source végétale) et recevoir des apports suffisants de calcium.

Les enfants ont de grands besoins nutritionnels ; un régime strictement végétalien à base de fruits, de légumes, de céréales complètes ne peut pas leur apporter toutes les calories et tous les nutriments nécessaires. Il est préférable de laisser dans leur alimentation des produits laitiers, par exemple du fromage de chèvre et des yaourts.

Davantage de fer et de zinc

Les phytates, composés présents surtout dans les céréales, les légumineuses et les fruits secs oléagineux, se lient au fer et empêchent son absorption par l'organisme. Végétariens et végétaliens devraient donc consommer plus d'aliments riches en fer ou étudier avec un médecin le recours à des suppléments de fer. L'apport nutritionnel conseillé (ANC) pour les végétariens qui ne mangent aucun produit d'origine animale est 1,8 fois plus grand que l'ANC des non-végétariens. Par exemple, une végétarienne de 30 ans doit absorber chaque jour 30 mg de fer plutôt que 16 mg. Selon beaucoup de nutritionnistes, un régime végétalien strict est déconseillé pour les jeunes enfants et les adolescents, pendant la grossesse et l'allaitement, et pour les plus âgés.

UN PETIT TRUC

PROTÉINES COMPLÉMENTAIRES

Les aliments végétaux renferment diverses protéines, mais qui sont incomplètes : elles ne fournissent pas en proportions correctes tous les acides aminés essentiels que nécessite l'organisme. On corrige cela en les combinant pour obtenir des protéines complètes. Comment ? Par exemple, en mangeant les légumineuses (telles les lentilles) avec des céréales (comme du pain complet). On peut aussi associer des fruits secs oléagineux à des céréales. Voici quelques combinaisons utiles.

- Riz et légumineuses.
- Couscous (blé) avec pois chiches.
- Hoummos (pois chiches et graines de sésame en purée).
- Pain complet avec graines de sésame ou de tournesol.
- Soupe aux pois cassés avec petit pain de blé entier.
- Pâtes et tofu.
- Millet et haricots rouges.

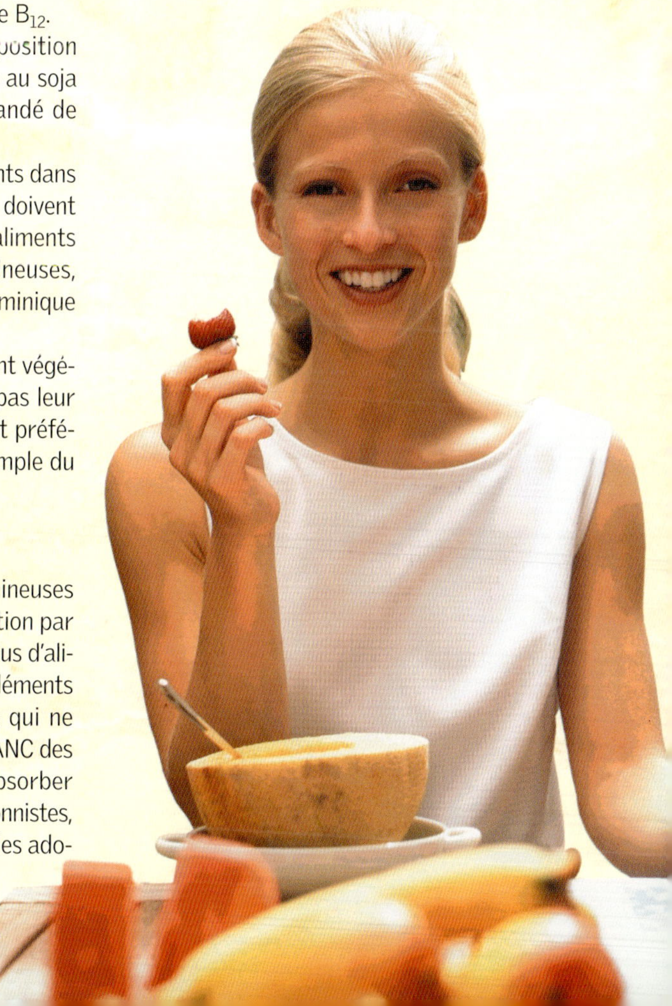

VITAMINES

INDISPENSABLES À LA VIE

Depuis plus de 2 000 ans, la médecine traditionnelle et scientifique pense que certains aliments peuvent prévenir ou guérir les maladies. Dès 400 av. J.-C., Hippocrate avait découvert que la consommation de foie guérissait la cécité nocturne. En 1747, James Lind, chirurgien dans la marine anglaise, fit expérimentalement le lien entre l'alimentation et le scorbut, et recommanda aux marins, qui vivaient alors de biscuits et de porc salé durant les voyages au long cours, de manger préventivement des citrons.

À ce jour, 13 vitamines essentielles à la santé ont été découvertes. Des substances semblables aux vitamines, comme les bioflavonoïdes, ont aussi été identifiées. Les chercheurs savent que bien d'autres substances sont bénéfiques et auraient pu être rangées dans la catégorie des vitamines. Voilà pourquoi ils sont favorables à une alimentation variée, qui apporte un large éventail de nutriments.

De très petites quantités de vitamines – quelques milligrammes ou même des microgrammes – sont nécessaires. Les besoins vitaminiques sont difficiles à évaluer très précisément. Ils dépendent de l'état physiologique (âge, sexe, mais aussi grossesse), de l'activité physique, et peuvent varier selon la composition de l'alimentation. En France, les apports nutritionnels conseillés (ANC) pour les vitamines sont établis par un groupe d'experts qui tiennent compte non seulement des données scientifiques relatives aux besoins nutritionnels, mais aussi des habitudes alimentaires des personnes concernées (dans la mesure où elles sont compatibles avec un bon état de santé).

D'où vient le terme vitamine ?

En 1912, Casimir Funk, biochimiste polonais, découvre que les aliments renferment des composés azotés, essentiels à la vie humaine. Il crée alors, en anglais, le terme *vitamines*, (*vital amines*, ou amines vitales). En 1922, il publie *The Vitamines*. Mais, plus tard, s'apercevant que les vitamines ne sont pas toutes des amines, il supprime le *e* final, conservé en français. C'est ainsi que le terme vitamine est entré dans l'usage.

Leur classification

On classe les vitamines selon leur mode d'absorption et de stockage. Les vitamines A, D, E et K sont solubles dans les graisses (ou lipides) ; la vitamine C et les vitamines du groupe B sont solubles dans l'eau. Le corps emmagasine les premières, dites liposolubles, dans le foie et les tissus gras. Les secondes, dites hydrosolubles, sont excrétées dans l'urine : il faut donc, en général, en absorber davantage et surtout très régulièrement, puisque l'organisme n'en fait pas de réserves.

Les provitamines sont des substances que le corps peut convertir en vitamines. C'est le cas du bêta-carotène, précurseur de la vitamine A, et d'un stéroïde de la peau qui, après exposition aux rayons ultraviolets du soleil, est utilisé par l'organisme pour fabriquer de la vitamine D.

Les vitamines liposolubles

Elles ont besoin de graisses pour passer du tractus intestinal dans le sang. Les personnes qui absorbent mal les matières grasses peuvent avoir des symptômes de carence même si leur alimentation leur fournit des quantités suffisantes de ces vitamines. À l'inverse, on peut avoir des symptômes d'abus si l'on prend ces vitamines en quantités excessives, notamment sous forme de suppléments.

Vitamine A. Elle se présente sous diverses formes. Ses formes actives sont le rétinol, l'acide rétinoïque et les esters de rétinyle. Le bêta-carotène est un précurseur. Essentielle à une vision normale, la vitamine A prévient la cécité nocturne. Elle est nécessaire à la croissance et à la division des cellules, à la formation des os et des dents, ainsi qu'à la santé de la peau, des muqueuses et du tissu épithélial qui tapisse l'intestin, les voies respiratoires et divers organes. Ses propriétés antioxydantes aident à prévenir les dommages cellulaires carcinogènes causés par les radicaux libres, molécules instables libérées régulièrement lors des processus biologiques d'oxygénation cellulaire. Enfin, elle contribue à la synthèse des acides aminés, de la thyroxine et d'autres hormones.

Les suppléments de vitamine A ne sont pas conseillés. L'abus a des effets toxiques qui, dans les cas extrêmes, peuvent entraîner la mort. Une femme qui veut avoir un enfant ne doit pas prendre de fortes doses de suppléments de vitamine A, et doit interrompre un éventuel traitement à base d'isotrétinoïne (Roaccutane®), un dérivé de la vitamine A qui est un remède puissant et efficace contre l'acné. Comme la vitamine A reste longtemps stockée dans le corps, il faut interrompre le traitement au moins 3 mois avant de songer à tomber enceinte.

La teneur en vitamine A est souvent exprimée en unités internationales (UI) ou en équivalents de rétinol (ER) ; un ER correspond à 3,3 UI de la forme rétinol de la vitamine A, et à environ 10 UI de bêta-carotène. Un ER correspond aussi à 1 µg de rétinol ou à 6 µg de bêta-carotène. L'ANC est de l'ordre de 600 à 800 µg par jour, et il est conseillé de ne pas prendre plus de 1 000 µg par jour sous forme de supplément.

Vitamine D. Il y a deux formes de vitamine D : la D_2, d'origine végétale, et la D_3, dont le corps fait la synthèse quand la peau est exposée aux rayons ultraviolets (UV) du soleil. En hiver, sous nos latitudes, quand les rayons solaires tombent obliquement, il est difficile pour l'organisme de synthétiser cette vitamine en étant dehors, même si le soleil est radieux.

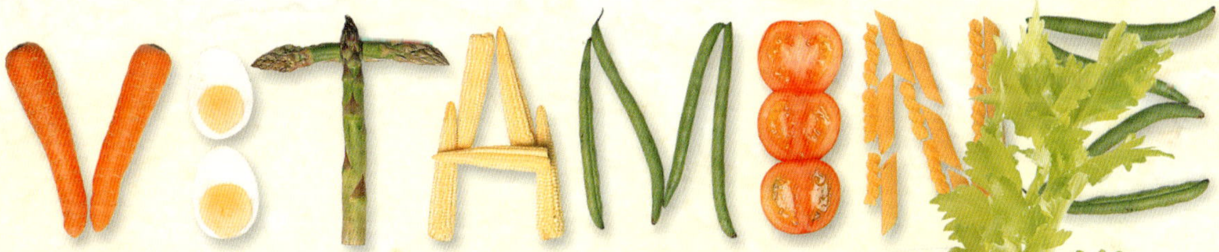

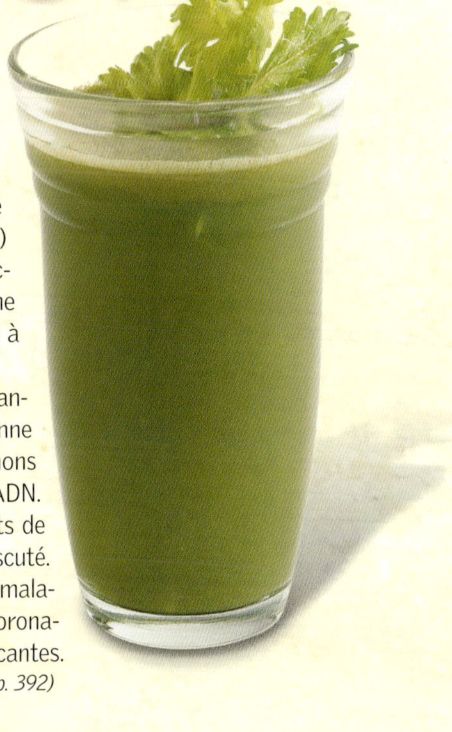

Le corps a besoin de vitamine D pour absorber le calcium. Cette vitamine favorise aussi l'absorption du phosphore et empêche les reins d'excréter des protéines dans l'urine. À cause de son rôle dans l'assimilation des minéraux, elle contribue à la croissance et à la santé des os et des dents. Un apport insuffisant entraîne du rachitisme chez les enfants et de l'ostéomalacie (forme de rachitisme très rare dans le monde industrialisé) chez les adultes. Autres symptômes de carence : les convulsions et contractions musculaires. L'ANC est estimé à 5 µg, mais il est supérieur chez le jeune enfant et les personnes âgées (10 à 15 µg), ainsi que chez les personnes à peau fortement pigmentée.

Vitamine E. Les tocophérols de la vitamine E inhibent l'oxydation qui fait rancir les graisses et détruit les vitamines A et D. Ils aident à garder en bonne santé les globules rouges et les tissus musculaires, protègent les poumons contre la pollution et normalisent la synthèse de la vitamine C et de l'ADN. L'ANC a été fixé à 12 mg par jour pour l'adulte. Le rôle des suppléments de vitamine E dans la prévention des maladies cardio-vasculaires demeure discuté. Bien que les premières études sur des personnes atteintes de ce type de maladies aient fait état de 20 à 40 % de réduction du risque de maladie coronarienne, les conclusions de récents essais ont été beaucoup moins convaincantes.

(suite p. 392)

Tout sur les vitamines

VITAMINES	MEILLEURES SOURCES ALIMENTAIRES	RÔLE PHYSIOLOGIQUE
LIPOSOLUBLES		
Vitamine A (rétinol : aliments d'origine animale ; bêta-carotène : aliments d'origine végétale)	**Rétinol :** foie ; saumon et autres poissons gras ; jaune d'œuf ; lait entier, beurre, fromage. **Bêta-carotène :** fruits et légumes orange et jaunes : carottes, abricots, melons, mangues ; légumes à feuilles vert foncé.	Essentielle à la croissance et au développement des cellules, à la vision (prévient la cécité nocturne) et au système immunitaire. Maintient en bonne santé la peau et les muqueuses. Le bêta-carotène peut aussi agir comme un antioxydant.
Vitamine D (calciférol)	Beurre, foie, jaune d'œuf ; poissons gras ; foie de poisson, lait enrichi. (Se forme aussi par l'action du soleil sur la peau.)	Nécessaire à l'assimilation du calcium et du phosphore, pour la formation des os et des dents, dont elle contribue à conserver la solidité.
Vitamine E (tocophérols)	Huiles de tournesol et de maïs ; amandes et noisettes ; germes de céréales ; légumes verts.	Aide à éviter l'oxydation par les radicaux libres des acides gras polyinsaturés présents dans les membranes cellulaires. Antioxydant puissant.
Vitamine K	Épinards, choux et autres légumes à feuilles vert foncé ; viande, foie (+ synthèse intestinale).	Essentielle à la bonne coagulation du sang.
HYDROSOLUBLES		
Vitamine B_1 (thiamine)	Levure de bière ; porc, jambon, foie ; céréales complètes, légumineuses, pistaches, pommes de terre.	Nécessaire à la transformation des glucides, des graisses et de l'alcool en énergie. Intervient dans la transmission de l'influx nerveux.
Vitamine B_2 (riboflavine)	Foie, fromages bleus et type camembert, germes de céréales ; viande maigre et volaille ; champignons, lait et autres produits laitiers ; poisson, œufs.	Nécessaire pour transformer les nutriments en énergie et pour le métabolisme des vitamines B_3 et B_6. Intervient dans le fonctionnement des surrénales.
Vitamine B_3 (niacine, acide nicotinique, nicotinamide)	Foie, viande maigre, volaille et fruits de mer ; lait ; œufs ; légumineuses ; pain et céréales complets, pommes de terre.	Nécessaire à la production d'énergie dans les cellules et à la production de neurotransmetteurs. Contribue à maintenir en bon état la peau et le tube digestif. À forte dose, fait baisser le cholestérol.
Vitamine B_5 (acide pantothénique)	Presque tous les aliments, surtout levure, viande et poisson, œufs, germes de céréales, céréales complètes.	Contribue à transformer les aliments en énergie. Essentielle à la synthèse des acides gras, du cholestérol, des anticorps, de l'hémoglobine et des hormones.
Vitamine B_6 (pyridoxine, pyridoxamine, pyridoxal)	Abats, viande, poisson et volaille, œufs ; céréales ; légumes à feuilles vert foncé, pommes de terre et soja ; fruits secs oléagineux.	Favorise le métabolisme des protéines et des glucides, la libération d'énergie, le fonctionnement des nerfs et la synthèse des globules rouges et des anticorps.
Vitamine B_8 (biotine)	Jaune d'œuf, soja, céréales et levure, fromages et autres produits laitiers.	Favorise le métabolisme énergétique. Importante dans la synthèse des acides gras.
Vitamine B_9 (acide folique, folates)	Foie ; levure ; brocolis et autres crucifères, épinards et autres légumes à feuilles vert foncé, avocats ; légumineuses ; germes de blé ; noix.	Nécessaire à la division des cellules, à la formation de l'ADN, de l'ARN et à la synthèse des protéines. Apport supplémentaire conseillé avant la conception et durant le début de la grossesse.
Vitamine B_{12} (cobalamine)	Tous les aliments d'origine animale (+ synthèse intestinale).	Essentielle à la fabrication de l'ADN, de l'ARN et de la myéline. Nécessaire à la croissance et à la division des cellules, ainsi qu'à la formation des globules rouges.
Vitamine C (acide ascorbique)	Fruits et légumes, surtout agrumes : fruits et jus ; cassis, mangues, kiwis, fraises et poivrons, cresson, choux, brocolis, épinards, pommes de terre.	Stimule les réactions immunologiques. Nécessaire à la production du collagène et à la cicatrisation. Importante en tant qu'antioxydant, favorise l'assimilation du fer et du calcium d'origine végétale. Aide à prévenir l'athérosclérose.

APPORTS NUTRITIONNELS CONSEILLÉS (ANC) POUR ADULTES DE PLUS DE 19 ANS — HOMMES	FEMMES	SYMPTÔMES DE CARENCE	SYMPTÔMES D'EXCÈS
800 µg*	600 µg*	Cécité nocturne ; arrêt de croissance chez les enfants ; peau sèche ; yeux secs ; vulnérabilité accrue aux infections.	Maux de tête, vision brouillée, fatigue, douleur dans les os et les articulations, perte d'appétit, diarrhée, peau sèche, éruptions, démangeaisons, chute de cheveux. Anomalies congénitales en cas de fortes doses avant la grossesse et au début de celle-ci.
700 µg (à partir de 75 ans)			
5 µg	5 µg	Douleurs osseuses et musculaires. Augmentation de la transparence osseuse (ostéomalacie). Chez les enfants, déformation du squelette (rachitisme).	Troubles digestifs en cas de surdosage médicamenteux. Dépôts de calcium et détérioration irréversible de certains organes.
10 à 15 µg (à partir de 75 ans)			
12 mg	12 mg	Survient seulement chez les sujets qui n'assimilent pas les graisses et chez les prématurés. Provoque anémie hémolytique et détérioration du système nerveux.	Faiblement toxique mais peut, à haute dose, être à l'origine de carences en vitamine K.
20 mg (à partir de 75 ans)			
45 µg	45 µg	Saignement excessif ; propension aux ecchymoses.	Interactions possibles avec des anticoagulants ; risque de jaunisse.
70 µg (à partir de 75 ans)			
1,3 mg	1,1 mg	Perte de l'appétit, troubles psychiques, enflure des membres, torpeur, faiblesse musculaire, perte de la sensibilité et dilatation du cœur (s'observe assez souvent chez les alcooliques), béribéri dans les cas extrêmes.	Pas de symptôme connu, car est éliminée dans les urines en cas d'excès.
1,2 mg (à partir de 75 ans)			
1,6 mg	1,5 mg	Troubles de la vision et photosensibilité ; lésions de la bouche et du nez ; troubles de la déglutition.	Généralement aucun, mais peut interférer avec la chimiothérapie contre le cancer. L'excès est éliminé par les urines, qui deviennent jaune vif.
1,6 mg (à partir de 75 ans)			
14 mg	11 mg	Fatigue, diarrhée et inflammation de la bouche ; éruptions cutanées, pellagre (dans les cas très graves).	Bouffées congestives ; troubles du foie ; élévation des taux de sucre et d'acide urique dans le sang.
5 mg	5 mg	Inconnus chez l'homme.	De très fortes doses peuvent causer de la diarrhée et de l'œdème.
1,8 mg	1,5 mg	Dépression et confusion ; peau urticante et squameuse ; langue dépapillée et rouge ; perte de poids.	Détérioration des nerfs sensoriels.
2,2 mg (à partir de 75 ans)			
50 µg	50 µg*	Peau squameuse ; chute des cheveux ; dépression ; haut taux de cholestérol.	Pas de symptôme connu.
60 µg (à partir de 75 ans)			
330 µg	300 µg	Globules rouges anormaux, division cellulaire altérée, anémie, perte de poids, troubles de l'intestin, risque d'anomalies congénitales chez le fœtus.	Peut inhiber l'absorption de la phénytoïne et provoquer des convulsions chez les épileptiques ; de fortes doses peuvent nuire à l'absorption du zinc.
330 à 400 µg (à partir de 75 ans)			
2,4 µg	2,4 µg	Anémie pernicieuse ; troubles nerveux et faiblesse ; langue dépapillée et lisse, perte de sensibilité dans les membres.	Pas de symptôme connu.
3 µg (à partir de 75 ans)			
110 mg	110 mg	Fatigue, gencives qui saignent, ecchymoses, perte d'appétit, peau sèche, cicatrisation lente. Cas graves : scorbut, hémorragies internes, troubles mentaux.	Diarrhée ; calculs rénaux ; irritation des voies urinaires ; accumulation de fer.
120 mg (à partir de 75 ans)			

Apports nutritionnels conseillés pour la population française, CNERNA-CNRS 2001.
* dont au moins 60 % provenant du bêta-carotène, soit au moins 2,1 mg (il faut 6 µg de bêta-carotène pour obtenir 1 µg de vitamine A).

Les chercheurs travaillent toujours à mieux comprendre les réels atouts de la vitamine E. Les suppléments de vitamine E ont surtout été prescrits à des personnes atteintes de maladies coronariennes connues, ou encore en prévention secondaire après un infarctus, et à des doses pharmacologiques.

À l'inverse des autres vitamines liposolubles, les tocophérols n'atteignent jamais des niveaux toxiques dans l'organisme, le surplus pouvant être éliminé dans les fèces. Cependant, les personnes qui prennent des anticoagulants (warfarine) ne doivent pas absorber des suppléments de vitamine E sans consulter le médecin, car cette vitamine a des propriétés anticoagulantes et pourrait interférer avec le traitement médicamenteux. Dans tous les cas, il est conseillé de ne pas dépasser une dose de 40 mg de vitamine E par jour en supplément.

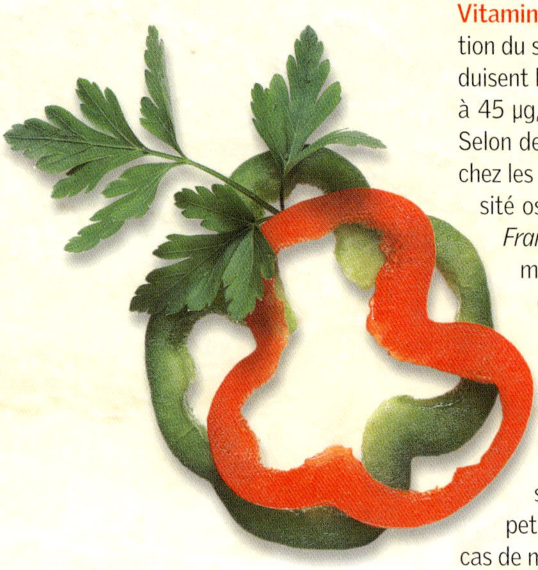

Vitamine K. Pour fabriquer les protéines sanguines essentielles à la coagulation du sang, le foie a besoin de vitamine K. Les bactéries intestinales en produisent la moitié ; le reste vient de l'alimentation. Chez l'adulte, l'ANC, estimé à 45 µg, est facilement atteint avec une alimentation normalement variée. Selon des recherches récentes, la vitamine K contribuerait à la santé des os chez les adultes. Des études avancent même qu'elle pourrait accroître la densité osseuse et réduire le taux de fracture. La *Nurses' Health Study* et la *Framingham Heart Study* ont montré que, plus la consommation de vitamine K a été élevée durant l'âge adulte, moins on constate de fractures de la hanche chez les personnes âgées. Cependant, cette vitamine étant essentiellement apportée par les légumes verts et autres végétaux, on peut penser que les personnes qui en reçoivent le plus sont celles qui ont l'alimentation la mieux équilibrée, sans doute aussi pour d'autres nutriments qui interviennent directement sur la densité osseuse, comme le calcium et le phosphore. Les carences se révèlent par des saignements excessifs, même à l'occasion de petites coupures, mais sont exceptionnelles : elles peuvent se produire en cas de malabsorption des graisses, ou lors d'une utilisation prolongée d'antibiotiques, qui perturbent la synthèse intestinale de la vitamine K.

Les vitamines hydrosolubles

Comme elles sont hydrosolubles, les vitamines du groupe B et la vitamine C s'absorbent plus facilement que les vitamines liposolubles parce qu'il y a toujours du liquide dans l'intestin. En revanche, les carences se produisent plus rapidement parce que l'organisme ne les stocke qu'en petites quantités, et pour peu de temps.

Vitamine B_1. La vitamine B_1, ou thiamine, permet la transformation des glucides, des protéines et des lipides en énergie et celle du glucose en acides gras ; elle est indispensable à la transmission de l'influx, au tonus musculaire, à l'appétit et à la digestion. L'ANC est de l'ordre de 1,1 à 1,3 mg. Une faible carence provoque fatigue, torpeur, irritabilité, sautes d'humeur, engourdissement dans les jambes, troubles digestifs et, chez les enfants, retard de croissance. Un déficit sévère (beaucoup plus rare, sauf dans des situations de grande malnutrition) provoque le béribéri.

Vitamine B_2. Essentielle à la production d'énergie, la vitamine B_2, ou riboflavine, participe au métabolisme des glucides, des protéines et des graisses, ainsi qu'à l'assimilation de la niacine et de la vitamine B_6 ; elle jouerait un rôle dans la production des corticostéroïdes. Il en faudrait 1,5 à 1,6 mg par jour (ANC pour l'adulte). Les carences sont sans conséquence fâcheuse, mais peuvent contribuer aux troubles causés par des insuffisances d'autres vitamines du groupe B. Les suppléments colorent l'urine en jaune vif.

Vitamine B_3. Appelée aussi niacine, acide nicotinique et nicotinamide, cette vitamine joue un grand rôle dans le métabolisme énergétique, la croissance et la synthèse des acides gras, de l'ADN et des protéines. L'ANC est de 11 à 14 mg pour l'adulte. Une légère carence provoque des ulcérations buccales et de la diarrhée. Plus prononcée, elle engendre la pellagre, avec diarrhée chronique, dermatites, démence et, à la limite, mort, mais elle est rarement isolée et pratiquement toujours liée à d'autres déficits nutritionnels, vitaminiques et protéiques. La vitamine B_3 à forte dose peut réduire le taux de cholestérol sanguin, mais elle doit être prise sous surveillance médicale, avec des analyses sanguines régulières pour dépister d'éventuels dommages au foie et un taux trop élevé de sucre dans le sang. En excès, elle cause aussi des bouffées congestives du visage, du cou et des bras.

Vitamine B_5. Comme le veut son autre nom, l'acide pantothénique, dérivé du mot grec *panthos* (partout), la vitamine B_5 se trouve dans presque tous les aliments d'origine végétale ou animale, en plus d'être produite par des bactéries intestinales. Elle participe au métabolisme des glucides, des protéines et des acides gras et sert à produire des hormones, des globules rouges et des graisses. L'ANC est de 5 mg. Il n'y a pas de carence en vitamine B_5 connue chez l'homme.

Vitamine B_6. Composée de trois éléments apparentés et interchangeables – pyridoxine, pyridoxamine et pyridoxal –, la vitamine B_6 est un coenzyme essentiel au métabolisme des protéines. Elle libère l'énergie apportée par les nutriments sous une forme utilisable par les cellules et favorise le fonctionnement des systèmes nerveux et immunitaire, ainsi que la production de globules rouges. Symptômes de carence : peau grasse et écailleuse, surtout près des yeux, du nez et de la bouche, perte de poids, faiblesse musculaire, langue rouge et dépapillée, irritabilité et dépression. L'ANC est de 1,5 à 1,8 mg pour l'adulte, de 2,2 mg à partir de 75 ans. Il n'est pas atteint chez 10 à 12 % de la population adulte (en particulier chez les jeunes femmes). Les abus sont dangereux pour le système nerveux. Il est déconseillé de dépasser une dose de 5 mg par jour sous forme de supplément.

Vitamine B_8. Apparentée à l'acide folique, à l'acide pantothénique et à la vitamine B_{12}, la vitamine B_8, ou biotine, contribue au métabolisme des glucides (notamment du glucose), des protéines et surtout des acides gras. Elle est produite en partie par des bactéries intestinales ; le reste provient des aliments. Les carences, très rares, se produisent surtout chez les personnes nourries pendant plusieurs semaines par voie intraveineuse. Elles peuvent provoquer dermatite, nausées et fatigue. L'ANC (50 à 60 µg) est facilement couvert par l'alimentation.

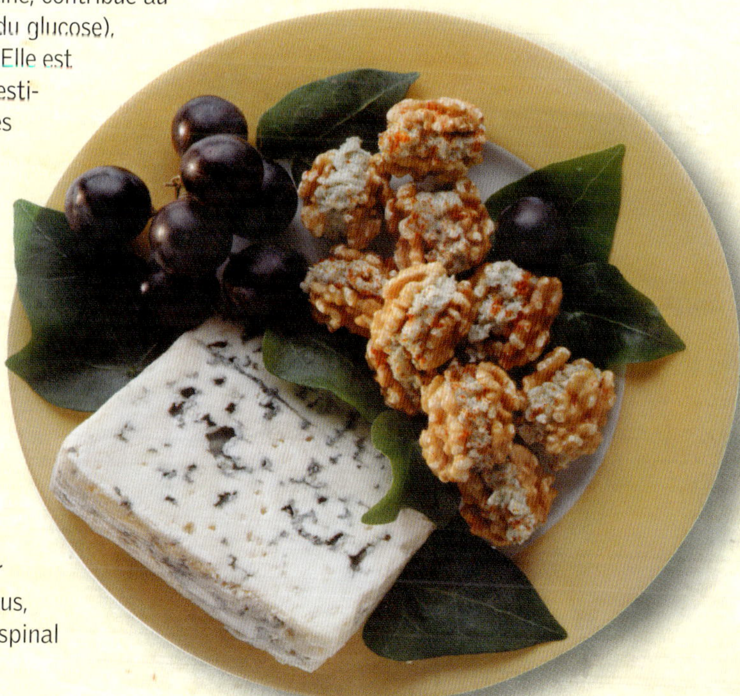

Vitamine B_9. Appelée aussi acide folique ou folates, cette vitamine est nécessaire à la division cellulaire, à la formation de l'ADN, de l'ARN et des globules rouges et pour de nombreuses fonctions métaboliques. Durant la grossesse, l'acide folique aide à prévenir les anomalies neurologiques chez le fœtus, et surtout une malformation du tube spinal (spina-bifida). Une légère carence en acide folique est fréquente, surtout chez les bébés, les adolescents et les femmes enceintes. Alcool et contraceptifs oraux inhibent son absorption, augmentant le risque de carence. La consommation régulière de légumes à feuilles vert foncé, de foie et, éventuellement, un supplément de levure de bière permet d'atteindre l'ANC (de 300 à 330 µg pour l'adulte, 400 µg pour la femme enceinte).

Vitamine B_{12}. Comme d'autres vitamines du groupe B, la B_{12} agit comme coenzyme, molécule organique qui permet la fonction enzymatique. Elle est essentielle à la croissance et à la division des cellules et à la production des globules rouges, du matériel génétique et de la myéline, gaine grasse des fibres nerveuses. La carence se manifeste par une anémie pernicieuse, des symptômes neurologiques et une grande faiblesse. L'ANC est estimé à 2,4 µg par jour.

Chez nous, la majorité des cas de carence en vitamine B_{12} ne sont pas attribuables à une mauvaise alimentation, mais bien plutôt à l'incapacité des sujets à absorber la vitamine B_{12} au niveau intestinal, par manque d'un facteur intrinsèque dont la sécrétion dans l'estomac diminue avec l'âge. Plusieurs troubles intestinaux découlent aussi de cette insuffisance. Dans de tels cas, que l'on rencontre surtout chez les personnes âgées, il faut prendre des suppléments de vitamine B_{12}. On observe également des carences d'apport chez les végétaliens, qui doivent aussi être supplémentés.

Vitamine C. La vitamine C, ou acide ascorbique, joue un rôle primordial dans la formation du collagène, protéine présente dans les tissus conjonctifs qui assurent la cohésion des cellules. C'est un important antioxydant qui réduit les risques de maladies cardio-vasculaires, de certains cancers et de troubles liés au vieillissement. Elle favorise la cicatrisation des plaies et des brûlures et la croissance des dents et des os, renforce les parois des capillaires et autres vaisseaux sanguins et augmente l'absorption du fer. La vitamine C est un remède populaire contre le rhume banal. Or, selon différentes études, elle ne peut vraisemblablement pas empêcher la survenue d'un rhume, mais elle peut en diminuer la gravité et la durée.

Une carence bénigne entraîne fatigue, douleurs articulaires, douleurs et saignements des gencives, propension aux ecchymoses, affaiblissement des os, qui se fracturent facilement, et lenteur de cicatrisation des plaies. La carence grave accroît ces symptômes et provoque à terme le scorbut avec œdème et saignement des gencives, déchaussement des dents et hémorragies profuses.

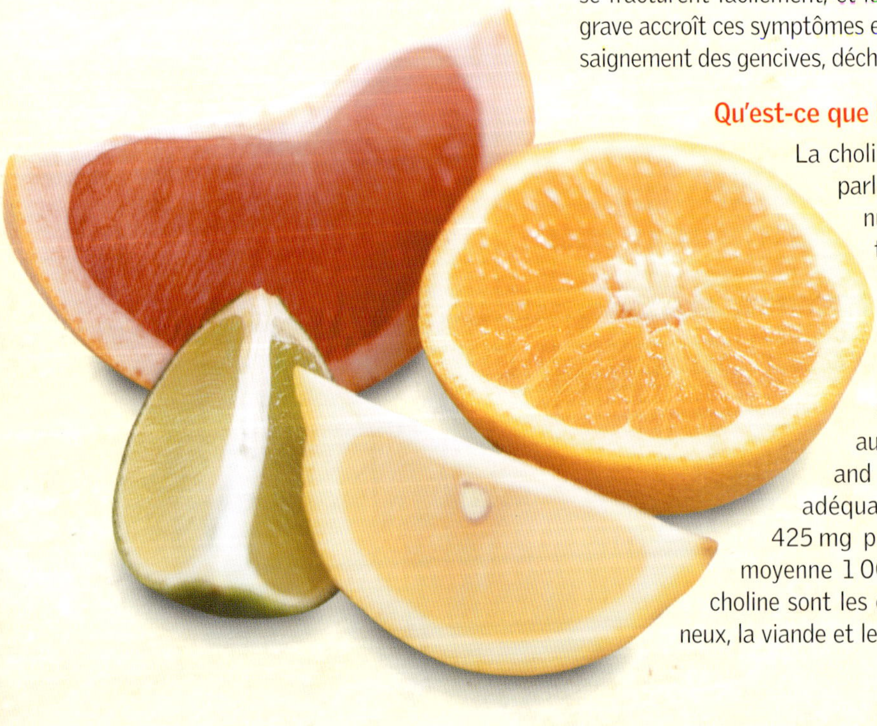

Qu'est-ce que la choline ?

La choline, qui n'est pas une vitamine à proprement parler, est cependant rangée aujourd'hui parmi les nutriments essentiels. Ce précurseur de l'acétylcholine est un neurotransmetteur cérébral qui joue un rôle important dans la transmission de l'influx nerveux, la mémoire et le métabolisme des graisses. On croyait jusqu'ici que l'organisme en produisait des quantités suffisantes ; on reconnaît maintenant qu'il faut aussi en trouver dans les aliments. Selon le Food and Nutrition Board américain, l'apport quotidien adéquat serait de 550 mg pour l'homme adulte et 425 mg pour la femme. L'alimentation en fournit en moyenne 1 000 mg par jour. Les principales sources de choline sont les œufs, les légumineuses, les fruits secs oléagineux, la viande et les produits laitiers.

Yaourt

AVANTAGES

- excellente source de calcium et de phosphore
- source utile de vitamine A, de plusieurs vitamines du groupe B et de zinc
- se digère mieux que le lait chez les personnes souffrant d'une intolérance au lactose

INCONVÉNIENT

- les yaourts du commerce, aromatisés et sucrés, surtout s'ils sont entiers, sont très caloriques

Le yaourt se fabrique en ajoutant des bactéries pures à du lait pasteurisé. Il en résulte une fermentation que l'on pousse jusqu'au degré voulu d'acidité, et que l'on interrompt par la réfrigération. Les bactéries *Lactobacillus bulgaricus* et *Streptococcus thermophilus* transforment le sucre du lait, le lactose, en acide lactique, ce qui fait cailler le lait.

Le produit fini reflète la teneur en minéraux et en vitamines de ses ingrédients, surtout le lait, entier ou écrémé. Après avoir subi la fermentation, le yaourt ne contient plus qu'entre la moitié et les deux tiers de son lactose initial, ce qui le rend plus digeste pour les personnes qui tolèrent mal le lait.

YAOURT ET SANTÉ

Le yaourt est un aliment sain et une bonne source de minéraux et de vitamines. En outre, il contient des bactéries vivantes capables de stopper la croissance de micro-organismes nocifs dans l'organisme (voir Probiotiques). Les bienfaits des ferments du yaourt ne font pas l'unanimité chez les scientifiques, car certaines études ont indiqué que *L. bulgaricus* ne survivait pas à la digestion chez l'homme, mais les dernières recherches semblent vouloir donner raison à la vieille idée selon laquelle le yaourt aide à refaire la flore intestinale, cette colonie de bactéries utiles qui peuple le passage intestinal. Quoi qu'il en soit, il est admis que manger du yaourt quand on suit un traitement aux antibiotiques s'avère bénéfique.

Par définition, le yaourt doit renfermer 100 millions de bactéries vivantes par gramme au moment de sa commercialisation. Les produits ayant été gardés trop longtemps au réfrigérateur renferment beaucoup moins de bactéries actives.

Il existe aussi des laits fermentés (parfois en petits flacons) très proches des yaourts, mais utilisant d'autres bactéries lactiques ; leurs effets sont comparables à ceux des yaourts. On nomme aussi laits fermentés des produits ayant l'apparence de yaourts mais dans lesquels on a ajouté des épaississants (gélatine, fibres…) interdits dans les vrais yaourts.

Le yaourt constitue une excellente collation et un dessert pratique, car il peut être servi nature ou additionné de fruits frais, à varier selon la saison.

Un yaourt nature du commerce (12,5 cl), fait avec du lait demi-écrémé, apporte 62 kcal, et 55 s'il est maigre. Entier, il fournit de 85 à 90 kcal. Quel que soit son taux de matières grasses, il procure environ 5 g de protéines. On y trouve de 180 à 200 mg de calcium, environ 250 mg de potassium et 15 mg de magnésium. Parmi ses vitamines, on trouve la vitamine B_5 (0,4 mg pour un yaourt), la B_2 (0,2 mg) et la B_3 (0,15 mg).

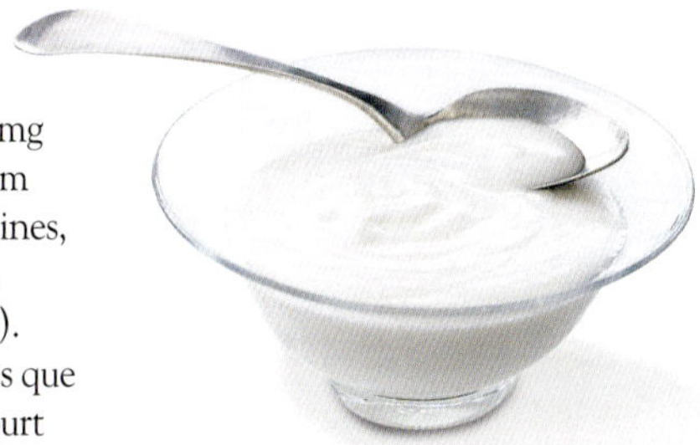

Les calories augmentent en flèche dès que le yaourt est sucré ou aromatisé. Un yaourt entier aux fruits et sucré peut atteindre de 130 à 140 kcal, d'où l'intérêt des yaourts et laits fermentés additionnés d'édulcorants. Néanmoins, ils sont à éviter chez les enfants et les personnes atteintes de phénylcétonurie.

Les yaourts au lait de chèvre ou de brebis, outre leur saveur caractéristique, ont un caillé un peu plus fin et renferment un peu moins de graisses saturées que les yaourts au lait de vache.

Pour faire du yaourt maison, il suffit d'ajouter quelques cuillerées d'un yaourt nature du commerce à du lait tiède, puis de laisser reposer une nuit, à couvert et à température ambiante. ❖

Zona

PRIVILÉGIER

- huiles (surtout huile d'olive), fruits secs oléagineux, germe de blé pour la vitamine E
- fruits et légumes frais pour les antioxydants et les bioflavonoïdes

Le zona, ou herpès zoster, est la réactivation du virus zoster ou varicelle-zona qui cause la varicelle. Après une varicelle, la majorité des virus sont détruits, mais quelques-uns persistent à l'état latent dans les nerfs sensitifs pendant des années. La réactivation du virus se produit souvent lors de la diminution des défenses immunitaires, situation qui accompagne la vieillesse, la fatigue et le stress.

Nutriments bénéfiques. La vitamine E, antioxydant que l'on trouve dans les noix et amandes, le germe de blé et les huiles végétales, de même que les bioflavonoïdes, présents dans les fruits et les légumes riches en vitamine C, peuvent aider à prévenir l'inflammation associée à la névralgie postherpétique. En outre, la vitamine C renforce le système immunitaire, tout comme le zinc (fruits de mer, viande, volaille, lait, haricots, yaourt, fruits secs oléagineux, céréales complètes). ❖

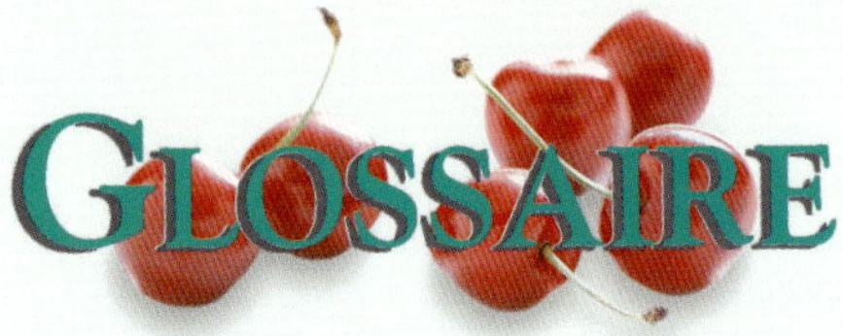

GLOSSAIRE

Acide alpha-linolénique (ALA) Acide gras essentiel qui ne peut être fabriqué par l'organisme et doit venir des aliments. L'ALA est nécessaire à la santé des membranes cellulaires et il a un effet anti-inflammatoire. L'ALA se convertit dans le corps en deux acides gras oméga-3 : l'EPA (acide eicosapentaénoïque) et le DHA (acide docosahexaénoïque). On trouve l'ALA dans les huiles de colza et de soja, les graines de lin, les noix et les légumes à feuilles vert foncé.

Acide désoxyribonucléique (ADN) Matériau génétique de base de toutes les cellules, l'ADN est porteur du patrimoine génétique individuel.

Acide ellagique Composé phénolique doté d'un pouvoir antioxydant. L'acide ellagique s'opposerait au cancer en induisant la mort des cellules cancéreuses et en neutralisant des carcinogènes comme la fumée de tabac et la pollution de l'air. Pommes, abricots, baies rouges, raisin noir et noix en renferment.

Acide linoléique Un des acides gras essentiels du groupe oméga-6.

Acide linolénique Un des acides gras essentiels du groupe oméga-3.

Acide oléique Acide gras mono-insaturé qui permet de maintenir des taux de cholestérol normaux. Principales sources alimentaires : avocat, huiles de colza, d'olive et d'arachide, olives, cacahouètes.

Acide ribonucléique (ARN) Substance présente dans toutes les cellules qui assure la synthèse des protéines conformément au code génétique prévu par l'ADN.

Acide urique Produit de la dégradation du métabolisme des protéines, qui contient de l'azote et qui, en excès dans l'organisme, peut provoquer des crises de goutte chez les sujets prédisposés.

Acides aminés Composants de base des protéines. Le corps humain en utilise 20 différents. Neuf sont dits essentiels, car l'organisme ne peut les synthétiser : ils doivent être apportés par l'alimentation. Les 11 autres sont fabriqués au fur et à mesure des besoins.

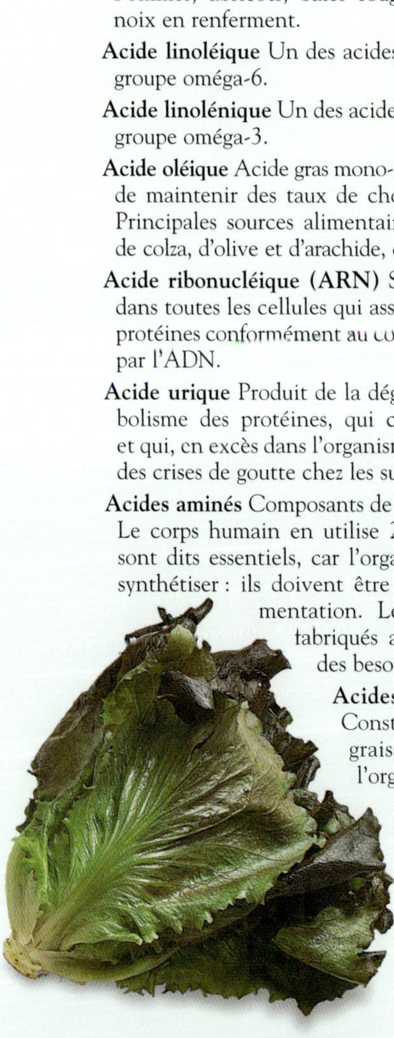

Acides gras essentiels Constituants de base des graisses nécessaires à l'organisme, ils doivent être apportés par la nourriture. Ces acides gras jouent un rôle dans la formation des membranes cellulaires, dans le système immunitaire et dans la production d'hormones. Sources alimentaires : huiles végétales, poissons gras (hareng, sardine, saumon, truite, maquereau), germe de blé.

Acides gras « trans » Ils se forment lors du processus d'hydrogénation (voir ce mot) qui sert à améliorer la stabilité des huiles végétales et à les solidifier. Tout aliment dont l'étiquette porte la mention « huile végétale hydrogénée » contient des acides gras « trans ». La consommation élevée d'acides gras « trans » peut être un facteur de maladies cardio-vasculaires, car ces acides gras élèvent le taux de « mauvais » cholestérol (LDL) et abaissent celui de « bon » cholestérol (HDL). Sources principales d'acides gras « trans » : margarines dures, saindoux, chips et autres produits de ce type, biscuits, plats préparés du commerce.

Adipocyte Cellule de tissu graisseux.

Aflatoxine Toxine produite par des moisissures, présentes dans les cacahouètes.

Ajoène Élément phytochimique de l'ail, qui réduirait le « mauvais » cholestérol (LDL) et aurait, selon certaines études, des propriétés anticancéreuses, antifongiques et anticoagulantes.

Allicine Substance chimique qui se forme quand on écrase l'ail ou qu'on le coupe et qui aide à réduire les taux de « mauvais » cholestérol (LDL). Responsable de l'odeur forte de l'ail, l'allicine possède des propriétés antibactériennes.

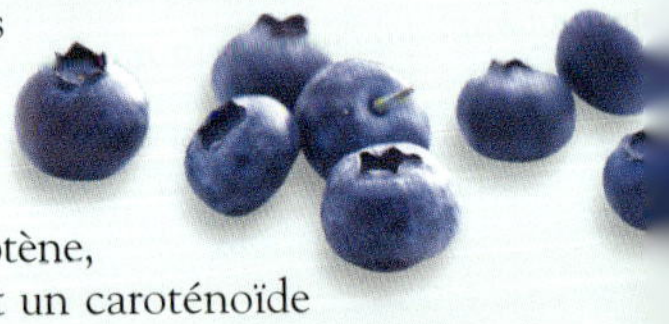

Alpha-carotène Comme le bêta-carotène, l'alpha-carotène est un caroténoïde antioxydant et un précurseur de la vitamine A. On le trouve notamment dans l'abricot, le melon, la mangue.

Anthocyanines Pigments rouges, pourpres et bleus de certains fruits et légumes (myrtilles, raisin noir, cassis, prunes, cerises...). Ces flavonoïdes peuvent inhiber la croissance des cellules tumorales, abaisser le taux de « mauvais » cholestérol (LDL) ainsi que prévenir la formation des caillots sanguins.

Antigène Substance qui stimule les défenses naturelles du corps en provoquant une réponse immunitaire.

Artériosclérose Durcissement des parois artérielles.

Athérome Plaque formée par un dépôt de graisse et l'épaississement fibreux de la paroi interne d'une artère, qui devient souvent calcifiée et rigide.

Bactéries Micro-organismes unicellulaires. Les bactéries ne sont pas toutes dangereuses :

certaines préviennent les infections ou font la synthèse de diverses vitamines. Mais d'autres causent des maladies.

Bêta-carotène L'un des caroténoïdes les plus étudiés. On retrouve ce puissant antioxydant dans les fruits et légumes jaunes, orange et rouges, ainsi que dans les légumes à feuilles vert foncé où ce pigment est masqué par la chlorophylle (abricot, carotte, chou de Bruxelles, potiron, épinards, mangue). Il est transformé en vitamine A dans l'organisme.

Bêta-glucane Type de fibre alimentaire soluble qui aide à abaisser le taux de cholestérol sanguin (surtout le « mauvais » cholestérol LDL). Avoine, son d'avoine, orge, son de riz brun, champignons shiitake en fournissent.

Bêta-sitostérol Phytostérol semblable dans sa structure au cholestérol. Le bêta-sitostérol pourrait aider au traitement de l'hypertrophie bénigne de la prostate (HBP) et protéger de l'hypercholestérolémie et du cancer. Avocat, germe de blé, soja et dérivés du soja en renferment.

Bioflavonoïdes (ou flavonoïdes) Possédant d'importantes propriétés antioxydantes, ces phytonutriments diminueraient le risque de maladie cardio-vasculaire et pourraient entraver le développement du cancer. Il semble que, en luttant contre les radicaux libres, ils inhibent la formation des caillots sanguins, agissent comme des antibiotiques naturels, ralentissent le déclin de la mémoire lié au vieillissement, renforcent les vaisseaux sanguins et améliorent la performance des cellules immunes. Anthocyanines, hespéridine, isoflavones, quercétine et resvératrol sont d'importants flavonoïdes. Fruits, céréales, thé, légumes et vin en contiennent.

Bore Oligoélément important pour les os ; il aurait la capacité d'augmenter l'assimilation du calcium, du magnésium et de la vitamine D. Haricots et noix en sont de bonnes sources.

Broméline Enzyme présente dans l'ananas, elle a la propriété de dégrader les protéines.

Calorie Unité de mesure de l'énergie. En nutrition, on n'utilise que la kilocalorie (kcal), qui correspond à l'énergie nécessaire pour élever de 1 degré Celsius la température de 1 litre d'eau. L'unité officielle est maintenant le joule (1 kcal = 4,184 kJ), mais la kcal reste la plus utilisée.

Caroténoïdes Pigments qui donnent à certains aliments leur couleur jaune, orange ou rouge. Ils possèdent de puissantes propriétés antioxydantes capables de combattre la maladie cardiaque, certains types de cancer et des affections de l'œil (dégénérescence maculaire et cataracte). On a identifié 600 caroténoïdes, dont : l'alpha-carotène, le bêta-carotène, le bêta-cryptoxanthine, la lutéine, le lycopène, la zéaxanthine.

Cellulose Principal constituant des parois cellulaires des plantes, ce glucide complexe est une source importante de fibres insolubles.

Cétoniques (corps) ou cétones Agrégats de déchets potentiellement toxiques, produits lorsque les matières grasses sont décomposées pour fournir de l'énergie en raison d'un manque de glucides. Une accumulation anormale de corps cétoniques crée un état pathologique appelé cétose.

Chlorophylle Pigment vert des végétaux, la chlorophylle rafraîchit l'haleine et pourrait également prévenir la destruction de l'ADN des cellules. Légumes à feuilles vert foncé, persil, petits pois, poivrons verts et kiwis en sont de bonnes sources.

Coenzymes Composés qui agissent avec les enzymes pour accélérer des processus biologiques. Un coenzyme peut être une vitamine ou être fabriqué par le corps à partir d'une vitamine.

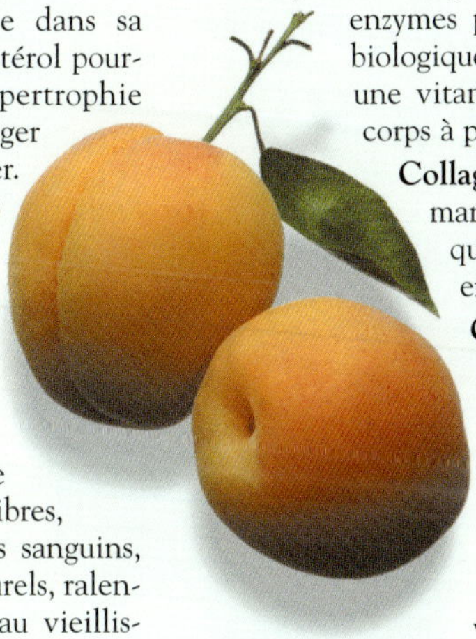

Collagène Protéine fibreuse formant la substance intercellulaire qui lie les cellules animales entre elles.

Crucifères Famille de plantes riches en phytonutriments, nommées ainsi à cause de leurs fleurs dont les quatre pétales sont disposés en croix. Dans les études in vitro, les composés soufrés des crucifères ont une activité anticancéreuse. Cette famille inclut tous les choux, la moutarde, le radis, le rutabaga, le navet et le cresson.

DHA Acide gras de la famille des oméga-3, le DHA (acide docosahexaénoïque) est important dans toutes les phases du cycle de la vie humaine. Cet acide gras est vital pour le tissu cérébral, la substance grise et la rétine. Le DHA est bénéfique pour les systèmes cardio-vasculaire et neurologique. Il est abondant dans les poissons gras : hareng, sardine, saumon, truite, maquereau. L'organisme possède des enzymes qui convertissent l'acide alpha-linolénique en DHA.

EGCG Substance tanique, l'EGCG (épigallo-cathéchine-3 gallate) présent dans le thé aurait des propriétés anticancérogènes.

Électrolytes Substances capables de se décomposer en deux groupements de charges électriques opposées, qui circulent dans le sang. Dans le corps humain, le sodium, le potassium et les chlorures sont essentiels à la fonction nerveuse et musculaire et au maintien de l'équilibre hydrique, de même qu'à l'équilibre acido-alcalin des cellules et des tissus.

Endorphines Hormones produites par le cerveau, ayant un effet analgésique et tranquillisant. Les endorphines ont des actions comparables à celles de la morphine.

Enzymes Protéines qui agissent comme catalyseurs de réactions chimiques dans l'organisme.

EPA Acide gras de la famille des oméga-3, l'EPA (acide eicosapentaénoïque) a des effets bénéfiques sur le système cardio-vasculaire. Il pourrait aider à prévenir certains cancers et à soulager l'inflammation dans la polyarthrite rhumatoïde. Même si l'organisme possède des enzymes qui convertissent l'acide alpha-linolénique en EPA, il est plus efficace de le prendre dans les poissons gras.

Fer héminique Fer que l'on trouve dans la viande, la volaille et le poisson. Il est assimilé plus efficacement et en plus grande quantité que le fer qui provient des plantes (fer non héminique).

Fibres insolubles Composées des partie indigestes des plantes, les fibres insolubles donnent du volume aux selles et facilitent l'élimination. Elles donnent aussi une sensation de satiété. Sources : fruits et légumes, son de blé, céréales complètes.

Fibres solubles Formant une masse gélatineuse autour des particules alimentaires, les fibres solubles ralentissent la digestion comme l'assimilation, et empêchent l'absorption du cholestérol. La pectine et le bêta-glucane sont deux types de fibres solubles qui permettent d'abaisser le taux de cholestérol sanguin. Enfin, les fibres solubles aident à traiter la diarrhée et, peut-être, à réguler les taux de glucose sanguin. Sources : pommes, orge, haricots et lentilles, agrumes, pois secs, lin, avoine, psyllium.

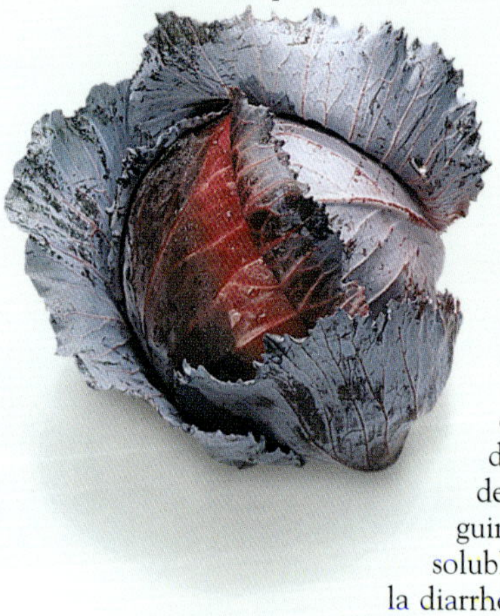

Fructo-oligosaccharides (FOS) Glucides non digestibles qui favoriseraient la croissance de bonnes bactéries et diminueraient la quantité de toxines produites par la flore intestinale. Sources : artichaut, asperge, banane, ail, oignon, topinambour.

Génistéine Isoflavone puissant dont l'activité est semblable à celle des œstrogènes. La génistéine pourrait faciliter l'équilibre hormonal, réduire le risque de cancer hormono-dépendant (cancer de la prostate), prévenir la mastodynie et le syndrome prémenstruel. On la trouve surtout dans le soja et ses dérivés.

Glucides complexes Les fibres et les amidons des légumineuses, des céréales et des légumes sont des glucides complexes. Un régime qui en renferme suffisamment peut offrir une protection contre les maladies cardio-vasculaires et améliorer le taux de glucide sanguin. Fruits, céréales, légumineuses et pommes de terre en sont de bonnes sources.

Glucose Sucre simple (monosaccharide), utilisé directement par l'organisme comme source d'énergie. La concentration de glucose dans le sang est régulée par plusieurs hormones, dont l'insuline.

Gluten Fraction des protéines de l'orge, du sarrasin, de l'avoine, du blé et du seigle. Les personnes atteintes de maladie cœliaque, une intolérance alimentaire au gluten, doivent éviter les céréales et les aliments qui en contiennent.

Glycogène Forme de glucose stocké dans le foie et les muscles, que l'organisme met en réserve lorsqu'il absorbe plus de glucose qu'il ne lui en faut pour satisfaire ses besoins immédiats en énergie. Le glycogène peut être décomposé rapidement et libéré dans le sang à la demande.

Goitrogène Substance présente dans certains aliments et qui peut empêcher l'absorption de l'iode et ralentir la fonction thyroïdienne. On en trouve dans le navet, le chou et les radis, surtout consommés crus.

HDL, voir Lipoprotéines.

Hémoglobine Pigment contenant du fer, présent dans les globules rouges qui transportent l'oxygène à toutes les cellules du corps.

Hespéridine Flavonoïde que l'on trouve dans les agrumes (fruits et jus), l'hespéridine peut renforcer les parois des vaisseaux capillaires.

Histamine Substance chimique présente dans les défenses immunitaires qui est libérée en grande quantité dans l'organisme en cas de réaction allergique, provoquant démangeaisons, enflures, éternuements et problèmes respiratoires.

Homocystéine Composé qui résulte de la décomposition de la méthionine. L'homocystéine est un acide aminé essentiel ; quand elle atteint des concentrations élevées dans le sang, les risques d'athérosclérose augmentent. Les chercheurs ont découvert que plusieurs vitamines B – en particulier l'acide folique, et les vitamines B_6 et B_{12} – peuvent aider à faire baisser le taux d'homocystéine.

Hormones Messagers chimiques sécrétés par les glandes endocriniennes et qui déclenchent diverses activités du corps, dont la croissance, le développement et la reproduction.

Hydrogénation Procédé industriel permettant de solidifier les huiles fluides. Mais l'hydrogénation crée des acides gras « trans » qui augmentent le risque de maladie cardio-vasculaire.

Indoles Partiellement responsables du goût prononcé des crucifères, les indoles sont des phytonutriments soufrés de la famille des glucosinolates. Ils stimuleraient les enzymes capables de combattre le cancer.

Indole-3 carbinol Phytonutriment de la famille des glucosinolates, l'indole-3 carbinol est particulièrement abondant dans le brocoli et les autres crucifères. Il protégerait des cancers hormono-dépendants, comme le cancer du sein.

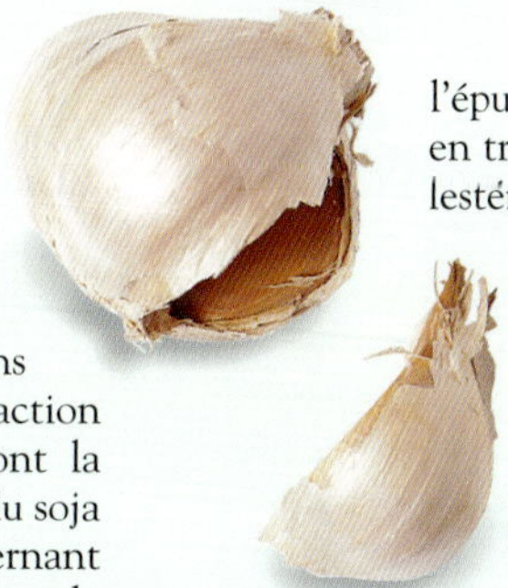

Insuline Hormone qui régule le mécanisme des glucides.

Isoflavones Phyto-œstrogènes présents dans le soja et ses dérivés, qui ont une légère action œstrogène. Les principales isoflavones sont la génistéine et la daidzéine. Les isoflavones du soja font actuellement l'objet d'études concernant leur action bénéfique sur certains symptômes de la ménopause. Elles pourraient protéger contre les fractures liées à l'ostéoporose, la maladie d'Alzheimer, l'hypercholestérolémie et les cancers hormono-dépendants (sein et prostate).

LDL, voir Lipoprotéines.

Lécithine Phospholipide qui est l'un des constituants des membranes cellulaires et des lipoprotéines. La lécithine, un émulsifiant naturel, aide à stabiliser le cholestérol dans la bile. On en trouve dans le soja et le jaune d'œuf. Ce n'est pas un nutriment essentiel, car elle est synthétisée par le foie.

Lentinane Polysaccharide (composé de glucides) extrait du champignon shiitake, qui augmenterait l'immunité et protégerait contre le cancer, l'hypertension et l'hypercholestérolémie.

Lignanes Phyto-œstrogènes présentant une faible action œstrogénique. Ils pourraient exercer des effets antitumoraux et une activité antimicrobienne. Ils soulageraient les symptômes prémenstruels et protégeraient de l'ostéoporose. Sources alimentaires : graines de lin, soja, céréales complètes.

Limonène Huile que l'on retrouve dans la peau des citrons, des limes et des oranges. Ce phytonutriment fait l'objet d'études portant sur sa capacité à inhiber des tumeurs et à protéger des maladies pulmonaires.

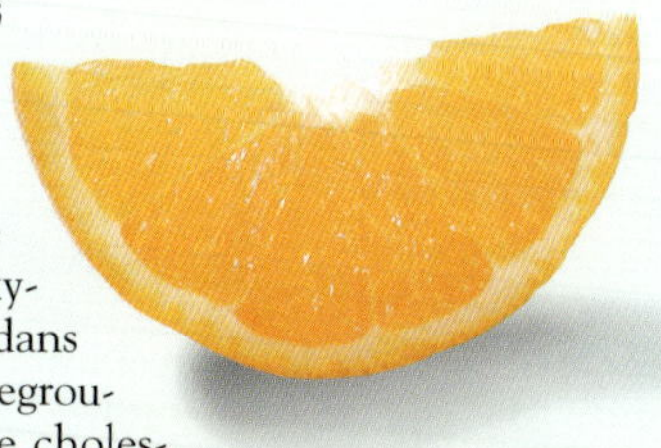

Lipide Substance grasse composée d'hydrogène, de carbone et d'oxygène. Les lipides sont insolubles dans l'eau. Sur le plan chimique, ils regroupent les graisses, les acides gras, le cholestérol, les huiles et les cires.

Lipoprotéines Molécules constituées par l'association de protéines et de lipides, qui véhiculent les lipides insolubles dans le sang (triglycérides, cholestérol). On distingue les lipoprotéines de basse densité ou LDL *(low-density lipoproteins)* et celles de haute densité ou HDL *(high-density lipoproteins)*. Les premières ou « mauvais » cholestérol transportent le cholestérol vers les cellules, où il participe à la constitution des membranes cellulaires ; des taux élevés de LDL accompagnent les maladies cardiaques et l'athérosclérose, car ce cholestérol s'accumule sur les parois artérielles. Les lipoprotéines de haute densité (HDL) ou « bon » cholestérol favorisent l'épuration des lipoprotéines riches en triglycérides et le retour du cholestérol dans le foie, où il est détruit, contrebalançant ainsi l'action des LDL.

Lutéine et zéaxanthine Pigments caroténoïdes que l'on retrouve dans les végétaux de couleur vive, en particulier jaunes, orange ou verts. On associe la lutéine et la zéaxanthine à un risque diminué de dégénérescence maculaire et de cataracte. Sources de lutéine : légumes à feuilles vert foncé (épinards, cresson, feuilles de chou vert, chou frisé), maïs, jaune d'œuf. Sources de zéaxanthine : légumes verts, poivrons rouges, maïs.

Lycopène Puissant antioxydant qui donne leur couleur rouge à certains aliments, le lycopène est abondant dans la tomate et les produits à base de tomate (sauce, ketchup). Selon différentes études, le lycopène aurait un effet protecteur contre le cancer de la prostate, le cancer du poumon et les maladies cardiaques.

Macronutriments Les aliments fournissent deux types d'éléments essentiels : les macronutriments et les micronutriments. Glucides, protéines, graisses et eau sont les principaux macronutriments. Avec les micronutriments, ils participent à la bonne santé du corps et à son bon fonctionnement.

Métabolisme Terme recouvrant les réactions biochimiques nécessaires pour maintenir la vie, dont la libération d'énergie à partir des aliments.

Métabolisme basal Énergie requise par l'organisme pour maintenir les processus vitaux 24 heures.

Micronutriments Vitamines et minéraux présents en petites quantités dans les aliments. Ce sont des nutriments essentiels non caloriques. Ils sont indispensables à la croissance, au développement et à la santé. Les micronutriments facilitent les réactions chimiques vitales tout en les régulant, et participent à tous les processus organiques : par exemple, ils contribuent au métabolisme énergétique, transmettent les influx nerveux et aident à combattre les infections.

Mono-insaturés (acides gras) Acides gras dont la chaîne d'atomes de carbone comporte une double liaison. On les retrouve dans les huiles d'olive, de colza et d'arachide, dans certaines margarines, dans l'avocat, les noix et les noisettes. Les acides gras mono-insaturés, qui sont bons pour le cœur, ne sont pas facilement endommagés par l'oxydation, aussi n'ont-ils pas tendance à encrasser les artères comme les acides gras saturés et les acides gras « trans ». Remplacer ces derniers par des gras mono-insaturés aura pour effet d'abaisser les taux de cholestérol LDL. Les acides gras mono-insaturés sont la marque du régime méditerranéen avec lequel on observe une incidence moindre de maladies cardio-vasculaires et de cancer.

Monoterpènes Famille de phytonutriments à laquelle appartient le limonène. On étudie actuellement leur capacité à détoxifier les agents carcinogènes et à améliorer le taux de cholestérol sanguin. Sources alimentaires : cerises, agrumes, cumin, aneth, menthe.

Neurotransmetteurs Substances chimiques émises par les terminaisons des cellules nerveuses (neurones), qui transmettent des messages d'une cellule à une autre.

Nitrates Composés chimiques contenant de l'azote, qui existent à l'état naturel dans certains aliments. On s'en sert comme conservateurs dans les charcuteries. On les retrouve également dans les engrais.

Nitrites Comme les nitrates, les nitrites sont utilisés comme conservateurs pour la viande. Ils peuvent aussi être produits par l'organisme à partir des nitrates présents dans la nourriture, par l'intermédiaire des bactéries du tube digestif.

Nitrosamines Substances formées dans le corps par interaction entre les nitrites et les amines. Elles pourraient favoriser l'apparition des cancers.

Oligoéléments Minéraux indispensables à l'organisme, où ils sont présents en quantité infinitésimale. Parmi eux figurent le magnésium, le fer, le cuivre, l'iode, le manganèse, le sélénium, etc.

Oméga-3, voir Acide linolénique.

Oméga-6, voir Acide linoléique.

Oxalates Composés sur lesquels se fixent le calcium, le fer et le zinc, ce qui freine l'assimilation de ces minéraux. Ils peuvent favoriser la formation de calculs rénaux chez les personnes prédisposées. Sources alimentaires : épinards, bette, rhubarbe, fraises, chocolat.

Oxydation Réaction chimique au cours de laquelle une substance se combine à l'oxygène.

Pectine Substance glucidique gélifiante contenue dans de nombreux végétaux, la pectine est une fibre soluble qui aide à abaisser le niveau de cholestérol LDL nocif pour les artères. La pectine peut aussi être utile contre la diarrhée et le diabète. Sources alimentaires : pomme, abricot, banane, carotte, figue, kiwi.

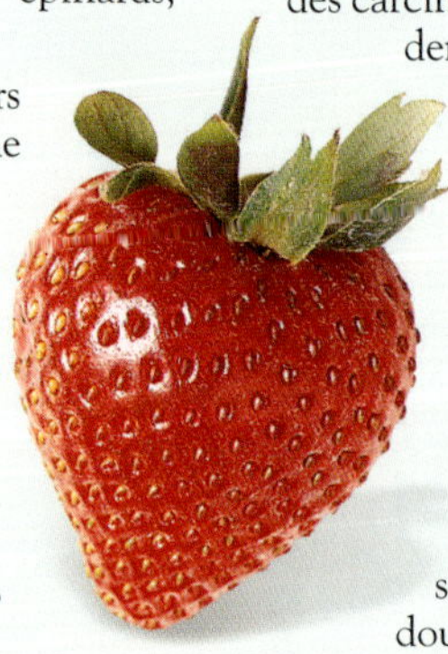

Péristaltisme Contractions musculaires en vagues qui permettent le transit des aliments et des liquides à travers le système digestif.

Phénylcétonurie Maladie due à l'impossibilité pour l'organisme de transformer un acide aminé, la phénylalanine, parce qu'il lui manque les enzymes nécessaires. Les personnes qui en souffrent doivent éliminer la phénylalanine de leur alimentation, en particulier l'aspartame.

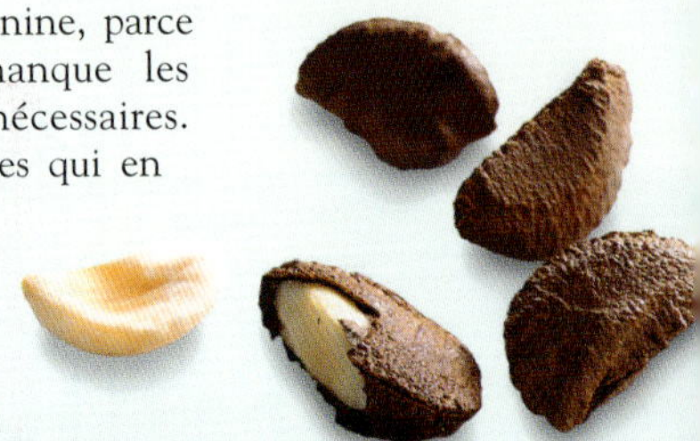

Phytonutriment Substance chimique présente à l'état naturel dans les plantes. Beaucoup offrent une protection contre différentes maladies.

Phyto-œstrogène Composé chimique que l'on retrouve dans les plantes et qui a une activité semblable à celle des œstrogènes. Les phyto-œstrogènes diminueraient le risque de cancers hormono-dépendants et soulageraient les symptômes de la ménopause. Les deux principales classes de phyto-œstrogènes sont les isoflavones et les lignanes. Sources alimentaires : haricots secs et soja.

Plaquettes Petites particules sanguines en forme de disque, produites par la moelle osseuse et transportées dans le sang. Elles sont nécessaires à la coagulation sanguine.

Polyinsaturés (acides gras) Acides gras dont la chaîne d'atomes de carbone comporte plusieurs doubles liaisons. Une alimentation riche en acides gras polyinsaturés et pauvre en acides gras saturés peut réduire le risque cardio-vasculaire. On les trouve dans beaucoup d'huiles végétales (soja notamment). S'ils sont hydrogénés, ces acides gras s'apparentent à des acides gras saturés et ont alors des effets nocifs sur le cholestérol sanguin.

Polyphénols Phytonutriments qui appartiennent à une classe d'antioxydants dont on étudie actuellement les effets potentiels sur la suppression de la croissance tumorale, la détoxification des carcinogènes, la diminution du risque d'accidents vasculaires cérébraux (AVC), la prévention du dépôt de plaques d'athérome dans les artères. Sources alimentaires : fruits, légumes, thé, vin rouge.

Prostaglandines Substances chimiques ressemblant aux hormones. Les prostaglandines participent à de nombreux processus biologiques : réactions d'hypersensibilité (allergie), agrégation plaquettaire (coagulation sanguine), inflammation, sensibilité à la douleur, contraction des muscles lisses.

Protéine complète Contient tous les acides aminés essentiels. Les aliments d'origine animale procurent des protéines complètes. À l'inverse, les protéines végétales sont déficitaires en un ou plusieurs acides aminés essentiels.

Protéines complémentaires Protéines dont l'association permet de corriger des déficits en acides aminés essentiels. Par exemple, les céréales sont riches en méthionine, mais pauvres en lysine, que l'on trouve en grande quantité dans les haricots secs, les cacahouètes et d'autres légumineuses, déficitaires par ailleurs en méthionine. En combinant céréales et légumineuses, on obtient des protéines de bonne qualité nutritionnelle.

Purines Composés dont la dégradation dans l'organisme produit de l'acide urique. On en trouve dans les abats. La caféine du thé et du café, la théobromine du chocolat et la théophylline du thé sont de la même famille. Les personnes sujettes à la goutte et aux calculs rénaux devraient éviter les aliments riches en purines.

Pyridoxine Vitamine du groupe B (B_6). Cette vitamine est essentielle au métabolisme des protéines et à la production des globules rouges. Elle est importante pour la santé du système nerveux et du système immunitaire. Sources alimentaires : viande, poisson, céréales complètes, avocat, banane, pomme de terre.

Quercétine Puissant flavonoïde relié à une diminution du risque de cancer, de maladie cardio-vasculaire et de cataracte. Bonnes sources alimentaires : oignon rouge, pomme, raisin noir, vin rouge, baies et petits fruits rouges.

Radicaux libres Molécules instables qui sont le produit du métabolisme ou le résultat de la pollution de l'environnement, comme la fumée de cigarette. Les radicaux libres créent un stress oxydatif. En excès, ils entraînent le vieillissement cellulaire précoce et le déclenchement de nombreuses maladies.

Resvératrol Phytonutriment particulièrement abondant dans la peau des grains de raisin noir. Le resvératrol fait actuellement l'objet d'études pour son effet potentiel sur l'amélioration des taux de cholestérol, la prévention de l'athérosclérose, la diminution des risques d'accident vasculaire cérébral (AVC) et de cancer.

Saccharose C'est le sucre de table, composé de glucose et de fructose. On l'obtient à partir de la betterave à sucre ou de la canne à sucre. On en trouve aussi dans le miel, les fruits et les légumes.

Salicylates Composés parents de l'acide salicylique. Les salicylates sont utilisés dans la fabrication de l'aspirine et d'autres analgésiques et comme agents de conservation. Les salicylates qui se trouvent à l'état naturel dans les fruits ou les légumes peuvent produire des réactions allergiques chez les sujets sensibles à l'aspirine.

Salmonelle Bactérie qui est une cause fréquente d'empoisonnement alimentaire.

Saturés (acides gras) Acides gras dont la chaîne d'atomes de carbone ne comporte pas de double liaison. Ils sont surtout d'origine animale (viande, volaille, produits laitiers entiers) mais aussi végétale (huiles de palme ou de coprah). On leur impute une augmentation du risque de maladies cardiaques, de certains cancers et d'autres maladies.

Sérotonine Neurotransmetteur qui facilite le sommeil et régule de nombreux processus biologiques, comme la perception de la douleur et la sécrétion des hormones hypophysaires.

Sulforafane Composé soufré qui augmenterait l'activité des enzymes anticancérogènes, réduirait la croissance des tumeurs, empêcherait les carcinogènes de déclencher un cancer et lutterait contre les cancers hormono-dépendants. Sources alimentaires : brocoli et chou.

Sulfure d'allyle Composé soufré de l'ail, de l'oignon, du poireau et de l'échalote. Il diminue le risque de maladies cardiaques, stimule le système immunitaire et pourrait combattre le cancer.

Tanins Aussi appelés proanthocyanidines, les tanins détoxifieraient les carcinogènes et neutraliseraient les radicaux libres nocifs. Les tanins des canneberges et des airelles protégeraient des infections urinaires. Mais ils réduisent la biodisponibilité du fer. Sources alimentaires : raisin noir, mûres, myrtilles, canneberges, lentilles, thé et vin.

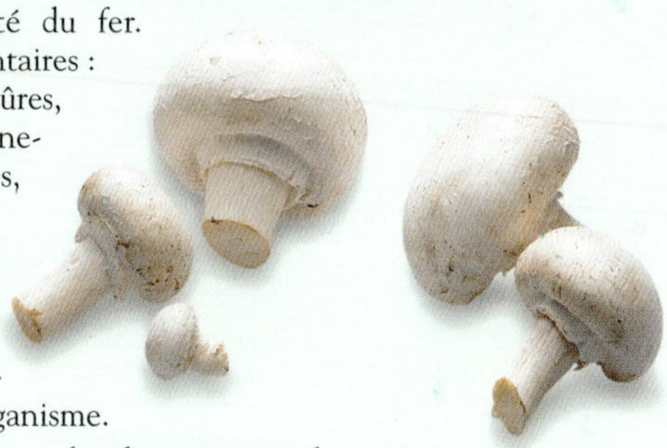

Toxine Toute substance qui peut causer un effet indésirable dans l'organisme.

Triglycérides Forme la plus courante des graisses alimentaires et des graisses corporelles. Il existerait un lien entre un taux élevé de triglycérides sanguins et le risque de développer une maladie cardio-vasculaire. L'activité physique réduit le taux des triglycérides sanguins, tandis que la consommation de graisses et d'alcool l'accroît.

Trygonelline Substance présente dans de nombreux végétaux dont le café ; c'est un précurseur de la vitamine B_3 (ou niacine).

Tryptophane Acide aminé essentiel, converti par le corps en vitamine B_3 (ou niacine), un autre acide aminé. Le tryptophane stimule la production de sérotonine, neurotransmetteur essentiel à la santé mentale. Les glucides stimulent l'assimilation du tryptophane et son utilisation par le cerveau.

Vitamines du groupe B Elles ne sont pas apparentées chimiquement. Pourtant, on les retrouve souvent dans les mêmes aliments et leurs rôles se ressemblent : elles permettent notamment aux enzymes d'accomplir leurs tâches pour libérer de l'énergie à partir des lipides, des glucides et des protéines.

Zéaxanthine, voir Lutéine et zéaxanthine.

INDEX

Note : les chiffres en **gras** renvoient aux pages où le sujet est développé ; les chiffres en *italique* renvoient aux encadrés et légendes.

A

B

C

D

E

F

G

H

I

J-K

L

M

N

O

P

Q-R

S

T

U

V-Z

Crédits photographiques

Couverture SUCRÉ SALÉ/Maximilian Stock LTD, **18** BSIP/Cardoso, **21** Larry Williams/Masterfile, **24** avec l'autorisation du ministère de l'Agriculture et de la Pêche, **31** STUDIO X/Stockfood/Studio Bonisolli, **47h** BIOS/Brigitte Macon, **47b** Alan Richardson, **60** SUCRÉ SALÉ/Y. Bagros, **61** Stockbyte, **64** Creatas, **66** SRD/J.-P. Delagarde, **71b** GETTY/Photodisc vert/John A. Rizzo, **73** Jay Hostetler/Still Life Stock, **100** H. Amiard, **117** SRD/J.-P. Delagarde, **118** STUDIO X/Stockfood/R. Comet, **120** Brand X Pictures/Burke/Triolo, **121** STUDIO X/Stockfood/Brauner, **141** Corbis, **149** GETTY/THE IMAGE BANK Camille Tokerud, **153** SRD/J.-P. Delagarde, **154** STUDIO X/Stockfood/Smith, **156** Julia Bigg, **167** SRD/J.-P. Delagarde, **168h** RDA UK/GB, **179** Nicolas Eveleigh, **186** BSIP/MBPL/Ian Hooton, **192** Charles Gold/Corbis, **223** STUDIO X/Stockfood/Westermann, **265** SUCRÉ SALÉ/P. L. Viel, **267h** GETTY/Photodisc vert/John A. Rizzo, **280** Todd Gipstein/Corbis, **282** STUDIO X/Stockfood/Schieren, **298-299** Annie Griffiths Belt/Corbis, **300** Corbis, **318** SUCRÉ SALÉ/L. Nicoloso, **328** Corbis, **331h** PHOTONONSTOP/Santa Clara, **363** © Corbis/Magma, **384** STUDIO X/Stockfood/DeSanto, **387** Corbis, **393** SUCRÉ SALÉ/D. Amon.

Remerciements supplémentaires pour les photos : Digital Vision, Digital Stock, Index Stock, Photodisc, PictureQuest et The Reader's Digest Association Inc./GID.

Guide pratique des aliments santé, aliments danger
est publié par Sélection du Reader's Digest

Achevé d'imprimer : février 2011
Dépôt légal en France : mars 2011
Dépôt légal en Belgique : D-2011-0621-53

Imprimé en Chine
Printed in China